医院分级管理参考用书
医学院校师生参考用书
医学继续教育参考用书

医学临床"三基"训练
医技分册

吴钟琪　总主编
原卫生部医政司　主　审

第五版

主　　编：吴钟琪
副主编：王　伟　李海平　张春芳
主编助理：黄佩刚
编委名单：（按姓氏笔画为序）
　　　　　王　伟　石　柯　伍　勇　李映兰　李海平　肖平田
　　　　　吴钟琪　吴安华　张春芳　张毕奎　张锐梅　陈　嘉
　　　　　陈哲林　周蓉蓉　黄　勋　黄佩刚　彭争荣　彭慧平
秘　　书：文迅杰　彭　嫒　彭志刚

U0325098

湖南科学技术出版社

医学临床"三基"训练
医技分册
第五版

作者名单：（按姓氏笔画为序）

于平平　王　伟　王素娥　尹光明　尹艳妮　石　柯　伍　勇　朱海霞

刘　敏　苏双意　李　君　李现红　李映兰　李海平　李惠明　杨元华

肖平田　肖际东　肖奇明　吴玮辰　吴泓俊　吴钟琪　吴安华　吴致德

吴泓光　吴双桂　吴　莹　旷寿金　张毕奎　张锐梅　陈　伟　陈　嘉

陈北方　陈哲林　陈朝辉　易军晖　周蓉蓉　姚　欣　姚海燕　贺广湘

袁福来　聂晚频　唐晓鸿　黄　勋　黄兆民　黄佩刚　黄程辉　萧梅芳

盛晓原　梁昌华　彭　力　彭　媛　彭争荣　彭慧平　喻　晃　程春霞

霍　刚

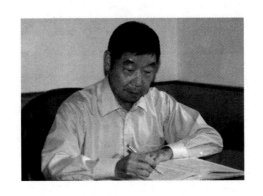

主编简介

　　吴钟琪，教授，硕士生导师。1938年生，河北人，中国共产党党员。1962年毕业于湖南医学院，历任湖南医学院附属一医院高压氧科主任、医务科科长及附属三医院副院长等。1988年赴澳大利亚弗灵顿大学学习医院管理及高压氧医学。1992~1999年任湖南医科大学副校长。吴钟琪为我国高压氧医学学术带头人之一，曾任中华医学会高压氧学会副主任委员、卫生部医政司医用高压氧岗位培训中心主任、中华医学会湖南分会高压氧专业委员会主任委员、湖南省医院管理协会副会长、湖南省老年卫生工作者协会副主任委员、湖南省卫生事业管理学会副主任委员，享受中华人民共和国国务院政府特殊津贴。

　　吴钟琪主编了《现代诊疗新技术》《医学临床"三基"训练》系列丛书、《医学精粹》丛书、《中国农村医师全书》《高压氧医学》《高压氧临床医学》《高压氧在儿科及产科的应用》《中国高压氧医学论文集》《全科医师临床药物学》《国家执业医师资格考试应试参考》系列丛书、《临床医学试题精集》《临床症状鉴别及诊疗》等著作，达5000万字以上，并发表医学论文30余篇。此外还参编和翻译了《腹部外科手术学》《医院感染学》《实用内科学》等多部著作。现担任《现代医学杂志》常务编委及《当代护士》《中国航海医学与高压氧医学》等杂志的编委。先后入选《中国当代医药界名人录》《中国科技名人录》《中华科技精英大典》及《当代中国科学家学术思想精粹》。

第一版序

医院分级管理是我国医院管理体制的一项重大改革，是对我国现行医院管理体制的自我完善，是深化卫生改革的一个重要步骤。 通过这一管理体制的逐步实施，将促进三级医疗预防保健网、分级医疗体系的建立和完善，调整医疗系统整体结构，增强总体效益，有利于实现"2000年人人享有卫生保健"的目标，这标志着我国医院管理工作步入了一个新的阶段。

近年来，医院分级管理工作已在全国各地逐步推开。 试点医院的经验证明，要使医院达标上等，就必须狠抓内涵建设。"三基""三严"是对科学治院、从严治院的高度概括，反映了为医之道的根本。 医学临床"三基"训练不仅是提高医务人员业务素质的基本途径和提高医疗质量的重要环节，也是医院分级管理建设的主要内涵。 目前我国尚无系统的"三基"训练用书，为了解决这一矛盾，湖南医科大学做了一件有意义的工作。

该校两所附属医院经过两年的努力，均成为湖南省首批三级甲等医院。 怎样搞好"三基"训练，他们积累了较为成功的经验。 他们组织了大批专家，历时年余，编写了这套《医学临床"三基"训练》。 该书内容较全面、系统，深浅较为适宜，使用也很方便，是"三基"训练的实用性参考书。 医政司从促进全国医院"三基"训练出发，应许多同志的要求和建议，早有组织专家编一本有关教材的愿望。 值此之际，湖南医科大学已进行了这项工作。 医政司有关领导了解了他们的编写工作，并从管理的角度审阅了本书的提纲和主要内容，认为湖南医科大学是我国医学最高学府之一，他们编写的这本书适合当前医院分级管理建设和评审工作的需要，同时又可作为医务人员在职教育、进修教育以及高中级医学院校学员的"三基"训练和"三基"考核的指导用书。 愿这套书能成为各级医院"三基"训练的好助手，为医院分级管理建设达标上等添砖加瓦。

但是，本书编写尚属初次尝试，不完善之处在所难免，各地在自愿以此作为参考教材的同时，若发现其误漏之处，请及时向编者指出。

在本文结尾之处，我们特向为本书付出艰辛的编写、审稿和提供支持的专家、领导表示诚挚的感谢！

中华人民共和国卫生部医政司

1992 年 10 月

第四版序

原湖南医科大学的学者、专家，在吴钟琪教授组织下编写的《医学临床"三基"训练》丛书，为"三基""三严"迅速普及全国起到了助推加速的作用，使全国的医院、医务工作者受益匪浅。如今又要出第四版，邀我再写序言。再序，还与医学同道们说些什么呢？那么我想了想，就实际点儿，进一步地说说"'三基''三严'兴院"这个话题吧！

众所周知，解放军有《队列条例》，队列训练是军事院校乃至整个部队训练的一个重要内容。部队过硬的作风、铁一般的纪律、军人标准的姿态都是用队列训练打造而成，是训练官兵集体意识和团队合作的重要途径，也是展现我军威武之师、文明之师的一个有力的战术之举。

军营是一个直线加方块的世界。军人，历来是刚强的代名词。纤柔、婉转等词语，天生与军人无缘，也为军人所拒绝。从立正姿势到行进方队，从如雷的口令到嘹亮的歌声，从刚直的性格到勇猛的厮杀……都是用阳刚、坚硬一笔一画写成的。

军营里的方块，就连被子——这个原本柔软的物品也变得如斧劈刀削一般。那一条条绿色军被，凝结着军人数不清的生活故事，是其他东西所无法替代的军人戎武记忆的一大载体。

新兵入伍，学习的第一件事就是叠被子。一床被子铺在床上，经用力捋、拃、压、拽、折、抠、捏、抹——粗犷而细腻、夸张而精巧的如行云流水般的一系列动作之后，就四四方方、棱角分明、线条流畅、雄赳赳气昂昂地挺放在那里了。其实，叠被子的意义不仅仅在于叠好被子，更是体现了一种严谨细致、一丝不苟的作风。

医学界的"三基""三严"，即临床医学的基本理论、基本知识、基本技术和严格要求、严谨态度、严肃作风，是为医之道、治院之本，是具有中国文化底蕴和特色的医院管理经验的总结、提炼与升华，与"叠被子"有异曲同工之效。

这些年来，医院尤其是大医院，为了竞争，抢占市场份额和追求经济效益，大举外延、上设备、扩规模，并堂而皇之冠以"科技兴院"的治院方略，使医师逐渐蜕变为临床基本功不过硬、缺乏临床基本素质、依赖高新设备的"医匠"。近二三十年来，这些已形成了不可阻挡的倾向，与新医改目的，与公立医院坚持公益性原则相悖。由于这些消极因素对医疗界的干扰和影响，使我们不少涵盖在"三基""三严"实质里金子般闪光的精髓已经丧失或变质，"科技兴院""人才战略"经过数年的不断重复，已是医疗界耳熟能详的谋求竞争、生存和发展的战略口号。这不是不对。对！但是，医疗界在社会上、在人们心目中的地位、形象已降到了"最底线"，令人心痛至极！趁这套教材再版之机，提出"'三基''三严'兴院"恰逢其时，具有新的含义及很强的针对性。

读者朋友们，医学同道们，将源自协和的"三基""三严"强调到任何程度都不会过分！因为它是中国的行医之道，是治院、兴院之道。

同时，卫生部依法作为，将恢复被个别人停止了十多年的中国的医院评审。这套曾为中国医院分级管理和医院评审工作建功的教材，再度出版发挥作用也就理所当然了。

已故卫生部老部长陈敏章教授很赞成将"三基""三严"纳入医院分级管理和医院评审标准系列。他曾精辟地指出：医院分级管理是一种机制，可以依据形势的发展和实际需求，将对医院的新要求纳入标准，就可引导医院不断地发展、提高……陈部长未竟心愿的实现，就是我们这些仍有良知的后辈医道同仁的行动。队列和叠被子，可打造铁军之师，"三基""三严"可治院、兴院，打造"精诚大医"的队伍。

于宗河

于北京

2009 年 12 月 5 日

第五版前言

《医学临床"三基"训练》(含医师、护士、医技三个分册) 自 1992 年第一版出版以来，已经过多次修订再版，第四版发行至今已有 6 年多，本次修订第五版的原因主要有两点。

一是适应知识更新的需要。据统计，现代医学知识每 5 年就会更新 50% 左右。随着信息时代的到来，医学科技突飞猛进，正从听诊器时代向信息化、自动化时代跨进。在临床医学领域，3D 组织器官打印技术、医学机器人技术、基因诊断和基因治疗技术等已开始进入临床。微创外科技术迅猛发展，自动化实验诊断设备广泛普及，影像医学日新月异，各种医疗、护理新技术不断涌现。为适应医学知识快速发展的形势和广大读者知识更新的需求，本书第四版的内容已急待补充和修订，再版势在必行。

二是适应医院分级管理建设的需要。国家卫计委近年重启了我国一度暂停的医院分级管理评审，并建立了各级医院的复审制度。评审对医学"三基"水平的考核方法也进行了调整，除保留了传统的书面试卷考核外，又增加了医学临床基本操作技能的考核。为适应这一需要，应该为医院和医务人员编写一套与时俱进的"三基"培训教材。

本次是《医学临床"三基"训练》一书出版发行以来最全面的一次修订，修订和新编内容达 50% 左右。修订中我们坚持以下原则：

1. 坚持以基础理论、基本知识、基本技能为重点的"三基"原则，坚持思想性、科学性、先进性、启发性、适用性的要求，坚持人文医学与临床医学并重。

2. 随着医学模式从传统的生物医学模式转变为现代的生物-心理-社会医学模式，人们对医学科学内涵的认识发生了重大转变。传统医学认为疾病是单纯躯体发生病理转变的一种表现；新医学模式理论则认为，人是在社会中生存的，疾病不仅是躯体的内在改变，而且会受到社会各种因素变化的影响，人的心理也会发生改变。所以说，疾病是在生物-心理-社会诸因素共同作用于人体后，机体产生一系列复杂变化的整体表现。

传统医学将医学的内容分成基础医学和临床医学两部分；现代医学则将基础医学、临床医学、预防医学、康复医学和保健医学有机地融为一体。本书第五版力争更好地体现现代医学模式的特点，并保持在内容上与全国统编高等医学和护理学教材的一致性。

3. 坚持与时俱进的原则。例如第五版对近年世界各地流行的埃博拉出血热、在外科迅速发展的微创技术、最新应用于临床的 PET-CT 和静脉留置针的应用、经皮中心静脉穿刺置管技术以及全自动化实验诊断技术等相关方面的知识都进行了详细介绍。

第五版在修订中进行了大幅度的增编、扩编与修订，主要包括以下内容：

1. 新编内容：第五版新编了诊断学知识、预防医学知识、医学心理学知识、护理心理学知识和基础护理学知识等内容。

2. 扩编内容：增编或重编了预防与控制医院感染、现场心肺复苏、经皮冠状动脉介入治疗（冠脉支架）、埃博拉病毒病、正电子发射计算机断层显像（PET-CT）、软线摄影、临床检验全自动分析仪等章节内容。

3. 修订内容：全面修订、改写了急诊医学知识、预防与控制医院感染知识和检验医学知识。

4. 为提高本书的适用性和可读性，本书第五版在临床技能操作训练和临床常用器械检查、以及影像医学、心电图学、急诊医学等章节中增编了大量图片。

5. 本书第五版在《护士分册》和《医技分册》中，增编了全科医学知识和医疗卫生政策法规与医疗风险管理两个知识章节。由于篇幅所限，在《医师分册》中未编入这两章，请读者见谅。

6. 参照目前高等医学院校和各类医学专业资格考试的题型选择，本书删去了选择题中的【B型题】和【C型题】，增加了名词解释和问答题。

希望本书第五版能成为一套思想性、科学性、先进性、启发性、适用性都比较好的，受广大读者欢迎的医学"三基"训练用书，能在全面提高医务人员基本素质和促进全科医学发展、加强基层医院建设方面发挥一定的作用，为医疗卫生改革贡献一份力量。

近年来，由于数字化出版物迅速发展，为让读者能在互联网的平台上便捷地使用本书，湖南科学技术出版社已建立了相应网页平台，作为对数字出版物的一次探索，希望能取得良好效果，受到读者欢迎。

由于近些年医学领域的新进展、新内容实在太多，因此，第五版各分册的字数均有大幅增加，敬请读者理解。

本书此次修订虽历时年余，但因涉及的学科广泛，修改的篇幅较大，因此仍感时间仓促，疏漏和错漏之处在所难免，敬望各位读者批评、指正。

吴钟琪

2016 年 11 月

目录

§10　医学影像学基本知识

§11　核医学基本知识

§12　临床诊疗器械检查

§13 临床药学基本知识

§1

基础医学基本知识

在医学高等教育中，基础医学课程占有十分重要的地位，它是医学生学习临床课程的基础和桥梁。目前我国医学高等院校（包括临床医学和护理学）中开设的基础医学课程达 18 门之多，本书不可能予以全面介绍。鉴于本书主要目的在于提高医师、护士和医技人员的医学"三基"理论水平和操作能力，因此我们只选择了与临床医技科室关系更为密切的一些基础课程如人体解剖学、生理学、医学微生物学和免疫学、病理生理学、药理学等课程进行重点介绍。

§1.1　人体解剖学

§1.1.1　人体解剖学基本知识问答

1. 简述运动系统的组成和作用。

运动系统由骨、关节和骨骼肌组成，起着保护、支持和运动的作用。

2. 根据骨的形态可分为几类？每类试举出 3 例。

根据骨的形态不同，基本可分为 4 类，即长骨、短骨、扁骨和不规则骨。如股骨、跖骨和指骨属于长骨，跟骨、大多角骨和月骨属于短骨，顶骨、肩胛骨和肋骨属于扁骨，椎骨、髋骨和蝶骨属于不规则骨。

3. 试述骨的基本结构。

骨由骨质、骨膜、骨髓和神经、血管等构成。骨质是骨的主要成分，由骨组织构成，可分为骨密质和骨松质两种形式。骨膜由纤维结缔组织构成，骨外膜包裹着除关节面以外的整个骨的外表面，骨内膜衬覆骨髓腔壁的内表面。骨髓存在于长骨骨髓腔和骨松质间隙内。

4. 试述骨膜的构造和功能。

骨膜由纤维结缔组织构成，新鲜骨的表面都覆有骨膜（关节面的部分除外），可分为骨外膜和骨内膜。骨外膜包裹着除关节面以外的整个骨的外表面，对骨有保护作用。骨外膜又可分内外两层，外层含有丰富的血管和神经，对骨的营养和新陈代谢具有重要意义。骨外膜内层和骨内膜都有一些细胞能分化为成骨细胞和破骨细胞，在骨的发生、生长、改建和修复中起着重要的作用。

5. 试述红骨髓的分布。

胎儿和幼儿的长骨骨髓腔和骨松质的腔隙内全是红骨髓。6 岁以后，红骨髓仅存在于短骨、扁骨、不规则骨以及肱骨、股骨近侧端骨松质的腔隙内，终身保持其造血的功能。

6. 简述颅骨的组成。

颅骨由 23 块扁骨和不规则骨组成（3 对听小骨未计入）。分为脑颅骨和面颅骨。脑颅骨由 8 块骨组成，包括不成对的颅骨有额骨、筛骨、蝶骨、枕骨和成对的颞骨、顶骨。面颅骨共 15 块骨，成对的有上颌骨、颧骨、腭骨、鼻骨、泪骨及下鼻甲，不成对的有下颌骨、犁骨和舌骨，大部分面颅骨参与构成面部支架，并分别围成眶、骨性鼻腔和骨性口腔。

7. 新生儿颅有哪些特征？

新生儿面颅占脑颅的 1/8，而成人为 1/4。新生儿颅有许多骨尚未完全发育，颅顶各骨之间的缝尚未形成，仍为结缔组织膜连接，这些交接处的间隙，称颅囟。前囟位于两侧顶骨前上角与额骨，即矢状缝与冠状缝的相接处，呈菱形；后囟位于两侧顶骨后上角矢状缝与人字缝的相接处，呈三角形。顶骨前下角与蝶骨大翼相接处有蝶囟，顶骨后下角与枕鳞相接处有乳突囟。前囟膜连接在生后 1～2 岁完成骨化前囟闭合，其余各囟都在生后不久闭合。

8. 试述翼点的位置、组成和临床意义。

翼点位于颞窝前下部，为额骨、顶骨、颞骨和蝶骨大翼的会合处，构成"H"形的骨缝，是颅侧面的薄弱处，其内面有脑膜中动脉的前支经过，若此处骨折，有可能损伤脑膜中动脉前支，形成硬膜外血肿。

9. 上肢骨包括哪些骨？下肢骨包括哪些骨？

上肢骨包括锁骨、肩胛骨、肱骨、桡骨、尺骨和 8 块腕骨（包括手舟骨、月骨、三角骨、豌豆骨、大多角骨、小多角骨、头状骨、钩骨）、5 块掌骨、14 块指骨。下肢骨包括髋骨、股骨、髌骨、胫骨、腓骨、7 块跗骨（包括距骨、跟骨、足舟骨、骰骨、内侧楔骨、中间楔骨、外侧楔骨）、5 块跖骨和 14 块趾骨。

10. 从体表如何确定棘突和肋骨的序数？

（1）体表确定棘突：肩胛冈内侧端连线处为第 3 胸椎棘突，两侧髂嵴最高点连线处为第 4 腰椎棘突，髂后上棘连线处为第 2 骶椎棘突，后正中线上棘突最突出的为第 7 颈椎棘突。

（2）体表计数肋：胸骨角平对第 2 肋软骨，男性乳头平对第 4 肋间隙或第 5 肋，肩胛骨上角平对第 2 肋，肩胛骨下角平对第 7 肋或第 7 肋间隙。

11. 试述椎间盘的构造和功能。

椎间盘是连接相邻两个椎体的纤维软骨盘，中央部是柔软而富有弹性的髓核，周围部是由多层纤维软骨按同心圆排列组成的纤维环，富于坚韧性，限制髓核向周围膨出。椎间盘的主要功能是承受和转移压力，缓冲震荡和协调脊柱的运动。

12. 试比较男女骨盆的区别。

骨盆的主要功能是运动，但女性骨盆还要适合分娩的需要。因此与男性骨盆相比，女性骨盆有以下特点：外形宽而短，骨盆入口呈椭圆形，骨盆腔内圆桶形，骨盆下口和耻骨下角较大可达 90°～100°，男性则为 70°～75°。

13. 试述胸骨角的位置及临床意义。

胸骨角为胸骨柄与胸骨体连接处微向前突的横嵴。其两侧平对第 2 胸肋关节，是计数肋骨的重要标志。胸骨角平面通过第4胸椎体下缘水平，可作为纵隔分部和一些胸腔内器官分段的体表标志。

14. 简述肩关节的基本构成、辅助结构和运动方式及其相关的骨骼肌。

肩关节由肩胛骨的关节盂和肱骨头构成。关节囊薄而松弛，囊的上壁有喙肱韧带和肌腱的纤维编入囊的纤维层；囊的前壁和后壁，亦有许多肌腱的纤维编入囊的纤维层，以增加关节的稳固性；囊的下壁没有韧带和肌腱纤维加强，结构最薄弱，肩关节脱位时，肱骨头常从下壁脱出。肩关节是最灵活的关节，可做三轴运动；即胸大肌、三角肌和喙肱肌使肩关节在冠状轴上做屈、伸运动；冈上肌、三角肌和大圆肌使肩关节在矢状轴上做收、展运动；肩胛下肌、冈下肌和大圆肌使肩关节在垂直轴上做旋内、旋外以及环转运动。

15. 试述肘关节的构成和运动方式。

肘关节是由肱骨下端与尺、桡骨上端构成的复关节，包括3个关节：肱尺关节由肱骨滑车和尺骨滑车切迹构成，可在冠状轴上做屈伸运动；肱桡关节由肱骨小头和桡骨关节凹构成，能做屈、伸和旋前、旋后运动；桡尺近侧关节由桡骨环状关节面和尺骨桡切迹构成，参与前臂的旋前、旋后运动。

16. 试述腕关节的组成和运动方式。

腕关节是典型的椭圆关节，由桡骨腕关节面和尺骨头下方的关节盘作关节窝，手舟骨、月骨、三角骨的近侧关节面构成关节头。关节囊松弛，四周都有韧带加强。桡腕关节可做屈、伸、展、收及环转运动。

17. 试述髋关节的构成和运动方式。

髋关节由髋臼和股骨头构成，是典型的杵臼关节。髋关节可做三轴运动，即在额状轴上的前屈、后伸，矢状轴上的内收、外展，垂直轴上的旋内、旋外运动。

18. 试述膝关节的基本构成、辅助结构和运动方式及其相关的骨骼肌。

膝关节是人体最大、最复杂的关节，由股骨下端、胫骨上端和髌骨构成。关节囊薄而松弛，周围有韧带加固；滑膜层内褶形成滑膜皱襞；外突形成滑膜囊。囊内韧带有前、后交叉韧带，囊外韧带有胫、腓侧副韧带，关节盘有内、外侧半月板。膝关节属于屈戌关节，主要做屈、伸运动，缝匠肌、股二头肌和半腱肌收缩使膝关节屈曲，股四头肌收缩使膝关节伸展。膝在半屈位时，小腿可做旋转运动。

19. 简述腹股沟管的位置、构成及其临床意义。

腹股沟管是腹股沟韧带内侧半上方存在的由外上斜向内下的潜在性裂隙，长4～5 cm，内有精索或子宫圆韧带通过。腹股沟管有两口、四壁：前壁为腹外斜肌腱膜和腹内斜肌下部肌束起始部，后壁为腹横筋膜和腹股沟镰（联合腱），上壁为腹内斜肌和腹横肌形成的弓状下缘，下壁为腹股沟韧带的内侧半。内口称为腹股沟管深环，位于腹股沟韧带中点上方约一横指处，是腹横筋膜形成的一个卵圆形出口结构；外口即腹股沟管浅环，又称皮下环，是腹外斜肌腱膜形成的环行结构。腹股沟管是腹壁下部的薄弱区，腹腔脏器可经深环突入腹股沟管，形成腹股沟斜疝，严重时疝内容物可经皮下环突出降入阴囊或大阴唇。

20. 简述腹股沟三角的位置及其临床意义。

腹股沟三角又称海氏三角，它是由腹壁下动脉、腹直肌外侧缘和腹股沟韧带内侧半所围成的三角形区域。该区缺乏肌纤维，是腹壁的另一薄弱区。腹腔脏器由此三角突出，形成腹股沟直疝，临床上鉴别腹股沟斜疝和腹股沟直疝的标志是腹壁下动脉。

21. 哪些肌肉瘫痪可导致"翼状肩""方形肩""爪形手""猿手"？为什么？

（1）翼状肩：前锯肌作用为拉肩胛骨向前和紧贴胸廓，胸长神经损伤后，前锯肌瘫痪，斜方肌作用相对加强而导致"翼状肩"。

（2）方形肩：三角肌可使肩部呈圆隆形，腋神经损伤后，三角肌瘫痪导致"方形肩"。

（3）爪形手：尺神经损伤，拇收肌瘫痪时拇指不能内收，小鱼际萎缩变平坦，骨间肌萎缩塌陷，使各指不能互相靠拢，各掌指关节过伸，第4、第5指的指间关节弯曲，导致"爪形手"。

（4）猿手：鱼际肌位于手掌拇指侧形成隆起，可使拇指做展、屈、对掌等动作，正中神经损伤后导致"猿手"。

22. 简述关节的基本结构。

关节的基本构造包括关节面、关节囊和关节腔。

（1）关节面：为两骨互相接触的骨面，覆盖有关节软骨，多为一凸一凹相互适配的面，凸者为关节头，凹者为关节窝。关节软骨具有弹性，能承受压力和吸收震荡。关节软骨表面光滑，覆以少量滑液，有利于活动。关节软骨无血管、无神经，其营养由滑液和关节囊滑膜层的血管供应。

（2）关节囊：呈袋状，附着于关节面周缘的骨面，并与骨膜相续连。关节囊分内、外两层。外层为纤维层，由致密的纤维结缔组织构成，富有血管、神经、淋巴管。在某些部位，纤维层的表面增厚形成韧带，可加强连接，其厚薄、松紧程度与关节的作用相适应。内层为滑膜层，由平滑光亮、薄而柔润的疏松结缔组织膜构成。其边缘附着于关节软骨的周缘，除关节软骨、关节唇和关节盘外，滑膜覆盖关节内的一切结构。滑膜富含血管网，能产生滑液，并对关节软骨提供部分营养。

（3）关节腔：是由关节软骨和关节囊滑膜层共同围成的密闭的腔，在正常状态下腔内含少量的滑液。关节腔内为负压，对维持关节的稳固性有一定的作用。

23. 关节的辅助结构有哪些？各有何作用？

关节为适应运动功能，还有韧带、关节盘、关节唇等辅助结构，它们可增加关节的灵活性，增强关节的稳固性。连于相邻两骨之间的致密纤维结缔组织束称为韧带，韧带可加强关节的稳固性。位于关节囊外的称囊外韧带；位于关节囊内的称囊内韧带，有滑膜包绕，如膝关节内的交叉韧带。关节盘是位于两关节面之间的纤维软骨板，其周缘附着于关节囊，把关节腔分为两部，使两个关节面更为适合，同时增加关节的稳固性，减少冲击和震荡，增加运动的形式和范围。关节唇是附着于关节窝周缘的纤维软骨环，它加深关节窝，增大关节面，有增加关节稳固性的作用。

24. 试述消化系统的组成。

消化系统由消化管和消化腺两大部分组成。

（1）消化管：包括口腔、咽、食管、胃、小肠（十二指肠、空肠、回肠）和大肠（盲肠及阑尾、升结肠、横结肠、降结肠、乙状结肠、直肠和肛管），通常把十二指肠以上部分的管道称为上消化道，空肠以下的部分称为下消化道。

（2）消化腺：包括唾液腺（腮腺、下颌下腺、舌下腺）、肝、胰以及散在分布于消化管壁内的小腺体。

25. 试述咽峡的组成。

腭垂（悬雍垂）、腭帆游离缘、两侧的腭舌弓以及舌根共同围成的狭窄部，称为咽峡（或口咽峡），是口腔和咽的分界。

26. 试述腭扁桃体的位置。

腭扁桃体位于口咽部的侧壁，腭舌弓和腭咽弓之间的扁桃体窝内。

27. 唾液腺有哪几对？其导管开口于何处？

唾液腺包括腮腺、下颌下腺和舌下腺。腮腺导管开口于与上颌第 2 磨牙牙冠相对的颊黏膜上；下颌下腺开口于舌下阜；舌下腺大管开口于舌下阜，小管开口于舌下襞。

28. 试述胃的位置及其分部。

胃大部分位于左季肋区，小部分位于腹上区。胃可分为 4 部：贲门部、胃底、胃体和幽门部。贲门附近的部分称贲门部。贲门平面以上，向左上方膨出的部分称胃底。自胃底向下至角切迹处的中间大部分，称胃体。胃体下界与幽门之间的部分，称幽门部。

29. 什么是麦氏点？有何临床意义？

麦氏点，即阑尾根部的体表投影点，通常位于脐与右髂前上棘连线的中、外 1/3 交点处。是临床上阑尾手术切口的定位标志。

30. 试述肝门和肝蒂的位置。

肝门是指位于肝的脏面左右两条纵沟之间的横沟，是肝左、右管，肝固有动脉左、右支，肝门静脉左、右支和肝的神经、淋巴管出入的门户。出入肝门的上述这些结构被结缔组织包裹，构成肝蒂。

31. 试述胆管系的组成和胆汁的排出途径。

胆管系由肝内的毛细胆管、小叶间胆管、肝左管和肝右管、肝总管、胆囊、胆囊管、胆总管组成。胆汁的排出途径如下：

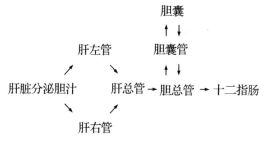

32. 试述呼吸系统的组成。

呼吸系统由呼吸道和肺两大部分组成。呼吸道包括鼻、咽、喉、气管和支气管。肺由实质组织和间质组成，前者包括支气管树和肺泡，后者包括结缔组织、血管、淋巴管、淋巴结和神经等。临床上通常将鼻、咽、喉称为上呼吸道，而将气管、支气管及其在肺内的各级分支称为下呼吸道。

33. 试述上颌窦的位置、各壁的组成及开口部位。

上颌窦位于鼻腔两侧的上颌骨体内，呈四棱锥体形。上颌窦有 5 个壁，前壁由上颌体的前外侧面构成；后壁由上颌体的后面构成，毗邻颞下窝和翼腭窝；上壁为上颌体的眶面并与眶腔相隔；下壁即上颌骨的牙槽突；内侧壁即上颌体的鼻面并与鼻腔相隔。上颌窦在其内侧壁上部开口于中鼻道的半月裂孔。

34. 左、右主支气管有何不同？

(1) 右主支气管：较短粗且走向陡直，与气管中轴延长线之间的夹角小于 30°。

(2) 左主支气管：较细长且走向倾斜，与气管中轴延长线之间的夹角大于 40°。

35. 何谓肺门和肺根？肺根内主要结构排列有什么规律？

位于肺内侧面的中部，有支气管、肺动脉、肺静脉和其他血管、淋巴管、神经进出肺的部位，称肺门。这些出入肺门的结构，由结缔组织包裹在一起，将肺连于纵隔，称为肺根。肺根内的结构排列自前向后为：上肺静脉、肺动脉、主支气管。左肺根的结构自上向下是肺动脉、左主支气管、下肺静脉；右肺根的结构自上向下为上叶支气管、肺动脉、肺静脉。

36. 何谓胸膜隐窝？主要包括哪几个？

胸膜隐窝是指各部壁胸膜相互移行的胸膜腔，即使在深吸气时，肺的边缘也达不到其内。主要的胸膜隐窝包括：肋膈隐窝和肋纵隔隐窝。肋膈隐窝左右各一，由肋胸膜与膈胸膜反折形成；肋纵隔隐窝位于覆盖心包表面的纵隔胸膜与肋胸膜相互移行处。

37. 试述泌尿系统的组成及功能。

泌尿系统由肾、输尿管、膀胱和尿道组成，其主要功能是排出机体新陈代谢过程中产生的废物和多余的水，保持机体内环境的平衡和稳定。肾生成尿液，输尿管将尿液输送至膀胱，膀胱为储存尿液的器官，尿道将尿液排出体外。

38. 何谓肾门和肾蒂？肾蒂内结构的排列有何规律？

位于肾脏内侧缘中部的凹陷称为肾门，是肾的血管、肾盂、神经和淋巴管出入的部位。出入肾门的肾动脉、肾静脉、肾盂、淋巴管和神经被结缔组织包裹称为肾蒂。肾蒂内各结构的排列关系，自前向后为：肾静脉、肾动脉、肾盂；自上向下为：肾动脉、肾静脉、肾盂。

39. 肾区是指什么部位？有何意义？

腰背部、竖脊肌外侧缘与第 12 肋之间的区域，称为肾区。其深面有肾脏，叩击此区有无疼痛或疼痛加剧，可协助诊断肾脏疾患。

40. 试述膀胱的位置及其分部。

成人的膀胱位于小骨盆腔的前部，耻骨联合的后方，直肠（男性）或子宫和阴道（女性）的前方。当膀胱空虚时，全部位于盆腔内，膀胱尖不高出耻骨联合上缘；当膀胱充盈时，膀胱尖可高出耻骨联合以上。空虚的膀胱呈三棱锥形，可分为膀胱尖、膀胱体、膀胱底和膀胱颈 4 部分。

41. 何谓膀胱三角？有何意义？

在膀胱底的内面，两侧输尿管口与尿道内口三者连线之间的区域，称为膀胱三角。此区缺乏黏膜下层，黏膜与肌层紧密相贴，无论在膀胱扩张或收缩时都保持平滑状态。两输尿管口之间的皱襞称输尿管间襞，在膀胱镜检时，可作为寻找输尿管口的标志。膀胱三角为肿瘤和膀胱结核的好发部位。

42. 输尿管的狭窄部在什么部位？有何临床意义？

输尿管有 3 个狭窄部，一个在肾盂与输尿管移行处，一个位于小骨盆入口输尿管跨过髂血管处，一个在输尿管穿过膀胱壁的壁内部，输尿管结石常易嵌顿在这些狭窄部位。

43. 列表说明男、女性生殖系统的组成。

男、女性生殖系统的组成

性别	内生殖器			外生殖器
	生殖腺	输送管道	附属腺体	
男性	睾丸	附睾 输精管 射精管 男性尿道	精囊腺 前列腺 尿道球腺	阴囊 阴茎
女性	卵巢	输卵管 子宫 阴道	前庭大腺	阴阜 大阴唇 小阴唇 阴道前庭 阴蒂

44. 试述男性尿道的 3 个狭窄、3 个膨大和 2 个弯曲。

男性尿道的 3 个狭窄部分别位于尿道内口、尿道的膜部、尿道外口，以外口最窄。3 个膨大分别位于尿道前列腺部、尿道球部和尿道舟状窝。2 个弯曲分别是凸向下后方的耻骨下弯和凸向前上方的耻骨前弯，前者固定，后者可于勃起时或上提阴茎使之消失。

45. 何谓阴道穹？有何意义？

阴道的上端包绕子宫颈的阴道部，两者之间形成环状凹陷，称为阴道穹。阴道穹可分为互相连通的前部、后部和两侧部，其中以阴道穹后部最深，并与直肠子宫陷凹紧密相邻，两者之间只隔以阴道后壁和一层腹膜。直肠子宫陷凹是腹膜腔的最低部位，腹腔内的炎性渗出液、脓液等易积存于此，因此可经阴道穹后部行穿刺或引流进行诊断或治疗。

46. 试述脉管系的组成。

脉管系包括心血管系和淋巴系。心血管系包括心、动脉、静脉和毛细血管。淋巴系由淋巴管、淋巴器官和淋巴组织组成。

47. 试述二尖瓣复合体。

左房室口周缘有二尖瓣环，二尖瓣基底附于二尖瓣环，游离缘垂入室腔。瓣膜被两个深陷的切迹分为前尖和后尖。与二切迹相对处，前、后尖叶融合，称前外侧联合和后内侧联合。每一乳头肌尖部通常有数个肌头，发出腱索至两个相邻瓣膜。因二尖瓣环、二尖瓣、腱索和乳头肌在功能和结构上密切关联，故合称为二尖瓣复合体。

48. 试述心传导系的组成。

心传导系位于心壁内，主要由特殊分化的心肌细胞组成，包括窦房结、结间束、房室结、房室束、左右束支和 Purkinje 纤维网。窦房结是心的正常起搏点。房室结位于右心房 Koch 三角（由冠状窦口前内缘、三尖瓣隔侧尖附着缘和 Todaro 腱围成的三角区）的心内膜深面，其前端发出房室束。房室束又称希氏束，从房室结前端向前行，穿过右纤维三角，沿室间隔膜部后下缘前行，在室间隔肌部上缘分为左右束支。左右束支的分支在心内膜深面交织成心内膜下 Purkinje 纤维网，由该网发出的纤维进入心肌，在心肌内形成肌内 Purkinje 纤维网。

49. 列表写出下列体表动脉搏动点及其相应动脉名称。

体表动脉搏动点与相应动脉名称

体表动脉搏动点	相应动脉名称
锁骨中点后上方处	锁骨下动脉
胸锁乳突肌前缘的深面处	颈总动脉
下颌骨下缘与咬肌前缘相交处	面动脉
耳屏前方处	颞浅动脉
肘部肱二头肌肌腱内侧处	肱动脉
桡骨下端的前面处	桡动脉
腹股沟中点下方处	股动脉
足背踝关节中点前方	足背动脉

50. 做酚红试验时，从肘正中静脉注入酚红，经过何种途径从尿中排出体外？

酚红经肘正中静脉→贵要静脉→肱静脉→腋静脉→锁骨下静脉→头臂静脉→上腔静脉→右心房→右心室→肺动脉→肺泡周围毛细血管→肺静脉→左心房→左心室→升主动脉→主动脉弓→胸主动脉→腹主动脉→肾动脉→入球小动脉→肾小球→肾小球囊→肾小管→集合管→乳头管→肾小盏→肾大盏→肾盂→输尿管→膀胱→尿道排出体外。

51. 从大隐静脉滴注葡萄糖注射液，经过哪些途径到达肝细胞？

葡萄糖注射液经大隐静脉→股静脉→髂外静脉→髂总静脉→下腔静脉→右心房→右心室→肺动脉→肺泡周围的毛细血管→肺静脉→左心房→左心室→升主动脉→主动脉弓→胸主动脉→腹主动脉→腹腔干→肝总动脉→肝固有动脉→肝左、右动脉及其肝内的分支→肝细胞。

52. 试述门静脉的组成、特点和重要属支。

门静脉由肠系膜上静脉和脾静脉汇合而成。门静脉有两个特点，一是介于两端的毛细血管之间，二是缺乏功能性静脉瓣。其重要属支有肠系膜上静脉、脾静脉、肠系膜下静脉、胃左静脉、附脐静脉等。

53. 试述大隐静脉的起源、重要行程、注入人体何静脉、主要属支和收集范围。

大隐静脉起于足背静脉弓的内侧部，经内踝前面沿小腿前内侧上行，过膝关节的内侧，绕股骨内髁后方，再沿大腿内侧上行，于耻骨结节外下方 3～4 cm 处，穿筛筋膜注入股静脉。

大隐静脉的主要属支有股内侧浅静脉、股外侧浅静脉、阴部外静脉、腹壁浅静脉、旋髂浅静脉等，分别收集足内侧部、小腿前内侧、大腿、会阴部、脐以下腹壁、臀部的浅静脉血。

54. 试述腹股沟淋巴结的收集范围。

腹股沟淋巴结收集下肢的浅、深淋巴和脐以下腹壁、会阴部、臀部的浅淋巴。

55. 试述胸导管和右淋巴导管的收集范围。

（1）胸导管：收集头颈部左侧半、左上肢、胸壁左侧半和胸腔内左侧半的脏器、腹壁和腹腔内的脏器、盆壁和盆内脏器、会阴部、双侧下肢的淋巴，注入左静脉角。

（2）右淋巴导管：收集头颈部右侧半、右上肢、胸壁右侧半和胸腔内右侧半的脏器的淋巴，注入右静脉角。

56. 何谓心包和心包腔？

心包为包裹心脏和大血管根部的囊状结构，可分为纤维性心包和浆膜性心包。纤维性心包是心包的外层，由纤维结缔组织构成。浆膜性心包根据附着部位不同，可分为壁层和脏层，壁层紧贴纤维性心包的内表面，脏层裹于心肌层的外表面，又称心外膜。浆膜性心包的壁层与脏层之间的窄隙称为心包腔。

57. 何谓心包裸区？

在胸骨体下份和左侧第 5、第 6 肋软骨的后方处，心包的前方没有胸膜遮盖，纤维性心包直接与胸前壁接触，此区域的心包，称为心包裸区。

58. 根据感受器所在部位和刺激来源，感受器可分为哪几类？

感受器的分类方法很多，一般根据感受器所在部位和所接受刺激的来源，把感受器分为 3 类。

（1）外感受器：分布在皮肤、黏膜、视器和听器等处，接受来自外界的刺激。

（2）内感受器：分布在内脏和血管等处，接受加于这些器官的物理或化学刺激。

（3）本体感受器：分布在肌、肌腱、关节和内耳位觉器等处，接受机体运动和平衡时产生的刺激。

59. 试述视器的组成和功能。

视器由眼球和眼副器两部分组成，它的功能是感受光波的刺激，一方面经视觉传导通路至视皮质而产生视觉，另一方面经反射通路完成各种视反射。

60. 何谓前房、后房和前房角？

虹膜把角膜与晶状体之间的腔隙分为前后两部分，角膜与虹膜之间的腔隙称为眼前房。虹膜与晶状体之间的腔隙称为眼后房。前房与后房借瞳孔相通。在眼前房的周缘，角膜周缘与虹膜基部的交角处，称为虹膜角膜角，又称前房角。

61. 简述睫状肌的作用和神经支配。

睫状肌是睫状体内的平滑肌，受副交感神经支配。睫状肌收缩，使脉络膜向前，睫状突内伸，睫状小带松弛，晶状体由于本身的弹性而曲度增加，以适应视近物；睫状肌松弛，脉络膜后移，睫状突外移，睫状小带紧张，晶状体变扁，以适应视远物。

62. 眼球的屈光系统包括哪些结构？

眼球的屈光系统包括角膜、房水、晶状体和玻璃体。

63. 试述房水的功能及其产生、循环途径。

房水有折光作用，并有营养角膜和晶状体，维持眼内压的功能。房水由睫状体产生，自眼后房经瞳孔到眼前房，经虹膜角膜角（前房角）入巩膜静脉窦，通过睫状体前静脉汇入眼静脉。

64. 试述位听器（前庭蜗器）的组成。

位听器在功能上包括位觉器和听觉器两部分，在结构上包括外耳、中耳和内耳3部分。

65. 简述咽鼓管的结构与功能。

咽鼓管是连通鼻咽部和鼓室的管道，其结构分骨部和软骨部，骨部即颞骨岩部的咽鼓管半管，以其鼓室口开口于鼓室的前壁。软骨部紧连骨部，其内侧端开口于鼻咽部的侧壁，平对下鼻甲的后方，即咽鼓管咽口。咽鼓管的生理意义是维持鼓室和外界的大气压平衡，以便鼓膜振动。

66. 试述神经系统包括哪些部分？

神经系统可分为中枢部和周围部。中枢部包括脑和脊髓，又称中枢神经系统。周围部是脑和脊髓以外的神经成分，又称周围神经系统，包括脑神经、脊神经和内脏神经。

67. 何谓脑的灰质、皮质、白质、髓质、神经核？何谓神经节？

（1）灰质：在中枢神经系统内，神经元胞体及其树突集聚的部位称灰质。

（2）皮质：构成大脑半球表面和小脑表面的灰质称皮质（分别为大脑皮质和小脑皮质）。

（3）白质：在中枢神经系统内，神经纤维集聚的部位称白质。

（4）髓质：大脑皮质和小脑皮质深部的白质称髓质。

（5）神经核：在中枢神经系统内，除皮质外，形态和功能相似的神经元胞体聚集成团，称神经核。

（6）神经节：在周围神经系统，神经元胞体集聚的地方称神经节。

68. 试述膈神经的起源、行程和分布。

膈神经是颈丛的重要分支，由第3～5颈神经前支的纤维组成，沿前斜角肌前面下行，在锁骨下动、静脉之间经胸廓上口进入胸腔，跨肺根的前方，在纵隔胸膜与心包之间下行达膈肌。膈神经是混合性神经，其运动纤维支配膈肌，感觉纤维主要分布于胸膜和心包。

69. 为什么肱骨外科颈骨折最容易损伤腋神经？

腋神经由后束支发出，在腋腔后壁处可见腋神经伴旋肱后动脉向后穿四边孔，绕肱骨外科颈分支入三角肌和小圆肌，并有皮支分布于三角肌区及臂上份外侧后部皮肤。因为腋神经绕肱骨外科颈至三角肌深面，比较贴近骨面，所以肱骨外科颈骨折时，最容易损伤腋神经。

70. 试述正中神经的分布。

正中神经的肌支支配除肱桡肌、尺侧腕屈肌和指深屈肌尺侧半以外的所有前臂前群肌以及除拇收肌以外的鱼际肌和第 1、第 2 蚓状肌。其皮支分布于手掌外侧半和桡侧三个半指掌侧面的皮肤。

71. 简述尺神经的分布。

尺神经的肌支支配尺侧腕屈肌、指深屈肌尺侧半、小鱼际肌、拇收肌、骨间肌和第 3、第 4 蚓状肌。其皮支分布于手掌内侧半、手背内侧半、尺侧一个半指掌侧面和尺侧两个半指背侧面的皮肤。

72. 简述桡神经的分布。

桡神经的肌支支配臂后群肌、前臂后群肌和肱桡肌。其皮支分布于臂后面、前臂后面、手背外侧半、桡侧两个半指背面的皮肤。

73. 动眼神经含有哪两种纤维成分？它们分布于哪里？

动眼神经内的两种纤维是躯体运动纤维和一般内脏运动纤维（副交感纤维）。前者支配除上斜肌和外直肌以外的全部眼外肌，后者在睫状神经节换神经元后支配瞳孔括约肌和睫状肌。

74. 何谓牵涉性痛和海德带？

当某些内脏器官发生病变时，常在体表的一定区域表现感觉过敏或引起疼痛，这种现象称牵涉性痛。内脏病变引起一定的皮肤区域出现牵涉性痛或皮肤过敏区，这种区域称为海德带。

75. 大脑半球可分为哪几叶？

每侧大脑半球通常借一些主要的沟裂分为 5 叶。大脑外侧沟以上，中央沟以前的部分称为额叶；顶枕沟以后的部分为枕叶；中央沟与顶枕沟之间的部分为顶叶；大脑外侧沟以下，顶枕沟以前的部分为颞叶；大脑外侧沟的深部还有岛叶。

76. 试述侧脑室的分部。

侧脑室分为中央部、前角、后角和下角 4 部，中央部在顶叶深面，前角在额叶深面，下角在颞叶深面，后角在枕叶深面，各部彼此连通，两侧侧脑室又通过室间孔与第三脑室连通。

77. 何谓基底神经核？包括哪些核团？

基底神经核是指埋藏在端脑髓质中的灰质团块，包括尾状核、豆状核、屏状核和杏仁体四大核团。

78. 试述内囊的位置、分部及从各部通过的主要纤维束。

内囊位于尾状核、背侧丘脑与豆状核之间。在水平切面上，两侧的内囊呈尖向内侧的 ">" "<" 形，分为 3 部；内囊前脚（额部）位于尾状核与豆状核之间，主要有额桥束和丘脑前辐射通过；前、后脚连接处称内囊膝，主要有皮质核束（又称皮质脑干束）通过；内囊后脚主要有皮质脊髓束、丘脑中央辐射、视辐射和听辐射通过。

79. 试述内囊损伤后的临床表现。

内囊损伤后会出现典型的"三偏征"：即偏瘫，对侧肢体运动丧失（损伤皮质脊髓束）；

偏盲，对侧视野同向偏盲（损伤视辐射）；偏感觉障碍，对侧感觉丧失（损伤丘脑中央辐射）。

80. 试述第Ⅰ躯体运动区、第Ⅰ躯体感觉区、视区、听区在大脑半球的位置？

第Ⅰ躯体运动区在中央前回和中央旁小叶前部，第Ⅰ躯体感觉区在中央后回和中央旁小叶后部，视区在枕叶内侧面的距状沟两侧皮质，听区在颞横回。

81. 何谓硬膜外隙？有何临床意义？

硬脊膜与椎管内面的骨膜之间的腔隙称硬膜外腔，其内有脊神经根通行，临床上进行硬膜外阻滞术时，就是将药物注入此腔内，以阻滞脊神经的传导作用。

82. 何谓蛛网膜下隙？

在脑和脊髓的外面，软脑膜、软脊膜与蛛网膜之间的腔隙称为蛛网膜下隙。蛛网膜下隙的下部，在脊髓末端以下至第 2 骶椎水平特别扩大，称为终池，临床上常在此处进行腰椎穿刺，以抽取脑脊液或注入药物。

83. 试述大脑动脉环（Willis 环）的组成。

大脑动脉环由两侧的颈内动脉末端、大脑前动脉、前交通动脉、大脑后动脉和后交通动脉连接而成。

84. 试述脑脊液的产生、循环途径。

脑脊液是由各脑室内脉络丛产生的无色透明液体，脑脊液总量在成人约 150 mL，充满于脑室系统、脊髓中央管和蛛网膜下隙内。它处于不断地产生、循环和回流的动态平衡中，其循环途径为侧脑室脉络丛产生的脑脊液，经室间孔流向第三脑室，与第三脑室脉络丛产生的脑脊液一起，经中脑水管流入第四脑室，连同第四脑室脉络丛产生的脑脊液一起，经正中孔和外侧孔流入蛛网膜下隙，再经蛛网膜粒渗透到硬脑膜窦（上矢状窦）。

85. 试述视觉传导路和瞳孔对光反射通路的组成。

（1）视觉传导路：由 3 级神经元组成。眼球视网膜上的双极细胞为第 1 级神经元。第 2 级神经元为节细胞，其轴突经视神经管入颅腔，形成视交叉后延为视束（在视交叉中来自两眼视网膜鼻侧半的纤维交叉，来自视网膜颞侧半的纤维不交叉），多数纤维止于外侧膝状体。第 3 级神经元的胞体在外侧膝状体内，由外侧膝状体核发出纤维组成视辐射，投射到端脑距状沟周围的视区皮质。

（2）瞳孔对光反射通路：自视网膜始，经视神经、视交叉达视束，视束的部分纤维经上丘臂至顶盖前区，与顶盖前区的细胞形成突触。顶盖前区为对光反射中枢，发出的纤维与两侧动眼神经副核联系，动眼神经副核发出的纤维经动眼神经进入眶内，止于睫状神经节，由睫状神经节发出的节后纤维支配瞳孔括约肌和睫状肌。

§1.1.2 人体解剖学自测试题（附参考答案）

一、选择题

【A型题】

1. 颞区外伤引起急性硬膜外血肿，最常见损伤的血管是 （ ）

A. 颞浅动脉　　B. 大脑中动脉　　C. 脑膜中动脉　　D. 板障静脉　　E. 乙状窦

2. 肱骨外科颈骨折损伤腋神经后，肩关节将出现哪些运动障碍 （ ）

A. 不能屈　　B. 不能伸　　C. 不能内收　　D. 不能外展　　E. 不能旋转

3. 一侧耳蜗神经核受损，将导致 （ ）

A. 同侧耳全聋　　B. 对侧耳全聋　　C. 两耳全聋　　D. 两耳听力均减弱　　E. 两耳听觉均
正常

4. 下列动脉中，哪些没有分支到胃 （ ）

A. 腹腔干　　B. 肠系膜上动脉　　C. 肝固有动脉　　D. 脾动脉　　E. 胃十二指肠动脉

5. 腹股沟淋巴结收集 （ ）

A. 下肢的淋巴　　B. 腹壁的淋巴　　C. 腰背部的淋巴　　D. 会阴部的淋巴　　E. 臀部的淋巴

6. 心肌的血液来自 （ ）

A. 胸主动脉的分支　　B. 主动脉弓的分支　　C. 左右冠状动脉　　D. 胸廓内动脉　　E. 心包
膈动脉

7. 胸骨角两侧平对 （ ）

A. 第 5 肋　　B. 第 4 肋　　C. 第 3 肋　　D. 第 2 肋　　E. 第 1 肋

8. 不从内囊后脚通过的纤维束为 （ ）

A. 皮质脊髓束　　B. 皮质脑干束　　C. 视辐射　　D. 听辐射　　E. 丘脑皮质束

9. 迷走神经 （ ）

A. 内脏运动纤维支配全身平滑肌运动　　B. 内脏运动纤维支配全身腺体分泌活动　　C. 内脏运动
纤维支配咽喉肌运动　　D. 内脏运动纤维支配心肌　　E. 内脏感觉纤维管理全身黏膜感觉

10. 男性尿道 （ ）

A. 成人尿道长 10～15 cm　　B. 兼有排尿和排精功能　　C. 前列腺部尿道长约 1 cm　　D. 膜部
尿道长约 3 cm　　E. 有一个狭窄、一个膨大和一个弯曲

11. 手指夹纸试验是检查 （ ）

A. 腋神经　　B. 桡神经　　C. 尺神经　　D. 肌皮神经　　E. 正中神经

12. 关于网膜孔的描述，何者错误 （ ）

A. 上方有肝尾叶　　B. 下方有十二指肠壶腹部　　C. 前方有胆总管　　D. 后方有门静脉
E. 是腹膜腔与网膜囊的通道

13. 右主支气管的特点是 （ ）

A. 细而短　　B. 粗而短　　C. 细而长　　D. 粗而长　　E. 较左主支气管倾斜

14. 何者不是精索的结构 （ ）

A. 输精管　　B. 睾丸动脉　　C. 蔓状静脉丛　　D. 提睾肌　　E. 射精管

15. 两眼瞳孔不等大，左>右，可能是由于 　　　　　　　( )
A. 左侧动眼神经损伤　　B. 右侧颈交感干损伤　　C. 左侧动眼神经副核损伤　　D. 顶盖前区损伤　　E. 脊髓胸段一二节右半损伤

16. 与眼有关的神经包括 　　　　　　　( )
A. 三叉神经　　B. 动眼神经　　C. 展神经　　D. 滑车神经　　E. 面神经

17. 淋巴器官包括 　　　　　　　( )
A. 淋巴结　　B. 脾　　C. 扁桃体　　D. 胸腺　　E. 肝

18. 声波从外耳道传至内耳，其传导途径中包括 　　　　　　　( )
A. 鼓膜　　B. 半规管　　C. 听小骨链　　D. 前庭窗　　E. 耳蜗

19. 支配心脏的神经包括 　　　　　　　( )
A. 交感神经　　B. 心脏神经　　C. 膈神经　　D. 副交感神经　　E. 胸腔神经

20. 小脑损伤的典型体征包括 　　　　　　　( )
A. 眼球震颤　　B. 共济失调　　C. 随意运动丧失　　D. 语言障碍　　E. 意向性震颤

二、填空题

1. 翼点位于＿＿＿＿、＿＿＿＿、＿＿＿＿、＿＿＿＿四骨的会合处。
2. 骨盆由＿＿＿＿、＿＿＿＿、＿＿＿＿以及＿＿＿＿构成。
3. 关节的基本结构是＿＿＿＿、＿＿＿＿和＿＿＿＿。关节的辅助结构是＿＿＿＿、＿＿＿＿和＿＿＿＿。
4. 肩关节由＿＿＿＿和＿＿＿＿的关节面构成。能做＿＿＿＿、＿＿＿＿、＿＿＿＿、＿＿＿＿，还可做＿＿＿＿运动。
5. 输卵管由内侧向外侧可分为4部，即＿＿＿＿、＿＿＿＿、＿＿＿＿、＿＿＿＿。
6. 喉腔可区分为3部分，即＿＿＿＿、＿＿＿＿和＿＿＿＿。
7. 男性尿道的2个弯曲为＿＿＿＿和＿＿＿＿。男性尿道的3个狭窄为＿＿＿＿、＿＿＿＿和＿＿＿＿。
8. 第Ⅰ躯体运动区位于＿＿＿＿和＿＿＿＿；第Ⅰ躯体感觉区位于＿＿＿＿和＿＿＿＿；视区位于＿＿＿＿；听区位于＿＿＿＿。
9. 眼球的屈光系统包括＿＿＿＿、＿＿＿＿、＿＿＿＿和＿＿＿＿。
10. 脑干包括＿＿＿＿、＿＿＿＿、＿＿＿＿3部分。

三、判断题

1. 足的内翻和外翻运动主要产生于距跟关节和距跟舟关节。 ( )
2. 门静脉收集腹盆腔内所有不成对脏器的静脉血。 ( )
3. 正常成人脊髓下端达第1腰椎下缘水平。 ( )
4. 睫状肌收缩时，睫状小带绷紧，晶状体变凸，适于看近物。 ( )
5. 男性膀胱底后方，有输尿管越过输精管的前上方。 ( )

一、选择题

1. C 2. D 3. A 4. B 5. A 6. C 7. D 8. B 9. D 10. B 11. C 12. D 13. B
14. E 15. ABCE 16. ABCDE 17. ABCD 18. ACD 19. AD 20. ABE

二、填空题

1. 颞窝前部额骨 顶骨 颞骨 蝶骨
2. 左右髋骨 骶骨 尾骨 骨连结
3. 关节面 关节囊 关节腔 韧带 关节盘 关节唇
4. 肩胛骨的关节盂 肱骨头 屈 伸 收 展 旋内 旋外 环转
5. 子宫部 峡部 壶腹部 漏斗部
6. 喉前庭 喉中间腔 声门下腔
7. 耻骨下弯 耻骨前弯 尿道内口 膜部 尿道外口
8. 中央前回 中央旁小叶的前部 中央后回 中央旁小叶的后部 距状沟的两侧皮质 颞横回
9. 角膜 房水 晶状体 玻璃体
10. 中脑 脑桥 延髓

三、判断题

1. ＋ 2. － 3. ＋ 4. － 5. －

§1.2 生理学

§1.2.1 生理学基本知识问答

1. 何谓兴奋性？

可兴奋的组织细胞对刺激产生兴奋反应（动作电位）的能力或特性称为兴奋性。

2. 何谓内环境？

体液约占体重的 60%。大部分分布在细胞内，称细胞内液，占 40%；小部分分布在细胞周围，称细胞外液，占 20%。细胞外液包括组织间隙液（如淋巴液、脑脊液、胸膜腔液、前房液、关节囊滑液等）和血浆，这些细胞外液统称为机体的内环境，简称为内环境。

3. 何谓负反馈？

反馈信息的作用与控制信息的作用方向相反，减弱或抑制控制信息，从而纠正控制信息的效应，起到维持稳态的作用，这类反馈调节叫负反馈。例如血液中的甲状腺激素浓度升高时，反馈抑制腺垂体，使其分泌促甲状腺激素减少；反之亦然，从而起到维持血液中甲状腺激素稳态的作用。

4. 何谓稳态？

在外环境不断变化的情况下，机体内环境各种理化因素的成分、数量和性质所达到的动态平衡状态称为稳态。例如 pH 值、温度、渗透压等理化因素保持在相对稳定的状态。

5. 阈值和阈电位有何异同？

恰能引起组织兴奋产生动作电位所需要的最小刺激强度称为阈强度或阈值。细胞膜由缓慢除极到迅速除极而引发动作电位时的临界膜电位称为阈电位，它比正常静息电位绝对值约小 20 mV，如静息电位为 -90 mV，则阈电位为 -70 mV。只有阈值（或阈上）刺激才能使细胞膜除极达临界膜电位而引发动作电位。

6. 肌肉的等长收缩和等张收缩有何异同？

肌肉两端固定后进行收缩时，肌肉长度不缩短但张力增加，这种收缩形式称为等长收缩。如果肌肉长度缩短，张力不改变，这种收缩形式称为等张收缩。

7. 血液有何功能？

（1）运输物质：营养物质、氧、代谢产物、激素以及进入体内的药物等，都要通过血液运送。

（2）缓冲作用：血浆中有碳酸氢钠和碳酸，磷酸氢二钠和磷酸二氢钠、蛋白质，以及红细胞中的血红蛋白等缓冲物质，有缓冲酸碱的作用。酸性或碱性物质进入血液时，通过缓冲物质的作用，血液的 pH 值不致发生较大幅度的波动。

（3）防御功能：血液中的白细胞和各种免疫物质如免疫球蛋白、补体、抗毒素、溶菌素等，对机体有保护作用。

（4）生理止血功能：血液中有血小板、凝血因子等，当毛细血管损伤后，血液流出自行凝固，起到止血作用。

（5）调节功能：通过运输激素实现体液性调节。

（6）物质交换功能：血浆构成机体内环境的一部分，借此进行物质交换。

8. 血浆蛋白由哪些物质组成？有何主要功能？

血浆蛋白由清蛋白、免疫球蛋白和补体、脂蛋白、糖蛋白、金属结合蛋白和酶等组成。

（1）对酸碱有缓冲作用：参与酸碱平衡调节。

（2）维持血浆胶体渗透压：主要是清蛋白。

（3）免疫作用：如抗体蛋白、补体等。

（4）参与多种物质的运输：如胆红素、脂类和铁的运输，主要是由清蛋白来承担。

（5）凝血和抗凝血作用：许多凝血因子属血浆蛋白质，参与凝血过程。

（6）营养作用：蛋白质分解代谢产生的氨基酸参与蛋白质的更新。

9. 何谓血浆晶体渗透压与血浆胶体渗透压？各有何作用？

（1）晶体渗透压：细胞（尤其是红细胞）膜内外，晶体颗粒（主要是 NA^+、葡萄糖）促使水移动的力量称晶体渗透压。它主要影响细胞（尤其是红细胞）内外水的移动，维持细胞（尤其是红细胞）的正常形态。

（2）胶体渗透压：毛细血管内外，胶体颗粒（主要是清蛋白）促使水移动的力量称胶体渗透压。它主要影响毛细血管内外水的移动，与水肿有关。

10. 何谓血细胞比容？有何临床意义？

血细胞占全血容积的百分比，称血细胞比容，曾称血细胞压积或血细胞比积。成年男性正常值为 0.40~0.50，女性为 0.35~0.45。血细胞比容的大小可反映血中血细胞数量的多少，贫血病人的血细胞比容大都比正常人为小。此外，妇女妊娠期、大量输液等可使血细胞比容减小。血液因脱水被浓缩时，血细胞比容可增大。

11. 何谓红细胞沉降率？红细胞沉降率加快的机制是什么？

抗凝血液在红细胞沉降率管内垂直静置 1 小时末红细胞下沉的速率称红细胞沉降率，旧称血沉（ESR）。通常以第 1 小时末红细胞沉降率管中出现的血浆柱毫米数表示，它反映红细胞在血浆中悬浮稳定性的大小。红细胞沉降率快，表示悬浮稳定性小；红细胞沉降率慢，则表示悬浮稳定性大。魏氏法测得成年男性为 0~15 mm/第 1 h，女性为 0~20 mm/第 1 h。红细胞沉降率加快的根本原因在血浆而不是红细胞本身，常见于：①血浆纤维蛋白原显著增加，它是带正电荷的颗粒，能中和红细胞表面的负电荷，该物质又是亲水胶质，可破坏红细胞的水化膜。妊娠、急性感染、组织破坏均可使血浆纤维蛋白原增加，使红细胞叠连加速，故红细胞沉降率加快。②A/G 比值减小时，血液胶体状态不稳定，可加速红细胞的叠连作用，使红细胞沉降率加快。③进入血液中的某些免疫物质可使红细胞沉降率加快。某些传染病时，红细胞吸附血液中的抗体与抗原发生免疫反应，使红细胞聚集，加速沉降。④胆囊炎或胆道阻塞时，因血浆胆固醇增加，它能降低红细胞表面电荷，使红细胞沉降率加快。

12. 正常人的血量有多少？

我国正常成年男性的血量约占体重的 8%，女性约占体重的 7.5%，即男性为 80 mL/kg 体重，女性为 75 mL/kg 体重。

13. 何谓 ABO 血型？

ABO 血型是根据人红细胞膜外表面所含抗原（又称凝集原）而命名的。红细胞膜外表面有 A 抗原的为 A 型血（其血清中有抗 B 抗体）；红细胞膜外表面有 B 抗原的为 B 型血（其血清中有抗 A 抗体）；红细胞膜外表面同时有 A 和 B 两种抗原的为 AB 型血（其血清中无抗体）；红细胞膜外表面无 A 和 B 抗原的为 O 型血（其血清中有抗 A 和抗 B 两种抗体）。

14. 何谓交叉配血（合血）？为什么输血前要做交叉配血试验？

输血前不仅要鉴定 ABO 血型，还要将给血者的红细胞与受血者的血清，以及给血者的血清与受血者的红细胞做交叉配血试验，前者为主反应，后者为次反应。只有主、次反应均无凝集反应时才可输血。输血前做交叉配血的目的有二：①复查血型，避免原来血型检查错误。②发现亚型，如 A 型有 A 和 A_2 型，AB 型有 AB 和 A_2B 型等。

15. 钾有何生理功能？

（1）参与细胞内糖和蛋白质的代谢。

（2）维持细胞内的渗透压和调节酸碱平衡。

（3）参与静息电位的形成，静息电位就是钾的平衡电位。

（4）维持神经肌肉的兴奋性，高钾使神经肌肉兴奋性增高，低钾使兴奋性降低。

（5）维持正常心肌舒缩运动的协调，高钾抑制心肌收缩，低钾导致心律失常。

16. 钙、磷有何主要生理功能？

（1）钙的生理功能：①降低毛细血管和细胞膜的通透性，过敏反应时通透性增高，可用钙剂治疗。②降低神经肌肉的兴奋性，低血钙使肌肉兴奋性升高，引起抽搐，也可用钙剂治疗。③作为Ⅳ因子参与血液凝固。④参与肌肉收缩和细胞的分泌作用。

（2）磷的生理功能：①以磷脂形式与蛋白质一起构成细胞膜的成分，维持细胞的正常结构和功能。②参与能量代谢，如在糖氧化中参与氧化磷酸化、ATP的形成。③构成核酸（DNA、RNA）和许多辅酶（辅酶Ⅰ、辅酶Ⅱ、磷酸吡哆醛等）的成分。④在维持体液酸碱平衡中起缓冲作用，如磷酸盐缓冲体系。

17. 评价心脏泵功能的好坏有哪些指标？

①心输出量。②心指数。③心力储备。④射血分数。⑤功：搏功与每分功。

18. 何谓心输出量？

一侧心室每次搏动所排出的血量称为每搏输出量，安静时为 60～80 mL。一侧心室每分钟输出的血量称为每分输出量。通常说的心排血量是指每分输出量，它等于每搏输出量乘以心率，安静时为 4～6 L/min。

19. 何谓心力储备？

心脏能适应机体需要而提高心输出量的能力称为心力储备。因此，心力储备可用心脏工作的最大能力与安静时的能力之差来表示。例如安静时心排血量为 5 L/min，而劳动或运动时的最大排出量为 35 L/min，则心力储备为 30 L/min。除了心排血量之外，心率、搏量、搏功等均有储备。

20. 何谓心肌的前负荷和后负荷？对心肌收缩各有何影响？

（1）心肌的前负荷：是指心肌收缩之前所遇到的阻力或负荷。因此，心室舒张末期的容积或压力就是心室肌的前负荷。它与静脉回流量有关，在一定范围内，静脉回流量增加，前负荷增加。二尖瓣或主动脉瓣关闭不全时，左心室舒张末期的容积或压力增大，前负荷也增加。

（2）心肌的后负荷：是指心肌收缩之后所遇到的阻力或负荷，又称压力负荷。主动脉压和肺动脉压就是左、右心室的后负荷。高血压和动脉瓣狭窄常使心室肌的后负荷增加，心脏负担加重，临床对某些心力衰竭病人用扩血管药降低后负荷以减轻心脏负担。

21. 何谓血压？

血管内流动的血液对单位面积血管壁的侧压力称血压。用毫米汞柱（mmHg）表示。通常所说的血压是指动脉血压。

22. 血压受哪些因素影响？

（1）心输出量：主要影响收缩压，心输出量增加，收缩压升高；反之降低。

（2）外周阻力：主要影响舒张压，外周阻力增加时，舒张压升高，反之降低。外周阻力受小动脉半径的影响。小动脉半径变小时，外周阻力增加；反之则减小。

（3）大动脉弹性：主要影响脉压，老年人大动脉弹性降低时，脉压增大。

（4）心率：若搏量不变，心率加快则使收缩压升高，如果心率太快，超过 180 次/min，则心室舒张不完全，可使舒张压升高更明显，致使脉压降低。

（5）血量/容量比值：比值增大则充盈压升高，血压升高；反之则充盈压降低，血压降低。

23. 为什么主要根据舒张压来诊断高血压?

国家制定的高血压标准规定:凡舒张压持续(经多次测定)超过 90 mmHg,不论其收缩压如何,均列为高血压。根据舒张压来诊断高血压有两个原因:

(1) 平均动脉压接近舒张压,等于舒张压加 1/3 脉压,低于收缩压,略高于舒张压。正常值为 70~100 mmHg。

(2) 影响血压的主要因素为心输出量和外周阻力,心输出量主要影响收缩压,外周阻力只有在小动脉硬化时才持续增高,外周阻力增高将导致舒张压增高。因此,舒张压升高可反映小动脉硬化情况。

24. 抗利尿激素如何调节血量和血压?

抗利尿激素(ADH)由下丘脑分泌并储存在神经垂体。其主要作用:①增强远曲小管和集合管上皮细胞对水的重吸收。②使小动脉收缩,升高血压。影响 ADH 释放的主要刺激是血浆晶体渗透压和血容量。当血浆晶体渗透压升高和/或血容量减少时,下丘脑视上核兴奋,合成、分泌和释放 ADH 增加。

25. 胸内负压有何意义?

(1) 生理意义:①使肺处于扩张状态。②影响静脉回流。吸气时胸内负压增大,促进血液回流,呼气时相反。

(2) 临床意义:①胸内负压丧失(如开放性气胸),可使肺塌陷,静脉血液回流困难,严重时纵隔移位、摆动。②为了治疗目的可注入一定量空气至胸膜腔,造成闭锁性人工气胸,以压缩肺结核性空洞。

26. 何谓肺通气量和肺泡通气量? 两者有何不同?

(1) 肺通气量:平静呼吸时,单位时间(每分钟)内吸入或呼出肺的气体量称为肺通气量,即每分通气量。肺通气量=潮气量×呼吸频率,为 6~9 L/min。

(2) 肺泡通气量:平静呼吸时,每分钟进入肺泡参与气体交换的气量称为肺泡通气量,或有效通气量,又叫每分肺泡通气量。

肺泡通气量=(潮气量-无效腔气量)×呼吸频率。潮气量约为 500 mL,无效腔气量约为 150 mL,呼吸频率为 12~18 次/min,故肺泡通气量为 4~6 L/min。

肺泡通气量与肺通气量不同之处有二:①肺泡通气量不包括无效腔气量,因此肺泡通气量约为肺通气量的 70%。②呼吸的频率和深浅对肺泡通气量影响很大,而对肺通气量几乎无影响。

27. 何谓肺换气? 何谓组织换气?

(1) 肺换气:静脉血流经肺时,获得 O_2 放出 CO_2,转变为动脉血的过程称为肺换气。

(2) 组织换气:动脉血流经组织时,接受 CO_2 放出 O_2,转变为静脉血的过程称为组织换气。

28. 血液中 CO_2 浓度增高时对呼吸有何影响? 其作用机制是什么?

血液中 CO_2 浓度增高可使呼吸加深加快,肺通气量增加。其机制是通过两种方式实现的：①通过延髓中枢化学感受区兴奋，然后使呼吸中枢兴奋。②通过外周化学感受器反射性地引起呼吸中枢兴奋。

29. 何谓通气/血流比值？有何意义？

每分肺泡通气量和每分肺血流量（相当于心排血量）的比值，称为通气/血流比值。通常比值为 0.84，意味着肺泡通气量与肺血流量达到最佳匹配状态，气体交换效率最高。比值增大，意味着肺泡通气过度或肺血流量不足，使得部分肺泡气未能与血液气体充分交换，相当于肺泡无效腔增大。比值减小，意味通气不足或肺血流量相对过剩，部分混合静脉血流经通气不良的肺泡，使肺泡未得到充分更新，相当于功能性动-静脉短路。

30. 何谓血氧饱和度？

每升血液中血红蛋白（Hb）所能结合的最大氧量称为氧容量。每升血液中 Hb 实际结合的氧量称为氧含量。Hb 氧含量与氧容量的百分比称为 Hb 的氧饱和度，即血氧饱和度。即

$$Hb\ 氧饱和度 = \frac{Hb\ 氧含量}{Hb\ 氧容量} \times 100\%$$

31. 试述消化道平滑肌的一般特性。

①慢而不规则的自动节律性运动。②舒缩缓慢。③紧张性。④富于伸展性。⑤特异感受性：对电刺激不敏感，对化学、温度和机械刺激比较敏感。

32. 胆汁有何作用？

①乳化脂肪。②激活胰脂肪酶。③刺激肠蠕动，抑制细菌生长。④激活胰蛋白酶原。⑤中和胃酸。⑥刺激肝细胞分泌胆汁。⑦胆盐可溶解胆固醇性结石。

33. 胃液有哪些成分？各有何作用？

（1）胃蛋白酶原：在胃酸作用下变成胃蛋白酶，从而使蛋白质分解为䏡胨和多肽。消化不良病人服用胃蛋白酶时，常与 1%～10% 稀盐酸合用，以提高其效果。

（2）胃酸（即盐酸）：激活胃蛋白酶原，使食物蛋白质变性水解；杀死胃内某些细菌；盐酸入小肠上段，可刺激胰液、胆汁、小肠液分泌，还可刺激胆囊收缩，并使三价铁还原为易吸收的 Fe^{2+}，有助于铁和钙的吸收。

（3）黏液：润滑食物，保护胃黏膜，中和胃酸，保护水溶性维生素 B、维生素 C 不受胃酸破坏。

（4）内因子：与食物中的维生素 B_{12} 结合成复合物在回肠吸收，故内因子缺乏常致维生素 B_{12} 吸收障碍，引起巨幼红细胞性贫血，如某些胃次全切除术后出现的贫血。

34. 何谓胃黏膜屏障？

胃黏膜的脂蛋白层和细胞之间的紧密连接防止 H^+ 侵入黏膜并阻止 Na^+ 由黏膜内向胃腔扩散，使黏膜内和胃腔之间保持很大的氢离子浓度差，即胃液 $[H^+]$：胃黏膜与血浆的 $[H^+]$ = 400 万：1，通常把具有这种特性的脂蛋白膜和细胞之间的紧密连接称为胃黏膜屏障。吸烟引起的胆汁反流入胃、饮酒、阿司匹林均可破坏胃黏膜屏障导致胃黏膜溃疡。

35. 何谓基础代谢率？测定时需注意哪些事项？

人在清醒安静状态下，不受肌肉活动、环境温度、食物及精神紧张等因素影响时的能

量代谢率称为基础代谢率（BMR）。由于睡眠时的能量代谢率更低，因此基础代谢率不是机体最低水平的代谢率。

测定 BMR 时必须控制以下条件：①清晨未进餐测。②测前不做费力活动，安静平卧半小时以上。③室温控制在 20 ℃～22 ℃。

BMR 的正常范围为 ±10％～15％。甲状腺功能亢进（甲亢）时，BMR 比正常值高 25％～80％。甲状腺功能低下时，BMR 较正常值低 20％～40％。

36．机体散热有哪些途径？

（1）辐射：机体热量以热射线形式传给外界较冷物体。

（2）传导：机体热量直接传至与之接触的较冷物体。

（3）对流：通过气体或液体的流动带走机体的热量。

（4）蒸发：通过汗液蒸发带走机体热量。

当环境温度低于体温时，以辐射、传导、对流方式散热为主；当环境温度高于或等于体温时，则以蒸发散热为主。

37．泌尿系统有何功能？

（1）排泄代谢尾产物和异物：如尿素、尿酸、肌酐及某些药物等。肾功能不全时，这些尾产物排泄障碍，致使血中尿素氮增高。

（2）调节水盐代谢：水的调节受抗利尿激素和渴觉的控制，盐的代谢受醛固酮的调节。

（3）维持酸碱平衡：肾脏有排酸保碱功能。

（4）生成激素：如促红细胞生成素、肾素、$1，25-(OH)_2D_3$、前列腺素等。

38．试述视觉调节功能及意义。

眼的调节功能包括晶状体变凸、瞳孔缩小和视轴会聚 3 个方面：

（1）晶状体变凸：看远物时，交感神经兴奋，睫状体辐射状肌收缩，睫状体后移，悬韧带被拉紧，晶状体变扁平，曲率变小，平行光线聚焦于视网膜。看近物时，副交感神经兴奋，睫状体环状肌收缩，睫状体向前移动，悬韧带松弛，晶状体前凸，曲率增加，分散光线聚焦于视网膜。

（2）瞳孔缩小：看远物时瞳孔散大，以增加入眼光量。看近物时瞳孔缩小，以减少入眼光量和折光系的球面像差与色相差。

（3）视轴会聚（辐辏）：看远物时视轴平行，看近物时视轴会聚，从而使物像落在两眼视网膜的相称位置上。

39．瞳孔缩小和散大受哪些因素影响？

（1）使瞳孔缩小的因素：强光刺激、视近物、副交感神经兴奋、拟胆碱药（如毒扁豆碱等）、吗啡、有机磷农药中毒、颈交感神经麻痹。

（2）使瞳孔散大的因素：暗光刺激、看远物、交感神经兴奋、抗胆碱药（如阿托品等）、拟肾上腺素药［如去氧肾上腺素（新福林）、肾上腺素等］、缺氧、窒息、深麻醉、动眼神经麻痹、眼压升高。

40．内脏痛觉有何特点？

内脏痛觉的特点是：①缓慢持续，定位不精确。②伴随不安与恐怖感。③对牵拉、缺血、痉挛、炎症敏感，对切割、烧伤不敏感。④有牵涉性痛。

41. 何谓牵涉性痛？请举例说明。

内脏疾病引起同一神经节段支配的体表皮肤疼痛或痛觉过敏称为牵涉性痛或放射痛。例如心脏疾病牵涉心前区、左臂尺侧、左肩痛；胃、胰疾病牵涉左上腹和/或肩胛间区痛；肝胆疾病牵涉右肩胛区痛；肾结石牵涉腹股沟；阑尾炎牵涉上腹部和/或脐周。

42. 何谓激素？

由内分泌腺、分散的内分泌细胞和某些神经细胞（如下丘脑的视上核与室旁核）所分泌的高效能生物活性物质统称为激素。

43. 试述腺垂体分泌的激素及其作用。

（1）生长激素：促进蛋白质合成和生长发育。

（2）催乳素：促进并维持乳腺泌乳。

（3）促黑细胞激素：促使皮肤黑色素细胞合成黑色素，使皮肤颜色加深。

（4）促甲状腺激素：促进甲状腺细胞增殖并合成、分泌甲状腺激素。

（5）促肾上腺皮质激素：促进肾上腺皮质束、网状带增殖，并使糖皮质激素合成分泌增加。

（6）促性腺激素：①促卵泡激素（FSH）：刺激卵泡生长发育，在黄体生成素协助下使卵泡分泌雌激素。在男性则促进曲细精管的发育和精子生成，故又称配子生成素。②黄体生成素（LH）：与FSH协同作用使卵泡分泌雌激素，促使卵泡成熟排卵，并使排卵后的卵泡形成黄体。在男性则刺激间质细胞分泌雄激素，故又称间质细胞刺激素。

44. 何谓低钙血症？

血钙含量低于2.125 mmol/L（8.5 mg%）称为低钙血症。本症表现为手足搐搦、易激动及深部腱反射减弱或消失。

45. 肾上腺皮质分泌哪些激素？

（1）糖皮质激素：如皮质醇等。

（2）盐皮质激素：如醛固酮等。

（3）性激素：包括雄激素和少量雌激素。

46. 测定尿17-羟皮质类固醇的含量有何临床意义？

尿中17-羟皮质类固醇约70%来自糖皮质激素代谢，它可以反映肾上腺皮质的功能状态，正常男性为$14\sim41$ $\mu mol/24$ h尿，女性为$11\sim28$ $\mu mol/24$ h尿。肾上腺皮质功能亢进（库欣综合征），尿17-羟类固醇含量增高；肾上腺皮质功能低下（艾迪生病），尿中17-羟类固醇排出减少。

47. 哪些激素影响血钙水平？

影响血钙水平的激素有3种：

（1）甲状旁腺激素：保钙排磷，血钙升高。

（2）1，25-$(OH)_2D_3$：保钙保磷，血钙升高。

（3）降钙素：排钙排磷，血钙降低。

48. 胰岛素有何生理功能？

（1）降低血糖。

（2）促进蛋白质合成，抑制其分解。

（3）促进葡萄糖转变成中性脂肪，抑制脂肪水解，血中游离脂肪酸降低，故胰岛素分泌不足时，除使血糖升高外，还伴有高脂血症和酮血症。此外，前两种作用都伴有血钾向细胞内转移，使血钾降低，故使用胰岛素应注意补钾。

49. 睾丸有何功能？

睾丸的曲细精管产生精子，睾丸的间质细胞产生雄激素。

50. 卵巢分泌哪些激素？

雌激素、孕激素和少量雄激素。

§1.2.2 生理学自测试题（附参考答案）

一、选择题

【A 型题】

1. 氢化可的松的主要作用 （ ）

A. 降低血糖　　B. 减少嗜酸性粒细胞和淋巴细胞　　C. 减少体内水的排出　　D. 减少血小板和红细胞　　E. 激活儿茶酚氧位甲基转移酶

2. 同时影响肾小球滤过和肾小管重吸收的因素 （ ）

A. 血浆胶体渗透压　　B. 滤过膜的通透性　　C. 血液中葡萄糖　　D. 抗利尿激素　　E. 醛固酮

3. 某人的红细胞与 B 型血血清凝集，而其血清与 B 型血的红细胞不凝集，此人血型为 （ ）

A. A 型　　B. B 型　　C. O 型　　D. AB 型　　E. Rh 型

4. 心肌不会产生强直收缩，其原因是 （ ）

A. 心脏是功能上的合胞体　　B. 心肌肌浆网不发达，储 Ca^{2+} 少　　C. 心肌有自律性，呈自动节律收缩　　D. 心肌的有效不应期长　　E. 心肌呈"全或无"收缩

5. 肾素-血管紧张素系统活动增强时 （ ）

A. 醛固酮释放减少　　B. 静脉回心血量减少　　C. 体循环平均充盈压降低　　D. 交感神经末梢释放递质减少　　E. 肾脏排钠量减少

6. 最重要的消化液是 （ ）

A. 唾液　　B. 胃液　　C. 胆汁　　D. 胰液　　E. 肠液

7. 大量饮清水后尿量增多，主要是由于 （ ）

A. 肾小球滤过率增加　　B. 血浆胶体渗透压降低　　C. 抗利尿激素分泌减少　　D. 醛固酮分泌减少　　E. 囊内压降低

8. 切除狗的肾上腺皮质，出现 （ ）

A. 血容量↓，血钠↓，尿钾↑　　B. 血容量↓，血钠↑，尿钾↑　　C. 血容量↓，血钠↑，尿钾↓　　D. 血容量↑，血钠↓，尿钾↑　　E. 血容量↓，血钠↓，尿钾↓

9. 基础体温随月经周期变化，与何激素有关 （　）

A. 甲状腺激素　　B. 孕激素　　C. 雌激素　　D. 催乳素　　E. ACTH

10. 机体保钠的主要激素是 （　）

A. 醛固酮　　B. 氢化可的松　　C. ACTH　　D. 生长激素　　E. 抗利尿激素

11. 下列哪种属于类固醇激素 （　）

A. $1，25-(OH)_2D_3$　　B. 氢化可的松　　C. 卵泡刺激素　　D. 甲状旁腺激素　　E. 促甲状腺激素

12. 决定血浆胶体渗透压的主要物质是 （　）

A. 球蛋白　　B. 脂蛋白　　C. 糖蛋白　　D. 补体　　E. 清蛋白

13. 用已知 B 型人的血液与待测者血液做交叉合血，若主反应凝集，次反应不凝集，待测者的血型是

（　）

A. B型　　B. O型　　C. A型　　D. AB型　　E. RH 阴性

14. 心室肌的前负荷是指 （　）

A. 右心房压力　　B. 射血期心室内压　　C. 心室舒张末期压　　D. 大动脉血压　　E. 等容收缩期心室内压

15. 人体安静状态下，哪种器官的动脉血和静脉血含氧量差值最大 （　）

A. 脑　　B. 肾脏　　C. 心脏　　D. 骨骼肌　　E. 肝脏

16. 下述钾的生理功能中，哪项是错的 （　）

A. 参与细胞内糖和蛋白质的代谢　　B. 高钾使神经肌肉兴奋性降低　　C. 参与静息电位的形成

D. 高钾抑制心肌收缩　　E. 维持细胞内的渗透压

17. 胃泌素的生理作用中，下列哪项是错的 （　）

A. 刺激胃黏膜细胞增殖　　B. 刺激胃黏膜细胞分泌盐酸与胃蛋白酶原　　C. 刺激胃窦与肠运动

D. 刺激胰液、胆汁分泌　　E. 刺激幽门括约肌收缩

18. 衡量组织兴奋性的指标是 （　）

A. 动作电位　　B. 阈电位　　C. 肌肉收缩或腺体分泌　　D. 阈强度　　E. 静息电位

19. 使重症肌无力病人的肌肉活动恢复正常可给予 （　）

A. 箭毒　　B. 阿托品　　C. 新斯的明　　D. α-银环蛇毒　　E. 甘氨酸

20. 机体的内环境是指 （　）

A. 血液　　B. 细胞内液　　C. 组织液　　D. 脑脊液　　E. 细胞外液

21. 下列哪项不是评定心功能的指标 （　）

A. 心指数　　B. 射血分数　　C. 心排血量　　D. 循环血量　　E. 每搏功

22. 下列哪项是左心室的后负荷 （　）

A. 快速射血期心室内压　　B. 减慢射血期心室内压　　C. 快速充盈期心室内压　　D. 等容收缩期心室内压　　E. 主动脉压

23. 甘露醇利尿的基本原理是 （　）

A. 肾小球滤过率增加　　B. 肾小管分泌减少　　C. 渗透性利尿　　D. 水利尿　　E. 增加清除率

24. 对脂肪和蛋白质消化作用最强的消化液是 （　）

A. 胃液　　B. 胆汁　　C. 胰液　　D. 小肠液　　E. 唾液

25. 心脏正常起搏点位于 （　）

A. 窦房结　　B. 心房　　C. 房室交界区　　D. 心室末梢浦肯野纤维网　　E. 心室

26. 下列哪项可引起心率减慢 （　）

A. 交感神经活动增强　　B. 迷走神经活动增强　　C. 肾上腺素　　D. 甲状腺激素　　E. 发热

【X型题】

27. 增强神经-肌肉接头传递的因素 （　）

A. Ca^{2+}　　B. 新斯的明　　C. K^+　　D. 胆碱酯酶　　E. 箭毒

28. 胃次全切除的病人引起贫血与下列哪些因素有关 （　）

A. Fe^{2+}　　B. 维生素 B_2　　C. 维生素 B_{12}　　D. 维生素 E　　E. 内因子

29. 用已知 A 型血与待测者血做交叉配血，若主反应凝集，次反应不凝集，待测者血型可能为（　）

A. AB 型　　B. O 型　　C. A_1 型　　D. B 型　　E. A_2 型

30. 影响血钙水平的激素 （　）

A. 降钙素　　B. 1，25 - $(OH)_2D_3$　　C. 胰岛素　　D. 11-去氧皮质酮　　E. 甲状旁腺激素

31. 糖皮质激素的生理作用 （　）

A. 促进蛋白质分解　　B. 使淋巴细胞减少　　C. 升高血糖　　D. 使胃酸和胃蛋白酶增加
E. 刺激Ⅱ型肺泡细胞产生二软脂酰卵磷脂

32. 孕激素的生理作用 （　）

A. 助孕　　B. 促进排卵　　C. 安胎　　D. 促进乳房腺泡发育　　E. 产热

33. 内脏痛觉的特点 （　）

A. 定位精确　　B. 有牵涉性痛　　C. 对牵拉烧伤敏感　　D. 对炎症、切割敏感　　E. 对缺血敏感

34. 哪些是胆碱能神经纤维 （　）

A. 交感节前纤维　　B. 支配汗腺的交感节后纤维　　C. 副交感节后纤维　　D. 交感舒血管纤维
E. 躯体运动神经纤维

35. 感受器有哪些共同生理特征 （　）

A. 需适宜刺激　　B. 有感觉阈值　　C. 容易疲劳　　D. 有适应现象　　E. 有换能作用

36. 使瞳孔缩小的因素 （　）

A. 肾上腺素　　B. 视近物　　C. 副交感神经兴奋　　D. 阿托品　　E. 有机磷农药

37. 突触传递有何特征 （　）

A. 单向传递　　B. 总和　　C. 相对不易疲劳　　D. 中枢延搁　　E. 对内环境变化敏感

38. 肾脏的内分泌功能 （　）

A. 分泌肾素　　B. 分泌前列腺素　　C. 分泌活性维生素 D_3　　D. 分泌肾上腺素　　E. 分泌促红细胞生成素

39. M 样作用 （　）

A. 心跳加快、增强　　B. 支气管平滑肌舒张　　C. 血压升高　　D. 缩瞳肌收缩　　E. 胃肠道平滑肌收缩

40. 瞳孔反射 （　）

A. 强光时瞳孔缩小，弱光时瞳孔变化不大　　B. 光照一侧瞳孔时，两侧瞳孔都缩小　　C. 看近物时，瞳孔扩大　　D. 看近物时，晶状体前凸　　E. 看近物时，副交感神经兴奋

二、填空题

1. 晶体渗透压影响_____内外水的移动，胶体渗透压主要影响_____内外水的移动。

2. 缺铁可使_____形成减少，缺乏叶酸和维生素 B_{12} 将影响_____合成。

3. 蚕豆病是儿童先天性缺乏_____所致。

4. 血凝过程中，内源性途径的始动因子是_____。

5. 父亲为 AB 型，母亲为 O 型，其子女血型可能为_____。

6. 影响血压的主要因素是_____，_____。

7. 微循环的 3 条通路是_____，_____，_____。

8. 眼的调节反应包括：_____，_____，_____。

9. 调节肾小管 Na^+、K^+ 交换的激素是_____，调节肾小管水重吸收的激素是_____。

10. 甲状腺功能减退时，血中胆固醇水平_____。甲状腺功能亢进时，血中胆固醇水平_____。

三、判断题

1. 体重 50 kg 的正常人的血液总量为 3.5～4.0 L。   （ ）

2. 由于胆汁中含有脂肪酶，所以胆汁促进脂肪的消化和吸收。   （ ）

3. 血液运输 CO_2 的主要物质是血红蛋白。   （ ）

4. 呆小病是幼年时生长激素分泌不足。   （ ）

5. 内脏痛的特点是有牵涉痛，定位准确。   （ ）

6. 交感神经由中枢发出后直达效应器官，支配效应器官的活动。   （ ）

7. 呼吸的频率与深浅对肺通气量影响很大。   （ ）

8. 人体只有心肌才有自动节律性。   （ ）

9. 胆囊炎病人吃油腻蛋白食物可诱发胆绞痛。   （ ）

10. 基础代谢率不是机体最低水平的代谢率。   （ ）

参考答案

一、选择题

1. B 2. A 3. D 4. D 5. E 6. D 7. C 8. E 9. B 10. A 11. B 12. E 13. B
14. C 15. C 16. B 17. E 18. D 19. C 20. E 21. D 22. E 23. C 24. C 25. A
26. B 27. AB 28. CE 29. BE 30. ABE 31. ABCDE 32. ACDE 33. BE 34. ABCDE
35. ABDE 36. BCE 37. ABDE 38. ABCE 39. DE 40. BDE

二、填空题

1. （红）细胞 毛细血管

2. 血红素 DNA

3. 6-磷酸葡萄糖脱氢酶

4. Ⅻ因子

5. A 或 B 型

6. 心输出量 外周阻力

7. 迂回通路 直捷通路 动静脉短路

8. 晶状体前凸 瞳孔缩小 视轴会聚

9. 醛固酮 抗利尿激素（ADH）

10. 升高 低于正常

§1.3　医学微生物学和免疫学

§1.3.1　医学微生物学和免疫学基本知识问答

1. 何谓微生物？微生物有哪些种类？

微生物是存在于自然界中一群体积微小、结构简单、肉眼看不见，必须借助于光学显微镜或电子显微镜放大几百倍或几万倍才能观察到的微小生物。

微生物的种类繁多，自然界存在的微生物达数十万种以上。根据微生物有无细胞基本结构、分化程度、化学组成等特点，可分为 3 大类。

（1）非细胞型微生物：无细胞结构，无产生能量的酶系统，由单一核酸（RNA 或 DNA）和蛋白质衣壳组成，具有严格的活细胞内寄生性。病毒属此类微生物。

（2）原核细胞型微生物：细胞核分化程度低，只有 DNA 盘绕而成的拟核，无核仁和核膜。除核糖体外，无其他细胞器。这类微生物包括细菌、衣原体、支原体、立克次体、螺旋体和放线菌。

（3）真核细胞型微生物：细胞核的分化程度高，有核膜、核仁和染色体，胞质内有多种细胞器（如内质网、高尔基体、线粒体等），真菌属此类微生物。

2. 细菌有哪些基本结构？各有何功能？

细菌虽小，但仍有一定的细胞结构和功能，各种细菌均具有的结构称为基本结构，它包括细胞壁、细胞膜、细胞质和核质等结构。

（1）细胞壁：细菌细胞壁坚韧而富有弹性，其主要功能是维持菌体固有的形态，并保护细菌抵抗低渗环境，使细菌能在相对低渗的环境下生存。由于细胞壁上有许多小孔，因而细胞壁也参与菌体内外的物质交换。胞壁表面还带有许多抗原表位，亦可诱导机体产生免疫应答。

（2）细胞膜：又称胞质膜，其主要功能有物质转运、生物合成、分泌和呼吸等作用。

（3）细胞质：又称原生质，其中含许多重要结构，如核糖体、质粒、胞质颗粒等。其功能分别由不同结构而决定。核糖体是细菌合成蛋白质的场所；质粒是细菌染色体外的遗传物质，它带有遗传信息，控制细菌某些特定的遗传性状；胞质颗粒又称内含物，为细菌储藏的营养物质，某些细菌可具有特殊的颗粒，如白喉棒状杆菌的异染颗粒，对鉴定细菌具有一定的作用。

（4）核质：又称拟核，是细菌的遗传物质，它控制细菌的各种遗传性状，是细菌遗传变异的物质基础。

3. 细菌有哪些特殊结构？各有何医学意义？

细菌除了基本结构外，某些细菌还具有一些特殊结构，包括荚膜、鞭毛、芽孢和菌毛。

细菌的特殊结构虽为细菌非必有,但具有某些特殊结构时则具有一定的意义。

(1) 荚膜:是某些细菌胞壁外包绕的一层较厚的黏液性物质,可帮助鉴定细菌。荚膜具有抗原性,可作为细菌分型的依据之一。荚膜还具有保护细菌抵抗宿主吞噬细胞的吞噬和消化作用。荚膜也能保护菌体避免或减少一些物质,如溶菌酶、补体、抗体和抗菌物质对细菌的损伤,因而增强了细菌的侵袭力,故荚膜与细菌的致病性相关。荚膜多糖还可使细菌彼此相连,黏附于组织细胞表面,是引起感染的重要因素之一。

(2) 鞭毛:是附着于菌体表面上的细长而又弯曲的丝状物。它是细菌的运动器官,亦可黏附于细胞表面,故与细菌的致病性有关。不同细菌形成鞭毛的数目及部位不同,可以鉴定细菌。鞭毛还具有抗原性,可刺激机体产生免疫应答,对细菌的分类也具有一定的意义。

(3) 芽孢:胞质浓缩脱水后在菌体内形成的圆形或椭圆形小体称为芽孢。不同细菌形成芽孢的大小、位置不同,据此可以鉴定细菌。芽孢的抵抗力强,需高压蒸汽灭菌才能杀死芽孢,因此,医学上常将杀死芽孢作为灭菌的指标。

(4) 菌毛:菌体表面细而短的微丝状物称为菌毛,按其功能不同分为普通菌毛和性菌毛两种。普通菌毛是细菌的黏附结构,它可黏附于多种细胞受体上进而侵入黏膜,因此它与细菌的致病性有关。性菌毛由致育因子 F 质粒编码,故有性菌毛的细菌又称 F^+ 菌,参与 F 质粒的接合与传递。

4. 试述细菌合成代谢产物及意义。

细菌在合成代谢过程中,除合成菌体自身成分外,还能合成一些其他代谢产物。

(1) 热原质:许多细菌能合成一种物质,注入人体或动物体能引起发热反应,故称为热原质。热原质即菌体中的脂多糖。热原质耐高温,高压蒸汽灭菌亦不被破坏,需在 250 ℃高温下干烤才能被破坏。用吸附剂和特制石棉滤板可除去液体中的大部分热原质。

(2) 毒素和侵袭性酶:细菌产生的毒素有内毒素和外毒素两种。某些细菌还能产生具有侵袭性的酶,能损伤机体组织,如链球菌的透明质酸酶等。

(3) 色素:某些细菌在一定条件下能产生各种颜色的色素,不同细菌可有不同色素,在细菌鉴别上有一定意义。

(4) 抗生素:某些微生物在代谢过程中能产生一些抗微生物的物质,称为抗生素。它能抑制或杀死某些微生物和癌细胞。抗生素大多由放线菌和真菌产生。

(5) 细菌素:是某些细菌菌株产生的一类具有抗菌作用的蛋白质。与抗生素不同,细菌素作用范围狭窄,仅对与产生该种细菌素的细菌有近缘关系的细菌才有抗菌作用。

5. 简述细菌繁殖方式及生长规律。

细菌繁殖以二分裂法进行,其繁殖速度相当快,大多数细菌繁殖一代所需时间为 20～30 分钟,但个别细菌繁殖速度很慢,如结核分枝杆菌繁殖一代需 18 小时。细菌生长繁殖具有规律性,可分为 4 期:

(1) 迟缓期:是细菌被接种于培养基后最初的一段时间,也是细菌对新环境的一种适应过程,此期约需数小时,细菌并不分裂繁殖。

（2）对数期：又称指数期，是细菌分裂繁殖最快的时期，菌数量以几何级数增长，活菌数直接上升。研究细菌的生物学性状及药敏试验以此时期细菌最好。

（3）稳定期：由于营养物质的消耗，代谢产物的积聚，此期细菌的繁殖数与死亡数几乎相等，故活菌数保持稳定。此期细菌的某些性状可以出现变异。

（4）衰退期：由于营养物质的耗尽，细菌繁殖越来越慢，活菌数急剧减少，死菌数超过活菌数。此期细菌的生理活动趋于停滞。

6. 何谓正常菌群？何谓菌群失调症？

（1）正常菌群：寄居在正常人的体表和与外界相通的腔道黏膜中（眼结膜、口腔、鼻咽、肠道、泌尿生殖道等）的不同种类和数量的微生物称为正常微生物群。正常情况下对人体有益无害。其中以细菌为主，故将正常微生物群通称为正常菌群。

（2）菌群失调症：由于长期使用抗生素或滥用抗生素，机体某些部位的正常菌群中，各种细菌的正常比例发生变化，称为菌群失调。例如长期使用抗生素治疗腹泻的病人，可使肠内正常的大肠埃希菌数目大量减少，而导致金黄色葡萄球菌及白假丝酵母菌大量繁殖，引起假膜性肠炎，此类疾病称为菌群失调症。为防止菌群失调症的发生，在临床工作中，必须合理使用抗生素。

7. 何谓噬菌体？在医学上有何应用？

噬菌体是感染细菌、真菌、放线菌和螺旋体等微生物的病毒，它具有病毒的生物特性。

噬菌体有两种，一种为毒性噬菌体，另一种为温和噬菌体。噬菌体感染细菌后，导致细菌裂解，释放的噬菌体再感染其他细胞，建立一个溶菌性周期，这种噬菌体称为毒性噬菌体。有的噬菌体感染细菌后不增殖，只是噬菌体的核酸整合到细菌染色体上，这种整合在细菌染色体上的噬菌体基因称为前噬菌体，该细菌称为溶原性细菌，形成溶原状态的噬菌体称为溶原性噬菌体或温和噬菌体。

毒性噬菌体裂解细菌具有特异性，因此可应用毒性噬菌体裂解细菌来鉴定菌种和菌型，这种分型方法在流行病学调查上，对追查细菌感染的传染源具有极其重要的意义。近年来利用噬菌体作载体已成为分子生物学研究的重要实验工具，已广泛用于遗传工程等研究领域，在基因工程研究中取得了重大的进展。

8. 革兰阳性细菌与革兰阴性细菌细胞壁组成和结构有何不同？其医学意义如何？

革兰阳性细菌细胞壁较厚，主要含肽聚糖，可达50层之多，为三维立体框架结构。肽聚糖由聚糖骨架、四肽侧链及交联桥组成。结构坚固，除肽聚糖外，还有大量的磷壁酸，但脂类含量少。革兰阴性细菌细胞壁较薄，肽聚糖含量少，仅1～3层，为二维平面网状结构，四肽侧链间无交联桥，结构疏松。其细胞壁的主要结构是外膜，它由脂质双层、脂蛋白和脂多糖3部分组成。脂多糖即革兰阴性细菌的内毒素。

由于革兰阳性细菌和革兰阴性细菌细胞壁组成和结构不一样，使这两类细菌染色性不同，对抗生素的敏感性亦不相同。如青霉素能抑制四肽侧链之间交联桥的连接，故能抑制革兰阳性细菌细胞壁的合成而杀菌。而革兰阴性细菌细胞壁肽聚糖少，且外膜为脂类，故青霉素对革兰阴性菌无抑制作用。此外，这两类细菌的致病性也不相同，如革兰阴性菌的致病因素主要为内毒素，即为细胞壁上的脂多糖，而革兰阳性菌的致病物质主要为外毒素。了解这一点，对抢救内毒素性休克还是外毒素性休克的病人具有重要的意义。

9. 细菌遗传型变异时，其基因转移和重组可通过哪些方式进行？

基因转移和重组可通过 4 种方式进行：

（1）转化：是受体菌直接摄取供体菌裂解游离的 DNA，使其性状发生改变。

（2）转导：是以温和噬菌体为载体，将供体菌的一段 DNA 转移到受体菌内，使受体菌获得新的性状。

（3）溶原性转换：是前噬菌体的 DNA 与细菌染色体重组，导致细菌的基因型发生改变。

（4）接合：是细菌通过性菌毛相互沟通将遗传物质（主要是质粒 DNA）从供体菌转移给受体菌，使之基因型发生改变。医学上重要的质粒有 F 质粒和 R 质粒均是通过接合方式而转移的，特别是 R 质粒的转移是临床耐药性变异形成的主要方式，使耐药性菌株广泛传播，给疾病的防治带来极大的困难。

10. 列表比较外毒素与内毒素的主要区别。

外毒素与内毒素的主要区别

区别要点	外毒素	内毒素
细菌种类	革兰阳性细菌及部分革兰阴性菌	以革兰阴性细菌多见
化学组成	蛋白质（相对分子质量 270 000～900 000）	磷脂-多糖-蛋白质复合物
存在部位	由活的细菌分泌至菌体外	为细菌细胞壁成分，菌体裂解后释放
稳定性	不稳定，60 ℃～80 ℃ 30 分钟被破坏	耐热，160 ℃ 2～4 小时才被破坏
毒性作用	强，微量对动物有致死作用，各种外毒素对组织有选择性，引起特殊病变。可抑制蛋白质合成，有细胞毒性、神经毒性及紊乱水盐代谢等作用。临床表现多样性	弱，对动物致死作用的用量较外毒素为大。各种细菌的内毒素毒性作用大致相同，可引起发热、粒细胞减少、弥散性血管内凝血、微循环障碍、休克等
抗原性	强，可刺激机体产生高效价抗毒素。经甲醛处理脱毒后可制成类毒素而用于人工自动免疫	弱，刺激机体对多糖成分产生抗体，不能制成抗毒素，不能经甲醛处理成类毒素

11. 主要病原性球菌有哪些？

（1）革兰阳性球菌：葡萄球菌、链球菌、肺炎链球菌。

（2）革兰阴性球菌：脑膜炎奈瑟菌及淋病奈瑟菌。

12. 病原性球菌可致哪些疾病？

病原性球菌主要引起化脓性炎症，故又称化脓性球菌，可致以下疾病。

（1）葡萄球菌：所致疾病有侵袭性和毒素性两种。侵袭性疾病，主要引起局部或全身化脓性炎症。毒素性疾病，一般由外毒素引起，如食物中毒、假膜性肠炎、烫伤样皮肤综合征、中毒性休克综合征等。

（2）链球菌：A 族链球菌引起的疾病占人类链球菌感染的 90%。可引起化脓性感染，如淋巴结炎、蜂窝织炎、扁桃体炎、中耳炎、产褥热等。可引起中毒性疾病，如猩红热。

可引起变态反应性疾病，如风湿热、急性肾小球肾炎。

（3）肺炎链球菌：主要引起人类大叶性肺炎。

（4）脑膜炎奈瑟菌：是流行性脑脊髓膜炎（简称流脑）的病原菌，引起流脑。

（5）淋病奈瑟菌：是淋病的病原菌，人类是淋病奈瑟菌的唯一宿主。

13. 脑膜炎奈瑟菌的抵抗力有何特点？在医疗实践中应注意什么？

脑膜炎奈瑟菌的抵抗力很弱，对干燥、寒冷、热等极为敏感，5 分钟内即破坏。由于本菌能产生自溶酶，在室温下 3 小时内即可死亡。因此，临床上采取的标本应保温保湿，并立即送检，接种于预温的适宜的培养基中，以免细菌死亡。为了提高检出率，最好采用床旁接种。

14. 大肠埃希菌在医学上有何意义？

（1）大肠埃希菌在肠道为正常菌群，能抑制其他病原微生物的生长，维持肠道正常菌群的平衡，还能合成 B 族维生素和维生素 K。

（2）引起感染：当宿主免疫力下降或细菌侵入肠外组织或器官时，可引起感染。大肠埃希菌的某些血清型菌株致病性强，能直接导致肠道感染，称为致病性大肠埃希菌。

（3）大肠埃希菌在卫生细菌学上常被作为饮水、食品等被粪便污染的检测指标。我国的卫生标准规定，大肠埃希菌菌群数在每 1 000 mL 饮水中不得超过 3 个；每 100 mL 瓶装汽水、果汁等中大肠埃希菌菌群数不得超过 5 个。

（4）在分子生物学和基因工程的实验研究中，大肠埃希菌是重要的实验材料和载体。

15. 志贺菌的致病因素有哪些？所致疾病是什么？

志贺菌所致疾病为细菌性痢疾（简称菌痢），其致病因素包括侵袭力、内毒素和外毒素。

（1）侵袭力：志贺菌有菌毛，能黏附于回肠末端和结肠黏膜的上皮细胞上，继而在上皮细胞内繁殖并形成感染病灶，引起炎症反应。

（2）内毒素：志贺菌各菌株都可产生强烈的内毒素。内毒素作用于肠壁，使其通透性增高，促进内毒素吸收，引起发热、神志障碍，甚至中毒性休克等症状。内毒素能破坏黏膜，形成炎症、溃疡，呈现典型的黏液性血便。内毒素还能作用于肠壁神经系统，使肠道功能紊乱，肠蠕动共济失调和痉挛，因而发生腹痛、里急后重等症状。

（3）外毒素：A 群志贺菌 I 型和 II 型可产生一种外毒素，称志贺毒素。该毒素可毒害中枢神经系统、毒害人的肾细胞等。毒素在小肠发挥其活性，可使病人出现水样腹泻。

16. 使人致病的沙门菌有哪些？可致哪些疾病？

人群中最常见的有伤寒沙门菌、甲型副伤寒沙门菌、肖氏副伤寒沙门菌，此外还有鼠伤寒沙门菌、肠炎沙门菌、鸭沙门菌及猪霍乱沙门菌等。沙门菌所致疾病有：

（1）伤寒和副伤寒：由伤寒沙门菌、甲型副伤寒沙门菌和肖氏副伤寒沙门菌引起。

（2）食物中毒：由摄入被大量鼠伤寒沙门菌、猪霍乱沙门菌、肠炎沙门菌等污染的食物而引起。

（3）败血症：多见于儿童或原有慢性病病人，致病菌以猪霍乱沙门菌、丙型伤寒沙门菌、鼠伤寒沙门菌等常见。

17. 何谓厌氧菌？试述其主要特点。

只能在缺氧环境下才能生长繁殖的细菌，称为厌氧菌。厌氧菌以革兰阴性无芽孢杆菌为最多，厌氧菌主要特点为：

（1）分布：厌氧菌广泛分布于自然界和人体中。例如肠道、皮肤、口腔、上呼吸道、女性生殖道等部位均存在厌氧菌。

（2）感染特征：梭状芽孢杆菌属引起的感染是外源性感染，大多有特定的临床特征，如破伤风杆菌引起破伤风。无芽孢厌氧菌的感染多为内源性感染，常致局部炎症、脓肿和组织坏死。

（3）治疗特点：多数无芽孢厌氧菌对青霉素、氯霉素、头孢菌素敏感，但脆弱类杆菌能产生 β-内酰胺酶，能破坏青霉素和头孢菌素，在治疗时须注意选用氯霉素或克林霉素。此外，甲硝唑对厌氧菌也有很好的疗效。

18. 破伤风梭菌的致病物质是什么？主要症状及防治原则有哪些？

破伤风梭菌的致病物质主要是破伤风梭菌产生的外毒素，即破伤风痉挛毒素。

（1）主要症状：初期有轻度发热、头痛、不适、肌肉酸疼等前驱症状，随后出现局部肌群抽搐、张口困难、咀嚼痉挛，病人牙关紧闭、苦笑面容，随后颈部、躯干及四肢肌肉发生强直性痉挛，角弓反张。全身肌肉强直性收缩，颜面发绀，全身颤抖，呼吸困难，最后可因窒息而死亡。

（2）防治原则：

1）人工自动免疫：用破伤风类毒素预防接种，刺激机体产生破伤风抗毒素以获得免疫力。特别是对容易受外伤的人员及儿童、军人要有计划地施行类毒素预防接种。

2）受伤后处理：对外伤严重特别是有泥土、污物的伤口应及时清创、扩创，用过氧化氢溶液冲洗伤口，并注射破伤风抗毒素作紧急预防，但必须做皮肤试验。对已发病的病人，用破伤风抗毒素治疗，但必须做皮试，皮试阳性者采用脱敏疗法（少量多次）。抗毒素注射应早期足量，具体剂量、途径、次数因病情而定。除特异性防治外，还需用青霉素抑制伤口局部破伤风杆菌的繁殖，并对其他混合感染的细菌也有抑制或杀灭作用。

为了减轻病人的痛苦和防止病人因呼吸肌痉挛而窒息死亡，适当的镇静药和肌肉解痉药亦可使用，必要时行气管切开。

19. 何谓结核菌素试验？有何意义？

结核菌素试验是应用结核菌素进行皮肤试验，测定机体对结核分枝杆菌是否有超敏反应的一种体内试验方法。常将旧结核菌素（OT）或纯蛋白衍化物（PPD）用无菌生理盐水稀释成不同浓度，取 0.1 mL 注射于前臂掌侧皮内，48～72 小时后检查反应情况。注射部位如出现大于 5 mm 的红肿硬结为阳性，硬结直径小于 5 mm 为阴性。阳性反应表明机体已感染过结核分枝杆菌或接种过卡介苗，机体对结核分枝杆菌有免疫力，但不一定患结核病。阴性反应表明未感染过结核分枝杆菌，如为小孩应接种卡介苗。但以下情况也可能出现阴性反应：①感染初期。②患严重的结核病，细胞免疫功能低下。③使用免疫抑制药，免疫功能受抑。④老年体弱者。⑤患某些严重疾病如糖尿病、癌症等病人。

20. 何谓卡介苗？有何作用？如何接种？

将有毒的牛型结核分枝杆菌培养于含胆汁、甘油、马铃薯的培养基中，经过 13 年 230 次传代而获得的减毒活菌苗，称为卡介苗（BCG），用于预防结核病。卡介苗接种对象是儿童。1 岁以内无结核接触史者可直接接种。1 岁以上先做结核菌素试验，阴性者接种。接种方法有皮肤划痕及皮内注射法。皮内注射法接种后阳转率高，且稳定，是目前最常用的方法。

21. 引起食物中毒的细菌有哪些？如何对食物中毒进行确诊？

细菌性食物中毒可分为感染型食物中毒和毒素型食物中毒。感染型食物中毒的常见细菌有沙门菌、变形杆菌、副溶血性弧菌。毒素型食物中毒的细菌有产肠毒素的金黄色葡萄球菌、肉毒杆菌。此外，还有蜡样芽孢杆菌亦可引起食物中毒。

对食物中毒的诊断，必须符合下列几点。①发病有群体性：多则数百人，少则一个家庭中几个成员。②发病与进食有关：发病者都食用同一食物后发病。③有急性胃肠炎症状：病人有上呕下泻及腹痛等症状。④从剩余的食物中、病人的呕吐物中，或粪便中分离出同一细菌，对诊断食物中毒具有重要的意义。

22. 何谓支原体？可致哪些疾病？

支原体是一类没有细胞壁、介于细菌与病毒之间的原核微生物，能通过滤菌器，是目前所知能在无生命培养基中生长繁殖的最小微生物。肺炎支原体能引起人类原发性非典型肺炎。解脲脲原体引起非细菌尿道炎、宫颈炎、阴道炎及盆腔炎，还可引起不育不孕。

23. 何谓立克次体？可致哪些疾病？

立克次体是一类严格的活细胞内寄生的原核细胞型微生物，有与细菌相似的细胞壁结构，二分裂繁殖，有较复杂的酶系统，对多种抗生素敏感。它常寄生于节肢动物体内，由这些节肢动物为媒介传播疾病，能引起斑疹伤寒、恙虫病、Q 热等。

24. 何谓衣原体？可致哪些疾病？

衣原体是一类能通过细菌滤器，有独特发育周期，营严格细胞内寄生的原核细胞型微生物。衣原体所致疾病有沙眼、包涵体结膜炎、生殖道感染、性病淋巴肉芽肿、非典型性肺炎等。

25. 何谓螺旋体？可致哪些疾病？

螺旋体是一类细长、柔软弯曲呈螺旋状的原核微生物。使人致病的螺旋体有：

（1）疏螺旋体属：如回归热螺旋体致回归热。

（2）密螺旋体属：如梅毒螺旋体引起梅毒，雅司螺旋体引起雅司病。

（3）钩端螺旋体引起钩体病。

26. 主要病原性真菌有哪些？可致哪些疾病？

主要致病性真菌有：

（1）皮肤癣菌：引起体癣、股癣、甲癣及毛发癣。

（2）新生隐球菌：可致新生隐球菌性脑膜炎。

（3）白假丝酵母菌：可致皮肤黏膜感染，如鹅口疮、阴道炎等。亦可致内脏感染，如肺炎、肠炎、肾盂肾炎。还可致中枢神经系统感染，如脑膜炎、脑脓肿等。

27．病毒的包涵体是什么？有何意义？

某些病毒感染的细胞内，可在光学显微镜下见到一种圆形或不规则的小体，称为包涵体。包涵体可分为嗜酸性和嗜碱性包涵体。根据其位置不同可分为核内包涵体、胞浆内包涵体及核内浆内包涵体。

由于不同的病毒，其形成的包涵体不同，因此可以鉴定病毒。如狂犬病毒包涵体（内基小体）为一种胞浆内嗜酸性包涵体，在脑组织细胞的胞浆内找到这种小体即可确诊为狂犬病。

28．何谓病毒的水平传播和垂直传播？

病毒在人群个体之间的传播，称为水平传播。通过胎盘或产道，病毒直接由亲代传给子代的方式称为垂直传播。垂直传播在其他微生物中极少见，但在病毒中多见，如乙型肝炎病毒、风疹病毒、巨细胞病毒及艾滋病病毒均可垂直传播，并可致早产、流产或先天性畸形，甚至胎儿死亡。

29．何谓干扰素？有何作用？

干扰素是病毒或其他干扰素诱生剂刺激人或动物细胞所产生的一种糖蛋白，它具有抗病毒、抗肿瘤和免疫调节等多种生物学活性。

干扰素具有广谱抗病毒作用，它在控制病毒感染、阻止病毒在机体内扩散以及促进病毒性疾病的痊愈等方面都起着重要作用。另外，干扰素也有调节免疫功能和抑制肿瘤细胞生长的作用，是抗病毒的主要生物试剂，在防治病毒性疾病中发挥重要的作用。

30．何谓病毒持续感染？如何分类？

持续感染是病毒在宿主体内持续存在较长时间或终身带病毒，且经常或反复不定地向外界排出病毒，但常缺乏临床症状。按不同病程持续感染可分为：

（1）慢性感染：病程可达数月或数年，可查出病毒。例如慢性肝炎。

（2）潜伏感染：病毒在机体内潜伏，不表现症状。病毒与机体处于相对平衡状态，若平衡被破坏，则病毒增殖而出现症状。单纯疱疹病毒和水痘-带状疱疹病毒感染后可引起潜伏感染。

（3）迟发感染：又称慢发病毒感染。病毒感染后，潜伏期很长，可达数月、数年或数十年之久。一旦症状出现，多为亚急性、进行性，最后以死亡而告终。例如麻疹病毒感染后的亚急性硬化性全脑炎（SSPE）。

31．孕妇感染哪些微生物可引起胎儿先天性畸形？其表现如何？

孕妇感染了病原微生物可经垂直传播感染胎儿而造成先天性畸形，常见的病原微生物有：

（1）苍白密螺旋体苍白亚种（俗称梅毒螺旋体）：可通过胎盘进入胎儿血流，并扩散至肝、脾、肾等内脏并大量繁殖，引起胎儿全身性感染，出生后这种先天性梅毒的婴幼儿呈现锯齿形牙、间质性角膜炎、先天性耳聋等症状。

（2）风疹病毒：孕妇在孕期 4 个月内感染风疹病毒可经胎盘引起垂直传播，导致胎儿先天性畸形或先天性风疹综合征，表现为先天性心脏病、耳聋、失明及智力低下等。

（3）单纯疱疹病毒：妊娠妇女因单纯疱疹病毒原发感染或潜伏感染的病毒被激活，病毒可经胎盘感染胎儿，影响胚胎细胞的有丝分裂，引起胎儿畸形及智力低下。

（4）巨细胞病毒：病毒通过胎盘感染胎儿，引起造血系统、中枢神经系统损伤，出现小脑畸形、视神经萎缩等。

（5）人类免疫缺陷病毒（HIV）及人乳头瘤病毒（HPV）：均可通过胎盘或产道导致胎儿及新生儿先天性感染。HPV 可引起尖锐湿疣或癌症；HIV 可导致 AIDS 而引起人类免疫缺陷，最后伴发各种疾病或癌症而死亡。

32. 试述流感病毒最易发生变异的部位及意义。

甲型流感病毒的表面抗原 HA 和 NA 最易发生变异。变异幅度的大小直接影响流感流行的规模。变异幅度小，属量变，称抗原漂移，可引起中、小型流行。若抗原变异幅度大，形成一个新的亚型，系质变，称抗原转变，往往引起较大的流行，甚至暴发世界性流行。

33. 简述甲型肝炎病毒的致病性。

甲型肝炎病毒是甲型病毒性肝炎的病原体，该病毒主要通过消化道传播，传染源多为病人。病毒随病人粪便排出体外，通过污染水源、食物、食具等传播，可造成散发性流行或大流行。病毒侵入人体后，先在肠黏膜和局部淋巴结增殖，继而进入血流，形成病毒血症，最终侵犯靶器官肝脏，在肝细胞内增殖，导致肝细胞坏死而发生肝炎，这是病毒对肝细胞的直接作用。此外，机体的免疫应答所导致的 III 型超敏反应引起的免疫病理损害亦可引起肝细胞损伤而发生肝炎。

甲型肝炎病毒多侵犯儿童及青年，发病率随年龄增长而递减。临床表现多从发热、疲乏和食欲不振开始，继而肝大、压痛、肝功能损害，部分病人可出现黄疸。值得注意的是，相当一部分病例症状不明显而仅有体征和肝功能改变，在普查时才被发现。

34. 乙型病毒性肝炎的发病机制如何？

乙型病毒性肝炎发病机制主要是由乙型肝炎病毒侵入机体后所引起的免疫病理损伤而导致肝细胞受损。概括起来，可分为以下几个方面：

（1）细胞介导的免疫病理损害：乙型肝炎病毒侵入机体后，病毒可以在肝细胞内大量增殖，同时亦可刺激机体免疫系统形成致敏的 T 细胞和产生抗体，最后由致敏的 T 细胞和抗体（IgG）介导的 K 细胞对带有病毒的肝细胞发生杀伤效应以清除病毒，但同时造成肝细胞严重损害。这种杀伤效应愈强，肝细胞损伤越严重，可导致临床上急性重型肝炎。

（2）免疫复合物引起的免疫病理损害：乙型肝炎病毒侵入机体可刺激机体产生相应抗体，两者结合而形成免疫复合物。免疫复合物沉积于肾小球基底膜、小血管、关节的滑膜及肝脏等部位激活补体系统，导致第 III 型超敏反应炎症。病人常伴有肝外损害，表现为肾小球肾炎、皮疹、结节性多发性血管炎、关节炎等。如果大量免疫复合物沉积于肝内，可致肝毛细管栓塞，导致急性肝坏死。

（3）自身免疫反应所引起的病理损害：乙型肝炎病毒感染细胞后，肝细胞膜除有病毒特异性抗原外，还会引起肝细胞表面自身抗原发生改变，暴露出肝特异性脂蛋白抗原，从而诱导机体产生对肝细胞膜抗原成分的自身免疫反应，导致Ⅱ型超敏反应而发生肝细胞破损。亦可通过 CTL 细胞的杀伤作用及淋巴因子的作用，导致受感染的肝细胞受损。

（4）免疫耐受及免疫应答能力下降：机体对 HBV 可产生免疫耐受，常导致 HBV 持续性感染，免疫应答能力下降，干扰素产生不足，导致靶细胞的 HLA - Ⅰ类抗原表达下降，使 CTL 作用减弱，不能有效地清除病毒。

（5）病毒变异与免疫逃逸作用：使 HBV 感染呈慢性化过程。乙型肝炎病毒侵入机体后不但通过上述机制导致肝炎，而且还可以发生原发性肝细胞性肝癌。

35. 何谓免疫？它有哪些基本功能？

免疫是指机体接触"抗原性异物"或"异己成分"的一种特异性生理反应，其作用是识别和/或排除抗原性异物，以此维持机体的生理平衡。正常情况下对机体有利，但在某些条件下也可以有害。免疫的基本功能有以下 3 种：

（1）免疫防御：正常情况下，机体可以阻止病原微生物入侵或抑制它们在体内繁殖与扩散，或解除病原微生物及其代谢产物对机体的有害作用。但在异常情况下，若反应过高，则引起超敏反应。反应过低或缺乏，则出现免疫缺陷病。

（2）免疫稳定：正常情况下，机体的免疫系统可以经常地清除体内损伤或衰老的自身细胞，并进行免疫调节，以维持机体生理平衡。当自身稳定功能紊乱时，则易导致自身免疫病。

（3）自身监视：正常情况下，机体的免疫系统能够识别、杀伤和清除体内的突变细胞，防止肿瘤的发生。如果功能失调，则可导致肿瘤或持续感染的发生。

36. 何谓抗原、完全抗原及半抗原？

（1）抗原：是一类能与相应克隆的淋巴细胞上独特的抗原受体特异性结合，诱导淋巴细胞产生免疫应答，产生抗体或致敏淋巴细胞，并能与相应抗体或致敏淋巴细胞在体内或体外发生特异性结合的物质。抗原具有两种性能：①免疫原性，即能刺激机体产生免疫应答。②抗原性，即与相应抗体或致敏淋巴细胞发生特异性结合的能力。

（2）完全抗原：即具有以上两种性能的物质称为免疫原，又称为完全抗原。

（3）半抗原：只具有抗原性而无免疫原性的物质称为不完全抗原，又称为半抗原。

37. 医学上重要的抗原物质有哪些？

医学上重要的抗原物质：①微生物及其代谢产物。②动物血清。③异嗜性抗原。④同种异型抗原。⑤自身抗原。⑥肿瘤抗原。

38. 试述免疫系统的组成。

免疫系统由免疫组织、免疫器官、免疫细胞和免疫分子组成。

（1）免疫组织：又称淋巴组织，广泛分布于机体各个部位。

（2）免疫器官：①中枢免疫器官，如骨髓、腔上囊、胸腺。②外周免疫器官，如淋巴结、脾脏。

（3）免疫细胞：凡参与免疫应答或与之有关的细胞称为免疫细胞。①淋巴细胞，包括

T 淋巴细胞、B 淋巴细胞、K 细胞、NK 细胞、N 细胞、D 细胞等。②单核细胞。③巨噬细胞。④粒细胞，包括中性粒细胞、嗜酸性粒细胞及嗜碱性粒细胞。⑤肥大细胞。⑥辅佐细胞，如树突状细胞、并指树突状细胞和朗格汉斯细胞。

（4）免疫分子：包括补体、溶菌酶、干扰素、免疫球蛋白、淋巴因子、单核因子、胸腺因子等。

39．何谓免疫应答及其类型？

免疫淋巴细胞对抗原分子的识别、自身的活化、增殖和分化以及产生效应的过程称之为免疫应答。免疫应答的类型分以下两种：

（1）体液免疫和细胞免疫：在免疫功能正常情况下，机体对非己抗原可形成体液免疫和细胞免疫，发挥免疫保护作用。而对自身抗原则形成自身耐受，不产生排己效应。机体通过上述两种机制维持自身免疫稳定性。

（2）高免疫应答或免疫耐受性：在免疫功能失调的情况下，机体对非己抗原可产生高免疫应答或免疫耐受性。前者可形成超敏性，造成机体组织的免疫损伤，发生超敏反应性疾病。如破坏对自己抗原的耐受性，则可形成自身免疫，甚至产生自身免疫性疾病。

40．何谓体液免疫及细胞免疫？

（1）体液免疫：由 B 淋巴细胞介导的免疫应答称体液免疫，发挥免疫效应的物质主要是抗体。

（2）细胞免疫：由 T 淋巴细胞介导的免疫应答称为细胞免疫，发挥免疫效应的物质是杀伤性 T 细胞及由致敏的 T 细胞所释放的淋巴因子。

41．何谓免疫耐受和免疫抑制？

（1）免疫耐受：又称特异性免疫无反应性，它是指机体只对某些抗原的特异无反应性，而对其他抗原的反应性仍正常，这种现象称为免疫耐受。

（2）免疫抑制：是指机体对任何抗原的刺激均不起反应，这种现象称为免疫抑制。

42．免疫球蛋白分为几类？它的主要生物学功能是什么？

免疫球蛋白根据其重链上抗原性不同将免疫球蛋白分为 5 类：

（1）IgG：是血清中主要的免疫球蛋白，是唯一能通过胎盘的抗体，其主要功能是抗菌、抗毒素、抗病毒及固定补体等，在新生儿抗感染中也起重要作用。

（2）IgA：分为血清型 IgA 和分泌型 IgA（SIgA）两种。血清型 IgA 在血清中无明显的免疫功能。分泌型 IgA（SIgA）存在于唾液、泪液、初乳、鼻及支气管分泌液、胃肠液、尿液、汗液等分泌液中，具有抑制黏附、调理吞噬、溶菌及中和病毒等作用，是机体黏膜局部抗感染性免疫的重要因素。

（3）IgM：是相对分子质量最大的 Ig，又称为巨球蛋白，具有溶菌、溶血、固定补体等作用。另外，IgM 在 B 细胞上起受体作用，能识别抗原并与之结合，调控浆细胞分泌抗体。

（4）IgD：血清中含量极低，其功能尚不清楚，可能与超敏反应及自身免疫性疾病有关，在防止免疫耐受方面可能起了一定的作用。

（5）IgE：又称反应素或亲细胞性抗体。正常人血清中含量极微，它与抗原结合后导致Ⅰ型超敏反应。

43. 何谓补体？它有哪些主要生物学作用？

补体是人或动物体液中正常存在的一组与免疫有关的并具有酶活性的球蛋白。其生物学作用如下：

（1）溶菌和细胞毒作用：当补体被激活后，可导致溶菌、杀菌及细胞溶解。

（2）调理作用：吞噬细胞吞噬异物及病原微生物的作用，如有抗体和补体参与时，则吞噬功能大大增强。

（3）免疫黏附作用：当抗原与相应抗体特异性结合形成复合物激活补体后，黏附于红细胞、血小板等细胞表面，使之形成大的聚合物，易被吞噬细胞吞噬清除。

（4）中和及溶解病毒作用：抗体与相应病毒结合后，阻碍病毒对靶细胞的吸附与穿入。在补体作用下，可溶解病毒。

（5）炎症介质作用：补体在激活过程中可产生一些中间产物，这些物质具有过敏毒素作用。

44. 何谓超敏反应？超敏反应分几型？

某些抗原或半抗原物质再次进入致敏的机体，在体内引起特异性体液或细胞免疫反应，由此导致组织损伤或生理功能紊乱，称为变态反应或超敏反应，人们习惯上称为过敏反应。超敏反应根据其发生机制不同分为4型，即Ⅰ型、Ⅱ型、Ⅲ型和Ⅳ型超敏反应。

45. 试述Ⅰ型超敏反应的特点以及常见疾病。

（1）反应特点：①反应迅速、强烈、消退快。②参加反应的抗体IgE吸附在肥大细胞和嗜碱性粒细胞上。③不需补体及吞噬细胞参与。④个体差异大。⑤主要表现为生理功能紊乱，通常不遗留组织损伤。

（2）常见疾病：①青霉素过敏性休克。链霉素、头孢菌素类等也可引起类似的过敏反应。②血清过敏性休克。③食物过敏反应。④外源性支气管哮喘。

46. 试述Ⅱ型超敏反应的特点及常见疾病。

Ⅱ型超敏反应又称细胞溶解型或细胞毒型超敏反应。

（1）反应特点：①抗原在细胞膜上，可有两种情况：一种是细胞本身抗原，例如血型抗原；另一种是外来抗原或半抗原吸附在细胞膜上。②以体液免疫为基础，抗体IgG或IgM与细胞膜上抗原发生特异性结合。③整个反应过程可有补体参与或有巨噬细胞、K细胞等协同作用。④后果是靶细胞溶解破坏，组织损伤。

（2）常见疾病：①由同种异型抗原而引起的疾病，如输血反应、RH血型不合所致的新生儿溶血病。②由自身抗原而引起的疾病，如肺出血肾炎综合征、自身免疫溶血性贫血、特发性血小板减少性紫癜。③药物过敏细胞减少症，如溶血性贫血、粒细胞减少症、血小板减少性紫癜。

47. 试述Ⅲ型超敏反应特点及常见疾病。

（1）反应特点：①抗原抗体形成复合物游离于血循环中。②在特定的条件下复合物沉积于某一部位。③一定有补体参与。④造成严重的组织损伤。

（2）常见疾病：链球菌感染后的肾小球肾炎、初次注射血清病、红斑性狼疮、类风湿关节炎、变应性肺泡炎等。

48. 试述Ⅳ型超敏反应的特点及常见疾病。

（1）反应特点：①在细胞免疫的基础上发生，由致敏 T 淋巴细胞而引起。②不需补体及抗体参加。③由 T 细胞介导的组织损伤，表现为以单核、巨噬细胞浸润为特征的组织变性、坏死、变态反应性炎症。④反应迟发，48 小时达高峰，反应常在抗原进入局部发生。⑤个体差异不大。

（2）常见疾病：①传染性超敏反应：胞内寄生菌，例如结核分枝杆菌、麻风分枝杆菌、病毒和某些真菌在传染过程中，可以引起以 T 细胞介导为主的免疫应答，称为传染性超敏反应。②接触性皮炎。③移植排斥反应。

49. 何谓人工自动免疫和人工被动免疫？它们各有何特点？

（1）人工自动免疫：是将菌苗、疫苗或类毒素等物质接种于人体内，刺激机体产生特异性免疫反应，从而获得免疫力的方法。人工自动免疫的特点是：接种的物质是抗原，发挥作用时间慢，但在体内维持时间长，常用于预防。

（2）人工被动免疫：是用人工方法将含有特异性抗体的免疫血清或淋巴因子等免疫物质接种于人体内，使之获得免疫力的方法。人工被动免疫的特点是：接种的物质为抗体或淋巴因子等，由于输入的是现成的免疫物质，故免疫作用出现快，但维持时间短，多用于治疗或紧急预防。

50. 简述血清学反应及其种类。

抗原与其相应的抗体在体外发生结合出现可见反应，这种结合具有高度的特异性，人们利用这一特性，在体外用已知抗原检测抗体，或用已知抗体检测抗原，此为血清学反应。抗原抗体在体外结合时，可出现凝集、沉淀、补体参与和中和 4 类基本反应。近代，人们将抗原抗体特异性结合的这一基本原理与先进的标记技术相结合，从而出现了免疫标记技术。免疫标记技术是用荧光色素、酶或放射性同位素标记抗体或抗原的实验技术，此种技术不仅进一步提高了抗原、抗体反应的敏感性，提高了诊断的阳性率，有些还有定位作用，使我们可能了解抗原、抗体及抗原抗体复合物在细胞和组织中的分布及位置。

51. 何谓单克隆抗体？它有何优越性？

由一种 B 淋巴细胞而产生的一个克隆，这一克隆产生的抗体称为单克隆抗体，其产生的抗体只作用于一个抗原决定簇。单克隆抗体的优点是：①纯度高，特性强。②高效价。③可以获得不同特异性（组、型、株）的单克隆抗体。

52. 简述单克隆抗体的应用价值。

（1）用于血清学试验，基本上能消除不同细胞和微生物种间或株间在血清学上的交叉反应，提高血清学试验在诊断某些疾病上的特异性和敏感性。

（2）用于区分 T 细胞的亚群。

（3）使用针对肿瘤特异性抗原决定簇的单克隆抗体，携带抗肿瘤的药物治疗恶性瘤。

53. 免疫细胞有哪些？免疫活性细胞有哪些？它们有何功能作用？

（1）免疫细胞：凡参与免疫应答和免疫效应的细胞统称为免疫细胞，包括 T 细胞、B 细胞、K 细胞、NK 细胞及单核细胞、巨噬细胞、肥大细胞等，这些细胞在免疫应答和免疫效应中起着极其重要的作用。

（2）免疫活性细胞：是指特异性免疫应答的细胞，即 T 细胞和 B 细胞。T 细胞执行细胞免疫，B 细胞执行体液免疫，T 细胞和 B 细胞在特异性免疫应答和免疫效应的过程中起着核心作用。

54. 什么是免疫球蛋白？什么是抗体？

（1）免疫球蛋白：具有抗体活性或化学结构上与抗体相似的球蛋白统称为免疫球蛋白（Ig），所以免疫球蛋白是一个结构化学的概念。

（2）抗体：抗体（Ab）是功能与生物学概念，它是在抗原刺激下由浆细胞产生的具有与相应抗原特异性结合的免疫球蛋白。虽然抗体都是免疫球蛋白，但并非所有的免疫球蛋白都是抗体。

55. 试述青霉素过敏性休克的机制及防治原则。

青霉素系半抗原，无变应原作用，因此大多数人用青霉素无不良反应。极少数人用青霉素后可发生过敏性休克，甚至死亡，其机制是属 I 型超敏反应的全身表现。为防止该现象的发生，首先应仔细询问是否有对青霉素过敏的病史；在使用青霉素前必须做皮试，皮试阳性者禁用；注射青霉素时还必须准备抗过敏性休克的药物肾上腺素及抢救设施，以防万一。个别人在皮试时亦可发生过敏性休克，因此要做好各种抢救准备工作，以便及时抢救病人。

§1.3.2 医学微生物学和免疫学自测试题（附参考答案）

一、选择题

【A 型题】

1. 质粒是 （　）

A. 染色体外的遗传物质，存在于核质中　　B. 染色体外的遗传物质，存在于胞质中　　C. 细菌的一种特殊结构　　D. 细菌的基本结构，存在于核质中　　E. 细菌生命活动所必需的物质

2. 关于外毒素的叙述，下列哪项是错误的 （　）

A. 是活菌释放至菌体外的一种蛋白质　　B. 主要由革兰阳性菌产生，少数革兰阴性菌也能产生　　C. 性质稳定，耐热　　D. 毒性强，引起特殊病变　　E. 抗原性强

3. 病原菌侵入血流并在其中大量繁殖，造成机体严重损伤，引起严重的症状称为 （　）

A. 毒血症　　B. 菌血症　　C. 败血症　　D. 脓毒血症　　E. 病毒血症

4. 能在无生命培养基上生长的最小微生物是 （　）

A. 细菌　　B. 真菌　　C. 衣原体　　D. 支原体　　E. 立克次体

5. 免疫系统包括 （　）

A. 胸腺、骨髓　　B. T细胞、B细胞　　　C. 免疫器官、免疫细胞　　　D. 免疫器官、免疫分子
E. 免疫组织、免疫器官、免疫细胞、免疫分子

6. 在人血清中含量最高的 Ig 是　　　　　　　　　　　　　　　　　　　　　　　　（　　）

A. IgM　　B. IgA　　C. IgE　　D. IgG　　E. IgD

7. 下述细菌编组中，哪一组细菌可引起食物中毒　　　　　　　　　　　　　　　　（　　）

A. 蜡样芽孢杆菌、变形杆菌、金黄色葡萄球菌　　B. 肉毒杆菌、结核分枝杆菌、伤寒沙门杆菌
C. 鼠伤寒沙门菌、破伤风杆菌　　D. 产气荚膜杆菌、肺炎链球菌　　E. 副溶血弧菌、布氏杆菌

8. 化验结果：HBsAg（＋）、HBeAg（＋）、抗－HBc（＋）、抗－HBe（－）、抗－HBs（－），该病人为　　（　　）

A. 乙型肝炎病毒感染潜伏期　　B. 急性乙型肝炎　　C. 乙型肝炎恢复期　　D. 急性甲型肝炎
E. 乙肝疫苗接种后的反应

9. 关于"流脑"的叙述，下列哪一项是错误的　　　　　　　　　　　　　　　　　（　　）

A. 主要致病因素为内毒素　　B. 主要通过飞沫传播　　C. 人为唯一的传染源　　D. 暴发型以儿
童罹患为主　　E. 95％以上由 B 群脑膜炎球菌引起

10. 关于补体的生物学活性，下列哪一项是错误的　　　　　　　　　　　　　　　（　　）

A. 具有溶菌、杀菌作用　　B. 具有免疫调理作用　　C. 具有免疫黏附作用　　D. 具有趋化功能
E. 能促进抗体大量合成

11. 杀灭细菌芽孢最有效的方法是　　　　　　　　　　　　　　　　　　　　　　（　　）

A. 煮沸法　　B. 巴氏消毒法　　C. 高压蒸汽灭菌法　　D. 紫外线照射　　E. 90％乙醇消毒

12. 担负体液免疫功能的细胞是　　　　　　　　　　　　　　　　　　　　　　　（　　）

A. T 细胞　　B. K 细胞　　C. B 细胞　　D. NK 细胞　　E. 巨噬细胞

13. 下列抗原与抗体中，哪种一般不能从血标本中检测到　　　　　　　　　　　　（　　）

A. HBsAg　　B. HBeAg　　C. HBcAg　　D. 抗－HBs　　E. 抗－HBc

14. 免疫活性细胞包括　　　　　　　　　　　　　　　　　　　　　　　　　　　（　　）

A. T 细胞　　B. K 细胞、NK 细胞　　C. T 和 B 淋巴细胞　　D. B 淋巴细胞　　E. T 和 B 淋巴
细胞、吞噬细胞

15. 关于 IgG 的叙述，下列哪项是错误的　　　　　　　　　　　　　　　　　　　（　　）

A. 是一种球蛋白　　B. 能通过胎盘　　C. 血清中含量最多　　D. IgG_1、IgG_2、IgG_4 的 Fc 段能
与 SPA 结合　　E. 其作用与抗体完全一样

16. 能通过胎盘的 Ig 是　　　　　　　　　　　　　　　　　　　　　　　　　　（　　）

A. IgG　　B. IgM　　C. IgA　　D. IgD　　E. SIgA

17. 青霉素过敏性休克是属于　　　　　　　　　　　　　　　　　　　　　　　　（　　）

A. Ⅰ型超敏反应　　B. Ⅱ型超敏反应　　C. Ⅲ型超敏反应　　D. Ⅳ型超敏反应　　E. 免疫
耐受

18. OT 试验原理是　　　　　　　　　　　　　　　　　　　　　　　　　　　　（　　）

A. 迟发型超敏反应　　B. 速发型超敏反应　　C. Ⅳ型超敏反应在局部的表现　　D. Ⅰ型超敏反
应在局部的表现　　E. 免疫排斥反应

19. 注射破伤风抗毒素（TAT）的作用是　　　　　　　　　　　　　　　　　　　（　　）

A. 中和白喉外毒素　　B. 中和破伤风外毒素　　C. 中和所有的外毒素　　D. 中和病毒
E. 刺激人体产生抗毒素

20. 新生儿抗感染的主要抗体是　　　　　　　　　　　　　　　　　　　　　　（　　）

A. IgG　　B. IgM　　C. IgA　　D. IgD　　E. IgE

21. 担负细胞免疫功能的细胞是　　　　　　　　　　　　　　　　　　　　　　（　　）

A. T细胞　　　B. K细胞　　　C. B细胞　　　D. NK细胞　　　E. 巨噬细胞

【X型题】

22. OT试验的临床意义有　　　　　　　　　　　　　　　　　　　　　　　　（　　）

A. 协助对儿童结核病诊断　　B. 诊断成年人结核病　　C. 选择BCG接种对象　　D. 是成年人细胞免疫功能指标之一　　E. 可作为BCG接种效果的检测指标

23. 病毒灭活的概念是　　　　　　　　　　　　　　　　　　　　　　　　　　（　　）

A. 失去感染性　　B. 保留抗原性　　C. 保留血凝特性　　D. 保留细胞融合特性　　E. 保留遗传特性

24. 乙型病毒性肝炎传播的途径有　　　　　　　　　　　　　　　　　　　　　（　　）

A. 消化道传播　　B. 呼吸道传播　　C. 母婴传播　　D. 性接触传播　　E. 血行传播

25. 引起性病的病原体有　　　　　　　　　　　　　　　　　　　　　　　　　（　　）

A. 淋病奈瑟菌　　B. 梅毒螺旋体　　C. 衣原体　　D. HIV　　E. HAV

26. 免疫三大标记技术是　　　　　　　　　　　　　　　　　　　　　　　　　（　　）

A. 免疫荧光技术　　B. 酶免疫测定　　C. 放射免疫测定　　D. 协同凝集　　E. 免疫电泳

27. 自然疫源性疾病的特点有　　　　　　　　　　　　　　　　　　　　　　　（　　）

A. 自然界长期有病原体存在　　B. 节肢动物为传播媒介　　C. 发病有地方性　　D. 发病有季节性　　E. 局部地区突发性烈性传染病

28. 下列哪些病原体可引起食物中毒　　　　　　　　　　　　　　　　　　　　（　　）

A. 霍乱弧菌　　B. 肉毒杆菌　　C. 蜡样芽孢杆菌　　D. 黄曲霉　　E. 产气荚膜梭菌

29. 引起脑膜炎的病原体有　　　　　　　　　　　　　　　　　　　　　　　　（　　）

A. 脑膜炎奈瑟菌　　B. 结核分枝杆菌　　C. 新生隐球菌　　D. 钩端螺旋体　　E. 白喉棒状杆菌

30. 立克次体的特点是　　　　　　　　　　　　　　　　　　　　　　　　　　（　　）

A. 大多是人畜共患病原体　　B. 节肢动物常为传播媒介　　C. 在活细胞内以二分裂方式繁殖　　D. 所致疾病多为自然疫源性疾病　　E. 对所有抗生素及磺胺类药敏感

二、填空题

1. 需用电镜才能观察到的细菌特殊结构是_____，细菌繁殖的方式为_____，对热抵抗力最强的病毒为_____。

2. 细菌的特殊结构有_____、_____、_____、_____。

3. 常见的化脓性球菌包括_____、_____、_____、_____、_____。

4. 写出与下列疾病相关的病毒。原发性肝癌：_____；宫颈癌：_____；鼻咽癌：_____；尖锐湿疣：_____。

5. 免疫的基本功能是_____、_____、_____。

6. 完全抗原具有_____和_____两种性能。

7. 细菌繁殖的方式是_____，而病毒增殖的方式是以_____进行。

8. 免疫球蛋白根据其重链抗原性不同而分为_____、_____、_____、_____、_____五类。

9. 人工自动免疫进入人体的物质是_____。

10. OT 试验阳性说明人体对_____有免疫力。

三、判断题

1. 类毒素是外毒素经甲醛处理之后，去其毒性而保留抗原性的用于自动免疫的生物制剂。 （　　）
2. 用高压蒸汽灭菌即可破坏溶液中的热原质。 （　　）
3. 人体肠道菌群中 99.9％是厌氧菌，大肠埃希菌等仅占 0.1％。 （　　）
4. 卡介苗是人型结核分枝杆菌的死菌苗，用于预防结核病。 （　　）
5. 病毒属非细胞型微生物，其增殖方式为自我复制。 （　　）
6. 干扰素具有广谱抗病毒的作用，它能直接抑制病毒的复制。 （　　）
7. 免疫是抗体对异己成分的识别及排除抗原性异物的一种特异性生理反应。 （　　）
8. 流行性乙型脑炎、狂犬病、钩端螺旋体病均为自然疫源性疾病。 （　　）
9. 艾滋病的病原体是人类免疫缺陷病毒（HIV）。 （　　）
10. 引起沙眼的病原体是沙眼衣原体。 （　　）

参考答案

一、选择题

1. B　2. C　3. C　4. D　5. E　6. D　7. A　8. B　9. E　10. E　11. C　12. C　13. C
14. C　15. E　16. A　17. A　18. C　19. B　20. B　21. A　22. ACDE　23. ABC　24. CDE
25. ABCD　26. ABC　27. ABCD　28. BCDE　29. ABCD　30. ABCD

二、填空题

1. 菌毛　二分裂　HBV
2. 芽孢　鞭毛　荚膜　菌毛
3. 葡萄球菌　链球菌　肺炎链球菌　脑膜炎奈瑟菌　淋病奈瑟菌
4. HBV　HSV-Ⅱ　EBV　HPV
5. 免疫防御　免疫稳定　免疫监视
6. 免疫原性　抗原性
7. 二分裂　自我复制
8. IgG　IgM　IgA　IgD　IgE
9. 抗原
10. 结核分枝杆菌

三、判断题

1. ＋　2. －　3. ＋　4. －　5. ＋　6. －　7. ＋　8. ＋　9. ＋　10. ＋

§1.4 病理生理学

§1.4.1 病理生理学基本知识问答

1. 何谓疾病?

疾病是机体在一定的条件下受病因损害作用后，因机体自稳调节紊乱而发生的异常生命活动过程。在多数疾病中，机体对致病因素所引起的损害发生一系列防御性的抗损害反应，从而表现出功能、代谢、形态上的改变，临床上出现各种症状、体征和社会行为的异常。

2. 试述病理过程的概念。

病理过程是指存在于多种疾病中共同的成套的功能、代谢和形态结构的病理性变化。如肺炎以及所有其他炎性疾病都有炎症这个病理过程。一种疾病可以包含几种病理过程，如肺炎球菌性肺炎时有炎症、发热、缺氧甚至休克等病理过程。

3. 近代死亡概念的主要内容是什么?

近代认为死亡应当是指机体作为一个整体的功能的永久性丧失。整体死亡的标志是脑死亡，即全脑功能的永久性消失。判断脑死亡的主要指征是：深度的不可逆昏迷和大脑全无反应性，所有脑干神经反射消失，自主呼吸停止，瞳孔散大或固定，脑电波消失和脑血液循环停止等。脑血液循环停止是判断脑死亡的重要指征，脑血管造影或同位素检查一旦证明脑血液循环完全停止，即可立即判定死亡。

4. 何谓低钠血症? 常见的低钠血症有哪两种类型? 各型有何特点?

低钠血症是指血清 Na^+ 浓度＜135 mmol/L。低钠血症可根据细胞外液容量的改变情况可分为低容量性低钠血症和高容量性低钠血症。

（1）低容量性低钠血症：特点为失钠多于失水，血清 Na^+ 浓度＜135 mmol/L，血浆渗透压＜290 mOsm/L，伴有细胞外液量的减少，也可称为低渗性脱水。

（2）高容量性低钠血症：特点为血清 Na^+ 浓度＜135 mmol/L，血浆渗透压＜290 mOsm/L，但人体钠总量正常或增多，病人有水潴留使体液量明显增多，故又称水中毒。

5. 低渗性脱水病人为什么早期容易发生外周循环衰竭?

低渗性脱水病人，由于血浆渗透压降低导致水分向细胞内转移，使本来减少的细胞外液进一步减少，血容量显著减少，因而心排血量降低，血压下降，导致低血容量性休克的发生。病人在早期就容易发生外周循环衰竭，出现直立性眩晕，血压下降，四肢厥冷、脉搏细数等症状。

6. 低渗性脱水病人为什么易出现皮肤弹性降低、眼眶内陷?

低渗性脱水病人细胞外液明显减少，且组织间液减少更明显，这是因为血浆蛋白含量增高，同时因脱水造成血液浓缩，使血浆胶体渗透压反而增大，促使一部分组织间液进入血管内。由于组织间液的明显减少，临床上出现一系列组织失水的症状，如皮肤组织失水导致皮肤弹性下降，眼眶组织失水引起眼眶内陷。

7. 高渗性脱水有哪些基本特征？

高渗性脱水的基本特征是失水多于失钠，细胞外液高渗，血清钠大于 150 mmol/L，血浆渗透压大于 310 mOsm/L。高渗性脱水又称低容量性高钠血症。

8. 引起高渗性脱水的主要原因是什么？

（1）水摄入减少：多见于水源断绝，进食或饮水困难等情况。某些中枢神经系统损害的病人、严重疾病或年老体弱的病人，因无口渴感而造成摄水减少。

（2）水丢失过多：可经胃肠道、皮肤、呼吸道及肾脏等途径丢失。

9. 高渗性脱水病人为什么会有口渴感？

高渗性脱水时，由于细胞外液渗透压增高，可通过渗透压感受器反射性引起口渴。此外，由于水分转移，使细胞内液减少，进而导致唾液分泌抑制，口腔及咽喉部干燥，亦可引起口渴。

10. 高渗性脱水时为什么会出现脱水热？

高渗性脱水病人，因细胞内液明显减少，使汗腺分泌减少，皮肤蒸发的水分也减少，散热功能受到影响，可出现体温升高，称为脱水热。

11. 等渗性脱水的基本特征是什么？

等渗性脱水时，钠与水成比例的丧失，细胞外液保持等渗状态，血清钠浓度仍在正常范围，渗透压也可保持正常。

12. 等渗性脱水病人为什么既有低渗性脱水的症状，又有高渗性脱水的症状？

等渗性脱水病人血容量和组织间液均显著减少。由于循环血量减少，血压下降，严重者可导致休克；由于组织间液明显减少，可出现组织脱水症状，如皮肤弹性下降，眼眶内陷等低渗性脱水症状。如果病人未得到及时治疗，由于经皮肤的蒸发以及经肺脏呼吸等途径不断丢失水分，常可转变为高渗性脱水，而出现口渴、尿少等症状。

13. 血清钾浓度的正常值是多少？机体怎样对钾进行调节？

正常人体钾的摄入和排出处于动态平衡，总是保持血清钾浓度在 $3.5 \sim 5.5$ mmol/L 的范围。

钾平衡的调节主要依靠两大机制，即肾的调节和钾的跨细胞转移。在一些特殊情况下，结肠也成为重要的排钾场所。此外，在大量出汗时也可经皮肤排出一定量的钾。

（1）调节钾的跨细胞转移：其基本机制是泵-漏机制。泵是指钠-钾泵，即 Na^+-K^+-ATP 酶将钾逆浓度差泵入细胞内。漏指钾离子顺浓度差通过各种钾离子通道进入细胞外液。

（2）肾对钾排泄的调节：主要依靠远曲小管和集合小管的主细胞完成。主细胞基底膜面的 Na^+-K^+ 泵将 Na^+ 泵入小管间液，而将小管间液的 K^+ 泵入主细胞内，由此形成的主细胞内 K^+ 浓度升高，驱使 K^+ 被动弥散入小管腔中。主细胞的管腔细胞膜对 K^+ 具有高度的通透性，将 K^+ 排至小管腔。

14. 试述低钾血症的原因和发病机制。

（1）消化道摄入的钾减少：一般食物含钾丰富，足够机体需要，不会出现低钾血症。只有在胃肠道梗阻或昏迷不能进食时才会导致低钾血症。

（2）钾排出过多：①经胃肠道丢失，见于频繁呕吐、严重腹泻、胃肠减压等，这是引起小儿低钾血症最常见的原因。②经肾丢失，见于长期、过量应用排钾利尿药、渗透性利尿、肾小管酸中毒、原发性或继发性醛固酮分泌过多等。经肾丢失钾是成人失钾最重要的原因。③经皮肤汗液丢失。汗液中含钾为 $5\sim10$ mmol/L，大量出汗也可引起低钾血症。

（3）钾分布异常：见于①急性碱中毒时 H^+ 从细胞内移出，K^+ 移入细胞内。②应用大剂量胰岛素及葡萄糖使糖原合成增加，而每合成 1 g 糖原需同时动员 0.15 mmol 的 K^+ 从细胞外液向细胞内液转移。③低钾血症型周期性麻痹症。④甲亢与钡中毒。甲亢时甲状腺素过度激活 Na^+-K^+-ATP 酶，使细胞摄钾过多。钡中毒时因钾通道阻滞导致细胞内 K^+ 外流受阻。

15. 低钾血症时心电图有哪些变化？简述其产生机制。

低钾血症时由于心肌电生理改变，心电图方面有以下典型性变化：

（1）T 波低平：T 波反映心室肌的 3 相复极。3 相复极的主要离子电流是 K^+ 外流，低钾血症时心肌细胞膜对 K^+ 的通透性下降，导致该过程延缓而出现 T 波降低、平坦。

（2）u 波增高：目前认为 u 波与浦肯野（Purkinje）纤维的 3 相复极有关，正常人被心室的复极波掩盖而不明显。低钾血症对浦肯野纤维的影响大于心室肌的影响，使浦肯野纤维的复极过程延长大于心室肌的复极过程，故浦肯野纤维的复极过程得以显现，出现 u 波增高。

（3）ST 段下降：ST 段是反映动作电位 2 相平台期，其离子流动为 Ca^{2+} 内流和 K^+ 外流，内、外向电流基本平衡，膜电位维持稳定无升降，心电图上回到基线成 ST 段。低钾血症时膜对 K^+ 的通透性下降，出现 Ca^{2+} 内向电流相对增大，使平台期缩短，ST 段不能回到基线而呈下移斜线状。

（4）心率增快和异位心律：这是由自律性升高所致。

（5）QRS 波增宽：QRS 波反映心室的除极过程，传导性降低使心室肌去极化过程减慢，QRS 波可轻度增宽。

心电图的上述变化，尤以 T 波低平，出现 u 波最为典型。

16. 何谓高钾血症？有哪些原因会引起高钾血症？

血清 K^+ 浓度高于 5.5 mmol/L 称高钾血症。引起高钾血症的原因有：①肾脏排 K^+ 减少。②钾摄入过多。③细胞内 K^+ 释放进入细胞外液过多。

17. 高钾血症对心肌电生理特性有哪些影响？为什么会产生这些影响？

（1）心肌兴奋性改变：高钾血症时，细胞内外的 K^+ 浓度差变小，Em 负值变小，与 Et 差距缩小，兴奋性升高。但当 Em 达到 $-55\sim-60$ mV 时，快 Na^+ 通道失活，兴奋性反而下降。

（2）传导性降低：由于 Em 绝对值减少，0 期除极的速度减慢和幅度减小，传导性下降。

（3）自律性降低：细胞外液 K^+ 浓度升高使膜对 K^+ 的通透性升高，故 4 期 K^+ 外流增大，使 4 期 Na^+ 内流减少，导致自律性下降。

（4）收缩性降低：细胞外液 K^+ 浓度升高，干扰了平台期 Ca^{2+} 内流，使兴奋-收缩耦联障碍，心肌收缩性下降。

由于上述心肌电生理特性变化，常常出现各种心律失常，尤其是一些致死性心律失常，如心室纤颤、心脏停搏等，这是高钾血症的主要死因。

18. 高钾血症时心电图有哪些变化？为什么有这些变化？

（1）T 波高尖：高钾血症时膜对 K^+ 通透性升高，动作电位中与心电图 T 波对应的 3 期 K^+ 外流加速，使 T 波突出而高尖。

（2）P 波和 QRS 波振幅降低，间期增宽：这主要由于传导性明显下降所致。P 波是心房除极波，可因传导延缓变得低平。QRS 波群代表心室除极、因传导性降低使其增宽而电压低。

（3）多种类型的心律失常：由于自律性降低，可出现窦性心动过缓、窦性停搏。由于传导性降低，可出现各类型的传导阻滞，如房室、房内、室内阻滞。此外，因传导性、兴奋性异常等的共同影响出现折返激动可导致室颤。

19. 为什么注射钙剂和钠盐可作为抢救严重高血钾病人的应急措施？

Ca^{2+}、Na^+ 均有拮抗 K^+ 的作用。Ca^{2+} 能使阈电位上移（负值减小），使高钾血症时静息电位与阈电位间的距离稍为拉开，促进兴奋性恢复。此外，细胞外液 Ca^{2+} 增多，动作电位复极第 2 期 Ca^{2+} 内流增多，心肌收缩性增强。给 Na^+ 后，使细胞外液 Na^+ 浓度加大，除极时 Na^+ 内流加快，使 0 期除极上升速度加快，幅度加大，有利于传导性恢复。但 Ca^{2+} 和 Na^+ 的疗效均较短暂，仅作为一种抢救严重高血钾病人的应急措施。

20. 何谓低钙血症？

当血清蛋白浓度正常时，血钙低于 2.2 mmol/L，或血清 Ca^{2+} 低于 1 mmol/L，称为低钙血症。

21. 正常机体有哪几种调节方式共同维持酸碱平衡？各方式有何特点？

正常机体主要是由血液中缓冲系统的调节，肺的呼吸功能对酸碱平衡的调节，肾脏对酸碱平衡的调节，以及组织细胞对酸碱平衡的调节这 4 种调节方式共同维持体内的酸碱平衡。它们在作用时间和强度上是有差别的：血液缓冲系统反应迅速，但作用不持久。肺的调节作用效能大，缓冲作用较快，但仅对 CO_2 有调节作用。细胞的缓冲能力虽强，于 3～4 小时发挥作用，但常可导致血清钾的异常。肾脏的调节作用更慢，常在数小时后起作用，3～5 天才达高峰，但作用却强而持久，特别是对于回收 $NaHCO_3$ 和排出非挥发性酸具有重要作用。

22. 何谓 pH 值？正常人动脉血的 pH 值在什么范围？

pH 值是指溶液内氢离子浓度（$[H^+]$）的负对数。血液的 pH 值是表示血浆酸碱度的标度，正常人动脉血的 pH 值维持在 7.35～7.45 的范围，平均 7.40。

23. 测定血液的 pH 值有什么临床意义？

pH 值是一个可以直接判断酸碱紊乱方向的指标，如 pH 值<7.35 为酸中毒，pH 值>7.45 为碱中毒。此外，从 pH 值还可以看出酸碱紊乱的程度，但 pH 值作为判断酸碱失衡的指标也存在着局限性，它的改变不能区别是呼吸性还是代谢性。pH 值如在正常范围，可能为：①酸碱平衡维持正常。②酸碱平衡紊乱，但代偿良好。③同时存在酸、碱中毒而互相起抵消作用。

24. 何谓动脉血二氧化碳分压？其正常值是多少？

动脉血二氧化碳分压（$PaCO_2$）是指物理性溶解在血浆中的 CO_2 分子所产生的压力（张力），其平均正常值为 40 mmHg，范围为 33～46 mmHg。

25. 测定动脉血二氧化碳分压有何临床意义？

由于 CO_2 通过肺泡膜的弥散速度很快，所以动脉血二氧化碳分压与肺泡气中的二氧化碳分压（$PaCO_2$）基本相等，因此动脉血二氧化碳分压是反映呼吸性酸碱平衡紊乱的重要指标。$PaCO_2$<33 mmHg 表示肺通气过度，CO_2 排出过多，见于呼吸性碱中毒或代偿后的代谢性酸中毒。>46 mmHg 表示肺通气不足，有 CO_2 滞留，见于呼吸性酸中毒或代偿后的代谢性碱中毒。

26. 何谓标准碳酸氢盐？其正常值为多少？

标准碳酸氢盐（SB）是全血在标准条件下（即在 38 ℃、血红蛋白氧饱和度为 100％和 $PaCO_2$ 为 40 mmHg 的气体平衡后）测得的血浆中 HCO_3^- 浓度。正常值为 22～27 mmol/L，平均为 24 mmol/L。

27. 测定血液中的标准碳酸氢盐（SB）有何意义？

因为测定血液中的 SB 时，已排除了呼吸因素的影响，故它可作为判断代谢性因素影响的指标。SB 在代谢性酸中毒时降低，代谢性碱中毒时升高。但在呼吸性酸或碱中毒时，由于肾脏的代偿作用，也可以相应增高或降低。

28. 何谓实际碳酸氢盐？它与标准碳酸氢盐有什么关系？

实际碳酸氢盐（AB）是指隔绝空气的血液标本，在实际体温、$PaCO_2$ 和血氧饱和度条件下测得的血浆 HCO_3^- 浓度。正常人 AB 应与 SB 相等。代谢性酸中毒时 AB 降低，代谢性碱中毒时 AB 增高。

29. 如果实际碳酸氢盐（AB）与标准碳酸氢盐（SB）不相等有什么临床意义？

AB 受呼吸和代谢两方面因素影响，而 SB 只受代谢的影响。所以 SB 与 AB 的差值反映了呼吸因素对酸碱平衡的影响。AB 增加，AB>SB 表示有 CO_2 滞留，可见于呼吸性酸中毒或代偿后的代谢性碱中毒；AB 减少，AB<SB，表明 CO_2 排出过多，见于呼吸性碱中毒或代偿后的代谢性酸中毒。AB 和 SB 的值均低表明代谢性酸中毒或代偿后的呼吸性碱中毒，两者数值均高表明有代谢性碱中毒或代偿后的呼吸性酸中毒。

30. 何谓缓冲碱（BB）？试述其正常值及临床意义。

缓冲碱（BB）是指血液中一切具有缓冲作用的负离子的总和，包括 HCO_3^-、Hb^- 和

Pr^-、HbO_2^-、HPO_4^{2-} 等，通常以氧饱和的全血进行测定。正常值为 45～51 mmol/L，平均为 48 mmol/L。

缓冲碱（BB）是反映代谢性因素的指标，$PaCO_2$ 高低对它无明显影响。全血 BB 值反映血液碱的总量。代谢性酸中毒时 BB 值减少，代谢性碱中毒时 BB 值增加。

31. 何谓碱剩余（BE）？试述其正常值和临床意义。

碱剩余也是指标准条件下（$PaCO_2$ 为 40 mmHg，体温为 37 ℃～38 ℃，Hb 的氧饱和度为 100%），用酸或碱滴定 1L 全血标本至 pH 值为 7.40 时所需的酸或碱的量（mmol/L）。若用酸滴定，使血液 pH 值达 7.40，则表示被测血液的碱过多，BE 用正值表示。如需用碱滴定，说明被测血液的碱缺失，BE 用负值来表示。

全血 BE 正常值范围为 -3.0～+3.0 mmol/L 即（0±3）mmol/L。BE 不受呼吸因素的影响，是代谢成分的指标。代谢性酸中毒时 BE 负值增加，代谢性碱中毒时 BE 正值增加。

BE 也可由全血 BB 和 BB 正常值（NBB）算出：BE＝BB－NBB＝BB－48。

32. 单纯型酸碱平衡紊乱分为哪几种类型？各型有何基本特征？

单纯型酸碱平衡紊乱分为 4 种类型：即代谢性酸中毒、呼吸性酸中毒、代谢性碱中毒和呼吸性碱中毒。

（1）代谢性酸中毒：基本特征是血浆 HCO_3^- 浓度原发性减少，血浆 SB、AB、BB 均降低，AB＜SB，BE 负值增大，在失代偿时 pH 值下降，$PaCO_2$ 代偿性降低。

（2）呼吸性酸中毒：基本特征是血浆 H_2CO_3 浓度原发性增高，$PaCO_2$＞46 mmHg。AB 升高，AB＞SB。肾脏代偿调节后，SB、BB 也可增高，BE 正值增大。失代偿时 pH 值下降。

（3）代谢性碱中毒：基本特征是血浆 HCO_3^- 浓度原发性升高，血浆中 SB、AB、BB 均增高，AB＞SB。同时 $PaCO_2$ 也可发生代偿性增加，BE 正值增大。失代偿时 pH 值升高。

（4）呼吸性碱中毒：基本特征是因通气过度所引起的血浆 H_2CO_3 浓度原发性减少，$PaCO_2$ 下降，AB＜SB。经肾脏代偿调节后，AB、SB、BB 均降低，BE 负值增大。失代偿时 pH 值升高。

33. 何谓代谢性酸中毒？可分为哪两大类？

代谢性酸中毒是指血浆中 HCO_3^- 原发性减少而导致 pH 值下降引起的酸中毒。根据阴离子间隙（AG）的改变，可将代谢性酸中毒分为 AG 增高型和 AG 正常型代谢性酸中毒。

34. 代谢性酸中毒时病人为什么出现呼吸加深加快？呼吸加深加快有何意义？

代谢性酸中毒时，病人血液 H^+ 浓度增加，刺激颈动脉体和主动脉体化学感受器，反射性引起呼吸中枢兴奋，明显地改变肺的通气量。代谢性酸中毒当 pH 值由 7.4 降到 7.0 时，肺泡通气量由正常 4 L/min 增加到 30 L/min 以上。呼吸加深加快是代谢性酸中毒的主要临床表现，其代偿意义是使血液中 H_2CO_3 浓度（或 $PaCO_2$）继发性降低，维持 HCO_3/H_2CO_3 的比值接近正常，使血液 pH 值趋向正常。呼吸的代偿反应是非常迅速的，一般在酸中毒 10 分钟后就出现呼吸增强，30 分钟后即达代偿，12～24 小时达代偿高峰。代偿最大极限是

$PaCO_2$ 降到 10 mmHg，代谢性酸中毒越严重，呼吸的代偿也越强。

35. 代谢性酸中毒对心血管系统有哪些影响？

代谢性酸中毒，特别是严重代谢性酸中毒能产生致死性室性节律失常，心收缩力降低，以及血管对儿茶酚胺的反应性降低。

（1）室性心律失常：代谢性酸中毒时出现的室性心律失常与血钾升高密切相关。高血钾的发生与细胞外 H^+ 进入细胞内与 K^+ 交换，K^+ 逸出外，还与酸中毒对肾小管上皮泌 H^+ 增加，而排 K^+ 减少有关。重度高血钾由于严重的传导阻滞和心肌兴奋性消失，可造成致死性心律失常和心跳停止。

（2）心肌收缩力减弱：酸中毒引起心肌收缩力减弱的机制可能是①H^+ 可竞争地抑制 Ca^{2+} 与肌钙蛋白钙结合亚单位的结合，影响兴奋-收缩耦联。②H^+ 影响 Ca^{2+} 内流。③H^+ 影响心肌细胞肌浆网释放 Ca^{2+}。

（3）血管系统对儿茶酚胺的反应性降低：尤其是毛细血管前括约肌最为明显，使血管容量不断扩大，回心血量减少，血压下降。所以休克时，首先要纠正酸中毒，才能改善血流动力学的障碍，不然会导致休克加重。

36. 何谓呼吸性酸中毒？其常见病因有哪些？

呼吸性酸中毒是指原发性 $PaCO_2$（或血浆 H_2CO_2）升高而导致 pH 值下降引起的酸中毒。

引起呼吸性酸中毒的原因不外乎是 CO_2 排出障碍或 CO_2 吸入过多。在临床上多数情况是由于通气功能不足而致的 CO_2 排出受阻，常见于呼吸中枢抑制、呼吸肌麻痹、呼吸道阻塞、胸廓病变、肺部疾患，以及呼吸机使用不当引起通气量过小。

37. 呼吸性酸中毒对机体有何影响？

呼吸性酸中毒除了有代谢性酸中毒对机体的影响外，甚至比代谢性酸中毒的影响更严重，其理由是：

（1）CO_2 潴留可引起脑血管舒张，脑血流量增加，常引起持续性头痛，尤以夜间和晨起更严重。

（2）高碳酸血症对中枢神经系统的影响，可出现多种精神神经系统功能异常，早期症状包括头痛、不安、焦虑，进一步发展可出现震颤、精神错乱、嗜睡，甚至昏迷，通常称之为"CO_2 麻醉"，如因呼吸衰竭引起的以中枢神经系统功能紊乱为主的精神神经综合征称为肺性脑病。

38. 何谓代谢性碱中毒？哪些常见原因引起代谢性碱中毒？

代谢性碱中毒是指血浆 HCO_3^- 原发性增多而导致 pH 值升高引起的碱中毒。常见的原因如下：

（1）H^+ 丢失：主要经以下两个途径丢失。①经胃丢失：常见于剧烈呕吐及胃液抽吸引起含 HCl 的胃液大量丢失。②经肾丢失：一是应用利尿药。肾小管上皮细胞也富含碳酸酐酶，使用髓襻利尿药（如呋塞米）或噻嗪类利尿药时，H^+ 经肾大量丢失使 HCO_3^- 大量被重吸收，因丧失大量含 Cl^- 的细胞外液形成浓缩性碱中毒。利尿药排 H^+ 的机制主要是利尿药

抑制了髓襻升支对 Cl^-、Na^+ 和 H_2O 的重吸收，使远端流速增加，由于冲洗作用，使小管内 H^+ 浓度急剧降低，促进了 H^+ 的排泌。二是盐皮质激素过多，尤其是醛固酮可通过刺激集合管泌氢细胞的 H^+-ATP 酶泵，促进 H^+ 排泌，也可通过保 Na^+ 排 K^+ 促进 H^+ 排泌，而造成低钾性碱中毒。临床上可见于原发性醛固酮增多症（肾上腺皮质增生或肿瘤）及由于有效循环血量不足导致的继发性醛固酮增多症。此外，糖皮质激素过多如库欣（Cushing）综合征也可发生代谢性碱中毒，因为皮质醇也有盐皮质激素活性。

（2）HCO_3^- 过量负荷：常见于消化道溃疡病病人服用过多的 $NaHCO_3$，或矫正代谢性酸中毒时滴注过多的 $NaHCO_3$ 之后。此外，大量输入含柠檬酸盐抗凝的库存血，脱水时只丢失 H_2O 和 $NaCl$ 造成浓缩性碱中毒，均可使血浆 $NaHCO_3$ 浓度升高。

（3）H^+ 向细胞内移动：低钾血症时因细胞外液 K^+ 浓度降低，引起细胞内 K^+ 向细胞外转移，同时细胞外的 H^+ 向细胞内移动，可发生代谢性碱中毒。

39. 代谢性碱中毒对机体有哪些影响？

轻度代谢性碱中毒病人通常无症状，或出现与碱中毒无直接关系的表现，如因细胞外液量减少而引起的无力、肌痉挛、直立性眩晕，因低钾血症引起的多尿、口渴等。但是，严重的代谢性碱中毒则可出现以下许多方面的功能代谢变化。

（1）中枢神经系统功能改变：严重代谢性碱中毒病人常有烦躁不安、精神错乱、谵妄、意识障碍等中枢神经系统症状。

（2）血红蛋白氧离曲线左移：血液 pH 值升高可使血红蛋白与 O_2 的亲和力增强，以致相同氧分压下血氧饱和度可以增加，血红蛋白氧离曲线左移，血红蛋白不易将结合的 O_2 释出，而造成组织供氧不足。

（3）血浆游离钙降低：严重的急性碱中毒时，神经-肌肉的应激性增高，可出现面部和肢体肌肉抽动、手足搐搦和惊厥等症状。

（4）低钾血症：代谢性碱中毒时常伴有低钾血症。

40. 何谓呼吸性碱中毒？哪些原因可引起呼吸性碱中毒？

血浆 H_2CO_3 浓度或 $PaCO_2$ 原发性减少而导致 pH 值升高引起的碱中毒称为呼吸性碱中毒。

引起呼吸性碱中毒的原因有：①低氧血症。②肺疾病。③呼吸中枢受到直接刺激，如癔症发作时的过度通气，水杨酸直接兴奋呼吸中枢使通气增强，高热、甲亢等因机体代谢过盛使通气功能增强。④人工呼吸机使用不当使通气过大。

41. 何谓缺氧？

当组织得不到充足的氧，或不能充分利用氧时，组织的代谢、功能，甚至形态结构都可能发生异常变化，这一病理过程称为缺氧。

42. 列表说明各型缺氧的血氧变化特点。

各型缺氧的血氧变化特点

缺氧类型	动脉血氧分压	动脉血氧饱和度	血氧容量	动脉血氧含量	动-静脉氧差
低张性缺氧	下降	下降	正常或升高	下降	下降或正常
血液性缺氧	正常	正常	下降或正常	下降	下降

续表

缺氧类型	动脉血氧分压	动脉血氧饱和度	血氧容量	动脉血氧含量	动-静脉氧差
循环性缺氧	正常	正常	正常	正常	升高
组织性缺氧	正常	正常	正常	正常	下降

43. 何谓发热? 发热有何临床意义?

临床上常把体温上升超过正常值 0.5 ℃,称为发热。这一概念不够精确,因许多情况可使体温超过正常 0.5 ℃,其本质并非发热。根据体温调定点的概念,发热是指在致热的作用下,体温调节中枢的调定点上移而引起的调节性体温升高,当体温上升超过正常的 0.5 ℃时,称为发热。发热可看作是疾病的信号和重要的临床表现。体温曲线变化往往反映病情变化,对判断病情、评价疗效和估计预后均有重要参考价值。

44. 何谓应激和应激原? 应激原分为哪三大类?

(1) 应激:是指机体在受到各种内外环境因素刺激时,出现的非特异性全身反应。

(2) 应激原:凡是能引起应激反应的各种因素皆可称为应激原。应激原可分为三大类:①外环境物质因素,如温度的剧变、射线、噪声、强光、电击、中毒、创伤等。②内在因素,自稳态失衡也是一类重要的应激原,如血液成分的改变、心功能的低下、心律失常、器官功能紊乱等。③心理、社会环境因素。心理社会因素是现代社会中重要的应激原,如职业竞争、工作压力、紧张生活、复杂的人际关系、孤独等。

45. 何谓休克? 引起休克的常见原因有哪些?

休克是各种强烈致病因子作用于机体引起的急性循环衰竭,其主要特征是重要脏器微循环灌流障碍和细胞与器官功能代谢障碍所致的一种危重的全身性病理过程。

很多强烈的致病因子均可作为休克的病因,常见的有大出血、大量体液丢失、大面积烧伤、严重创伤、严重感染、急性心力衰竭、强烈超敏反应等因素。

46. 以失血性休克为例,根据休克时微循环的改变大致可将休克分为哪三期?

(1) 休克早期:由于微循环变化的特点是缺血,故称微循环痉挛期或缺血性缺氧期。

(2) 休克期:由于微循环变化的特点是淤血,故称微循环淤滞期或淤血性缺氧期。

(3) 休克晚期:由于微循环变化的特点是微循环衰竭或产生弥散性血管内凝血,故称微循环衰竭期或难治期。

47. 休克时为什么常伴有高钾血症?

下述三方面原因使休克病人常伴有高钾血症。

(1) 休克时,组织细胞损伤可释放出大量 K^+。

(2) 休克时,无氧情况下,糖酵解供能比有氧时经三羧酸循环供能少。由于 ATP 不足,细胞膜上的钠泵功能障碍,使细胞外 K^+ 增多。

(3) 休克时,肾功能障碍,肾排 K^+ 减少。

48. 简述 DIC 的概念。

弥散性血管内凝血 (disseminated or difuse intravascular coagulation, DIC) 是指机体在有关致病因子的作用下,形成以凝血系统激活为始动环节,以广泛微血栓形成、继发性纤维蛋白溶解功能亢进和相继出现的止血、凝血功能障碍为病理特征的临床综合征。主要临床表现为出血、休克、多系统器官功能障碍和溶血性贫血。

49. 何谓缺血-再灌注损伤？

各种原因造成的组织血液灌流量减少可使细胞发生缺血性损伤，当恢复血液再灌注后，组织细胞功能代谢障碍及结构破坏反而加重，因而将这种血液再灌注后缺血性损伤进一步加重的现象称为缺血-再灌注损伤。

50. 何谓细胞凋亡？

由体内外因素触发细胞内预存的死亡程序而导致的细胞死亡过程称为细胞凋亡，是一个不同于坏死的细胞死亡新概念。

51. 细胞凋亡与坏死有什么不同？

细胞凋亡作为一种生理性、主动的细胞死亡的方式，在许多方面与坏死有显著差别，现列表比较如下：

细胞凋亡与坏死的比较

比较项目	坏 死	凋 亡
性质	病理性，非特异性	生理性或病理性、特异性
诱导因素	强烈刺激、随机发生	较弱刺激，非随机发生
生化特点	被动过程，无新蛋白合成，不耗能	主动过程，有新蛋白合成，耗能
形态变化	细胞结构全面溶解、破坏、细胞肿胀	胞膜及细胞相对完整，细胞皱缩，核固缩
DNA 电泳	弥散性降解，电泳呈均一 DNA 片状	DNA 片段化（180～200 bp），电泳呈"梯"状条带
炎症反应	溶酶体破裂，局部炎症反应	溶酶体相对完整，局部无炎症反应
凋亡小体	无	有
基因调控	无	有

52. 何谓心力衰竭？

在各种致病因素的作用下心脏的收缩和/或舒张功能发生障碍，使心排血量绝对或相对下降，即心泵功能减弱，以致不能满足机体代谢需要的病理生理过程或综合征称为心力衰竭，简称心衰。

53. 何谓是呼吸衰竭？

呼吸衰竭是指由于外呼吸功能严重障碍，以致动脉血氧分压低于正常范围，伴有或不伴有二氧化碳分压增高的病理过程。一般以 PaO_2 低于 60 mmHg，$PaCO_2$ 高于 50 mmHg 作为判断呼吸衰竭的标准。

54. Ⅰ型呼吸衰竭与Ⅱ型呼吸衰竭各有什么血气特点？

Ⅰ型呼吸衰竭只有 PaO_2 降低，不伴有 $PaCO_2$ 升高，故又称低氧血症型。Ⅱ型呼吸衰竭既有 PaO_2 降低，又伴有 $PaCO_2$ 升高，故又称高碳酸血症型呼吸衰竭。

55. 何谓急性肾衰竭？

急性肾衰竭是由于肾小球滤过率急剧减少，或肾小管发生变性、坏死而引起的一种严重的急性病理过程，往往出现少尿以及随之而产生的氮质血症、高钾血症、代谢性酸中毒和水中毒等综合征。

56. 何谓慢性肾衰竭？

各种慢性肾脏疾病进行性地破坏肾单位，以致残存的有功能的肾单位终于不足以充分排出代谢废物和维持内环境的恒定，因而体内逐渐出现代谢废物的潴留和水、电解质与酸碱平衡紊乱，以及肾内分泌功能障碍，此种情况称之为慢性肾衰竭。

57. 慢性肾衰竭病人泌尿功能有哪些变化？

（1）尿量的变化：慢性肾衰竭病人早期多出现夜尿、多尿，晚期出现少尿。

（2）尿相对密度变化：早期由于肾浓缩能力减退而稀释功能正常，因而出现低比重尿或低渗尿，随着病情进一步发展可出现等渗尿。

（3）尿蛋白和尿沉渣检查：病人可有轻度至中度蛋白尿，尿中还有少量红细胞和白细胞，甚至出现血尿和脓尿。尿沉渣中管型增多，以颗粒管型为最常见，也可见到巨大的颗粒或蜡样管型。

58. 何谓氮质血症？

肾衰竭时，由于肾小球滤过率下降，含氮的代谢终产物如尿素、肌酐、尿酸等在体内蓄积，因而血中非蛋白氮的含量增加（>28.6 mmol/L，相当于>40 mg/dL），称为氮质血症。

59. 何谓尿毒症？

急性和慢性肾衰竭发展到最严重的阶段，代谢终末产物和内源性毒性物质在体内潴留，水、电解质和酸碱平衡发生紊乱，以及某些内分泌功能失调，从而引起一系列自体中毒症状，称为尿毒症。

60. 何谓多器官功能障碍综合征？

目前大家公认的多器官功能障碍综合征（MODS）的定义，是指在严重创伤、感染和休克时，原无器官功能障碍的病人在短时间内相继出现两个以上系统和器官功能障碍。MODS与那些原患有某些器官衰竭的慢性病病人以后相继引发的另一器官衰竭不同。因此，临床上常见的肺源性心脏病、肺性脑病、肝性脑病以及肝性肾衰竭等均不属MODS的范畴。

§1.4.2 病理生理学自测试题（附参考答案）

一、选择题

【A型题】

1. 急性肾小球肾炎产生全身性水肿的主要机制是 （　　）

A. 醛固酮分泌增加　　B. 抗利尿激素释放增多　　C. 肾小球钠水滤过下降　　D. 肾小球毛细血管通透性升高　　E. 血浆胶体渗透压减低

2. 某溃疡病并发幽门梗阻病人因反复呕吐入院，血气分析结果为：pH 值 7.49、$PaCO_2$ 48 mmHg、HCO_3^- 36 mmol/L，该病人应诊断为 （ ）

　　A. 呼吸性碱中毒　　　B. 呼吸性酸中毒　　　C. 代谢性酸中毒　　　D. 代谢性碱中毒　　　E. 混合性酸碱中毒

3. 氧疗对哪型缺氧效果最好 （ ）

　　A. 血液性缺氧　　B. 低张性缺氧　　C. 循环性缺氧　　D. 组织性缺氧　　E. 混合性缺氧

4. 发热机体常出现 （ ）

　　A. 低渗性脱水　　B. 等渗性脱水　　C. 高渗性脱水　　D. 水中毒　　E. 水肿

5. DIC 最主要的病理特征是 （ ）

　　A. 大量微血栓形成　　B. 凝血功能失常　　C. 纤溶过程亢进　　D. 凝血物质大量消耗　　E. 溶血性贫血

6. 休克早期组织微循环灌流的特点是 （ ）

　　A. 少灌少流，灌少于流　　B. 少灌多流，灌少于流　　C. 少灌少流，灌多于流　　D. 多灌少流，灌多于流　　E. 多灌多流，灌少于流

7. 下列哪项最符合心力衰竭的概念 （ ）

　　A. 心脏每搏输出量降低　　B. 静脉回流量超过心排血量　　C. 心功能障碍引起大小循环充血　　D. 心脏负荷过度引起心功能障碍　　E. 心排血量不能满足机体的需要

8. 慢性呼吸衰竭并发右心衰的主要机制是 （ ）

　　A. 外周血管扩张、阻力降低，静脉回流量增加　　B. 慢性缺氧后血容量增多　　C. 红细胞数目增多，血液黏滞性增高　　D. 肺部病变，肺毛细血管床大量破坏　　E. 肺泡缺氧和 CO_2 潴留引起肺小动脉收缩

9. 肝性脑病的正确概念应是 （ ）

　　A. 肝脏疾病并发脑部疾病　　B. 肝衰竭并发脑水肿　　C. 肝衰竭所致的昏迷　　D. 肝衰竭所致的精神紊乱性疾病　　E. 严重肝病所致的神经精神综合征

10. 哪一类水、电解质紊乱最容易发生低血容量性休克 （ ）

　　A. 低渗性脱水　　B. 高渗性脱水　　C. 等渗性脱水　　D. 水中毒　　E. 低钾血症

11. 下述哪项最符合急性肾衰竭的概念 （ ）

　　A. 肾脏内分泌功能急剧障碍　　B. 肾脏泌尿功能急剧障碍　　C. 肾脏排泄废物能力急剧降低　　D. 肾脏排酸保碱能力急剧降低　　E. 肾脏浓缩稀释功能降低

12. 慢性肾衰竭病人尿量的变化特点是 （ ）

　　A. 早期多尿，晚期夜尿　　B. 早期少尿，晚期多尿　　C. 早期多尿、夜尿，晚期少尿　　D. 早期夜尿，晚期多尿　　E. 早期多尿、血尿，晚期少尿

13. 输入大量库存过久的血液易导致 （ ）

　　A. 高钠血症　　B. 低钠血症　　C. 低钾血症　　D. 高钾血症　　E. 低镁血症

14. 对 DIC 发病机制的描述哪项是不正确的 （ ）

　　A. 血管内皮细胞损伤，激活凝血因子Ⅺ　　B. 组织严重破坏，大量组织因子进入血液　　C. 血细胞大量破坏，释放促凝物质　　D. 羊水进入血液，激活内源性凝血系统　　E. 癌细胞进入血液，激活内源性凝血系统

15. 鼻咽癌的发生可能与哪一种病毒感染有关 （ ）

　　A. 流感病毒　　B. 麻疹病毒　　C. EB 病毒　　D. 巨细胞病毒　　E. 腺病毒

16. 血液缓冲系统中最重要的是 （　）

A. 血浆蛋白缓冲系统　　B. 磷酸盐缓冲系统　　C. 碳酸氢盐缓冲系统　　D. 血红蛋白缓冲系统

E. 氧合血红蛋白缓冲系统

17. 某肾疾患病人，血气分析结果 pH 值 7.32、$PaCO_2$ 30 mmHg、HCO_3^- 15 mmol/L，应诊断为（　）

A. 呼吸性碱中毒　　B. 呼吸性酸中毒　　C. 代谢性碱中毒　　D. 代谢性酸中毒　　E. 混合性

酸碱紊乱

【X型题】

18. 高渗性脱水易出现 （　）

A. 口渴　　B. 休克　　C. 尿少　　D. 脱水热　　E. 皮肤弹性降低

19. 低钾血症可引起 （　）

A. 骨骼肌兴奋性降低　　B. 心肌兴奋性降低　　C. 心肌传导性升高　　D. 心肌自律性升高

E. 平滑肌兴奋性降低

20. 低钾时心电图的变化是 （　）

A. T波低平　　B. 出现u波　　C. QRS波群增宽　　D. PR间期缩短　　E. QT间期缩短

21. 对血清钾浓度过高者可采取的措施有 （　）

A. 葡萄糖和胰岛素同时静脉注射　　B. 可用腹膜透析　　C. 阳离子交换树脂灌肠或口服

D. 补充钙剂使细胞外液 Ca^{2+} 增多　　E. 补充钠盐使细胞外液 Na^+ 增多

22. 导致有效胶体渗透压下降的因素有 （　）

A. 血浆清蛋白浓度下降　　B. 微血管通透性降低　　C. 毛细血管血压增高　　D. 淋巴回流受阻

E. 组织间液胶体渗透压降低

23. 导致血管内外液体失衡而形成水肿的基本因素有 （　）

A. 毛细血管有效流体静压升高　　B. 有效胶体渗透压降低　　C. 淋巴回流受阻　　D. 血浆清蛋

白含量升高　　E. 微血管通透性降低

24. 代谢性酸中毒常见的临床表现有 （　）

A. 呼吸深快　　B. 心肌收缩力减弱　　C. 中枢神经系统抑制　　D. 心律失常　　E. 血管对儿

茶酚胺失去反应

25. 能反映酸碱平衡代谢性指标的是 （　）

A. $PaCO_2$　　B. AB　　C. AG　　D. SB　　E. BE

二、填空题

1. 血清钾浓度低于_____mmol/L 称为低钾血症。其产生原因：_____、_____、_____。

2. 代谢性酸中毒的基本特征是血浆_____浓度原发性减少，血浆 SB、AB、BB 均_____，BE

_____，$PaCO_2$_____。

3. 代谢性碱中毒时 BE 正值_____。

4. 根据缺氧的原因和血氧的变化，一般将缺氧分为_____、_____、_____和_____4 种

类型。

5. 根据发热的病因不同，发热可分_____和_____两大类。前者是由_____引起，后者由

_____引起。

6. DIC 主要临床表现为_____、_____、_____和_____。

7. 尽管引起休克的原因很多，但休克发生的始动环节是_____、_____、_____3 个方面。

8. 肝性脑病时，引起血氨升高的原因是_____、_____。

9. 黄疸时巩膜和皮肤较易被黄染是因为它们富含与胆红素亲和力较强的_____。

10. 引起慢性肾衰竭的疾病中以_____最常见，除此以外，还有许多其他疾病也可引起慢性肾衰竭，它们共同的发病环节是_____。

三、判断题

1. 根据近代死亡概念，整体死亡的标志是脑死亡，即全脑功能的永久性消失。 （　）

2. 等渗性脱水病人既有低渗性脱水的部分症状，又有高渗性脱水的部分症状。 （　）

3. 小儿失钾最重要的原因是经肾失钾。 （　）

4. 长期输入生理盐水可引起低钾血症。 （　）

5. 肝性脑病时，肝脏鸟氨酸循环障碍，导致血氨升高。 （　）

6. 吸入烟雾和毒气可引起急性呼吸窘迫综合征。 （　）

7. 测定血清转氨酶水平可反应肝细胞受损状况。 （　）

8. 代谢性酸中毒时 SB 增加。 （　）

9. 血液性缺氧又称等张性缺氧。 （　）

10. 慢性肾衰早期可出现高钾血症。 （　）

参考答案

一、选择题

1. C　2. D　3. B　4. C　5. B　6. A　7. E　8. E　9. E　10. A　11. B　12. C　13. D

14. A　15. C　16. C　17. D　18. ACD　19. ADE　20. ABC　21. ABCDE　22. AD

23. ABC　24. ABCDE　25. BCDE

二、填空题

1. 3.5　钾摄入减少　钾排出增多　细胞外钾向细胞内转移

2. HCO_3^-　降低　负值增大　代偿性降低

3. 增大

4. 低张性缺氧　血液性缺氧　循环性缺氧　组织性缺氧

5. 感染性发热　非感染性发热　各种生物病原体　生物病原体以外的因素

6. 出血　休克　脏器功能障碍　溶血性贫血

7. 血容量减少　心排血量急剧减少　外周血管容量扩大

8. 氨清除不足　氨生成过多

9. 弹性蛋白

10. 慢性肾小球肾炎　大量肾单位被破坏

三、判断题

1. ＋　2. ＋　3. －　4. ＋　5. ＋　6. ＋　7. ＋　8. －　9. ＋　10. －

§1.5 药理学

§1.5.1 药理学基本知识问答

1. 何谓首关消除？

某些药物从胃肠道吸收入门脉系统在通过肠黏膜及肝脏时先经受灭活代谢，使其进入体循环的药量减少，该过程称首关消除（亦称首关效应或第一关卡效应）。普萘洛尔口服剂量比注射剂量大约高 10 倍，其主要原因是由于该制剂首关消除较强。口腔黏膜给药及直肠给药能避开首关消除。

2. 何谓药物半衰期？

药物半衰期指血浆药物浓度下降一半所需要的时间，用 $t_{1/2}$ 表示。不少药物根据血浆半衰期确定给药次数，如磺胺药 SMZ 和 SIZ 的血浆半衰期分别为 $10 \sim 12$ 小时和 $5 \sim 7$ 小时，故前者每天给药 2 次，后者每天给药 4 次。

3. 何谓药物的生物利用度？

药物的生物利用度是指药物经过肝脏首关消除过程后进入体循环内药物的百分率。可用 F 表示。$F(生物利用度) = \dfrac{进入体循环药物总量}{给药量} \times 100\%$。

根据该定义可知，口服难吸收的药物及首关消除强的药物生物利用度均低。不同厂家生产的地高辛的生物利用度有差异，这是由于制备过程中药物颗粒大小不同，吸收率也就有所差异。

4. 药物的不良反应有哪些表现形式？

（1）副作用：是指药物固有的、在治疗剂量下出现与治疗无关的作用，多为可以恢复的功能性变化，常因药物作用的选择性较低之故，如阿托品解除胃肠平滑肌痉挛时，其抑制腺体分泌作用可表现口干的副作用。副作用常可设法纠正或消除。例如用氢氯噻嗪利尿时，由于具有排钾作用，长期用药可致低钾血症的副作用，同时服用氯化钾即可纠正之。

（2）毒性反应：是指用药剂量过大或药物在体内蓄积过多时发生的危害性反应。毒性反应可立即发生，也可长期蓄积后逐渐产生。前者称为急性毒性，后者称为慢性毒性。此外，还有些药物具有致畸胎、致癌、致突变等特殊形式的药物毒性。

（3）后遗效应：是指停药后，血浆药物浓度降至阈浓度以下时所残存的药理效应。后遗效应可能非常短暂，如服用巴比妥类催眠药后次晨仍可出现嗜睡、乏力等宿醉现象。后遗效应也可能比较持久，如链霉素停药后造成的神经性耳聋便是永久性的后遗效应。

（4）停药反应：是指突然停药后原有疾病加剧的反应。

（5）变态反应：亦称过敏反应，症状有皮疹、发热、造血系统抑制、肝肾功能损害、休克等。

（6）特异质反应：为先天遗传异常所致的反应，有的病人对某些药物反应特别敏感，如缺乏 G6PD 的病人极容易发生溶血、发绀。

5. 何谓药物反应的个体差异？

个体间对药物的反应存在差异，该反应差异表现在量和质两方面。量的差异包括高敏性和耐受性，前者指低于常用量就能发挥通常的效应甚至中毒，后者指高于常用量才能发挥通常的效应。因而，对于量反应差异的病人，要考虑采用"剂量个体化"。过敏反应则是对药物反应质的差异。

6. 何谓习惯性和成瘾性？哪些药物有成瘾性？

习惯性指反复应用某药或某些嗜好一旦停止后会感到不适，例如停止吸烟、饮酒，并不会出现严重的病理状态。成瘾性则是由于长期、反复使用某些药物后，病人对应用这类药物产生一种舒适感（欣快症），机体对这类药物产生了生理性的或精神性的依赖和需求，因而有继续要求使用的欲望。一旦停药，可出现一系列的病理状态（戒断症状），如疲倦、乏力、恶心、呕吐、流涎、出汗、失眠、震颤、激动等，病人可由于难以忍受这些戒断症状而不能自控，甚至不择手段地以图获取相应药物，乃至发生意志消沉、人格丧失及异常行为等。

能够引起成瘾性的药物主要有麻醉性镇痛药类，如吗啡、哌替啶、美沙酮和可待因等，催眠药类如巴比妥类及水合氯醛等，此外还有苯丙胺、可卡因及印度大麻等。

成瘾性最强、对人体危害性最大的药物是麻醉性镇痛药，如鸦片、吗啡和海洛因等。

7. 试述药物的剂量、阈剂量、治疗量、极量、中毒量、致死量及治疗指数的含义。

（1）剂量：一般成人应用药物能产生治疗作用的一次平均用量。

（2）阈剂量：应用药物能引起药理效应的最小剂量。

（3）治疗量：指药物的常用量，是临床常用的有效剂量范围。一般为介于最小有效量和极量之间的量。

（4）极量：指治疗量的最大限度，即安全用药的极限，超过极量就有可能发生中毒。

（5）中毒量：超过极量，产生中毒症状的剂量。

（6）致死量：超过中毒量，导致死亡的剂量。

（7）治疗指数：为半数致死量和半数有效量的比值，即 LD_{50}/ED_{50}，用以表示药物的安全性。治疗指数大的药物相对较治疗指数小的药物安全。

8. 何谓安慰剂和双盲法？有何意义？

（1）安慰剂：是一种在外形、颜色、味道等方面都与被测试药物一样，而实际并无药理活性的物质（如淀粉）。在科学地评价一个新的临床药物疗效时，有必要设立一组只给安慰剂的对照组。只有当所试药物的疗效明显超过安慰剂的疗效时方可认为有价值。有时安慰剂亦可表现出临床疗效或产生副作用，因而要正确评价药物疗效，必须排除病人心理、精神和环境等因素的干扰作用。

（2）双盲法：是在使用安慰剂的基础上设计的一种试验方法，是指被试者（病人）和试验者（医师）双方都不知道使用的是什么药，试验结果的资料由第三者进行处理、评定，故称双盲。因为任何一种治疗方法的效果不仅取决于药物本身，还与病人对药物的信任、医师与病人的关系、医师对治疗方法的暗示或宣传，以及病人对治疗的反应性有关。这些因素都会影响对疗效的评价。采用双盲法可避免或减少上述因素的影响和试验者在判断结果时的主观推测，取得真实准确的结论。

9. 巴比妥类镇静催眠药有何特点？

（1）其效应随剂量的增加而改变，小剂量镇静，中剂量催眠、抗惊厥，大剂量产生麻醉，中毒剂量可麻痹呼吸中枢而致死。

（2）巴比妥类根据其起效快慢和维持长短可分为 4 类：

长效类（慢效）：巴比妥、苯巴比妥。

中效类（中效）：戊巴比妥、异戊巴比妥。

短效类（速效）：司可巴比妥。

超短效类（超速效）：硫喷妥钠。

（3）巴比妥类药物可诱导肝药酶，当与糖皮质激素、雌激素、多西环素、强心苷类及苯妥英钠合用时，使这些药物肝代谢增加，作用减弱。

（4）长期用巴比妥类药物可产生耐受性和依赖性。耐受性是因为有"自身诱导"作用，使肝药酶活性增加，代谢自身加速，血药浓度降低所致。依赖性是因为巴比妥类药物久用可产生习惯性与成瘾性，突然停药可出现不适或戒断症状。

10. 为什么硫喷妥钠作用维持时间短暂？

主要与硫喷妥钠在体内再分布（重新分布）有关。本药的脂溶度高，亲脂性强，静脉注射后迅速进入到血液灌注量较大的脑，因而起效快。该药在肝、肾亦有相当浓度，随后骨骼肌和脂肪内的浓度逐渐上升，此时脑组织等浓度相应下降。最后蓄积于脂肪组织中，30 分钟内蓄积可达注入总量的 36%。可见本药进入脑组织后，能很快转移到肌肉、脂肪等组织中（即再分布），使脑中药物浓度很快降低，因而其作用维持时间短暂。

11. 各型癫痫如何合理选药？

抗癫痫药的合理选药应根据癫痫发作类型决定。

（1）大发作或部分性发作：首选苯妥英钠或卡马西平，如不能控制，可加用苯巴比妥。

（2）失神性小发作：首选乙琥胺，亦可选用氯硝西泮或丙戊酸钠。

（3）精神运动性发作：可选用卡马西平、苯妥英钠和丙戊酸钠。

（4）治疗癫痫持续状态：首选地西泮、劳拉西泮或戊巴比妥钠静脉注射。

12. 氯丙嗪有哪些主要不良反应？

氯丙嗪安全范围较大，但长期较大剂量用于治疗精神分裂症时，可出现下列不良反应。

（1）一般不良反应：有嗜睡、淡漠、无力、视力模糊、鼻塞、心动过速、口干、便秘等中枢神经系统和自主神经系统副作用。局部刺激性较强，不应做皮下注射。静脉或肌内注射氯丙嗪后，少数病人可出现直立性低血压，导致脑缺血而晕倒，故注射给药后应嘱病人卧床 1~2 小时。长期应用可致内分泌功能紊乱，乳房增大、泌乳，儿童生长缓慢，皮肤着色等。

（2）锥体外系反应：主要包括下述 4 个方面。①帕金森综合征：发生率约 30%，表现为肌张力增高、面容呆板、动作迟缓、肌肉震颤、流涎等。②急性肌张力障碍：多见于用药后 1～5 日，主要有舌、面、颈及背部肌肉痉挛，病人出现强迫性张口、伸舌、斜颈、呼吸运动障碍及吞咽困难。③静坐不能：病人出现坐立不安，反复徘徊。④迟发性运动障碍：表现为嘴、唇、舌及肢体不自主的刻板运动，高龄妇女多见。

（3）过敏反应：常见皮疹、接触性皮炎。偶可见微胆管阻塞性黄疸或粒细胞缺乏。

（4）急性中毒：一次吞服大量氯丙嗪后可发生急性中毒，出现昏睡、呼吸抑制、血压下降、心肌损害等，应立即进行对症治疗。

13. 吗啡为什么能治疗心源性哮喘而不能治疗支气管哮喘？

心源性哮喘时，注射吗啡可解除病人的气促与窒息感，并可促进肺水肿液的吸收。其机制如下：

（1）舒张外周血管，降低外周血管阻力，从而降低心脏的前后负荷。吗啡亦降低肺动静脉压，有利于肺水肿的消除。

（2）吗啡的中枢镇静作用可消除病人的恐惧、濒危感与忧郁情绪。

（3）可降低呼吸中枢对肺部传入刺激与对二氧化碳的敏感性，因而减弱了反射性的呼吸兴奋作用。

支气管哮喘的病人则禁用吗啡，这是由于吗啡可抑制呼吸中枢与咳嗽反射，并促组胺释放，使支气管收缩而加重哮喘与呼吸衰竭。

14. 试述阿司匹林的基本作用。

（1）解热作用：其作用部位在丘脑下部的体温调节中枢，通过抑制 PGs 合成而发挥解热作用，用药后能使发热病人体温下降至正常，而对正常体温无影响。

（2）镇痛作用：其镇痛作用部位主要在外周，能减弱炎症时所产生的活性物质 PGs（如缓激肽等）对末梢化学感受器的刺激，也与抗知觉作用有关，故对各种慢性钝痛如头痛、牙痛、神经痛、肌痛、关节痛及痛经等有良好的镇痛效果。

（3）抗炎抗风湿作用：阿司匹林对风湿性及类风湿关节炎有肯定疗效，但无病因治疗作用。

（4）抗血栓形成：阿司匹林有抗血小板聚集及抗血栓形成作用。大剂量阿司匹林可以抑制凝血酶原的形成，引起出血倾向，故一般用小量。

15. 毛果芸香碱和毒扁豆碱均可缩瞳治疗青光眼，其作用机制有何区别？

（1）毛果芸香碱：为 M 胆碱受体激动药，它通过直接激动虹膜括约肌（环状肌）的 M 胆碱受体，使括约肌收缩而缩瞳，从而降低眼内压而治疗青光眼。

（2）毒扁豆碱：为胆碱酯酶抑制药，它通过抑制该处的胆碱酯酶，使环状肌部位的乙酰胆碱降解减慢或减少，从而使乙酰胆碱增多而激动括约肌的 M 受体，引起括约肌收缩而缩瞳，同样能降低眼内压，使房水回流通畅，从而治疗青光眼。

16. 新斯的明药理作用有何特点？试述其主要临床应用。

新斯的明为季铵类化合物，口服吸收少而不规则，故口服剂量较大。该药不易透过血脑屏障，故无明显中枢作用。

新斯的明对效应器官有一定的选择性作用，对骨骼肌兴奋作用最强，对胃肠道、膀胱平滑肌兴奋作用较强，而对心血管、腺体、眼和支气管平滑肌作用较弱。其主要临床应用为：①重症肌无力。②手术后腹胀气和尿潴留。③阵发性室上性心动过速。④非去极化型骨骼肌松弛药过量中毒的解救（如筒箭毒碱中毒）。

17. 试述阿托品的基本药理作用和临床用途。

阿托品为M胆碱受体阻滞药，具有广泛的药理作用和用途：

（1）解除平滑肌痉挛，缓解内脏绞痛。

（2）眼科应用：阿托品能阻断虹膜括约肌和睫状肌上的M受体，导致扩瞳和调节麻痹，可用于扩瞳和治疗虹膜睫状体炎及验光配镜。

（3）抑制腺体分泌：常用于全身麻醉前给药，以减少呼吸道分泌，防止分泌物阻塞呼吸道和吸入性肺炎的发生，亦可用于严重盗汗和流涎症。

（4）增快心率，加速房室传导：阿托品能阻断迷走神经对心脏的抑制，故临床常用阿托品治疗缓慢型心律失常如窦性心动过缓、房室阻滞等。

（5）解除小血管痉挛，改善微循环：阿托品的这种作用与抗M胆碱受体作用无关。大剂量阿托品用于治疗感染中毒性休克。

（6）解救有机磷酸酯类中毒的首选药。

18. 为什么过敏性休克应首选肾上腺素？

肾上腺素具有直接兴奋 α 和 β 肾上腺素受体作用。兴奋心脏的 β_1 受体，使心肌收缩力加强，心率加快，传导加速，心排血量增加；兴奋血管 α 受体，使血管收缩，外周阻力增高，血压升高；亦使支气管黏膜血管收缩，降低毛细血管的通透性，有利于消除支气管黏膜水肿、减少支气管分泌；兴奋 β_2 受体能使支气管平滑肌松弛，并能抑制肥大细胞释放过敏性物质如组胺和慢反应物质等。肾上腺素的上述作用，恰好能解除过敏性休克、低血压、支气管痉挛的症状，故是过敏性休克的首选药物。

19. 阿托品和去氧肾上腺素都可扩瞳，其作用机制和特点有何不同？

（1）阿托品：能阻断眼虹膜括约肌的M受体，导致虹膜括约肌松弛而扩瞳；它亦阻滞睫状肌的M受体，导致睫状肌松弛而引起调节麻痹。阿托品的扩瞳作用持久，且升高眼内压。

（2）去氧肾上腺素：其扩瞳作用是激动眼辐射肌（瞳孔开大肌）的 α 受体，使辐射肌收缩而扩瞳。去氧肾上腺素的扩瞳作用特点是作用时间短，不升高眼内压，不引起调节麻痹，称为快速短效扩瞳药。

20. 常用的 β 受体阻滞药有哪些？

β 受体阻滞药很多，临床有几十种，较常用的有如下几类。

（1）非选择性 β 受体阻滞药：即 β_1、β_2 受体阻滞药。代表性药物有普萘洛尔、噻吗洛尔、吲哚洛尔及纳多洛尔等。

（2）选择性 β_1 受体阻滞药：代表性药物有阿替洛尔、美托洛尔、艾司洛尔及醋丁洛尔等。

(3) α、β受体阻滞药：拉贝洛尔（柳胺苄心定）。

21. β受体阻滞药主要用于治疗哪些心血管系统疾病？

(1) 心律失常：β受体阻滞药能使心肌的自律性降低，传导减慢，故能降低心肌自律性和消除折返，对多种原因所致的过速型心律失常有效，如窦性心动过速、阵发性室上性或室性心动过速、洋地黄中毒及麻醉药引起的心律失常等。

(2) 心绞痛：β受体阻滞药使心率减慢，心肌收缩力减弱，心排血量减少，从而降低心肌耗氧以抗心绞痛。与硝酸甘油合用可互相取长补短，降低耗氧量，提高疗效。

(3) 高血压：β受体阻滞药的降压作用是阻断不同部位的β受体的综合结果。阻断心脏的$β_1$受体，使心收缩力减弱，心率减慢和心排血量减少；阻断肾脏内的β受体，可减少肾素分泌，降低血管紧张素Ⅱ浓度，亦使血压下降；阻断肾上腺素能神经突触前膜的$β_1$受体，减少神经末梢去甲肾上腺素的释放；阻断中枢的$β_1$受体，使兴奋性神经元的活动减弱，从而抑制外周交感神经的功能。该类药物降压作用中等。

(4) 充血性心力衰竭：β受体阻滞药通过上调β受体密度、抑制肾素分泌、抗交感神经作用及降低心肌耗氧量而治疗心力衰竭。

(5) 其他：甲亢及甲亢危象，偏头痛，肝硬化的上消化道出血等。

22. 快速型心律失常如何选择治疗药物？

应根据快速型心律失常的类别，病情的紧迫性，以及病人的心功能状态等选用药物。

(1) 窦性心动过速：首选β受体阻滞药（如普萘洛尔等），也可选用维拉帕米。

(2) 心房颤动或扑动：首选强心苷，转律用奎尼丁，预防复发可加用或单用胺碘酮。控制心室频率用强心苷，亦可加用维拉帕米或普萘洛尔。

(3) 房性期前收缩：首选普萘洛尔、维拉帕米、胺碘酮，次选奎尼丁、普鲁卡因胺。

(4) 阵发性室上性心动过速：可用维拉帕米、普萘洛尔、胺碘酮、奎尼丁、腺苷、普鲁卡因胺。

(5) 室性期前收缩：首选普鲁卡因胺、美西律、胺碘酮。急性心肌梗死时宜用利多卡因、艾司洛尔。强心苷中毒者用苯妥英钠、妥卡尼。

(6) 阵发性室性心动过速：选用利多卡因、普鲁卡因胺、美西律。

(7) 心室纤颤：选用利多卡因、普鲁卡因胺（可心腔内注射）。

23. 试述强心苷的主要临床用途。

强心苷主要用于治疗心功能不全和某些心律失常。

(1) 慢性心功能不全：多种疾患如高血压、心瓣膜病、心肌缺血、先天性心脏病、各种心肌炎、严重贫血等均可引起慢性心功能不全，强心苷能有效地改善动脉系统缺血、静脉系统淤血症状，慢性心功能不全的各种复杂症状得以消失，但强心苷对各种原因引起的心功能不全的疗效有所差异。

(2) 某些心律失常：①心房颤动，强心苷为首选药。它有减慢房室结区和房室束传导的作用，使来自心房过多的冲动不能传导到心室，使心室频率降低。②心房扑动，强心苷是治疗心房扑动最常用的药物。它能缩短心房不应期，因而引起更多折返，使心房扑动转为心房颤动，继而通过减慢传导降低心室率。③阵发性室上性心动过速，强心苷通过反射性兴奋迷走作用而达到疗效。

24. 试述硝酸酯类及亚硝酸酯类药物防治心绞痛的主要作用机制。

（1）降低心肌耗氧量：硝酸酯和亚硝酸酯类药物，对阻力血管和容量血管都有扩张作用。用药后的综合结果是减轻了心脏的前、后负荷，心肌耗氧量明显降低，有利于消除心绞痛。

（2）使冠脉血流量重新分配：①心绞痛发作时心内膜下区域缺血最为严重，硝酸酯和亚硝酸酯类能增加心内膜下供血，又能舒张较大的心外膜血管，就使血液易从心外膜区域向心内膜下缺血区流动。②该类药物能明显舒张较大的心外膜血管及侧支血管，而对阻力血管的舒张作用微弱。当冠状动脉痉挛或狭窄时，缺血区的阻力血管却因缺氧而处于舒张状态。这样，在硝酸甘油等作用下，非缺血区阻力比缺血区为大，这就迫使血流从输送血管经侧支血管而流向缺血区，改善缺血区的血流供应。

25. 为什么说氢氯噻嗪是治疗原发性高血压的一线药物？

氢氯噻嗪能排钠利尿，使细胞外液和血容量减少，这是其初期降压机制。长期用药，血钠浓度降低，可使血管平滑肌对去甲肾上腺素等收缩物质的反应性降低，这是长期用药的降压机制。由于不少降压药（如肼屈嗪、二氮嗪、米诺地尔、可乐定等）长期应用常致水钠潴留而影响降压效果，而氢氯噻嗪的排钠利尿作用正好能消除这些因素而加强降压效果，故氢氯噻嗪可作为治疗高血压的一线用药。

26. 呋塞米为什么是高效利尿药？主要临床适应证有哪些？

呋塞米利尿作用快而强，它作用于肾脏，抑制 Na^+、Cl^- 的重吸收，导致排钠利尿，使肾稀释功能和浓缩功能均降低，故利尿作用强大。临床适应证如下。

（1）顽固性水肿：如心、肝、肾性水肿，尤其是适合其他药物无效者。

（2）局部重要器官水肿：对于急性肺水肿和脑水肿，用药后有良效。

（3）急性肾衰竭的预防和早期治疗：呋塞米能增加肾血流量，改善肾脏缺血缺氧。其强大的利尿作用有助于冲洗阻塞的肾小管，防止其萎缩、坏死。

（4）加速某些毒物的排泄：某些药物或毒物的急性中毒，高效利尿药可强迫利尿，再配合输液，即可加速毒物排泄，对以原型自尿排出的药物及毒物有显效。

27. 抗凝药肝素和双香豆素特点有何不同？

（1）给药途径：肝素只能静脉给药，双香豆素口服给药。

（2）抗凝范围：肝素在体内外均有抗凝作用，双香豆素仅在体内有效。

（3）起效快慢：肝素静脉注射立即起效，双香豆素需 8～12 小时方起效。

（4）维持时间：肝素维持时间短暂，仅 2～4 小时。双香豆素维持时间长，可达 4～7 日。

（5）特殊解毒剂：肝素过量致严重出血用鱼精蛋白解救。双香豆素过量可用大量维生素 K 拮抗。

28. 氨茶碱为什么既能治疗支气管哮喘，又能治疗心源性哮喘？

氨茶碱扩张支气管作用的原理是抑制磷酸二酯酶，使 cAMP 降解减少，细胞内 cAMP

水平提高。另外，氨茶碱尚有阻断腺苷受体作用，因而使平滑肌松弛，用药后常可缓解症状，增加肺通气量。氨茶碱可减少炎症细胞向支气管浸润，具有抗炎作用，故氨茶碱用于治疗支气管哮喘。

氨茶碱有直接兴奋心肌、增加心肌收缩力和心排血量的作用，还有扩张冠脉、松弛支气管和利尿作用，这些都有助于缓解循环系统功能的不足。因此，氨茶碱对心源性哮喘也有一定的治疗价值。

29. 试述糖皮质激素的适应证。

（1）替代疗法：用于急、慢性肾上腺皮质功能减退症（包括肾上腺危象）；用于垂体前叶功能减退及肾上腺次全切除术后作替代疗法。

（2）严重急性感染：如中毒性菌痢、暴发型流脑、中毒性肺炎、急性粟粒性肺结核、猩红热及败血症等。在使用有效的、足量的抗菌药物的同时，可辅以糖皮质激素治疗。原则是先用抗菌药物，后用激素；先停激素，后停抗生素。病毒性感染一般不宜用激素，因可减低机体的防御功能，反使感染扩散加剧。

（3）防止某些炎症后遗症：如用于结核性脑膜炎、脑炎、心包炎、风湿性心瓣膜炎、关节炎、睾丸炎及烧伤后瘢痕挛缩等。对虹膜炎、角膜炎、视网膜炎和视神经炎等非特异性眼炎，激素能消炎止痛，防止角膜混浊，预防瘢痕粘连的发生。

（4）自身免疫性疾病和过敏性疾病：自身免疫性疾病，如风湿热、风湿性心肌炎、风湿性及类风湿关节炎、全身性红斑狼疮、皮肌炎、自身免疫性贫血及肾病综合征等，用激素后多可缓解症状。对过敏性疾病，如荨麻疹、花粉症、血清病、血管神经性水肿、过敏性鼻炎、支气管哮喘和过敏性休克等，激素有良好的辅助治疗作用。

（5）抗休克：对感染中毒性休克、过敏性休克、心源性休克、低血容量性休克有辅助治疗作用。

（6）血液病：用于急性淋巴细胞性白血病、再生障碍性贫血、粒细胞减少症、血小板减少症和过敏性紫癜等。

（7）异体脏器或皮肤移植术后，糖皮质激素可抑制排异反应。

（8）局部应用：糖皮质激素对接触性皮炎、湿疹、肛门瘙痒、牛皮癣等有一定疗效，宜用氟氢松、氢化可的松及泼尼松龙。

30. 碘是合成甲状腺激素的原料，为什么有时又用碘剂治疗甲状腺功能亢进症？

碘是体内合成甲状腺激素的原料，因此小剂量的碘用于防治由于缺碘所造成的单纯性甲状腺肿。

大剂量碘产生抗甲状腺作用的机制如下：

（1）大剂量碘抑制甲状腺球蛋白水解酶，阻止甲状腺激素从甲状腺球蛋白解离、释放到血中去。

（2）大剂量碘通过负反馈抑制促甲状腺激素的释放，致使甲状腺腺体内血管减少，细胞退化，甲状腺激素释放量减少，腺体变小变硬，故具有抗甲状腺作用。大剂量碘的抗甲状腺作用主要用于治疗甲状腺危象和为甲亢病人做术前准备。

31. 胰岛素制剂有哪几种？如何选用？

（1）短效胰岛素：又称普通胰岛素或正规胰岛素。皮下注射后，作用维持 6～8 小时，亦可肌内及静脉注射。由于作用快，维持时间短，适用于严重或伴有并发症的病人，也适用于早期病人，以确定适合的个体用量。

（2）中效胰岛素：有低精蛋白锌胰岛素和珠蛋白锌胰岛素，它们吸收较慢，作用时间可维持 18～24 小时，适于一般中、轻度糖尿病。

（3）长效胰岛素：制剂为精蛋白锌胰岛素，作用维持 24～36 小时，适用于需长期用药的糖尿病病人，也可用于口服降血糖药不能控制的慢性糖尿病病人。中、长效制剂均为混悬剂，不能静脉给药。

32. H$_1$ 受体阻滞药有哪些？试述其主要临床应用。

抗组胺药亦可分为 H$_1$ 受体阻滞药和 H$_2$ 受体阻滞药。

H$_1$ 受体阻滞药有第一、第二代药可供临床使用。常用的第一代药主要有苯海拉明、异丙嗪、曲吡那敏、氯苯那敏、布可立嗪、美克洛嗪、特非那定等。临床主要用于：

（1）变态反应性疾病：H$_1$ 受体阻滞药用于治疗皮肤、黏膜的过敏反应，疗效较好，如荨麻疹、血管神经性水肿、花粉症、过敏性鼻炎、药疹等。对血清病、湿疹、接触性皮炎等的疗效次之。对于缓解皮肤瘙痒症、虫咬皮炎、稻田皮炎、神经性皮炎和感冒时的黏膜卡他也有帮助。对支气管哮喘几无疗效，对过敏性休克无效。

（2）晕动病和呕吐：苯海拉明、异丙嗪、布可立嗪、美克洛嗪对晕动病、妊娠呕吐以及放射病呕吐都有镇吐效果。亦可利用其中枢抑制作用治疗失眠。异丙嗪可对抗氨茶碱中枢兴奋、失眠的副作用。

33. 何谓化疗？

对各种微生物、寄生虫及恶性肿瘤所致疾病的药物治疗统称为化学药物治疗，简称"化疗"。

34. 磺胺药有哪几类？各有何特点？

磺胺药据其吸收难易及应用特点分为 3 类：

（1）肠道易吸收的磺胺类：适于全身感染。根据其血浆半衰期的长短可分为：①短效（$t_{1/2}$＜10 小时）磺胺药：磺胺异噁唑（SIZ）。②中效（$t_{1/2}$ 10～24 小时）磺胺药：磺胺嘧啶（SD），磺胺甲基异噁唑（SMZ）。③长效（$t_{1/2}$＞24 小时）磺胺药：磺胺甲氧嘧啶（SMD），磺胺二甲氧嘧啶（SDM），磺胺间甲氧嘧啶（SMM）。

（2）肠道难吸收的磺胺类：适于肠道感染，有磺胺甲基嘧啶（SM），酞酰磺胺噻唑（PST）及柳氮磺胺吡啶 SASP 等。

（3）外用磺胺类：适于局部感染，有磺胺醋酰（SA），磺胺嘧啶银（SD-Ag）及磺胺米隆（SML）。

35. 简述喹诺酮类药物的发展近况及临床应用情况如何？

喹诺酮类是人工合成的一类抗菌药，其作用机制是通过抑制细菌的 DNA 回旋酶，导致 DNA 降解及细菌死亡。该类药物有：

（1）第一代喹诺酮类：萘啶酸。抗菌谱窄，口服吸收差，血浓度低，现已淘汰。

（2）第二代喹诺酮类：吡哌酸。抗菌活性高于萘啶酸，且对铜绿假单胞菌及部分革兰阳性菌如金黄色葡萄球菌有效。口服吸收好，用于急、慢性尿路感染、革兰阴性杆菌引起的肠道感染和胆道感染等。

（3）第三代喹诺酮类：药物有诺氟沙星、氧氟沙星、环丙沙星、氟罗沙星、依诺沙星、洛美沙星、司氟沙星等。其特点是：①口服吸收较好，血浓度较高。②半衰期相对较长。③与血浆蛋白结合率低，表观分布容积较大。④体内分布广。⑤抗菌谱广，作用较强。临床除用于尿路感染外，还可用于治疗严重的全身性感染及慢性感染的长期治疗。

（4）第四代喹诺酮类：莫西沙星、吉米沙星、加替沙星等。其特点是：①生物利用度约90%。②半衰期长。③抗菌谱广、作用强，对大多数革兰阳性菌和革兰阴性菌、厌氧菌、结核分枝杆菌、衣原体、支原体具有较强抗菌活性，肺炎球菌作用更明显。④不良反应发生率低，莫西沙星至今未见严重过敏反应，几乎没有光敏反应。常用于急、慢性支气管炎和上呼吸道感染，也可用于泌尿生殖系统和皮肤软组织感染等。

36. 异烟肼是治疗结核病的首选药物，它有哪些优点？

（1）性质稳定，价廉。

（2）给药途径广泛，可口服、肌内注射、静脉注射、腔内注射等。

（3）体内分布均匀，易于达到病变部位。脑膜炎时，脑脊液中的浓度与血中浓度相近。穿透力强，可渗入关节腔、胸水、腹水及纤维化或干酪化的结核病灶中。易于透入细胞内，作用于已被吞噬的结核分枝杆菌。对各部位结核均能奏效。

（4）疗效高，毒性小。异烟肼低浓度抑菌，高浓度杀菌。长期应用治疗剂量不致产生严重的毒性反应。

37. 抗生素联合用药的目的是什么？

（1）发挥药物的协同抗菌作用以提高疗效。

（2）延缓或减少耐药菌的出现。

（3）对混合感染或不能作细菌学诊断的病例，联合用药可扩大抗菌范围。

（4）可减少个别药物剂量，从而减少不良反应。

38. 吡喹酮抗血吸虫病有何优点？为什么说它是一种广谱抗蠕虫药？

吡喹酮对血吸虫病具有速效、高效（对慢性血吸虫病远期疗效高达90%以上）、低毒、可口服、疗程短（1～2 日）等优点。此外，吡喹酮是华支睾吸虫病的首选药物，对绦虫、肺吸虫及姜片虫亦有显著疗效，是一个广谱抗蠕虫药。

39. 何谓细胞周期特异性药物？常用的有哪些？

细胞周期特异性药物是指仅对增殖周期中某一期有较强的作用（特别是选择作用于 S 期和 M 期者）的药物。这类药物杀灭癌细胞的能力在一定情况下随剂量的增加而加强，但达到一定剂量后若再加大剂量，也不再有更多的癌细胞被杀灭，因剩留的癌细胞不是其选择作用的细胞。周期特异性药物选择作用于 S 期的有巯嘌呤、氟尿嘧啶、甲氨蝶呤、羟基脲、阿糖胞苷等，作用于 M 期的有长春碱类、紫杉醇、三尖杉碱等。

40. 何谓细胞周期非特异性药物？常用的有哪些？

细胞周期非特异药物是指能杀灭增殖细胞群中各期细胞（包括 M、G_1、S、G_2、G_0 及无增殖力的细胞）的药物。该类药物对癌细胞的杀灭作用遵循一级动力学规律，药物杀灭癌细胞的能力随剂量的增加而加强。临床可采用间隙大剂量用药，以求最大限度地杀灭癌细胞。该类药物有烷化剂类的氮芥、环磷酰胺、噻替哌、白消安、卡莫司汀、洛莫司汀、可莫司汀、司莫司汀等，以及抗癌抗生素的博来霉素、丝裂霉素、多柔比星、柔红霉素和顺铂与卡铂等。

§1.5.2　药理学自测试题（附参考答案）

一、选择题

【A 型题】

1. 受体拮抗药的特点是 （　）

　A. 无亲和力，无内在活性　　B. 有亲和力，有内在活性　　　C. 有亲和力，有较弱的内在活性
D. 有亲和力，无内在活性　　E. 无亲和力，有内在活性

2. 药物的灭活和消除速度决定了 （　）

　A. 起效的快慢　　B. 作用持续时间　　C. 最大效应　　D. 后遗效应的大小　　E. 不良反应的大小

3. 阿托品禁用于 （　）

　A. 青光眼　　B. 感染性休克　　C. 有机磷中毒　　D. 肠痉挛　　E. 虹膜睫状体炎

4. 用氯丙嗪治疗精神病时最常见的不良反应是 （　）

　A. 直立性低血压　　B. 过敏反应　　C. 内分泌障碍　　D. 消化系统症状　　E. 锥体外系反应

5. 强心苷降低心房纤颤病人的心室率的机制是 （　）

　A. 降低心室肌自律性　　B. 改善心肌缺血状态　　C. 降低心房肌的自律性　　D. 降低房室结中的隐匿性传导　　E. 增加房室结中的隐匿性传导

6. 可降低双香豆素抗凝作用的药物是 （　）

　A. 广谱抗生素　　B. 阿司匹林　　C. 苯巴比妥　　D. 氯贝丁酯　　E. 保泰松

7. 在氯霉素的下列不良反应中，哪种与它抑制蛋白质的合成有关 （　）

　A. 二重感染　　B. 灰婴综合征　　C. 皮疹等过敏反应　　D. 再生障碍性贫血　　E. 消化道反应

8. 抗癌药最常见的严重不良反应是 （　）

　A. 肝脏损害　　B. 神经毒性　　C. 胃肠道反应　　D. 抑制骨髓　　E. 脱发

9. 下列药物中成瘾性极小的是 （　）

　A. 吗啡　　B. 喷他佐辛　　C. 哌替啶　　D. 可待因　　E. 阿法罗定

10. 糖皮质激素与抗生素合用治疗严重感染的目的是 （　）

　A. 增强抗生素的抗菌作用　　B. 增强机体防御能力　　C. 拮抗抗生素的某些副作用　　D. 通过激素的作用缓解症状，度过危险期　　E. 增强机体应激性

11. 治疗沙眼衣原体感染应选用 （　）

　A. 红霉素　　B. 青霉素　　C. 链霉素　　D. 庆大霉素　　E. 干扰素

12. 可诱发心绞痛的降压药是 ( )

A. 肼屈嗪　　B. 拉贝洛尔　　C. 可乐定　　D. 哌唑嗪　　E. 普萘洛尔

13. 阿托品不具有的作用是 ( )

A. 松弛睫状肌　　B. 松弛瞳孔括约肌　　C. 调节麻痹，视近物不清　　D. 降低眼内压
E. 瞳孔散大

14. 水杨酸类解热镇痛药的作用特点不包括 ( )

A. 能降低发热者的体温　　B. 有较强的抗炎作用　　C. 有较强的抗风湿作用　　D. 对胃肠绞痛
有效　　E. 久用无成瘾性和耐受性

15. 可乐定的降压机制是 ( )

A. 阻断中枢咪唑啉受体　　B. 激动中枢 α_2 受体　　C. 阻断外周 α_1 体　　D. 阻断 β_1 体　　E. 耗
竭神经末梢去甲肾上腺素

16. 流行性脑脊髓膜炎首选 ( )

A. SMZ　　B. SA　　C. SIZ　　D. SMD　　E. SD

17. 氨基苷类抗生素不具有的不良反应是 ( )

A. 耳毒性　　B. 肾毒性　　C. 过敏反应　　D. 胃肠道反应　　E. 神经肌肉阻断作用

18. 博来霉素适宜用于 ( )

A. 腮腺癌　　B. 肝癌　　C. 骨肉瘤　　D. 皮肤癌　　E. 急性淋巴性白血病

【X型题】

19. 新斯的明临床用于 ( )

A. 重症肌无力　　B. 麻醉前给药　　C. 手术后腹胀气与尿潴留　　D. 阵发性室上性心动过速
E. 筒箭毒碱中毒

20. 去氧肾上腺素扩瞳作用的特点是 ( )

A. 维持时间短　　B. 升高眼内压　　C. 不升高眼内压　　D. 引起调节麻痹　　E. 不引起调节
麻痹

21. 过敏性休克首选肾上腺素，主要与其下述作用有关 ( )

A. 兴奋心脏 β_1 受体，使心排血量增加　　B. 兴奋支气管 β_2 受体，使支气管平滑肌松弛　　C. 兴奋
眼辐射肌 α 受体，使瞳孔开大　　D. 兴奋血管 α 受体，使外周血管收缩，血压升高；使支气管黏膜血管
收缩，降低毛细血管的通透性，利于消除支气管黏膜水肿，减少支气管分泌　　E. 抑制肥大细胞释放过
敏性物质

22. 下列药物为保钾利尿药 ( )

A. 螺内酯　　B. 阿米洛利　　C. 呋塞米　　D. 氨苯蝶啶　　E. 氢氯噻嗪

23. 对晕动病所致呕吐有效的药物是 ( )

A. 苯海拉明　　B. 异丙嗪　　C. 氯丙嗪　　D. 东莨菪碱　　E. 美克洛嗪

24. 诱发强心苷中毒的因素有 ( )

A. 低钾血症　　B. 低氯血症　　C. 高钙血症　　D. 低钠血症　　E. 高钾血症

25. 致听力损害的药物有 ( )

A. 头孢氨苄　　B. 卡那霉素　　C. 利尿酸　　D. 链霉素　　E. 呋塞米

二、填空题

1. 下列药物禁用于支气管哮喘病人：①阿司匹林，因为_____。②吗啡，因为_____。③普萘
洛尔，因为_____。

2. α、β 受体激动药有_____，拮抗药有_____。

3. 吗啡的主要临床用途是_____、_____和_____。

4. 治疗癫痫大发作首选_____，治疗失神小发作首选_____，治疗癫痫持续状态首选_____。

5. 心房颤动首选_____，窦性心动过速宜选用_____。

6. 血管舒张药物治疗慢性心功能不全的主要机制是_____和_____。

7. 长春碱类抗癌药物作用于细胞周期的_____期，氟尿嘧啶作用于_____期。

8. 异烟肼对神经系统的主要不良反应是_____和_____。

9. 普萘洛尔抗高血压主要作用机制是_____、_____、_____和_____。

10. 缩宫素用于催生引产时，必须注意下列两点：①_____。②_____。

三、判断题

1. 新斯的明与毒扁豆碱均能抑制胆碱酯酶，故均用于治疗重症肌无力。　　　（　）

2. 阿托品与去甲肾上腺素均可用于扩瞳，但前者可升高眼内压，后者对眼压无明显影响。（　）

3. 硝酸甘油抗心绞痛的主要原理是选择性扩张冠脉，增加心肌供血供氧。　　（　）

4. 硫喷妥钠维持时间短主要是在肝脏代谢极快。　　　　　　　　　　　　（　）

5. 可乐定降压作用的主要机制是直接扩张外周血管。　　　　　　　　　　（　）

6. 吗啡中毒时用纳洛酮解救。　　　　　　　　　　　　　　　　　　　　（　）

7. 地高辛不宜用于心房颤动。　　　　　　　　　　　　　　　　　　　　（　）

8. LD_{50}/ED_{50} 愈大，药物毒性越大。　　　　　　　　　　　　　　　（　）

9. 雷尼替丁能阻断 H_2 受体，因而抑制胃酸分泌。　　　　　　　　　　（　）

10. 氨苄西林对青霉素 G 的耐药金黄色葡萄球菌有效。　　　　　　　　　（　）

参考答案

一、选择题

1. D　2. B　3. A　4. E　5. E　6. C　7. D　8. D　9. B　10. D　11. A　12. A　13. D

14. D　15. B　16. E　17. D　18. D　19. ACDE　20. ACE　21. ABDE　22. ABD

23. ABDE　24. AC　25. BCDE

二、填空题

1. 诱发"阿司匹林哮喘"　抑制呼吸及释放组胺致支气管收缩　阻断 β_2 受体致支气管痉挛

2. 肾上腺素　拉贝洛尔

3. 镇痛　心源性哮喘　止泻

4. 苯妥英钠　乙琥胺　地西泮静脉注射

5. 强心苷　普萘洛尔

6. 舒张小动脉降低后负荷　舒张静脉降低前负荷

7. M　S

8. 外周神经炎　中枢神经系统症状

9. 减少心排血量　抑制肾素分泌　降低外周交感神经活性　中枢降压作用

10. 严格掌握剂量，避免发生子宫强直性收缩　严格掌握禁忌，以防引起子宫破裂或胎儿窒息

三、判断题

1. －　2. ＋　3. －　4. －　5. －　6. ＋　7. －　8. －　9. ＋　10. －

§2

预防医学知识

现代医学按其研究对象和任务的不同，可分为基础医学、临床医学和预防医学三部分。他们是医学科学中不可分割的部分，共同发挥着防病、治病、保障社会人群健康的职责。

预防医学的概念不仅仅是指传染病的预防与控制，他还涵盖了环境污染、饮食卫生、职业病以及传染病、地方病、职业病、心脑血管病、医源性疾病、恶性肿瘤等的三级预防，同时还包括卫生学和医学统计学的内容。

有关卫生政策、法规方面的内容，本书另辟章节予以叙述。

§2.1 预防医学基本知识问答

一、预防医学概述

1. 试述现代医学的组成部分及其相互关系。

现代医学由基础医学、临床医学和预防医学三部分组成。在临床实践中，既要依靠基础医学和临床医学的知识和技能进行临床科学研究和临床诊治，还要用预防医学的基本观念，结合病人所处的社会和自然环境，考虑疾病的防治措施。

2. 试述预防医学的定义。

预防医学以环境-人群-健康为模式，以人群为主要研究对象，用预防为主的思想针对人群中疾病发生发展规律，运用基础科学、临床医学和环境卫生科学的理论和方法来探查自然和社会环境因素对人群健康和疾病作用的规律；应用卫生统计学和流行病学等原理和方法，分析环境中主要致病因素对人群健康的影响，以制定防制对策；并通过公共卫生措施，达到促进健康和预防疾病、防治伤残和夭折的目的。

3. 试述预防医学的研究对象和内容。

预防医学是以人群为主要研究对象。其内容是针对人群中疾病的消长规律，采用基础科学和卫生学等方法探查自然和社会、环境因素对健康和疾病的作用规律；应用卫生统计学和流行病学原理和方法，分析环境中主要致病因素对人群健康的影响，给予定量评价，并通过公共卫生措施达到促进健康和预防疾病、伤残和夭折。

4. 何谓初级卫生保健？

初级卫生保健（primary heath care，PHC）又称基层卫生保健，它是实现 HFA 的关键策略。WHO 对 PHC 的解释是：从需要来说是必不可少的，从受益面来说是每个人都能享有的，从方法来说是科学的、可靠的、又是能普遍接受的，从费用来说是能负担的，从工作来说是个人、家庭、全社会每个人都能积极参加的。也就是说，PHC 是指最基本的、体现社会平等权利的人人都享有的保健措施，它面向社会、作为社会发展规划的组成部分。

5. 试述预防医学与临床医学的不同之处。

预防医学不同于临床医学，其特点为：

（1）预防医学的工作对象包括个体及群体。

（2）主要着眼于健康和无症状病人。

（3）研究重点为人群健康与环境（工作、生活、社会环境）的关系。

（4）采取的对策更具积极的预防作用，具有较临床医学更大的人群健康效益。

（5）研究方法上更注重微观和宏观相结合。

6. 试述健康的定义。

世界卫生组织（WHO）提出的"健康"的定义为："健康是身体、心理上和社会适应上的完好状态，而不仅仅是没有疾病和虚弱。"

7. 试述影响健康的主要因素。

影响健康的主要因素有：

（1）环境因素：包括自然环境（物理、化学、生物因素），社会环境（社会经济、职业、教育、文化等因素）。

（2）行为生活方式：包括消费类型，各种有害健康的行为等。

（3）医疗卫生服务：包括医疗、预防、康复等机构及社区卫生服务等医疗卫生设施的分配及利用，医疗卫生制度等。

（4）生物遗传因素：造成先天性缺陷或伤残。

8. 何谓疾病的三级预防？

（1）一级预防：又称病因预防，即采取各种措施以控制或消除健康危险因素，并对人群进行卫生宣传教育，采取各种增进健康的措施。

（2）二级预防：又称临床前预防，即在疾病的临床前期做好早期发现、早期诊断、早期治疗，使疾病有可能及早治愈或不致加重。

（3）三级预防：又称临床预防，即对病人采取积极的治疗，以防止疾病恶化，预防并发症，防止病残，促进康复，延长寿命。

二、传染病概述

1. 何谓传染病？

传染病是由各种病原体引起的能在人与人、动物与动物或人与动物之间相互传播的一类疾病。病原体中大部分是微生物，小部分为寄生虫，寄生虫引起者又称寄生虫病。有些传染病，防疫部门必须及时掌握其发病情况，及时采取对策，因此发现后应按规定时间及时向当地防疫部门报告，称为法定传染病。中国目前的法定传染病有甲、乙、丙3类，共39种。

2. 传染病与感染性疾病的概念有何区别？

传染病是由病原微生物（病毒、立克次体、细菌、螺旋体等）和寄生虫（原虫或蠕虫）

感染人体后产生的有传染性的疾病，属于感染性疾病。而感染性疾病亦由病原体引起，但不一定有传染性，在感染性疾病中有传染性的疾病才称为传染病，它可在人群中传播并造成流行。

3. 试述传染病传播的必备条件。

病原体从已感染者排出，经过一定的传播途径，传入易感者而形成新的传染的全部过程。传染病得以在某一人群中发生和传播，必须具备传染源、传播途径和易感人群三个基本环节。

4. 何谓传染源？

在体内有病原体生长繁殖，并可将病原体排出的人和动物，即患传染病或携带病原体的人和动物。患传染病的病人是重要的传染源，其体内有大量的病原体。病程的各个时期，病人的传染源作用不同，这主要与病种、排出病原体的数量和病人与周围人群接触的程度及频率有关。如多数传染病病人在有临床症状时能排出大量病原体，威胁周围人群，是重要的传染源。但有些病人如百日咳病人，在卡他期排出病原体较多，具有很强的传染性，而在痉咳期排出病原体的数量明显减少，传染性也逐渐减退。又如，乙型肝炎病人在潜伏期末才具有传染性。

一般说来，病人在恢复期不再是传染源，但某些传染病（伤寒、白喉）的恢复期病人仍可在一定时间内排出病原体，继续起传染源的作用。

5. 何谓传播途径？

传播途径指病原体自传染源排出后，在传染给另一易感者之前在外界环境中所行经的途径。一种传染病的传播途径可以是单一的，也可以是多个的。传播途径可分为水平传播和垂直传播两类。

由于生物性的致病原于人体外可存活的时间不一，存在人体内的位置、活动方式都有不同，都影响了一个感染症如何传染的过程。为了生存和繁衍，这类病原性的微生物必须具备可传染的性质，每一种传染性的病原通常都有特定的传播方式，例如透过呼吸的路径，某些细菌或病毒可以引起宿主呼吸道表面黏膜层的形态变化，刺激神经反射而引起咳嗽或喷嚏等症状，借此重回空气等待下一个宿主将其带入，但也有部分微生物则是引起消化系统异常，像是腹泻或呕吐，并随着排出物散布在各处。透过这些方式，复制的病原随病人的活动范围可大量散播。

6. 何谓易感人群？

易感人群是指人群对某种传染病病原体的易感程度或免疫水平。新生人口增加、易感者的集中或进入疫区，部队的新兵入伍，易引起传染病流行。病后获得免疫、人群隐性感染，人工免疫，均使人群易感性降低，不易传染病流行或终止其流行。

7. 试述传染病传播的具体途径。

（1）空气传染：有些病原体在空气中可以自由散布，直径通常为 $5\mu m$，能够长时间浮游于空气中，做长距离的移动，主要借由呼吸系统感染，有时亦与飞沫传染混称。

（2）飞沫传染：飞沫传染是许多感染原的主要传播途径，借由病人咳嗽、打喷嚏、说话时，喷出温暖而潮湿之液滴，病原附着其上，随空气扰动飘散短时间、短距离地在风中漂浮，由下一位宿主因呼吸、张口或偶然碰触到眼睛表面时黏附，造成新的宿主受到感染。例如：细菌性脑膜炎、水痘、普通感冒、流行性感冒、腮腺炎、结核、麻疹、德国麻疹、百日咳等。由于飞沫质、量均小，难以承载较重之病原，因此寄生虫感染几乎不由此途径传染其他个体。

（3）粪-口传染：常见于发展中国家卫生系统尚未健全、教育倡导不周的情况下，未处理之废水或受病原沾染物，直接排放于环境中，可能污损饮水、食物或碰触口、鼻黏膜之器具，以及如厕后清洁不完全，借由饮食过程可导致食入者感染，主要病原可为病毒、细菌、寄生虫，如霍乱、甲型病毒性肝炎、小儿麻痹、轮状病毒、弓型虫感染症，于已开发国家也可能发生。有时，某些生物因体表组织构造不足以保护个体，可能因接触病人之排泄物而受到感染，正常情况下在人类族群中不会发生这种特例。

（4）接触传染：经由直接碰触而传染的方式称为接触传染，这类疾病除了直接触摸、亲吻病人，也可以透过共享牙刷、毛巾、刮胡刀、餐具、衣物等贴身器材，或是因病人接触后，在环境留下病原达到传播的目的。因此此类传染病较常发生在学校、军队等物品可能不慎共享的场所。例如：真菌感染的"香港脚"、细菌感染的脓包症（impetigo）、病毒在表皮引起增生的疣，而梅毒的情况特殊，通常是健康个体接触感染者的硬性下疳（chancre）所致。

性传播疾病包含任何可以借由性行为传染的疾病，因此属于接触传染的一种，但因艾滋病在世界流行状况甚为严重，医学中有时会独立探讨。通常主要感染原为细菌或病毒，借由直接接触生殖器的黏膜组织、精液、阴道分泌物或甚至直肠所携带之病原，传递至性伴侣导致感染。若这些部位存有伤口，则病原可能使血液感染带至全身各处。

（5）垂直传染：垂直传染专指胎儿由母体得到的疾病。拉丁文以"inutero"表示"在子宫"的一种传染形式，通常透过此种传染方式感染胎儿之疾病病原体，多以病毒和活动力高的小型寄生虫为主，可以经由血液输送，或是具备穿过组织或细胞的能力，因此可以透过胎盘在母子体内传染，例如 AIDS 和乙型病毒性肝炎。细菌虽较罕见于垂直感染，但是梅毒可在分娩过程，由于胎儿的黏膜部位或眼睛接触到母体阴道受感染之黏膜组织而染病；且有少数情况则是在哺乳时透过乳汁分泌感染新生儿。后两种路径也都属于垂直感染的范畴。

（7）血液传染：主要透过血液、伤口的感染方式，将疾病传递至另一个个体身上的过程即血液传染。常见于医疗使用注射器材、输血技术之疏失，因此许多医疗院所要求相关医疗程序之施行，必须经过多重、多人的确认以免伤害病人，于捐血、输血时，也针对捐赠者和接受者进一步检验相关生理状况，减低此类感染的风险，但由于毒品的使用，共享针头的情况可造成难以预防的感染，尤其对于艾滋病的防范更加困难。

8. 感染过程有哪些表现？

病原体通过各种途径进入人体，就开始了感染过程。感染过程可表现为下列 5 种形式。①病原体被清除。②隐性感染。③显性感染。④病原携带状态。⑤潜伏性感染。上述 5 种表现形式中，以隐性感染最为常见，显性感染最容易识别。

9. 试述在感染过程中免疫应答的作用。

机体的免疫应答对感染过程的表现和转归起着重要作用。免疫应答可分为有利于机体抵抗病原体入侵与破坏的保护性免疫应答和促进病理过程及组织损伤的变态反应两大类。保护性免疫应答又分为非特异性与特异性免疫应答两类：①非特异性免疫应答，是机体对进入体内异物的一种清除机制，包括天然屏障（如皮肤、黏膜及其分泌物的外部屏障，以及血-脑屏障、胎盘屏障等内部屏障）、吞噬作用、体液因子（如补体、溶菌酶、纤连蛋白、各种细胞因子，如白介素 1～6、肿瘤坏死因子、γ-干扰素粒细胞-吞噬细胞集落刺激因子）。②特异性免疫应答，是指由于对抗原特异性识别而产生的免疫。包括由 T 淋巴细胞介导的细胞免疫和由 B 淋巴细胞介导的体液免疫。

10. 特异性免疫在抗感染中有何作用？

特异性免疫（specific immunity）是指由于对抗原特异性识别而产生的免疫。由于不同病原体所具有的抗原绝大多数是不相同的，故特异性免疫通常只针对一种传染病。感染后的免疫都是特异性免疫，而且是主动免疫，通过细胞免疫（cell mediated immunity）和体液免疫（humoral immunity）的相互作用而产生免疫应答，分别由 T 淋巴细胞和 B 淋巴细胞来介导。

（1）细胞免疫：致敏 T 细胞与相应抗原再次相遇时，通过细胞毒性和淋巴因子来杀伤病原体及其所寄生的细胞。在细胞内寄生的细菌（如结核分枝杆菌、伤寒沙门菌）、病毒（如麻疹病毒、疱疹病毒）、真菌（如假丝酵母菌、隐球菌）和立克次体等感染中，细胞免疫起重要作用。T 细胞还具有调节体液免疫的功能。

（2）体液免疫：致敏 B 细胞受抗原刺激后，即转化为浆细胞并产生能与相应抗原结合的抗体，即免疫球蛋白（Ig）。由于不同抗原而产生不同免疫应答，抗体又可分为抗毒素、抗菌性抗体、中和（病毒的）抗体、调理素（opsonin，促进吞噬作用的抗体）、促进天然杀伤细胞的抗体、抑制黏附作用的抗体等。抗体主要作用于细胞外的微生物。

免疫球蛋白在化学结构上可分为 5 类：IgG、IgA、IgM、IgD、IgE，各具有不同功能。在感染过程中，IgM 首先出现，但持续时间不长，是近期感染的标志。IgG 在临床恢复期出现，并持续较长时间。IgA 主要是呼吸道和消化道黏膜上的局部抗体。IgE 则主要作用于原虫和蠕虫感染。

11. 试列举常用的免疫制剂及其作用。

常用的免疫制剂包括主动免疫制剂与被动免疫制剂。前者包括疫苗、菌苗、类毒素等；后者包括抗毒素、丙种球蛋白或高滴度免疫球蛋白。

12. 试述传染病的基本特征。

传染病与其他疾病的区别在于具有下列四个基本特征：①有病原体。②有传染性。③有流行病学特征。④有感染后免疫。

13. 传染病常见的热型有哪些？

热型是传染病重要特征之一，具有鉴别诊断意义。

（1）稽留热：24 小时体温相差不超过 1 ℃，见于伤寒、斑疹伤寒等。

（2）弛张热：24 小时体温相差超过 1 ℃，但最低点未达正常，见于伤寒缓解期、流行性出血热等。

（3）间歇热：24 小时内体温波动于高热与常温之下，见于疟疾、败血症等，又称败血症型热。

（4）回归热：骤起高热，持续数日，高热重复出现，见于回归热、布氏菌病等；在多次重复出现，并持续数月之久时，称为波状热。

（5）马鞍热：发热数日，退热一日，又再发热数日，见于登革热。

14. 发疹性感染的皮疹有何特点？

许多传染病在发热的同时伴有发疹，称为发疹性感染。

（1）按发疹部位分类：包括皮疹（外疹）和黏膜疹（内疹）两大类。疹子的出现时间和先后次序对诊断和鉴别诊断有重要参考价值。如水痘、风疹多发生于起病第 1 天，猩红热于第 2 天，麻疹于第 4 天，斑疹伤寒于第 5 天，伤寒于第 6 天等，但亦都有例外。水痘的疹子主要分布于躯干，天花的疹子多分布于面部及四肢。麻疹有麻疹黏膜疹（科普利克斑），皮疹先出现于耳后、面部，然后向躯干、四肢蔓延等。

（2）按疹子形态分类：可分为 4 大类。①斑丘疹：多见于麻疹，风疹，柯萨奇及埃可病毒感染、EB 病毒感染等病毒性传染病和伤寒、猩红热等。②出血疹：多见于流行性出血热、登革出血热等病毒性传染病；斑疹伤寒、恙虫病等立克次体病和流行性脑脊髓膜炎、败血症等细菌病。③疱疹或脓疱疹：多见于水痘、天花、单纯疱疹、带状疱疹等病毒性传染病、立克次体病及金黄色葡萄球菌败血症等。④荨麻疹：多见于血清病、病毒性肝炎等。

15. 血液常规检查在传染病诊断中有何价值？

血液常规检查中以白细胞计数和分类的用途最广。白细胞总数显著增多常见于化脓性细菌感染，如流行性脑脊髓膜炎、败血症和猩红热等。革兰阴性杆菌感染时白细胞总数往往升高不明显甚至减少，例如布氏菌病、伤寒及副伤寒等。病毒性感染时白细胞总数通常减少或正常，如流行性感冒、登革热和病毒性肝炎等。原虫感染时白细胞总数也常减少，如疟疾、黑热病等。蠕虫感染时嗜酸粒细胞通常增多，如钩虫、血吸虫、肺吸虫感染等。嗜酸性粒细胞减少则见于伤寒、流行性脑脊髓膜炎等。

16. 试述病原体检查在传染病诊断中的价值。

病原体检查包括病原体的直接检出与病原体分离培养。病原体检查是传染病确诊的依据。采集标本时应注意病程阶段、有无应用过抗微生物药物及标本的保存与运送。

（1）病原体直接检出：许多传染病可通过显微镜或肉眼检出病原体而确诊，例如从血液或骨髓涂片中检出疟原虫及利什曼原虫，从血液涂片中检出微丝蚴及回归热螺旋体，从大便涂片中检出各种寄生虫卵及阿米巴原虫等。血吸虫毛蚴经孵化法可用肉眼检出，绦虫节片也可在大便中用肉眼检出。

（2）病原体分离培养：细菌、螺旋体和真菌通常可用人工培养基分离培养，如伤寒沙门菌、志贺菌属、霍乱弧菌、钩端螺旋体、隐球菌等。立克次体则需要动物接种或组织培养才能分离出来，如斑疹伤寒、恙虫病等。病毒分离一般需用组织培养如登革热、脊髓灰质炎等。用以分离病原体的标本可采自血液、尿、粪、脑脊液、痰、骨髓、皮疹吸出液等。

17. 传染病特效疗法常用的有哪几类药物？

病原治疗或特效疗法具有清除病原体的作用，达到根治和控制传染源的目的。常用药物有抗生素、化学治疗制剂和血清免疫制剂等。针对细菌和真菌的药物主要为抗生素与化学制剂。血清免疫学制剂包括白喉和破伤风抗毒素、干扰素和干扰素诱导剂等。

18.《中华人民共和国传染病防治法》将法定传染病分为几类？各包括哪些病种？

《中华人民共和国传染病防治法》自 2004 年 12 月 1 日起施行，将法定传染病分为甲、乙、丙三类。

（1）甲类传染病：是指鼠疫和霍乱。

（2）乙类传染病：是指传染性非典型肺炎、艾滋病、病毒性肝炎、脊髓灰质炎、人感染高致病性禽流感、麻疹、流行性出血热、狂犬病、流行性乙型脑炎、登革热、炭疽、细菌性和阿米巴性痢疾、肺结核、伤寒和副伤寒、流行性脑脊髓膜炎、百日咳、白喉、新生儿破伤风、猩红热、布鲁菌病、淋病、梅毒、钩端螺旋体病、血吸虫病、疟疾。

（3）丙类传染病：是指流行性感冒、流行性腮腺炎、风疹、急性出血性结膜炎、麻风病、流行性和地方性斑疹伤寒、黑热病、包虫病、丝虫病，以及除霍乱、细菌性和阿米巴痢疾、伤寒和副伤寒以外的感染性腹泻病。

此外，自 2008 年 5 月 2 日起，手足口病纳入丙类传染病感染。

19. 试述突发公共卫生事件和传染病报告的内容。

报告内容主要报告内容有疫情发生基本情况（发生地点、波及范围、波及人数、可能传播途径等），疫情发生简要经过，当地卫生机构对疫情处理措施等。

20. 试述关于甲、乙类传染病报告的时限规定。

（1）对甲类传染病和按甲类管理的乙类传染病病人、疑似病人和病原携带者，卫生部规定按甲类传染病管理的其他乙类传染病如突发原因不明的传染病，以及卫生部规定的不明原因肺炎病人，应在 2 小时内完成网络直报。

（2）对其他乙类传染病病人、疑似病人，伤寒和副伤寒、痢疾、梅毒、淋病、白喉、疟疾的病原携带者，卫生部列入乙类传染病管理的其他传染病病人、疑似病人，省级人民政府决定列入乙类传染病管理的其他地方性传染病病人、疑似病人，应在 24 小时内，通过网络进行信息的录入报告。

三、环境污染

1. 试述环境污染的概念及环境污染的来源。

由于人为的或自然的因素，使环境的组成或状态发生变化，扰乱和破坏了生态系统和平衡，对人类健康造成直接、间接或潜在的有害影响。这种现象称环境污染。污染物的来源主要有：

（1）生产性污染：主要为工业"三废"，即废气、废水、废渣。

（2）生活性污染：主要为生活污水、垃圾、粪便。

（3）其他污染物：如城市交通产生的噪声和汽车尾气，电视塔和电磁波通信设备产生的微波和电磁辐射波，原子能和放射性同位素机构排放出的废弃物等。

2. 何谓公害、公害病和公害事件？

由于人为的原因造成广泛的环境污染，引起对居民健康的严重危害和生态的破坏称为公害。因公害而造成的地区性疾病称作公害病。公害对居民健康的危害很大，严重的公害可以引起许多居民患病或死亡称为公害事件。

3. 试述环境污染物的分类。

环境污染物按其性质可分为化学性、物理性和生物性污染物三大类，以化学性污染物最为常见。

（1）化学性污染：种类繁多，可分为无机污染物和有机污染物两类。随着工农业生产的发展和科学技术的进步，人们在环境中接触的化学物质愈来愈多，对人类健康威胁较大。较常见的化学性污染物有：有害气体如 SO_2、CO、NO_x、Cl_2 等；重金属如 Hg、Cd、Pb、Cr、Ni 等；有机化合物如有机磷、有机氯农药、有机溶剂和高分子化合物等。

（2）物理性污染：如噪声、电离辐射、电磁辐射等。

（3）生物性污染：如各种病原微生物、寄生虫等。

4. 为什么说环境保护是我国的基本国策？

环境保护是我国的一项基本国策，关系到广大人民健康和造福子孙后代。其基本方针是"全面规划、合理布局、综合利用、化害为利、依靠群众、大家动手、保护环境、造福人民"。保护环境是一项系统工程，必须把环境作为一个有机整体来看待，既要合理开发和利用资源，发展生活，又要尽可能消除或减少污染，全方位综合治理，保护环境，保障人民健康。

5. 环境污染的防治措施包括哪些方面？

根据我国国情，主要应从控制环境污染源和立法两方面采取综合防制措施。

（1）治理工业"三废"：工业"三废"是环境污染的主要来源，治理"三废"是防止环境污染的主要措施。首先要合理布局这是防止污染危害的一项战略措施。厂址的选择、设计时应与居民区保持一定距离，不得设在城镇的上风侧或水源的上游；居民区不准设立污染环境的工厂。其次要改革工艺、综合利用、化害为利，这是治理"三废"的根本性措施。对尚不能综合利用的"三废"，要进行净化处理，采取经济有效的方法加以净化。

（2）预防农药污染：合理利用农药，减少农药残留。特别是含铅、砷、汞等重金属制剂和某些有机氯农药残留时间长，危害更大。因此应严格规定农药使用范围和使用方法，对于致癌性农药则应绝对禁止使用。提倡综合防治，减少化学农药用量，研究和推广生物防治与物理防治联合或交替应用的方法。加强灌溉农田的卫生管理。引用污水灌溉前进行预处理，达到灌溉标准后才能使用。

（3）预防生活性污染：随着人口的增加，生活水平不断提高，生活用水量不断增大，生活污水的产量也不断增加。另外垃圾质量也发生了变化，如难以降解的塑料等高分子聚合物垃圾比重增大，使垃圾无害化的难度加大。生活污水和垃圾一定要经无害化处理后才能排放或使用。特别应注意医院中污水和垃圾的妥善处理，医疗机构的污水垃圾中常常被许多病原微生物和一些放射性废弃物污染，需要经过特殊处理才能排放。

（4）制定完善的环境保护法律、法规和保证体系：要有效地遏制环境污染，必须有健全的法制。如我国先后颁布了《大气环境质量标准》《大气污染防治法》《污水灌溉农田暂行卫生管理办法》等。我国的环境保护法制的建立虽发展较快，但尚不够健康和完善。1983 年我国第二次全国环境保护大会确定把改善和保护环境作为一项基本国策，并明确指出了"经济建设、城乡建设、环境建设同步规划、同步实施、同步发展，实施经济效益、社会效益和环境效益统一"的环境保护战略方针。这个方针体现在一系列具体政策上，其中主要的一项是实行环境保护责任制，这项政策在促进环境保护与经济发展更紧密结合方面发挥了积极作用。

6. 试述环境污染物对人群健康影响的特点。

（1）广泛性：即影响地区广、人口多、作用面大。

（2）长期性：即剂量往往较低，需长期作用才能造成危害。因此，对人群健康影响时间长，需要长期观察。

（3）复杂性：既有多种因素的影响，又可能有多种污染物的联合作用的影响。

（4）多样性：环境污染物对人体的危害可有局部作用，又可有全身作用，既可有近期作用，又可有远期作用。

7. 环境污染物对健康的危害主要表现在哪些方面？举例说明可引起哪些疾病？

（1）特异性损害：①急性和亚急性中毒。②慢性中毒：主要为环境污染物进入环境后，经过若干年长期作用引起慢性损害。③致癌作用：其中与化学因素有关的占 90%，与物理因素有关的占 5%，与生物因素（真菌、病毒、寄生虫）有关的占 5%。④致畸作用。⑤致突变作用。⑥致敏作用。

（2）非特异性损害：主要表现为一般多发病的发病率增高，机体的抵抗力下降，劳动能力下降等。

（3）环境污染引起的疾病举例：①传染病，如伤寒、霍乱、痢疾等。②公害病，如"水俣病""痛痛病"。③职业病，如硅沉着病、铅中毒等。④食物源性疾病：如细菌性、化学性食物中毒，河豚和毒蕈中毒，食品污染各种致病因子引起的感染性和中毒性疾病。

8. 何谓介水传染病？其流行特点有哪些？

介水传染病是指由于饮用或接触受病原体污染的水而引起的一类传染病，其流行特点如下：

（1）水源一次大量污染后，可出现暴发流行。水源经常受污染，病例可终年不断。

（2）绝大多数病人有饮同一水源的历史。

（3）加强饮水的净化和消毒，疾病的流行能得到迅速的控制。

9. 举例说明环境污染对人体健康的特异性影响。

（1）急性危害：如伦敦的烟雾事件。

（2）慢性危害：例如"水俣病"。

（3）远期危害：①致突变作用，如电离辐射、紫外线等。②致癌作用，如苯并芘、石棉等。③致畸作用，如"反应停"、铅、甲基汞等。④对免疫功能的影响，一类是可引起变态反应性疾病，如二异氰酸酯、棉尘等可引起呼吸道的变态反应性疾病；另一类是机体的免疫抑制剂，如金属类、某些农药等。

10. 试述常见的室内空气污染物对健康的主要危害。

（1）诱发癌症：如吸烟者与被动吸烟者肺癌患病率高，苯引起白血病，放射性氡可引起肺癌。

（2）引起中毒性疾病：急性 CO 和 CO_2 中毒，香烟烟雾、燃料燃烧、烹调油烟引起慢性阻塞性肺疾病（COPD）及空调病等。

（3）传播传染病：传染性非典型肺炎、流行性感冒、麻疹、白喉、军团病等。

（4）引起变态反应：尘螨等室内变应原，可以引起哮喘、过敏性鼻炎、荨麻疹等。

11. 试述防止噪声危害的措施。

（1）控制和消除噪声源：包括密闭声源，吸声和隔声，隔振和阻尼等。

（2）控制噪声的传播：主要是增加噪声源与接受者之间的距离，以及设立屏障，如建立绿化带等。

（3）个人防护：对于接触噪声的作业人员，常可用耳塞、防声棉、耳罩及帽盔等。

（4）执行各类噪声标准和管理规定：把生产和生活的噪声控制在一定的强度和时间内。

12. 国际癌症研究机构将环境致癌物分为哪几类？

（1）对人类致癌物：对人类的致癌证据充分，有 87 种。

（2）对人类很可能或可能是致癌物：A 类，对人很可能致癌，即动物致癌证据充分，但对人类致癌证据有限，有 63 种；B 类：对人可能致癌，即对人类和动物致癌证据均不充分，有 234 种。

（3）现有的证据尚不能就其人类致癌致癌性进行分类物：有 493 种。

（4）对人类很可能不是致癌物：有 1 种，即己内酯胺。

13. 试述中暑的分类。

中暑按病情程度分为三种。

（1）中暑先兆：高温作业工作，在工作过程中，有轻微的头晕、头痛、心悸、无力、体温升高、脉搏加快，但还能坚持工作者，称为中暑先兆。

（2）轻症中暑：具有上述中暑症状而被迫停止工作，但轻短时的休息，症状消失即可恢复工作者。

（3）重症中暑：具有上述中暑症状，并在工作中出现突然晕倒及热痉挛者。

对于中暑先兆和轻症中暑，应使病人迅速离开高温环境，到通风良好的阴凉安静处休息，可适当给予含盐清凉饮料，一般可以逐步恢复。对于重症中暑，则要紧急抢救。治疗原则是迅速降低过高的体温，纠正水、电解质紊乱和酸碱平衡失调，积极防治休克和脑水肿。

14. 试述防暑降温的主要措施。

（1）技术措施：包括合理设计工艺过程，如隔热、通风。

（2）保健措施：饮料及营养补充，个人防护。

（3）体检和职业禁忌证：对高温作业工人应进行就业前和入暑前健康检查。凡有心血管器质性疾病、持续性高血压、溃疡病、活动性肺结核、肝肾疾病、明显的内分泌疾病（如甲亢）、重病后恢复期及体弱者，均不宜从事高温作业。

（4）调整休息时间。

四、饮食与健康

1. 简述食物与健康的关系。

食物是人类生存和维持健康必不可少的物质。当食物被污染或食物中营养素摄入过多或过少时，都可直接危害人体健康。

（1）食物被污染：可引起食物中毒，如化学性、细菌性、动植物及其毒素等食物中毒。长期摄入被污染的食物后可引起慢性危害及致癌、致畸、致突变等，如黄曲霉毒素污染食物可引起肝癌。

（2）营养素不足：可导致营养缺乏病如蛋白质、热能营养不良、缺铁性贫血、佝偻病等。

（3）营养素过多：过量摄入营养素可导致营养过剩或中毒，如肥胖症、维生素 A 中毒等。

2. 何谓合理营养？试述其基本卫生学要求。

合理营养是指全面而平衡的营养。合理营养应满足以下基本要求：

（1）能供给足量的营养素和热能，以保证机体生理活动和劳动的需要。

（2）应保持各种营养素摄入量及消耗量的平衡和营养素之间的平衡。

（3）食物应具有良好的色、香、味，能引起食欲。

（4）食物本身无毒，无病原体和农药等化学物质污染，加入的食品添加剂应符合卫生要求。

3. 试述《中国居民膳食指南》的主要内容。

《中国居民膳食指南》是根据营养学原则，结合我国居民膳食中存在的主要缺陷而制定的，其主要内容如下：

（1）多吃蔬菜、水果和薯类。

（2）常吃奶类、豆类及其制品。

（3）经常吃适量的鱼、禽、蛋和瘦肉，少吃肥肉和荤油。

（4）食量与体力活动要平衡，保持适宜体重。

（5）吃清淡少盐膳食。

（6）如饮酒，应限量。

（7）吃清洁卫生、不变质的食物。

4. 试述膳食纤维的生理功能。

（1）通便防癌。

（2）降低血清胆固醇，可预防心脑血管疾病。

（3）降低餐后血糖，辅助防治糖尿病。

（4）吸附某些食品添加剂、农药、洗涤剂等化学物质。

5. 试述心血管疾病与营养的关系。

与心血管疾病有关的营养因素主要有：

（1）脂肪：总摄入量与动脉硬化发病率呈正相关。

（2）胆固醇：胆固醇的摄入量与动脉粥样硬化呈正相关。

（3）热能和糖类：总热能的摄入量大于消耗量，可引起单纯性肥胖，还可使血三酰甘油升高。膳食纤维有减低血胆固醇的作用。

（4）蛋白质：适当的摄入蛋白质对人体影响不大，但过多地摄入蛋白质则可促进动脉粥样硬化。

（5）维生素和无机盐：维生素C有减缓动脉粥样硬化作用，维生素E有抗衰老作用，烟酸有防止动脉粥样硬化、减低血胆固醇和三酰甘油作用。钙有利尿作用和降压效果，镁可使外周血管扩张。铜缺乏可引起心血管损伤和血胆固醇升高，摄入过多的食盐可促进心血管疾病的发生，过量的铁可引起心肌损伤和心律失常、心力衰竭等。

6. 试述食物中毒的特点。

（1）突然暴发，潜伏期短，来势急剧，短时间内有许多病例同时出现，发病后很快形成高峰。

（2）发病者都有类似的临床症状和体征。

（3）易集体发病，一般无传染性。

（4）有食同一食物的历史，发病范围局限在摄食某种食物的范围内，停止食用，发病即停止。

7. 简述食物中毒事件的处理原则。

（1）迅速赶赴事件现场抢救病人。

（2）立即封存可疑食物，禁止可疑食物继续食用或出售（可疑食物是指全部中毒者均吃过而健康者未吃过的食物）。

（3）采集可疑食物、病人排泄物、呕吐物、洗胃液等样品，立即化验。

（4）对中毒事件进行卫生学调查。

（5）确定食物中毒后，应根据《食品中毒调查报告办法》及时向当地食品卫生监督部门报告，同时追究当事人的法律责任。

8. 试述肥胖症的发病原因及其主要并发症。

（1）发病原因：①饮食习惯多表现为多食、贪食、食欲亢进。②体质和遗传因素。③内分泌和神经调节因素，如甲状腺功能低下使基础代谢降低，能量消耗减少。④运动量少。

（2）常见并发症：糖尿病、冠心病、高三酰甘油血症及动脉粥样硬化等。

9. 试述易受黄曲霉毒素食品污染的食物及其危害。

黄曲霉素最易在花生上生长，其次在玉米、小麦、稻米、豆类，肉类制品中也能繁殖。黄曲霉毒素毒性极大，急性中毒症状主要为发热、呕吐、食欲减退，继而出现黄疸，重者可出现腹水，部分病人有肝大及压痛。长期摄入低浓度或较短时期摄入高浓度黄曲霉毒素均可诱发肝癌、胃癌、结肠癌等。

10. 简述食品的防霉去毒措施。

（1）防霉：控制粮食含水量在 13％ 以下即可防霉。保持粮粒及花生外壳的完整，使用化学熏蒸剂，对防止真菌侵染也有一定作用。

（2）去毒：挑除霉粒，适用于花生。碾轧加工及加水搓洗，适用于大米。脱胚去毒，适用于玉米。加碱破坏毒素，适用于食用油。其他如紫外线照射、盐炒法等有一定去毒效果。

（3）加强食品卫生监测。

11. 试述食品添加剂的概念及常用的食品添加剂。

食品添加剂是指为改善食品色、香、味，以及为防腐和加工工艺的需要而加入食品中的化学合成或天然物质。常用的食品添加剂有如下几类：

（1）防腐剂：如苯甲酸及其钠盐，山梨酸及其钾盐。

（2）抗氧化剂：如丁基羟基茴香醚，二丁基羟基甲苯，没食子酸丙酯、异抗坏血酸钠等。

（3）护色剂：如硝酸钠（0.5 g/kg）和亚硝酸钠（0.15 g/kg）。

（4）甜味剂：如天然甜味剂，如蔗糖、果糖、葡萄糖等。人工合成甜味剂，如糖精、甜蜜素和甜味素等。

（5）增味剂：如谷氨酸钠（味精）。

（6）着色剂：如红曲色素、姜黄、胡萝卜素等天然着色剂以及苋菜红、胭脂红等人工合成着色剂。

五、职业病概述

1. 试述常见的职业有害因素及其对健康的影响。

（1）生产性毒物：包括金属、类金属、有机溶剂、刺激性气体、窒息性气体、农药、高分子化合物生产中的单体、佐剂等。其主要危害是引起急、慢性中毒，还可致癌、致畸、致突变等。

（2）生产性粉尘：如硅沉着病、石棉尘、煤尘、水泥尘、棉尘等，这些粉尘均可引起肺尘埃沉着病，石棉尘有致癌作用。

（3）物理因素：常见的有异常气象条件，如高温、高湿、强辐射、低气流等可引起中暑；高气压下工作一定时间后，如减压过快可引起减压病；高空飞行或高原作业时，机体不适应低压、低氧环境可致航空病、高山病；紫外线照射可引起电光性眼炎；红外线照射可引起白内障；电离辐射如 X 射线、γ 射线、β 粒子等可引起放射病和致癌作用；噪声可引起耳聋。

（4）生物性因素：如兽毛制品业、皮革加工业可接触到炭疽杆菌和布氏杆菌而引起炭疽杆菌病和布氏杆菌病。森林作业人员受蜱叮咬可感染远东型脑炎病毒。

（5）生产过程中的不良因素：如强迫体位的工作姿势可引起扁平足、下肢静脉曲张、脊柱变形等。运动系统长期处于过度紧张可引起肩周炎、滑囊炎、神经疼痛、肌肉疼痛等。

2．试述职业病的特点。

（1）病因明确。

（2）病因和发病率、病损程度有明显的剂量-反应关系。

（3）常出现相同职业人群中有相同职业病的流行，且临床表现类似。

（4）早发现，早治疗，早处理则愈后好。大多数职业病无特殊治疗方法，多以对症治疗为主，所以一级和二级预防是预防职业病的最有效的措施。

3．试述我国规定的职业病的诊断原则和依据。

职业病的诊断是一项政策性和科学性很强的工作，它涉及劳保待遇、劳动能力鉴定，关系到国家及病人的切身利益，诊断时需注意以下几个方面：

（1）根据国家颁布的职业病诊断标准及有关规定，力求防止误诊，漏诊。

（2）综合分析，集体诊断，由诊断小组确诊。

（3）诊断主要根据三方面的资料：即详细的职业史，生产环境的卫生调查资料，临床表现及实验室或特殊检查结果。

4．职业病的健康监护概念及其内容有哪些？

职业病的健康监护是指对接触职业性有害因素的劳动者的健康状况进行系统检查和分析，从而发现早期健康损害的重要措施，其工作内容如下：

（1）上岗前（就业前）健康检查：掌握劳动者就业前的健康状况及有关的基础数据，确定该劳动者健康状况是否适合从事某种作业。

（2）定期健康检查：是指按一定时间间隔对从事某种作业的劳动者的健康状况进行检查，其目的是及时发现职业性有害因素对劳动者健康的早期损害或可疑征象，并为评价生产环境提供资料。

（3）离岗时健康检查：指用人单位在接触职业性有害因素的劳动者离岗时进行的健康检查。目的是确定劳动者在本单位工作期间，是否受到职业危害因素影响，以便及时发现和处理，并为劳动者的健康状况的连续观察提供资料。

（4）应急健康检查：指由于劳动者在生产过程中经历了某些特殊情况，用人单位及时组织进行的健康检查和医学观察。

5．试述慢性职业性铅中毒的三级预防。

（1）一级预防：又称病因预防。①主要控制和消除空气中铅的含量，使之低于国家最高容许浓度。②开展就业前体检，有神经系统、贫血、高血压、肝及肾病者等不能从事铅作业。③对从事铅作业人群进行卫生宣传教育，加强体育锻炼和营养，采取各种措施增进健康。④定期检测环境空气中铅的浓度。

（2）二级预防：对从事铅作业人群定期进行体格检查，以早期发现急、慢性铅中毒。做到早发现，早诊断，早治疗，争取早期治愈，不致使疾病加重。

（3）三级预防：积极有效的治疗措施，如首选药物为依地酸二钠钙进行驱铅治疗。促进康复，预防其病情恶化，防止病残，延长寿命。

6. 粉尘对人体的致病作用有哪些?

（1）局部刺激作用：吸入粉尘首先作用于呼吸道黏膜，引起鼻炎、咽炎、喉炎和气管、支气管炎。刺激性强的铬酸盐尚可引起鼻黏膜糜烂、溃疡，甚至发生鼻中隔穿孔。

（2）中毒作用：吸入铅、锰、砷等有毒粉尘，可致全身中毒。

（3）变态反应：棉、大麻、对苯二胺等粉尘可致支气管哮喘及湿疹等。

（4）光感作用：沉着于皮肤的沥青粉尘，在日光照射下产生光化学作用，可引起光照性皮炎。

（5）致癌作用：如放射性物质、镍、铬酸盐可引起肺癌，石棉尘可引起胸膜间皮瘤。

（6）致纤维化作用：长期吸入硅沉着病、石棉尘可引起肺尘埃沉着病。

7. 根据职业病的诊断依据，试述慢性苯中毒的诊断。

（1）有长期苯作业的接触史。

（2）有慢性苯中毒的临床表现，如中毒性类神经征、造血系统损害的表现。

（3）实验检测：血液检验白细胞或血小板或红细胞或全血细胞下降。较早即可出现白细胞下降，随后血小板下降，接着可能红细胞下降。

（4）现场生产环境空气中多次测定苯浓度在国家规定的最高容许限值以上。

8. 试述恶性肿瘤的一级预防措施。

（1）加强环境保护及食品卫生立法，消除或减少环境中的致癌因素。

（2）消除职业致癌因素，尤其对已经明确的致癌物质的消除和控制是十分重要的措施。

（3）合理使用药物，切忌滥用药物及放射线，尤其是妇女的诊断性照射，以防止白血病、骨肉瘤、皮肤癌等。

（4）注意饮食卫生，避免高脂肪、低维生素及低纤维膳食，防止食用霉变粮食及烟熏的食物等。

（5）讲究卫生，改变不良生活方式，如戒除或节制烟酒等。

（6）加强防癌健康教育，特别对高危人群应提高他们的认识和自我保健能力。

六、统计知识

1. 在统计学中，何谓总体、样本、同质与变异?

（1）总体：按照统计研究目的而确定的同类事物或现象的全体称为总体。

（2）样本：由总体中按预先规定的概率随机抽取出的一部分称为样本。如观察某药对高血压的疗效，那么所有高血压病人就是该研究的总体。在实验中观察了50名病人，这50名病人就是样本。

（3）同质：对观察指标影响的因素相同称为同质。

（4）变异：变异是指在同质的基础上个体间的差异。如用同一药物治疗肺结核，疗效有好有差。同一条件下每次实验测得的数据有大有小等。

2. 何谓概率？

概率是指描述随机事件发生可能性大小的指标，常用 P 表示，取值范围 $0 \leqslant P \leqslant 1$。

3. 何谓算术均数、几何平均数、中位数？其适用范围如何？

（1）算术均数（均数）：用 $\bar{x}$ 表示，它是一组已知性质相同的数值之和除以数值个数所得的商，用于反映一组同质数值变量的平均水平。其适用条件是资料呈正态或近似正态分布的，如正常人的身高、体重、胸围、红细胞数等。

（2）几何平均数：用 G 表示，其适用条件是等比级数资料或原始观察值呈偏态分布，经对数转换为正态分布或近似正态分布的资料。如抗体的平均滴度、细菌计数等。

（3）中位数：用 M 表示，是一组观察值由小到大排列，位于中间位置上的那个数值。适用于描述任何分布，特别是偏态分布资料以及频数分布的一端或两端无确切资料的中心位置。

4. 常用的相对数指标有哪些？应用时应注意哪些事项？

（1）率：又称频率指标，是指在一定观察时间内，某现象实际发生数与可能发生该现象的总数之比，用以说明某现象发生的频率或强度。常以百分率（%）、千分率（‰）、万分率（1/万）、十万分率（1/10万）等表示。

（2）构成比：是指事物内部某一部分的观察单位数与事物内部各组成部分的观察单位数总和之比，用以说明事物内部各部分所占的比重或分布。常用百分数表示，故又称百分比。

（3）相对比：是指两个有关指标之比，说明两个指标的比例关系。两个指标可以是绝对数、相对数、平均数；可以是性质相同或性质不同。

应用相对数的注意事项：①计算相对数时分母不宜过小。②正确区分构成比和率，不能以构成比代替率。③正确计算平均率。④对率和构成比进行比较时，应注意资料的可比性。⑤率的标准化。⑥样本率或构成比进行比较时要作假设检验。

5. 何谓均数的抽样误差、标准误及其用途？

由于抽样而引起的差异称为均数的抽样误差。样本均数的标准差称为标准误，其用途有：①用来衡量抽样误差大小，标准误越小，样本均数与总体均数越接近，即样本均数的可信度越高。②结合标准正态分布曲线下的面积规律，估计总体均数的置信区间。③用于假设检验。

✎ §2.2　预防医学自测试题（附参考答案）

一、选择题

【A 型题】

1. 现阶段医学模式的转变是指 （　　）

A．从神灵主义医学模式向自然哲学医学模式转变　　B．从机械论医学模式向生物医学模式转变

C. 从自然哲学的医学模式向生物-心理-社会医学模式转变　　D. 从神灵主义医学模式向生物-心理-社会医学模式转变　　E. 从生物医学模式向生物-心理-社会医学模式转变

2. 生物心理社会医学模式的特点是 （　　）

A. 重视社会心理因素对人类健康的影响　　B. 重视生物、心理因素对人类健康的影响　　C. 重视社会生物因素对人类健康的影响　　D. 重视生物、心理、社会因素对人类健康的影响　　E. 重视心理、行为、情感因素对人类心身健康的影响

3. 流行病学研究的对象是 （　　）

A. 疾病　　B. 病人　　C. 人群　　D. 健康人　　E. 亚临床型病人

4. 流行病学与临床医学的区别在于 （　　）

A. 在群体水平上研究疾病现象　　B. 研究疾病的病因学　　C. 提供诊断依据　　D. 不涉及药物治疗　　E. 不研究疾病的预后

5. 流行病学的定义可概括为 （　　）

A. 研究传染病的发生、发展和转归的科学　　B. 研究非传染病的发生、发展和转归的科学　　C. 研究人群中疾病与健康状况的分布及其影响因素，并研究如何防治疾病及促进健康的策略与措施的科学　　D. 研究疾病的诊断、治疗及预防的科学　　E. 研究影响传染病流行的各种因素

6. 表示流行强度的一组术语是 （　　）

A. 散发、流行和大流行　　B. 周期性、季节性和长期变异　　C. 发病率、死亡率和患病率的大小　　D. 传染性、易感性和免疫性的大小　　E. 暴发、传染性、致病力

7. 疾病发生的基本条件是 （　　）

A. 机体抵抗力下降　　B. 环境中有大量的病原体存在　　C. 人群中营养状况普遍不良　　D. 致病因素与宿主同时存在　　E. 致病因素、宿主和环境相互作用失去平衡

8. 我国 1989 年规定法定报告的病种中属于甲类的是 （　　）

A. 病毒性肝炎　　B. 流行性乙型脑炎　　C. 流行性脑脊髓膜炎　　D. 流行性感冒　　E. 霍乱

9. 我国规定的监测传染病是 （　　）

A. 疟疾、流感、脊髓灰质炎、斑疹伤寒、回归热、登革热　　B. 鼠疫、霍乱、天花、黄热病、回归热、出血热　　C. 疟疾、流感、脊髓灰质炎、出血热、回归热、登革热　　D. 鼠疫、霍乱、黄热病、回归热、斑疹伤寒　　E. 疟疾、流感、流脑、回归热、登革热、斑疹伤寒

10. 保护易感人群采用的各种免疫措施中最重要的是 （　　）

A. 转移因子等免疫激活剂　　B. 高效价免疫球蛋白　　C. 丙种球蛋白　　D. 疫苗或菌苗　　E. 药物预防

11. 对病毒或真菌污染的物品消毒，如体温表，最好用 （　　）

A. 漂白粉　　B. 过氧乙酸　　C. 石炭酸　　D. 乙醇　　E. 来苏儿

12. 目前我国计划免疫的正确含义是 （　　）

A. 对儿童进行脊髓灰质炎、百日咳、白喉、破伤风、结核、麻疹六种生物制品的接种　　B. 根据疫情监测和人群免疫状况分析，按照规定的免疫程序，有计划地利用生物制品进行人群预防接种，以提高人群免疫水平，达到控制以至最终消灭相应传染病的目的　　C. 对儿童的基础免疫和加强免疫　　D. 经常性的常规免疫加上流行时的应急免疫　　E. 在某些传染病流行期间有针对性地进行预防接种

13. 环境可分为 （　　）

A. 物理环境、生物环境及社会环境　　B. 物质、化学环境、生物环境及社会环境　　C. 物理环境、生活环境及社会环境　　D. 物质环境、生活环境及社会环境　　E. 生存环境、社会环境及物理

环境

14. 社会环境包括 （　　）

A. 社会制度、教育和人口等因素　　B. 所有与社会生产力、生产关系及人类行为和生活方式有密切联系的因素　　C. 家庭婚姻、人际关系和社会保障等因素　　D. 经济制度、社会保障、教育制度等因素　　E. 社会文化、教育制度、经济制度等因素

15. 次生环境是指 （　　）

A. 工业"三废"污染所形成的环境　　B. 生活"三废"污染所形成的环境　　C. 农药化肥使用后污染所形成的环境　　D. 人群密集活动所形成的环境　　E. 人群的环境

16. 环境污染最主要的来源是 （　　）

A. 工业"三废"　　B. 生活"三废"　　C. 农药、化肥　　D. 自然灾害　　E. 交通运输

17. 从世界人类疾病谱来看，当前影响人的健康和死亡的疾病顺次是 （　　）

A. 流行性病、肿瘤和脑血管　　B. 流行性病、恶性肿瘤和消化系统病　　C. 心血管病、脑血管病和恶性肿瘤　　D. 心血管病、消化系统病和恶性肿瘤　　E. 心血管病、脑血管病和呼吸系统病

18. 目前最常见的介水肠道传染病是 （　　）

A. 霍乱、痢疾、肝炎　　B. 霍乱、伤寒、痢疾　　C. 伤寒、痢疾、肝炎、钩端螺旋体病　　D. 霍乱、伤寒、痢疾、肝炎　　E. 细菌性痢疾、传染性肝炎

19. 可引起温室效应的主要物质是 （　　）

A. SO_2　　B. CO　　C. CO_2　　D. NO_2　　E. NO

20. 致癌因素中，最多见的是 （　　）

A. 化学因素　　B. 心理因素　　C. 物理因素　　D. 生物因素　　E. 社会因素

21. 形成酸雨的主要污染物是 （　　）

A. CO_2和NO_x　　B. CO_2和O_3　　C. NO_2和CO　　D. HC 和 CFC　　E. NO_x和SO_2

22. 天然食物中蛋白质生物学价值最高的是 （　　）

A. 瘦猪肉　　B. 鸡蛋　　C. 牛奶　　D. 鱼　　E. 黄豆制品

23. 腌制或酸渍的肉类、蔬菜食品中可能含有较高浓度的 （　　）

A. 黄曲霉毒素　　B. 多环芳烃类化合物　　C. 胺类　　D. N-亚硝基化合物　　E. 大肠埃希菌

24. 目前我国居民膳食中蛋白质的主要来源是 （　　）

A. 豆类蛋白质　　B. 肉类蛋白质　　C. 奶及奶制品　　D. 谷类蛋白质　　E. 蛋及其制品

25. 含胆固醇最高的食物是 （　　）

A. 羊肉　　B. 猪脑　　C. 鸡肉　　D. 牛排　　E. 猪肝

26. 世界卫生组织建议的食盐摄入量上限为 （　　）

A. 4 g/d　　B. 6 g/d　　C. 10 g/d　　D. 12 g/d　　E. 15 g/d

27. 人类食物营养是否满足需求的基本标志是 （　　）

A. 热能、维生素　　B. 蛋白质、矿物质　　C. 维生素、矿物质　　D. 热能、蛋白质　　E. 蛋白质、维生素

28. 黄曲霉毒素污染最严重的食品是 （　　）

A. 大米　　B. 小麦　　C. 高粱　　D. 发酵食品　　E. 花生

29. 关于职业病的特点，下列说法错误的是 （　　）

A. 病因明确　　B. 存在剂量-反应关系　　C. 病因大多数可定量测定　　D. 凡是接触者均可患病　　E. 病变早期处理预后较好

30. 慢性铅中毒主要引起 （　　）

A. 正常细胞性贫血　　B. 小细胞低色素性贫血　　C. 大细胞性贫血　　D. 再生障碍性贫血
E. 巨幼细胞贫血

31. 慢性苯中毒主要损害的系统是 （　　）

A. 消化　　B. 血液　　C. 造血　　D. 循环　　E. 神经

32. 氰化物中毒的特效解毒剂是 （　　）

A. $Na_2S_2O_3$　　B. $NaNO_2$　　C. 细胞色素C　　D. 小剂量的亚甲蓝　　E. 亚硝酸钠-硫代硫酸钠

33. 肺尘埃沉着病诊断的主要临床依据是 （　　）

A. 职业史　　B. 症状与体征　　C. 肺功能　　D. X线胸片　　E. 病理切片

34. 急性苯中毒主要损害是 （　　）

A. 神经系统、消化系统、血液系统　　B. 骨骼、泌尿系统　　C. 中枢神经系统　　D. 骨骼、牙齿　　E. 消化系统、呼吸系统

35. 在我国，恶性肿瘤类别中发病及死亡率最高的是 （　　）

A. 肝癌　　B. 鼻咽癌　　C. 肺癌　　D. 食管癌　　E. 胃癌

36. 冠心病发病危险因素中最重要的组合是 （　　）

A. 年龄、肥胖、遗传、性格　　B. 高血压、高胆固醇、肥胖、吸烟　　C. 高血压、环境、遗传、紧张　　D. 高血压、肥胖、年龄、性别　　E. 年龄、性格、糖尿病、吸烟

37. 高血压病病人的主要致死原因 （　　）

A. 继发性糖尿病　　B. 脑血管意外　　C. 肾功能不全　　D. 冠状动脉粥样硬化性心脏病
E. 左心室肥厚、扩张，至左心衰

38. 吸烟对人体的最大危害是引起 （　　）

A. 肺癌　　B. 冠心病　　C. 高血压　　D. 肺炎　　E. 慢性支气管炎

39. 不洁性行为最主要的危害是 （　　）

A. 导致婚姻关系紧张　　B. 严重影响子女身心健康　　C. 性传播疾病　　D. 道德危机
E. 社会不安定

40. 药物成瘾是指 （　　）

A. 有心理上的依赖性，有用药的欲望，不伴有耐受性　　B. 有心理上的依赖性，有用药的欲望，伴有耐受性　　C. 渴求用药，对药物有耐受性，但停药后不产生戒断症状　　D. 渴求用药，突然停药出现戒断症状，伴有耐受性　　E. 渴求用药，不伴有耐受性，突然停药出现戒断症状

41. 健康危险因素是指 （　　）

A. 能导致疾病的因素　　B. 机体内外环境中与疾病发生、发展及死亡有联系的因素　　C. 与慢性病发生有密切关系的因素　　D. 有害于健康的因素　　E. 不良行为与生活方式

42. 我国健康教育面临的挑战是 （　　）

A. 经济发展、师资力量、人口老化　　B. 人口老化、新型"疾病"、观念更新　　C. 师资素质、人口老化、城乡差别　　D. 新型"疾病"、经济发展、观念更新　　E. 城乡差别、观念更新、经济发展

43. 现代慢性病的主要致病因素是 （　　）

A. 环境因素　　B. 保健因素　　C. 生物因素　　D. 行为和生活方式　　E. 现代因素

44. 为了由样本推断总体，样本应当是总体中 （　　）

A. 任意一部分　　B. 典型部分　　C. 有价值的一部分　　D. 有意义的一部分　　E. 有代表性的一部分

45. 欲表示某地区某年各种死因的构成比，可绘制 （　）

A. 线图　　B. 直方图　　C. 百分条图或圆图　　D. 统计地图　　E. 条图

46. 下列哪些统计图适用于计数资料 （　）

A. 直条图、直方图　　B. 线图、半对数线图　　C. 直条图、百分直条图　　D. 百分直条图、直方图　　E. 散点图、线图

47. 某医院的资料，计算了各种疾病所占的比例，该指标为 （　）

A. 发病率　　B. 构成比　　C. 标化发病比　　D. 标化发病率　　E. 相对比

48. 一种疾病的病死率为 （　）

A. 每 10 万人的粗死亡率　　B. 该病的死亡专率　　C. 某疾病的死亡结果　　D. 该病死亡在各种死亡中的比例　　E. 该病病人的死亡百分比

49. 死亡率是指 （　）

A. 某人群在一定期间内的总死亡人数与该人群同期平均人口数之比　　B. 某人群在一定期间内的总死亡人数与该人群同期暴露人口数之比　　C. 某人群在一定期间内的总死亡人数与该人群同期患病人口数之比　　D. 某人群在一定期间内的总死亡人数与该人群同期发病人口数之比　　E. 某人群在一定期间内的总死亡人数与该人群同期期末人口数之比

50. 关于临床试验的对照组，下列哪种说法是正确的 （　）

A. 为患病的病人组成，但处理因素与试验组不同　　B. 由人群中的非病例组成　　C. 与病人同时入院的非某病的病例　　D. 患某病的较轻型病例　　E. 对照组的设立是为了防止抽样误差

51. 在进行药物疗效分析时，下列哪项是正确的 （　）

A. 因为是临床试验，不需要对照组　　B. 试验组、对照组均只选典型病人　　C. 试验组、对照组都应选择有代表性者，并且两组是均衡可比的　　D. 试验组应选择较轻的病人　　E. 对照组应选择较重的病人

【X 型题】

52. 流行病学研究的基本含义包括 （　）

A. 从群体的角度研究该病和健康状况　　B. 研究各种疾病，不限于传染病　　C. 主要研究临床个体的诊断和治疗　　D. 从频率和分布出发研究疾病　　E. 研究预防和控制疾病的对策与策略

53. 普查的目的包括 （　）

A. 早期发现和治疗病人　　B. 了解疾病的分布　　C. 了解健康状况的分布　　D. 非常适用于发病率低的疾病的研究　　E. 研究人体身体指标的正常标准

54. 下列哪些是第一级预防措施 （　）

A. 自我保健　　B. 健康教育　　C. 定期体检　　D. 环境保护　　E. 全民健身运动

55. 下列哪些是第二级预防的措施 （　）

A. 定期健康检查　　B. 早发现　　C. 早诊断　　D. 早治疗　　E. 防止"三废"污染

56. 下列哪些是第三级预防措施 （　）

A. 防止病残　　B. 防止成慢性者　　C. 防止复发转移　　D. 社会康复　　E. 职业康复

57. 下列哪项属于主动免疫制剂 （　）

A. 疫苗　　B. 菌苗　　C. 抗毒素　　D. 类毒素　　E. 丙种球蛋白

58. 根据我国《传染病防治法》及其他规定，对下列哪些疾病应采取甲类传染病的预防、控制措施 （　）

A. 鼠疫病人及病原携带者　　B. 霍乱病人及病原携带者　　C. 艾滋病病人　　D. 人感染禽流感

病人　　E. 麻风病病人

59. 环境污染引起的疾病有　　　　　　　　　　　　　　　　　　　　　（　　）

A. 传染病　　B. 肺尘埃沉着病、中毒性疾病　　C. 公害病　　D. 职业病　　E. 食源性疾病

60. 经饮用水传播的传染病流行特征中，下列哪些是月正确的　　　　　　　（　　）

A. 疾病的发病具有明显的季节性特点　　B. 病人与供水范围一致　　C. 除哺乳婴儿外，不同年龄、性别、职业均可发病　　D. 水源经常被污染时，病例终年不断，发病呈地方性特点，如系一次大量污染则可突然暴发或流行，发病曲线呈单峰型　　E. 对污染水源采取措施后流行即可终息

61. 我国环境卫生工作的主要任务包括　　　　　　　　　　　　　　　　（　　）

A. 大力加强农村的环境卫生工作　　B. 深入开展卫生监督　　C. 进一步加强环境污染对人群健康影响的研究　　D. 开展环境治理　　E. 完善环境卫生标准及卫生立法

62. 环境卫生工作包括以下哪些内容　　　　　　　　　　　　　　　　　（　　）

A. 经常性环境卫生监测监督　　B. 进行环境污染的治理　　C. 开展环境污染对居民健康影响的调查研究　　D. 进行预防性卫生监督　　E. 积累资料，建立环境卫生技术档案

63. 下列哪些是环境化学因素　　　　　　　　　　　　　　　　　　　　（　　）

A. 农药　　B. 空气微粒　　C. 有害气体　　D. 重金属化合物　　E. 放射性物质

64. 介水传染病有以下哪些流行特点　　　　　　　　　　　　　　　　　（　　）

A. 有机物污染　　B. 短期内出现暴发流行　　C. 饮用同一水源　　D. 表现的症状各有所异　　E. 控制污染源，疾病流行即得到控制

65. 以下属于膳食纤维的是　　　　　　　　　　　　　　　　　　　　　（　　）

A. 纤维素　　B. 果胶　　C. 半纤维素　　D. 藻类多糖　　E. 果糖

66. 低盐或无盐膳食适用于　　　　　　　　　　　　　　　　　　　　　（　　）

A. 缺血性心力衰竭的病人　　B. 高血压的病人　　C. 肝硬化腹水的病人　　D. 肾脏疾病的病人　　E. 水肿的病人

67. 低蛋白膳食适用于　　　　　　　　　　　　　　　　　　　　　　　（　　）

A. 急性肾炎的病人　　B. 尿毒症的病人　　C. 心脏病的病人　　D. 肝衰竭的病人　　E. 中毒烧伤的病人

68. 关于细菌性食物中毒的流行病学特点，下列哪些叙述是正确的　　　　（　　）

A. 全年皆可发生　　B. 大多数病程短，病情轻，恢复快，预后好　　C. 植物性食品是引起中毒的主要食品　　D. 发病率高，病死率低　　E. 夏秋季多发

69. 职业性损害包括　　　　　　　　　　　　　　　　　　　　　　　　（　　）

A. 工作有关疾病　　B. 职业性外伤　　C. 职业病　　D. 食物中毒　　E. 公害病

70. 关于肺癌的分布特征，下列哪些叙述是正确的　　　　　　　　　　　（　　）

A. 肺癌发病率和死亡率在世界和我国均有增长的趋势　　B. 肺癌的发生，农村多于城市　　C. 肺癌的标化死亡率，男性高于女性　　D. 肺癌死亡率随年龄增长而增长　　E. 我国肺癌标化死亡率最高的地区是东北，最低是青藏

71. 关于冠心病的一级预防，下列哪些是正确的　　　　　　　　　　　　（　　）

A. 预防高血压　　B. 防止青少年开始吸烟并提倡不吸烟　　C. 注意生活方式的改变　　D. 提早采用药物预防性治疗　　E. 注意预防肥胖的发生

72. 下列预防高血压的措施中，哪些是正确的　　　　　　　　　　　　　（　　）

A. 少喝酒、不吸烟　　B. 低盐、低脂肪、低热量饮食　　C. 肥胖者要节制饮食、减轻体重

D. 少吃富含胆固醇食物　　　E. 应尽量少吃含碘较多的海产食物

73. 以下哪些属于计量资料 （　　）

A. 身高　　B. 脉搏数　　C. 血压　　D. 体重　　E. 白细胞数

74. 下列哪些叙述是正确的 （　　）

A. 死亡率反映一个人群的总死亡水平　　B. 病死率常用来说明疾病的严重程度　　C. 发病率是队列研究的常用指标　　D. 患病率等于罹患率　　E. 患病率又称流行率

75. 有关调查表设计的原则哪些叙述是正确的 （　　）

A. 措辞要准确、通俗易懂　　B. 措词尽可能使用专业术语　　C. 有关的项目一项不能少，无关的项目一项也不列　　D. 尽量使用客观和定量的指标　　E. 项目排列先易后难

二、填空题

1. 环境污染对健康影响的特点有_____、_____、_____、_____。

2. 环境污染的来源有_____、_____和_____。

3. 饮用水的卫生学要求是_____、_____、_____、_____。

4. 必需脂肪酸有_____和_____。

5. 地方性氟中毒的主要临床表现有_____和_____。

6. 慢性汞中毒的主要临床表现为_____、_____、_____。

7. 刺激性气体对人体最严重的危害是引起_____。

8. 统计资料的类型有_____、_____、_____。

9. 表示差异的指标有_____、_____和_____，其中最常用的是_____。标准差愈小，说明观察值的变异程度愈_____；反之，说明变异程度愈_____。

10. 医学统计工作的基本步骤是_____、_____、_____、_____。

三、判断题

1. 一般植物蛋白质消化率高于动物蛋白质。 （　　）

2. 脂肪的营养价值主要取决于脂肪中饱和脂肪酸的含量。 （　　）

3. 膳食中膳食纤维含量愈高，结肠炎、结肠癌发病率愈高。 （　　）

4. 凡是在尿中查出有毒物质就可诊断为毒物中毒。 （　　）

5. 接触石棉尘的工人可引起肺癌和胸膜间皮瘤。 （　　）

6. 高频听力损伤是噪声作业工人的早期听力改变。 （　　）

7. 计数资料和计量资料是不能互相转化的。 （　　）

8. t 检验是对两个样本均数的差别作显著性检验的方法之一。 （　　）

9. 统计数据经过显著性检验后，P 值大于 0.05，表示两样本的差别无统计学意义。 （　　）

10. 化验结果的阳性或阴性是属于计数资料。 （　　）

四、名词解释

1. 介水传染病

2. 一级预防

3. 医源性疾病

4. 健康教育

5. 农药

五、问答题

1. 试述环境污染的概念及环境污染的来源。

2. 试述环境污染物对人群健康影响的特点。

3. 简述食物与健康的关系。

4. 试述食物中毒的特点。

5. 试述食品添加剂的概念及常用的食品添加剂。

参考答案

一、选择题

1. E 2. D 3. C 4. A 5. C 6. A 7. E 8. E 9. A 10. D 11. B 12. B 13. B
14. B 15. D 16. A 17. C 18. A 19. C 20. A 21. E 22. E 23. D 24. D 25. B
26. B 27. D 28. E 29. D 30. B 31. C 32. E 33. D 34. C 35. E 36. B 37. B
38. A 39. C 40. D 41. B 42. B 43. D 44. E 45. C 46. C 47. B 48. E 49. A
50. A 51. C 52. ABDE 53. ABCE 54. ABDE 55. ABCD 56. ACDE 57. ABD 58. ABD
59. ACDE 60. BCDE 61. ABCE 62. ACDE 63. ABCD 64. ABCE 65. ABCD 66. ABCDE
67. ABD 68. ABDE 69. ABC 70. ACDE 71. ABCE 72. ABCD 73. ABCDE 74. ABCE
75. ACDE

二、填空题

1. 长期性 多样性 复杂性 广泛性

2. 生产性污染 生活性污染 交通噪声污染

3. 流行病学上安全 感观性状良好 化学性状良好 不含任何有害化学物质

4. 亚油酸 α-亚麻酸

5. 氟骨症 氟斑牙

6. 脑衰弱综合征 震颤 口腔-牙龈炎

7. 肺水肿

8. 数值变量 分类变量 变量的转化

9. 标准差 变异系数 方差 标准差 小 大

10. 设计 收集资料 整理资料 分析资料

三、判断题

1. − 2. − 3. − 4. − 5. ＋ 6. ＋ 7. ＋ 8. ＋ 9. ＋ 10. ＋

四、名词解释

1. 介水传染病：是指由于饮用或接触受病原体污染的水而引起的一类传染病。

2. 一级预防：亦称病因预防，即采取各种措施以控制或消除健康危险因素，并对人群进行卫生宣传教育，采取各种增进健康的措施。

3. 医源性疾病：是由于医疗卫生工作者的诊断、治疗或预防措施不当而引起的影响人体身心健康的一类特殊疾病。这类疾病既影响到接受卫生服务的人（病人或健康人），也反过来影响到医疗卫生工作者本身。如医院获得性感染、药源性疾病、医疗因素所致营养不良、医务人员的职业病患等。

4. 健康教育：在社区健康人群中进行有计划、有组织、有系统的教育活动，促使人们提高卫生知识水平，消除或降低对健康有害的危险因素，提高自我保健的水平和能力，使居民参与维护有益于健康的社区环境。

5. 农药：是指用于防止、控制或消灭一切虫害的化学物质或其混合物。按其用途可分为杀虫剂、杀螨剂、杀线虫剂、杀软体动物剂、杀鼠剂、杀菌剂、除草剂、脱叶剂和植物生长调节剂等。农药中毒是中毒和意外死亡的主要病因之一。

五、问答题

1. 由于人为的或自然的因素，使环境的组成或状态发生变化，扰乱和破坏了生态系统和平衡，对人类健康造成直接、间接或潜在的有害影响。这种现象称环境污染。污染物的来源主要有：①生产性污染，主要为工业"三废"，即废气、废水、废渣。②生活性污染，主要为生活污水、垃圾、粪便。③其他污染物，如城市交通产生的噪声和汽车尾气；电视塔和电磁波通信设备产生的微波和电磁辐射波；原子能和放射性同位素机构排放出的废弃物等。

2. 环境污染物对人群健康影响的特点如下：

（1）广泛性：即影响地区广、人口多、作用面大。

（2）长期性：即剂量往往较低，需长期作用才能造成危害。因此，对人群健康影响时间长，需要长期观察。

（3）复杂性：既有多种因素的影响，又可能有多种污染物的联合作用的影响。

（4）多样性：环境污染物对人体的危害可有局部作用，又有全身作用，既可有近期作用，又可有远期作用。

3. 食物是人类生存和维持健康必不可少的物质。当食物被污染或食物中营养素摄入过多或过少时，都可直接危害人体健康。

（1）食物被污染：可引起食物中毒，如化学性、细菌性、动植物及其毒素等食物中毒。长期摄入被污染的食物后可引起慢性危害及致癌、致畸、致突变等，如黄曲霉毒素污染食物可引起肝癌。

（2）营养素不足：可导致营养缺乏病如蛋白质热能营养不良、缺铁性贫血、佝偻病等。

（3）营养素过多：过量摄入营养素可导致营养过剩或中毒，如肥胖症、维生素 A 中毒等。

4. 食物中毒的特点：

（1）突然暴发，潜伏期短，来势急剧，短时间内有许多病例同时出现，发病后很快形成高峰。

（2）发病者都有类似的临床症状和体征。

（3）易集体发病，一般无传染性。

（4）有食用同一食物的历史，发病范围局限在摄食某种食物的范围内，停止食用，发病即停止。

5. 食品添加剂是指为改善食品色、香、味，以及为防腐和加工工艺的需要而加入食品中的化学合成或天然物质。常用的食品添加剂有如下几类：

（1）防腐剂：如苯甲酸及其钠盐，山梨酸及其钾盐。

（2）抗氧化剂：如丁基羟基茴香醚，二丁基羟基甲苯，没食子酸丙酯，异抗坏血酸钠等。

（3）护色剂：如硝酸钠（0.5 g/kg）和亚硝酸钠（0.15 g/kg）。

（4）甜味剂：如天然甜味剂蔗糖、果糖、葡萄糖等。人工合成甜味剂糖精、甜蜜素和甜味素等。

（5）增味剂：如谷氨酸钠（味精）。

（6）着色剂：如红曲色素、姜黄、胡萝卜素等天然着色剂以及苋菜红、胭脂红等人工合成着色剂。

§ 3

全科医学知识

全科医学是一门整合了生物医学、行为科学及社会科学的综合性医学学科。全科医学的服务涵盖了预防、医疗、保健、康复、健康教育以及计划生育等方面的职能。全科医学贯彻以人为本的理念，面向社区人群，以促进人类健康为目标，在医疗卫生保健事业中发挥了重要作用。

　　全科医学是临床二级学科，全科医学教育在发达国家已建立了完整的教育体系，但在我国全科医学教育尚处于探索阶段，随着我国医改工作的深入发展，基层医疗卫生机构势必将发挥越来越重要的作用，全科医学教育已成为迫不及待的重要课题，特别有待我们从师资、教材、教学基地等方面加强建设。2015年国务院的政府工作报告中特别强调要在我国大力发展全科医学。

§3.1　全科医学基本知识问答

1. 试述全科医学的基本概念。

全科医学是一门整合了生物医学、行为科学及社会科学的一门综合性医学学科。全科医学的服务涵盖了预防、医疗、保健、康复、健康教育以及计划生育等方面的职能，重视人、重视人的健康，体现了"医学以促进人类健康为目标"的理念。

2. 试述生物医学模式下的医学目的。

（1）对抗疾病和延长生命。

（2）促进和维持健康。

（3）解除疼痛和疾苦。

3. 试述生物-心理-社会医学模式下的医学目的。

（1）预防疾病损伤，促进维持健康。

（2）解除疾病引起的痛苦。

（3）治疗、照顾患病与无法治愈者。

（4）避免早死，追求安详死亡。

4. 试述生物医学模式的优越性及其主要缺陷。

（1）生物医学模式的优越性表现在：①以生物科学为基础，具有客观性和科学性。②其理论和方法简单、直观，易于掌握。③资料如实验室检查，活检或尸体检查结果可以得到科学方法的确认。④可使医师治愈许多原来是致命的疾病，并控制许多尚不能治愈的疾患。

（2）生物医学模式的主要缺陷：①以疾病为中心，忽视病人的精神需求，致使诊疗过程机械化和失人性化。②医患关系疏远，病人依从性降低。③医师思维局限和封闭，忽视心理、社会因素对疾病的影响，导致医疗干预措施的效果不佳。

5. 何谓初级卫生保健？

初级卫生保健（primary heath care，PHC）又称基层卫生保健，WHO 对 PHC 的解释是：从需要来说是必不可少的，从受益面来说是每个人都能享有的，从方法来说是科学的、可靠的、又是能普遍接受的，从费用来说是能负担的，从工作来说是个人、家庭、全社会每个人都能积极参加的。也就是说，PHC 是指最基本的、体现社会平等权利的人人都享有的保健措施，它面向社会、作为社会发展规划的组成部分。

6. 试述初级卫生保健的基本内容。

初级卫生保健包括以下四个方面和九个要点。

（1）四个方面：

1）健康促进：包括健康教育、环境保护、合理营养、饮水卫生、体育锻炼、促进心理卫生及建立良好的生活方式等。

2）预防保健：采取有效措施预防各种疾病的发生、发展和流行。

3）合理治疗：及早发现疾病及尽早提供有效的治疗，防止疾病恶化，争取早日全愈。

4）社区康复：对丧失正常功能和功能上有缺陷的人士提供医学的、教育的、职业的和社会的帮助，尽量恢复其功能，使他们重新获得生活和社会活动的能力。

（2）九个要点：

1）针对主要健康问题的预防和控制的健康教育。

2）改善食品供应与合理营养。

3）供应卫生的饮水和有基本环境卫生措施。

4）妇幼保健与计划生育。

5）针对主要传染病的预防接种。

6）预防和控制地方病。

7）对常见病与外伤给予合理的治疗。

8）提供基本药物。

9）预防和控制非传染性疾病和促进精神卫生。

7. 试述"健康"的定义。

根据世界卫生组织的定义：健康是指躯体上、精神上和社会适应上的完善状态，而不仅是没有疾病和虚弱。

8. 试述全科医师的定义。

全科医师又称家庭医师。全科医师是对个人、家庭和社区提供优质、方便、经济、有效、一体化的基础性医疗保健服务，进行生命、健康与疾病的全过程、全方位负责式管理的医师。其服务涵盖不同性别、年龄的对象，及其生理、心理、社会各层面的健康问题。

9. 试述对全科医师的专业培训要求。

（1）本科医学教育阶段是全科医师的必修课程。

（2）全科医师的专业培训应在本科教育毕业后的住院医师培训阶段进行，专业培训时间为 3~4 年。

（3）全科医师的专业培训内容包括医院各相关科室轮转、家庭医学理论课程与社区实习。

（4）专业培训结束后须参加全科医师资格考试，通过者获得全科医师资格。

（5）全科医师应参加各种形式的终身继续医学教育，以保证其专业知识不断更新。

10. 试述目前我国的全科医师培养途径。

我国的全科医师来源有两条途径。

（1）全科医师岗位培训：就是将目前从事全科医疗服务或社区卫生服务的临床医务人员经过一定时间的全科医学以及社区卫生的基本知识、基本方法和基本技能的培训，并经过考核合格后进入全科医疗机构开展全科医疗服务。这种方式培训时间短，见效快，能满足目前大量的社区卫生机构对全科医疗人才的需求，但人员的素质很难得到保证。

（2）全科医师规范化培训：按照卫生部的有关规定，全科医师必须是临床医学本科毕业，经过临床各科一定时间的实践锻炼后，再学习全科医学和社区卫生的基本知识、基本方法和基本技能，并取得"全科医师规范化培训证书"，方能从事全科医疗服务工作。这种方式培养周期长，但素质较高，是未来全科医学人才培养的主体方向。

11. 试述基础医疗保健的功能。

基础医疗保健主要包括以下 6 方面的功能：①疾病的首次医学诊断与治疗。②心理诊断与治疗。③对具有各种不同背景、处于不同疾病阶段的病人提供个体化的支持。④交流有关诊断、治疗、预防和愈后的信息。⑤对慢性病人提供连续性照顾。⑥通过筛查、教育、咨询和预防性治疗来预防疾病和功能丧失。

12. 试述全科医疗的服务项目和内容。

（1）诊疗工作：全科医疗在诊疗方面包括一般的内科、儿科、妇产科、门诊外科、皮肤科、眼科、五官科、骨科、精神科常见问题，以及老年病、慢性病、环境及职业病的防治。

（2）预防保健工作：包括婚前检查、计划生育指导和优生咨询、妇幼保健、计划免疫、职业体检、周期性健康检查；还有心理咨询、医学咨询、健康教育、家庭医疗护理等。

13. 列表比较全科医疗与专科医疗的区别。

全科医疗与专科医疗的区别

项　目	全科医疗	专科医疗
服务人口	较少而稳定（1∶2500）	大而流动性强（1∶5万～1∶50万）
照顾范围	宽（生物-心理-社会功能）	窄（某系统/器官/细胞）
疾患类型	常见问题	疑难急重问题
诊疗技术	基本技术，不昂贵	高新技术，昂贵
诊疗方法	综合	分科
责任	持续性，生前→死后	间断性
服务内容	"医防保康教计"一体化	医疗为主
态度/宗旨	以健康为中心，全面管理	以疾病为中心，救死扶伤
	以人为中心，病人主动参与	以医师为中心，病人被动服从

14. 以英国为例，简述全科医学在国外的发展状况。

（1）卫生服务制度：早在19世纪英国就有了"通科医师"的正式名称。1911年建立了通科医疗的财政和管理体系，对全体国民提供广泛的医疗服务。

英国的国家卫生服务是典型的福利性卫生制度，全体居民享受免费医疗。在国家卫生服务体制中，医院为公立，专科医师获得国家发给的薪金；社区的全科医师是独立开业的，他们为民众提供最基本的服务，按注册服务人数获得"人头费"；全体人口都向自己选定的某一个全科医师登记注册，由此获得首诊服务；除了意外和紧急事故外，公立医院的门诊不直接向居民开放，病人要获得专科医疗服务需经全科医师转诊，在专科治疗结束后再回全科医师处，以保证了医疗保健服务的连续性。

（2）全科医学教育：全科医师本科毕业后的教育称为"全科医学专业培训"。整个培训计划持续3年，学习结束达到要求，通过专科学会考试可获得毕业证书。受训学员必须完成36个月的全职培训，其中2年时间在医院轮转，1年时间在社区全科医师诊所学习。专业培训结束后还须坚持终身医学继续教育，并定期进行考试。

15. 简述医学人文精神的内涵。

医学是认识、维护和增进人类健康，预防和治疗疾病，促进机体康复的科学知识体系和实践活动。基于医学的特殊性，医学人文精神的基本内涵是，医学人文精神是对人的生命神圣、生命质量、生命价值和人类健康与幸福的关注，是对人类身心健康与自然、社会和人之间的和谐互动和可持续性发展的关注。医学人文精神的核心就是关爱生命。

16. 试述三级预防的概念和内涵。

（1）第一级预防：亦称病因预防或发病前期预防，是采取各项措施控制和消除治病因素对健康的危害，是最积极的预防。其措施包括：健康教育、预防接种和计划免疫、特殊人群及高危人群保健、环境污染治理、人群健康监护等。

（2）第二级预防：亦称临床前期预防或发病期预防，即做到对疾病的早期发现、早期诊断、早期治疗。其措施包括：定期健康检查、高危人群健康监测、专科门诊及合理用药，等等。

（3）第三级预防：亦称临床预防或发病后期预防，既对病人采取及时治疗措施，防止疾病恶化，预防并发症和病残，提高病人的生命质量并延长寿命。其措施包括：积极的治疗、康复指导和训练等。

17. 列表说明家庭三级预防的实施内容。

家庭三级预防实施内容

预防级别	家庭三级预防实施内容
第一级预防	（1）生活方式相关问题 （2）健康维护 （3）家庭生活教育
第二级预防	（1）医-病共同监测健康 （2）鼓励及时就医 （3）监督遵医嘱

预防级别	家庭三级预防实施内容
第三级预防	(1) 对慢病成员，既督促其遵医嘱，又保持适当的独立活动能力 (2) 对慢病成员带给家中的变化，全体家庭成员做出相应调整 (3) 对重病或临终家庭，以团队合作照顾家庭

18. 试述社区卫生服务的特点。

(1) 符合社会效益、成本效益和经济效益。

(2) 社区人人参与。

(3) 形成卫生服务网络。

(4) 防、治、保、康一体化，政府、医疗、居委会共同参与。

(5) 重视利用社区资源。优秀的社区医疗能解决80％以上的居民健康问题。

19. 列表说明家庭周期不同阶段的保健服务重点。

家庭周期各阶段保健服务重点

阶　　段	主要面临问题	保健服务重点
新婚	性生活协调和计划生育 适应及沟通 适应新的亲戚关系 准备承担父母角色	婚前健康检查 性生活指导 计划生育指导 心理咨询
第一个孩子出生	角色适应、经济压力 哺乳期照顾 围生期照顾	哺乳期性指导 预防接种 营养与发育
学龄前儿童	儿童身心发展问题 安全保护问题	合理营养与成长 培养良好习惯 防止意外事故
学龄儿童	儿童心身发展 上学与学业问题 营养、运动问题	形成毅力和意志 精神成长及社会化 疾病防治
青少年期	青少年教育与沟通 社会化、性教育 与父母的代沟	心理咨询及关怀 青春期教育、性教育 对双亲的辅导
孩子离家期	孤独感 慢病的到来与发生	心理咨询 定期体检 更年期保健
空巢期	女主人的心理问题 将退休的失落 慢性疾病	防止药物成瘾 关心和治疗、转介 指导健康生活
退休期	退行性变、疾病、残障 经济、心理精神问题 丧偶、死亡	随访、慢病治疗 安全照顾 丧偶及临终关怀

20. 试述适合在社区治疗的疾病。

（1）非高热的无明显神经系统体征的疾病。

（2）非急性出血性疾病。

（3）急性病人的院前抢救。

（4）适宜运用中医传统方法（针灸、推拿、按摩、拔火罐等）及中药治疗的疾病。

（5）临终关怀的病人。

（6）非昏迷性疾病。

（7）非传染病。

（8）轻度软组织外伤及骨折的初步处理。

（9）经上级医院明确诊断，适宜在社区治疗的疾病。

（10）对慢性疾病专案管理的定期家庭访视、康复、用药指导和咨询。

21. 简述双向转诊的实施办法。

双向转诊是全科医疗服务的重要环节，也是提高全科医疗服务质量的重要措施。在管理上应做到以下几点：

（1）根据病情严重程度建立严格的双向转诊标准，把常见病、病情轻的病人限定在全科医疗解决的范围，同时把那些符合转诊条件的病人及时地、有针对性地转到上级医疗机构。

（2）建立转诊转院的管理制度，包括如何进行转诊，病人资料如何转送到上级医疗机构，明确全科医师在转诊过程的职责，规范双向转诊的程序和要求，制订连续性服务得到保证的措施，以使病人及时得到合理治疗。

（3）要求全科医疗机构与上级医疗机构之间签订双向转诊协议，确保上级医疗机构把适合在社区治疗和康复的病人转向社区。

22. 列表说明社区卫生服务中心的医疗设备配置要求。

社区卫生服务中心医疗设备配置表

设备分类	具体配置内容
诊疗设备	诊断床、听诊器、血压计、体温计、观片灯、体重身高计、出诊箱、治疗推车、供氧设备、电动吸引器、简易手术设备、可调式输液椅、手推式抢救车及抢救设备、脉诊及针灸器具、火罐
辅助检查设备	X线机、心电图机、B超设备、显微镜、离心机、血细胞计数仪、尿常规分析仪、生化分析仪、血糖仪、电冰箱、恒温箱、药品柜、中药饮片调剂设备、高压蒸汽消毒器等必要的消毒灭菌设施
预防保健设备	妇科检查床、妇科常规检查设备、身长（高）和体重测查设备、听（视）力检查设备、电冰箱、疫苗标牌、紫外线灯、冷藏包、运动治疗和功能测评类等基本康复训练和理疗设备
健康教育及其设备	健康教育影像设备、计算机及打印设备、电话等通信设备，健康档案、医疗保险信息管理与费用结算有关设备等

23. 全科医疗服务机构应建立哪些管理制度？

全科医疗要充分合理使用有限的资源，就必须建立和完善相关的管理制度，以确保资源发挥最大的效果。对社区卫生机构来说应建立包括以下内容的管理制度。

（1）各项技术服务操作规程。

（2）家庭卫生保健服务技术规范。

（3）社区卫生服务站工作制度。

（4）服务差错、事故防范制度。

（5）转诊制度。

（6）医疗废弃物无害化处理制度。

（7）财务、药品、设备管理制度。

（8）档案、信息管理制度。

（9）质量管理考核制度。

（10）社会民主监督制度。

（11）其他有关制度。

24. 试述心、脑血管疾病全科医学处理的意义和要点。

心、脑血管疾病是人类健康的主要威胁，重视对心、脑血管疾病的诊断、治疗和预防的实施是广大全科医生一项重要的任务。了解其流行病学特征，掌握心、脑血管疾病的主要危险因素，配合专科医师做好专科前、后工作，保证心、脑血管疾病防治工作的连续性。在社区积极开展三级预防服务工作，是全科医师的职责。对心、脑血管病人定期进行健康教育，指导人们改善不良生活方式，全面控制各种致动脉硬化危险因素，周期健康检查，筛检疾病，长期、全面完成心、脑血管疾病的全科处理。

25. 试述吸烟的危害性。

WHO 资料显示：吸烟增加整个年龄段冠心病和缺血性脑卒中的危险。吸烟者与不吸烟者比较，冠心病的发病率和病死率增高 2～6 倍，吸烟量大的男性病人，发生脑卒中的危险性为非吸烟者的 3 倍，且与每日吸烟的支数成正比，吸烟可使心率增快，心肌需氧量增加，外周血管和冠状动脉收缩，并使血压升高；另外吸烟可降低脑血流量，加速脑动脉硬化，降低脑血管的舒缩功能抑或提高血小板的聚集性，导致心、脑血管疾病特异危险度高。因此，戒烟、减少吸烟量是预防冠心病、脑血栓形成等心、脑血管疾病的重要措施。

26. 何谓代谢综合征？

代谢综合征是近年来被认识到的一种临床症候群，是一组代谢起源的相互关联的危险因素的集合，中国人群研究表明，有代谢综合征者发生心血管事件的风险，比无代谢综合征者显著增多。具备以下的 3 项或 3 项以上者判定为代谢综合征：

（1）腹部肥胖：腰围男性＞90 cm，女性＞85 cm。

（2）三酰甘油（TG）≥1.70 mmol/L。

（3）高密度脂蛋白（HDL-C）＜1.04 mmol/L。

（4）血压≥130/85 mmHg。

（5）空腹血糖≥6.1 mmol/L，或糖负荷后2小时血糖≥7.8 mmol/L，或有糖尿病史。

27. 何谓周期性健康检查？

周期性健康检查是运用格式化的健康筛检表格，针对不同年龄和性别而进行的预防为导向的措施，其目的在于，早期发现常见的病患及危险因素，及时采取防治措施，它着眼于一、二级预防，以无症状的个体为对象，是全科医师的重要工作内容，应包括以下内容：

（1）冠状动脉粥样硬化性心脏病（CHD）：周期性健康检查项目应包括对高血压、高脂血症、糖尿病、吸烟、缺乏锻炼、肥胖、社会压力等的评价。

（2）脑血管病（CVD）：主要因素为高血压、糖尿病、各种心脏病。如CHD的减少和周期性健康检查应包括血压、血糖及各种心脏病的检查项目。

（3）高血压：高血压是冠状动脉粥样硬化性心脏病和脑血管病确认的危险因素，任何周期性的健康检查均把血压列入筛检项目，对高血压病人需要治疗，并定期追踪。

（4）高脂血症：低密度的脂蛋白（LDL-C）、胆固醇（TC）和三酰甘油（TG）的升高，高密度脂蛋白（HDL-C）降低是动脉粥样硬化的重要危险因子，应定期检测。

（5）吸烟：吸烟本身不是一种疾病，但是CHD、CVD最重要的危险因素之一，吸烟应列为成年人周期性健康检查的内容。

28. 试述糖尿病全科医学服务的重要性。

糖尿病诊断不难，然而明确诊断后如何为病人提供连续性、综合性、协调性、个体化和人性化的医疗保健服务则非专科医师所能做到；糖尿病是全身性疾病，可影响不同年龄、不同生理时期的人群，需要内分泌科、心血管科、肾科、眼科、血管外科、神经科、骨科、妇产科、心理学科、康复科以及营养科等的协同配合。全科医师由于其所受的培训和经验，根据病人的生活环境、生活习惯、病情、有无并发症等，为病人制订个体化的治疗方案，并恰当地决定是否需要专科会诊或转诊，协调医疗保健服务。此外，糖尿病患病率高，并发症多，涉及生物、心理、社会各方面的问题，全科医学服务能提供预防、治疗、保健、康复一体化的服务。

29. 试述糖尿病二级预防的目的与措施。

（1）目的：对已诊断的糖尿病病人进行治疗，预防糖尿病并发症的发生。尽早控制血糖、血压、纠正血脂异常、超重和肥胖。

（2）措施：加强并发症教育和提供健康的生活方式，如并发症的危险性及危险因素，告知非药物治疗的重要性，调整生活方式，根据病人情况给予适合的饮食指导和运动建议。推广自我血糖监测，教会病人如何监测血糖；对于胰岛素治疗的病人，应学会如何调整胰岛素剂量。

30. 何谓社区卫生服务中的重点人群？

重点人群是指具有特殊的生理、心理特点或处于一定的特殊环境中、容易受到各种有害因素的作用、患病率较高的人群，也称特殊人群或脆弱人群。因为医疗预防工作的重点首先应放在这些弱势人群上，故将其称为"重点人群"。

对于重点人群有不同的界定方法：

（1）以性别界定：女性因有特殊的生理特点、生理周期及生育功能，在这些特定时期较之男性有更多的健康危险因素，故被列为重点人群。

（2）以年龄界定：儿童与老年人具有更大的生理弱点与危险性，较之成年人而言更容易患病与死亡，所以要纳入重点保护对象。

（3）以职业界定：某些特定工种的职工经常容易受到侵害，因此是劳动保护的重点。

（4）以患病人群界定：一些主要慢性病病人为终身带病群体，预期将受到多器官损害的合并症乃至死亡的威胁，是需要医护人员长期精心照护的重点。

（5）以心态或社会情境界定：在社会转变时期经历了生活巨变、承受着多种压力的人易发生精神障碍，他们应成为精神心理卫生的重点干预人群。

社区卫生服务是为基层全体民众服务的，其服务人群的主要健康问题就是服务的中心目标。在一个社区中存在几种重点人群需要具体分析。如为生活社区，居民成分涵盖了各个性别与年龄段，则妇女、儿童和老年人往往为数最多，他们自然就是该社区卫生服务的重点人群；如为功能社区则不一定如此：某工厂应以一线工人为重点人群，某学校可以师生双方为重点人群，某机关可以中年知识分子为重点人群，而某连队则以新入伍的士兵或将要离队的老兵作为重点人群，等等。

§3.2 全科医学自测试题（附参考答案）

一、选择题

【A型题】

1. 现代医学模式是 （　　）

A. 生物医学模式　　B. 生物-心理-社会医学模式　　C. 信息医学模式　　D. 生理-心理-社会医学模式　　E. 分子生物医学模式

2. 健康是指 （　　）

A. 生理、心理和社会适应能力均处于完好状态　　B. 身体强壮　　C. 无病　　D. 心理素质良好　　E. 社会适应能力强

3. 到2000年人人享有卫生保健的含义是指 （　　）

A. 到了2000年时不再有人生病　　B. 到了2000年时不再有人病残　　C. 到了2000年时医护人员将无病人可治了　　D. 到了2000年时所有国家的所有人都应达到社会和经济两方面能有效生活的那种卫生和健康水平　　E. 到了2000年时医务人员能治愈绝大多数的疾病

4. 初级卫生保健是指 （　　）

A. 级别较低的卫生保健　　B. 免费预防　　C. 计划免疫　　D. 对居民实施的最基本的必不可少的卫生保健　　E. 全民健身运动

5. 疾病监测的主要目的是 （　　）

A. 建立有关疾病资料的收集机构　　B. 及时监测某一或某些疾病的分布动态，调查各方面的影响因素，以便及时采取有效措施　　C. 资料的集中和分析　　D. 印刷和分发资料　　E. 查明疾病的发病率

6. 慢性病三级预防措施是 （　）

A. 病因预防、"三早"预防、对症防治　　B. 病因预防、"三早"预防、心理治疗　　C. 普查发现、早治疗、预防并发症　　D. 普查发现、早治疗、对症防治　　E. 普查发现、对症防治、心理治疗

7. 下述哪项属于社区全科医疗机构的禁用药品 （　）

A. 血液制品　　B. 性激素　　C. 强心注射制剂　　D. 一类精神药品　　E. 二类精神药品

8. 我国因心、脑血管疾病致死者约占总死亡人数 （　）

A. 15%　　B. 20%　　C. 25%　　D. 35%　　E. 45%

9. 建立良好医患关系的主要途径是 （　）

A. 沟通　　B. 门诊　　C. 住院　　D. 满足病人要求　　E. 节省医疗开支

10. 妇女是指多少岁以上的女性 （　）

A. 14 岁　　B. 15 岁　　C. 16 岁　　D. 17 岁　　E. 18 岁

11. 医患关系的最佳模式是 （　）

A. 病人自主式　　B. 医师权威式　　C. 医师及病人道德模式　　D. 以病人为中心模式　　E. 医师关怀模式

12. 据估计，2030 年我国老年人口将达到总人口的 （　）

A. 10%　　B. 15%　　C. 20%　　D. 25%　　E. 30%

13. 社区卫生服务的基本任务是 （　）

A. 向本社区居民提供预防、康复和保健服务，为初级卫生保健打下基础　　B. 向本社区居民提供预防、医疗、健康保健服务及排解民事纠纷　　C. 向本社区居民提供户口管理、医疗、预防保健服务　　D. 向本社区居民提供预防、医疗、康复和保健服务，实现基层的初级卫生保健　　E. 向社区老人及妇女儿童提供医疗、健康和保健服务

14. 社区卫生服务的对象是 （　）

A. 老年人、妇女和儿童　　B. 职工和学生　　C. 慢性病人和残疾人　　D. 社区内所有的居住人口　　E. 健康人

15. 下列哪项是社区卫生服务的特点 （　）

A. 儿童保健　　B. 二级保健　　C. 初级保健　　D. 健康保险　　E. 安全教育

16. 社区卫生服务的范围包括 （　）

A. 个人、家庭和社区　　B. 门诊和双向转诊　　C. 青少年健康教育　　D. 疾病的预测与预防　　E. 家庭医疗服务

17. 健康教育的最终目标是 （　）

A. 控制危险行为　　B. 降低发病率　　C. 做好预防工作　　D. 提高生活质量　　E. 改变不良生活方式

18. 在社区健康教育中，农村选用的社区范围应该以什么为宜 （　）

A. 省　　B. 地、市　　C. 县　　D. 乡　　E. 村

19. 妇女保健工作重点范围是 （　）

A. 妇科肿瘤的防治　　B. 生殖系感染及性病防治　　C. 孕期保健及疾病防治　　D. 青春期、围生期、围绝经期保健　　E. 从女童期到围绝经期生殖器官与功能保健及疾病防治

20. 出生缺陷监测对象是 （　）

A. 从妊娠 4～24 周以上的死胎、死产和活产　　B. 从妊娠 8～26 周以上的死胎、死产和活产　　C. 从妊娠 16～28 周以上的死胎、死产和活产　　D. 从妊娠 20～30 周以上的死胎、死产和活产

E. 从妊娠 24～32 周以上的死胎、死产和活产

21. 从身体、生理、学习工作多方面考虑，结婚最佳年龄为 （　　）

A. 男 20～22 岁，女 18～20 岁　　B. 男 22～24 岁，女 20～22 岁　　C. 男 25～28 岁，女 23～26 岁　　D. 男 28～30 岁，女 26～28 岁　　E. 男 30～32 岁，女 28～30 岁

22. 我国孕产妇死亡的最主要原因是 （　　）

A. 产科出血　　B. 妊高征　　C. 妊娠合并心脏病　　D. 产后感染　　E. 子宫破裂

23. 分娩时，新生儿首要的处理是 （　　）

A. 结扎脐带　　B. 清理呼吸道　　C. 刺激啼哭　　D. 消毒脐带防感染　　E. 体格检查及时发现异常

24. 造成围生儿死亡的围生因素中占首位的是 （　　）

A. 未成熟儿　　B. 脐带因素　　C. 妊高征　　D. 畸形儿　　E. 前置胎盘

25. 了解胎儿安危使用的最简便方法是 （　　）

A. 胎动计数　　B. 胎儿监护仪　　C. 测胎心音　　D. 胎儿头皮血气 pH 值测定　　E. 胎儿-胎盘单位功能测定

26. 抢救新生儿窒息的首要措施是 （　　）

A. 给呼吸兴奋药　　B. 加压给氧　　C. 清理呼吸道　　D. 人工呼吸　　E. 纠正酸中毒

27. 气管异物典型的体征为 （　　）

A. 呛咳与窒息　　B. 阵发性剧咳与窒息　　C. 呛咳与喘鸣　　D. 发热、咳嗽、咯痰　　E. 喘鸣，气管拍击音，气管撞击感

【X 型题】

28. 影响社区人群健康的主要因素包括 （　　）

A. 行为生活方式　　B. 生物因素　　C. 卫生服务系统　　D. 人口密度　　E. 环境因素

29. 目前人类前四位死因的疾病是 （　　）

A. 心血管疾病　　B. 糖尿病　　C. 意外事故　　D. 脑血管疾病　　E. 恶性肿瘤

30. 全科医师在应诊中的四项主要任务包括 （　　）

A. 确认并处理现患问题　　B. 管理连续性问题　　C. 判断病人的预后情况　　D. 提供预防性服务　　E. 改善病人就医遵医行为

31. 以下哪些是心、脑血管病的常见危险因素 （　　）

A. 高血压　　B. 血脂异常　　C. 吸烟　　D. 肥胖　　E. 糖尿病

32. 影响社区人群健康的主要不良生活方式包括 （　　）

A. 吸烟、酗酒　　B. 饮食不当　　C. 缺乏体育锻炼　　D. 滥用药物　　E. 不良性行为

33. 下列哪些是可能与遗传有关的疾病 （　　）

A. 糖尿病　　B. 精神病　　C. 某些恶性肿瘤　　D. 类风湿病　　E. 动脉粥样硬化

34. 初级卫生保健的内容包括 （　　）

A. 促进健康　　B. 预防疾病　　C. 治疗疾病　　D. 康复　　E. 创建爱婴医院

35. 下列哪些是初级卫生保健的基本原则 （　　）

A. 合理布局　　B. 社会参与　　C. 预防为主　　D. 适宜技术与综合利用　　E. 全科医师培训

36. 下述哪些是初级卫生保健的特点 （　　）

A. 工作重点放在疾病的治疗上　　B. 对象是居民群体　　C. 重视综合性致病因素及其对人群生命的影响　　D. 重视综合性致病因素及其对人群健康的影响　　E. 工作重点放在疾病的预防上

37. 与生物-心理-社会医学模式产生背景有直接关系的因素包括 （　）

A. 疾病谱和死因谱的变化　　B. 健康需求的提高　　C. 对健康和疾病问题认识的深化　　D. 医学科学发展的社会化趋势　　E. 医疗费用的急剧上涨

38. 有关综合性社区卫生服务的原则，下列哪些叙述是正确的 （　）

A. 预防、治疗、护理、康复与保健工作相结合　　B. 躯体治疗与心理治疗相结合　　C. 卫生部门、社会组织与家庭相结合　　D. 社区保健、家庭保健与自我保健相结合　　E. 初级保健服务与二级保健服务相结合

39. 下列哪些属于社区卫生服务的内容 （　）

A. 开展慢性病的社区防治　　B. 开展社区医疗、预防和康复　　C. 开展计划生育技术指导　　D. 建立疾病和死亡原因登记报告　　E. 建立健康教育服务机构

40. 下列哪些是老年保健的内容 （　）

A. 开展老年健康教育　　B. 促进社会对老年人的关心　　C. 老年保健研究　　D. 防治老年病　　E. 老年人性功能障碍的防治

41. 现代社会中，影响人类的健康的社会因素包括 （　）

A. 生活条件　　B. 遗传因素　　C. 与健康有关的文化信仰　　D. 环境因素　　E. 社会关系

42. 有关健康教育的说法以下哪些是正确的 （　）

A. 是有计划、有组织、有系统的教育活动　　B. 是单纯的卫生知识的传播　　C. 促进人们自愿地采用有利于健康的行为　　D. 消除或降低危险因素，降低发病率、伤残和死亡率　　E. 提高生活质量、创造有利的社会环境

43. 医院健康教育包括 （　）

A. 医护人员教育　　B. 社区服务中的健康教育　　C. 对病人的健康教育　　D. 社会性宣传教育　　E. 医院行政人员健康教育

44. 下列哪些属于健康教育的内容 （　）

A. 广泛开展农村健康教育　　B. 深入开展城市社区的健康教育　　C. 以学校、医院、工矿企业和公共场所为重点，开展各类场所的健康教育工作　　D. 重点人群的健康教育　　E. 控制烟草危害与成瘾行为

45. 影响胎婴儿质量的因素包括 （　）

A. 遗传因素　　B. 环境因素　　C. 孕期常见疾病　　D. 社会心理因素　　E. 孕前服用药物

二、填空题

1. 社区医疗卫生服务的任务包括以下 6 个方面：_____、_____、_____、_____、_____、_____。

2. 全科医师的基本素质应包括：强烈的_____，娴熟的_____，出色的_____和执着的_____。

3. 全科医疗是一种以_____为主体的第一线医疗照顾。

4. 医学人文精神的核心是_____。

5. 医务人员道德素质的核心是_____。

三、判断题

1. 全科医疗是社区卫生服务的主要医疗形式。 （　）

2. 持续性服务是全科医疗区别于专科医疗的一个十分重要而独有的特征。 （　）

3. 目前居前三位死因的疾病是心血管疾病、脑血管疾病和恶性肿瘤，它们的发病与环境因素和精神

因素无关。 ( )

4. 全科医师的服务对象主要是病人，而不包括健康人群和"亚健康"人群。 ( )

5. 初级卫生保健是实现 2000 年人人健康目标的关键。 ( )

四、名词解释

1. 健康促进

2. 亚健康

3. 医学模式

4. 社区护士

5. 医学人文精神

五、问答题

1. 试述初级卫生保健的战略目标。

2. 试述全科医学的定义。

3. 何谓全科医疗？

4. 试述全科医疗的特点。

5. 计划生育包括哪些工作内容。

参考答案

一、选择题

1. B 2. A 3. D 4. D 5. B 6. A 7. D 8. E 9. A 10. B 11. C 12. C 13. D 14. D 15. C 16. A 17. D 18. D 19. E 20. C 21. C 22. A 23. B 24. A 25. B 26. C 27. E 28. ABCE 29. ACDE 30. ABDE 31. ABCDE 32. ABCDE 33. ABCE 34. ABCD 35. ABCD 36. BCDE 37. ABCD 38. ABCD 39. ABCD 40. ABCD 41. ACDE 42. ACDE 43. ABCD 44. ABCDE 45. ABCD

二、填空题

1. 预防 治疗 康复 保健 健康教育 计划生育

2. 人文精神 业务技能 管理能力 科学精神

3. 门诊

4. 关爱生命

5. 全心全意为人民服务

三、判断题

1. ＋ 2. ＋ 3. － 4. － 5. ＋

四、名词解释

1. 健康促进：是指个人及社会增加对健康影响因素的控制能力和改善其整体健康的过程，以达到身体的、健康的和社会适应的完善状态，确保个人或群体能够确定和实现自己的愿望，满足自己的需求，改变和处理周围环境。

2. 亚健康：是一种临界状态，处于亚健康状态的人，虽然没有明确的疾病，但却出现精神活力和适应能力的下降，如果这种状态不能得到及时的纠正，非常容易引起心身疾病。亚健康即指非病非健康状

113

态，这是一类次等健康状态，是介乎健康与疾病之间的状态。

3. 医学模式：是在医学科学的发展过程中和医疗服务实践中，人们在某一时期形成的医学观，是人类在与疾病抗争和认识生命自身的过程中得出的对医学总体的认识。

4. 社区护士：是社区卫生工作者的重要成员，其作用是提供社区和家庭护理，其特点是强调以疾病预防为主的健康护理，维护护理的连续性，提供社区、家庭和个体等不同层次的护理服务。

5. 医学人文精神：医学是认识、维护和增进人类健康，预防和治疗疾病，促进肌体康复的科学知识体系和实践活动。基于医学的特殊性，医学人文精神的基本内容是，医学人文精神是对人的生命神圣、生命质量、生命价值和人类健康与幸福的关注，是对人类身心健康与自然、社会和人之间的和谐互动和可持续性发展的关注。医学人文精神的核心就是关爱生命。

五、问答题

1. 初级卫生保健的战略目标是实现"2000年人人享有卫生保健"。

2. 全科医学是一个面向社区与家庭，整合临床医学、预防医学、康复医学以及人文社会学科相关内容于一体的综合性医学专业学科，是一个临床二级学科，其范围涉及各种年龄、性别、各个器官系统以及各类疾病，其主旨是强调以人为中心、以家庭为单位、以整体健康的维护与促进为方向的长期负责式照顾，并将个体与群体健康照顾融为一体。

3. 全科医疗又称家庭医疗，是一个对个人和家庭提供持续性与综合性卫生保健的医学专业。它是一个整合了生物医药、临床医学与行为科学的专业。全科医疗的范围涵盖了所有年龄、性别，以及各个器官系统的各类疾病。

4. 全科医疗强调持续性、综合性和个体化的照顾，强调早期发现与处理疾患，强调预防疾病和维持健康，强调在社区场所对病人提供服务。

5. 计划生育包括计划生育政策的咨询和宣教，计划生育技术的咨询和指导，青春期、新婚期、妊娠期、产褥期、哺乳期的咨询和指导，以及新生儿喂养、儿童发育咨询和指导等。

§4

医学伦理学和医学心理学知识

医学伦理学是研究医学道德的科学。医学心理学主要是研究病人的心理状态、心理需求和心理治疗的方法。我们学习和研究医学伦理学和心理学，应当以马克思主义道德科学的基本原则为指导，以医德实践为主要内容调节医务工作者与病人和社会之间的关系，提高医疗、护理工作质量，促进医学科学发展。

　　随着医学模式由单纯的生物医学模式向生物-心理-社会医学模式的转变，医护工作者越来越重视将医学伦理学和心理学知识和实用技术运用于临床医疗、护理实践工作之中。针对病人及其家属进行心理治疗和护理以成为现代医学体系中不可缺少的一部分。

§4.1　医学伦理学和医学心理学基本知识问答

1. 简述医学伦理学的研究对象。

　　医学伦理学与医学道德学同义。医学伦理学以医学领域中医务人员的医德意识和医德活动为研究对象。医务人员在医药卫生活动中，无时无刻不在发生着个人与病人、与同行、与社会之间的多种复杂关系，这种关系大致可概括为三类：①医务人员与病人及其家属的关系。②医务人员相互之间的关系。③医务人员和社会的关系。

2. 简述医学伦理学的研究内容。

　　医学伦理学的研究内容十分广泛。它既要研究医学道德的产生、本质、发展和变化的规律，又要研究医学道德的基本原则、规范和范畴，还要研究医学科学的特有的道德问题（如器官移植、人体实验等）。此外，医学伦理学还研究医学道德与经济、政治、哲学、法律、教育、宗教的关系，以及医学道德评价、教育和修养等问题。医学伦理学是一门涉及哲学、社会科学和自然科学的边缘学科。简而言之，医学伦理学其基础研究内容如下：①医学伦理学的基本理论，主要阐明医德的本质，发生、发展规律和医德的社会作用。②医学伦理学的基本原则和规范、范畴体系。③医学伦理学的教育、评价和修养。

3. 试述基本的医学伦理学原则。

　　在医学伦理学中有三个最基本的伦理学原则：病人利益第一、尊重病人、公正。

　　（1）病人利益第一：这个原则要求医务人员不仅在主观上、动机上，而且在客观上、行动效果上对病人确有助益，又不伤害病人，即有义务不去有意地或因疏忽大意而伤害病人。

　　但医疗行动难免会给病人或第三者带来有害的后果，对此可以援用双重效应原则作为这种医疗行动的依据。即这些有害的后果不是直接的有意地效应，而是间接的可预见的但无法避免的效应。如化学疗法可抑制肿瘤（直接的有意地有利效应），但有副作用（间接的可预见的不利效应）。

（2）尊重病人：首先是尊重病人的自主权利，病人有权利就关于自己的医疗问题做出决定，但有些病人由于年幼、无知、智力低下、精神不正常等，降低或缺乏了自主做出合理决定的能力，这时医务人员应加以干涉，以便保护病人不受他们自己行动造成的伤害，这种家长主义的干涉是正当的。

（3）公正：公正原则在讨论医疗卫生资源的宏观分配和微观分配时十分重要。

4. 试述医学伦理学与卫生法学的关系和异同。

卫生法学是以医学卫生中的法为主要研究对象的科学，主要研究卫生立法问题。医学伦理学和卫生法学都是社会主义社会上层建筑的组成部分，都以行为规范的形式调节医药卫生工作中人们的关系。然而，它们具有各自的性质，各自调整关系的手段、范围和约束方法。

卫生立法是由国家立法机关完成的，用强制手段保证其实施。医学道德则是依靠社会舆论、传统习惯和人们的信念来维持的。卫生立法要求人们服从，违反它就要以不同的惩罚方法制止一切损害人民健康的行为。医学道德的实现则是通过人们在接受某种道德观念和社会舆论以后，在内心信念的基础上，通过行为显示出来。

卫生法学和医学伦理道德的关系是相互渗透、相互补充，共同为调整人际关系、维护社会秩序和人民的健康服务的。

5. 试述道德的含义。

道德是人类社会的一种重要意识形态，是人们在社会生活实践中形成的并由经济基础决定的，以善恶为评价形式，依靠社会舆论、传统习俗和内心信念，用以调节人际关系的心理意识、原则规范、行为活动的总和。它包括道德意识、道德规范和道德实践3个部分。

6. 何谓职业道德？

职业道德，是指从事一定职业的人们在特定的工作环境中或劳动中的行为规范总和。职业道德也可称为行业道德，有医学道德、商业道德、体育道德、教师道德、演员道德、司法道德等。

7. 试述医学道德规范的含义和形式。

（1）医学道德规范的含义：医学道德规范是指依据一定的医学道德理论和原则而制定的，用以调整医疗工作中各种人际关系、评价医学行为善恶的准则。医学道德规范不仅包括医疗、护理、药剂、检验等临床方面的规范，而且包括科研、预防等领域的规范。

（2）医学道德规范的形式：医学道德规范一般以强调医务人员的义务为主要内容，多采用简明扼要，易于记忆、理解和接受的"戒律""宣言""誓言""誓词""法典""守则"等形式，由国家和医疗行政管理部门颁布实行。

8. 简述医德监督的含义。

医德监督是指通过各种有效途径和方法，去检查、评估医务人员的医疗卫生行为是否符合医德原则和行为规范，从而帮助其树立良好医德风尚的活动。医德监督对于维护医疗卫生活动的正常秩序，提高卫生医疗工作质量，促进医学科学发展，保护人民健康，加强社会主义精神文明建设，都有十分重要的意义。

9. 简述医德监督的方式。

医德监督的方式归纳起来大致可以分为以下 5 个方面。

(1) 法律监督：法律监督以强制为特征，对道德活动从根本上起到有效的保障作用。例如我国颁布的《医务人员医德规范及实施办法》即属此类。

(2) 舆论监督：通过新闻媒体和人民群众的口头、文字、信息传播，实施对医疗卫生单位的舆论监督，是一种快捷、影响面广的医德监督实施方式，正起着越来越重要的作用。

(3) 群众监督：它具有广泛性、群众性和客观性的特点。医疗收费价格公开制度、投诉举报制度、社会监督员制度和信访制度等均属此类。

(4) 制度监督：制度以其强制性和强有力的约束机制对人们的行为产生制约作用，医疗卫生部门的各项规章制度，都是依据一定的医德原则和规范制定的，把这些医德内容以制度的形式反映出来，使医务人员在执行规章制度的同时接受医德监督，并以此提高医务人员医德水平。

(5) 自我监督：自我监督是医务人员依靠其内在的、自身的力量对其医德品质和行为的监督。自我监督是医务人员发挥主观能动性，加强修养的自省、自控的重要方式。

10. 简述临床诊疗工作中的基本道德原则。

临床诊疗工作的基本道德原则包括：及时、准确、有效、择优和自主五项原则。

(1) 及时原则：就是要求医务人员力争尽快地对疾病做出诊断，主动迅速地治疗，并认真适时地对病人的要求和疾病变化做出反应。

(2) 准确原则：就是要求医务人员积极充分地利用现实条件，严肃认真地做出符合病情实际的判断。

(3) 有效原则：就是要求医务人员采用熟悉并掌握了的科学手段，认真实施对疾病具有稳定、缓解、转归效果的治疗。有效原则要求医务人员做到以下几个方面：①学习和掌握科学的诊疗手段。②认真实施有效治疗。③实事求是地判断治疗效果。

(4) 择优原则：就是要求医务人员认真仔细地选择使病人受益与代价比例适当的诊疗措施。更确切地说，就是选择痛苦小、不良反应小、费用低、能尽快达到治疗目标的治疗方法。

(5) 自主原则：就是病人在诊疗过程中，有询问病情、接受或拒绝或选择诊疗方案的自主权。医务人员应该尊重病人的自主权，并把它作为诊疗行为的医德要求，严格遵守。

自主原则还要求医务人员要拒绝病人的非分要求。如有权拒绝违背计划生育政策的要求，拒绝用公费滥开滋补药品的要求，拒绝传染病病人提出的行为自由的要求等。

11. 何谓生命伦理学？简述其主要内容。

生命伦理学又称生物伦理学，是对涉及人的生命和健康的行为实践中的道德问题进行综合研究的一门应用伦理学。

生命伦理学的研究内容主要是医学伦理学难题，它不仅存在于科研、临床及医药领域，而且存在于医疗卫生决策领域，可归纳为：生命控制、死亡控制、行为控制、人体实验及稀有医疗卫生资源的分配等。

（1）生命控制：包括避孕、流产、人工授精、体外受精、无性繁殖等；遗传和优生方面包括产前诊断、性别选择、遗传咨询、基因疗法、DNA重组、优生、器官移植等。

（2）死亡控制：包括脑死亡及心肺死亡标准，安乐死（主动和被动）和有缺陷新生儿的处理等。

（3）行为控制：指对精神病病人的行为控制，包括药物控制（抗抑郁药，抗焦虑药和镇静药）、器械控制（用机械或物理学方法控制）和手术控制（精神外科）。

（4）稀有医疗卫生资源的分配：例如器官移植供体的分配等。

12. 简述"临终"的概念和含义。

凡是由于疾病或意外事故而造成人体主要器官的生理功能趋于衰竭，生命活动趋向终结的状态，濒临死亡但尚未死亡者，谓之临终。人的一生中可能不止一次地处在临死状态，有的人会意外地起死回生。但真正的死亡，人生只有一次。临终的过程可以很短，如突然意外的事故造成主要脏器严重损害及心脑血管病的急性发作等。临终过程也可能旷日持久，如慢性病所致的脏器功能衰竭、肿瘤晚期等，临终过程大多以走向死亡而结束人生。

13. 简述安宁疗护的目的和特点。

安宁疗护是指对处在临终阶段的病人实施良好的护理。

（1）安宁疗护的目的：协助缓解濒死病人躯体上的痛苦，减轻心理上的各种苦楚，提高尚存生命的生活质量，维护病人人格及生命尊严。

临终阶段是由以治愈为主的治疗，转变为以对症治疗为主的维持和延长生命的照料。

（2）安宁疗护的特点：主要是做好心理护理和生活护理。为了使病人在人生的最后阶段处在安宁、舒适的状态，促使病人在心理上能顺利进入死亡的"接受期"。

14. 简述临终病人的要求。

临终病人在未进入昏迷状态时，有以下基本要求：

（1）维护自身权利的要求：如要求保留自己的生活习惯和方式，要求参与治疗、护理方案的确定，要求有选择死亡方式的权利等。

（2）生活舒适的要求：如病人常要求体位舒适和周围环境安静、整洁、空气新鲜、温湿度适宜、被褥干净、床枕柔软，有些病人还有使用镇静药减轻痛苦的要求等。

（3）关怀和慰藉的要求：临终的病人，特别期望得到别人的关怀和慰藉，获得感情上的满足。如希望亲友来探望和获得医护人员的真诚关心和体贴照料，以及感受人间真挚的爱。

15. 简述我国目前在人工授精和体外授精技术应用上制定的伦理原则。

（1）知情同意原则：对要求实施辅助生殖技术的夫妇，须让其了解实施该技术的程序、成功的可能性和风险，并签署知情同意书。对捐赠精子、卵子、胚胎者，须告知有关的权利和义务，包括捐赠是无偿的，健康检查的必要性，不能追问受捐者与出生后代的信息等情况，并签署知情同意书。

（2）维护供受双方和后代利益的原则：捐赠精子、卵子、胚胎者对出生的后代没有任何权利，也不承担任何义务。受方夫妇作为孩子的父母，承担孩子的抚养和教育义务。通过辅助生殖技术出生的孩子享有同正常出生的孩子同样的权利和义务。

（3）互盲和保密的原则：凡是利用捐赠精子、卵子、胚胎实施的辅助生殖技术，捐赠者与受方夫妇和出生的后代保持互盲，参与操作的医务人员与捐赠者也须保持互盲。医疗机构与医务人员对捐赠者和受者的有关信息保密。

（4）维护社会公益的原则：医务人员不得对单身妇女实施辅助生殖技术。医务人员不得实施非医学需要的性别选择。医务人员不得实施代孕技术。一个供精者的精子最多只能提供给 5 名妇女受孕。

（5）严防商品化的原则：对要求实施辅助生殖技术的夫妇，要严格掌握适应证。供精、供卵、供胚胎应以捐赠助人为目的，禁止买卖。

16. 试述医学心理学的主要任务。

（1）研究疾病对人的心理活动与特征的影响和心理因素对健康的作用，研究心理因素对疾病的发生、进程、疗效、预后的关系。

（2）研究病人的心理特点和心理需求。

（3）研究病人生理和心理方面的问题及相应的干预措施，以及应用心理问题的干预理论和技术。

（4）从护理程序的角度去研究心理护理的实施过程和方法。

（5）研究和应用心理健康教育的内容与方法。

17. 简述人类需要的 5 个层次。

（1）生理需要：是指直接与人类个体生存相关的需要，包括饥、渴、性、排泄等需要。

（2）安全需要：是指确保个体生存安全、生活稳定、免遭危险与恐惧的环境与条件的需要。

（3）社交的需要：是指个体社会交往中获得爱和归属的需要。交往是人的一切活动的纽带，交往中人才可能产生友谊、爱、情感上的融洽等，才可能获得精神上的支持。

（4）自尊的需要：是指个体自尊和受到他人尊重的需要。

（5）自我实现的需要：是指促使个体的潜能得以实现的向往，这种向往可以说成是希望自己越来越成为所期望的人物，完成与自己能力相称的一切事情。

18. 试述心理护理的含义和心理护理的最终目标。

心理护理是针对病人现存的和潜在的心理问题、心理需要及心理状态，护士运用心理学知识和技术给病人关怀、支持和帮助，以满足病人的需要，解决心理问题，提高病人和家属对疾病带来的变化的适应能力，进而促进病人成熟和发展。

心理护理的最终目标是促进病人的发展，包括自我发现、自我接受、增加真正的自我尊敬，提高自信心与个人完善水平，促进人际关系和满足需要的能力，获得现实的个人目标。为达到这样的目标，护士有责任提供帮助，病人也有责任参与。

19. 何谓心理治疗？

心理治疗是由经过训练的专业人员运用心理学专业知识和技巧，影响改变病人的认识、情绪和行为等心理活动，从而改善病人的心理状态和行为以及与此相关的痛苦与症状。

对心理治疗的认识应包括以下几方面：①治疗者是经过训练的专业人员，通常是临床心理学工作者和医务工作者。②治疗对象是人，主要是那些有各种心理障碍的心理或精神疾病和躯体疾病病人。③治疗手段主要是建立在心理学理论基础上的技术和方法，主要方式是言语的交流。④治疗的重点或中心是影响和改变病人的认知活动、情感和行为，解除病人的心理痛苦。

20. 试述心身障碍的含义及其诊断要点。

心身障碍又称心身疾病或心理生理疾病，是指一组综合征或躯体疾病，临床上主要表现为躯体症状，但心理社会因素在其发生、发展和防治过程中起着重要作用。心身障碍的诊断应具有以下基本条件：①疾病的发生与转化过程与心理社会因素密切相关。②主要表现为躯体症状，并有器质性病理改变和已知的病理生理过程。③应排除典型的精神障碍及与心理社会因素关系不密切的躯体疾病。

21. 试举 10 个与心身障碍有关的疾病。

胃、十二指肠疾病、原发性高血压、过度换气综合征、荨麻疹、斑秃、糖尿病、肥胖症、偏头痛、类风湿关节炎、癌症等疾病与心身障碍有关。

22. 试述心身障碍的治疗原则。

心身障碍的治疗包括躯体治疗、心理治疗、精神药物治疗及社会支持。首先应采取有效的躯体治疗，如采用降压药治疗高血压等。但大多数躯体治疗属于对症治疗。如需要持久的疗效，减少复发，则应配合心理治疗和精神药物治疗。

（1）心理治疗：包括精神分析疗法、认知行为疗法、行为疗法等。近 20 年来，行为治疗在心身障碍中的应用已引起广泛的关注，松弛技术、系统脱敏、生物反馈、控制呼吸技术、气功等均有效地改善病人的心身平衡，从而取得较满意的效果。

（2）精神药物治疗：目的在于减轻病人焦虑、抑郁等自觉心理症状，调节自主神经系统功能，为心理治疗提供较好的条件。

23. 试述病人产生抑郁心理的常见原因。

（1）抑郁多见于重危病人或有严重丧失的病人（如器官摘除、截肢或预后不良的病人）。

（2）病情加重时常会产生忧郁。

（3）易感素质者更易产生忧郁。这些人常性格内向，易悲观，缺乏自主，表现孤独。

（4）病理生理因素，如分娩或绝经期的激素变化，某些疾病后感受性的增强（如流行性感冒、慢性疼痛等），均可能发生忧郁。

（5）有些疾病目前没有好的治疗方法，疗效不佳，病人长期受疾病折磨，渐渐对治疗丧失信心，回避或拒绝治疗，任病情继续发展。

24. 试述不同年龄段病儿心理护理的要点。

（1）6 个月左右的婴儿，虽然住院心理反应小，但非常需要母亲的爱抚，护士经常对他们轻拍、抚摸、搂抱及逗笑，可调节其大脑的兴奋和抑制过程，产生一种在母亲怀中的安全感。

（2）6个月至4岁病儿，住院心理反应明显，如有可能最好允许家长陪护，这样较容易使病儿建立起对周围环境的安全和信任感。护士应对病儿关心体贴，避免呵斥、责备病儿，通过与病儿共同参与一些游戏，如讲故事、玩玩具、看图画等，建立起良好相互信任的护患关系。

（3）年龄大的病儿，已能较好地用言语进行沟通，能够与病房其他病儿建立伙伴关系。护士应尽可能地与病儿沟通，适当地解释住院和诊治的原因，争取病儿的信任和配合。同时，可在病房开展一些榜样学习竞赛活动，如评选"优秀病儿"等，也可让病儿做些力所能及的工作。

（4）致残病儿往往具有严重抑郁、自卑心理，更要加倍爱护，给予积极的支持。护士应经常巡视，给他们讲热爱活动的小故事，讲身残志坚的小榜样，增强他们生活的勇气和治疗的信心。

25. 试述心理护理的特点。

心理护理一般具有以下特点：①强调个体化护理。②充分认识和掌握影响心理护理效果的复杂因素。③心理护理应具有前瞻性，也就是说护士要根据病人的病情、预后和心理状态等，预估病人将会出现的各种心理问题，以便及早地采取心理护理措施，这将会取得更好的心理护理效果。

§4.2 医学伦理学和医学心理学自测试题（附参考答案）

一、选择题

【A 型题】

1. 下列有关生命医学伦理学基本原则的描述，错误的是 （　）

A. 不伤害　　B. 保护　　C. 尊重　　D. 公正　　E. 有利

2. 有关医德监督的方式，下列哪项是错误的 （　）

A. 法律监督　　B. 舆论监督　　C. 群众监督　　D. 领导监督　　E. 自我监督

3. 诊治伤害现象的划分应不包括 （　）

A. 有意伤害　　B. 可知伤害　　C. 免责伤害　　D. 责任伤害　　E. 可控伤害

4. 影响和制约医疗水平的因素不包括 （　）

A. 科技发展水平　　B. 医务人员的道德水平　　C. 病人的合作程度　　D. 卫生政策和制度的合理性　　E. 医务人员的技术水平

5. 下列各项中不属于医师权利的是 （　）

A. 诊治病人的疾病权　　B. 宣告病人的死亡权　　C. 对病人的隔离权　　D. 对病人实施"安乐死"的权　　E. 医师的干涉权

【X 型题】

6. 道德的特点包括 （　）

A. 稳定性　　B. 规范性　　C. 天赋性　　D. 社会性　　E. 层次性

7. 医学伦理学研究的对象包括 （　　）

A. 医务人员与病人及其家属的关系　　　B. 医护人员相互之间的关系　　　C. 病人与病人之间的关系

D. 医务人员与社会的关系　　　E. 病人与社会之间的关系

8. 生命伦理学的研究领域包括 （　　）

A. 理论生命伦理学　　　B. 临床生命伦理学　　　C. 道德生命伦理学　　　D. 文化生命伦理学

E. 未来生命伦理学

9. 医学人道观、人权观的核心内容包括 （　　）

A. 尊重病人生命　　　B. 尊重病人的人格　　　C. 尊重病人的家属　　　D. 尊重病人平等的医疗权利

E. 尊重病人的习惯

10. 病人的权利包括 （　　）

A. 基本医疗权　　　B. 保护隐私权　　　C. 要求赔偿权　　　D. 要求"安乐死"权　　　E. 知情同意权

11. 根据移植用器官的供者和受者关系，器官移植可分为 （　　）

A. 自体移植　　　B. 同质移植　　　C. 同种异植　　　D. 人造器官移植　　　E. 异种移植

12. 衡量记忆力的指标有如下哪些方面 （　　）

A. 记忆的敏捷性　　　B. 记忆的持久性　　　C. 记忆的完整性　　　D. 记忆的准确性　　　E. 记忆的备用性

13. 作为病人，他们的心理需求包括 （　　）

A. 需要尊重　　　B. 需要接纳和关心　　　C. 需要信心　　　D. 需要安全　　　E. 需要和谐环境、适度活动与刺激

14. 在护患关系中护士扮演的角色包括 （　　）

A. 关怀和照顾的提供者角色　　　B. 教师角色　　　C. 咨询者角色　　　D. 病人辩护人角色

E. 变化促进者角色

15. 下列何者是抑郁病人的常见表现 （　　）

A. 兴趣减退甚至丧失　　　B. 无助感　　　C. 精神疲劳萎靡　　　D. 易怒倾向　　　E. 自责自罪

二、填空题

1. 生命伦理学的四大基本原则是_____、_____、_____和_____。

2. 医学伦理学的具体原则包括_____原则、_____原则、_____原则和_____原则。

3. 临终病人死亡前的心理过程，大致经历 5 个阶段，即_____、_____、_____、_____和_____。

4. 现代生殖技术在目前阶段可有以下 3 类，即_____、_____和_____。

5. 对克隆人问题，中国政府态度是_____、_____、_____、_____。

6. 干细胞按其来源分类，可以有_____和_____。

7. 医疗工作的主体是_____。

8. 记忆可分为_____、_____和_____三个系统。

9. 人类的基本需要包括心理的需要、_____、_____、_____和自我实现的需要。

10. 临床心理评估的主要方法有_____、_____和_____三种。

三、判断题

1. 医学伦理与医学道德是相同的概念，两词可以通用。 （　　）

2. 医学是没有阶级性的。 （　　）

3. 医学道德是永恒不变的。　　　　　　　　　　　　　　　　　　　　　　（　　）

4. 性病病人有权要求医务人员为其保密。　　　　　　　　　　　　　　　　（　　）

5. 我国医师法规定，医师进行试验性临床医疗，应经医院批准，但不需征病人本人或家属的同意。

　　　　　　　　　　　　　　　　　　　　　　　　　　　　　　　　　（　　）

6. 在特殊情况下，为了查清死者的病因，判断诊断治疗的谬误，有利于医学科学的发展，虽未征得死者生前同意或家属的首肯，经有关特定部门的批准，也可以进行尸体解剖。　　（　　）

7. 生育控制的方法主要包括避孕、人工流产和绝育。　　　　　　　　　　　（　　）

8. 对确实患有严重遗传性疾病的人，可以强制实施绝育。　　　　　　　　　（　　）

9. 在双方自愿的条件下，为实施器官移植挽救病人生命，可以进行器官的买卖。（　　）

10. 护理心理学的研究对象仅限于病人。　　　　　　　　　　　　　　　　　（　　）

四、名词解释

1. 医疗过失纠纷

2. 健康

3. 疾病

4. 病人

5. 智力下降

五、问答题

1. 何谓非医疗过失纠纷？

2. 何谓病儿的分离性焦虑？

3. 试述病人抑郁心理的常见原因。

4. 简述医师对病人的义务。

5. 试述老年人常见的心理问题。

参考答案

一、选择题

1. B　2. D　3. C　4. C　5. D　6. ABDE　7. ABDE　8. ABD　9. ABD　10. ABCE

11. ABCE　12. ABC　13. ABCDE　14. ABCDE　15. ABCE

二、填空题

1. 不伤害　有利　尊重　公开

2. 尊重　自主　不伤害　公正

3. 否认阶段　愤怒阶段　协议阶段　抑郁阶段　接受阶段

4. 人工授精　体外授精　克隆技术

5. 不赞成　不支持　不允许　不接受

6. 胚胎干细胞　组织干细胞

7. 医师

8. 感觉记忆　短时记忆　长时记忆

9. 安全的需要　社交的需要　自尊的需要

10. 观察　访谈　心理测验

三、判断题

1. ＋　2. ＋　3. －　4. ＋　5. －　6. ＋　7. ＋　8. －　9. －　10. －

四、名词解释

1. 医疗过失纠纷：在医疗活动中，由于医务人员的过失行为而导致的医疗纠纷，称为医疗过失纠纷。例如，由于医务人员缺乏责任心，不认真分析病情，导致临床误诊、误治、误伤；该抢救的不抢救，随意推诿病人；不认真执行规章制度，不按操作规程办事，导致差错或事故等；这些医疗过失是人为因素造成的，属于渎职行为，引起纠纷属医疗过失纠纷。

2. 健康：健康不仅是身体没有疾病或异常，而且要生理、心理以及社会适应各方面都保持好状态或最佳状态。要生理、心理、社会功能和道德方面都保持完好状态或最佳状态才称健康。

3. 疾病：躯体器官功能性和器质性病变的客观症状和体征称为疾病。

4. 病人：是指各种疾病病人，包括那些只有"情感"的病人，即虽有病痛的症状和感觉，但未发现躯体病理改变的人。

5. 智力下降：主要表现为反应速度减慢，快速做出决定和解决问题的能力下降，容易健忘。

五、问答题

1. 在医疗活动中，并非由于医务人员的过失行为而导致的医疗纠纷，称为非医疗过失纠纷。这一类医患纠纷大多由于医疗服务质量、服务态度等问题所致，一般虽不构成医疗事故，但是反映了医院的服务质量和医务人员的道德素养。这些医务人员对医疗技术的掌握和应用上并不存在问题，对病人的诊治也能认真尽责，但却有意无意地忽视了病人的感受和意见，有时，医务人员忽视了病人在医疗中的自主权、知情同意权等，使病人身心受到伤害，形成了医患纠纷。此外，少数病人提出一些不合理的需求，不能得到满足时，就对医院和医务人员产生不满情绪。以上情况发生的医患纠纷均属于非医疗过失纠纷。

2. 儿童从6个月起，开始建立起一种"母子联结"的关系，在这种以母爱为中心的关系上保持着对周围环境的安全感和信任感。一旦孩子离开妈妈，大都恐惧不安，经常哭闹、拒食及不服药，而母亲与孩子一起时，这些反应很快消失。

3. 病人抑郁心理的常见原因有：

(1) 抑郁多见于重危病人或有严重丧失组织器官的病人（如器官摘除、截肢或预后不良的病人）。

(2) 病情加重时常会产生忧郁。

(3) 易感素质者更易产生忧郁。这些人常性格内向，易悲观，缺乏自主，表现孤独。

(4) 病理生理因素，如分娩或绝经期的激素变化，某些疾病后感受性的增强（如流行性感冒、慢性疼痛等），均可能发生忧郁。

(5) 有些疾病目前没有好的治疗方法，疗效不佳，病人长期受疾病折磨，渐渐对治疗丧失信心，回避或拒绝治疗，任病情继续发展。

4. 医师对病人的义务有：

(1) 承担诊治的义务：医师必须用其所掌握的全部医学知识和治疗手段，尽最大努力为病人服务。

(2) 解除痛苦的义务：病人的痛苦包括躯体性和精神性的。医师要用药物、手术、心理疏导等医疗手段努力控制躯体上的痛苦，解脱病人心理上的痛苦。

(3) 解释、说明的义务：医师有义务向病人说明病情、诊断、治疗、预后等有关医疗情况。

(4) 医疗保密的义务：医疗保密工作一般包括两个方面：一是为病人保守秘密；二是对病人保密，在特殊情况下，对某些病人的病情及预后需要保密。B超检查时，不能向孕妇透露胎儿的性别，这也是医务人员应履行的义务。

5. 老年人常见的心理问题有：

（1）智力下降：主要表现为反应速度减慢，快速做出决定和解决问题的能力下降，容易健忘。

（2）情绪改变：有的老年人情感变得幼稚，不稳定，甚至像小孩一样，容易激动，有时因小事而兴高采烈，有时不顺心则不安、生气、哭泣。

（3）人格变化：较多的老年人表现为比较顽固，守旧，不易接受新事物和他人意见，猜疑心较强。有的则过多的感慨、伤感，沉湎于回忆往事之中。

（4）生活方式变化：孤独寂寞，社会活动减少使老年人选择更多的不良生活方式，如吸烟、嗜酒、缺乏运动等，不良的生活方式与心脑血管疾病、糖尿病等慢性疾病的发生和发展有着密切关系。此外，老年人睡眠时间短，易醒，白天爱打瞌睡，这种睡眠习惯的改变应与失眠进行区别。

§5

医疗卫生政策与医疗风险管理知识

我国自1949年新中国成立以来，先后制定了大量医疗卫生政策法规，其中既包括国家医疗卫生工作的大政方针，也包括医疗卫生工作的行规行法和有关保障全国人民健康的各类法规，如《抗菌药物临床应用管理办法》《中华人民共和国药品管理法实施条例》《中华人民共和国食品安全法实施条例》《麻醉药品和精神药品管理条例》，以及有关医务人员管理和医疗纠纷、事故管理等的各类法规，如《中华人民共和国执业医师法》《中华人民共和国护士管理办法》《乡村医师从业管理条例》《医疗事故处理条例》《突发公共卫生事件应急管理条例》《中华人民共和国精神卫生法》，等等。本章仅就国家医疗卫生大法及与基层医疗卫生单位相关密切的法规进行简要介绍，主要包括医疗卫生政策法规、医院分级管理、医疗风险管理与医疗安全管理的内容。

§5.1 医疗卫生政策与医疗风险管理基本知识问答

一、医疗卫生政策法规

1. 简述医学模式的转换。

由于病因和致病条件的认识发生了改变，因此，医学模式已从过去的"生物医学"模式转变为"生物-心理-社会医学模式"。

2. 试述全球卫生策略的基本内容。

1977年世界卫生大会通过了全球卫生策略——"2000年人人享有卫生保健"（health for all by the year 2000，HFA），这是世界卫生组织和各国政府的2000年以前及以后各年代的一项永久性目标。其确切的含义如下：

（1）人们在工作和生活场所都能保持健康。

（2）人们将运用更有效的办法去预防疾病，减轻疾病或伤残带来的痛苦，并且通过更好的途径进入成年、老年，最后安乐地死去。

（3）在全体社会成员中均匀地分配一切卫生资源。

（4）所有个人和家庭，通过自身充分地参与，将享受到初级卫生保健。

（5）人们将懂得自己有力量摆脱可以避免的疾病，赢得健康，并且明白疾病不是不可避免的。

3. 试述我国新时期的卫生工作方针。

根据《中共中央、国务院关于卫生改革与发展的决定》，新时期卫生工作的方针是：以农村为重点，预防为主，中西医并重，依靠科技与教育，动员全社会参与，为人民健康服务，为社会主义现代化建设服务。

4. 试述我国卫生工作的奋斗目标。

根据《中共中央、国务院关于卫生改革与发展的决定》，我国卫生工作的奋斗目标是：以马克思列宁主义、毛泽东思想和邓小平建设有中国特色社会主义理论为指导，坚持党的基本路线和基本方针，不断深化卫生改革，到 2000 年，初步建立起具有中国特色的包括卫生服务、医疗保障、卫生执法监督的卫生体系，基本实现人人享有初级卫生保健，国民健康水平进一步提高。到 2010 年，在全国建立起适应社会主义市场经济体制和人民健康需求的、比较完善的卫生体系，国民健康的主要指标在经济较发达地区达到或接近世界中等发达国家的平均水平，在欠发达地区达到发展中国家的先进水平。

5. 试述我国卫生事业的性质和发展目标。

《中共中央、国务院关于卫生改革与发展的决定》指出，我国卫生事业是政府实行一定福利政策的社会公益事业。卫生事业发展必须与国民经济和社会发展相协调，人民健康保障的福利水平必须与经济发展水平相适应。政府对发展卫生事业负有重要责任。各级政府要努力增加卫生投入，广泛动员社会各方面筹集发展卫生事业的资金，公民个人也要逐步增加对自身医疗保健的投入。

6. 试述我国卫生改革与发展应遵循的基本原则。

根据《中共中央、国务院关于卫生改革与发展的决定》，卫生改革与发展应遵循以下基本原则：

坚持为人民服务的宗旨，正确处理社会效益和经济效益的关系，把社会效益放在首位。防止片面追求经济效益而忽视社会效益的倾向。

以提高人民健康水平为中心，优先发展和保证基本卫生服务，体现社会公平，逐步满足人民群众多样化的需求。

发展卫生事业要从国情出发，合理配置资源，注重提高质量和效率。重点加强农村卫生、预防保健和中医药工作。因地制宜，分类指导，逐步缩小地区间差距。

举办医疗机构要以国家、集体为主，其他社会力量和个人为补充。

扩大对外开放，加强国际卫生领域的交流与合作，积极利用和借鉴国外先进科学技术和管理经验。

坚持社会主义物质文明和精神文明两手都要抓、两手都要硬。加强卫生行业职业道德建设，不断提高卫生队伍的思想道德素质和业务技术水平。

7. 何谓卫生法？

卫生法是调整卫生社会关系的法律规范的总称。卫生法包括以下两层含义：

（1）卫生法调整的对象：是卫生社会关系，包括卫生行政关系及卫生民事关系。卫生行政关系是指卫生行政部门之间的关系；卫生民事关系是指卫生行政部门与公民、法人或其他组织之间的关系。医患关系是典型的卫生民事关系。

（2）卫生法是卫生法律规范的总和：我国的卫生法是由一系列调整卫生社会关系的法律规范所构成的。它们包括食品卫生法、药品管理法、传染病防治法、执业医师法、医疗机构管理条例、血液制品管理条例、医疗事故管理办法、学校卫生工作条例等大量法律法规。

8. 试述卫生法律责任的概念。

卫生法律责任是指卫生法主体由于违法行为、违约行为或者由于法律规定而应承担的某种不利后果。具有以下特点：

（1）违反卫生法律规范应承担的法律后果。

（2）承担法律责任必须有卫生法律、法规和规章明确、具体的规定。

（3）具有国家强制性，即卫生法律责任的履行由国家强制力保证，违法者拒绝承担由其违法而必须承担的法律责任时，将强制其承担相应的法律责任。

（4）必须由国家授权的专门机关在法定职责范围内依法予以追究。

9. 试述卫生法律责任的种类。

卫生法律责任分为行政责任、民事责任和刑事责任三种。

（1）卫生行政责任：指卫生行政法律关系主体违反卫生行政法律，但尚未构成犯罪者。责任包括行政处罚和行政处分。

（2）卫生民事责任：指医疗机构和卫生工作人员违反法律，侵害公民的健康权利时，应向受害人承担损害赔偿的责任。民事责任主要是财产责任，在法律允许的条件下，民事责任可以由当事人协商解决。

（3）卫生刑事责任：指违反卫生法的行为，侵害了刑法所保护的社会关系，已构成犯罪时所应承担的法律后果。

10. 何谓卫生行政救济？简述卫生行政救济的途径。

卫生行政救济是指公民或单位认为卫生行政机关的行政行为造成对自己合法权益的损害，请求有关国家机关给予补偿、救济的法律制度的总称。

请求卫生行政救济的途径包括：要求卫生行政复议，提出卫生行政诉讼和要求卫生行政赔偿。

11. 试述卫生行政诉讼的概念及其特点。

卫生行政诉讼是指公民、法人和其他组织认为卫生行政机关的具体行政行为侵犯了自己的合法权益，依法向人民法院起诉，人民法院在双方当事人和其他诉讼参与人的参加下，审理和解决行政案件的活动。

卫生行政诉讼具有以下特点：它是通过审判方式进行的一种司法活动；是通过审查行政行为合法性的方式，解决行政争议的活动；是解决特定范围内行政争议的活动。

12. 在司法诉讼程序中，何谓"举证责任倒置"？对医院工作有何影响？

在民事诉讼中，我国过去一直沿用的举证原则是"谁主张、谁举证"。也就是说，在医疗诉讼中，应由提出诉讼的一方举出证据，说明医疗行为与损害结果之间存在因果关系，否则医方就不承担责任。但是，由于医护人员在医疗纠纷处理中处于主动地位，并且掌握着许多"举证"需要的原始资料，为了充分保障病人在医疗纠纷中的合法权益，2001年最高人民法院在《关于民事诉讼证据若干规定》的司法解释中规定："因医疗行为引起的侵权诉讼，由医疗机构就医疗行为与损害结果之间不存在因果关系及不存在医疗过程过错承担举证责任。"也就是说，只要病人提出诉讼，医方就应当列举事实及证据材料，证明自己医疗行为没有过错，否则医方就要承担责任。对于这一新的司法解释，人们将它称之为"举证责任倒置"。为适应这一法律规定，医方必须在增强法律意识的同时不断提高医疗行为的质量，减少和杜绝医疗过错，规范医疗管理，完善医疗记录。只有这样医方才能做到既充分尊重病人的权益，又能保护好医护人员的合法权益。

13. 何谓卫生行政赔偿？构成卫生行政赔偿的条件有哪些？

卫生行政赔偿是指卫生行政机关及其工作人员违法行使职权，侵犯了公民、法人或者其他组织的合法权益并造成损害，由国家承担赔偿责任的制度。

构成卫生行政赔偿必须具备以下条件：一是有损害事实存在；二是具体行政行为违法；三是行政违法行为与损害事实之间有因果关系；四是必须有法律的明确规定。

14. 试述在医疗工作中，卫生行政赔偿金的计算标准。

在医疗工作中，卫生行政赔偿金计算原则如下。

（1）造成身体受害的，应支付医疗费，以及因误工减少的收入。减少的收入每日的赔偿金按照国家上年度职工日平均工资计算，最高额为上年度职工工资的5倍。

（2）造成部分或全部丧失劳动能力的应当支付医疗费，以及残废赔偿金，最高额为国家上年度平均工资的10倍。

（3）造成全部丧失劳动能力的，最高额为上年度职工平均工资的20倍，并对其抚养的无劳动能力的人支付抚养费。

（4）造成死亡的，应当支付死亡赔偿金、丧葬费，总额为国家上年度职工平均工资的20倍，并支付抚养费。

15. 在医疗工作中对病人的自主权法律上做了哪些明确规定？

一是扩大了病人的自主权利，如病人可以查阅、复制本人的病历资料等；二是把卫生人员的部分职责转化为病人的权利。我国现行的卫生法律、法规已从不同角度对病人的医治权、知情权、同意权、选择权、隐私权、参与权、申诉权、赔偿请求权等做了明确、具体的规定。

16. 试述医师执业规则的要点。

医师执业应遵守以下规则：

（1）医师实施医疗、预防、保健措施，签署有关医学证明文件，必须亲自诊查、调查，并按照规定填写医学文书，不得隐匿、伪造或者销毁医学文书及有关资料；不得出具与自己执业范围无关或者与执业类别不相符的医学证明文件。

（2）对急危病人，医师应当采取紧急措施进行诊治；不得拒绝急救处置。

（3）医师应当使用经国家有关部门批准的药品、消毒药剂和医疗器械；除正当诊断治疗外，不得使用麻醉药品、医疗用毒性药品、精神药品和放射性药品。

（4）医师应当如实向病人家属介绍病情，但应注意避免对病人产生不利后果；医师进行实验性临床医疗，应当经医院批准并征得病人本人或者其家属同意。

（5）医师不得利用职务之便，索取、非法收受病人财物或者牟取其他不正当利益。

（6）遇有自然灾害、传染病流行、突发重大伤亡事故及其他严重威胁人民生命健康的紧急情况时，医师就应当服从县级以上卫生行政部门的调遣。

（7）医师发生医疗事故或者发现传染病疫情时，应当按照有关规定及时向所在机构或者卫生行政部门报告；发现病人涉嫌伤害事件或者非正常死亡时，应当按照有关规定向有关部门报告。

（8）执业助理医师应当在执业医师的指导下，在医疗、预防、保健机构中按照有关执业类别执业。在乡、民族乡、镇的医疗、预防、保健机构中工作的执业助理医师，可以根据医疗诊治的情况和需要，独立从事一般的执业活动。

17. 试述社会保险和商业保险各自的特征。

社会保险：是一种政策性的、强制性的保险。它是根据国家法律规定，由劳动者本人及其所在单位、社区或政府多方共同筹资，在劳动者及其亲属或遗属遭遇工伤、疾病、生育、年老、死亡和失业等风险时，给予物资帮助，以保障其基本生活需要的一种社会保障制度，社保是社会保障体系的核心和最基本的内容。

商业保险：保险业务强调营利性，由保险公司承办，采用合同方式，按照商品经济原则、商业惯例和市场经济规范进行的保险业务活动，它具有较强商业性。

18. 试述社会医疗保险实施中必须遵循的基本原则。

在社会医疗保险实施过程中必须遵循以下基本原则：

（1）强制性原则：社会医疗保险是由国家立法规定享受范围、权利、义务及待遇标准，并强制执行的社会保障制度。

（2）社会共同承担责任和分担风险的原则：社会医疗保险由个人、单位和国家共同承担责任和风险。

（3）保障性原则：社会医疗保险以保障公民平等的健康权利为目的，参加社会医疗保险的每个成员不论其缴费多少，都有权得到医疗保险所规定的医疗服务。目前我国医疗保险的社会目标是保证基本医疗。

（4）公平与效率相结合的原则：公平是指无论大病或小病，无论个人按规定缴纳金额的多少，无论干部还是职工，均享有同样的医疗保险待遇。效率主要是指有关各方因积极筹集医疗保险基金，合理使用卫生资源。

我国目前实行社会统筹与个人帐户相结合的保险制度。在个人负担上，一般实行同一负担率，即高收入高负担，低收入低负担，这是符合公平法原则的。

（5）医疗保险基金专款专用的原则。

（6）合理偿付医疗费用的原则：医疗保险机构要按医疗保险规定及时、合理地向医院偿付医疗费用。

二、医院分级管理

1. 何谓医院分级管理？

自 20 世纪 80 年代末在我国建立医院评审制度后，把医院划分为三级，即一级医院、二级医院、三级医院。三级医院是规模最大的，一级医院是规模最小的。国家对医院实行分级管理。

医院分级管理就是按照医院的功能和相应的规模、技术建设、管理及服务质量等综合水平，将其划为一定级别和等次的标准化管理。通过这种管理，把原有的城、乡三级医疗预防网一体化了，这样可促进医院体系整体的合理运转和以医疗质量为核心的医院综合水平的提高。按照我国现行规定，医院分为一、二、三级，各级医院又各自分为甲、乙、丙三等，三级医院另设特等，即我国医院共分为三级十等。

医院评审就是按照医院分级管理标准，对医院质量所进行的院外评价。

2. 简述医院分级管理的目的。

(1) 促进合理地利用有限的卫生资源。

(2) 促进三级医疗网发展，合理分流病人。

(3) 促进"区域卫生规划"的执行。

(4) 促进医院适应医学模式的转变。

(5) 促进医院综合水平的提高。

(6) 调动社会各方面的积极性共同关注和支持医疗事业。

3. 我国一、二、三级医院各应具备哪些功能？

(1) 一级医院是直接为社区提供医疗、康复、保健综合服务的基层医院，是初级卫生保健机构。其主要功能是直接对人群提供一级预防，在社区管理多发病常见病病人并对疑难重症做好正确转诊，协助高层次医院搞好中间或院后服务，合理分流病人。

(2) 二级医院是跨几个社区提供医疗卫生服务的地区性医院，是地区性医疗预防的技术中心。其主要功能是参与指导对高危人群的监测，接受一级转诊，对一级医院进行业务技术指导，并能进行一定程度的教学和科研。

(3) 三级医院是跨地区、省、市以及向全国范围提供医疗卫生服务的医院，是具有全面医疗、教学、科研能力的医疗预防技术中心。其主要功能是提供专科的医疗服务，解决危重疑难病症，接受二级转诊，对下级医院进行业务技术指导和培训人才，完成培养各种高级医疗专业人才的教学和承担省以上科研项目的任务。

4. 试述目前我国医院的类型。

各国医院的类型不尽相同。目前我国的医院大致可分为综合医院和其他类型医院，具体可按照收治范围、特定任务、医院所有制和医院经营性质等进行归类如下表。

我国医院类型

划分依据	类　型
收治范围	综合医院、专科医院、康复医院、妇幼保健院、儿童医院、中医医院、中西医结合医院、民族医院、中心卫生院、疗养院
特定任务	军队医院、企业医院、医学院附属医院
所有制	公立医院、民营医院、中外合资医院
经营性质	非营利性医院、营利性医院

5. 试述医院的基本功能。

医院的功能也就是医院的任务。医院的基本功能如下：

（1）医疗：医疗是医院的主要功能，包括诊疗和护理两大业务主体。医疗分为门诊医疗、急诊医疗、住院医疗和康复医疗。

（2）教育和培训：应对医院的全体职工进行终身在职教育。例如医务人员的"三基"训练，住院医生的规范化培训，各种培训班、研讨会等均属此范畴。

（3）科学研究：结合医疗实践进行广泛的科学研究是不断提高医疗质量的重要保证。

（4）预防和社会医疗服务：医院除应完成医疗任务外，还应开展社会医疗服务和疾病防疫等多项工作。同时还应开展健康咨询、疾病普查、妇幼保健、计划生育和卫生宣教等项工作。

（5）康复功能：包括院内康复医疗和院外康复指导等。

6. 试述区域医疗规划的概念及其制订的步骤与方法。

区域医疗规划是以区域内人群的实际医疗保健需求为依据，以合理配置利用医疗卫生资源及公正地向居民提供及时、安全、适宜的基本医疗保健服务为目的，在分析社会、经济、医疗服务需求、医疗服务利用和医疗卫生资源的详尽资料基础上，将区域内各级各类、不同隶属关系、不同所有制形式的医疗卫生机构进行统一配置和布局的宏观规划。

制定区域医疗规划，首先要确定相应的区域；其次要依据统一的原则和方法进行卫生服务调查，在此基础上，根据区域内医疗保健需求和资源状况和趋势，适宜配置医疗设施，以使之公正、高效、合理地提供包括保健、预防、诊断治疗、康复在内的综合医疗服务；第三要合理分配区域内各医疗机构的功能、任务，使之相互联系、协作和补充，建立健全系统化的医疗保健网络。因此，在这一意义上讲，区域医疗规划也可称之为医疗机构功能分担规划。

7. 何谓医院分级管理评审的基本标准？

各级医院基本标准是该级医院都必须达到的标准，也是医院开业资格的认定标准。基本标准单独考核评定，与分等标准考核打分分开。如达不到"基本标准"的要求，不予通过，定为不合格医院，新申请开业的医院则不予批准。

8. 何谓医院的分等标准？

根据任务和功能的不同，把各级医院分为三级，即一级医院、二级医院和三级医院。乡镇卫生院及基层医院属一级医院。此外，还根据各级医院的技术水平、质量水平和管理水平的高低，并参照必要的设施条件，分别划分为甲、乙、丙等，三级医院增设特等。

三、医疗风险管理

1. 何谓医疗事故？试述其构成要件。

根据《医疗事故处理条例》第二条的规定，医疗事故是指医疗机构及其医务人员在医疗活动中，违反医疗卫生管理法律、行政法规、部门规章和诊疗护理规范、常规，过失造成病人人身损害的事故。医疗事故的构成要件包括以下4个方面：

（1）为主体是医疗机构及其工作人员，所有取得了医疗机构执业许可证的医疗机构，取得了执业资格证的医护人员都是医疗事故的主体。

（2）行为具有违法性，包括违反了诊疗护理常规和操作规程，即在主观上存在过失，根据条例的规定，故意行为不属于医疗事故的范畴。

（3）病人存在人身伤害的后果。

（4）过失行为与病人的损害后果之间存在因果关系。

2. 何谓医疗纠纷？

医疗纠纷是指医患双方对疾病诊疗后果及其原因的认定存在分歧，病人及其亲属对诊疗工作不满，认为病人诊疗时间延长、增加额外痛苦，甚至出现死亡、伤残等情况是由于医务人员诊疗失误造成，病人或其亲属要求追究当事方责任或赔偿损失，需经过直接商议、行政调解、技术鉴定或法律裁决书方可结案的医疗事件。

3. 医院应如何防范医疗纠纷的发生？

建立符合现代医学模式和适应法律规范要求的医院管理体系，提升医院管理的现代化和法制化水平。强化以医疗安全为核心的医疗质量评价体系，使医务人员的医德、技术与个人利益相关联。注重病人合法利益的保护。

（1）病历书写及医学资料的保管要规范、严谨。病历记录要详细，不要随意涂改。需要修正时，严格按照行政规章的规定进行。需要对诊断和治疗方案进行重大调整时应当告知病人或者家属并由其签字。病人或者家属要求复印病历资料，应当按照行政法规和规章的要求办理，不要拖延或者拒绝。

（2）严格遵照法律规定履行告知义务，充分保护病人的知情权。遵守诊疗护理常规和操作规程，谨慎实施医疗行为。

（3）加强法律学习，提高保护病人合法权益和运用法律自我保护的意识。提升医院管理的法制水平。

4. 医疗安全保障体系应包括哪些内容？

医疗安全的保障体系是一项系统工程，与医院管理的每一个方面都密切相关。总体上说，医疗安全体系至少应当包括以下内容：

（1）建立以医师职业自律和医疗质量保障为核心的医院管理体系。这一体系应当是以职业道德、行为规范、医疗技术、医疗质量为主要考核目标的富于激励机制的科学管理系统。

（2）建立以法律规定义务为核心的医务人员行为规范体系。这一体系包括严格遵守临床诊疗护理常规和操作规程。医护人员谨慎地实施诊疗护理行为，完整、积极地履行告知义务，客观、真实地记录病历。

（3）建立以医院自律和维权为核心的运行良好的法律服务体系。医院应致力于提高医务人员的法律意识，提升医院管理的法律水平，同时充分保护病人合法权益的。

（4）建立灵活、高效的医疗纠纷预警和应急处理机制。医疗纠纷是难以避免的，因此医院必须建立纠纷预警和应急机制。出现纠纷后，应立即启动证据保全、秩序维护程序。

出现突发的群体性事件时，应当立即与公安等部门联系，医院也应当启动应急程序，保护医院的财产和医务人员的安全，收集、保全有关证据。

5. 试述医疗风险的不可避免性。

医疗风险之所以不能避免主要是基于以下原因：

（1）人类对疾病发生发展的认识水平的限制：人类的疾病因何发生，其发展的规律如何，药物如何对疾病产生作用等都没有非常肯定、明确的认识，因此对疾病的诊断和治疗是一种探索性的。

（2）人类个体素质的差异：相同的症状体征可能是不同的疾病，相同的疾病用相同的药物可能有不同的效果，更有的人是特异体质，极易发生不可避免的损害。

（3）医学检验技术发展的限制：各种仪器、试剂存在一定的技术和工艺上的误差，检测的结果不能够达到100％的准确，存在假阴性和假阳性，因此使得误诊不可避免。

（4）医师认识水平的局限性：医师的学历水平、临床经验以及医院的设备条件和医疗资源分配的地区差异等都会造成的医师认识水平的局限。这种局限使得一些在高级医院可以治疗的疾病在下级医院不能得到有效治疗，甚至造成严重后果。

6. 医疗机构在何种情况下不承担赔偿责任？

根据法律、行政法规的规定，在下列情况下，医院不承担赔偿责任，即法定免责事由：

（1）医疗意外：即虽然医护人员已经尽到了充分的注意义务，严格按照诊疗护理常规、操作规程实施诊疗护理行为，但仍然发生了预料之外的损害后果，或者是现代医学条件下无法预料和/或不能防范的后果。

（2）难以避免的并发症：即虽经充分注意，仍然不能避免的并发症，如腹部手术后肠粘连。

（3）必需的紧急抢救行为：即医护人员为了抢救病人生命，在迫不得已的情况下，临时采取的紧急措施，有时可能是违反操作规程的行为。紧急抢救不能超过必要限度，并应在事后采取有效补救措施。

（4）病人及其家属不配合治疗，且系损害后果发生的主要或者唯一原因。

（5）无过错输血。

（6）不可抗力：如自然灾害、战争等人力不可抗拒的事件。病人的特异体质、特殊病情，由于不能预见、不能防备，也属于不可抗力。新出现的疾病，由于没有认识到其诊断、治疗的方法，是医学科学目前还不能解决的问题，也应当属于不可抗力。

7. 病历书写应该注意哪些主要问题？

病历不仅是病人的病情记录，而且是重要的医学法律文书，病历内容必须详实准确，在病历书写中应注意以下问题。

（1）病历内容要详细、完整、真实，入院病历要特别注意现病史、家族史、既往史、月经史，体格检查不仅要记录阳性体征，重要的阴性体征也要记录，特别是与鉴别诊断有关的阴性体征。

（2）病历书写要及时。急诊病历、抢救记录、病情变化和重大医疗措施要标明准确时间。抢救记录应当在抢救结束后 6 小时内补记完成，并在病历上注明"补记"，在医嘱内容旁边注明"补记"。抢救完成时间应以抢救措施停止，病人生命体征恢复平稳或者死亡时间为准。

（3）及时审查、修改病历。上级医师要及时审查下级医师记录的病历，修改时应当保证原记录清晰，并使用红笔，注明修改时间并签名。如遗漏重要内容需要补记时，应当在发现后及时补记，位置与上次相关病程记录相邻，注明补记时间并签名。

（4）各种谈话记录和签字应当由本院医师完成，不能由进修医师或者实习医师进行。

（5）未经亲自诊治，不得为病人出具诊断证明书或者其他医学证明。病人未挂号自行找医师看病时，医师不得出具任何文字材料，包括书写病历和处方，医院也不承担任何责任。

（6）严禁伪造、隐匿、销毁、违规涂改病历。

8. 病人复印病历资料有哪些规定？

按照现行卫生法规的规定，病人可以要求复印病历资料，但复印病历资料时应注意以下问题：

（1）病人可以复印客观病历资料，包括：门诊病历、入院记录、体温单、医嘱单、检验报告、医学影像检查资料、特殊检查同意书、手术同意书、手术及麻醉记录、病理资料、护理记录，其他有病人或者其家属签字的医学资料。

（2）病人不能复印主观病历资料，包括病程记录、会诊记录、上级医师查房记录、疑难病例讨论记录、死亡讨论记录。但可以在医患双方在场的情况下共同封存。

（3）病人或其家属或者其代理人应当凭个人身份证明、授权委托书到医院医务管理部门办理身份审查、登记手续。住院期间的病历复印应当在医务人员陪同下复印。复印后，应当加盖证明印章。

9. 试述医师的主要告知义务。

医生对病人主要有以下告知义务：

（1）如实向病人或其家属告知病情和诊疗计划、方案，以及拟采用的诊疗方法的理由，存在的风险（包括诊疗措施的并发症、药物的毒副作用等），疾病的预后等，但应该避免对病人产生不利后果。

（2）向病人告知医院管理制度中与其权益相关的制度。

（3）详细向病人告知诊疗过程中应当履行的配合方式、方法。

（4）详细向病人告知手术过程可能出现的并发症和后遗症，以及拟采取的预防、避免和补救措施。

（5）实施新的实验性临床治疗方法时，应如实告知该种方法的理论依据，成熟程度、风险概率，以及批准实验的机关和有关法律手续。

（6）详细向病人告知药物的服用方法和保存方法。

（7）如实告知病人不能提供约定的医疗服务的原因。

（8）在病人的病情出现重大变化，或者需要调整诊断、治疗方案时，或病人出现轻生等心理变化时，应当如实告知病人及家属。

（9）详细向病人告知出院后的注意事项及院外治疗方法，以及复诊的时间、需携带的资料。

10. 病人在处理医疗纠纷过程中享有哪些权利？

在处理医疗纠纷过程中病人享有以下权利：

（1）人身和财产不受侵害的权利。

（2）知情同意权：病人有权知晓自己的病情、诊疗方法的利弊等与自身疾病及治疗相关的信息，有权要求医务人员对所采取的诊疗措施充分告知，并做出取舍决定。

（3）病历复印权：依照行政法规、规章的规定，病人有权复印本人的客观病历资料。

（4）证据保全权：发生纠纷后，有权与院方共同封存病历和其他实物证据。

（5）鉴定专家选择权和陈述权：在医疗事故鉴定中，有权选择鉴定专家，有权在鉴定时到场陈述、监督。

（6）申请鉴定专家回避权。

（7）损害赔偿请求权：对因医院的过失造成的损害，有权要求赔偿。

11. 出现医疗纠纷后，应当怎样处理？

医疗纠纷发生后应做如下处理，以保证医疗纠纷的公正解决。

（1）立即保全病历、药品、注射和/或输液残留物等证据。如病人死亡，应当告知其家属进行尸体解剖，家属拒绝的，应当签字。拒绝签字的，应当由见证人签字，必要时录音、录像。

（2）立即报告科室负责人和医务管理部门。

（3）病人或者家属要求复印、封存病历的，应当按照相关规定办理，不能拖延、拒绝。但实物证据只能共同封存，不能交给患方。

（4）认真准备证据材料，组织专家会诊和病例讨论，对事件进行分析，为协商、鉴定和诉讼做好准备。

（5）积极应诉。收到法院送达的诉状副本后，应当在法院规定的期限内向法院提交证据，并积极准备答辩状，提交法院。

12. 医疗纠纷赔偿案件中，医院有哪些举证责任？

根据最高人民法院民事诉讼证据规则，在医疗侵权案件中，应由医疗机构就医疗行为与损害后果之间不存因果关系，以及不存在医疗过错承担举证责任。据此，医疗机构应当证明：

（1）医疗行为符合法律、行政法规、行政规章的规定，符合诊疗护理常规和操作规程。由于目前没有统一的疾病诊疗常规和操作规程，而且医学科学需要不断地探索、创新，因此，这一举证很困难，一般需要通过鉴定解决。

（2）病人的损害后果是疾病的正常转归，或者是不可避免的并发症、后遗症，与医疗行为没有因果关系。

（3）存在法定免责事由。

13. 试述医疗纠纷的解决途径。

医疗纠纷的解决办法包括协商、行政调解和诉讼3种途径。

（1）协商：即医院与病人就争议的医疗事件进行协商处理，可以不经过技术鉴定。协商处理后7日内，医院应当向卫生行政部门做出书面报告。

（2）卫生行政部门调解：卫生行政部门在医疗事故技术鉴定后，可以在医患双方共同要求下进行调解。调解没有强制力，即必须在双方同意的情况下进行。调解不成或者反悔，可以向人民法院起诉。当事人不能同时选择卫生行政部门调解和诉讼，已经起诉的医疗纠纷卫生行政部门不受理，受理后起诉的，卫生行政部门应终止调解。

（3）诉讼：当事人可以直接向人民法院提起诉讼。但在实践中，有的法院不受理未经鉴定的医疗纠纷。

14. 协商解决医疗纠纷应当注意哪些问题？

协商解决医疗纠纷是解决医疗纠纷最重要的途径，在具体执行时应注意以下问题：

（1）不要使用"出于人道主义，给予病人经济帮助或者补偿"等用语，直接表述为"给予病人现金（或者赔偿）多少元"。因为前一说法可以理解为赠与行为，而不是对医疗纠纷的赔偿。给病人重新主张权利留下了空间。

（2）在协议中必须明确说明，病人明确知道医疗事故的处理有协商、卫生行政部门的调解、诉讼3种处理方式，病人或者家属自愿选择协商方式，放弃申请鉴定和诉讼的途径，并且清楚地知道如果构成医疗事故可能获得的赔偿金额。

（3）协议中必须载明，病人及其家属在协议生效和履行后，不再以任何方式和任何理由向医院主张权利，自愿放弃诉权。

（4）协议必须由病人或者其委托的人，或者其继承人的签字。有多个家属和继承人只推选代表的，应当在签字处写明代表全体家属。

（5）公安或者人民调解组织参加主持的，应当有主持人或者主持机关的签字盖章。

（6）协商处理解决之日起7日内，医院应当向卫生行政部门做出书面报告，并附协议书。

15. 试述医疗事故的赔偿范围。

根据国家有关规定，医疗事故的赔偿范围如下：

（1）医疗费：指因医疗过错所扩大的医疗费，凭据支付。同时还应支付出院后存在医疗依赖必需支出的后期治疗费。

（2）误工费：因医疗过错致医疗时间延长不能工作造成的损失。

（3）住院伙食补助费。

（4）陪护费：延长的住院期间需要专人陪护的，以及因残废存在护理依赖而需要护理的费用。

（5）残疾生活补助费：自定残之月起最长补偿30年；60岁以上的，不超过15年；70周岁以上的，不超过5年。

（6）丧葬费。

（7）被抚养人生活费：以死者或残疾者事故前实际抚养的无劳动能力的人为限。16 周岁以下的抚养到 16 周岁；16 周岁以上无劳动能力的抚养 20 年；60 岁以上的不超过 15 年；70 周岁以上的不超过 5 年。

（8）交通费和住宿费：病人和专门陪护人员必要的交通费、住宿费支出，以及参加医疗事故处理的适当人数的家属代表的交通费和住宿费。

（9）精神损害赔偿金：病人死亡的，赔偿年限最多不超过 6 年；造成残疾的，不超过 3 年。

16. 发生医疗事故的医疗机构和医务人员将受到何种处罚？

根据我国现行法规，发生医疗事故的医疗机构和事故责任人将可能受到以下各种不同处罚：

（1）发生医疗事故的医疗机构，可由卫生行政部门根据医疗事故等级和情节，给予警告、责令限期停业整顿直至由原发证部门吊销执业许可证。

（2）对发生医疗事故的有关医务人员，依法可给予行政处分或者纪律处分，卫生行政部门并可以责令暂停 6 个月以上 1 年以下执业活动，情节严重的，应吊销其执业证书。构成犯罪的，依照刑法的规定追究刑事责任。

§5.2 医疗卫生政策与医疗风险管理自测试题（附参考答案）

一、选择题

【A 型题】

1. 现行的《医疗事故处理条例》，将医疗事故分为 （　）

A. 三级　　B. 五级　　C. 四级　　D. 六级　　E. 三级三等

2. 以下哪项属于严重医疗差错 （　）

A. 护士给病人多服了 3 片维生素 C　　B. 未做皮试，给病人注射了青霉素，但未引起不良反应
C. 输液时给某成人病人多输了 100 mL 生理盐水　　D. 医师误将甲病人的止咳药给乙病人服用
E. 医务人员不慎丢失了病人做尿常规化验的标本

3. 当病人病情危重救治无望时，若有关方面提出"安乐死"要求是 （　）

A. 病人直接要求或立有遗嘱，予以同意　　B. 配偶提出要求，可予同意　　C. 不予同意
D. 经医院领导批准后，可同意执行　　E. 有两名医师签字证明救治无望时，可实行安乐死

4. 医疗质量要素中的首要因素为 （　）

A. 规章制度　　B. 先进设备　　C. 医院规模　　D. 人员结构　　E. 医院文化

5. 治疗质量指标不包括下列哪项 （　）

A. 治愈好转率　　B. 抢救成功率　　C. 死亡率　　D. 无菌手术切口甲级愈合率　　E. 无菌手术切口感染率

6. 无菌手术感染率标准值为 （　）

A. $<2\%$　　B. $<3\%$　　C. $<4\%$　　D. $<5\%$　　E. $<6\%$

7. 病种病例分型质量评价的指标不包括下列哪项 （　　）

　　A. 病种　　B. 病例分型　　C. 医疗转归　　D. 医疗质量评价指标　　E. 尸检率

【X 型题】

8. 医院的主要工作任务包括 （　　）

　　A. 医疗　　B. 教育培训医务人员及其他人员　　C. 开展科学研究　　D. 预防和社会医疗服务
E. 康复医疗

9. 卫生法规的基本原则包括 （　　）

　　A. 卫生保护原则　　B. 预防为主原则　　C. 具有中国特色的原则　　D. 公平原则　　E. 病人
自主原则

10. 医疗服务的类型大体可分为 （　　）

　　A. 应招医疗服务　　B. 社会预防　　C. 社会求助医疗服务　　D. 医疗诊治　　E. 社区医疗
保健

11. 下列哪些情形不属于医疗事故 （　　）

　　A. 在紧急情况下为抢救垂危病人生命而采取紧急医学措施造成不良后果　　B. 在医疗活动中由于
病人病情异常或者病人体质特殊而发生医疗意外　　C. 无过错输血感染造成不良后果　　D. 因患方原
因延误诊疗导致不良后果　　E. 因不可抗力造成不良后果

12. 病人的合法权利包括 （　　）

　　A. 生命权、身体权、健康权　　B. 享有平等医疗权　　C. 部分免责权　　D. 安乐死权
E. 隐私权

13. 医学道德情感包括 （　　）

　　A. 同情感　　B. 责任感　　C. 事业感　　D. 成就感　　E. 愧疚感

14. 医患纠纷发生的原因包括 （　　）

　　A. 社会舆论的缺陷　　B. 医疗部门自身的缺陷　　C. 病人家属行为的缺陷　　D. 病人就医行为
的缺陷　　E. 医疗纠纷调解行为的缺陷

15. 诊断质量包括 （　　）

　　A. 入、出院诊断符合率　　B. 手术前后诊断符合率　　C. 临床诊断与病理诊断符合率　　D. 医
院发生感染率　　E. 无菌手术切口感染率

二、填空题

1. 医院管理的职能由_____、_____、_____、_____、_____五个方面组成。

2. 目前我国立法的法律效力等级，按法律层次分为_____、_____、_____、_____、
_____和_____，以及从属于各项卫生法规的卫生标准。

3. 医疗保险从总体上可分为_____医疗保险和_____医疗保险。

4. 社会医疗保险作为社会保障的一项内容，具有_____、_____、_____和_____等基本
特征。

5. 影响医疗安全的因素，有_____因素和_____因素两种。

6. 在医疗活动中严禁涂改、_____、_____、_____或者_____病历资料。

7. 在医疗活动中，医疗机构及其医务人员应当将病人的病情、_____、_____等如实告知病人。

8. 病人死亡，医患双方当事人不能确定死因或者对死因有异议的，应当在病人死亡后_____小时
内进行尸检；具备尸体冻存条件的可以延长至_____日。尸检应当经_____同意并签字。

9. 医疗事故赔偿费用，实行_____结算，由承担医疗事故责任的_____支付。

10. 由医患双方当事人自行协商解决的医疗事故争议，医疗机构应当自协商解决之日起_____日之内向所在地卫生行政部门做出_____。

三、判断题

1. 在我国医院分级管理中，医院共分为三级九等。 （　　）

2. 医院评审的审批权限规定：三级特等医院由国家卫生部审批发证；二级、三级医院由省、自治区、直辖市卫生厅（局）审批发证；一级医院由地、市卫生局审批发证。 （　　）

3. 在医院评审中达不到基本标准的医院，列为不合格医院，不予通过评审，应停业整顿或限期达标。
（　　）

4. 医疗事故纠纷必须在进行医疗事故技术鉴定后方可向人民法院提起诉讼。 （　　）

5. 非法行医造成的人身伤害属医疗事故。 （　　）

6. 非法行医的赔偿，由受害人直接向人民法院提起诉讼。 （　　）

7. 手术同意书可以由病人本人签字。 （　　）

8. 对于靠人工辅助器械（如呼吸机）维持生命的病人，其亲属要求继续留院治疗，但又要求停止使用人工辅助器械，医务人员应当拒绝病人亲属要求。 （　　）

9. 在任何情况下使用血液及血液制品，必须都病人或其家属进行输血风险教育，并在其知情同意并签署"医疗用血志愿书"后方可施行。 （　　）

10. 参加新型农村合作医疗（新农合）是以个人为单位。 （　　）

四、名词解释

1. 卫生行政救济
2. 医院分级管理
3. 医疗事故
4. 医疗风险
5. 医疗缺陷

五、问答题

1. 简述我国的卫生工作方针。
2. 简述医院分级的基本原则。
3. 试述医疗保险的基本概念。
4. 简述医疗安全的重要性。
5. 简述医疗纠纷构成的要件。

📖 参考答案

一、选择题

1. C　2. B　3. C4. D　5. E　6. A　7. D　8. ABCDE　9. ABDE　10. BDE　11. ABCDE
12. ABCE　13. ABC　14. BD　15. ABC

二、填空题

1. 计划　组织　控制与协调　指导与教育　发展与提高
2. 宪法　法律　行政法规　部门规章　地方性法规　地方规章

3. 社会性　商业性

4. 强制性　互济性　福利性　社会性

5. 医源性　非医源性

6. 伪造　隐匿　销毁　抢夺

7. 医疗措施　医疗风险

8. 48　7　死者近亲属

9. 一次性　医疗机构

10. 7　书面报告

三、判断题

1. —　2. ＋　3. ＋　4. —　5. —　6. ＋　7. ＋　8. ＋　9. —　10. —

四、名词解释

1. 卫生行政救济：是指公民、法人或者其他组织认为卫生行政机关的行政行为造成自己合法权益的损害，请求有关国家机关给予补济的法律制度的总称，包括对违法或不当的行政行为加以纠正，以及对于因行政行为而遭受的财产损失给予弥补等多项内容。

2. 医院分级管理：是按照医院的功能和相应规模、技术建设、管理及服务质量等综合水平，将其划为一定级别和等次的标准化管理。

3. 医疗事故：是指医疗机构及其医务人员在医疗活动中，违反医疗卫生管理法律、行政法规、部门规章和诊疗护理规范、常规，过失造成病人人身损害的事故。

4. 医疗风险：是指因医疗行为本身的特殊性而对病人的身体完整性、健康甚至生命的潜在危险性。

5. 医疗缺陷：是指医疗机构及其医务人员在医疗活动中，违反医疗卫生法律、法规和诊疗护理技术规范、常规，或存在技术过失、医疗设备问题以及医院管理不善等，给病人造成病情、身体、心理的不利影响或损害。从诊疗过程可划分为诊断缺陷、治疗缺陷、护理缺陷、感染缺陷和服务缺陷等。根据损害后果程度分为医疗事故、医疗差错、医院感染。

五、问答题

1. 在1996年的全国卫生工作会议上，党中央、国务院确定了新时期的卫生工作方针"以农村为重点，预防为主，中西医并重，依靠科技与教育，动员全社会参与，为人民健康服务，为社会主义现代化建设服务"。

2. 医院分级主要是依据其功能，即依据其与社区的关系和应当提供何种类型的医疗卫生服务。医院的级别是卫生行政部门根据区域医疗规划的需要而划定。也就是说医院的级别是规划出来的，而不是医院创建的。我国的医院分为一级、二级和三级医院。

3. 从广义上划分，医疗保险可分为社会性医疗保险和商业性医疗保险。现就社会性医疗保险的基本概念简述如下：

医疗保险是根据立法规定，通过强制性社会保险原则，由国家、单位（雇主）和个人共同缴纳保险费，把具有不同医疗需求群体的资金集中起来，进行再分配，即集资建立起来的医疗保险基金，当个人因疾病接受医疗服务时，由社会医疗保险机构提供医疗保险费用补偿的一种社会保险制度。

4. 医疗安全在医疗管理中具有十分重要的意义，主要体现在以下几方面。

（1）医疗安全管理是医疗质量管理的重要组成部分：其作用是在诊疗护理工作中，加强对各种医疗行为的管理，加强医疗规章制度的健全和落实，加强医务人员的思想素质、医德修养、业务水平的培训，将医疗不安全行为的发生减少到最低限度。因此医疗安全管理应该贯穿于医疗质量管理全过程，作为工作质量管理的重要内容。

（2）医疗安全是评价医院医疗质量优劣的重要指标：加强医疗安全管理是提高医疗质量的重要措施，是切实维护医患双方正当权益的前提，是医院提供优质医疗服务的基础。没有可靠的医疗安全，要想获得持续的医疗质量改进是不可能的。

（3）医疗安全是医院良好的社会效益和经济效益的保证：因为医疗不安全，会延长病人的治疗时间，使治疗手续复杂化，从而增加物资消耗量，提高医疗成本，增加病人和社会的经济负担。

5. 构成医疗纠纷的要件如下：

（1）纠纷的主体是医患双方，"医"是指医疗机构及其医务人员，"患"是指接受诊疗的病人及其亲属。

（2）纠纷的发生是患方认为病人的生命权、健康权等权利受到了侵害，即医疗纠纷的客体是病人的生命权、健康权。

（3）医疗纠纷必须是发生在医疗活动中。

（4）医患双方对医疗产生的损害、损害产生的原因以及处理方式出现了分歧。

§6

疾病诊断步骤和临床思维方法

临床思维方法指对疾病现象进行调查研究、分析综合、判断推理等过程中的一系列思维活动，由此认识疾病、判断鉴别，做出决策的一种逻辑方法。

　　临床思维方法在过去教科书中很少提及，课堂上也很少讨论，学生常常是经过多年实践后逐渐领悟其意义。这样势必事倍功半，"觉悟"恨晚。为了使学生从一开始就意识到其重要性，在实践活动中注意其基本训练，本书列出专章讨论，旨在使初学者从临床学习之初就认识到它的重要性，能够在每次实践活动中注重临床思维方法的基本训练并遵循基本原则，这样，无疑将事半功倍，受益终生。

§6.1　疾病诊断步骤和临床思维方法基本知识问答

1. 试述诊断疾病的步骤。

（1）搜集资料：包括详尽、完整、真实可靠的病史，全面系统而又重点深入的体格检查，以及含血、尿、大便常规在内的各项实验室和特殊检查。

（2）分析综合资料，形成印象：对上述资料进行综合归纳，分析比较，去粗取精，去伪存真，由表及里总结病人的主要问题，将可能性较大的问题罗列出来，形成假设、印象，也就是初步诊断。

（3）验证或修正诊断：初步诊断经过临床实践的验证，并进一步研究、分析病情，对初步诊断进行验证或修正，以明确诊断。一时难于确诊的病例，进行实验性治疗也是一项公认可行的准则，但需十分慎重。

2. 选择各种化验和特殊检查时应考虑哪些问题？

（1）哪种项目最合适，正常范围如何。

（2）检查的敏感性、特异性、准确性如何。

（3）各种疾病中检查结果的频率分布。

（4）确定诊断的概率是多少。

（5）检查对病人的利弊及安全性如何。

（6）成本效果分析。

3. 试述临床思维的两大要素。

（1）临床实践：即床旁接触病人，观察病情变化，实施诊疗操作，分析问题，解决问题。

（2）科学思维：这是将疾病的一般规律运用于判断特定个体所患疾病的思维过程，是对疾病资料整理、分析的过程，是对临床问题综合比较、分析推理的过程，并在此基础上建立疾病的诊断。

4. 临床思维方法可概括为哪几个步骤?

（1）从解剖的观点，有何结构异常。

（2）从生理的观点，有何功能改变。

（3）从病理生理的观点，提出病理变化和发病机制的可能性。

（4）考虑几个可能的致病原因。

（5）考虑病情的轻重，勿放过严重情况。

（6）提出 1～2 个特殊的假说。

（7）检验该假说的真伪，权衡支持与不支持的症状体征。

（8）寻找特殊的症状体征组合，进行鉴别诊断。

（9）缩小诊断范围，考虑诊断的最大可能性。

（10）提出进一步检查及处理措施。

5. 试述临床思维的基本原则。

（1）实事求是的原则：掌握第一手资料，尊重事实，全面分析，避免主观性和片面性。

（2）"一元论"原则：即单一病理学原则，就是尽量用一个疾病去解释多种临床表现的原则。因为在临床实际中，同时存在多种关联性不大的疾病的概率是很少的。

（3）用发病率和疾病谱观点选择诊断的原则：疾病谱随不同年代、不同地区而变化。当几种诊断可能性同时存在的情况下，要首先考虑常见病、多发病的诊断，这种选择符合概率分布的基本原理，减少误诊的机会。

（4）首先考虑器质性疾病的诊断，然后考虑功能性疾病的原则：以免延误了器质性疾病的治疗。

（5）首先考虑可治疾病的原则：以便早期及时地对疾病予以恰当的处理。

（6）简化思维程序的原则：医师参照疾病的多种表现，把多种多样的诊断倾向，归纳到一个最小范围中去选择最大可能的诊断。这种简化程序的诊断思维方式，有利于抓住主要矛盾，予以及时处理。

（7）见病见人的原则：切忌见病不见人的弊端。同样的疾病在不同的人身上表现会有差异，年龄、性别、体质、心理状况、文化程度等都会对疾病产生影响，要用生物-心理-社会医学模式的观点去思维和分析。

6. 常见的误诊、漏诊的原因有哪些?

（1）病史资料不完整、不确切，未能反映疾病进程和动态以及个体的特征，因而难以作为诊断的依据。亦可能由于资料失实，分析取舍不当，导致误诊、漏诊。

（2）观察不细致或检验结果误差。临床观察和检查中遗漏关键征象，不加分析地依赖检验结果，是误诊的重要因素。

（3）先入为主，主观臆断，妨碍了客观而全面地搜集和分析资料。

（4）医学知识不足，缺乏临床经验，对一些病情复杂、临床罕见疾病造成的误诊，是误诊的常见原因。

7. 为达到确诊的目的，临床上常用哪些诊断方法?

（1）直接诊断：病情简单、直观，根据病史或体征，无需化验和特殊检查即能做出诊断，如荨麻疹、外伤性血肿、急性扁桃体炎、急性胃肠炎等。

（2）排除诊断：临床症状、体征不具有特异性，有多种疾病可能性，经深入检查，稍加分析，容易发现不符之点，予以排除，留下1~2个可能的诊断进一步证实。

（3）鉴别诊断：主要症状体征有多种可能性，一时无法确定诊断，需不断搜集多种资料予以鉴别。若新的资料不支持原有的诊断，应将原有的可能性剔除或提出新的诊断。

8. 综合的临床诊断应包括哪些内容？

（1）病因诊断：根据临床的典型表现，明确提出致病原因和本质，如风湿性心瓣膜病、结核性脑膜炎、血友病等。

（2）病理解剖诊断：是指对病变部位、性质、细微结构变化的判断。

（3）病理生理诊断：是指疾病引起机体功能变化如心功能不全、肝肾功能障碍等，他们不仅是机体和脏器功能判断所必需的，而且也可由此做出预后判断和劳动力鉴定。

（4）疾病的分型与分期：不少疾病有不同的型别与程期，其治疗及预后意义各不相同，诊断中亦应予以明确。

（5）并发症的诊断：是指原发疾病的发展，导致机体、脏器的进一步损害，虽然与主要疾病性质不同，但在发病机制上有密切关系。如慢性肺部疾病并发肺性脑病，风湿性心瓣膜病并发亚急性感染性心内膜炎等。

（6）伴发疾病诊断：是指同时存在的，与主要诊断的疾病不相关的疾病，其对机体和主要疾病可能发生影响，如龋齿、肠蛔虫症等。

9. 何谓循证医学？

循证医学（evidence based medicine，EBM）是遵循科学证据的临床医学。它提倡将临床医师个人的临床实践和经验与客观的科学研究证据结合起来，将最正确的诊断、最安全有效的治疗和最精确的预后估计服务于每位具体病人。

循证医学不同于传统医学。传统医学是以经验医学为主，即根据非实验性的临床经验、临床资料和对疾病基础知识的理解来诊治病人。循证医学并非要取代临床技能、临床经验、临床资料和医学专业知识，它只是强调任何医疗决策应建立在最佳科学研究证据基础上。

10. 试述循证医学的基本特征。

（1）将最佳临床证据、熟练的临床经验和病人的具体情况这三大要素紧密结合在一起，寻找和收集最佳临床证据，旨在得到更敏感和更可靠的诊断方法，更有效和更安全的治疗方案，力争使病人获得最佳治疗结果。掌握熟练的临床经验旨在能够识别和采用哪些最好的证据，能够迅速对病人状况做出准确和恰当的分析与评价。

（2）重视确凿的临床证据，这是和传统医学截然不同的。传统医学主要根据个人的临床经验，遵从上级或高年资医师的意见，参考来自教科书和医学刊物的资料等为病人制订治疗方案。显然，传统医学处理病人的最主要的依据是个人或他人的实践经验。

一、选择题

【A型题】

1. 某病人长期发热，皮肤、关节、心、肝、肾各方面都有病态表现时，下列哪种诊断可能性最大 （　　）

A. 风湿　　B. 结核　　C. 肝炎　　D. 系统性红斑狼疮　　E. 肾脏疾病

2. 下述哪项不属诊断思维的注意问题 （　　）

A. 现象与本质　　B. 主要与次要　　C. 临床表现与主诉　　D. 局部与整体　　E. 典型与不典型

3. 一咯血病人，胸片示右上肺阴影，首先应考虑的诊断是 （　　）

A. 肺癌　　B. 肺炎　　C. 肺不张　　D. 肺结核　　E. 肺脓肿

4. 下述哪项不属常见诊断失误的原因 （　　）

A. 病史资料不完整、不准确　　B. 体查不细致、不全面　　C. 医学知识不足　　D. 主观臆断 E. 病人欠合作

【X型题】

5. 常见的误诊、漏诊的原因包括下面哪几种 （　　）

A. 病史资料不完整、不确切　　B. 观察不细致或检验结果误差　　C. 先入为主、主观臆断 D. 医学知识不足、缺乏临床经验　　E. 疾病的临床表现不同

6. 临床思维的基本原则有 （　　）

A. 实事求是的原则，"一元论"原则　　B. 用发病率和疾病谱观点选择诊断的原则　　C. 首先考虑器质性疾病的诊断，然后考虑功能性疾病的原则　　D. 首先考虑可治的疾病的原则，简化思维程序的原则　　E. 见病见人的原则

7. 综合的临床诊断应包括 （　　）

A. 病因诊断　　B. 病理解剖诊断　　C. 病理生理诊断　　D. 疾病的分型与分期　　E. 并发症及伴发疾病诊断

8. 以下哪些项目是循证医学的应用范围 （　　）

A. 医疗管理　　B. 制定卫生政策　　C. 卫生技术评价　　D. 指导临床实践　　E. 药物研究与应用

9. 造成临床表现不典型的因素有 （　　）

A. 年老体弱　　B. 治疗的干扰　　C. 医师的认识水平　　D. 主诉不清楚　　E. 器官移位

10. 诊断失误包括 （　　）

A. 漏诊　　B. 误诊　　C. 病因判断错误　　D. 疾病性质判断错误　　E. 延误诊断

二、填空题

1. 临床思维的两大要素是_____、_____。
2. 常用的诊断方法有_____、_____、_____。
3. 循证医学所要求的临床证据有以下3个主要来源，即_____、_____、_____。
4. 正确诊断疾病的必备条件包括_____、_____、_____。
5. 在疾病诊断过程中应首先考虑_____病与_____病。

三、判断题

1. 临床思维方法是指对疾病现象进行调查研究、分析综合、判断推理等过程中的一系列思维活动,由此认识疾病、判断鉴别,做出决策的一种逻辑方法。 （　　）

2. 诊断疾病的步骤包括搜集资料、分析综合资料及形成印象、验证或修正诊断3个步骤。 （　　）

3. 疾病诊断过程中,临床思维时应坚持"多元论"原则。 （　　）

4. 疾病诊断过程中应尽可能以一种疾病去解释多种临床表现。 （　　）

5. 在器质性疾病与功能性疾病鉴别有困难时,首先应考虑功能性疾病的诊断。 （　　）

四、名词解释

1. 循证医学

2. 荟萃分析

3. 临床思维方法

4. 待诊

5. 个体化诊断

五、问答题

1. 试述诊断疾病的步骤。

2. 常见的误诊、漏诊原因有哪些?

3. 试述临床上疾病常用的诊断方法。

4. 试述循证医学的主要应用。

5. 试述循证医学的基本特征。

参考答案

一、选择题

1. D　2. C　3. D　4. E　5. ABCD　6. ABCDE　7. ABCDE　8. ABCDE　9. ABCE
10. ABCDE

二、填空题

1. 临床实践　科学思维

2. 直接诊断　排除诊断　鉴别诊断

3. 大样本的随机对照临床试验　系统性评价　荟萃分析或称为汇总分析

4. 广博的医学知识　正确的临床思维　准确的逻辑分析

5. 常见　多发

三、判断题

1. ＋　2. ＋　3. －　4. ＋　5. －

四、名词解释

1. 循证医学:循证医学是从20世纪90年代以来在临床医学领域内迅速发展起来的一门新兴学科,是一门遵循科学证据的医学,其核心思想是"任何医疗卫生方案、决策的确定都应遵循客观的临床科学研究产生的最佳证据",从而制订出科学的预防对策和措施,达到预防疾病、促进健康和提高生命质量的目的。

2. 荟萃分析（meta-analysis）：又称汇总分析。这是一种将收集到的已完成临床研究的结果，进行系统、定量和定性的综合性统计分析的方法。

3. 临床思维方法：指对疾病现象进行调查研究、分析综合、判断推理等过程中的一系列思维活动，由此认识疾病、判断鉴别，做出决策的一种逻辑方法。

4. 待诊：有些疾病一时难以明确诊断，临床上常常用主要症状或体征的原因待诊作为临时诊断，如发热原因待诊、腹泻原因待诊、黄疸原因待诊、血尿原因待诊等。

5. 个体化诊断：将被检个体的基因背景及病理生理状态的综合分析的结果应用于该个体的预防、诊断和治疗上，这种诊断称为个体化诊断。

五、问答题

1.（1）搜集资料：包括详尽、完整、真实可靠的病史，全面系统而又重点深入的体格检查，以及含血、尿、大便常规在内的各项实验室和特殊检查。

（2）分析综合资料，形成印象：对上述资料进行综合归纳，分析比较，去粗取精，去伪存真，由表及里总结病人的主要问题，将可能性较大的问题罗列出来，形成假设、印象，也就是初步诊断。

（3）验证或修正诊断：初步诊断经过临床实践的验证，并进一步研究、分析病情，对初步诊断进行验证或修正，以明确诊断。一时难于确诊的病例，进行实验性治疗也是一项公认可行的准则，但需十分慎重。

2.（1）病史资料不完整、不确切，未能反映疾病进程和动态以及个体的特征，因而难以作为诊断的依据。亦可能由于资料失实，分析取舍不当，导致误诊、漏诊。

（2）观察不细致或检验结果误差。临床观察和检查中遗漏关键征象，不加分析地依赖检验结果，是误诊的重要因素。

（3）先入为主，主观臆断，妨碍了客观而全面地搜集和分析资料。

（4）医学知识不足，缺乏临床经验，对一些病情复杂、临床罕见疾病造成的误诊，是误诊的常见原因。

3. 临床上常用的诊断方法有：

（1）直接诊断：病情简单、直观，根据病史或体征，无须化验和特殊检查即能做出诊断。如荨麻疹、外伤性血肿、急性扁桃体炎、急性胃肠炎等。

（2）排除诊断：临床症状、体征不具有特异性，有多种疾病可能性，经深入检查，稍加分析，容易发现不符之点，予以排除，留下1～2个可能的诊断进一步证实。

（3）鉴别诊断：主要症状体征有多种可能性，一时无法确定诊断，需不断搜集多种资料予以鉴别。若新的资料不支持原有的诊断，应将原有的可能性剔除或提出新的诊断。

4. 循证医学的主要应用如下：

（1）循证医学管理医疗：对同类病人的诊断、治疗方法进行规范化管理称为管理医疗（managed care）。管理医疗的实施将有效地提高医疗工作效率和减少医疗开支，而管理医疗就是根据循证医学的原则制定的。

（2）卫生政策：美国、加拿大、澳大利亚等国均利用循证医学的系统评价结果，制订了癌症和一些其他疾病的治疗指南。

（3）卫生技术评价：用系统评价的方法对卫生技术的有效性、安全性、经济性和社会影响进行综合分析评价，为卫生行政部门决策提供依据。

（4）循证医学通过对资料的临床系统评价，按照特定的病种和疗法找出可靠的结论，指导临床实践。例如，丹麦根据系统评价结果，取消了对孕妇进行常规超声波检查的规定，有些国家还取消了手术前常规进行胸透的规定，从而节约了大量的人、财、物。

（5）药物研究与应用：近年来，许多药厂和医院通过循证医学的方法了解药物研究的趋势，确定药物的临床疗效及科学使用方法，收到良好效果。

5.（1）将最佳临床证据、熟练的临床经验和病人的具体情况这三大要素紧密结合在一起，寻找和收集最佳临床证据，旨在得到更敏感和更可靠的诊断方法，更有效和更安全的治疗方案，力争使病人获得最佳治疗结果。掌握熟练的临床经验旨在能够识别和采用那些最好的证据，能够迅速对病人状况做出准确和恰当的分析与评价。

（2）重视确凿的临床证据，这是和传统医学截然不同的。传统医学主要根据个人的临床经验，遵从上级或高年资医师的意见，参考来自教科书和医学刊物的资料等为病人制订治疗方案。显然，传统医学处理病人的最主要的依据是个人或他人的实践经验。

§7

临床诊疗技术操作训练选编

近20年来，随着电子计算机技术的迅速发展，临床医技各专业科室的设备不断更新换代，相关的业务范围日益扩大。例如医学影像学的进步，从单纯的影像诊断学逐步发展到介入影像学。随着内镜设备的不断改进，其功能也不断扩大，从单纯的内镜诊断学已经发展到内镜治疗，乃至内镜手术的新阶段。又如，临床营养学已从口服营养、肠内营养发展到肠外营养。由于医技专业功能的不断扩大，因此要求相关的医务人员必须掌握一些基本临床诊疗技术的操作方法、应用范围及注意事项等。本章选编了一些临床医技科室常用的诊疗操作技术和急救方法，供相关人员学习和参考。

§7.1　卫生洗手法（七步洗手法）

　　将双手涂满肥皂或清洁剂，并对其所有表面按序进行强有力的短时揉搓，然后用流水冲洗的过程称为洗手。

　　有效的洗手可清除手上99%以上的各种暂住菌，切断通过手传播感染的途径。

【目的】

清除致病性微生物，预防感染与交叉感染，避免污染无菌物品和清洁物品。

【应用范围】

医务人员在下列情况下必须进行手的消毒：

1. 实施侵入性操作前。

2. 诊断、护理、治疗免疫力低下的病人或新生儿前。

3. 接触血液、体液和分泌物后。

4. 接触被致病性微生物污染的物品后。

5. 护理每例传染病病人和多重耐药菌株定植或感染者之后。

【操作前准备】

1. 操作者准备：衣帽整洁，修剪指甲，取下手表，卷袖过肘，洗手。

2. 用物准备：

（1）洗手池设备。如无洗手池设备，另备消毒液和清水各一盆。

（2）治疗盘内盛：消毒剂或消毒液、盛放消毒剂或消毒液的容器、清洁干燥小毛巾或避污纸、盛用过小毛巾或避污纸的容器。

3. 环境准备：清洁、宽敞，物品放置合理、取用方便。

【操作步骤】

卫生洗手法亦称七步洗手法，具体操作步骤如下（图7-1）：

1. 掌心相对，手指并拢，相互揉搓。

2. 掌心对手背沿指缝相互揉搓，交换进行。

3. 掌心相对，双手交叉指缝相互揉搓。

4. 弯曲手指使关节在另一手掌心旋转揉搓，交换进行。

5. 一手握住另一手大拇指旋转揉搓，交换进行。

6. 将5个手指尖并拢放在另一手掌心旋转揉搓，交换进行。

7. 一手握住另一手的手腕进行揉搓清洗，交换进行。

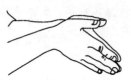

A. 掌心相对，手指并拢，相互揉搓

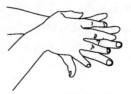

B. 掌心对手背沿指缝相互揉搓，交换进行

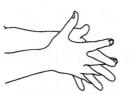

C. 掌心相对，双手交叉指缝相互揉搓

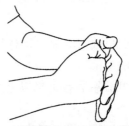

D. 弯曲手指使关节另一掌心旋轻揉搓，交换进行

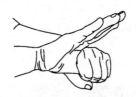

E. 一手握住另一手大拇指旋转揉搓，交换进行

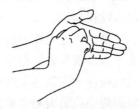

F. 5个手指尖并拢在另一掌心中旋转揉搓，交换进行

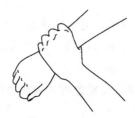

G. 握住手腕回旋摩擦，交换进行

图7-1　七步洗手法

试述卫生洗手法的注意事项。

（1）洗手操作应使用洗手液在流动水下进行。最好用感应水龙头，抗菌洗手液。避免用手关闭水门，防止再次污染。

（2）摩擦后双手下垂充分清洗。

（3）每个步骤最少进行 10 次，时间不少于 15 秒。

§7.2 无菌技术

无菌技术是指在诊疗、护理操作中，防止一切微生物侵入人体和防止无菌物品、无菌区域不被污染的操作技术。

一、无菌技术基本操作方法

【准备】

1. 操作者准备：衣帽整齐、剪指甲、取下手表、洗手、戴口罩。

2. 环境准备：操作前半小时停止清扫地面、避免不必要的人群流动，湿抹治疗台和治疗盘。保持环境清洁、干燥、宽阔。

3. 用物准备：无菌容器及持物钳、敷料缸、棉签、消毒液瓶、无菌溶液、无菌巾包、小无菌物品包、有盖方盘或储槽内盛无菌物品、无菌手套、弯盘、笔、抹布（操作前半小时湿抹治疗盘），另备清洁治疗盘 2 个。仔细检查无菌物品、无菌溶液的名称、灭菌日期、是否在有效期内。

【实施】

（一）无菌持物钳使用法

1. 无菌持物钳应浸泡在盛有消毒液的大口容器内，溶液应浸没钳轴关节以上 2～3 cm 或镊的 1/2。每个容器只能放 1 把无菌持物钳（镊）。有条件者也可使用干燥无菌持物钳，但无菌持物钳和容器应每 4 小时更换一次。

2. 取放无菌持物钳时，应将钳端闭合，不可触及容器边缘或液面以上的容器内壁。使用持物钳时应保持钳端向下，用后立即放回容器中，并松开关节，将钳端打开。

3. 无菌持物钳只能用来夹取无菌物品，不能触碰非无菌物品，也不能用于换药或消毒皮肤。到远处取物应连同容器一起搬移，就地取出使用。如有被污染或可疑时应重新灭菌（图 7-2）。

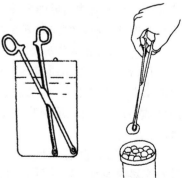

图 7-2 无菌持物钳使用法

（二）无菌包使用法

1. 取无菌包查对包外标签（物品名称、灭菌日期、指示胶带是否变色、包布是否干燥等）。

2. 放置：无菌包平放在清洁、干燥、平坦处。

3. 开包：手只能接触包布外面，依次揭开包布四角（图7-3）。

4. 取物：用无菌钳夹取所需物品，放在备妥的无菌区。

5. 回包：按原折痕包盖。

6. 记录：注明开包日期及时间并签名。

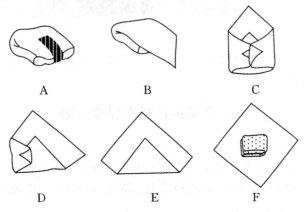

图7-3　打开无菌包法

（三）铺无菌盘法

1. 单巾铺盘法：①展开无菌巾（双层，边缘对齐）平铺于治疗盘上。开口边在对（近）侧均可。②双手捏住无菌巾上层之两角，呈扇形折叠开口边缘向外（无菌面朝上）。③放入无菌物品后，将无菌巾边缘对合整齐盖严，将开口处向上翻折两次，两边向下翻折一次，露出治疗盘边缘。④将铺好的治疗盘注明铺盘时间。

2. 双巾铺盘法：①取出一治疗盘放于治疗台适当的位置。②取已用过的无菌巾包，查对开包时间。③打开无菌巾包，用无菌持物钳取一块无菌巾，按原痕将包折好。④双手展开无菌巾，由对侧向近侧平铺于盘上。无菌面向上。⑤放入无菌物品后，夹取另一块无菌巾双手展开后由近侧向对侧覆盖于无菌盘上，边缘剩余部分向上反折，不暴露无菌物品。

（四）无菌容器使用法

1. 打开无菌容器盖，盖的内面朝上，平放于桌上，夹取无菌物品后立即由近侧向对侧盖严。

2. 手托无菌容器底部，不触及容器内面及边缘（图7-4）。

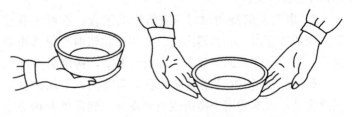

图7-4　手持无菌容器

（五）取无菌溶液法

仔细检查溶液后，揭开瓶盖，手握瓶签，先倒出少许溶液冲净瓶口，再由原处倒出适量溶液于容器内，盖上瓶盖，消毒翻转部分后立即盖严。注明开瓶时间（图7-5）。

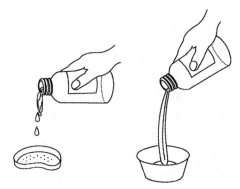

A. 冲洗瓶口　　B. 倒无菌溶液至无菌容器中

图7-5　倒取无菌溶液法

【问答】

简述无菌技术操作的基本原则。

（1）保持环境清洁：无菌操作环境清洁，宽敞，明亮。操作前30分钟停止清扫地面及更换床单等，减少人群走动，以降低室内空气中的尘埃。30分钟前通风，用消毒液浸湿的抹布抹治疗台、治疗盘、治疗车。治疗室每日紫外线消毒一次。

（2）工作人员整洁：衣帽穿戴整齐，操作前剪指甲，洗手，戴口罩，不能戴首饰。必要时穿无菌衣，戴无菌手套。

（3）妥善保管无菌物品：无菌物品不可暴露在空气中，必须存放在无菌包和无菌容器内。无菌包或无菌容器外要标明物体名称、灭菌日期，并按灭菌日期的先后摆放。无菌包在未被污染时可用7日。

（4）正确取用无菌物品：取用无菌物品必须使用无菌持物钳；无菌物品一经取出，即使未使用，也不可放回无菌容器内或无菌包中。

（5）操作中保持无菌：进行无菌操作时，操作者的身体应与无菌区域保持一定距离，并面向无菌区；手臂就保持在腰部或操作台面水平以上，不可跨越无菌区，手不可触及无菌物品。

（6）防止交叉感染：一套无菌物品只供一位病人使用，以防交叉感染。

二、戴无菌手套

【适用范围】

下列各类小型手术一般不在手术室，而是在床旁进行。进行这类手术时，术者也不需穿无菌手术衣，但必须在洗手后戴无菌手套。

1. 穿刺术：如胸、腹腔穿刺和骨髓穿刺、腰椎穿刺、膀胱穿刺、体表肿块穿刺活检等。

2. 切开术：如静脉切开、脓肿切开引流、中心静脉压测定术等。

3. 清创术：如清创缝合等。

【准备工作】

1. 在戴无菌手套前，手术人员必须洗手。

2. 备好无菌手套包。

【操作方法】

1. 穿好手术衣后，取出手套包（或盒）内的无菌滑石粉小纸包，将滑石粉撒在手心，然后均匀地抹在手指、手掌和手背上，再取无菌手套一副。

2. 取手套时只能捏住手套口的翻折部，不能用手接触手套外面。

3. 对好两只手套，使两只手套的拇指对向前方并靠拢。右手提起手套，左手插入手套内，并使各手指尽量深地插入相应指筒末端。再将已戴手套的左手指插入右侧手套口翻折部之下，将右侧手套拿稳，然后再将右手插入右侧手套内，最后将手套套口翻折部翻转包盖于手术衣的袖口上（图 7-6A～图 7-6E）。

4. 用消毒外用 0.9% 氯化钠注射液洗净手套外面的滑石粉（图 7-6F）。

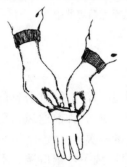

A. 先戴右手手套

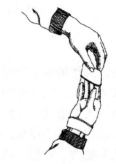

B. 戴好手套的右手插入左手手套翻折部

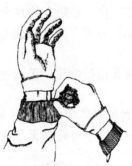

C. 戴左手手套

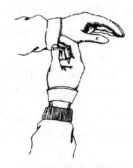

D. 左手手套翻折部翻回 A

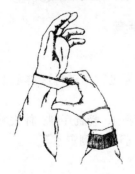

E. 左手手套翻折部翻回 B 步

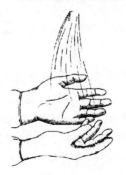

F. 冲洗滑石粉

图 7-6　戴无菌手套法

【问答】

戴无菌手套必须注意哪些事项？

（1）手术人员应根据自己手的大小选择合适的手套。

（2）一定要掌握戴无菌手套的原则，即未戴手套的手，只允许接触手套内面，不可触及手套的外面；已戴手套的手则不可触及未戴手套的手或另一手套的内面。

（3）手套破损须及时更换，更换时应以手套完整的手脱去应更换的手套，但勿触及该手的皮肤。

§7.3 穿、脱隔离衣

隔离是采用各种方法、技术，防止病原体从病人及携带者传播给他人的措施。为保护医务人员和病人，避免感染和交叉感染，应加强手卫生，根据情况使用帽子、口罩、手套、鞋套、护目镜、防护面罩、防水围裙、隔离衣、防护服等防护用品。本节仅就穿、脱隔离衣方法进行具体介绍。

【适用范围】

1. 进入严格隔离病区时，需穿隔离衣。

2. 检查、护理需特殊隔离病人，工作服可能受分泌物、排泄物、血液、体液沾染时，需穿隔离衣。

3. 进入易引起院内播散的感染性疾病病人病室和需要特别隔离的病人（如大面积烧伤、器官移植和早产儿等）的医护人员均需穿隔离衣。

【准备工作】

穿衣前须戴好帽子口罩，取下手表、卷袖至前臂以上并行清洁洗手。

【操作方法】

（一）穿隔离衣

1. 手持衣领取下隔离衣，清洁面朝自己将衣领向外折，对齐肩缝，露出袖笼（图7-7A）。

2. 左手伸入袖内并上抖，依法穿好另一袖，两手上举，将衣袖尽量抖上（图7-7B～图7-7D）。

3. 两手持衣领顺边缘向后扣好领扣，然后系好袖口（图7-7E、图7-7F）。

4. 双手在腰带下约5 cm处平行向后移动至背后，捏住身后衣服正面的边缘，两侧对齐，然后向一侧按压折叠，系好腰带（图7-7G～图7-7K）。

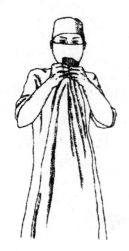

A. 取隔离衣

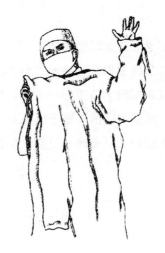

B. 左手穿衣

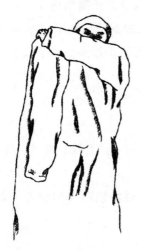

C. 右手穿衣

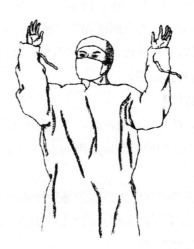

D. 衣袖抖上

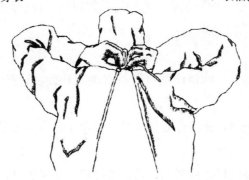

E. 扣好衣领

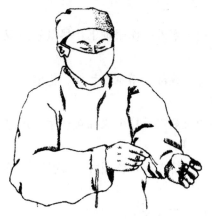

F. 扣好袖扣

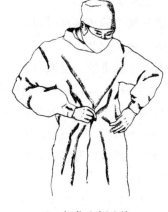

G. 捏住左侧边缘

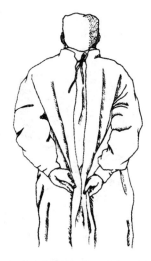

H. 捏住右侧边缘后，对齐两侧衣边

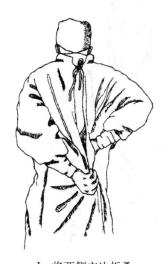

I. 将两侧衣边折叠

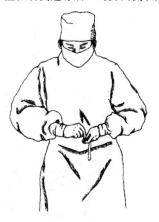

J. 系好腰带到前面打结

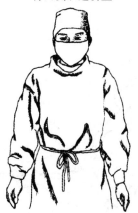

K. 穿衣完毕

图 7-7　穿隔离衣

（二）脱隔离衣

1. 解开腰带的活结再解袖口，在肘部将部分袖子塞入工作服袖下，尽量暴露双手前臂（图7-8A、图7-8B）。

2. 双手于消毒液中浸泡清洗，并用毛刷按前臂、腕部、手掌、手背、指缝、指甲、指尖顺序刷洗2分钟，再用清水冲洗干净（图7-8C）。

3. 洗手后拭干，解开衣领，一手伸入另一手的衣袖口，拉下衣袖包住手，用遮盖着的手将另一袖的外面拉下来包住手（图7-8D、图7-8E）。

4. 两手于袖内松开腰带，然后双手先后退出，手持衣领，整理后，按规定挂好（图7-8F～图7-8H）。

5. 如脱衣备洗，应使清洁面在外将衣卷好，投入污衣袋中。

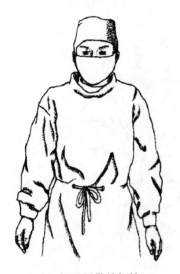

A. 解开腰带并打结

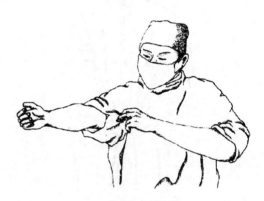

B. 拉袖口到肘部

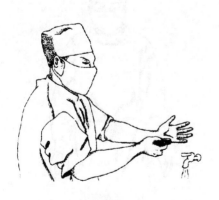

C. 刷洗双手

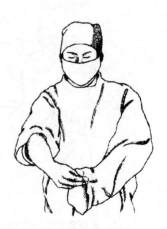

D. 拉左衣袖过手

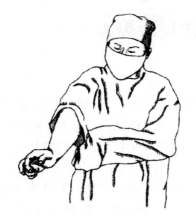
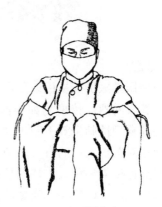

E. 退右手入袖内　　　　　　　　　　　　F. 退下隔离衣

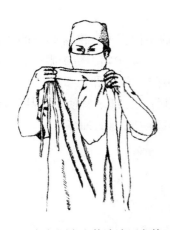
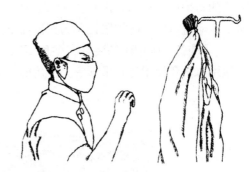

G. 折好隔离衣使清洁面向外　　　　　　H. 挂好隔离衣

图 7-8　脱隔离衣

【问答】

1. 请指出已使用过的隔离衣的污染区与清洁区。

已使用过的隔离衣的正面是污染区，衣里及衣领是清洁区。穿脱时应避免污染区与清洁区互相碰触，以保持清洁区不受污染。

2. 已穿过的隔离衣如需继续穿用，应如何挂放？

隔离衣如挂在污染区，应将污染面折叠在外；若挂在清洁区，则清洁面在外。

3. 使用隔离衣有哪些注意事项？

（1）隔离衣只能在隔离区域内使用，不同病种的传染病病人不能共用隔离衣。

（2）隔离衣应每日更换，如有溅湿或清洁面受污染时，应立即更换。

（3）依照不同隔离分区正确挂放。

§7.4 穿、脱医用防护服

【适应范围】

医用防护服是医护人员用以隔离病菌、有害超细粉尘及酸碱腐蚀物的防护用具。近些年来，多种新发的烈性传染病如埃博拉病毒病（中东呼吸综合征）、人感染高致病性禽流感、传染性非典型性肺炎等不断出现，并均具有极强的传染性和极高的病死率，因此医用防护服的使用对医护人员的自身保护和防止疾病感染扩散均具有十分重要的意义。

在接触烈性传染病病人，特别是接触具有强烈传染性或传染途径不明的烈性传染病病人、疑似病人、疫区内的病、死禽等传染源及其体液、分泌物、排泄物时均应采取相应的防护措施。

【准备工作】

1. 用品准备：按照基本防护、加强防护和严密防护的不同需要，准备必要的防护用品。主要的防护用品包括：医用防护服、防护鞋、防护手套、防护帽、防护眼镜、防护口罩，必要时应将口罩、防护眼镜换为正压面罩或全面型呼吸防护器（图7-9）。

2. 人员准备：医用防护装具有多种不同的产品，使用前应详细了解使用产品的特点、性能、使用方法和使用注意事项等。使用前应进行反复穿戴防护装具的训练。

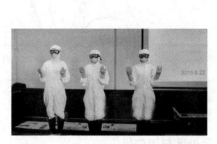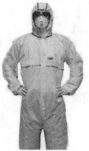

图 7-9　医用防护服

【操作方法】

由于防护服的式样较多，应根据防护用品的具体情况确定防护用品穿脱顺序。工作结束后，脱防护用品的顺序设定原则上是先脱污染较重和体积较大的物品，后脱呼吸道、眼部等最关键防护部位的防护用品。穿戴防护用品的顺序设定以方便脱防护用品为原则，对于常见的防护服，一般可按下列顺序穿脱防护用品：

1. 穿戴防护用品顺序：

步骤1：戴帽子。

步骤2：穿防护服。

步骤3：戴口罩，一只手托着口罩，扣于面部适当的部位；另一只手将口罩带戴在合适的部位，压紧鼻夹，紧贴于鼻梁处。

步骤4：戴上防护眼镜。

步骤5：穿上鞋套或胶鞋。

步骤6：穿隔离服。

步骤7：戴上手套，将手套套在防护服和隔离服袖口外面。

2. 脱掉防护用品顺序：

步骤1：解隔离服，将里面朝外放入黄色塑料袋中。

步骤2：摘掉手套，一次性手套应将里面朝外，放入黄色塑料袋中，橡胶手套放入消毒液中。

步骤3：脱掉防护服，将里面朝外，放入污衣袋中。

步骤4：脱下鞋套或胶鞋，将鞋套里面朝外，放入黄色塑料袋中，将胶鞋放入消毒液中。

步骤5：摘下防护镜，放入消毒液中。

步骤6：将手指反掏进帽子，将帽子轻轻摘下，里面朝外，放入黄色塑料袋中或污衣袋中。

步骤7：摘口罩，一手按住口罩，另一只手将口罩带摘下，放入黄色塑料袋中，注意双手不接触面部。

步骤8：洗手、消毒。

若防护服为连体服，则把步骤5变为步骤2，余顺序不变。

【注意事项】

1. 医用防护服使用人员必须在使用前进行反复操作训练。

2. 现场所有用过的一次性防护用品，包括防护服（隔离衣）、口罩、乳胶手套、脚套等可在现场焚毁。非一次防护用品要进行高压蒸汽灭菌或药物浸泡灭菌。

§7.5　注射术

一、皮内注射

【目的】

将小剂量药液注射于表皮和真皮之间。

1. 用于各种药物过敏试验，以观察局部反应。

2. 用于预防接种。

3. 用于局部麻醉的先驱步骤。

【部位】

1. 皮肤试验：取前臂掌侧下1/3处。

2. 预防接种：常选用三角肌下缘部位注射。

3. 局部麻醉时，在需麻醉的局部皮内注一皮丘，再行局部麻醉。

【准备工作】

1. 用物：注射盘内备 1 mL 无菌注射器和 $4\frac{1}{2}$ 号针头、75％乙醇、棉签、弯盘、无菌持物镊，按医嘱备药液及急救药盒等。

2. 向病人说明目的，消除其顾虑，必须询问病人有无药物过敏史，如有过敏史则不能用过敏的药物做皮试。

【操作方法】

1. 备齐用物携至病人处，将注射器内空气排尽。

2. 选定注射部位，用 75％乙醇消毒皮肤，待干。忌用碘酊消毒，以免出现碘过敏反应引起混淆。

3. 左手绷紧注射部位皮肤，右手持注射器，针头斜面向上，和皮肤呈 5°刺入真皮与表皮之间（图 7－10）。放平注射器，左手拇指固定针栓，准确注入药液 0.1 mL，使局部形成一圆形隆起的皮丘，皮肤变白，毛孔变大。

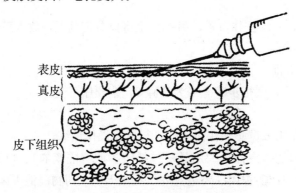

图 7－10　皮内注射进针深度示意图

4. 注射完毕，迅速拔出针头，切勿按揉。嘱病人留观 15～20 分钟，按时观察反应。

5. 如做对照试验，须更换另一注射器及针头，在另一侧相应部位注入 0.1 mL 等渗盐水，20 分钟后，对照观察反应。

【问答】

1. 青霉素过敏试验的注意事项。

（1）停药超过 1 日以上或药物批号有更换时必须重作过敏试验。

（2）试剂要新鲜，不得超过 4～6 小时。

（3）试验前备好急救药盒，内有注射器及 0.1％肾上腺素。

（4）防止迟发反应，继续观察 10～15 分钟，并在注射药物前再观察一次。

（5）皮试结果阳性者需做生理盐水对照，确为阳性者做好记录，并告知病人。

2. 临床上常需做皮内试验的药物有哪些？

青霉素，破伤风抗毒素，细胞色素 C，普鲁卡因，链霉素，碘等。

3. 青霉素皮试液应注入的剂量是多少？

应注入的准确剂量为 20 U 或 50 U。

二、皮下注射

【目的】

将小剂量药液注入皮下组织。

1. 需迅速达到药效，但又不能用静脉途径给药或不宜口服者。
2. 局部供药，如局部麻醉用药。
3. 预防接种，如各种菌苗、疫苗的预防接种。

【部位】

上臂三角肌下缘，上臂外侧，腹部，大腿外侧方。

【准备工作】

用物：注射盘内备 1～2 mL 无菌注射器和 $5\frac{1}{2}$ 或 6 号针头，备 2％碘酊、75％乙醇、棉签、弯盘、无菌持物镊。

【操作方法】

1. 携用物至病床边，核对无误后，选择注射部位，用 2％碘酊和 75％乙醇进行皮肤消毒，待干。
2. 将药液吸入注射器，排尽空气。
3. 左手绷紧局部皮肤，右手持注射器，示指固定针栓，针头斜面向上，和皮肤呈 30°～40°，过度消瘦病人可捏起注射部位皮肤，迅速刺入针头的 2/3；放开左手，以左手固定针栓，抽吸无回血，即可推注药液（图 7 - 11）。
4. 注射毕，用干棉签轻压针刺处，快速拔针，按压至无液渗出。清理用物。

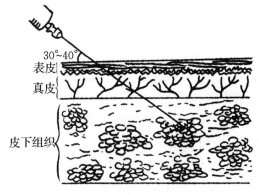

图 7 - 11 皮下注射进针角度

【问答】

经常皮下注射的病人，注射时应注意哪些事项？

(1) 应注意更换部位。如糖尿病病人注射胰岛素，必须建立轮流交替注射部位的计划，以免影响药液吸收及局部组织萎缩。

(2) 注射少于 1 mL 药液时，必须用 1 mL 注射器抽吸药液，以保证注药剂量准确。

三、肌内注射

【目的】

1. 和皮下注射相同，适宜于注射刺激性较强或药量较大的药物。

2. 不宜或不能做静脉注射，又要求比皮下注射更迅速发生疗效者。

【部位】

一般选择肌肉较厚，离神经、血管较远的部位。常选用臀大肌，其次选用臀中肌、臀小肌、股外侧肌及上臂三角肌。

1. 臀大肌注射定位法：注射时应避免刺伤坐骨神经。定位方法有两种：

(1) 十字法：从臀裂顶点向左或右侧画一水平线，然后从髂嵴最高点上作一垂直平分线，在外上方 1/4 处为注射部位（图 7 - 12A）。

(2) 连线法：取髂前上棘和尾骨连线的外上 1/3 处为注射部位（图 7 - 12B）。

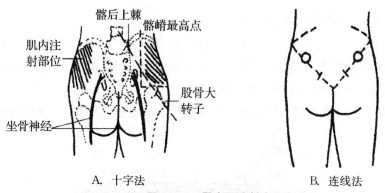

A. 十字法   B. 连线法

图 7 - 12 臀大肌注射定位方法

2. 臀中肌、臀小肌注射定位法：

(1) 示指尖与中指尖分别置于髂前上棘和髂嵴下缘处，使髂嵴、示指、中指构成一个三角形，注射部位在示指和中指构成的角内。

(2) 髂前上棘外侧三横指处（小儿以自己的手指宽度为标准）。

3. 股外侧肌注射定位法：部位为大腿中段外侧，大约 7.5 cm 宽，位于膝上 10 cm，髋关节下 10 cm 左右。

4. 上臂三角肌注射定位法：部位为上臂外侧肩峰下 2～3 横指。

【准备工作】

1. 查对注射卡，检查药品质量。

2. 准备合适的注射器，抽吸好药液。

3. 用无菌巾铺治疗盘，内放抽好药液的注射器和针头、皮肤消毒剂、棉签、弯盘、注射卡，根据需要备急救药。

【操作方法】

1. 携用物至床旁，三查七对。向病人做好解释工作，取得合作。

2. 协助病人取正确姿势，选择注射部位。

3. 常规消毒皮肤，待干。排尽注射器内空气。

4. 左手绷紧皮肤，右手持针，垂直快速刺入，进针为 2.5～3 cm。消瘦者及病儿可用手指紧捏肌肉注射（图 7 - 13）。

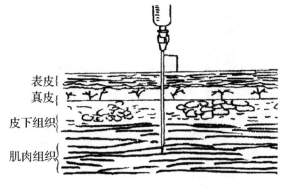

图 7 - 13　肌内注射深度示意图

5. 回抽注射器确认无回血，固定针头，缓慢注入药液后，以干棉签按压针眼处，迅速拔针。

6. 观察反应。

【问答】

肌内注射应注意事项有哪些？

（1）切勿把针头全部刺入，以防针梗从根部衔接处折断。万一针头折断，应保持局部与肢体不动，速用血管钳夹住断端拔出，如全部埋入肌内，需请外科医师手术取出。

（2）需长期进行肌内注射的病人，注射部位应交替更换，并用细长针头，可避免或减少硬结的发生。

（3）需要两种药液同时注射时，要注意配伍禁忌并根据药液量、黏稠度和刺激性的强弱，选择合适的注射器和针头。

（4）2 岁以下婴幼儿不宜选用后臀注射，因为有损伤坐骨神经的危险。以选用臀中肌、臀小肌处注射为佳。

（5）避免在瘢痕、硬结、发炎、皮肤病及旧针眼处进行注射；瘀血及血肿部位亦不宜进行注射。

四、静脉注射

【目的】

1. 不宜口服、不宜皮下或肌内注射，又需要迅速发生药效时，可采用静脉注射法。

2. 做诊断性检查，由静脉注入药物，如做肝胆管、肾、胆囊等 X 线造影检查。

3. 输液或输血。

4. 静脉营养治疗。

【部位】

常选用肘窝的贵要静脉、正中静脉、头静脉或手背、足背、踝部等处浅静脉（图7-14）。

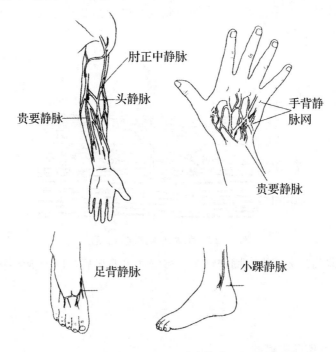

图 7-14 四肢浅静脉

【准备工作】

治疗盘内盛无菌注射器和针头、无菌持物钳、皮肤消毒剂、棉签、药液、砂轮、压脉带、弯盘、注射单、塑料小枕。

【操作方法】

1. 仔细查对药品后，常规消毒，吸取药液，排尽空气，空安瓿套于针头上，放在无菌盘内。

2. 携用物至床边，三查七对。做好解释工作，取得合作。

3. 选择合适的静脉，在穿刺部位垫小枕。在穿刺处近心端约 6 cm 处系压脉带，常规消毒皮肤，待干。嘱病人握拳。

4. 排尽注射器内空气，再次查对药物。

5. 左手拇指绷紧注射部位皮肤，右手持注射器使针头与皮肤呈 20°，从静脉上方或侧方刺入皮下，再沿静脉方向潜行刺入静脉，见回血再顺静脉进针少许，嘱病人松拳，右手继续固定注射器与针头。

6. 松开压脉带，缓慢注入药液。

7. 注射完毕，用干棉签按压静脉穿刺处皮肤，迅速拔出针头，嘱病人曲肘按压片刻。观察注射后有无不良反应。

【问答】

1. 静脉注射常用的静脉有哪些？

肘窝的贵要静脉、正中静脉、头静脉或手背、足背、踝部等处浅静脉。婴幼儿头皮静脉亦常选用。

2. 静脉注射时应怎样选择静脉？

选择粗直、弹性好、不易滑动、易于固定的静脉，并应避开关节和静脉瓣。

3. 如何注射刺激性强的药物？

对组织有强烈刺激的药物，应另备有等渗盐水的注射器（三通接头也可）和尼龙针，注射时先做穿刺，并注入少量生理盐水，证实针头确在血管内，再取下注射器（或打开三通接头将药液注入），换另一有药液的注射器进行注射，注射完后再推入少许生理盐水，以免药液漏至组织外引起组织坏死。

4. 刺激性强的药物漏出血管外，如何处理？

应立即用生理盐水配成 0.25% 普鲁卡因进行局部封闭。如果是碱性药液外漏，可加入适量维生素 C 同时封闭。

五、静脉留置针的应用

静脉留置针输液法是指采用专门的静脉留置针输液的方法。静脉留置针又称套管针，由不锈钢的针芯、软的外套管、针柄及肝素帽等组成。穿刺时将外套管和针芯一起刺入血管中，当套管送入血管后，抽出针芯，仅将柔软的外套管留在血管中进行输液（图 7 - 15）。由于留置针的材料与血管的相融性好、柔软无刺激，故能在血管内保存较长时间（3～5日）。留置针输液法具有以下优点：①保护病人的静脉，避免反复穿刺，尤其适用于长期输液、年老体弱、血管穿刺困难的病人。②随时保持通畅的静脉通路，便于紧急情况时的抢救和给药。

静脉留置针的应用已经在很大程度上替代了静

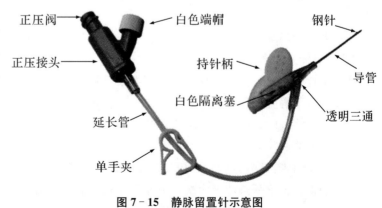

图 7 - 15 静脉留置针示意图

脉切开置管输液的方法。

【准备】

（一）操作人员准备

衣帽整洁，修剪指甲；洗手、戴口罩。

（二）用物准备

1. 备常规输液瓶（袋）、输液器及全部输液用品。

2. 备静脉留置针：静脉留置针有多种类型，可分为开放式和密闭式。根据病人或病情需要选择合适型号的留置针，一般常用24号或22号。

3. 备无菌透明胶贴及普通输液贴。

（三）检查输液瓶（袋）及输液器

1. 检查输液瓶（袋）的完整性、密封性及内容物的有效期。

2. 核对所输的液体种类及药物。

（四）检查留置针

1. 检查包装有效期及有无破损。

2. 检查针头斜面有无倒钩。

3. 检查留置导管边缘是否粗糙。

【实施】

（一）选择穿刺部位

1. 选择粗、直、固定及血流丰富的血管进行穿刺。一般可选用下列血管。

（1）上肢：手背静脉网、肘正中静脉、头静脉、贵要静脉。

（2）下肢：足背静脉网、大隐静脉、小隐静脉。

（3）锁骨下静脉和颈外静脉。

2. 穿刺时应避开表面有感染、渗出或损伤静脉（以免穿刺时将细菌带入血管），尽量避开关节部位（如腕关节、肘关节、膝关节、踝关节，以减少机械摩擦，防止静脉炎的发生）。

3. 长期输液病人，应有计划更换穿刺部位，保护好血管（从远心端至近心端进行穿刺）。

4. 因下肢静脉容易形成血栓，一般不作穿刺首选（研究证明，下肢静脉血栓发生率比上肢静脉血栓发生率高3倍）。

5. 足背静脉容易引起静脉炎，也不主张穿刺。

6. 锁骨下静脉和颈外静脉一般用作中心静脉置管，但必要时也可用作留置针穿刺。

7. 抢救病人时，尽量将液路建在同一侧肢体。

（二）留置针穿刺步骤

1. 扎止血带：穿刺点上方10～15 cm处。

2. 消毒：聚维酮碘消毒两次，干燥后穿刺。消毒范围为8～10 cm。

3. 连接留置针与输液器并排空输液管内气体。

4. 再次排气。

5. 取下针套。

6. 旋转松动外套管（松动针芯）：防止针芯与外套管粘连。

7. 穿刺及固定：

（1）绷紧皮肤，右手拇指与示指夹住针芯两翼，在血管上方以 15°～30°进针，见回血后放平针翼，沿静脉继续进针 0.2～0.5 cm。

（2）左手持 Y 形接口，右手撤针芯 0.5～1 cm，持针座将针芯与外套管一起送入静脉（送外套管），勿全部送入静脉，针管留 0.1～0.2 cm。

（3）左手固定两翼，右手迅速将针芯撤出（撤针芯）。

（4）无菌透明贴密闭式固定留置针管。

（5）用普通胶布固定三叉接口、肝素帽和 Y 形接口处，并在固定三叉接口的小胶布上注明穿刺和拔管的日期、时间，有效期一般为 3 日，穿刺者签全名（图 7-16）。

（6）固定输液器针头。

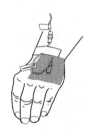

图 7-16 静脉留置针固定法

【调节输液速度】

开始输入时速度宜慢，观察 15 分钟左右，如无不良反应后再根据病情、年龄和药物性质的不同来调节滴速。开始滴速不要超过 20 滴/min，成人一般 40～60 滴/min，儿童酌减。

【注意事项】

1. 贴无菌透明贴之前保证穿刺周围皮肤呈干燥状态。

2. 禁止在无菌透明贴里面贴普通胶布，以保证穿刺点周围皮肤的无菌状态。

3. 贴无菌透明贴时尽量避免皮肤扭曲、拉扯，减少皱褶。

4. 固定应保证安全、美观。必要时可用夹板或约束带适当固定关节处。

5. 向病人讲解留置针的护理知识及常见并发症、预防方法等。告知病人勿随意拉扯针管或自行拔管，尽量减少穿刺肢体的活动，避免针管扭曲、受压等，置管期间应保持穿刺部位的清洁干燥，禁止淋浴，如有不适随时请护士协助处理。

§7.6 穿刺术

一、股静脉穿刺术

【操作目的】

常用于急救时输液、输血或采取血标本等。

【操作部位】

股静脉位于股三角区股鞘内。穿刺点位于腹股沟韧带下方紧靠股动脉内侧 0.5 cm 处（图 7‐17）。

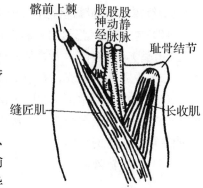

图 7‐17 股动、静脉的解剖示意图

【操作准备】

治疗盘内放皮肤消毒剂、无菌持物钳、棉签、弯盘、无菌干燥 10 mL 注射器及 7～8 号针头、试管、输血或输液用物。如行股静脉插管则准备静脉内导管，多为塑料导管，也可选择口径合适的穿刺针内置式导管或蝶形穿刺针，特别是儿童病人。

【操作步骤】

1. 携用物至床旁，向病人做好解释以取得合作。病人仰卧，将一侧大腿外旋，小腿屈成 90°，穿刺侧臀下垫一小沙袋或小枕。

2. 常规消毒穿刺部位皮肤及操作者左手示指。

3. 用左手示指在腹股沟韧带中部，扪准股动脉最明显处并固定。右手持注射器，使针头和皮肤成直角或 45°，在股动脉内侧 0.5 cm 处刺入，然后缓缓将空针上提并抽吸活塞，见抽出血液后即固定针头位置，抽取需要的血量或输入液体（图 7‐18）。

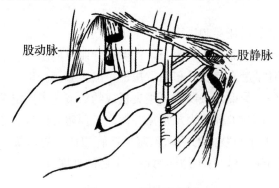

图 7‐18 股静脉穿刺

4. 注射完毕后，局部用无菌纱布加压止血至不出血为止。

5. 采血则取下针头，将血液顺标本管壁缓慢注入，贴标签送检。

【操作须知】

1. 严格无菌操作，防止感染。

2. 如抽出为鲜红色血液，提示穿入股动脉，应立即拔出针头，用无菌纱布紧压穿刺处 5~10 分钟，直至无出血为止。

3. 抽血或注射完毕，立即用无菌纱布压迫数分钟，以免引起局部出血或血肿。

4. 尽量避免多次反复穿刺，以免形成血肿。

【问答】

1. 如何确定股静脉穿刺注射的部位？

股静脉位于股三角区股鞘内。穿刺点位于紧靠股动脉内侧 0.5 cm 处。

2. 股静脉穿刺时应注意哪些事项？

（1）严格无菌操作，防止感染。

（2）如抽出为鲜红色血液，提示穿入股动脉，应立即拔出针头，用无菌纱布紧压穿刺处 5~10 分钟，直至无出血为止。

（3）抽血或注射完毕，立即用无菌纱布压迫数分钟，以免引起局部出血或血肿。

（4）尽量避免多次反复穿刺，以免形成血肿。

二、骨髓穿刺术

【适应证】

1. 各种白血病诊断。

2. 有助于缺铁性贫血、溶血性贫血、再生障碍性贫血、恶性组织细胞病等血液病的诊断。

3. 诊断部分恶性肿瘤，如多发性骨髓瘤、淋巴瘤、骨髓转移肿瘤等。

4. 寄生虫病检查，如找疟原虫、黑热病病原体等。

5. 骨髓液的细菌培养。

【禁忌证】

血友病者禁做骨髓穿刺。有出血倾向的病人，操作时应特别注意。

【准备工作】

1. 术者准备：穿工作服，戴无菌帽和口罩，洗手，戴无菌手套。

2. 器械准备：

（1）备骨髓穿刺包（图 7-19）。

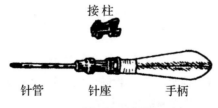
接柱

针管　　　针座　　　手柄

图 7-19　骨髓活检穿刺针

（2）备无菌手套，治疗盘（碘酊、乙醇、棉签、胶布、局部麻醉药等），需做细菌培养者准备培养基。

【操作方法】

1. 穿刺部位：髂前上棘后1～2 cm处。

2. 病人仰卧。

3. 消毒穿刺区皮肤。解开穿刺包。戴无菌手套。检查穿刺包内器械。铺无菌孔巾。

4. 在穿刺点用1‰普鲁卡因做皮肤、皮下、骨膜麻醉。

5. 将骨髓穿刺针的固定器固定在离针尖1～1.5 cm处。用左手的拇指和示指将髂嵴两旁的皮肤拉紧并固定。以右手持针向骨面垂直刺入。当针头接触骨质后，将穿刺针左右转动，缓缓钻入骨质。当感到阻力减少且穿刺针已固定在骨内直立不倒时为止。

6. 拔出针心，接上无菌干燥的10 mL或20 mL注射器，适当用力抽吸，即有少量红色骨髓液进入注射器。吸取0.1～0.2 mL骨髓液，作涂片用。如作骨髓液细菌培养则可抽吸1.5 mL。若抽不出骨髓液，可放回针心，稍加旋转或继续钻入少许，再行抽吸。

7. 取得骨髓液后，将注射器及穿刺针迅速拔出。在穿刺位置盖以消毒纱布，按压1～2分钟后胶布固定。迅速将取出的骨髓液滴于载玻片上作涂片。如做细菌培养，则将骨髓液注入培养基中。

【问答】

1. 判断骨髓取材良好的指标是什么？

（1）抽吸骨髓一瞬间，病人有特殊的疼痛感。

（2）抽出的骨髓液内含有脂肪小粒。

（3）显微镜下可见骨髓特有的细胞。如巨核细胞、浆细胞、组织细胞、原始及幼稚粒、红细胞。

（4）骨髓细胞分类计数中杆状核细胞与分叶核细胞之比大于血片细胞分类中的杆状核细胞与分叶核细胞之比。

2. 骨髓穿刺有哪些部位？

骨髓穿刺一般选髂前上棘为穿刺点，必要时亦可选用髂后上棘、脊椎棘突、胸骨、胫骨粗隆前下方等部位。

3. 2岁以下小孩骨髓穿刺选择哪一部位为好？

2岁以下小孩骨髓穿刺点以胫骨粗隆前下方为好，因为其他常用穿刺部位尚未骨化好。

4. 胸骨骨髓穿刺的位置、进针方向及进针深度如何？

胸骨中线第2肋间水平为穿刺点。进针方向使与骨面成30°～45°，向头侧倾斜。进针深度约1 cm。

5. 骨髓取材做细胞学检查，抽吸骨髓液多少量为恰当？

抽吸0.2 mL为恰当，因为抽吸过多，骨髓液将被血液稀释。

6. 骨髓穿刺前对穿刺针应进行哪些方面检查？

针管（或称针套）与针心长短、大小是否配套。针心插入针管内，针心柄上的凸出的栅应能嵌入针管柄上的凹口内，使针心不转动。针管尖端与针心端方向是否一致。针尖锐利否。固定器能否固定。穿刺针与注射器乳头是否密合。

7. 骨髓穿刺时抽不出骨髓液有哪些可能原因?

（1）穿刺位置不佳，未达到骨髓腔。

（2）针管被皮下组织或骨块阻塞。

（3）某些疾病可能出现"干抽"，如骨髓纤维化、骨髓有核细胞过度增生（慢性粒细胞性白血病等）。

三、体表肿块穿刺取样活检术

【适应证】

体表可扪及的任何异常肿块，都可穿刺活检，例如乳腺肿块、淋巴结等均可穿刺。

【禁忌证】

1. 凝血机制障碍。

2. 非炎性肿块局部有感染。

3. 穿刺有可能损伤重要结构。

【准备工作】

1. 穿刺部位皮肤准备，如剃毛。

2. 器械准备：消毒的穿刺针及 20～30 mL 注射器、碘酊、乙醇、局部麻醉药及标本处理器皿等。

穿刺针分为粗针和细针两类。粗针有 Vim-Silverman 针，Trucut 针，Jamshidi 针。细针有 22～23 号 Chiba 针，20～23 号腰穿针，7～8 号普通注射针。

【操作方法】

（一）粗针穿刺

1. 碘酊、乙醇消毒穿刺局部皮肤及术者左手拇指和示指，检查穿刺针。

2. 穿刺点用 2% 普鲁卡因做局部浸润麻醉。

3. 术者左手拇指和示指固定肿块，右手持尖刀做皮肤戳孔。

4. 穿刺针从戳孔刺入达肿块表面，将切割针心刺入肿块 1.5～2 cm，然后推进套管针使之达到或超过切割针尖端，两针一起反复旋转后拔出。

5. 除去套管针，将切割针前端叶片间或取物槽内的肿块组织取出，用 10% 甲醛溶液固定，送组织学检查。

6. 术后穿刺部位盖无菌纱布，用胶布固定。

（二）细针穿刺

1. 碘酊、乙醇消毒穿刺局部皮肤及术者左手拇指和示指。检查穿刺针。

2. 术者左手拇指与示指固定肿块，将穿刺针刺入达肿块表面。

3. 连接 20～30 mL 注射器，用力持续抽吸形成负压后刺入肿块，并快速进退（约 1 cm 范围）数次，直至见到有吸出物为止。

4. 负压下拔针，将穿刺物推注于玻片上，不待干燥，立即用 95% 乙醇固定 5～10 分钟，送细胞病理学检查。囊性病变则将抽出液置试管离心后，取沉渣检查。

5. 术后穿刺部位盖无菌纱布，用胶布固定。

【问答】

1. 体表肿块穿刺有哪些并发症？

(1) 粗针穿刺可引起出血、血肿形成和感染。

(2) 淋巴结结核或恶性肿瘤穿刺后可能遗留不易愈合的窦道。

(3) 粗暴穿刺可能损伤邻近的组织和器官，如胸膜、气管、食管、血管和神经等。

2. 穿刺取样细胞学检查有哪些优点？

(1) 操作简便，诊断迅速，正确率一般为 $80\% \sim 95\%$。

(2) 活细胞易于观察，可见到冷冻切片所看不到的轻度恶性迹象。

(3) 恶性肿瘤组织结构松散，黏合性差，易吸出较多的细胞成分。

3. 体表肿块穿刺取样活检假阴性的原因有哪些？

(1) 肿块直径小于 1 cm，穿刺不易准确或未获得足够的穿刺物。

(2) 未穿刺到病变最明显的组织。

(3) 肿瘤中心变性、坏死，无法诊断。

(4) 某些组织或细胞难以鉴别。

4. 疑为恶性肿瘤穿刺活检时应注意哪些事项？

(1) 不能切除的恶性肿瘤应在放疗或化疗前穿刺，以明确病理诊断。

(2) 可切除的恶性肿瘤，宜在术前 7 日以内穿刺，以免引起种植转移。

(3) 穿刺通道应在手术中与病灶一同切除。

(4) 穿刺应避开恶性肿瘤已破溃或即将破溃的部位。

5. 疑为结核性肿块穿刺应注意哪些事项？

(1) 应采用潜行性穿刺法。

(2) 穿刺物为脓液或干酪样物，则可注入异烟肼或链霉素。

(3) 避免其他细菌感染，术后立即抗结核治疗。

6. 粗针和细针穿刺各有何特点？

(1) 粗针所得标本多，一次成功率高。

(2) 细针穿刺造成的损伤和痛苦小，可在肿块内不同方向，或在肿块的不同部位反复穿刺。

§7.7 插管技术

一、胃插管术

【适应证】

1. 胃扩张、幽门狭窄及食物中毒等。

2. 钡剂检查或手术治疗前的准备。

3. 昏迷、极度厌食者插管行营养治疗。

4. 口腔及喉手术须保持手术部位清洁者。

5. 胃液检查。

【禁忌证】

严重的食管静脉曲张、腐蚀性胃炎、鼻腔阻塞、食管或贲门狭窄或梗阻，严重呼吸困难。

【准备工作】

1. 训练病人插管时的配合动作，以保证插管顺利进行。

2. 器械准备：备消毒胃管、弯盘、钳子或镊子、10 mL注射器、纱布、治疗巾、液状石蜡、棉签、胶布、夹子及听诊器。

3. 检查胃管是否通畅，长度标记是否清晰。

4. 插管前先检查鼻腔通气情况，选择通气顺利一侧鼻孔插管。

【操作方法】

1. 病人取坐位或半卧位。

2. 用液状石蜡润滑胃管前段，左手持纱布托住胃管，右手持镊子夹住胃管前段，沿一侧鼻孔缓慢插入到咽喉部（14～16 cm），嘱病人做吞咽动作，同时将胃管送下，插入深度为45～55 cm（相当于病人发际到剑突的长度）（图7-20～图7-21），然后用胶布固定胃管于鼻翼处。

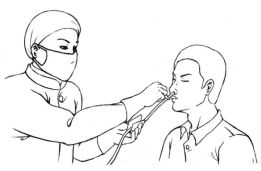

图7-20 胃插管术手法

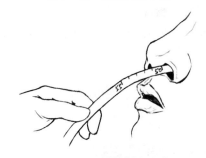

图7-21 胃管插入深度

187

3. 检查胃管是否在胃内：

（1）抽：胃管末端接注射器抽吸，如有胃液抽出，表示已插入胃内。

（2）听：用注射器从胃管内注入少量空气，同时置听诊器于胃部听诊，如有气过水声，表示胃管已插入胃内。

（3）看：将胃管末端置于盛水碗内应无气体逸出，若有气泡连续逸出且与呼吸相一致，表示误入气管内。

4. 证实胃管在胃内后，将胃管末端折叠用纱布包好，用夹子夹住，置病人枕旁备用。

【问答】

1. 胃插管的指征有哪些？

（1）诊断：抽取胃液进行分析检查。

（2）治疗：①清除胃内毒物或刺激物。②对不能进食或拒绝进食者可经胃管灌注流质食物、药物及水分。③胃肠减压。

（3）术前准备。

2. 哪些情况下不宜行胃插管术？

下述情况不宜行胃插管术：重度食管静脉曲张、食管狭窄、严重高血压、冠心病、心力衰竭及腐蚀性食管-胃炎症。

3. 如何提高昏迷病人插胃管的成功率？

昏迷病人吞咽和咳嗽反射消失，不能合作，插管前使病人头后仰，胃管插入 15 cm 至会厌部时，以左手托起头部，使下颌靠近胸骨柄，以增大咽喉部通道的弧度，继续插管，胃管即可沿后壁滑行至胃内。

4. 胃管插入后抽不出胃液有哪些可能？

（1）胃管误插入气管内。

（2）胃管盘曲在口腔内。

（3）胃管阻塞。

5. 如何估计不同年龄和体型的病人胃管插入的深度？

病人发际到剑突的长度即相当于鼻孔到胃内的长度。

6. 插胃管不顺畅时应考虑什么情况？

插胃管不顺畅时应考虑胃管是否盘曲在口腔内，可嘱病人张开口，检查口腔内有无胃管。

二、导尿术

【适应证】

1. 无菌法取尿标本做检查或做尿细菌学检查。

2. 解除尿潴留。

3. 测定膀胱内残余尿量。

4. 测定膀胱容量和膀胱内压力改变，测定膀胱对冷热刺激的感觉及膀胱本体觉。

5. 行膀胱注水试验，鉴别膀胱破裂。

6. 注入对比剂，进行膀胱造影检查。

7. 危重病人观察尿量变化。

8. 产科手术前的常规导尿。大型手术中持续引流膀胱，防止膀胱过度充盈及观察尿量。

9. 进行下尿路动力学检查。

10. 膀胱内药物灌注或膀胱冲洗。

11. 探测尿道有无狭窄、了解少尿或无尿原因。

【禁忌证】

急性尿道炎、急性前列腺炎、急性副睾炎、月经期。

【准备工作】

器械准备：导尿包、持物钳、无菌引流袋、胶布制作、0.1％苯扎溴铵溶液、无菌试管、胶布单、棉片及便盆。若导尿是为作下尿路特殊治疗或检查时，还应做好相应的器械及药品的准备。

【操作方法】

（一）女病人导尿术

1. 备齐用物推至床边，查对床号、姓名，向病人做好解释，使其配合操作。

2. 嘱病人清洗外阴，或协助重症病人清洗。

3. 病人取仰卧屈膝位，脱去一侧裤腿，盖另一侧腿部，两腿略向外展，露出外阴，对侧腿部用棉被或毛毯遮盖，注意保暖。

4. 垫橡胶单和治疗巾于臀下，打开会阴消毒包，左手戴手套，右手持血管钳夹0.1％苯扎溴铵酊（或聚维酮碘）棉球消毒会阴，顺序由内向外，自上而下，每个棉球限用1次。污棉球及手套放弯盘内移至车下。

5. 取无菌导尿包置病人两腿之间并依序打开，倒0.1％苯扎溴铵酊（或聚维酮碘）溶液于小药杯内。

6. 戴无菌手套，铺孔巾，使孔巾和导尿包包布连接形成一无菌区。

7. 按操作顺序排列无菌用物。用液状石蜡棉球润滑导尿管前端后置弯盘内备用。将另一弯盘移近外阴处，左手分开并固定小阴唇，右手持血管钳夹0.1％苯扎溴铵酊（或聚维酮碘）棉球自上而下，由内向外分别消毒尿道口及双侧小阴唇（尿道口须消毒两次），每个棉球限用一次。用过的血管钳、棉球置弯盘内移至床尾。

8. 左手继续固定小阴唇，右手将盛导尿管的弯盘置于孔巾口旁，用血管钳持导尿管对准尿道口轻轻插入4～6 cm，见尿液流出再插入1 cm左右（气囊导尿管再插入3～4 cm），松开左手，固定导尿管，将尿液引入无菌弯盘内或留取中段尿标本（图7-22）。

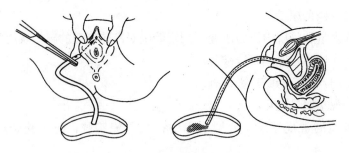

图 7 - 22　插入导尿管（女性）

9. 如需留置导尿管者，要妥善固定导尿管。常用的固定方法有：

（1）胶布固定法：用宽 4 cm、长 12 cm 胶布一块，上 1/3 贴于阴阜上，下 2/3 剪成三条分别贴于导尿管及两侧大阴唇上，或用 2～3 条胶布分别将导尿管固定在一侧大阴唇和大腿内侧上 1/3 处（图 7 - 23）。

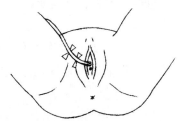

图 7 - 23　女病人导尿管外部固定法

（2）带气囊导尿管固定法：将导尿管插入膀胱后，向气囊内注入 0.9% 氯化钠注射液 5 mL，夹紧气囊末端，轻拉导尿管以证实导管已固定。

10. 导尿完毕，拔出导尿管或根据需要留置导尿管。

11. 撤去用物，擦净外阴，协助病人穿好裤子，整理床单位及用物。与病人交流，了解病人对导尿的反应，根据病人具体情况进行健康教育。

12. 做好记录，送检标本。

（二）男病人导尿术

1. 用物准备、病人导尿体位及消毒方法同"女病人导尿术"。

2. 操作者戴一次性手套，右手持止血钳夹消毒棉球消毒外阴、阴囊、阴茎。左手用无菌纱布裹住阴茎，将包皮向后推，用 0.1% 苯扎溴铵酊棉球擦拭，自尿道口向外旋转消毒龟头、包皮及冠状沟，一个棉球限用一次。外阴清洗完毕脱手套。

3. 取无菌导尿包放于病人两腿之间依次打开，倒聚维酮碘溶液于小药杯内；戴无菌手套，铺孔巾，使孔巾下缘连接包布构成一无菌区。

4. 润滑导尿管前端置弯盘内，左手用纱布裹住阴茎，自尿道口向外旋转的方法消毒尿道口及龟头，用过的棉球及血管钳放入弯盘内移开。

5. 右手持止血钳夹导尿管轻轻插入 20～22 cm，见尿液流出，再插入 2 cm，将尿液引入无菌弯盘内，如需要留取尿液作培养，用试管或培养器留取中段尿，止血钳夹紧导尿管

（图7-24、图7-25）。如系使用带气囊导尿管，则应在插入导尿管见尿液留出后，再插入7～10 cm。

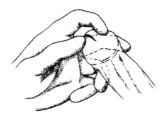
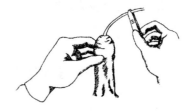

图7-24　分开尿道口（男性）　　图7-25　插入导尿管（男性）

6. 如需留置导尿管者，要妥善固定导尿管。常用的固定方法有：

（1）胶布固定法：用蝶形胶布黏于阴茎两侧，再用细长胶布做半环形（开口处向上）固定蝶形胶布，在距尿道口1 cm处再用细绳将导尿管与蝶形胶布的折叠端扎住。

（2）带气囊导尿管固定法：将导尿管插入膀胱后，向气囊内注入0.9%氯化钠注射液5 mL，夹紧气囊末端，轻拉导尿管以证实导管已固定（图7-26）。

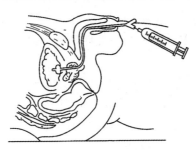

图7-26　气囊导尿管固定法

7. 导尿完毕，拔除导尿管。撤下孔巾，用纱布擦净外阴部，脱手套，协助穿裤，撤去绒毯、橡胶单及治疗巾，整理床单位及用物。

8. 护士洗手，作记录，留置尿标本者，将尿标本贴好标签后送检。

【问答】

1. 导尿时应注意哪些事项？

（1）严格遵守无菌操作，防止感染。

（2）操作须轻巧，避免损伤尿道或增加病人痛苦。

（3）导尿管前端插入部分应涂抹足够润滑剂。

（4）导尿管管径大小适当，不宜过粗。男性成年人以F14～F18号导尿管为宜。

（5）膀胱过度充盈的病人，导尿时尿液放出速度不能过快，否则可能产生休克或引起膀胱出血。此时应缓慢而分次地放出尿液，每次150～200 mL，反复多次，逐渐将膀胱放空。

2. 留置导尿管应怎样处理？

（1）导尿管应用胶布妥善固定。男性病人导尿管固定时，应防止阴茎嵌顿。女性病人导尿管固定时，应避免将阴道口封闭。

（2）应注意尿道口护理，定期更换导尿管（5～7 日更换一次，Curity 乳胶导尿管可留置 1 个月左右）。

（3）应接封闭式无菌引流袋，防止尿路逆行感染。

（4）鼓励病人多饮水，并适当使用尿路消炎药物。

§7.8 急救技术

一、现场心肺复苏术（CPR）

心搏骤停是临床上最严重的紧急情况，循环停止后，脑供氧中断 10 秒内意识丧失；30 秒内脑血流图波变平，呼吸停止；60 秒内瞳孔散大；4～5 分钟内大脑皮质产生永久性损害。因此，抢救应分秒必争。

引起心搏骤停的原因包括：多种病因引起的心脏性猝死（以急性心肌梗死最为多见），以及各种突发意外事件（如溺水、自缢、电击或雷击、严重创伤、脑血管意外等）、麻醉意外、手术意外、药物中毒、严重过敏等非心脏性猝死。以下介绍有关心搏骤停抢救的几个基本概念：

1. 心肺脑复苏（CPCR）：是指采用徒手和/或辅助设备来维持呼吸、心搏骤停病人人工循环和呼吸最基本的抢救方法，包括胸外心脏按压（circulation，C）、开放呼吸道（airway，A）、人工通气（breathing，B）、电除颤以及药物治疗等，目的是尽快使自主循环恢复，最终达到脑神经功能良好的存活。

2. 心肺复苏（cardio-pulmonary resuscitation，CPR）：是指对心搏骤停病人采取的恢复循环和呼吸功能的一系列措施，是 CPCR 的重要手段和方法，其目的是恢复和重建心脏和肺脏的有效功能，为达到心肺脑功能的完全恢复打下基础。鉴于心搏、呼吸骤停的病例，既可发生在医院内，也可发生在各类事故现场或病人发病的任何地点，因此必须在发病现场以最快的速度进行心肺复苏，才有可能有效提高抢救的成活率。

3. 基本生命支持（basic life support，BLS）：即指现场心肺复苏，又称现场急救，是指专业或非专业人员在发病和/或致伤现场对病人进行病情判断评估和采取的徒手抢救措施，目的是使病人恢复自主循环和呼吸。

【适应证】

1. 病人突然倒地，意识丧失。

2. 呼吸停止或呈喘息样呼吸。

3. 10 秒内未能扪及脉搏跳动。非专业人员不需要检查脉搏，如果发现病人突然倒下没有意识，且呼吸不正常，既可判定为心搏骤停，立即开始心脏按压。

【禁忌证】

1. 胸壁开放性损伤。

2. 肋骨骨折。

3. 胸廓畸形或心脏压塞。

4. 凡已确诊心、肺、脑等重要器官功能衰竭无法逆转或晚期癌症者。

如遇上述禁忌证，应迅速改用开胸心脏按压。

【现场心肺复苏操作步骤】

基本生命支持（BLS）包括快速识别心搏骤停和启动急救系统、早期心肺复苏等生存链中的前三个环节，具体操作步骤如下。

1. 排除环境危险因素：判定事发地点环境中有无危险因素，如可能导致触电的电源、可能垮塌的建筑物及环境中是否存在有毒气体等。如有危险因素应予及时排除。

2. 判断意识及安置体位：急救人员轻拍病人并靠近耳旁大声呼叫："喂，你怎么了？"如病人无反应，指压人中穴还无反应，应立即给予病人平卧位，如怀疑颈椎损伤，应注意轴线翻身，以上检查 10 秒内完成。

3. 启动急救医疗服务系统：在尽可能不影响抢救时间的前提下，设法尽早拨打急救电话（120），启动急救医疗服务系统，告知具体病人人数、具体方位、已提供的急救措施。

4. 检查脉搏：专业人员检查脉搏时间不超过 10 秒，如果没有明显感觉到脉搏，应立即开始 30 次的胸外心脏按压；若有脉搏，应给予人工呼吸，人工呼吸的吹气频率应达到 8～10 次/min，并每 2 分钟检查 1 次脉搏。

5. 胸外心脏按压（circulation，C）：迅速将病人仰卧于硬板床或地上，抢救者以病人足侧的手的示指及中指沿病人肋弓处向中间滑移，在两侧肋弓交点处找到胸骨下切迹，该切迹上方 2 横指处即为按压区（图 7 - 27），或采用两乳头连线与胸骨中线交点处为按压区。定位后，抢救者两手掌根重叠，两手手指交叉抬起，以掌根部压在按压区上（图 7 - 28A）。按压时，抢救者双臂应伸直，肘部不可

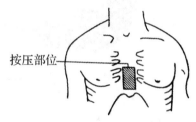

按压部位

图 7 - 27 胸外心脏按压部位

弯曲（图 7 - 28B），利用上半身体重量垂直向下用力按压，按压有力并要快，按压深度成人要大于 5 cm，按压频率应达 100 次/min，尽量减少按压过程中被打断。

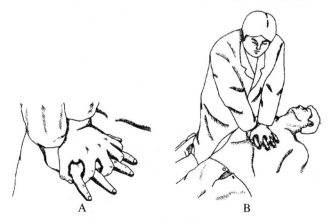

A   B

图 7 - 28 胸外心脏按压方法

6. 开放气道（airway，A）：畅通呼吸道是进行人工呼吸的首要步骤，为尽量减少胸外按压的中断时间，开放气道速度要快。病人仰卧，松解衣领及裤带，清除口中污物及呕吐物并取出活动性义齿，具体方法如下：

（1）仰头抬颏法：病人仰卧，抢救者一手放在病人颈后将颈部上台，另一手以小鱼际侧下按前额，使病人头后仰，颈部抬起。此种手法禁用于头颈部外伤者。

（2）仰头举颏法：是徒手开放气道最常用的手法。病人仰卧，抢救者一手置于其前额，以手掌小鱼际侧用力向后压以使其头后仰，另一手的示指和中指放在下颏骨的下方，将颏部同时向前抬起（图7-29）。

（3）托下颌法：适用于头颈部外伤者。抢救者将双手放在病人头部两侧，紧握下颌角，用力向上托起下颌（图7-30）。此手法不伴头颈后仰、专业人员必须掌握。

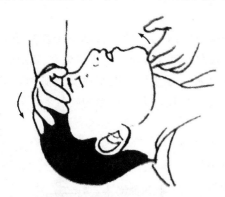

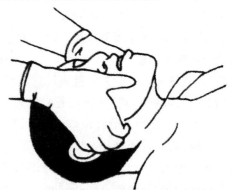

图7-29　仰头举颏法　　　　　　　　　　　　图7-30　托下颌法

7. 人工呼吸（breathing，B）：呼吸道通畅后，立即施行人工呼吸。具体可采用以下3种方法。

（1）口对口人工呼吸：是一种最常用的、能快速有效的向肺部供氧的急救措施。方法：开放气道后，抢救者用放在病人额部手的拇指和示指将鼻孔捏紧，防止吹入的气体从鼻孔漏出，吸气后用嘴包住病人口部，口对口将气吹入，然后松开病人鼻孔，让病人被动地呼出气体（图7-31）。一次人工呼吸完成后，抢救人员正常呼吸一次，进行第二次人工呼吸。

（2）口对鼻及口对口鼻人工呼吸：当病人牙关紧闭不能张口或口腔有严重损伤时，可改用口对鼻人工呼吸。抢救婴幼儿时，因婴幼儿口鼻开口较小，位置又很靠近，可行口对

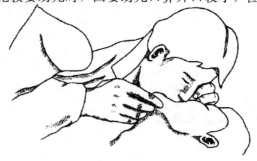

图7-31　口对口人工呼吸

口鼻人工呼吸。

（3）面罩和呼吸皮囊人工呼吸：当病人在院内发生呼吸心搏骤停，应用面罩和呼吸皮囊可给予手控的正压通气，病人吸入的氧浓度更高，可以提高 CPR 成功率。

口对口、口对鼻人工呼吸只是一种临时性抢救措施，因为吸入氧的百分比只有 15％～18％，对于需要长时间心肺复苏者，远远达不到足够动脉血氧合的标准。因此，在徒手心肺复苏的同时应积极准备气管插管以获得足够的氧气供应。

8. 电除颤（defidrillation，D）：心室纤颤约占全部心搏骤停的 2/3，终止室颤最有效的方法是电除颤，目前强调除颤越早越好，故应争取在心脏停搏 3～5 分钟内进行，但若病人在监护状态下发现室颤，应在 3 分钟内进行电除颤。

方法：将电极板涂好导电膏分置于胸骨右缘第 2 肋间和左侧第 5 肋间与腋中线交界处，按充电钮充电到双相波功率 200 J，单相波 360 J，再按非同步放电按钮放电，通过监护仪观察病人的心律是否转为窦性，如 1 次除颤未成功，应立即心脏按压，做 5 组 CPR 后再检查脉搏，除颤放电时，操作者及其他人员切勿碰到病床及病人，以免触电。

公众启动除颤：公众启动除颤（PAD）能提供这样的机会，即使是远离医院等急救系统的场所，也能在数分钟内对心脏停搏病人进行除颤（图 7 - 32）。PAD 要求受过训练的急救人员（包括警察、消防员等），在 5 分钟内使用就近预先准备的简易电除颤器对心脏停搏病人实施电击除颤。目前许多发达国家已开始实施 PAD，我国也已开始试点。初步实践表明，心脏停搏院前急救生存率明显提高（49％）。

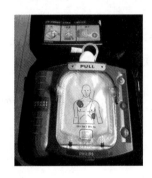 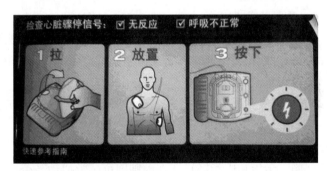

图 7 - 32　公众启动除颤

【胸外心脏按压与人工呼吸注意事项】

（一）胸外心脏按压的注意事项

1. 按压部位要准确，按压力量应平稳，避免冲击式按压或猛压，避免出现胃内容物反流、肋骨骨折等并发症。

2. 病人头部应适当放低以避免按压时呕吐物反流至气管，也可防止因头部高于心脏水平而影响脑血流灌注。

3. 下压和放松的时间应大致相等，放松压力时应注意定位的手掌根部不得离开胸骨，以免按压位置移动。

4. 尽可能避免因分析心律、检查脉搏和其他治疗而中断胸外心脏按压，每次中断按压时间要<10秒。

5. 按压与通气比例是 30∶2，每个周期为 5 组 CPR，时间大约 2 分钟。

6. 按压期间要密切观察病情，判断复苏效果。按压有效的指标是按压时可触及颈动脉搏动、肱动脉收缩压≥60 mmHg、有知觉反射、散大的瞳孔开始缩小、呻吟或出现自主呼吸。

（二）人工呼吸的注意事项

1. 成人每次吹气量以病人胸廓有明显隆起为准，每次吹气时间约 1 秒，吹气频率在 8～10 次/min。

2. 成人进行现场心肺复苏（CPR）时，无论单人或双人实施抢救操作，心脏按压与呼吸比例均是 30∶2，即按压胸部 30 次，吹气 2 次；儿童进行现场心肺复苏时，如为单人进行抢救操作，心脏按压与呼吸比例是 30∶2；如为双人进行抢救操作，心脏按压与呼吸比例是 15∶2。

3. 吹气速度和压力均不宜过大，以防咽部气体压力超过食管内压而造成胃扩张。使用呼吸皮囊给予人工呼吸时，一定要检测压力阀正常工作，按压皮囊适度，防止给气过多。

4. 通气良好的标志是有胸部的扩张和听到呼气的声音。

5. 若有高级人工气道，如气管内插管，且两人做 CPR，应每 6～8 秒给予 1 次人工呼吸，在给予人工呼吸过程中，不中断胸外按压。

【特殊情况处理】

（一）婴幼儿复苏

1 岁以内为婴儿，1～3 岁为幼儿，其复苏基本原则同成年人，但有如下特殊之处。

1. 意识判断：婴幼儿对语言无法正确反应，术者可用手拍击其足跟部或压眼眶，如有哭泣，则为有意识。

2. 人工呼吸：以仰头举颏法畅通呼吸道。口对口鼻呼吸为主。可一手托颏，以保持气道平直。

3. 检查脉搏：婴幼儿颈部脂肪肥厚，颈动脉不易触及，可检查肱动脉。术者大拇指放在上臂外侧，示指和中指轻轻压在内则即可感觉搏动与否。

4. 胸外按压部位及方法：婴幼儿按压部位应为两乳连续与胸骨正中线交界点下一横指处，多采用环抱（又称后托法）法，即双拇指重叠下压。下压深度至少为胸部前后径的 1/3。

5. 胸外按压频率与人工呼吸比例：婴儿胸外按压频率应大于 100 次/min，其比例为（15～30）∶2。

（二）溺水复苏

由于心脏骤停不是即刻发生，自然界的水温降低了组织氧耗量，复苏时间要延长 40 分钟，这类病人有假死状态。

（三）电击伤复苏

电击伤有假死存在，于复苏同时加用降温措施，复苏时间也应适当延长，国内外均有超过 40 分钟复苏成功的报道。

（四）外伤病人复苏

创伤所致心脏停搏的存活率一般很差，有大量失血者应同时积极补充血容量，有开放伤口应局部止血。疑有颈椎骨折，应防止任何向前、向后、向一侧或转头活动。如必须转动，头、颈、胸和躯体应予以支持并作为一个整体翻动。对贯穿性胸伤病人，应立即做开胸术并进行开胸按压，同时进行口对口人工呼吸。

【并发症】

1. 肋骨骨折：常发生于胸壁弹性差，骨质脆性大的老年人。主要原因是加压时着力点选择不当或骤用暴力所致。

2. 气胸或血气胸：主要是由于肋骨骨折或心脏及肺脏穿刺伤，可合并血胸亦可发展为张力性气胸。

3. 腹腔脏器损伤出血：可由肋骨骨折端刺伤或按压着力点施于剑突上，致肝脏损伤出血，亦可损伤胃、脾、横结肠、主动脉等。

4. 肺脂肪、骨髓栓塞：胸壁受压后肋弓变形弯曲，造成肋骨和胸骨髓腔细小骨折和髓内压力过高，使脂肪和骨髓进入静脉，形成不同程度的肺脂肪或骨髓栓塞，造成通气血流比例失调，常使心肺复苏失败。

【问答】

1. 胸外心脏按压的机制是什么？

按压主要是引起胸内压力普遍性增高，胸内动脉、静脉以及胸腔外的动脉压亦相应增高，但周围静脉压力仍然是低的，从而形成周围的动静脉的压力梯度，使血液自动脉（高压）流向静脉（低压）。放松时，胸腔内压力下降，静脉血回流至右心，而动脉血因主动脉瓣关闭，反流量甚少。实验室及临床观察证明，按压时胸腔内压力升高与血压和颈动脉搏动强度成正相关。

2. 试述 8 岁以下儿童胸外心脏按压应注意的事项。

（1）婴儿颈动脉不易触及，可检查肱动脉。

（2）婴儿按压部位：两乳头连线与胸骨正中线交点下一横指处（儿童应在胸骨中部）。

（3）按压方法：用示指和中指两个手指头按压，或采用环抱法及双拇指重叠下压。

（4）下压深度：婴儿 2 cm 左右。儿童 3 cm 左右。

（5）频率：婴儿＞100 次/min。儿童 80～100 次/min。

（6）按压与人工呼吸之比为 30∶2。

3. 胸外心脏按压常见的错误有哪些？

（1）按压除掌根部贴近胸骨外，手指也压在胸壁上，易引起肋骨骨折。

（2）定位不当：若按压部位偏下，易使剑突受压折断而致肝破裂。

（3）按压用力不垂直，尤其是摇摆式按压不仅无效，更易出现肋软骨骨折等严重并发症。

（4）按压时，抢救者肘部弯曲，用力不当，致使按压深度不够。

（5）放松时，如手掌根离开胸骨，定位点未能充分松弛，胸部仍承受足够的压力，致使血液难以回到心脏。

二、心内注射术

【适应证】

1. 任何原因所致心搏骤停，进行心脏按压，同时需要向心内注射一定药物促进心脏复跳者。

2. 胸外及胸内电击除颤，应同时心内注射药物。

3. 没有除颤设备时，可用药物心内注射除颤。

【禁忌证】

出血性疾病及心搏未停者。

【准备工作】

1. 器械准备：5 mL 或 10 mL 的消毒注射器及 9 号长针头、碘酊、乙醇、棉签。

2. 心内注射所需的药品。

【操作方法】

1. 病人取卧位。

2. 用碘酊、乙醇在穿刺部位自内向外进行常规皮肤消毒。

3. 用空针抽取心内注射所用的药物。

4. 用 9 号穿刺针在第 4 肋间胸骨左缘 1～2 cm 处垂直刺入 4～5 cm，抽得回血后将药液快速注入。

5. 注射完毕后，拔出穿刺针，以乙醇棉签按压针孔。

【问答】

试述心内注射的注意事项。

穿刺针要长，以确保能进入心脏。穿刺部位要准确，避免引起气胸或损伤冠状血管。

三、环甲膜穿刺术

【适应证】

1. 急性喉阻塞，尤其是声门区阻塞，严重呼吸困难，来不及行普通气管切开。

2. 需行气管切开，但缺乏必要器械。

【禁忌证】

1. 无绝对禁忌证。

2. 已明确呼吸道阻塞发生在环甲膜水平以下时，不宜行环甲膜穿刺术。

【操作准备】

备消毒手套、治疗盘（聚维酮碘、75％乙醇、棉签、局部麻醉药）、无菌的 10 mL 注射器及 18 号粗穿刺针。

【操作步骤】

1. 如果病情允许，病人应尽量取仰卧位，垫肩，头后仰。不能耐受上述体位者，可取半卧位。

2. 颈中线甲状软骨下缘与环状软骨弓上缘之间即为环甲膜穿刺点（图 7 - 33）。

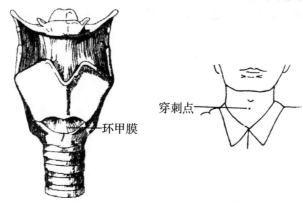

图 7 - 33　环甲膜及环甲膜穿刺点

3. 用聚维酮碘或 75% 乙醇进行常规皮肤消毒。

4. 戴无菌手套，检查穿刺针是否通畅。

5. 穿刺部位局部用 2% 利多卡因麻醉，危急情况下可不用麻醉。

6. 以左手固定穿刺部位皮肤，右手持 18 号穿刺针垂直刺入，注意勿用力过猛，出现落空感即表示针尖已进入喉腔（图 7 - 34）。接 10 mL 注射器，回抽应有空气；或用棉花纤维在穿刺针尾测试，应可见纤维随呼吸摆动，确定无疑后，适当固定穿刺针。

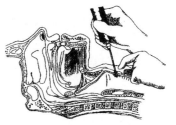

7. 术后处理：①可经穿刺针接氧气管给病人输氧。②病人情况稳定后，尽早行气管切开。

图 7 - 34　环甲膜穿刺手法

【操作须知】

1. 该手术是一种急救措施，应争分抢秒，在尽可能短的时间内实施完成。

2. 作为一种应急措施，穿刺针留置时间不宜过长，一般不超过 24 小时。

3. 如遇血凝块或分泌物阻塞穿刺针头，可用注射器注入空气，或用少许生理盐水冲洗，以保证其通畅。

【问答】

1. 环甲膜穿刺的目的是什么？

环甲膜穿刺的目的是通过穿刺建立一个新的呼吸通道，缓解病人呼吸困难或窒息。

2. 环甲膜穿刺应注意哪些事项？

（1）该手术是一种急救措施，应争分抢秒，在尽可能短的时间内实施完成。

（2）作为一种应急措施，穿刺针留置时间不宜过长，一般不超过 24 小时。

（3）如遇血凝块或分泌物阻塞穿刺针头，可用注射器注入空气，或用少许 0.9％氯化钠注射液冲洗，以保证其通畅。

3. 环甲膜的位置如何确定？

甲状软骨下缘与环状软骨上缘之间即环甲膜。

§8

预防与控制医院感染知识

医院感染是指在医院内获得的一切感染，它与医院的建立相依并存，并随着现代医学的发展而日益突出，强调加强医院感染管理，在当前医院管理领域内更具有重大的现实和前瞻性意义。由于临床上抗菌药物的滥用及外环境变化的影响，致病性和条件致病性微生物正在发生变异，导致新发病种或复发性感染，已逐渐成为临床上的诊治难题，如果不在加强医院感染监控管理方面多做一些工作，我们就有可能陷入被动。

　　医院感染学是一门生机勃勃的新兴学科，它涉及的病因学、病原学、免疫学、临床疾病学、流行病学、预防医学、消毒学与管理学等，并各具其特殊的规律。医院感染的研究也有其特点，需多学科相互渗透与合作。加强医院感染监控管理与研究工作需要我们培养一批集理论知识、实践技能与管理经验于一身的医院感染专业人员。

§8.1　预防与控制医院感染基本知识问答

一、医院感染概述

　　医院环境中，人员密集、病原体种类繁多且耐药性强，由于病人的免疫功能存在不同程度的下降或缺陷，增加了医院感染的机会。医院感染的发生严重影响病人和医护人员的安全，制约医疗护理质量的提升，所以应提高医务人员对医院感染的认识，健全医院感染管理机构和管理制度，加强对医院感染的控制和监制。2015 年上半年，由一例输入性埃博拉病毒病（中东呼吸综合征）病人在韩国引起了该病的流行，短短几个月内先后有 168 人发病，死亡 36 人，这些病人全部是在医院内感染，并导致 15 所医院临时关闭。这一严重教训应引起我们对预防与控制医院感染工作的高度重视。

　　1. 何谓医院感染？

　　医院感染（hospital infection，HI；nosocomial infection，NI）又称医院内获得性感染，即指住院病人在医院内获得的感染，包括在住院期间发生的感染和在医院内获得出院后发生的感染，但不包括入院前已开始或入院时已存在的感染。医院工作人员在医院内获得的感染也属医院感染。

　　2. 根据病原体来源不同，医院感染可分为哪几类？

　　根据病人在医院中获得病原体的来源不同，医院感染可分为外源性和内源性感染两大类。

　　（1）外源性感染：病原体来自病人体外，即来自于其他住院病人、医务人员、陪护家属和医院环境。感染可散发，也可暴发。通过加强消毒、灭菌、隔离措施和宣传教育可得到预防和控制。

（2）内源性感染：病原体来自病人自身储菌库（皮肤、口咽、泌尿生殖道、肠道）的正常菌丛或外来的已定植菌。感染呈散发，就目前水平还难以有效预防和控制。

3. 目前医院感染研究的主要对象是哪部分人？

医院感染研究的主要对象是住院病人，其次是医务人员。

4. 分别阐述什么情况属医院感染？什么情况不属医院感染？

（1）下述情况属于医院感染：①无明确潜伏期的感染，规定入院 48 小时后发生的感染为医院感染；有明确潜伏期的感染，自入院时起超过平均潜伏期后发生的感染为医院感染。②本次感染直接与上次住院有关。③在原有感染基础上出现其他部位新的感染（除外脓毒血症迁延灶），或在原有感染已知病原体基础上又分离出新的病原体（排除污染和原来的混合感染）的感染。④新生儿在分娩过程中和产后获得的感染。⑤由于诊疗措施激活的潜在性感染，如疱疹病毒、结核分枝杆菌等的感染。⑥医务人员在医院工作期间获得的感染。

（2）下列情况不属于医院感染：①皮肤黏膜开放性伤口只有细菌定植而无炎症表现。②由于创伤或非生物性因子刺激而产生的炎症反应。③新生儿经胎盘获得（出生 48 小时内发病）的感染，如单纯疱疹、弓形体病、水痘等。④病人原有的慢性感染在医院内急性发作。

5. 列表说明医院感染与传染病的区别。

医院感染与传染病的区别

区别	医院感染	传染病
病原体	90%为毒力弱、适用性强、具有多重耐药的条件致病菌，一种菌可引起多种感染，一种感染可由多种细菌引起	毒力强的致病菌一种菌只引起一种感染
感染源	来源广泛包括（内源性＋外源性）	外源性
传播途径	以医源性为主如侵入性操作、输入污染的液体或药物、医务人员污染的手	通过污染的食物、水和空气
易感者	病人，尤其以免疫功能低下者多见	缺乏某一抗体的健康人为主
传染性	小	大
流行方式	散发为主	人数多、波及面大
隔离	以切断传播途径为主，保护易感者	传染源隔离，保护健康人群
临床表现	复杂而不典型，常被原发病、慢性病干扰或掩盖，亦受病人反应性的影响，病原体与临床表现之间无一定规律，常可混合感染	典型
诊断	培养出细菌后需进一步鉴定以区别病原菌或污染菌或携带菌	培养即可确诊
治疗	病原菌为多重耐药株，用抗微生物制剂外，还需加用微生态制剂和其他综合治疗较易，常有特效的抗微生物制剂	

6. 试述医院感染监测的概念。

（1）定义：医院感染监测是指系统地观察一定人群中的医院感染发生和分布及其各种影响因素，对监测资料定期进行整理分析，并向有关人员反馈，及时采取各种防治对策和措施，同时对其防治效果和效益进行评价，不断改进，以达到控制医院感染的目的。

（2）监测的类型：①全面综合性监测。连续不断地对医院所有单位、所有病人和医务人员的所有感染部位及其有关因素进行综合性监测。这种监测是在开展工作的开始阶段采用。②目标性监测。在对医院感染存在问题基本搞清的基础上，将有限的人力、物力用到关键之处，如高危区监测、导管相关性感染的监测等。

（3）监测目的：①提供医院感染本底感染率。②及时发现和鉴别医院感染暴发。③说服医务人员遵守医院感染控制规范和指南。④减少医院感染的危险因素。⑤评价感染控制措施的效果。⑥满足制定医院感染控制政策的需要。⑦为医院在医院感染方面受到的指控提供辩护依据。⑧比较医院内部或医院之间的医院感染率。

7. 试述医院感染发病率的监测和计算方法。

监测的工作一般由专职护士实施，首先从医院微生物室、病室医师的报告和各病室病人的体温曲线、化验和影像学检查结果及抗生素处方中发现医院感染，并逐个登记。登记内容包括病人的一般资料、感染时间和诊断、危险因素、病原菌及药敏结果等。

医院感染发病率是指在一定时期内（如 1 个月）处于一定危险的人群中新发病例的频率：

$$医院感染发病率(\%) = \frac{同期新发医院感染病例(例次)数}{观察期间危险人群人数} \times 100\%$$

由上述公式可以计算全院医院感染率、各科室和各部位的感染率。当月住院总人数可用同期出院人数替代。

$$漏报率(\%) = \frac{漏报病例数}{已报病例数 + 漏报病例数} \times 100\%$$

从病案室查阅所有出院病历，查出所有医院感染病例数，减去医师上报的总病例数，即为漏报病例数。统计漏报率的目的是评价监测的质量。医院分级管理中要求漏报率少于 20%。

8. 试述医院感染管理委员会的职责。

（1）认真贯彻医院感染管理方面的法律法规及技术规范、标准，制定本医院预防和控制医院感染的规章制度、医院感染诊断标准并监督实施。

（2）根据预防医院感染和卫生学要求，对本医院的建筑设计、重点科室建设的基本标准、基本设施和工作流程进行审查并提出意见。

（3）研究并确定本医院的医院感染管理工作计划，并对计划的实施进行考核和评价。

（4）研究并确定本医院的医院感染重点部门、重点环节、重点流程、危险因素以及采取的干预措施，明确有关部门、人员在预防和控制医院感染工作中的责任。

（5）研究并制定本医院发生医院感染暴发及出现不明原因传染性疾病或者特殊病原体感染病例等事件时的控制预案。

（6）建立会议制度，定期研究、协调和解决有关医院感染管理方面的问题。

（7）根据本医院病原体特点和耐药现状，配合药事管理委员会提出合理使用抗菌药物的指导意见。

（8）处理其他有关医院感染管理的重要事宜。

二、清洁、消毒、灭菌

清洁、消毒、灭菌是预防和控制医院内感染的重要环节，它包括医院病室内外环境的清洁、消毒，诊疗用具、器械、药物的消毒、灭菌，以及接触传染病病人的消毒隔离和终末消毒措施等。

1. 试述清洁、消毒和灭菌的概念。

清洁、消毒、灭菌是预防和控制医院内感染的重要环节，它包括医院病室内外环境的清洁、消毒，诊疗用具、器械、药物的消毒、灭菌，以及接触传染病病人的消毒隔离和终末消毒等措施。

（1）清洁：是指用清水、清洁剂及机械洗刷等物理方法清除物体表面的污垢、尘埃和有机物，其作用是去除和减少微生物，并非杀灭微生物。适用于医院地面、墙壁、家具、医疗护理用品等物体表面的处理，也是物品消毒、灭菌的前期步骤。

（2）消毒：杀灭或去除外环境中除细菌芽孢以外的各种病原微生物的过程称为消毒。这里所说的"外环境"，目前一般认为，除包括液体、气体和固体外，也包括有生命机体的体表和表浅体腔。这里所说的"病原微生物"，包括除细菌芽孢以外的各种致病性微生物，例如：细菌繁殖体、真菌、病毒、立克次体、衣原体等。消毒并不要求杀灭或去除污染物体的全部病原微生物，而是使其减少到不至于引起疾病的数量。若用消毒对象上污染的自然微生物的杀灭率来评定消毒效果，一般以杀灭或清除率达到90％为合格。

（3）灭菌：是指清除或杀灭传播媒介上的所有微生物（包括芽孢），使之达到无菌程度。灭菌处理适用于需进入人体内部，包括进入血液、组织、体腔的医用器材，如手术器械、注射用具等。

2. 试述各类微生物对消毒因子的敏感性。

微生物对消毒因子的敏感性从高到低的顺序：①亲脂病毒（有脂质膜的病毒），例如乙型肝炎病毒、流感病毒等。②细菌繁殖体。③真菌。④亲水病毒（没有脂质包膜的病毒），例如甲型肝炎病毒、脊髓灰质炎病毒等。⑤分枝杆菌，例如结核分枝杆菌、龟分枝杆菌等。⑥细菌芽孢，例如炭疽杆菌芽孢、枯草杆菌芽孢等。⑦朊粒（感染性蛋白质）。

3. 简述清洁法的操作和注意事项。

（1）操作方法：操作者戴橡胶手套，将器具或物品用清水冲洗，再用肥皂水或洗涤剂刷洗，去除物品上的污秽，最后用清水洗净擦干。清洁是消毒、灭菌的前奏，也是对具低度传染性的物品如天花板、病床、桌椅、地板、墙壁等物品的常用处理方法。

（2）注意事项：①最初洗刷时宜用冷水，因蛋白质类物质易被热或消毒剂凝固，不易清洗。②刷洗时保持刷子始终处于水面下，以防止形成气溶胶并播散。③刷子用毕须做去污处理并干燥。④污染器具在清洁处理之前先进行消毒或灭菌处理。

4. 列表简示消毒与灭菌的具体方法。

消毒与灭菌方法

方法	物理法	化学法
消毒	煮沸法 蒸汽法 辐射法（日晒法、紫外线法） 臭氧法 微波消毒法 超声波消毒法	浸泡法 擦拭法 熏蒸法 喷雾法
灭菌	燃烧法 干烤法 高压蒸汽灭菌法	过氧乙酸灭菌法 戊二醛灭菌法 含氯消毒剂灭菌法 过氧化氢灭菌法 环氧乙烷灭菌法

5. 简述紫外线消毒法的具体应用。

（1）设备：①紫外线灯管。常用的紫外线灯管有 15 W、20 W、30 W 和 40 W 4 种，主要用于空气消毒、表面消毒和液体消毒。②紫外线消毒器，包括紫外线空气消毒器、紫外线表面消毒器和紫外线消毒箱三种。

（2）消毒原理：①紫外线可杀灭病毒、真菌、细菌繁殖体和芽孢等。其杀菌机制为：作用于微生物 DNA，使之失去转换能力而死亡。②破坏菌体蛋白质中的氨基酸。③使空气中的氧电离产生具有极强杀菌作用的臭氧。

（3）消毒方法：①用于空气消毒，首选紫外线空气消毒器，不仅消毒效果可靠，而且可在室内有人时使用；也可用紫外线灯管消毒法，每 10 m² 安装 30 W 紫外线灯管一支，有效距离不超过 2 m，消毒时间为 30～60 分钟。②用于物品表面消毒，有效距离为 25～60 cm，消毒时将物品摊开或挂起，使其充分暴露以受到直接照射，消毒时间为 20～30 分钟。③用于液体消毒，可采用水内照射法或水外照射法，水层厚度应小于 2 cm。

（4）注意事项：①保持紫外线灯管清洁。②正确掌握消毒条件：消毒的适宜温度为 20 ℃～40 ℃，适宜湿度为 40%～60%。③正确记录消毒时间应从灯管开亮后 5～7 分钟开始计时。④使用超过 1 000 小时，需更换灯管。⑤加强防护：紫外线对人的眼睛和皮肤有伤害作用，照射时人应离开房间，必要时戴防护镜、穿防护衣。⑥定期检测灭菌效果。

6. 试述化学消毒灭菌剂的使用原则。

（1）根据物品的性能及病原体的特征，选择合适的消毒剂。

（2）严格掌握消毒剂的有效速度、消毒时间、使用方法和影响消毒效果的因素等。

（3）挥发剂应加盖并定期测定相对密度，及时调整浓度。

（4）消毒剂应定期更换，对浸泡容器应进行灭菌处理。

（5）使用时防止对皮肤、黏膜的损伤，防止有毒有害气体的泄漏。

（6）稳定性差的消毒剂应现配现用，对皮肤、黏膜有刺激的消毒剂配置时戴橡皮手套。

（7）按规定定期进行消毒灭菌效果监测。

7. 阐述消毒作用水平的含义及分类。

消毒作用水平是指消毒、灭菌方法杀灭微生物的种类和作用的大小。可分为下述 3 类：

（1）灭菌方法：指可杀灭包括细菌芽孢在内的各种微生物，达到灭菌水平的方法。主要有热力灭菌、电离辐射灭菌、微波灭菌、低温等离子体灭菌等物理灭菌方法及甲醛、戊二醛、环氧乙烷、过氧乙酸、过氧化氢等化学灭菌方法。

（2）高效消毒方法：是指可以杀灭各种微生物包括细菌芽孢在内的物理和化学方法，达到高水平消毒要求。高效消毒方法除物理和化学灭菌方法外，还包括紫外线、过氧戊二酸、臭氧、含氯消毒剂等。

（3）中效消毒方法：是指可以杀灭除细菌芽孢之外的各种微生物的物理和化学方法。中效消毒剂主要有含碘类消毒剂（聚维酮碘、碘酊等）、醇类消毒剂、酚类等消毒剂。

（4）低效消毒方法：指只能杀灭细菌繁殖体、有包膜病毒和部分无包膜病毒等，不能杀灭细菌芽孢、真菌、结核分枝杆菌的物理和化学消毒方法。低效消毒方法主要有超声波方法、氯己定、聚六亚甲基胍、单双链季铵盐、氯羟二苯醚消毒等。

8. 按照物品污染后造成危害的程度，将其分为哪几类？

按照物品污染后造成危害的程度可分为三类：

（1）高度危险性物品：这类物品穿过皮肤或黏膜进入无菌的组织或器官内部的器材，或与破损的组织、皮肤、黏膜密切接触的器材和用品，例如，手术器械和用品、穿刺针、输血器材、输液器材、注射的药物和液体、透析器、血液和血液制品、导尿管、膀胱镜、腹腔镜、脏器移植物和活体组织检查钳等。

（2）中度危险性物品：这类物品仅和皮肤、黏膜相接触，而不进入无菌的组织内。例如，体温表、呼吸机管道、胃肠道内镜、气管镜、麻醉机管道、压舌板、子宫帽、避孕环、喉镜等。

（3）低度危险性物品：虽有微生物污染，但在一般情况下无害。只有当受到一定量的病原微生物污染时才造成危害的物品。这类物品和器材仅直接或间接地和健康无损的皮肤、黏膜相接触。包括生活卫生用品和病人、医护人员生活和工作环境中的物品。例如，毛巾、面盆、痰盂（杯）、便器、餐具、茶具、墙面、桌面、床面、被褥、一般诊断用品（听诊器、听筒、血压计袖带）等。

9. 根据物品污染后造成危害的程度，如何选择消毒、灭菌方法？

（1）高度危险性物品：必须选用灭菌方法处理。

（2）中度危险性物品：一般情况下达到消毒即可，可选用中水平或高水平消毒法。但中度危险性物品的消毒要求并不相同，有些要求严格，如内镜、体温表等必须达到高水平消毒，需采用高水平消毒法消毒。

（3）低度危险性物品：一般可用低水平消毒方法，或只做一般的清洁处理即可，仅在特殊情况下，才做特殊的消毒要求。例如，在有病原微生物污染时，必须针对所污染病原微生物的种类选用有效的消毒方法。

10. 根据消毒、灭菌物品的性质，如何选择消毒、灭菌方法？

选择消毒、灭菌方法时，一是要保护消毒物品不受损坏；二是要求消毒方法易于发挥作用。应遵循以下基本原则：

（1）耐高温、耐湿热的物品和器材，应首选压力蒸汽灭菌。耐高温的玻璃器材、油剂类和干粉类等可选用干热灭菌。

（2）不耐热、不耐湿，以及贵重物品，可选用环氧乙烷或低温蒸汽甲醛气体消毒、灭菌。

（3）器械的浸泡灭菌，应选择对金属基本无腐蚀性的消毒剂。

（4）选择表面消毒方法时应考虑物体表面性质。光滑表面可选择紫外线消毒器近距离照射，或用液体消毒剂擦拭。多孔材料表面可采用喷雾消毒法。

11. 按医疗机构《消毒管理办法》，医疗器械、器具的消毒工作应达到哪些要求？

（1）进入人体组织、无菌器官的医疗器械、器具和物品必须达到灭菌水平。

（2）接触皮肤、黏膜的医疗器械、器具和物品必须达到消毒水平。

（3）各种用于注射、穿刺、采血等有创操作的医疗器具必须一用一灭菌。

医疗机构使用的消毒药械、一次性医疗器械和器具应当符合国家有关规定。一次性使用的医疗器械、器具不得重复使用。

12. 试述消毒灭菌效果监测的主要方法。

医院必须对消毒、灭菌效果定期进行监测。灭菌合格率必须达到100%，不合格物品不得使用。灭菌效果的监测有以下3种方法。

（1）机械监测：根据安装在灭菌器上的量器（压力表、温度表、计时表）、图表、指示针、报警器等，指示灭菌设备工作正常与否。此法能迅速指出灭菌器的故障，但不能确定待灭菌物品是否达到灭菌要求。此法作为常规监测方法，每次灭菌均应进行。

（2）化学指示监测：利用化学指示剂在一定温度与作用时间条件下受热变色或变形的特点，以判断是否达到灭菌所需参数。常用的有自测测温管、压力灭菌指示胶带等。

（3）生物指示剂监测：利用耐热的非致病性细菌芽孢作指示菌，以测定热力灭菌的效果。可利用含细菌芽孢的纸条或生物培养等方法。

13. 试述对化学消毒剂的监测要求。

（1）生物监测：①消毒剂每季度监测1次，其细菌含量必须<100 cfu/mL，不得检出致病性微生物。②灭菌剂每月监测1次，不得检出任何微生物。

（2）化学监测：①应根据消毒、灭菌剂的性能定期监测，如含氯消毒剂、过氧乙酸等应每日监测，对戊二醛的监测应每周不少于1次。②应同时对消毒、灭菌物品进行消毒、灭菌效果监测，消毒物品不得检出致病性微生物，灭菌物品不得检出任何微生物。

14. 试述压力蒸汽灭菌的监测频次及种类。

（1）工艺监测：应每锅进行，并详细记录。

（2）化学监测：①每包均需监测，手术包尚需进行中心部位的化学监测。②预真空压力蒸汽灭菌器每日灭菌前进行B-D试验。

（3）生物监测：①应每月进行，新灭菌器使用前必须先进行生物监测，合格后才能使用。②拟采用的新包装容器、摆放方式、排气方式及特殊灭菌也必须先进行生物监测，合格后才能使用。

15. 试述紫外线消毒的监测内容及合格标准。

（1）日常监测：包括灯管应用时间、累计照射时间和使用人签名。

（2）照射强度监测：对新的和使用中的紫外线灯管进行照射强度监测。新灯管照射强度不得低于 $90\sim170\ \mu\mathrm{W/cm^2}$，使用中灯管不得低于 $70\ \mu\mathrm{W/cm^2}$，照射强度监测应每半年一次。

（3）生物监测：必要时进行，经消毒后的物品或空气中的自然菌应减少 90% 以上，人工染菌杀灭率应达到 99.90%。

16. 简述医院选择消毒、灭菌方法的原则。

（1）根据医院用品的危险性选择消毒、灭菌的方法：①高度危险性物品，必须选用灭菌法以杀灭一切微生物。②中度危险性物品，一般情况下达到消毒水平即可。③低度危险性物品，一般可用低水平消毒法或只做一般的清洁处理即可。

（2）根据污染微生物的种类、危险性选择消毒、灭菌的方法：①对受到致病性芽孢、真菌孢子和抵抗力强、危险程度大的病毒污染的物品，选用灭菌法或高水平消毒法。②对受到致病性细菌、真菌、亲水病毒、螺旋体、支原体、衣原体污染的物品，选用中水平以上的消毒法。③对受到一般细菌和亲脂病毒污染的物品，可选用中水平或低水平消毒法。

（3）根据消毒物品的性质选择消毒、灭菌的方法：既要保护消毒物品不被破坏，又要使消毒剂易于发挥作用。①耐热、耐湿物品和器材，应首选压力蒸汽灭菌法；耐高温的玻璃器材、油剂类和干粉类可选用干热灭菌法。②怕热、忌湿和贵重物品，可选择甲醛或环氧乙烷气体消毒、灭菌。③金属器械的浸泡灭菌，应选择腐蚀性小的灭菌剂。

17. 何谓预防性消毒和疫原性消毒？

（1）预防性消毒：在未发现明确感染源的情况下，为预防感染的发生对可能被病原微生物污染的环境、物品、个体等进行消毒及对粪便和污染物的无害化处理。

（2）疫原性消毒：在有感染源或曾经存在病原微生物污染的情况下，为预防感染播散而进行的消毒，包括随时消毒和终末消毒。

18. 内镜及其附件的清洗、消毒或者灭菌必须遵照哪些原则？

（1）凡进入人体无菌组织、器官或者经外科切口进入人体无菌腔室的内镜及附件，如腹腔镜、关节镜、脑室镜、膀胱镜、宫腔镜等，必须灭菌。

（2）凡穿破黏膜的内镜附件如活检钳、高频电刀等，必须灭菌。

（3）凡进入人体消化道、呼吸道等与黏膜接触的内镜，如喉镜、气管镜、支气管镜、胃镜、肠镜、乙状结肠镜、直肠镜等，应当按照《消毒技术规范》的要求进行高水平消毒。

（4）内镜及附件用后应当立即清洗、消毒或者灭菌。

（5）医疗机构使用的消毒剂、消毒器械或者其他消毒设备，必须符合《消毒管理办法》的规定。

（6）内镜及附件的清洗、消毒或者灭菌的时间应当使用计时器控制。

（7）禁止使用非流动水对内镜进行清洗。

19. 试述各类环境中空气、物体表面、医护人员手细菌菌落总数的卫生标准。

各类环境中细菌菌落总数卫生标准

环境类别	范围	空气 cfu/m³	物体表面 cfu/cm²	医护人员手 cfu/cm²
Ⅰ类	层流洁净手术室、层流洁净病房	≤10	≤5	≤5
Ⅱ类	普通手术室、产房、婴儿室、早产儿室、普通保护性隔离室、供应室无菌区、烧伤病房、重症监护病房	≤200	≤5	≤5
Ⅲ类	儿科病房、妇产科检查室、注射室、换药室、治疗室、供应室清洁区、急诊室、化验室、各类普通病房和房间	≤500	≤10	≤10
Ⅳ类	传染病科及病房	—	≤15	≤15

三、手卫生

在临床实践中，各种诊疗、护理工作都离不开医务人员的双手，如不加强手卫生就会直接或间接地导致医院感染的发生。为保障病人安全、提高医疗质量，防止交叉感染，医院应加强医务人员的规范化管理，提高医务人员手卫生的依从性。

1. 何谓手卫生？

手卫生是医务人员洗手、卫生手消毒和外科手消毒的总称。

2. 何谓"洗手"？简述其临床意义。

洗手指医务人员用肥皂（或皂液）和流动水洗手，去除手部皮肤污垢、碎屑和部分致病菌的过程。

洗手是清除皮肤污垢和大部分暂住菌，切断通过手传播感染的途径。有效的洗手可清除手上99%以上的各种暂住菌，是防止医院感染传播最重要的措施之一。

3. 试述卫生手消毒与外科手消毒的区别。

（1）卫生手消毒：指医务人员用速干手消毒剂揉搓双手，以减少手部暂居菌的过程。

（2）外科手消毒：指外科手术前医务人员用肥皂（或皂液）和流动水洗手，再用手消毒剂清除或者杀灭手部暂住菌和减少常居菌的过程。使用的手消毒剂可具有持续抗菌活性。

4. 试述医务人员洗手的意义与注意事项。

医务人员的手经常直接或间接地与污染物品或病人接触，极易引起医院感染。洗手是防止医院感染传播最重要的措施之一。

（1）洗手技术：将双手涂满清洁剂并对其所有表面按序进行强有力的短时揉搓，然后用流水冲洗的过程称洗手。有效的洗手可清除手上99%以上的各种暂住菌，切断通过手传播感染的途径。

（2）适用范围：医务人员在下列情况下应认真洗手：①进入和离开病房前。②接触清洁物品前、处理污染物品后。③无菌操作前后。④接触伤口前后。⑤护理任何病人前后。⑥上厕所前后。

（3）注意事项：①洗手方法正确，手的各个部位都需洗到、冲净。②注意调节合适的水温、水流，避免污染周围环境。③洗手后，手上不能检出致病性微生物。

5. 试述医务人员手消毒的目的、方法与注意事项。

医务人员接触污染物品或感染病人后，手常被大量细菌污染，一般洗手不能达到预防交叉感染的要求，必须在洗手后再进行手的消毒。

（1）目的：清除致病性微生物，预防感染与交叉感染，避免污染无菌物品和清洁物品。

（2）适用范围：医务人员在下列情况下必须进行手的消毒：①实施侵入性操作前。②护理免疫力低下的病人或新生儿前。③接触血液、体液和分泌物后。④接触被致病性微生物污染的物品后。⑤护理传染病病人后。

（3）方法：手消毒的方法包括涂擦消毒法、浸泡消毒法和刷手消毒法。

（4）注意事项：①消毒前先洗手并保持手的干燥。②按操作规程进行消毒，消毒过程中不可污染干净的刷子、水龙头、洗手液或消毒液等，不可溅湿工作服。③消毒完毕，手离开消毒液时避免接触容器边缘。

6. 医务人员洗手和手消毒的指征有哪些？

（1）洗手指征：①直接接触病人前后。②当医务人员的手有可见污染或被病人的血液、体液污染后。③接触不同病人或从病人身体的污染部位移到清洁部位时。④无菌操作前后。⑤处理清洁或无菌物品之前。⑥处理污染物品后。⑦穿脱隔离衣前后，摘手套后。⑧接触病人的血液、体液、分泌物、排泄物、黏膜、破损皮肤或伤口敷料后。⑨接触伤口前后。⑩护理特殊易感病人前后。

（2）手消毒指征：①进行无菌操作之前。诊查、护理、治疗免疫功能低下的病人之前。②进入隔离病房、重症监护病房、烧伤病房、新生儿重症病房和传染病房等重点部门之前及离开这些病房脱隔离衣后。③接触未经消毒的仪器和设备后。④双手直接为传染病病人检查、治疗、护理或处理传染病人污物之后。⑤接触具有传染性血液、体液和分泌物之后；接触被传染性致病微生物污染的物品后。⑥需双手保持较长时间抗菌活性，如需戴无菌手套时。

7. 试述速干手消毒剂有哪些？

速干手消毒剂包括醇类和护肤成分的手消毒剂，如乙醇、异丙醇、氯己定、聚维酮碘等，剂型包括水剂、凝胶和泡沫型。手消毒剂应为符合国家有关规定的产品，医务人员有良好的接受性，宜使用一次性包装，并且无异味、无刺激性。

8. 试述医务人员手卫生管理的主要内容。

（1）制订管理制度：医院应制订相应的手卫生管理制度，并严格执行。

（2）配备必要设施：医院应配备有效、便捷、合乎要求的手卫生设施，为执行手卫生措施提供必要条件。

（3）定期开展培训：医疗机构应定期开展广泛地手卫生培训，使广大医务人员能掌握必要的手卫生知识和技能，提高其无菌观念和自我保护意识。

（4）加强监督指导：医疗机构应加强对临床、医技部门及其他部门人员的手卫生监督，包括对手卫生设施的管理；对医务人员的指导与监督，提高医务人员手卫生的依从性。

（5）开展效果监测：应每季度对手术室、产房、导管室、层流洁净病房、骨髓移植病房、器官移植病房、重症监护病房、新生儿室、母婴室、血液透析病房、烧伤病房、感染疾病科、口腔科（门诊及病房）等部门工作的医务人员进行手消毒效果监测。

四、无菌技术

无菌技术是预防医院感染的一项基本而重要的技术，其基本操作方法根据科学原则制订，任何一个环节都不能违反，每个医务人员都必须熟练掌握并严格遵守。

1. 何谓无菌技术？

无菌技术指在医疗、护理操作过程中，防止一切微生物侵入人体和防止无菌物品、无菌区域被污染的技术。

2. 何谓无菌区和非无菌区？

（1）无菌区：指经灭菌处理且未被污染的区域。

（2）非无菌区：指未经灭菌处理，或虽经灭菌处理但又被污染的区域。

3. 何谓无菌物品和非无菌物品？

（1）无菌物品：指通过灭菌处理后保持无菌状态的物品。

（2）非无菌物品：指未经灭菌处理，或虽经灭菌处理后又被污染的物品。

4. 试述无菌技术操作原则。

（1）操作环境清洁宽敞，定期消毒，无菌操作前半小时停止清扫，避免扬尘。

（2）操作人员应着装整洁、修剪指甲、洗手、戴口罩，必要时穿无菌衣、戴无菌手套。

（3）无菌物品存放环境温度应低于 24 ℃，相对湿度＜70％。

（4）无菌包或无菌容器外需标明物品名称、灭菌日期。

（5）无菌物品只能存储有效期内使用。

（6）无菌物品一经取出，即使未用，也不可放回无菌容器内。

（7）如无菌物品疑有污染或已被污染，即不可使用，应予以更换。

5. 试述使用无菌持物钳的注意事项。

（1）取、放无菌持物钳时应闭合钳端，不可触及容器口边缘。

（2）使用过程中始终保持钳端向下，不可触及非无菌区。

（3）无菌持物钳一旦污染或可疑污染应重新灭菌。

（4）盛放无菌持物钳的消毒液面需浸没持物钳轴节以上 2～3 cm 或镊子长度的 1/2。

（5）无菌持物钳及其浸泡容器每周清洁、消毒 2 次，同时更换消毒液，使用频率较高的部门应每日清洁、灭菌（如门诊换药室、注射室、手术室等）。

（6）放入无菌持物钳时需松开轴节以利于钳与消毒液充分接触。

6. 试述使用无菌容器的注意事项。

（1）严格遵循无菌操作原则。

（2）移动无菌容器时，应托住底部，手指不可触及无菌容器的内面及边缘。

（3）从无菌容器内取出的物品，即使未用，也不可再放回无菌容器中。

（4）无菌容器应定期消毒灭菌；一经打开，使用时间不超过 24 小时。

7. 试述使用无菌包的注意事项。

（1）严格遵循无菌操作原则。

（2）打开无菌包时手只能接触包布四角的外面，不可触及包布内面，不可跨越无菌区。

（3）包内物品未用完，应按原折痕包好，注明开包日期及时间，限 24 小时内使用。

（4）无菌包应定期消毒灭菌，有效期 7～14 日；如包内物品超过有效期、被污染或包布受潮，则需重新灭菌。

8. 试述倒取无菌溶液的方法及注意事项。

（1）操作方法：①查对。检查并核对药名名称、剂量、浓度和有效期；检查溶液有无沉淀、浑浊或变色。②开瓶。用启瓶器撬开瓶盖，消毒瓶塞，待干后打开瓶塞。③倒液。手持溶液瓶，瓶签朝向掌心，倒出少量溶液旋转冲洗瓶口，再由原处倒出溶液至无菌容器中。④盖塞。倒完溶液后立即塞好瓶塞。⑤记录。在瓶签上注明开瓶日期及时间并签名，放回原处。

（2）注意事项：①严格遵循无菌操作原则。②不可将物品伸入无菌溶液瓶内蘸取溶液，倾倒液体时不可直接接触无菌溶液瓶口。③已开启的无菌溶液瓶内的溶液，有效使用期为 24 小时。

五、隔离技术

隔离是将传染源、高度易感人群安置在指定地点，暂时避免和周围人群接触。隔离的目的就是切断感染链中感染源、传播途径、易感人群之间的联系，防止病原微生物在病人、工作人员及媒介物中扩散。隔离是控制传染病流行和预防医院感染的重要措施，护理人员应自觉遵守隔离制度，熟悉掌握并善于应用有关的隔离技术，同时通过教育使出入医院的所有人员理解隔离的意义并能主动配合隔离工作。

1. 试述隔离的基本概念。

隔离可分为传染病隔离和保护性隔离两种。

（1）传染病隔离：是指将处于传染病期的传染病病人、可疑病人安置在指定的地点，暂时避免与周围人群接触，便于治疗和护理。通过隔离，可以最大限度地缩小污染范围，减少传染病传播的机会。如传染病流行时的疫区、传染病院等。

（2）保护性隔离：是指将免疫功能极度低下的易感者置于基本无菌的环境中，使其免受感染，如器官移植病区等。

2. 简述隔离的分类。

（1）以切断传播途径作为制订措施依据的隔离系统：包括严密隔离、接触隔离、呼吸道隔离、肠道隔离、血液-体液隔离、引流物-分泌物隔离、昆虫隔离。

（2）保护性隔离：以保护易感人群作为制订主要依据而采取的隔离则称为保护性隔离，又称反向隔离，适用于抵抗力低下或极易感染的病人，如严重烧伤、早产儿、白血病、脏器移植及免疫缺陷病人等。

（3）体内物质隔离：又称全面性屏障隔离，即对所有来自病人体内的物质实施全面隔离。

3. 何谓隔离 A 系统和隔离 B 系统？

（1）隔离 A 系统：即类目隔离，是指按不同的传染病的特性来制订的隔离方法和措施，并依据传染病的传播途径、致病力及危害性划分为严格隔离，接触隔离，呼吸道隔离，结核菌（病）隔离，肠道隔离，引流物、分泌物隔离，血液、体液隔离等。

（2）隔离 B 系统：即以疾病为特点的隔离系统（B 系统）。在这一系统中，采用的隔离措施是根据每种疾病的需要单独考虑的，即"依病选择"其隔离措施。其隔离原则是：一般患有同样性质感染的病人可安置在同一病房内，并根据不同的传染病采取相应的隔离措施。

4. 试述隔离 A 系统的分类。

（1）严格隔离（黄色标志）：专为预防高度传染性及致命性的感染，以防止经空气和接触传播。如咽白喉、艾滋病、免疫力低下病人中的疱疹感染。要求单人隔离室，入室人员戴口罩、帽子和穿隔离衣。室内一切物品专用，不能随意拿出。接触病人前后必须洗手。用过的物品应装入有标志的袋中，再送消毒处理。

（2）接触隔离（橙色标志）：用于预防高度传染性或流行病学有重要意义的微生物感染，但又不需要严格隔离者。如皮肤白喉、耐药金黄色葡萄球菌感染、大面积烧伤等。要求病人进入隔离室，接触病人戴口罩，护理病人穿隔离衣，接触污物戴手套、洗手。污物处理同严格隔离。

（3）呼吸道隔离（蓝色标志）：用于主要通过短距离内空气传播的感染，其中某些疾病也可通过直接、间接接触传播，但不常见。如麻疹、腮腺炎、流行性脑膜炎等。要求病人住入隔离室，密切接触病人戴口罩，不必穿隔离衣和戴手套。洗手与污物处理要求同严格隔离。

（4）抗酸杆菌隔离（灰色标志）：结核病传染性较低，但有长距离传播倾向，故另成一类。凡痰抹片阳性或胸片示活动性病变者才进行隔离，一般婴幼儿的肺结核不需隔离。要求病人进入有空气过滤设置的隔离室。与正在咳嗽的病人接触需戴口罩，工作服可能受到污染时穿隔离衣。洗手和污物处理要求同严格隔离。

（5）肠道隔离（棕色标志）：用于可因直接或间接接触感染性粪便而传播的疾病。如感染性腹泻、甲型肝炎、脊髓灰质炎等。病人可入隔离室，亦可床旁隔离。接触粪便戴手套，工作服可能污染时穿隔离衣，接触病人及其污物后洗手，排泄物、呕吐物应灭菌后才能进入下水道，污染用品装袋并贴上标志送消毒。

（6）引流液/分泌物隔离（绿色标志）：用于预防直接或间接接触感染性引流液或分泌物而传播的感染，如小面积烧伤。

（7）血液、体液隔离（红色标志）：用于艾滋病、乙肝等疾病的隔离。

5. 试述严密隔离的对象和隔离措施。

凡传染性强、死亡率高的传染病均需采取严密隔离。适用于经飞沫、分泌物、排泄物直接或间接传播的烈性传染病，如霍乱、鼠疫、埃博拉出血热、传染性非典型肺炎（SARS）、禽流感等，其主要隔离措施包括以下几点。

（1）设专用隔离室：同类病人可同居一室，通向过道的门窗须关闭，室内用具力求简单、耐消毒。室外挂有明显的标志。

（2）进出隔离室要求：进入隔离室前必须戴好口罩、帽子，穿隔离衣、隔离鞋，戴手套，必要时注射疫苗。接触病人或污染物品后、护理另一病人前、离开隔离室前均必须消毒双手。

（3）污物处理：病人的分泌物、呕吐物或排泄物应严格消毒处理。污染敷料装袋标记后送焚烧处理。

（4）室内环境消毒：室内空气、地面、物品表面用消毒液喷洒或紫外线照射消毒，每日1次。

（5）禁止探陪：原则上禁止病人离开病室、禁止探陪。

6. 试述保护性隔离的对象及隔离措施。

以保护易感人群作为制订措施的主要依据而采取的隔离则称为保护性隔离，又称反向隔离，适用于抵抗力低下或极易感染的病人，如严重烧伤、早产儿、白血病、脏器移植及免疫缺陷病人等。其隔离措施包括以下几点。

（1）设专用隔离室：病人应住单间病室隔离，室外悬挂明显的隔离标志。病室内空气应保持正压通风，定时换气，地面、家具等均应严格消毒。

（2）进出隔离室要求：凡进入病室内人员应穿戴灭菌后的隔离衣、帽子、口罩、手套及拖鞋；未经消毒处理的物品不可带入隔离区。接触病人前、后及护理另一位病人前均应洗手。

（3）污物处理：病人的引流物、排泄物、被其血液及体液污染的物品，应及时分装密闭，标记后送指定地点。

（4）探陪要求：凡患呼吸道疾病或咽部带菌者，包括工作人员均应避免接触病人。原则上不许探视。

7. 试述隔离区域的划分及隔离要求。

（1）清洁区：是指未被病原微生物污染的区域。如治疗室、配餐室、更衣室、值班室、库房等场所以及病区以外的地区，如食堂、药房、营养室等。

（2）半污染区：是指有可能被病原微生物污染的区域。如医护办公室、病区内走廊、检验室等。

（3）污染区：是指被病原微生物污染的区域。如病房、病人洗手间、浴室、病区外走廊等。

隔离要求：污染区的物品未经消毒处理，不得带到他处；工作人员进入污染区时，必须穿隔离衣，戴口罩、帽子，必要时换隔离鞋；离开前脱离衣、鞋，并消毒双手。

8. 试述传染病区隔离单位的设置要求。

（1）传染病区应与普通病区分开并远离食堂、水源和其他公共场所，以防止空气对流传播。

（2）传染病区应设工作人员与病人各自的进出门、梯道，配置必要的卫生、消毒设备。

（3）传染病区有单人隔离室和同室隔离两种。发生混合感染或具有强烈传染性的病人应尽可能住单人隔离室。同一病种的病人可安排在同一病室内，但病原体不同者，应分室收治。

（4）应用隔离室来控制感染的对象主要包括患有高度传染性疾病的病人、免疫状况较差的易感病人、细菌培养分离出感染有多重性耐药菌的病人。

9. 试述隔离病区一般消毒隔离的原则。

（1）明确清洁与污染的概念，病室门口和病床要悬挂隔离标志。门口备有泡手的消毒液及洒有消毒液的擦鞋垫和挂隔离衣用的立柜或壁橱。

（2）进入隔离区按规定戴工作帽、口罩及穿隔离衣。穿隔离衣后只能在规定范围内活动。

（3）病室每日需要紫外线行空气消毒 1 次，或用消毒液喷洒消毒。每日晨起后用消毒液擦拭病床及床旁桌椅。

（4）凡病人接触过的物品或落地的物品应视为污染，必须经过消毒后再用。

（5）在对病人严密隔离的同时，要给予心理上的支持，防止病人因隔离而出现恐惧、自卑、孤独。

（6）病人的传染性分泌物经培养 3 次，结果为阴性或确已度过隔离期，方可解除隔离。

10. 何谓负压隔离病区？

负压病区是指在特殊的装置之下，病区内的气压低于病区外的气压，只能是外面的新鲜空气可以流进病区，病区内被病人污染过的空气通过专门的通道处理后排放。适用于经空气传播疾病病人的隔离。

11. 试述终末消毒的概念和要求。

终末消毒处理是指对出院、转科或死亡病人及其所住病室、所用的物品及医疗器械等进行的消毒处理。

（1）病人的终末消毒：病人出院或转科前应沐浴，换上清洁衣服，个人用物须消毒后带出。如病人死亡，须用消毒液做尸体护理，并用浸透消毒液的棉球填塞口、鼻、耳、阴道、肛门等孔道，然后用一次性尸单包裹尸体。

（2）病室的终末处理：关闭病室门窗、打开床旁桌、摊开棉被、竖起床垫，用消毒液熏蒸或用紫外线照射；然后打开门窗，用消毒液擦拭家具、地面；体温计用消毒液浸泡，血压计及听诊器放熏蒸箱消毒；被服类消毒处理后再清洗；床垫、棉被和枕芯可用日光曝晒或用紫外线消毒。

12. 何谓标准预防？

标准预防为认定病人的血液、体液、分泌物、排泄物均具有传染性，必须进行隔离，不论是否有明显的血迹污染或是否接触非完整的皮肤、黏膜，接触上述物质者，必须采取防护措施。其基本特点为：①既要防止血源性疾病的传播，也要防止非血源性疾病的传播。

②强调双向防护，既防止疾病从病人传至医务人员，又防止疾病从医务人员传至病人。③根据疾病的主要传播途径，采取相应的隔离措施，包括接触隔离、空气隔离和微粒隔离。

13. 试述标准预防的措施。

（1）洗手：接触血液、体液、排泄物、分泌物后可能污染时，脱手套后，要洗手或使用快速手消毒剂洗手。

（2）手套：当接触血液、体液、排泄物、分泌物及破损的皮肤黏膜时应戴手套；手套可以防止医务人员把自身手上的菌群转移给病人的可能性；手套可以预防医务人员变成污染微生物时的媒介，即防止医务人员将从病人或环境中污染的病原在人群中传播。在两个病人之间一定要更换手套；手套不能代替洗手。

（3）面罩、护目镜和口罩：戴口罩及护目镜也可以减少病人的体液、血液、分泌物等液体的传染性物质飞溅到医护人员的眼睛、口腔及鼻腔黏膜。

（4）隔离衣：穿隔离衣为防止被传染性的血液、分泌物、渗出物、飞溅的水和大量的传染性材料污染时才使用。脱去隔离衣后应立即洗手，以避免污染其他病人和环境。

（5）可重复使用的设备：①可复用的医疗用品和医疗设备，在用于下一病人时根据需要进行消毒或灭菌处理。②处理被血液、体液、分泌物、排泄物污染的仪器设备时，要防止工作人员皮肤和黏膜暴露，工作服的污染，以致将病原微生物传播给病人和污染环境。③需重复使用的利器，应放在防刺的容器内，以便运输、处理和防止刺伤。④一次性使用的利器，如针头等放置在防刺、防渗漏的容器内进行无害化处理。

（6）物体表面、环境、衣物与餐饮具的消毒：①对医院普通病房的环境、物体表面包括床栏、床边、床头桌、椅、门把手等经常接触的物体表面定期清洁，遇污染时随时消毒。②在处理和运输被血液、体液、分泌物、排泄物污染的被服、衣物时，要防止医务人员皮肤暴露、污染工作服和环境。③可重复使用的餐饮具应清洗、消毒后再使用，对隔离病人尽可能使用一次性餐饮具。④复用的衣服置于专用袋中，运输至指定地点进行清洗、消毒，并防止运输过程中的污染。

14. 医务人员发生艾滋病病毒职业暴露后，应当立即实施哪些局部处理措施？

（1）用肥皂液和流动水清洗污染的皮肤，用0.9％氯化钠注射液冲洗黏膜。

（2）如有伤口，应当在伤口旁轻轻挤压，尽可能挤出损伤处的血液，再用肥皂液和流动水进行冲洗。禁止进行伤口的局部挤压。

（3）受伤部位的伤口冲洗后，应当用消毒液如75％乙醇或者0.5％聚维酮碘进行消毒，并包扎伤口。被暴露的黏膜，应当反复用0.9％氯化钠注射液冲洗干净。

15. 试述甲型H5N1禽流感的预防和隔离措施。

（1）普通人群的预防措施：①远离家禽的分泌物，尽量避免触摸活的鸡、鸭等家禽及鸟类，尤其是禽类的排泄物、分泌物。②保持室内空气流通，应每日开窗通风2次，每次至少10分钟。③多摄入富含维生素C等有助于提高免疫力的食物或药物，并适当地进行体育锻炼。

（2）经常与活禽密切接触者的预防措施：①穿特殊防护服，戴防护口罩。②工作前后彻底消毒、洗手。③及时接种流感疫苗。④多摄入一些富含维生素 C 等有助于提高免疫力的食物。⑤适当进行体育锻炼。

（3）一旦出现疑似流感或确诊为甲型 H5N1 流感病人，应立即捕杀有关禽类，并严密隔离病人。

16. 医务人员被 HBsAg 阳性血液污染的针头刺伤后应如何处理？

（1）以聚维酮碘处理伤口。

（2）肌内注射高效价乙型肝炎免疫球蛋白。成人 500 U，免疫力可维持 21 日。

（3）可联合用乙型肝炎疫苗。

（4）定期进行乙型肝炎血清学检查，半年至一年一次。

17. 如何预防中心静脉导管相关性感染？

（1）手卫生：①遵守正确的手卫生程序，除了可以常规使用抗菌皂和流动水洗手外，也可使用无水乙醇消毒液。在触摸导管置入部位前后应遵守手卫生原则，应在置管前后、换管前后、使用敷料时亦应遵守手卫生原则。使用了消毒措施后不应再进行置管部位的触诊。②使用手套不能代替洗手。

（2）插管和护理中的无菌技术：①在插管和护理过程中严格无菌技术。在插管时使用最大限度的无菌防护屏障（如口罩、帽子、无菌手套、无菌衣和大的无菌巾）。②更换导管敷料时应戴无菌手套。

（3）导管和置管部位护理：①一般措施，如果多腔的导管用来肠道外营养给药，则限定其中一个口作为静脉输注高营养物专用。②不应常规使用抗菌的封管溶液来预防中心静脉导管相关性感染。③置管部位敷料的更换：当置管部位敷料变潮、松动、污染或必需查看置管部位时应该更换。短期留置中心静脉导管，纱布每 2 日更换一次，透明敷料至少 7 日更换一次。隧道式或植入式中心静脉导管一周更换不超过一次，直到置管部位愈合。

18. 对免疫功能低下者如何预防医院感染？

（1）避免扰乱宿主的防御系统：首先要保护皮肤黏膜的屏障作用，防止细菌侵入。

（2）避免扰乱宿主的正常菌群：正常菌群可通过细菌的生物拮抗作用防止病原微生物在皮肤黏膜上定植。如鼻腔正常菌群可抵制金黄色葡萄球菌定植，口腔菌群抵制链球菌定植，肠道菌群抵制肠杆菌定植等。抗生素可扰乱正常菌群组成。

（3）对潜在性感染进行治疗：凡接受细胞毒药物或可能发生粒细胞减少症的病人均应先行全面检查有无感染灶，包括龋齿、鼻旁窦炎、复发性疖、肛门裂和无症状泌尿系感染等。还需检查金黄色葡萄球菌、沙门菌、肺炎链球菌、粪类圆线虫、溶组织阿米巴的带菌状态以及有无巨细胞病毒、疱疹病毒、弓形虫等潜在性感染。如有以上情况，在进行降低免疫功能治疗前应尽快治愈。

（4）采取保护性隔离措施：这是切断传播途径的一种方法，不仅控制空气源的污染，还必须注意接触污染及食物污染等，力争做到全面隔离。病人可处于单独房间或空气层流室或塑料帐篷中。

（5）采取去污染措施：这是减少自身感染的方法，最常用的是选择性去污染，如对肠道进行去污染时，只消除肠道内的需氧革兰阴性菌和真菌，而使对病原菌定植有拮抗作用的厌氧菌不受影响。在选择去污染的药物时，应考虑其效果、适应证、药理特性、耐药程度、与细胞毒药物合用的毒性以及价格等因素。

19. 试述使用口罩时的注意事项。

（1）口罩应罩住口鼻部。

（2）戴上口罩后，口罩不可以悬挂于胸前，不可用污染的手触摸口罩。

（3）离开污染区前将口罩放入特定污物袋内，以便集中处理。

（4）始终保持口罩的清洁、干燥。纱布口罩使用 2～4 小时应更换。一次性口罩使用不超过 4 小时。口罩潮湿或可疑污染应立即更换。

§8.2 预防与控制医院感染自测试题（附参考答案）

一、选择题

【A 型题】

1. 发生医院内尿路感染最常见的诱因是 （ ）

A. 长期卧床　　B. 留置导尿管　　C. 膀胱冲洗　　D. 膀胱内注药　　E. 膀胱镜检查

2. 下列消毒剂中属中效消毒剂的是 （ ）

A. 戊二醛　　B. 过氧乙酸　　C. 氯己定　　D. 臭氧　　E. 碘伏

3. 以 15% 过氧乙酸原液配制 0.3% 过氧乙酸 100 mL，下列方法中正确的是 （ ）

A. 原液稀释 200 倍　　B. 原液 30 mL 加水 70 mL　　C. 原液 20 mL 加水 80 mL　　D. 原液 15 mL 加水 85 mL　　E. 原液 2 mL 加水 98 mL

4. 关于锐器伤的预防，下列错误的是 （ ）

A. 应立即采取相应的保护措施，清创，对创面进行严格消毒处理　　B. 对发生锐器伤者进行血源性疾病的检查和随访　　C. 被 HBV 阳性病人血液、体液污染了的锐器刺伤，应在 1 周内注射乙型肝炎高效价免疫球蛋白　　D. 被 HBV 阳性病人血液、体液污染的锐器刺伤，应进行血液乙型肝炎标志物检查　　E. 被 HBV 阳性病人血液、体液污染了的锐器刺伤，血液乙型肝炎标志物阴性者按规定接种乙型肝炎疫苗

5. 传染性非典型肺炎的最主要的传播途径是 （ ）

A. 经呼吸道飞沫传播　　B. 经消化道传播　　C. 经粪-口途径传播　　D. 接触传播　　E. 虫媒传播

6. 除灭菌速度快、灭菌效果好、经济、环境污染小的压力蒸汽灭菌法外，目前最常用的低温灭菌方法是 （ ）

A. 环氧乙烷灭菌法　　B. 戊二醛浸泡灭菌法　　C. 辐射灭菌法　　D. 过氧乙酸浸泡灭菌法　　E. 微波灭菌法

7. 关于无菌器械保存液和消毒剂的描述，下列哪项是正确的 （ ）

A. 无菌器械保存液应该是无菌的，最多允许检出少量微球菌　　B. 使用中消毒剂细菌总数应 ≤200 cfu/mL，致病性微生物不得检出　　C. 无菌器械保存液细菌总数应 ≤5 cfu/mL，致病性微生物不

得检出　　D. 使用中消毒剂细菌总数应≤10 cfu/mL，允许检出金黄色葡萄球菌　　E. 使用中消毒剂细菌总数应≤100 cfu/mL，致病性微生物不得检出

8. 医院感染主要发生在 （　　）

A. 门诊、急诊病人　　B. 探视者　　C. 医务人员　　D. 住院病人　　E. 陪护人员

9. 关于地面和拖洗工具的消毒，下列哪项是正确的 （　　）

A. 地面应经常用含氯消毒剂拖洗，既能消毒，又能增白　　B. 因为2%戊二醛是高水平消毒剂，有条件时最好用戊二醛拖地，消毒效果好　　C. 地面应湿式清扫，保持清洁，局部有血迹等污染时局部用消毒剂处理　　D. 拖洗工具使用后先洗净，再消毒，然后晾干　　E. 检验科的地面每日均需用消毒剂拖洗

10. 属于低水平消毒剂的是 （　　）

A. 戊二醛　　B. 过氧乙酸　　C. 碘伏　　D. 洗必泰　　E. 异丙醇

【X型题】

11. 医院污物的处理原则包括 （　　）

A. 防止污染扩散　　B. 分类收集　　C. 分别处理　　D. 少量医疗垃圾可与生活垃圾一同处理　　E. 尽可能采用焚烧处理

12. 医务人员洗手的指征包括 （　　）

A. 接触病人前后　　B. 进行无菌技术操作前后　　C. 戴口罩和穿、脱隔离衣前后　　D. 接触血液、体液和被污染的物品前后　　E. 脱手套后

13. 下列哪些细菌是目前医院感染常见的细菌 （　　）

A. 葡萄球菌特别是金黄色葡萄球菌和凝固酶阴性葡萄球菌　　B. 大肠埃希菌　　C. 沙门菌　　D. 铜绿假单胞菌　　E. 肺炎克雷伯杆菌

14. 关于消毒因子对人体的危害，下述哪些是正确的 （　　）

A. 微波对人体无害　　B. 紫外线直接照射可伤害人体皮肤和角膜　　C. 液体消毒剂可以造成人体过敏　　D. 环氧乙烷泄漏不仅对人体直接有毒，还可以发生爆炸　　E. 吸入戊二醛气体对人体有害

15. 经血液、体液传播的病原体包括 （　　）

A. 乙型肝炎病毒　　B. 丙型肝炎病毒　　C. 人类免疫缺陷病毒　　D. 麻疹病毒　　E. 疟原虫

16. 有关医院感染预防与控制的概念，下述哪些是正确的 （　　）

A. 部分医院感染是可以预防的　　B. 洗手是预防医院感染的重要措施　　C. 医院感染一定是由于消毒隔离缺陷所致　　D. 内源性医院感染是医院感染的重要原因　　E. 滥用抗菌药物可致二重感染

17. 关于消毒灭菌方法的选择，下述哪些是正确的 （　　）

A. 耐热耐湿的物品首选压力蒸汽灭菌法灭菌　　B. 手术器具与物品首选压力蒸汽灭菌法灭菌　　C. 消毒应首选物理方法，不能用物理方法消毒时选择化学消毒方法消毒　　D. 不耐热的物品如各种导管、精密仪器、人工移植物可以选择化学灭菌方法，如环氧乙烷灭菌　　E. 化学灭菌剂浸泡灭菌方便实用，应加以推广

18. 下列有关护理工作的描述，下述哪些是正确的 （　　）

A. 各种治疗、护理、换药操作应按清洁伤口、感染伤口、隔离伤口依次进行　　B. 起封抽吸的各种溶媒超过36小时不得使用，最好采用大包装　　C. 无菌物品必须一人一用一灭菌　　D. 灭菌物品提倡使用小包装，无菌棉球或纱布罐一经打开，使用时间不得超过24小时　　E. 治疗室、处置室布局合理，清洁区、污染区分区明确

19. 输血可以引起的感染包括 （　）

A. 梅毒　　B. 丙型病毒性肝炎　　C. 弓形虫病　　D. 艾滋病　　E. 巨细胞病毒感染

20. 属于高度危险物品的有 （　）

A. 手术器械　　B. 心导管　　C. 听诊器　　D. 体温表　　E. 压舌板

21. 医院应每月对下列哪些科室进行环境卫生学监测 （　）

A. 手术室、供应室无菌区、治疗室、换药室　　B. 重症监护室（ICU）　　C. 产房、母婴室、新生儿病房　　D. 骨髓移植病房、血液病房、血液透析室　　E. 传染病病房

22. 下列有关外科手术切口感染的危险因素的描述，正确的是 （　）

A. 术前住院时间长，感染危险性低　　B. 术前使用抗生素时间长，感染危险性高　　C. 侵入手术切口的细菌毒力强，感染危险性高　　D. 手术部位剃毛比剪毛的感染危险性低　　E. 术前使用抗生素时间短，感染危险性高

23. 下列消毒剂中哪些能达到灭菌水平 （　）

A. 甲醛　　B. 戊二醛　　C. 含氯消毒剂　　D. 环氧乙烷　　E. 过氧化氢

24. 人体正常菌丛的作用有下列哪几项 （　）

A. 抵制病原菌的入侵　　B. 提高机体免疫力　　C. 合成人体需要的部分维生素　　D. 引起自身感染　　E. 合成抗生素

25. 标准预防的具体措施包括 （　）

A. 视一切血液、体液均有传染性而采取相应措施　　B. 强调病人与医务人员间的双相防护　　C. 接触隔离　　D. 空气隔离　　E. 微粒隔离

二、填空题

1. 纤维内镜消毒首选_____。

2. 医院感染发生的主要身体部位为_____、_____、_____、_____、_____、_____。

3. 医院内泌尿道感染最常见的诱因为_____。

4. 医院感染监测方法包括_____和_____。

5. 压力蒸汽灭菌效果监测方法有_____、_____、_____ 3 种。压力蒸汽生物监测指示菌为_____。

三、判断题

1. 少量的医疗废物可以丢弃在生活垃圾中与生活垃圾一起处理。 （　）

2. 传染性非典型肺炎是我国法定管理的传染病，属乙类传染病。 （　）

3. 医院感染就是交叉感染。 （　）

4. 抽出的药液、开启的静脉输入用无菌液体须注明时间，超过 2 小时后不得使用；启封抽吸的各种溶媒超过 24 小时不得使用，最好采用小包装。 （　）

5. 出院后 1 个月内的手术切口感染属医院感染。 （　）

6. 医院使用的锐器（针头、穿刺针等）用后应放入防渗漏、耐刺的容器内，然后进行无害化处理。 （　）

7. 对于有明确潜伏期的感染，病人自住院第 1 日算起，超过其平均潜伏期而发病者属于医院感染。 （　）

8. 厌氧菌是消化道内最多的细菌，对机体有利，医疗过程中应注意保护。 （　）

9. 在医院中出生的新生儿感染，均属医院感染。 （　）

10. 重复使用的医疗器械，用完后应立即送中心供应室灭菌处理。 （　）

四、名词解释

1. 医院感染
2. 医院感染监测
3. 高度危险性物品
4. 灭菌
5. 消毒

五、问答题

1. 试述乙醇的消毒作用。
2. 医院感染的感染链包括哪些部分？
3. 医疗垃圾对公众健康可能造成哪些危害？
4. 试述医院感染的危险因素。
5. 试述抗生素的使用原则。

参考答案

一、选择题

1. B 2. E 3. E 4. C 5. A 6. A 7. E 8. D 9. C 10. D 11. ABCE 12. ABCDE
13. ABDE 14. BCDE 15. ABCE 16. ABDE 17. ABCD 18. ACDE 19. ABCDE 20. AB
21. ABCD 22. BC 23. ABDE 24. ABCD 25. ABCDE

二、填空题

1. 2％戊二醛
2. 呼吸道 泌尿道 胃肠道 手术部位 皮肤软组织 血液
3. 留置导尿管
4. 全面综合性监测 目标性监测
5. 工艺监测 化学监测 生物监测 嗜热脂肪杆菌芽孢

三、判断题

1. － 2. ＋ 3. － 4. ＋ 5. － 6. ＋ 7. ＋ 8. ＋ 9. － 10. －

四、名词解释

1. 医院感染：指住院病人在医院内获得的感染，包括在住院期间发生的感染和在医院内获得、出院后发病的感染；但不包括入院前已存在或入院时已处于潜伏期的感染。医院工作人员在医院内获得的感染也属医院感染。

2. 医院感染监测：是指长期、系统、连续地观察、收集和分析医院感染在一定人群中的发生、分布及其影响因素，并将监测结果报送和反馈给有关部门和科室，为医院感染的预防控制和管理提供科学依据。其监测内容包括：①综合性监测，是指对全院住院病人进行综合性医院感染及其相关因素的监测。②目标性监测，是指根据医院感染管理的重点，对选定目标开展的医院感染监测，如ICU病人的监测、外科术后病人的监测、新生儿的监测、抗感染药物耐药性的监测等。

3. 高度危险性物品：这类物品是穿过皮肤或黏膜而进入无菌的组织或器官内部的器材，或与破损的组织、皮肤黏膜密切接触的器材和用品，或血液流经其中的器材和用品，如手术器械和用品、穿刺针、输血器材、输液器材、注射的药物和液体、透析器、血液和血液制品、导尿管、膀胱镜、腹腔镜、组织器官移植物和活体组织检查钳等。

4. 灭菌：是指杀灭或去除外环境中媒介物携带的一切微生物的过程。

5. 消毒：是指杀灭或消除医院环境中和媒介物上污染的病原微生物的过程。

五、问答题

1. 乙醇的杀菌作用是使菌体细胞的蛋白质凝固、变性，干扰细菌的新陈代谢，从而杀灭之。乙醇浓度为75%（按容量计）或70%（按质量计）时杀菌力最强。乙醇属中效消毒剂。

2. 医院感染的感染链由3部分组成，即感染源、感染传播途径和易感者。

3. 医疗垃圾是指医疗卫生机构在医疗、预防、保健以及其他相关活动中产生的具有直接或者间接感染性、毒性以及其他危害性的废物，对公众健康可能造成危害，如传播艾滋病，传播乙型病毒性肝炎和丙型病毒性肝炎，传播胃肠道、呼吸道感染，造成血流感染、皮肤感染，甚至造成放射性损害或中毒。

4. 医院感染的危险因素如下：①介入性诊疗操作，破坏皮肤黏膜屏障，如外科手术、各种穿刺、各种插（留置）导管、气管切开等。②现代医疗新技术如器官移植、人工装置（人工瓣膜、人工关节、人工晶体等）。③损伤免疫功能的各种细胞毒药物、免疫抑制药、放射治疗等的广泛使用，如抗肿瘤药、肾上腺皮质激素、环孢素、^{60}Co治疗等。④基础疾病致宿主免疫功能低下，如糖尿病、肝硬化、慢性肾炎、艾滋病、恶性肿瘤等。⑤使用能引起正常微生态失衡的抗菌药物，破坏机体正常微生态屏障。⑥其他原因，如医院消毒、灭菌工作存在缺陷，医疗场所过于简陋等。

5. 抗生素的使用原则：

（1）有效控制感染，争取最佳疗效。

（2）预防和减少抗生素的毒副作用。

（3）注意剂量、疗程和给药方法，避免产生耐药菌株。

（4）密切注意病人体内正常菌群失调。

（5）根据药敏结果严格选药和给药途径。

§9

实 验 诊 断
基 本 知 识

临床实验诊断是现代医学的重要组成部分，按传统习惯可分为临床血液学检验、临床化学检验、临床微生物学检验、临床免疫学检验及临床寄生虫学检验等多项内容。分子生物学技术使医学检验技术和质量提高到一个新的水平。临床实验诊断是一门综合性的应用学科，它通过感官的、物理的或化学的方法，采用手工或仪器检验各种标本，向临床各科提供实验数据或资料，协助对疾病的预防、诊断、治疗和监测。

§9.1 实验诊断概述

传统的实验诊断技术以手工操作为主，然而随着自动化设备与电子计算机识别技术的迅速发展，自动化仪器设备已部分或完全代替过去烦琐的手工操作。常用的自动化仪器有自动血细胞计数仪、尿液生化自动分析仪、血液生化自动分析仪、血气分析仪、酶标分析仪、血凝测定仪，以及自动化细菌培养设备、寄生虫卵自动化识别设备等，这些仪器大大节省了人力、时间和试剂，提高了工作效率，同时也提高了检验的准确度和精密度。

【实验诊断学与检验医学】

"实验诊断"与"检验医学"这两个词在不少读者中存在着模糊的认识，过去在很多医院中都将实验诊断的科室称为检验科，根据现代医学分科内容，实验诊断学与检验医学是两个不同的学科，简要说明如下：实验诊断学与检验医学的研究和教学的目的各有侧重。实验诊断学是以检验的临床应用为目的，而检验医学则是以方法的研究和改进为目的。

【实验诊断的工作范畴】

实验诊断包括实验室前、实验室和实验室后3个部分。

1. 实验室前：包括医师对病人的分析、化验项目的选择、检验申请、原始样品的采集，并运到实验室。

2. 实验室：以预防、诊断、治疗人体疾病或评估人体健康提供信息为目的，对取自人体的材料进行生物学、微生物学、免疫学、化学、血液学、生理学、细胞学、病理学或气体检验学的分析，并提供检查范围内的咨询性服务，包括结果解释和为进一步的检查提供咨询性服务。

3. 实验室后：板块系统性的审核，规范格式和解释，结果的报告与传递和检验样品的储存。

【实验诊断主要内容】

1. 血液学检查：包括红细胞、白细胞和血小板的数量、生成动力学、形态学和细胞化学等的检验；止血功能、血栓栓塞、抗凝和纤溶功能的检验；溶血的检验；以及血型鉴定和交叉配血试验等。

2. 体液与排泄物检查：对尿、粪和各种体液以及胃液、脑积液、胆汁等排泄物、分泌液的常规检验。

3. 生化学检查：对组成机体的生理成分、代谢功能、重要脏器的生化功能、毒物分析及药物浓度监测等的临床生物化学检验。包括糖、脂肪、蛋白质及其代谢产物和衍生物的检验；血液和体液中电解质和微量元素的检验；血气和酸碱平衡的检验；临床酶学检验；激素和内分泌功能的检验；以及药物和毒物浓度检测等。

4. 免疫学检查：免疫功能检查、临床血清学检查、肿瘤标志等的临床免疫学检测检验。

5. 病原体检查：感染性疾病的常见病原体检查、医院感染的常见病原体检查、性传播性疾病的病原体检查，以及细菌耐药性检查等。

【实验诊断应用范围】

1. 为临床医疗工作服务：为疾病的诊断和治疗计划的制订、分析病情、观察疗效、判断预后等提供科学依据。

2. 为开展预防工作提供依据：例如，进行防病调查，能早期发现传染性疾病的传染源以及对损害人体的各种致病因素，为制订预防措施，控制疾病传播提供重要资料。

3. 进行社会普查：可了解社会群体的卫生状况和健康水平，及时发现潜在性疾病、遗传性疾病等，为制订卫生条例，提高防病治病的主动性，保护环境卫生，规划保健机构设置等提供依据。

4. 开展健康咨询：通过临床基础检验，为社会群体提供健康咨询，以保证健康，减少疾病的发生。

【实验诊断的影响因素】

1. 分析前的影响因素：生理因素与生活状态、标本的采集与处理、项目的选择与医嘱等；包括人种、民族、性别、年龄、月经周期和妊娠、精神状态、采血时间等生理因素，以及运动、体位、进食、吸烟、饮酒和咖啡等生活因素的影响。还可受到居住条件、居住地区和海拔高度等环境因素的影响。另外药物的体内作用对检验结果也有影响。

（1）药物的影响：很多药物对检验结果的影响往往被人们忽视。如检查病原微生物时，如已服用过抗生素等药物，即使病人临床症状符合，培养出现阴性结果，其意义也是有限的。如做出血时间测定，应于1周内停服如阿司匹林、华法林等药物。一些药物如氯丙嗪、异烟肼、奎宁、水杨酸制剂以及乙醇、有机磷等均可使丙氨酸氨基转移酶（ALT）活性增高。酚酞等可干扰一些显色反应试验，如酚红排泌试验、血清总蛋白测定等。特别应注意的是已知上百种药物可影响尿常规检验的正确性，如右旋糖酐、造影剂可引起尿相对密度显著增高；苯妥英钠、维生素 B_2 等可改变尿液颜色；至少有几十种药物可使尿蛋白检验出现假阳性，这些药物包括常用的非那西丁、阿司匹林、异烟肼、奎宁、放射造影剂、磺胺药以及很多抗生素如青霉素、庆大霉素。

（2）饮食的影响：由于进餐可使血液中很多化学成分发生变化，特别是进餐后对血糖和血脂影响更明显，故抽血化验除一些急诊化验标本外，一般均采集空腹血。另外摄入高蛋白饮食或高核酸食物，可分别引起血中尿素或尿酸增高；而营养不足可使血中总胆固醇浓度降低。检查粪便隐血，应于实验前3日禁食动物血、肉、肝脏及含丰富叶绿素的食物。

2. 分析中的影响因素：标本的质量与处理、仪器与试剂、人员的技能与学识、操作技术与方法、质控物与标准品、安全性与成本等。

(1) 样品质量的影响：做血气分析的血样品不能有气泡，亦不能凝固；厌氧培养样品应严格防止接触空气。溶血样品对大多数临床化学检测是不适宜的，溶血后将影响多种酶试验及血清钾的结果；溶血样品对红细胞沉降率、血细胞比容测定都有影响。多数试验是要求样品新鲜，特别是酶学检查和血糖测定。有的试验有时间规定，如红细胞沉降率必须于采样后3小时内完成，因此采血后必须立即送检。有的样品如做冷凝集试验的血样品不要冷藏等。

(2) 抗凝剂的影响：使用抗凝剂防止血液凝固，有的采用粉末，以防溶液将样品稀释；有的使用液体抗凝剂，必须严格按比例执行。临床化学检验几乎全部使用血清标本，少数如血气分析需用肝素抗凝。血液学检验可选用下列抗凝剂：乙二胺四乙酸盐（EDTA）、肝素、枸橼酸钠等。红细胞沉降率测定用109 mmol/L枸橼酸钠0.4 mL（准确）加血1.6 mL混合送检。

(3) 防腐剂的影响：在实验诊断中主要用于尿液防腐。常用浓盐酸作为尿液某些特殊化学定量分析如17-羟皮质类固醇、17-酮类固醇、3-甲氧4-羟苦杏仁酸（VMA）、儿茶酚胺及尿钙等防腐，每100 mL尿加浓盐酸1 mL，24小时尿用10～15 mL即可。甲苯是临床化学检验最合适的防腐剂，因其可在尿液表面形成一层薄层；但若尿液已被污染，则甲苯不能抑制细菌繁殖；做尿蛋白质和糖定量试验时可于100 mL尿中加1 mL甲苯。做尿液细胞计数可用甲醛，每100 mL尿加0.5 mL甲醛。

(4) 采取样品时间的影响：细菌培养或寻找其他病原体，最好是用药以前取样。要找间日疟原虫或三日疟原虫，最好在发作后数小时至十余小时采血，因为此时期血中疟原虫的形态易于鉴别，故检出率较高；而找恶性疟原虫则应于发作后20小时左右采血。找微丝蚴采血时间应在晚上9～12时前后，而且应待病人于静卧片刻后；找蛲虫则应在病人晚上睡熟后或清晨从肛门周围取样。

(5) 实验方法的影响：医护人员还应了解，同一检验项目由于方法不同，结果亦有差异。如检测甲胎蛋白，以前用琼脂单扩散法，灵敏度为3000 ng/mL；后改用对流免疫电泳法，灵敏度提高到300 ng/mL；后又采用放射火箭电泳自显影法，灵敏度又提高了10倍；近年采用的放射免疫法不仅灵敏度更加提高，而且还可定量。由于方法不同，灵敏度有了改变，一般对结果亦有不同解释。

3. 分析后的影响因素：检测记录、结果书写、计算机的输入与临床的沟通等因素皆可影响实验诊断结果。

【检验结果评估】

医学检验在临床诊治中起着重要作用，但对检验结果应做客观评估，以正确运用这门学科于临床实践。

1. 正确评估医学检验结果的临床价值：日常开展的化验项目上千种，从临床价值而言，可粗略地分为两类：一类是特异性的，一类是非特异性的。特异性的如各种病原体检查，如从发热病人血中找到疟原虫或从疑为伤寒病人血中或骨髓培养出伤寒沙门菌，如此即可确诊为疟疾或伤寒等；而检验指标中大量系非特异性的，如血清甲胎蛋白这样的肿瘤标志物，只是肝癌的初筛试验，并非特异者，必须结合临床和其他资料分析。

2. 正确认识某些检验内容的生理性变化：某些检验内容特别是血常规检验项目生理性变化很大，在分析结果时应该注意。如血红蛋白和红细胞计数，新生儿期均明显增高，2周后才逐渐下降到正常水平；高山居民和精神因素如激动、兴奋、恐惧、冷水浴刺激等，两者亦均暂时增高。白细胞计数在新生儿期增高，个别可达 $30\times10^9/L$，通常出生后 3～4 日才降到 $10\times10^9/L$。

【临床实验诊断检验正常参考值】

参见"附录3"。

§9.2 实验诊断基本知识问答

1. 简述普通生物显微镜的基本结构。

普通生物显微镜的基本结构分光学系统和机械系统两大部分。光学系统由反光镜、光栅（光栏）、聚光器、接物镜、接目镜等部件组成。机械系统由镜座、镜臂、载物台、转换器、镜筒、粗和细聚焦旋钮、载物台移动控制旋钮（推尺）等部件组成。

2. 试述物镜上常用的一些数字。

物镜上常用一些数字表示其光学性能和使用条件。如"40/0.65"中"40"（或"40×"、"40∶1"）表示放大倍数，"0.65"（或"N. A. 0.65"或"A 0.65"）表示数值孔径。又如"160/0.17"中"160"表示使用该物镜时，显微镜"机械筒长"应为 160 mm，"0.17"表示使用该物镜时，盖玻片厚度应为 0.17 mm。

有的低倍镜（如"4×"）在有无盖玻片的情况下均可使用，所以用"－"代替"0.17"。

3. 简述物镜所使用的介质及其折射率。

空气（折射率为1）用于干燥系物镜。水（折射率为1.333）用于水浸物镜。香柏油（折射率为1.515）、甘油（折射率为1.405）或液状石蜡（折射率为1.471）等用于油浸系物镜。

4. 如何按放大倍数区分物镜？

放大 1～5 倍者称为低倍物镜，放大 5～25 倍者为中倍物镜，放大 25～65 倍者为高倍物镜，放大 90～100 倍者为油镜。

5. 何谓镜口角？它与数值孔径有何关系？

镜口角是指从标本射过来的光线，伸展到接物镜下组透镜边缘所成的角，通常以 α

表示。

数值孔径（numerical aperture，N. A.）又称为镜口率，其计算公式为：

$$N. A. = \eta \cdot \sin \frac{\alpha}{2}$$

式中：η 表示介质折射率；α 表示镜口角。

N. A. 是指光线从聚光器经盖片折射后所成光椎底面的孔径数字，为判断物镜或聚光镜能力的重要依据。从上式可知要提高 N. A. 可采取提高镜口角和介质折射率的办法。

采取提高镜口角的办法，即让标本尽量靠近物镜，但无论怎样靠拢物镜，α 总不会等于 $180°$，即 α 总是 $<180°$；当 $\alpha<180°$，$\sin \frac{\alpha}{2}<1$；因空气的折射率 $\eta=1$，故干燥系物镜的 N. A. 总是小于 1，通常为 0.04～0.95。

采取提高 η 的办法，即在物镜与标本之间加入折射率较大的介质，如香柏油，此即为什么要使用油镜的道理。

6. 简述显微镜的维护。

（1）防潮：如室内潮湿，光学镜片容易生霉生雾，机械零件也极易生锈，故应将显微镜置于干燥房间。显微镜箱内应放干燥剂，常用硅胶作干燥剂，并应注意经常检查和更换。

（2）防尘：尘埃微粒可使镜头受损，故使用显微镜后，应罩好罩子。不要将目镜抽出，严防尘埃进入光学系统。

（3）防震：强烈震动可使光学元件移位或使机械零件变形受损，故应放置于平衡、不晃动的工作台上，移动时应轻拿轻放。

（4）防腐蚀：显微镜不能和具有腐蚀性的物品或化学试剂如硫酸、盐酸等放在一起。

（5）防热：因温度升高 1 ℃，铁比玻璃多延伸约 3 倍，可引起镜片脱胶，故不能将显微镜放在靠近火炉、暖气管和窗口等处，亦应避免在阳光下直晒。冬季将显微镜从寒冷处移到常温房屋时，镜头玻璃及金属表面会产生水滴，以致引起发霉和生锈，应特别注意。

7. 试述常用的天平及其用途。

（1）普通天平：灵敏度差，根据载重量的不同，感量分为 0.1 g、0.2 g、0.5 g 和 1.0 g 4 种，适用于一般药物的称量。

（2）分析天平：分摆动天平、双盘空气阻尼天平、双盘电光天平（半机械加码）、双盘全自动电光天平（机械加码）和单盘电光分析天平等。此类天平灵敏度高，感量一般为 0.1 mg，适用于定量分析。

8. 临床检验各项报告如何将惯用单位改为国际单位（SI）制？

一般有下面几种变换方法：

（1）凡一价元素（如 K^+、N^+、Cl^-）原来以 mEq/L 报告者，改为 mmol/L，其值不变。如多价者，即"mEq/L÷价数＝mmol/L"。

（2）除蛋白质（包括血红蛋白）及酶以外，所有临床化学项目，均以"mol/L"（因数值不一，可用"mmol/L"或"μmol/L"）报告。其换算方法是：

SI 制单位＝惯用单位×换算系数*

惯用单位＝SI 制单位÷换算系数*

$$换算系数* = \frac{1}{相对分子质量} \times 10$$

如葡萄糖相对分子质量为 180，则葡萄糖换算系数为：

$1/180 \times 10 = 0.0555$

（3）蛋白质类使用 "g/L" 或 "mg/L" 报告方式。

（4）凡使用 "％" 者改为 "0.××"。如白细胞分类中 "N 60％" 改为 "N 0.60"。其他如蛋白电泳等均改为 "0.××"。

（5）血细胞和体液细胞计数过去报告为 ××/mm³（或 μL），现改为 1 L（1 升）中细胞数，分子以 $\times 10^x$ 表示，如：

WBC 5600/mm³ 改为 5.6×10^9/L

RBC 520 万/mm³ 改为 5.2×10^{12}/L

血小板 20.5 万/mm³ 改为 205×10^9/L

9. 略述血细胞发育过程中的一般变化规律。

一般而言：

（1）胞体：由大→小（但巨核细胞由小→大，粒系早幼比原粒大）。

（2）胞核：①大小：由大→小（巨核细胞胞核由小→大，成熟红细胞无核）。②形状：圆形→（粒细胞）分叶。③染色质：细致、疏松→粗糙、紧密。④核膜：不显著→显著。⑤核仁：有→无。

（3）细胞质：①量：少→多（淋巴细胞例外）。②颜色：深蓝→浅蓝或淡红（淋巴细胞、单核细胞颜色不变）。③颗粒：无→少→多（红细胞系无颗粒）。

10. 试述血液的一般物理性质。

血液是由血细胞和血浆两部分组成的红色黏稠混悬液，血浆约占 55％，血细胞约占 45％。血细胞包括红细胞、白细胞和血小板。血浆是一种复杂的胶体溶液，组成非常恒定，其中固体成分占 8％～9％，水分占 91％～92％。固体成分包括各种血浆蛋白、营养成分、无机盐、维生素和代谢终产物等。

血液 pH 值为 7.35～7.45，相对密度为 1.050～1.060，相对黏度为 4～5，血浆渗量（渗透压）为 300 mOms/kg H_2O，血液离体后数分钟即自行凝固。

11. 造血干细胞从何发育而成？有何特征？

骨髓中存在两类干细胞，即造血干细胞和骨髓间质干细胞。造血干细胞由胚胎干细胞发育而来，它是所有血细胞最原始的起源细胞。

造血干细胞有以下一般特征：一是有高度自我更新能力，亦称自我维持。它只进行不对称有丝分裂，一个干细胞分裂为两个子细胞后，有一个子细胞保持干细胞的全部特性不变，因而造血干细胞的数量始终维持在一定水平；二是有多向分化能力，它在体内多种调控因子作用下，可分化形成红细胞、粒细胞、单核细胞、血小板和淋巴细胞等多种细胞的祖细胞。

12. 何谓造血干细胞移植（hematopoietic stem cell transplantation，HSCT）？有哪几种

移植？

HSCT 的基本原理是将正常造血干细胞输入有关病人，替代异常造血干细胞，以重建病人的造血功能和免疫功能。

HSCT 可采取骨髓移植（BMT）、外周血干细胞移植、脐血干细胞移植及胎干细胞移植等，发展较快的是外周血干细胞移植。

根据造血干细胞来源不同，又可分为异基因骨髓移植和自体造血干细胞移植。

13. 简述枸橼酸钠、草酸盐及肝素的抗凝机制。

（1）枸橼酸钠：与血中钙离子形成可溶性螯合物，从而阻止血液凝固。

（2）草酸盐：可与血中钙离子生成草酸钙沉淀，从而阻止血液凝固。

（3）肝素：是一种含硫酸基团的黏多糖，可以加强抗凝血酶Ⅲ（ATⅢ）灭活丝氨酸蛋白酶，因而具有阻止凝血酶形成的作用。

14. 常用的促凝剂有哪些？简述其促凝原理及应用。

常用促凝剂有如凝血酶、蛇毒、硅石粉和硅碳素等。促凝剂能激活凝血蛋白酶，加速血液凝固。由于能缩短血清分离时间，特别适用于急诊化学检验。

15. 什么抗凝剂最适宜于血液常规检验？试简述其原理。

乙二胺四乙酸（EDTA）盐最适宜于血液常规检验。其原理是 EDTA 盐与血中钙离子结合形成螯合物，从而阻止血液凝固。EDTA 盐通常有二钠盐、二钾盐或三钾盐。

16. 简述改良牛鲍（Neubauer）型计数盘的结构。

改良牛鲍型计数盘具有两个同样结构的计数室。加血盖片后其高度为 0.1 mm。计数室长宽均为 3 mm，平分为 9 个大方格，每个大方格（又平分为 16 个中方格）长宽均为 1 mm，故加盖充液后每大方格容积为 0.1 mm³。为便于计数，中央大方格又用双线分为 25 个中方格，每个中方格又再分为 16 个小方格。通常四角的 4 个大方格为计数白细胞用，中央大方格内取 5 个中方格（四角 4 个及正中一个）为计数红细胞及血小板用。

17. 简述骨髓检查的适应证及禁忌证。

（1）适应证：①诊断造血系统疾病及疗效观察，如白血病诊断及化疗后的观察。②协助诊断某些疾病，如缺铁性贫血、溶血性贫血、戈谢病等。③诊断原发性或转移性癌肿，如多发性骨髓瘤、肺癌、骨癌的骨髓转移。④诊断某些原虫病，如黑热病、疟疾等。⑤提高某些疾病的诊断率，如用骨髓进行细菌培养、干细胞培养及染色体培养等。

（2）禁忌证：对血友病病人禁止做骨髓穿刺。有明显出血倾向的病人及妊娠晚期孕妇应慎重。

18. 骨髓检查报告一般应包括哪些内容？

（1）取材、涂片和染色情况。

（2）骨髓象所见：包括有核细胞增生情况，粒/红比值、粒系、红系各阶段形态及比例、淋巴系和单核系形态及比例、巨核系细胞等量和质的变化及其他异常细胞的情况，巨核细胞总数及血小板情况，以及有无寄生虫，并应注意血涂片情况。

（3）提出诊断意见：根据骨髓象、血片所见并结合临床资料。可报告：①正常骨髓象。

②做出肯定诊断。③支持临床诊断。④排除性诊断。⑤可疑性诊断。⑥不能提出临床诊断时可简述骨髓象的特点，提出复查或做其他检查的建议。

19. 试列举几种常用的细胞化学染色。

常用的细胞化学染色有过氧化物酶染色、苏丹黑B染色、中性粒细胞碱性磷酸酶染色、酸性磷酸酶染色、抗酒石酸酸性磷酸酶染色、糖类染色、酯类染色、铁染色等。

20. 简述血液凝固机制。

机体凝血系统由凝血和抗凝血两方面组成，互相制约，处于平衡状态。当组织损伤引起局部血管损伤时，机体首先启动外源性凝血途径，后者激活内源性凝血途径，最终在损伤处形成血凝块，出血停止。

21. 写出凝血因子及其同义语。

因子Ⅰ（纤维蛋白原），因子Ⅱ（凝血酶原），因子Ⅲ（组织因子、TF），因子Ⅳ（钙离子），因子Ⅴ（前加速素易变因子），因子Ⅶ（前转变素稳定因子），因子Ⅷ（抗血友病因子），因子Ⅸ（血浆凝血活酶），因子Ⅹ（Stuart-Power因子），因子Ⅺ（血浆凝血活酶前质），因子Ⅻ（接触因子或Hamgeman因子），因子ⅩⅢ（纤维蛋白稳定因子），因子PK（又称Flether、激肽释放酶原），因子HMWK（又称Fitzgerald，高分子质量激肽原）。

22. 最常用的血栓与止血筛选试验有哪些要求？包括哪些试验？

筛选试验要求快速、准确、实用，能够覆盖大部分出血原因。常规筛选试验一般有：血小板计数、血浆凝血酶原时间（PT）、活化部分凝血活酶时间（APTT）、纤维蛋白原含量（Fg）测定等。

23. 何谓出血时间？简述出血时间的测定方法及临床意义。

将皮肤毛细血管刺破后，血液自然流出到自然停止所需的时间称为出血时间（bleeding time，BT）。BT的长短主要受血小板数量和功能以及血管壁的通透性和脆性的影响，而血浆凝血因子影响较小。

BT测定，以前用的Duke法，因其虽操作简单，但穿刺深度、宽度难以标准化，且受穿刺部位毛细血管分布及血管收缩程度的影响，致使实验的敏感性很差，已停止使用。Ivy法虽较Duke法敏感，但操作烦琐，皮肤切口大，不仅难以标准化，且创伤性大，影响因素也较多，因而难以推广。若临床怀疑血管异常所致出血性疾病（如血管性血友病、单纯性紫癜、过敏性紫癜等），应使用模板式刀片法（template bleeding time，TBT）测定出血时间。模板式刀片法参考值为（6.9±2.1）分钟。

BT延长见于：①血小板明显减少，如原发性或继发性血小板减少性紫癜。②血小板功能异常，如血小板无力症和巨大血小板综合征。③严重缺乏血浆某些凝血因子所致疾病，如vWD、DIC。④血管异常，如遗传性出血性毛细血管扩张症。⑤药物干扰，如服用阿司匹林、双嘧达莫等。

24. 何谓凝血时间？简述其测定方法及临床意义。

（1）测定方法：凝血时间（clotting time，CT）测定是将静脉血离体后放入玻璃试管中，观察自采血开始至血液凝固所需的时间。本试验是反映内源凝血系统各凝血因子总的凝血状况的筛选试验。以前曾使用的玻片法和毛细管法的敏感性和特异性均差，故已停止使用，并用活化部分凝血活酶时间（APTT）或全血凝固时间（CT，试管法）替代。CT试管法参考值为 4～12 分钟，硅管法参考值为 15～30 分钟。

（2）临床意义：①CT 延长可见于较显著的因子Ⅷ、因子Ⅸ减少的血友病甲、血友病乙，因子Ⅺ缺乏症，血管性血友病，严重的因子Ⅴ、因子Ⅹ、纤维蛋白原及凝血酶原缺乏，原发性或继发性纤溶活力增强，循环血液中抗凝物质增加等。②CT 缩短可见于血栓前状态、DIC 高凝期等，亦见于血栓性疾病如心肌梗死、不稳定心绞痛、肾病综合征及高血糖、高血脂等。

25. 何谓活化部分凝血活酶时间（APTT）？

在受检血浆中加入 APTT 试剂（接触因子激活剂和部分凝血酶）和 Ca^{2+} 后，观察其凝固时间。参考值：男（31.5～43.5）秒或（37±3.3）秒，女（32～43）秒或（37.5±2.8）秒。待测者的测定值较正常对照延长超过 10 秒以上才有病理意义。APTT 为检查内源性凝血途径是否正常的筛选试验，其长短可反映血浆中内源凝血系统凝血因子（Ⅻ、Ⅺ、Ⅸ、Ⅷ）、共同途径中凝血酶原、纤维蛋白原和因子Ⅴ、因子Ⅹ的水平。

26. 何谓血浆凝血酶原时间（PT）？

在抗凝血浆中加入足够量的组织凝血活酶（含组织因子，TF）和适量的 Ca^{2+}，即可满足外源性凝血的全部条件。从加入 Ca^{2+} 到血浆凝固所需的时间，即血浆凝血酶原时间。PT可反映外源性凝血途径和共同凝血途径凝血因子是否异常的筛选试验。

27. 血浆凝血酶原时间参考值如何确定？有何临床意义？

参考值：

（1）凝血酶原时间：男性 11～13.7 秒，女性 11～14.3 秒，男、女平均为（12±1）秒。应测正常对照值，待测标本测定值超过正常对照值 3 秒以上为异常。

（2）凝血酶原时间比率（prothrombin rate，PTR）：即被检血浆的凝血酶原时间/正常血浆的凝血酶原时间，参考值为 0.82～1.15（1.00±0.05）。

（3）国际正常化比值（international normalized ratio，INR）：依 ISI 不同而异。

临床意义：

（1）PT 延长：见于①先天性凝血因子Ⅱ、因子Ⅴ、因子Ⅶ、因子Ⅹ减低。②后天性凝血因子缺乏，如严重肝病、维生素 K 缺乏、纤溶亢进、DIC、口服抗凝剂等。

（2）PT 缩短：见于先天性 FV 增多、血液高凝状态如 DIC 早期、心肌梗死、脑血栓形成、深静脉血栓形成（DVT）、多发性骨髓瘤等。

（3）INR 是监测口服抗凝剂的首选指标，中国人以 INR 为 2.0～3.0 为宜。

28. 使用全自动血细胞分析仪对血标本有什么要求？

（1）静脉采血：全自动血细胞分析仪，从仪器设计上要求使用静脉抗凝血检测。因不同部位皮肤穿刺血的细胞成分和细胞与血浆比例常不一致，与静脉血差别较大。毛细血管采血量少，对自动化仪器而言，不易达到检测要求量，更不便于有疑问时复查。从病人角度，静脉穿刺更可防止因毛细管采血消毒不严带来的交叉感染。从仪器设计上讲静脉抗凝血有利于对仪器的保护。抗凝剂用 EDTA·K₂，每毫升需 1.5～2.2 mg。

（2）正确选用抗凝剂：一般而言采用抗 EDTA·K₂抗凝血，在室温下 WBC、RBC、PLT 可稳定 4 小时。PLT 不要低温储存，Hb 可稳定数日。如作镜下白细胞分类，2 小时后粒细胞形态即有变化，故应及时推制血片。上述保存时间还需根据各仪器说明书酌定，因各型仪器所用试剂各异。为防止室温下细菌污染和繁殖，建议还是尽快检测为佳。

29. 显微镜法校正血液分析仪用什么公式计算？

血细胞计数及分类有两种方法，一种是显微镜目视法；另一种是血液自动分析仪法。前者是基础，血细胞分析仪要根据显微镜法准确计数结果进行校正后方能使用。但这种计数应根据统计学研究白细胞计数结果的总变异系数进行分析。总变异系数的公式为：

$$CV\pm\% = \sqrt{\frac{100^2}{nb} + \frac{4.6^2}{nc} + \frac{4.7^2}{np}}$$

式中：nb 为所见白细胞实际数目，nc 为计算盘使用次数，np 为吸管使用的次数。

30. 何谓库尔特原理？

20 世纪 50 年代库尔特（W. H. Coulter）发明并申请了粒子计数技术的设计专利。其原理是根据血细胞非导电颗粒的性质，悬浮在电解质溶液中的体积大小不同的血细胞在通过计数小孔时引起的电阻变化（形成脉冲）进行检测为基础，进行血细胞计数和体积测定。此法被称为电阻抗法，亦被称为库尔特原理。

31. 测定血红蛋白比色法有哪些？

常用的比色法有氰化高铁血红蛋白（HiCN）测定法、十二烷基硫酸钠血红蛋白（SDS-Hb）测定法、碱羟血红蛋白（AHD₅₇₅）测定法、叠氮高铁血红蛋白（HiN₃）测定法及溴代十六烷基三甲铵（CTAB）测定法等。HiCN 测定法为测定标准法，其余 4 种也各有其优缺点，但其标准应溯源到 HiCN 测定结果。

32. 测定血红蛋白的推荐方法是什么？简述其原理。

氰化高铁血红蛋白（HiCN）测定法被国际血液学标准化委员会推荐，并经世界卫生组织确认的测定血红蛋白的参考方法。

血液在血红蛋白转化液中溶血后，除硫化血红蛋白（SHb）以外的各种血红蛋白中的亚铁离子（Fe^{2+}）均可被高铁氰化钾氧化为高铁离子（Fe^{3+}），血红蛋白转化成高铁血红蛋白（Hi），Hi 与氰化钾反应生成稳定的棕红色氰化高铁血红蛋白（HiCN）。

33. 氰化高铁血红蛋白法测定血红蛋白的主要优点是什么？有什么缺点？

（1）主要优点：操作简便，反应速度快，结果稳定可靠，试剂容易保存，能测定除 SHb 以外的所有血红蛋白，并易于建立质量控制。

（2）主要缺点：血红蛋白转化液中，KCN 为剧毒试剂，故严禁用口吸转化液，使用时应严加防范，比色废液应妥善处理。其次是高白细胞/高球蛋白血症标本可致混浊，对 HbCO 反应慢，不能测定 SHb。

34. 氰化高铁血红蛋白法测定血红蛋白后的废液应如何处理？

（1）比色废液先以水作 1∶1 稀释，再按每升加次氯酸钠液（安替福民）约 35 mL 的比例混匀敞开过夜，放置 15 小时以上使 CN 一氧化成 CO_2 和 N_2 挥发，或水解成 CO_3^{2-} 和 NH_4^+，再排入下水道。

（2）如无安替福民亦可用"84"消毒液 40 mL 代之。

35. 试解释氰化高铁血红蛋白法测定血红蛋白的计算公式。

$$血红蛋白(g/L) = 测定管吸光度 \times \frac{64\ 458}{44\ 000} \times 251 = 测定管吸光度 \times 367.7$$

式中：64 458 为目前国际公认的血红蛋白相对分子质量。

44 000 为 1965 年国际血液学标准化委员会公布的血红蛋白摩尔吸光系数。

251 为稀释倍数。

36. 哪些病理情况可见红细胞增多或减少？

（1）红细胞增多可见于：①相对性增多。由于大量失水，血液浓缩，血浆减少，血中各种血细胞包括红细胞均相对增多，如连续呕吐、反复腹泻、出汗过多、真性红细胞增多症、大面积烧伤等。②绝对性增多。由于长期缺氧，可引起红细胞代偿性增生，如慢性肺心病。

（2）红细胞减少可见于：①造血原料不足。②造血功能障碍。③红细胞丢失或破坏过多所致的各种贫血。

37. 血抹片上可见一些什么异型红细胞？

可见到如大红细胞、小红细胞、巨红细胞、棘形红细胞、刺红细胞、皱缩红细胞、缗钱状形红细胞、口形红细胞、嗜多色性红细胞、锯齿状红细胞、面包圆形或新月形红细胞、角红细胞、泪滴形红细胞、裂片红细胞及红细胞形态不整、细胞大小不均等。这些异常形态红细胞有的有临床意义，有的是因制片和染色过程造成的，应注意区别。病理性改变的异型红细胞一般数目较多，均匀分布于全片，且可多次发现。

38. 哪些生理因素可引起红细胞和血红蛋白增加或减少？

（1）年龄与性别：新生儿期红细胞与血红蛋白均明显增高，出生两周后逐渐下降到正常水平。女性由于月经、内分泌等因素，21～35 岁者红细胞和血红蛋白均维持最低水平，以后又逐渐升高与男性水平相近。

（2）精神因素：感情冲动、兴奋、恐惧、寒冷等刺激均可使肾上腺素过多分泌，导致红细胞和血红蛋白增加。

（3）高山居民和登山运动员可因缺氧而导致红细胞和血红蛋白增高。

（4）长期多次献血者红细胞可代偿性增加。

（5）妊娠中后期、某些老年人及 6 个月至 2 岁婴儿均可出现生理性贫血。

39. 为什么有时已知血红蛋白量，还要进行红细胞计数？

如只需了解有无贫血和贫血恢复程度，可以只测血红蛋白，但在某种贫血时，由于红细胞平均血红蛋白含量不同，红细胞和血红蛋白两者减少程度可不一致，因此必须同时测定，以鉴别贫血类型。

40. 3 种红细胞参数平均值有什么临床意义？

3 种红细胞参数平均值（红细胞平均指数）指平均红细胞体积（MCV）、平均红细胞血红蛋白含量（MCH）和平均红细胞血红蛋白浓度（MCHC）。MCV 可将红细胞按平均体积分为正红细胞、大细胞和小细胞性贫血；MCH 常用于贫血分类；MCHC 反映红细胞中血红蛋白浓度，但在许多造血系统疾病中，MCHC 仍处于正常状态。

贫血形态学分类鉴别

贫血形态学	MCV	MCH	MCHV
正常细胞性贫血	正常	正常	正常
大细胞性贫血	＞正常	＞正常	正常
小细胞性贫血	＜正常	＜正常	正常
小细胞低色素性贫血	＜正常	＜正常	＜正常

41. 简述白细胞计数增减的临床意义。

（1）白细胞增多：大部分化脓性细菌尤其是各种球菌所引起的感染，均可使白细胞升高；其次如中毒（尿毒症、糖尿病酮症酸中毒、汞中毒、铅中毒）、急性出血、急性溶血、手术后、恶性肿瘤、粒细胞性白血病等，白细胞亦可增加。

（2）白细胞减少：某些传染病包括病毒感染及某些血液病如再生障碍性贫血、少部分急性白血病、粒细胞缺乏症、化学药品及放射损害，以及脾功能亢进等，白细胞数均可减少。

42. 哪些生理变化可影响白细胞计数？

（1）年龄：新生儿期白细胞计数较高，可高达 $30 \times 10^9/L$，通常在 3～4 日后降至 $10 \times 10^9/L$。

（2）日间变化：一般安静松弛时白细胞较低，活动和进食后较高，早晨较低，下午较高，1 日之内可相差 1 倍。

（3）运动、疼痛和情绪影响：剧烈运动、剧痛、极度恐惧等均可使白细胞短暂增高。

（4）妊娠与分娩：妊娠期特别是最后 1 个月白细胞可增高，分娩时可因产痛、产伤高达 $35 \times 10^9/L$，产后 2 周内可恢复正常。

43. 何谓中性粒细胞核左移、核右移？有什么临床意义？

（1）核左移：外周血中中性杆状核粒细胞增多，甚至出现更幼稚细胞（包括原始粒细胞），称为核左移。核左移的粒细胞常伴有中毒颗粒、空泡变性、核变性等质的改变，常见于各种感染，特别是急性化脓性感染和白血病，也可见于急性中毒和急性溶血。核左移伴白细胞总数增高称为再生性核左移，表示骨髓造血和释放能力旺盛，机体抵抗力强，多见于急性中毒、急性溶血和急性失血。如白细胞数正常或减低称为退行性核左移，表示骨髓释放受到抑制，机体抵抗力差，见于再生障碍性贫血、粒细胞缺乏症、伤寒等。核左移按杆状核多少分为轻度（＞5%）、中度（＞10%）和重度（＞25%）3 级，其与感染严重程度和机体抵抗力密切相关。

（2）核右移：外周血中性粒细胞中三叶核者增多，且五叶核以上者超过 3%，则称核右移。核右移为造血功能衰退或缺乏造血物质所致，常见于营养性巨幼红细胞性贫血、恶性贫血、抗代谢药物应用后。在疾病进行期突然出现核右移为预后不良之兆，但在炎症恢复期亦可出现一过性核右移现象。

44. 试述白细胞总数与中性粒细胞数量增多或减少的参考标准。

在外周血中，中性粒细胞占白细胞数的 $50\% \sim 70\%$。外周血中白细胞总数 $>10 \times 10^9/L$ 为增多，$<4.0 \times 10^9/L$ 为减少。中性粒细胞绝对值 $>7.0 \times 10^9/L$ 为增多；成人 $<2.0 \times 10^9/L$、儿童 $<1.5 \times 10^9/L$ 为减少。白细胞总数 $<2.0 \times 10^9/L$、中性粒细胞 $<0.5 \times 10^9/L$ 或消失为粒细胞缺乏。

45. 血循环中的粒细胞是否为血液中的全部粒细胞？

根据细胞动力学原理，将粒细胞分化、发育和成熟过程划分为几个部分。①分裂池：从原粒细胞、早幼粒细胞到中幼粒细胞，一个原幼粒细胞经过 $3 \sim 5$ 次分裂，形成 $16 \sim 32$ 个晚幼粒细胞。②成熟池：包括晚幼粒细胞和杆状核粒细胞，已失去分裂能力，经 $3 \sim 5$ 日，逐渐发育成熟。③储存池：包括杆状核粒细胞和分叶核粒细胞，粒细胞已成熟后即储存在骨髓中，数量为外周血的 $5 \sim 20$ 倍。④循环池：骨髓储存池中成熟粒细胞约半数释放到血液中，随血液循环。⑤边缘池：进入血液的半数粒细胞，因微静脉血流较慢而附着于血管壁。边缘池与循环池粒细胞保持着动态平衡。因此平常的白细胞计数只反映循环池的白细胞数量。

46. 血抹片上可见到中性粒细胞什么异常形态？

中性粒细胞异常形态可分为 3 类：

（1）细胞核异常：如核左移、核右移、鼓槌小体、核突起、核分叶过多、核分叶过少、环状核等。

（2）细胞质异常：包括颗粒增加、颗粒减少、各种异常颗粒、Dohle 小体等。

（3）细胞形态异常，如大小不均，巨大多分叶核白细胞、渐进性坏死（凋亡）等。

以上这些异常情况常与某些疾病或症状有关，但应注意染色条件及其他颗粒细胞或细胞退行性变等亦可对细胞形态产生影响，应注意鉴别。

47. 目视法计数白细胞有哪些质量考核和评价办法？

目前尚无公认的或比较完善的质量保证与考核方法，关键在于严格遵守操作规程。集体考核可用变异百分率评价法，个人考核可用两差比值法、双份计数标准差评价法或常规考核标准（routine checking standand，RCS）法。双份计数标准差评价法亦可用于两个单位对口检查。此外，还可采取经验控制，即将血片与计数对照，不过此法由于制片难于标准化，故只能粗略估计。

48. 如何计算两差比值评价法？

两差比值（γ）即同一标本或对同一病人在短时间内计数两次，细胞之差与两次细胞计数和的平方根之比。本法适用于个人技术考核，也可用于复查与评价结果的准确性及治疗效果。

$$质量得分 = 100 - (\gamma \times 20.1)$$

根据统计学理论，$\gamma > 1.99$，则两次结果有显著性差异，故失分系数为 $(100-60)/1.99 = 20.1$。

质量得分及评价：$90 \sim 100$ 分（A 级、优）；$80 \sim 89$ 分（B 级、良）；$70 \sim 79$ 分（C 级、

中）；60～69 分（D 级、及格）；<60 分（E 级、不及格）。

49. 白细胞计数时，如有有核红细胞，如何扣除？

按下述公式计算：

$$白细胞/L＝A×\frac{100}{100＋B}$$

式中：A 表示校正前白细胞/L。

B 表示在血涂片上分类计数 100 个白细胞时遇到的有核红细胞数。

50. 血细胞计数时，常见的误差有哪些？

（1）技术误差：①取血部位不当。②稀释倍数不准。③血液凝固。④充液不当。⑤稀释血液后混合不匀。⑥计数红细胞时，过多的白细胞影响，或计数白细胞时，有核红细胞影响。⑦计数红细胞时，血浆自身凝集素或球蛋白过高。

（2）仪器误差。

（3）固有误差：即使技术熟练者，使用同一仪器，用同一稀释血液多次充池计数，结果也常有一定差异。

51. 病理因素对血细胞分析仪使用有何影响？

①某些疾病血中含有冷球蛋白或冷纤维蛋白（如骨髓瘤、血栓性疾病）等，均可导致血液中某些物质凝集，致使血细胞计数增高。②血液中白细胞显著增高影响红细胞计数或出现有核红细胞影响白细胞计数。③低色素性贫血或红细胞内含有大量 SHb 或 HbCO，或某些新生儿、某些肝病病人红细胞膜质异常，抵抗溶血剂作用，导致溶血不完全。④多发性骨髓瘤的 M 蛋白增多时，在 pH 值低的情况下，M 蛋白可与溶血剂发生反应而使结果偏高。⑤各种病因引起的血栓前状态使血小板易于聚集而影响结果。

52. 用血细胞计数仪进行白细胞分类计数可否代替显微镜涂片分类？

近年来血细胞计数仪已可对白细胞进行分类，使白细胞分析更精细、更准确，但仍有不足之处，如不能对单个细胞完全识别，特别是白血病细胞与正常单核细胞、异常的不典型的淋巴细胞等的区别。而显微镜涂片染色除细胞大小外，还要根据细胞的染色反应，核的形态、有无核仁及染色质着色情况，胞质的着色及颗粒等确定细胞类别，故血细胞分析仪的白细胞分类计数只能作为一种过筛手段，不能完全代替显微镜法。

53. 试述瑞特（Wright）染色法的原理。

亚甲蓝和伊红水溶液混合后，产生一种憎液性胶体伊红化亚甲蓝中性沉淀，即瑞特染料。瑞特染料溶于甲醇后，又重新解离为带正电的亚甲蓝（M$^+$）和带负电的伊红（E$^-$）离子。各种细胞和细胞的各种成分化学性质不同，对各种染料的亲和力也不一样，因而细胞或组织用瑞特染料进行染色后，可呈现不同的色彩。例如血红蛋白和嗜酸性颗粒为碱性蛋白质，与酸性染料伊红结合染成粉红色；细胞核蛋白和淋巴细胞胞质为酸性，与碱性染料亚甲蓝或天青结合染成蓝色或紫色；中性颗粒成等电状态，与伊红和亚甲蓝均可结合，染成紫红色。

54. 如何检查瑞特染液的质量？

采用吸光度比值（ratio of absorption，rA），即用 15～25 μL 染液加甲醇 10 mL 稀释，

在 650 nm 和 525 nm 比色（亚甲蓝、伊红吸收峰波长分别为 650 和 525，天青也是 650）。rA＝A650/A525。如 rA 下降到 1.3±0.1 时，即可使用。瑞特染液在储存过程中必须塞严，以防甲醇挥发和被氧化成甲酸。

55. 血片用瑞特染色法时，pH 值对其有何影响？

细胞主要成分均为蛋白质构成，由于蛋白质系两性电解质，所带电荷随溶液 pH 值而定，在偏酸性环境中正电荷增多，易与伊红结合，染色偏红；在偏碱性环境中负电荷增多，易与亚甲蓝或天青结合，染色偏蓝。

56. 什么情况可引起淋巴细胞增减？

（1）淋巴细胞增多：可见于某些病毒或细菌所致的急性传染病、某些慢性感染、急性淋巴细胞性白血病及淋巴细胞性淋巴肉瘤、再生障碍性贫血及粒细胞缺乏症（淋巴细胞相对增多）、组织移植术后（排异前期）。

（2）淋巴细胞减少：主要见于接触放射线及应用肾上腺皮质激素或促肾上腺皮质激素者，亦可见于严重化脓性感染病人。由于中性粒细胞显著增多，淋巴细胞百分率减低，但绝对值仍在正常范围。

57. 异型淋巴细胞是如何产生的？按其形态特征可分为几型？

传染性单核细胞增多症、病毒性肺炎、流行性出血热、湿疹、过敏性疾病、病毒性感染、过敏原刺激等，可使淋巴细胞增生并出现某些形态变化，称为异型淋巴细胞。异型淋巴细胞主要为 T 细胞，少数为 B 细胞。

Downey 按异型淋巴细胞的形态特征，将其分为 3 型：Ⅰ型为空泡型，又称为泡沫型或浆细胞型。Ⅱ型为不规则型，又称为单核细胞型，现认为最常见。Ⅲ型为幼稚型，又称为淋巴细胞型或未成熟细胞型。

58. 哪些生理变化可影响嗜酸性粒细胞计数？

（1）日间变化：正常人嗜酸性粒细胞早晨较低，夜间较高；上午波动较大，波动可达40％左右，下午较恒定。

（2）运动和刺激：凡引起交感神经兴奋的因素，均可使血循环中嗜酸性粒细胞减少，如劳动、运动、饥饿、冷热及精神刺激等。

59. 嗜酸性粒细胞在什么病理情况下增多或减少？嗜酸性粒细胞计数可动态观察哪些疾病？

嗜酸性粒细胞绝对值＞$0.5×10^9$/L 为增多或减少。在变态反应、某些皮肤病、寄生虫病及血液病等时增多，其他如猩红热、X 线照射、脾切除及传染病恢复期等因素均可使之增多。

嗜酸性粒细胞少于 $0.05×10^9$/L 为减少，主要见于传染病急性感染期、严重组织损伤时及应用肾上腺皮质激素、垂体或肾上腺功能亢进等。

计算嗜酸性粒细胞还可用于观察急性传染病和估计手术及烧伤病人的预后，以及测定肾上腺皮质功能。

60. 嗜酸性粒细胞直接计数应注意些什么？

注意以上所述生理变化的影响。对住院病人采集标本时间，尽量一致。血液稀释后应于1小时计数完毕，注意与中性粒细胞区分，因中性粒细胞也有被试验染料着色的。

61. 为什么注射促肾上腺皮质激素（ACTH）后，嗜酸性粒细胞反而下降？

ACTH可促使肾上腺皮质分泌肾上腺皮质激素，而该激素有阻止骨髓释放嗜酸性粒细胞的作用，并有促进血液中嗜酸性粒细胞进入组织的作用，故当肾上腺皮质功能正常时，注射ACTH后，在一定时间内血中嗜酸性粒细胞降低。

62. 嗜碱性粒细胞增减有何临床意义？

外周血嗜碱性粒细胞$>0.1×10^9$/L为增多，可见于过敏性反应及某些炎症和感染性疾病。如溃疡性结肠炎、荨麻疹、结核病、骨髓增殖性疾病，嗜碱性粒细胞白血病及糖尿病等内分泌疾病，亦可见于重金属中毒及放射线照射等。

63. 血小板止血功能有哪些？

血小板具有黏附、聚集、释放、促凝和血块收缩等功能。

64. 计数血小板应注意些什么？

①采血应顺利，混匀时不可用力过大。②EDTA钾盐抗凝血标本开始结果不稳定，但计数不应超过1小时。③标本不应低温储存。④同一份标本计数2次，误差小于10%，取2次结果均值报告。如误差$>10\%$，需第3次计数，取相近结果的均值报告。⑤参考血片，观察有无与计数相悖之处，有无红、白细胞碎片。

65. 血小板有些什么异常形态？

（1）大小异常：大血小板如特发性血小板减少性紫癜、骨髓移植后、脾切除后及年轻血小板数量增加等时可见。小血小板主要见于缺铁性贫血及再生障碍性贫血。

（2）形态异常：常见者如杆状、蝌蚪状血小板等，还可见颗粒减少、血小板卫星现象或血小板"黏附"于红细胞。影响血小板形态改变的因素很多，异常形态超过10%才有临床意义。

（3）血小板聚集：在血小板增多，血小板减少及血小板功能异常时均可见到血小板3～5个聚集成簇成团现象，聚集功能正常的血小板在非抗凝血涂片或技术因素影响下，常可引起涂片上出现血小板聚集。

66. 血小板系列参数有什么意义？

MPV表示血小板平均体积，它与血小板数常呈非线性负相关。MPV增大反映新生血小板较多，活性增强，MPV增大常早于PLT升高。PCT表示血小板比容，与PLT的数量和大小呈正相关。PDW表示血小板体积分布宽度，为反映外周血血小板体积大小异质性参数，在血管阻塞危象的镰形红细胞性贫血时PDW增高。

67. 何谓网织红细胞？

网织红细胞（reticulocyte）是介于晚幼红细胞和成熟红细胞之间尚未完全成熟的红细胞。因其胞质内尚存留多少不等的嗜碱性物质RNA，经新亚甲蓝等活体染色后，嗜碱物质凝聚成颗粒，其颗粒又联缀成线而构成网织状，此种红细胞即网织红细胞。

68. 检测网织红细胞有些什么方法？如何评价？

（1）普通显微镜法：常规采用玻片法，由于玻片法容易使混合血液中的水分蒸发，染色时间偏短，因此结果偏低。试管法容易掌握，重复性较好，易复查。ICSH 推荐用 Miller 窥盘进行计数，规范了计算区域，减少了实验误差，使结果准确性有所提高。

（2）仪器法：有流式细胞仪、网织红细胞计数仪及血细胞分析仪等。使用网织红细胞仪器法测定，可自动染色、自动分析，自动打印出各阶段网织红细胞的分布图，结果准确。

仪器法的应用，为网织红细胞计数提供了更先进的测试手段，这类仪器采用荧光染色和激光测量或非荧光染色（如新亚甲蓝＋VCS 法）的原理，不但能客观地测量大量网织红细胞，而且还能根据 RNA 含量荧光强度，将其分为强荧光强度、中荧光强度和弱荧光强度 3 种比率，这种分类法对估计化疗后骨髓造血功能的恢复及骨髓移植效果有较重要的意义。

69. ICSH 将网织红细胞分为哪 4 型？有什么意义？

红细胞在发育过程中，RNA 含量有明显规律性变化，即从仅存于骨髓中的丝球型（Ⅰ型），经历外周血中很难见到的网型（Ⅱ型），少量存在于外周血的网状结构稀少，呈不规则枝点状排列的破网型（Ⅲ型），到主要存在于外周血的分散的细颗粒呈短丝状、点粒型（Ⅳ型）。红细胞中网线结构越多，表示细胞越幼稚。

70. 测定网织红细胞有何意义？

网织红细胞参考值百分数：成人和儿童为 0.005～0.025，绝对数为 $(24～84)×10^9/L$。新生儿为 0.02～0.06。

（1）网织红细胞计数可以判断骨髓红细胞系统造血功能，如溶血性贫血和急性失血后 5～10 日，网织红细胞增高，而典型再生障碍性贫血则降低。

（2）可作为疗效观察指标，网织红细胞计数为对贫血病人经常随访检查项目之一，还可作为骨髓移植后骨髓造血恢复及放疗、化疗的监测。

（3）有人认为仅用网织红细胞百分数或绝对值表达还不够确切，为此提出在贫血时最好计算网织红细胞生成指数（reticulocyte production index，RPI）。它代表网织红细胞的生成相当于正常人的多少倍。

$$RPI=\frac{网织红细胞百分数}{2}×\frac{病人血细胞比容}{0.45}$$

式中，"2"为网织红细胞成熟时间（日）。正常人血细胞比容为 0.45。正常人 RPI 为 2，如＞3 提示溶血性贫血或急性失血性贫血；＜2 提示骨髓增生低下或红系成熟障碍所致贫血。

71. 红细胞沉降率（ESR）为什么被定义为血液沉降反应长度？

ESR 测定实际上是测量单位时间内红细胞下沉后血浆段的距离，并非真正红细胞减低速度。因此 IFCC 和国际纯粹和应用化学联盟（IUPAC）重新定义 ESR 为血液沉降反应长度（length of sedimentation reation in blood，LSRB）。

72. 测定 ESR 有些什么方法？

有魏氏法、温氏法、血沉率、潘氏法及自动血沉仪法等。魏氏法为传统方法，亦为国内规范方法。

73. 魏氏法测定 ESR 对试剂和器材有什么要求？

（1）109 mmol/L 枸橼酸钠溶液（MW294.12，3.2 g/100 mL 蒸馏水）：此液在室温中

不得超过 2 周。

（2）符合 ICSH 的血沉管。

（3）血沉架应平稳放置，不摇动、不振动，避免阳光直射，血沉管直立，不漏血。

74. 魏氏法测定红细胞沉降率操作有什么要求？

（1）抗凝剂与血液比例要准确，为 1∶4。

（2）测定前要充分混匀，血沉标本应在采血后 3 小时内测定。

（3）室温应在 18 ℃～25 ℃。室温过高，红细胞沉降率加快，应按室温系数校正。室温过低时红细胞沉降率减慢，无法校正。

75. 测定红细胞沉降率的推荐方法是什么？对抗凝剂有什么要求？

国际血液学标准化委员会推荐魏氏（Wsetergren）法为测定红细胞沉降率的标准法，要求用 109 mmol/L 枸橼酸钠溶液，通过最大孔径为 0.22 μm 的无菌膜过滤，在无菌容器中保存，不加防腐剂。如混浊则弃去不用。我国在 1983 年全国临床检验方法学学术会上亦推荐魏氏法作为红细胞沉降率的参考方法。

76. 试述红细胞沉降率测定的临床意义。

（1）生理性增高：妇女月经期和妊娠 3 个月以上至产后 1 个月，以及 60 岁以上老人，红细胞沉降率增高，此为生理性的。

（2）病理性增高可见于：①各种炎症。②恶性肿瘤。③高胆固醇血症。④组织损伤及坏死，如较大手术创伤和心肌梗死。⑤各种原因导致的高球蛋白血症，如亚急性感染性心内膜炎、系统性红斑狼疮等。⑥贫血。贫血病人红细胞数减少，下沉时受到摩擦阻力减少，致红细胞沉降率增高。

（3）红细胞沉降率减慢：意义较小，可因红细胞数明显增多或纤维蛋白原严重减低，见于各种原因所致的脱水血浓缩、真性红细胞增多症和弥散性血管内凝血等。

77. 测定红细胞沉降率（ESR）的机制是什么？

ESR 原意是指红细胞在一定条件下沉降的速度，其机制尚未完全阐明，但 ESR 是多种因素互相作用的结果。这些因素包括：

（1）血浆因素：如血浆中纤维蛋白原或球蛋白增多可使红细胞沉降率增快。

（2）红细胞因素：如红细胞总面积减少或其直径增大、厚度变薄，可使红细胞沉降率增快。

（3）魏氏法血沉管的位置：如血沉管倾斜可使红细胞沉降率增快。

78. 简述血细胞比容测定方法及临床意义。

血细胞比容（hematocrit，HCT）是将抗凝血在一定条件下离心沉淀，测出压实红细胞在全血中所占体积的百分比。

HCT 测定方法很多，有离心法、血液分析仪法和放射性核素法等。放射性核素法曾为参考方法，但非一般实验室所能开展。温氏离心法测定 HCT 应用广泛，无须特殊设备，但不够精确，因为无法完全排除红细胞之间的残留血浆。微量高速离心法用血量少、测定时间短、结果准确，为参考标准，但对某些血液病样品中血浆残留量仍较多。仪器法必须经参考方法校正后才能得出准确结果。

参考值：微量法，男 0.467 ± 0.039、女 0.421 ± 0.054。温氏法，男 $0.380\sim0.508$、女 $0.335\sim0.450$。

HCT 增高可见于各种脱水和大面积烧伤病人。测定 HCT 可了解血液浓缩情况，作为计算补液的参考。HCT 常用作计算平均红细胞容积（MCV）和平均红细胞血红蛋白浓度（MCHC），有助于贫血的鉴别诊断。各种贫血时，红细胞减少，HCT 常随之减低，但因不同性质贫血时红细胞大小不同，因此两者并不平行。

79. 血液分析仪是如何测定血细胞比容的？有什么优缺点？

血液分析仪测定血细胞比容，其结果是按红细胞数和红细胞平均体积测定结果而导出的，即 $HCT=RBC\times MCV$。

优点是：不必单独采血，检查快速，精密度高，但准确度不如微量离心法好，故必须定期对仪器进行校正。

80. 简述尿液检验中常用的几种防腐剂的用途和用量。

（1）甲苯或二甲苯：可用作化学检查如尿糖、尿蛋白定量等，每 100 mL 尿中加入甲苯 0.5 mL。

（2）麝香草酚：用于尿液中有形成分及尿浓缩检查结核分枝杆菌，每 100 mL 尿中加入少于 0.1 g。

（3）甲醛溶液：用于检查尿中有形成分，每 100 mL 尿中加 0.5 mL，不适宜于尿糖等化学成分检查。

（4）浓盐酸：用于检测尿 17 -酮类固醇、17 -羟皮质类固醇、儿茶酚胺、尿素、钙及磷酸盐等，每 100 mL 尿中加 1 mL。

81. 尿量多少主要取决于什么？何谓多尿、少尿和无尿？

尿量主要取决于肾小球滤过率和肾小管重吸收以及浓缩与稀释功能。但随摄入水量、出汗及气候而异。

24 小时内尿量超过 2.5 L 为多尿。24 小时尿量少于 0.4 L 或每小时尿量持续少于 17 mL（儿童 <0.8 mL/kg）为少尿。24 小时尿量少于 0.1 L 或 12 小时内完全无尿称为无尿。排不出尿为尿闭。

82. 正常尿液呈什么颜色？异常情况可出现什么颜色？

正常尿液呈淡黄至橘黄色。如服用带黄色药物可呈黄色甚至黄褐色。血尿可呈红色混浊。血红蛋白尿症或溶血性输血反应可出现鲜红色的血红蛋白尿。丝虫病或尿中磷酸盐增多可出现乳白色。恶性黑色素瘤或尿黑酸尿症时尿呈黑色。很多药物可影响尿液的颜色。

83. 正常尿液的 pH 值范围是多少？

正常尿液为弱酸性，晨尿 pH 值约 6.0，pH 值变动范围在 $5.5\sim6.5$；随机尿 pH 值 $4.5\sim8.0$。尿 pH 值与人的摄食和活动有关。

84. 检测尿液 pH 值可用哪些方法？

尿液 pH 值即尿液酸度，可反映肾脏调节体液酸碱平衡的能力。测定尿 pH 值有多种方法：指示剂法易受黄疸尿、血尿影响；pH 值精密试纸法目测不易准确，且试纸易吸潮变质；目前多采用 pH 试纸垫，用仪器自动化检测，能反映尿液 pH 值 5～9 的变化范围，基本上能满足临床要求。在肾小管性酸中毒的定位诊断、分型、鉴别诊断时，测定尿液 pH 值，则应用 pH 值计进行精确的 pH 测定。

85. 有哪些常见因素影响尿液 pH 值？

进食蛋白质较多，饥饿，服用氯化钙、氯化钾、氯化铵、稀盐酸及尿中含酸性磷酸盐等，可呈酸性尿。食用蔬菜，含钾、钠较多的水果，服用碳酸氢钠、碳酸钾、碳酸镁、枸橼酸钠及尿内混入多量脓、血或细菌污染等，可呈碱性尿。

86. 尿液 pH 值升高或降低有何临床意义？

(1) 尿液 pH 值升高：可见于频繁呕吐、尿路感染、换气过度及丢失 CO_2 过多的呼吸性碱中毒以及服用重碳酸盐等。

(2) 尿液 pH 值降低：可见于慢性肾小球肾炎、酸中毒、痛风、糖尿病等排酸增加、呼吸性酸中毒 CO_2 潴留等。

87. 何谓尿比密？

尿比密（specific gravity，SG）是指在 4 ℃时尿液与同体积纯水质量之比。因尿中含有 3%～5% 的固体物质，故尿比密大于纯水。

88. 测定尿比密有些什么方法？

传统使用尿比密计法，标本用量较大，受温度、尿中蛋白质及葡萄糖、尿素等影响。化学试带法受强酸碱及尿中蛋白质影响较大，灵敏度和精密度均不高，不能作为评价肾功能变化的指标。折射计法，标本用量少，可重复测定，易于标准化，被美国临床检验标准化委员会推荐为参考方法。此外还有超声波法、称重法等，前者与折射法相关性好，但难于在基层单位广泛使用。

89. 尿比密测定有何临床意义？

(1) 比密增高：见于脱水、蛋白尿、糖尿、惊厥、肾脂肪变性、急性肾小球肾炎、心力衰竭、高热、周围循环衰竭、使用造影剂等。

(2) 比密减低：见于慢性肾炎、急性肾炎多尿期、尿毒症多尿期、胶原疾患、使用利尿药等。

尿比密易受生理、病理、药物甚至混浊度影响，故用于对肾功能估计时连续测定比一次测定更有意义。测定尿比密还对鉴别糖尿病与尿崩症有意义。

90. 如何检查新购尿比密计的准确性？

尿比密计是一种液体比密计，可观察规定温度下尿液的比密（比重）。检查尿比密计简便的办法是：新购尿比密计可用在规定温度下，进行纯水和氯化钠溶液的比密检查。15.5 ℃蒸馏水比密应为 1.000，145.4 mmol/L（8.5 g/L）氯化钠溶液为 1.006，855.4 mmol/L（50 g/L）氯化钠溶液应为 1.035。

91. 尿中哪些因素可影响用尿比密计测定尿比密？

尿中含蛋白质或糖可使尿比密增高，如尿中含蛋白质 10 g/L 或葡萄糖 55.5 mmol/L

（10 g/L），分别应从比密值中减去 0.003 或 0.004。如尿中含造影剂，可使比密值大于 1.050。如尿中盐类析出，尿素被分解，可使尿比密下降，故尿中有盐类析出，应待盐类溶解后再重测比密。如容器不洁，含未洗净的合成洗涤剂，可使水表面张力降低，比密值亦减低，故最好用一次性容器。

92. 试带法测定尿比密的原理是什么？用试带测定尿比密要注意些什么事项？

试带膜块中一般含有多聚电解质、酸碱指示剂和缓冲物。多聚电解质含有随尿液中离子浓度而离解的酸性基团，离子浓度越高，酸性基团（氢离子浓度）离解越多，从而使膜块中 pH 值发生改变，这种改变可从膜块中的酸碱指示剂的颜色变化显示出来。试带法不受非离子化合物如葡萄糖影响，但易受 pH 值影响，尿液中蛋白质增多时亦可影响试带法测定比密。试带法不能用于尿液稀释试验，对过高或过低的尿比密均不敏感，亦不宜用于新生儿尿检测。试带法只能作为过筛试验，不能作为评价肾功能变化的指标。

93. 何谓尿渗透量？有何特点？

尿渗透量（osmolality）简称尿渗量，是指尿中具有渗透活性的全部溶质微粒的总数量，反映溶质和水的相对排泄速度。电解质和尿素是起决定作用的溶质。测定尿渗量比测定尿比密更能确切地反映肾脏浓缩能力，是反映肾脏浓缩功能的重要指标。

94. 尿渗量有何临床意义？

（1）健康人禁水 12 小时，尿渗量与血浆渗量之比应大于 3，尿渗量＞800mOsm/kg H_2O，若低于此值，表示肾脏浓缩功能不全。

（2）急性肾小管功能障碍时，尿与血浆渗量之比小于 1.2，且尿 Na^+＞20 mmol/L。

95. 简述常见的各种蛋白尿的形成原因。

（1）生理性蛋白尿或无症状性蛋白尿：指由于各种体内外环境因素对机体影响而导致的尿蛋白增多，可分为：①功能性蛋白尿，多见于青少年期，尿蛋白一般不超过（＋），定量＜0.5 g/24 h。②体位性蛋白尿，尿定性可达（＋＋）～（＋＋＋），卧床时则为阴性。③偶然性蛋白尿，又称假性蛋白尿。由于尿中混入生殖系统排泄物，如精液、月经以及血液、脓汁等，导致尿蛋白定性试验阳性，肾脏本身并无损害。

（2）肾小球性蛋白尿：因肾小球滤过膜受到炎症、免疫、代谢等损害引起，尿蛋白常＞2 g/24 h，为常见的一种蛋白尿。根据滤过膜损伤程度及尿蛋白的组分，可分为选择性蛋白尿和非选择性蛋白尿。

（3）肾小管性蛋白尿：因炎症或中毒引起近曲小管对相对低分子质量蛋白质的重吸收能力减退而出现以相对低分子质量蛋白质为主的蛋白尿，常见于肾小管损害疾病。尿蛋白含量较低，通常为（＋）～（＋＋），一般＜1～2 g/24 h。

（4）混合性蛋白尿：肾脏病变同时或相继累及肾小球及肾小管，相对低分子质量的 $\beta_2 M$ 及中分子质量清蛋白同时增多，大分子质量的蛋白质较少。

（5）溢出性蛋白尿：肾小球滤过和肾小管重吸收均正常，主要指血液循环中出现大量相对低分子质量蛋白质或阳性电荷蛋白如本-周蛋白、肌红蛋白等，超过肾小管重吸收的极限，以致出现于尿中。溢出性蛋白尿常见于多发性骨髓瘤，尿蛋白定性为（＋）～（＋＋）。

（6）组织性蛋白尿：主要由泌尿道炎症或药物刺激泌尿系统分泌引起，以 T-H 糖蛋白为主，尿蛋白定性（±）～（＋），定量 0.5～1.0 g/24 h。

96. 何谓选择性蛋白尿和非选择性蛋白尿？

（1）选择性蛋白尿：常见于肾病综合征，以 4 万～9 万相对分子质量的清蛋白为主，可伴随抗凝血酶、转铁蛋白和少量 $\beta_2 M$、Fc 片段等。尿蛋白（＋＋＋）～（＋＋＋＋）、定量 >3.5 g/24 h。

（2）非选择性蛋白尿：常见于原发性或继发性肾小球疾病，反映肾小球毛细管壁有严重断裂和损伤，可能发展为肾衰竭。尿蛋白以相对分子质量较大和中等蛋白质为主，如 IgM、IgG 和 T-H 糖蛋白等。尿蛋白定性（＋）～（＋＋＋＋），定量 0.5～3.0 g/24 h。

97. 测定尿蛋白可用些什么方法？

尿蛋白定性为过筛性试验，目前常用加热乙酸法、磺基水杨酸法和干化学试带法。

（1）干化学试带法：是利用指示剂的蛋白质误差原理，即指示剂离子因与清蛋白携带电荷相反而结合，故使其所应显示的 pH 值颜色变为较高的 pH 值颜色变化，这种 pH 值颜色改变的幅度与清蛋白含量成正比。一些药物如磺胺嘧啶、奎宁引起尿液呈强碱性，可使本法出现假阳性，而磺基水杨酸法呈阴性。使用大剂量青霉素后作尿蛋白检测，可使本法出现假阴性，而磺基水杨酸法则为假阳性。本法对球蛋白敏感性较差，因此必要时应用磺基水杨酸法或加热乙酸法复检或用双缩脲法进行定量试验。标本中含其他分泌物或细胞成分较多时可出现假阳性。

（2）加热乙酸法：为传统的经典方法，干扰因素较少，但应注意加酸不宜过多或过少，否则可远离蛋白质等电点，使阳性程度减弱。尿中盐浓度过低，可致假阴性。

（3）磺基水杨酸法：操作简便敏感，但青霉素钾盐、高浓度尿酸、草酸盐及黏蛋白等均可出现假阳性。

98. 简述磺基水杨酸法测定尿蛋白质的原理。

在略低于蛋白质等电点的 pH 值条件下，蛋白质带有正电荷的氨基与带负电荷的磺基水杨酸根结合，形成不溶性蛋白质盐而沉淀。

99. 简述加热乙酸法测定尿中蛋白质的原理。

加热煮沸使蛋白质变性凝固，加稀酸使尿 pH 值降低并接近蛋白质等电点（pH 值 4.7 左右）时，使变性凝固的蛋白质在含有适量无机盐情况下进一步沉淀。

100. 尿蛋白质定量可用什么方法？

传统的艾氏试管法很不准确，已被淘汰。现在多用双缩脲比色法（参考范围 0～120 mg/24 h）以及丽春红-S 法[（46.5±18.1）mg/L]和考马斯亮蓝法[（96.6±38.0）mg/24 h]等。更为灵敏和特异的方法是免疫测定法。以上方法各有其特点，由于尿蛋白质成分复杂，变化大，选用方法时要注意所用试验与各种蛋白，尤其是对清蛋白、球蛋白反应的灵敏度及线性范围，以保证质量。

101. 何谓本-周蛋白？

本-周（Bence-Jones）蛋白是一种免疫球蛋白的轻链单体或二聚体，属于不完全抗体球蛋白，分为 κ 型和 λ 型。尿中本-周蛋白在 pH 值 4.5～5.5 加热至 40 ℃～60 ℃ 时发生沉淀，煮沸至 100 ℃ 时沉淀消失，再冷却时又重现沉淀，故本-周蛋白又称为凝溶蛋白。过筛检测可用热沉淀反应法和对甲苯磺酸法等。用免疫电泳分析可以确诊，本-周蛋白大多位于 γ 区带及 β-γ 球蛋白间出现一条浓集的区带。为进一步分型，可用抗 κ 轻链及抗 λ 轻链进行免疫学测定，以区分轻链类型。

102. 血红蛋白尿与肌红蛋白尿来源有何区别？如何检测？

（1）血红蛋白尿：是因为血管内溶血等情况，血中游离血红蛋白急剧上升（游离 Hb＞1.00～1.35 g/L），超过珠蛋白的结合能力而从尿中排出，可用隐血试验方法检测。

（2）肌红蛋白（Mb）尿：是当肌受损伤时，肌红蛋白释放进入血液循环，因其相对分子质量较小，易通过肾小球滤过而排入尿中。用隐血试验不能与血红蛋白尿区别，可用正铁 Hb 与正铁 Mb 的氧化物在 580～600 nm 处吸收光谱完全不同的特点加以区别，但灵敏度不够好。目前多用 Mb 的单克隆抗体进行酶联免疫吸附试验或放射免疫法，灵敏性和特异性均较好。

103. 尿中是否出现葡萄糖取决于什么因素？

取决于 3 个因素：①动脉血中葡萄糖浓度。②每分钟流经肾小球中的血浆量。③近端肾小管上皮细胞重吸收葡萄糖的能力即肾糖阈。血糖＞8.88 mmol/L(1.6 g/L)，尿中开始出现葡萄糖。

104. 尿糖定性过筛试验采用什么方法？

以前采用的班迪试验，由于其特异性差，现多已不用。现采用葡萄糖氧化酶试带法，应用于尿化学分析仪。但尿中如含维生素 C 或服用大量左旋多巴，可抑制试带反应。

105. 班迪试验作为尿葡萄糖定性试验是根据什么原理？尿中存在哪些物质或药物可干扰本试验？

具有还原剂性质的糖类和其他一些物质，在热碱性溶液中能将 Cu^{2+} 还原为 Cu^+，形成黄色的 CuOH 沉淀和红色的 Cu_2O 沉淀。尿液中含有大量铵盐时，可与试剂形成铜氨络离子而妨碍 Cu_2O 的沉淀。尿中蛋白质如＞0.5 g/L，亦可干扰本反应。此外，如尿中含有水合氯醛、葡萄糖醛酸化合物、异烟肼、链霉素、青霉素（大量）、对氨基水杨酸、水杨酸、阿司匹林、萘啶酸等或其他还原物质（如维生素 C、肌酐、尿酸），或其他糖（如果糖、乳糖、戊糖）时，均可出现假阳性反应。因此本法不宜用于尿中葡萄糖检测。

106. 有些什么情况尿中会出现葡萄糖？

（1）血糖增高性糖尿：由于内分泌激素分泌失常，糖代谢发生紊乱，如糖尿病、甲状腺功能亢进症、肢端肥大症、嗜铬细胞瘤和库欣综合征。

（2）血糖正常性糖尿：又称肾性糖尿，因近曲小管对葡萄糖的重吸收功能低下，肾糖阈减低所致，如家族性糖尿、妊娠或哺乳期糖尿等。

（3）暂时性糖尿：包括饮食性糖尿、应激性糖尿。

（4）其他糖尿：如乳糖、半乳糖、果糖、蔗糖等进食过多亦可出现相应的糖尿。

107. 酮体包括哪些物质？哪些情况可出现酮尿？

酮体包括乙酰乙酸（占 20%）、丙酮（占 2%）和 β-羟丁酸（占 78%），后者虽不属酮类，但经常与前两者伴随出现，因此统称酮体。机体首先形成的酮体是乙酰乙酸，然后乙酰乙酸代谢为 β-羟丁酸和丙酮。糖尿病酮症酸中毒时，尿酮体阳性。此外长期禁食、妊娠剧烈呕吐、饮食中缺乏糖类、脂肪摄入过多、剧烈运动后、全身麻醉后均可出现酮尿。营养不良、服用双胍类降糖药、氯仿、磷中毒等尿酮体亦可出现阳性反应。

108. 检测尿酮体用什么方法，要注意些什么？

常用硝普钠法，硝普钠与尿中乙酰乙酸或丙酮生成紫色化合物，但不与 β-羟丁酸发生反应。本法可采用试带、片剂或粉剂等方法，由于方法不同，特异性和灵敏度也有差异。应用本法要注意：①因丙酮易于挥发，乙酰乙酸易于降解，故应采取新鲜尿标本并尽快检测。②应有阴性和阳性对照。③潮湿、温度和光线对试剂均有影响，故试带等应储存于阴凉干燥处。④尿中含较多的肌酐、肌酸、酞、苯丙酮、左旋多巴代谢物及高色素尿等，可出现假阳性。

109. 测定尿胆红素有些什么方法？

有氧化法和重氮法两大类。氧化法有 Harrison 法，敏感性高，操作稍繁；Smith 碘环法最简单，但敏感性低，已少用。重氮法系结合胆红素在强酸性介质中与 2，4-二氯苯胺重氮盐试剂起偶联反应中呈紫红色，其干化学试带法操作简单，可用于尿液自动化分析仪，目前多用其做定性筛选试验，但在 pH 值较低时某些药物可引起假阳性或显色不典型，尿中维生素 C 达 1.42 mmol/L 时可引起假阴性反应。

110. 试述尿胆红素试验 Harrison 法的原理。

用钡盐吸附尿中胆红素，将吸附物与含氯化高铁及三氯乙酸的 Foucher 试剂作用，使胆红素氧化成蓝色的胆青素或绿色的胆绿素及黄色的胆黄素复合物。

111. 用尿液胆红素定性试验 Harrison 法检测尿液应注意什么？

本法灵敏度较高（0.9 μmol/L 或 0.05 mg/dL），注意点是：

（1）因胆红素不够稳定，在阳光照射下更易分解，故留尿后应及时检测。

（2）如尿液呈碱性，应加乙酸使成酸性。

（3）加氯化钡振荡后如生成沉淀不多，可加入饱和硫酸铵 1～2 滴，再振荡混合，即可有足够的沉淀产生。

（4）Foucher 试剂只需加 2～3 滴，因过量可使胆红素氧化过度而产生胆黄素，不显绿色，以致被误认为阴性。

（5）水杨酸盐、阿司匹林可与 Foucher 试剂发生假阳性反应。

112. 简述检测尿中尿胆原，收集尿标本时应注意的事项。

尿胆原排泄量峰值多在中午到下午 4 时间，故收集此时排出的尿液进行测定效果较好。为了防止尿胆原氧化，须用棕色瓶收集样品，并及时检验。

113. 检测尿中尿胆原用什么方法？

主要用改良 Ehrlich 法，即在酸性溶液中，尿胆原与对二甲氨基苯甲醛反应，出现樱红色反应。亦可用改良 Ehrlich 醛反应试带。

114. 检测尿中尿胆原，如尿内含胆红素应如何处理？

尿内如含胆红素，加入 Ehrlich 试剂后，尿中亚硝酸离子在酸性条件下可将胆红素氧化成胆绿素而干扰试验，故应先除去胆红素。方法是将尿液与氯化钡溶液混匀离心，取上清液检查尿胆原。

115. 简述尿胆原、尿胆红素在黄疸中的鉴别意义。

正常人及不同类型黄疸病人尿中尿胆原及胆红素反应情况列表比较如下。

正常人及不同类型黄疸病人尿中"三胆"比较

类别	尿颜色	尿胆原	尿胆素	尿胆红素
正常人	浅黄	阴性（1：20）	阴性	阴性
溶血性黄疸病人	加深	强阳性	阳性	阴性
肝细胞性黄疸病人	加深	阳性	阳性	阳性
阻塞性黄疸病人	加深	阴性	阴性	阳性

116. 尿亚硝酸盐检查为什么可以协助诊断尿路感染？

正常人尿液中含有来自食物或蛋白质代谢产生的硝酸盐，当尿中某些致病菌主要是大肠埃希菌增殖时，可将硝酸盐还原为亚硝酸盐，从而使试带中含对氨基苯砷酸重氮化而成重氮盐，再与膜块中试剂反应而产生红色，因此亚硝酸盐阳性有助于尿路感染的诊断。

117. 尿亚硝酸盐试验检出率受哪些因素影响？

感染细菌是否含有硝酸盐还原酶、食物中是否含有适量的硝酸盐及尿液标本是否在膀胱停留 4 小时以上。符合上述 3 个条件检出率为 80%，因此本试验阴性并不能排除菌尿的可能，阳性也不能完全肯定泌尿系感染，因检出率不是 100%，且标本放置过久或污染也可呈假阳性。

118. 检测尿液试带法中维生素 C 模块有什么意义？

试带上的维生素 C 模块并非用于检查维生素 C 量，而是用于判断尿中某些物质是否受维生素 C 的干扰。因尿中若含较多量维生素 C，可对隐血（血红蛋白）、胆红素、葡萄糖和亚硝酸盐产生干扰而致假阴性，故对这些成分为阴性反应而与临床不符，或与试带中其他项目或镜检结果不符时，应考虑是否因尿液中维生素 C 影响。应注意，如尿中含 L-多巴、内源性酚、巯基化合物等，当尿 pH>4.0 时，维生素 C 可呈假阳性，而碱性尿中可出现假阴性。

119. 哪些激素增高可引起妊娠免疫试验阳性？

妊娠免疫试验如其他妊娠试验一样，系测定尿中绒毛膜促性腺激素（HCG）。HCG 是一种糖蛋白，由一条 α 多肽链和一条 β 多肽链组成，而黄体生成激素（LH）、卵泡刺激素（FSH）和促甲状腺激素（TSH）也含 α 多肽链，故 LH、FSH 和 TSH 等激素增高，也可引起妊娠试验阳性反应。

120. 尿液"妊娠试验"阳性是否即为妊娠？目前常用哪些方法做妊娠试验？

目前的尿液"妊娠试验"实际上是检查尿中绒毛膜促性腺激素（HCG）。妊娠时，胎盘绒毛膜产生大量 HCG，释放入血液，致使血中 HCG 浓度增高，由于其相对分子质量小，能通过肾小球的滤过屏障从尿中排出，以此诊断妊娠。但恶性葡萄胎、绒毛膜上皮癌及男性睾丸畸胎瘤等病人尿中 HCG 含量亦很高，故对这些疾病，亦可用检测尿中 HCG 协助诊断。此外肺癌、胃癌、肝癌、子宫颈癌等的血液和尿中 HCG 亦可增高，因此解释阳性结果时，应结合临床分析。

检查尿中 HCG，曾经用生物学方法，如雄蟾蜍或雄青蛙做试验，此法已被淘汰。目前用免疫学方法，如胶乳凝集抑制试验、血凝抑制试验、电化学发光法、放射免疫试验、酶联免疫吸附试验、放射受体试验、β-HCG 试验及单克隆抗体胶体金纸片法等。单克隆抗体胶体金纸片法操作简便，灵敏度高，特异性强，是较理想的早孕诊断法。

121. 尿液有形成分用普通显微镜检查，可采用什么方法？

（1）直接镜检法：此法简便，但检出率低，重复性差，易漏检。

（2）离心沉淀镜检法：离心法检出率高，但有形成分特别是管型可能在离心浓缩过程中受到损伤，故应按标准化离心力和时间操作。操作方法是取新鲜尿 10 mL 倒入刻度离心管，用水平离心机离心 5 分钟；手持离心管 45°～90°迅速弃去上清液，留取沉渣 0.2 mL，混匀滴于玻片，用 18 mm×18 mm 盖玻片覆盖之。细胞观察 10 个高倍视野，管型观察 20 个低倍视野，观察结果均报告最低及最高数值。

122. 简述试带法检查尿中白细胞的原理。

中性粒细胞胞质内含有的特异性酯酶，可作用于膜块中的吲哚酚酯，生成吲哚酚和有机酸。吲哚酚可进一步氧化成靛蓝或与重氮盐反应形成重氮色素，反应颜色深浅与中性粒细胞的多少呈正比例。

123. 用试带法检查尿中白细胞应注意什么？

（1）尿液标本必须新鲜，留尿后立即测定，因白细胞在体外容易破坏。

（2）尿液如被甲醛污染或含高浓度胆红素或某些药物（如呋喃妥因），可产生假阳性。尿蛋白＞5 g/L，葡萄糖＞30 g/L 或尿中含维生素 C、大剂量先锋霉素或庆大霉素等药物时，可使结果偏低甚至假阴性。

（3）试带法不与单核细胞和淋巴细胞发生反应，如肾移植病人发生排异反应时，尿中以淋巴细胞为主，或尿中有单核细胞，则用试带法不能发现。

124. 尿液分析仪检测白细胞与显微镜下检验有何关系？

两者原理截然不同，其报告方式也是两种不同的概念，很难找到两者对应关系，也尚无一种直接的换算方式，故仪器法只是一个筛选试验，绝不可代替显微镜检查。

125. 病理情况下尿中可出现一些什么白细胞？

病理性尿中中性粒细胞增多，主要反映泌尿系统炎症。急性肾盂肾炎在低渗条件下可见闪光细胞，中性粒细胞在炎症过程中被破坏、变性或坏死形成脓细胞，中性粒细胞吞噬细菌等微小物体形成小吞噬细胞，直径均值为 30～40 μm，大到 100 μm 的巨噬细胞则来源于单核细胞。肾移植后、慢性肾炎及应用抗生素、抗癌药物等引起的间质性肾炎，以淋巴细胞及单核细胞为主。过敏性、变态反应性疾病可见嗜酸性粒细胞。

126. 尿液 1 小时细胞计数比爱迪计数有何优点？

Addis 法计数尿中沉渣至今已有半个多世纪历史，由于其操作费时，计数时所乘系数大，带来误差也大；加之留尿时间过长，特别是室温偏高时，细胞和管型的保存受到影响，故逐渐为 1 小时细胞计数所替代。1 小时法不限制饮食，亦不影响受检者工作、学习，标本不必加防腐剂，对有形成分影响小。方法是准确留取 3 小时尿，然后准确计数，以平均 1 小时的细胞数报告。正常情况下，1 小时尿中红细胞，男 $<3\times10^4/h$，女 $<4\times10^4/h$；白细胞，男 $<7\times10^4/h$，女 $<14\times10^4/h$；管型 $<3400/h$。儿童（2～7 岁）：红细胞 <8.2 万/h，白细胞 <8.7 万/h，偶见透明管型。

127. 试带法检查尿中红细胞与血红蛋白是什么原理？

一般的试带膜块中主要含有过氧化氢茴香素（或过氧化氢烯钴）和色原（如邻甲联苯胺）两种物质。尿中红细胞内的血红蛋白具有过氧化氢酶样活性，可使过氧化氢茴香素分解出[O]，后者能氧化色原而显呈色反应。

128. 试带法检查尿内红细胞应注意什么？

（1）本法既可与完整红细胞反应，又能测定游离血红蛋白，故应了解临床情况，不应混淆。

（2）尿中含有易热酶、肌红蛋白或菌尿等时可出现假阳性，而含大量维生素 C 时可发生假阴性。

（3）试带法与显微镜法检查红细胞尚不了解有无对应关系。

129. 何谓镜下血尿和肉眼血尿？

随机尿不经离心沉淀，镜下难以见到红细胞。离心浓缩后，高倍视野可偶见。如每个高倍视野可见 1～2 个，即红细胞增多。如每个高倍视野 >3 个，而尿不显红色，称镜下血尿。如 1 L 尿中有 1 mL 以上的血量，且肉眼可见到尿呈红色，称为肉眼血尿。

130. 尿中可出现一些什么异型红细胞？

可有大细胞形、小细胞形、棘形、新月形、颗粒形等异型红细胞，亦可出现红细胞碎片，这些都有一定的临床意义。但如少量出现，要注意是否由于制片影响所致，并应与其他异物区别。

131. 根据尿中红细胞形态，可分为几类？

观察尿中红细胞形态和计数，主要是区别血尿是肾小球性或非肾小球性。

（1）均一性血尿：红细胞 $>8\,000/mL$，正常或单一形态者 $>70\%$，尿中蛋白不增多或增多不明显，多为非肾小球性血尿。见于泌尿系统炎症、肿瘤、结核、结石、创伤及前列腺炎、出血性疾病等，均一性血尿亦可见于健康人，尤其在剧烈运动、急行军、重体力劳动及月经污染等情况。

（2）非均一性血尿：尿红细胞 $>8\,000/mL$，$>70\%$ 有大小、形态及红细胞内血红蛋白改变，尿蛋白常增多，为肾小球性血尿，常伴有红细胞管型、颗粒管型及肾小管上皮细胞等。非均一性血尿见于急性或慢性肾炎、肾盂肾炎、肾病综合征及红斑狼疮性肾炎等。

（3）混合性血尿：上述两类红细胞均存在，提示有肾小球性，也可能伴有非肾小球性的下尿道出血。引起混合性血尿的疾病不多，IgA 肾病较多。

132. 试带法检查尿中红、白细胞可否代替显微镜检查？

尿沉渣显微镜检查是诊断泌尿系统疾病的重要指标之一，它能直接看到有形成分如管型、血细胞及各种结晶甚至其他异常情况，目前实验室常用的试带法检查结果不能完全替代显微镜检查。特别是对肾科病人尿液，若以检查结果作为诊断依据和观察疗效指标，以及疑有假阴性和假阳性的尿液标本等，均应用显微镜检查。

133. 何谓尿管型？

管型（casts）为尿沉渣中有重要意义的成分，它的出现往往提示有肾实质性损害。它是尿液中的蛋白质、细胞及其崩解产物在肾小管、集合管内凝固而形成的蛋白凝聚圆柱状物，故又称圆柱体。

134. 形成尿管型的必要条件是什么？

管型是肾小管、集合管中管状铸型样蛋白凝聚体。形成管型的必要条件是：

（1）原尿中的清蛋白和肾小管分泌的 T－H 糖蛋白是构成管型的基质，其中 T－H 糖蛋白最易形成管型的核心。

（2）肾小管有浓缩和酸化尿液的能力。浓缩可提高蛋白质的含量和盐类的浓度，尿液酸化后能促进蛋白质进一步变性凝聚、沉淀。

（3）局部性尿液淤积及有可供交替使用的肾单位。管型的形成，需要让具备形成管型的尿液在肾单位的下部有足够的停滞时间，以便蛋白质得以浓缩、沉析并凝聚成管型。当形成管型的肾单位重新排尿时，已形成的管型即随尿排出。

135. 正常人尿中可出现透明管型？这种管型如增多有无临床意义？

正常人清晨浓缩尿中可偶见透明管型，剧烈运动后亦可少量见到高热、全身麻醉及心功能不全等，尿中亦可少量出现透明管型。肾实质病变如肾小球肾炎时透明管型可明显增多。

含有少量颗粒和细胞的复合透明管型，提示可能存在肾出血、肾盂肾炎、肾病综合征等。

136. 除透明管型外，尿中还可以出现一些什么管型？

较常见的有细胞管型，透明管型又可分为红细胞管型、白细胞管型、肾上皮细胞管型。有时管型中细胞成分难以区别，笼统称为细胞管型，必要时再用其他特殊方法鉴别。此外，尿中还可出现颗粒管型、宽大管型（又称肾衰竭管型或昏迷管型）、混合管型、脂肪管型、蜡样管型、细菌管型、色素管型等。

137. 尿中为什么会出现结晶？

尿中是否析出结晶取决于某些物质在尿液中的溶解度、浓度、pH 值、温度及胶体状况等因素。当各种促进与抑制结晶析出的因子和使尿液过饱和状态维持稳定的动态平衡的因素失衡时，即可见结晶析出。

138. 酸性尿镜检时可发现一些什么结晶？

常见且与疾病无关的有：尿酸、尿酸盐和草酸钙等。与疾病有关的有：胆红素、胱氨酸、亮氨酸、酪氨酸、胆固醇、正铁血红素、含铁血红素及磺胺结晶等。

139. 碱性尿镜检时可发现一些什么结晶？

碱性尿镜检时可发现磷酸盐（磷酸铵镁、磷酸钙、无定形磷酸盐）、碳酸钙及尿酸铵等结晶。

140. 对混浊尿如何鉴别?

对混浊尿可按下列程序进行粗略鉴别:

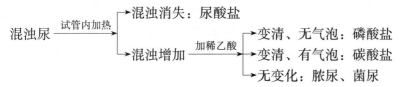

141. 脑脊液是如何形成? 如何吸收?

脑脊液是存在于脑室及蛛网膜下隙内的一种无色透明液体。大约70%的脑脊液是在脑室的脉络丛,通过主动分泌和超滤的联合过程形成的。约30%的脑脊液是在大脑和脊髓的细胞间隙形成的间质液。脑脊液的吸收是通过蛛网膜绒毛而返回静脉。

142. 脑脊液做一般检查应如何处理?

必须及时检验,久置后细胞将被破坏,影响计数及分类。久置还可使葡萄糖被分解,病原菌被破坏或溶解。细胞计数管应避免标本凝固,一般可用EDTA盐抗凝。

143. 正常脑脊液中可见到什么细胞?

正常脑脊液中无红细胞,见到极少数白细胞,成人为$(0\sim8)\times10^6/L$,儿童为$(0\sim15)\times10^6/L$,且多为淋巴细胞及大单核细胞,两者之比为7:3。偶可见内皮细胞。

144. 异常脑脊液用直接涂片或染色可见到一些什么细胞?

脑室蛛网膜下腔出血等可见到血性脑脊液,有多数红细胞。化脓性脑膜炎、流行性脑膜炎的脑脊液中可见到大量中性粒细胞。中枢神经系统病毒感染、结核性或真菌性脑膜炎时,以淋巴细胞为主,有的还可出现浆细胞;寄生虫病时可出现嗜酸性粒细胞,急性脑膜白血病可见到幼稚细胞。

145. 脑脊液不染色做细胞计数时,应防止什么与血细胞混淆?

应注意新生隐球菌,其形态易与单个核细胞混淆。

146. 脑脊液直接涂片检查细菌常用哪些染色法?

革兰染色法检查肺炎链球菌、脑膜炎奈瑟菌、葡萄球菌及链球菌等。抗酸染色法检查结核分枝杆菌,由于未经培养只能根据染色性质及形态报告,不能直接报告细菌名称。墨汁染色法可检查新生隐球菌。

147. 脑脊液显微镜检查有些什么临床意义?

脑脊液显微镜检查对下列一些疾病有较大的临床价值:

(1)中枢神经系统感染性疾病:可发现各种白细胞、细菌或新生隐球菌等。

(2)脑血管病:在不同病程可发现大量红细胞、中性粒细胞、含有或不含有红细胞的吞噬细胞、含铁血黄色素吞噬细胞,并可以此与穿刺损伤出血鉴别。

(3)中枢神经系统肿瘤:白细胞分类计数中以淋巴细胞为主,可找到白血病细胞或其他肿瘤细胞。

(4)脑寄生虫病:嗜酸性粒细胞和浆细胞增高,还可发现血吸虫卵、阿米巴原虫、弓形虫、旋毛虫幼虫,甚至可发现细粒棘球绦虫的头节或头钩。

（5）红斑狼疮：可找到 LE 细胞。

148. 脑脊液蛋白质、葡萄糖各用什么方法检查？

脑脊液蛋白质定性用潘迪（Pandy）试验，操作简便、灵敏度高，但有假阳性。定量可用比浊法（如磺基水杨酸法、三氯乙酸法或双缩脲法），或用染料结合法（如考马斯亮蓝法、丽春红 S 法）、免疫学方法等。检测葡萄糖用葡萄糖氧化酶法、己糖激酶法或邻甲苯胺法。

149. 哪些疾病可用脑脊液作免疫学检查？

神经性梅毒、结核性脑膜炎、脑囊虫病等均可用免疫学方法检查。

150. 何谓浆膜腔积液？

人体浆膜腔（胸腔、腹腔、心包腔和关节腔）在正常情况下仅含起润滑作用的少量液体。病理情况下，浆膜腔内大量液体潴留，形成积液。根据不同部位积液可分为：胸腔积液、腹腔积液、心包积液和关节腔积液等。根据浆膜积液性质不同，实验室检查大致将其分为漏出液和渗出液。

151. 何谓漏出液和渗出液？如何区别？

根据积液产生的原因和性质不同，浆膜腔积液可分为漏出液和渗出液。滤出液与渗出液可通过外观、比密、凝固性、李凡他试验、细胞总数、白细胞总数、分类以及有无细菌等方面进行鉴别。

（1）漏出液：漏血管内的水分伴同营养物，通过毛细血管而滤出，这种在组织间隙或体腔内积聚的非炎症性组织液称为滤出液或漏出液。其形成常见的原因为：①血管内胶体渗透压下降。②毛细血管流体静脉压升高。③淋巴回流受阻。④水、钠潴留引起细胞外液增多。

（2）渗出液：由于炎症病灶内血管中的液体成分和细胞成分通过血管壁渗出，而进入组织或体腔的炎性积液称为渗出液。这是由于炎症时病原微生物的毒素、缺氧以及炎症介质作用使血管内皮细胞受损，血管通透性增加，致使血管内大分子物质如清蛋白甚至球蛋白和纤维蛋白原都能通过血管壁而渗出。

152. 不同临床情况可出现哪些性质的渗出液？

可出现脓性、浆液性、纤维性、血性、乳糜性、胆固醇性和胆汁性渗出液。

153. 浆膜腔穿刺液可做哪些酶学检查、免疫学检查或其他检查？

（1）酶学检查：可做乳酸脱氢酶、溶菌酶、腺苷脱氨酶、血管紧张素转化酶 I、淀粉酶、碱性磷酸酶等。

（2）免疫学检查：可做结核病特异性抗体、肿瘤标志物［（CEA、AFP、CA125、CA199、CA724）、γ-干扰素、肿瘤坏死因子（TNF）、CRP、RF］等检查和 T 细胞亚群等。

（3）其他检查：可做总蛋白、清蛋白、浆膜黏蛋白、铁蛋白、细胞形态学及染色体检查等。

154. 何谓浆膜腔积液三级检查？

有人主张根据浆膜腔积液检验方法的难易和诊断需要将积液检查分为 3 级：

（1）一级检查：为一些较简易的项目，包括颜色、透明度、比重、pH 值、总蛋白、黏蛋白试验、细胞总数及分类，形态学检查以及微生物检验。

（2）二级检查：有 CRP（C 反应蛋白）、FDP（纤维蛋白降解产物）、LD（乳酸脱氢酶）、ADA（腺苷脱氨酶）、ASP（酸溶性蛋白）、AMY（淀粉酶）、GP（糖蛋白）等检查。

（3）三级检查：包括肿瘤标志物如 CEA（癌胚抗原）、AFP（甲胎蛋白）、HCG（绒毛膜促性腺激素），以及同工酶、蛋白质组分分析、肿瘤特异性抗原及细胞免疫功能检查等。

20 世纪 90 年代，国内已从一般检查发展到细胞学、生物化学、微生物学、免疫学、遗传学等多项优化组合检查。临床医师已不能再满足于漏出液与渗出液一般实验室鉴别，而且应提供良性或恶性、结核性或化脓性等实验室鉴别资料。

155. 滑膜液从何而来？

滑膜液存在于关节面与滑膜围成的关节腔内，来自血管、毛细淋巴管的过滤液及滑膜细胞的分泌。当关节发炎或受到损伤时，滑膜液增多，即称为关节腔积液，此时滑膜液中成分也发生改变。

156. 关节腔积液穿刺有些什么适应证？

①原因不明的关节积液。②疑为感染性关节炎，寻找病原菌。③抽积液或向关节腔内注射药物进行治疗。

157. 关节腔穿刺液可以做哪些实验室检查？

（1）一般检查：包括量、色、透明度、黏稠度、凝块形成。显微镜检查可观察细胞总数和分类、结晶，必要时检查 LE 细胞。

（2）化学检查：包括黏蛋白凝块形成试验、蛋白质定量、葡萄糖定量、乳酸等。

（3）免疫学检查：包括类风湿因子、抗核抗体及补体。

（4）微生物检查：包括直接涂片革兰染色和抗酸染色找细菌，亦可做细菌培养，必要时还应作厌氧菌和真菌培养。

158. 根据滑膜液检查结果，可将关节炎分为几群？

可分为 4 群：

（1）Ⅰ群（非炎性）：如骨关节炎、骨软骨炎、骨软骨瘤病、外伤性关节炎等。

（2）Ⅱ群（炎性）：如滑膜炎（痛风，假性痛风）、类风湿关节炎，系统性红斑狼疮等。

（3）Ⅲ群（败血性）：如细菌、真菌、抗酸杆菌感染。

（4）Ⅳ群（出血性）：如外伤、血液病、肿瘤、人造关节等。

159. 潘迪（Pandy）试验、李凡他试验、加热乙酸试验分别是检查什么标本的什么蛋白质？

（1）潘迪试验：系检查脑脊液中的蛋白质，试剂中的苯酚与脑脊液中球蛋白形成不溶性蛋白盐而沉淀，本试验较敏感，不仅与球蛋白反应，如总蛋白超过 0.25 g/L，即可呈阳性，因此正常脑脊液有时亦可出现极弱阳性反应。

（2）李凡他试验：系检查浆膜腔积液中的浆液黏蛋白（又称酸性糖蛋白）。浆液黏蛋白为多糖与蛋白质形成的复合物，等电点为 pH3～5，其在稀乙酸溶液中，可出现白色雾状沉淀，因渗出液中含大量黏蛋白，故用李凡他试验鉴别。

（3）加热乙酸试验：系检查尿中蛋白质。尿中有无机盐存在情况下，清蛋白和球蛋白均能被沉淀。

160. 精液和精浆由什么组成？精子从生精细胞到成熟的精子需多少天？

精液主要由精子和精浆组成。

精浆由精囊液（占 50%～60%）、前列腺液（30%～34%）以及附睾、尿道旁腺、尿道球腺等分泌的少量液体混合而成。

睾丸曲细精管内生精细胞在垂体前叶促性腺激素的作用下，经精原细胞、初级精母细胞、次级精母细胞及精子细胞几个阶段分化演变，最后发育为成熟的精子，此过程约需 70 日。

161. 精子存在于何处？

70% 的精子储存于附睾内，2% 存在于输精管，其余储存于输精管的壶腹部，精囊内仅存少量。

162. 精液检查的目的是什么？

精液检查的主要目的有：①评价男性生育功能。②为不育症的诊断和疗效观察提供依据。③辅助男性生殖系统疾病的诊断。④输精管结扎术后的效果观察。⑤计划生育科研。⑥为体外授精和精子库提供优质精子。⑦法医学鉴定。

163. 何谓精子活力？

精子活力（sperm activity）是指精子向前运动的能力。WHO 将其分为 4 级。a 级：精子快速向前运动；b 级：缓慢或呆滞地向前运动；c 级：非向前运动；d 级：不动。精子活力检查必须使用液化后的新鲜标本。活动力正常时，射精后 60 分钟内，50% 或更多的精子能向前运动（即 a 级和 b 级），25% 或更多能快速向前运动（a 级）。

164. 何谓精子存活率？

精子存活率是以活精子比率表示，常用染色法以鉴别其死活。活精子的细胞膜能阻止伊红 Y 或台盼蓝等染料进入细胞，故精子不被染色。死精子可被染成橘红或蓝色。有生育力男性伊红染色法的活精子率≥75%。

165. 何谓精子密度？

精子密度是指计数单位体积内精子量。精子密度乘以一次精液量，即一次射精的精子总数。参考值：精子计数≥20×10^9/L，一次射精的精子总数应≥40×10^6。计数<20×10^9/L 为少精症，无精时为无精症。

166. 抗精子抗体有何临床意义？

抗精子抗体（AsAb）是引起免疫性不育的重要原因之一。精子的抗原性很强，可引起异种免疫和同种异体免疫，其器官特异性抗原还可引起自身抗精子抗体。精液中抗精子抗体几乎全部为 IgA 和 IgG。AsAb 与精子结合后可使精子凝集、制动，还可抑制精子的顶体活性，使之难以穿透包围卵细胞的放射冠和透明带，阻碍精子与卵细胞结合，即使完成受精过程亦可导致死胎或流产。

167. 检查 AsAb 可用哪些方法？

可用精子凝集试验（SAT）、精子制动试验（SIT）、免疫珠试验、混合免疫球蛋白试验及免疫酶法等。

168. 精液可做哪些化学检查，临床意义如何？

精液中化学成分很复杂，主要有蛋白类、酶类、微量元素、激素及果糖等。

（1）精浆果糖：果糖是精液中主要糖分，也是精子重要的营养成分之一。果糖降低见于精囊炎和雄激素分泌不足。先天性精囊腺缺乏、逆行射精等，果糖可缺如。

（2）精浆酸性磷酸酶：酸性磷酸酶产生于前列腺，影响精子的活动、代谢和受精率。增高见于前列腺癌和前列腺肥大，减低见于前列腺炎。

（3）乳酸脱氢酶-X（LD-X）：LD-X 为 LDH 同工酶之一，是精子糖代谢必需的酶。少精或无精 LD-X 减低。

（4）中性 α-葡萄糖苷酶：此酶活性与精子密度、活力呈正相关。

（5）精子顶体酶：活性与精子数、顶体完整率呈正相关。不育者此酶活性减低。

（6）精浆柠檬酸：柠檬酸来自前列腺，影响射精后精液凝固与液化过程，其含量与睾酮水平相关。检测柠檬酸，可帮助判断前列腺功能及雄激素分泌状态。

（7）精浆锌：锌为生殖系统与内分泌功能最为密切的一种微量元素，可作为评价男性生育功能和诊治不育症指标之一。严重缺锌可导致不育。

169. 关于精液检查有什么自动化仪器？

有下列仪器：

（1）计算机辅助精子分析系统：具有高效、客观、高精度等优点，可检查更多指标，但价格较贵，且对测量精子密度有一定局限性。目前 WHO 仍推荐使用显微镜直接检测精子密度和活动率。

（2）精子质量分析仪：也可以提供很多参数，具有操作便捷、客观性强、精密度较高等优点，但并不能完全取代传统手工显微法对精液质量的检查。

170. 前列腺液与精液有何关系？

前列腺液是精液的重要组成部分，约占精液的 30%。

171. 前列腺液含一些什么成分？

前列腺液含磷脂、无机盐、酶类、蛋白质、葡萄糖、维生素 C 等，并有少量上皮细胞和白细胞。

172. 前列腺液一般检查包括哪些内容？有何临床意义？

（1）量：正常时为数滴至 2 mL 左右。前列腺慢性充血和过度兴奋时增多。前列腺分泌功能严重不足，如某些性功能低下者和前列腺炎等情况下，前列腺的量减少。

（2）色和透明度：红色提示各种原因引起的出血，按摩过重亦可引起出血。黄色混浊黏稠，可能是化脓性炎症。

（3）显微镜检查：

1）卵磷脂小体：正常时多量，均匀分布。前列腺炎时，卵磷脂小体减少。

2）前列腺颗粒细胞：为体积较大、颗粒较粗的细胞，可能是吞噬了卵磷脂小体的吞噬细胞，正常时少于 1 个/HPF。炎症时常伴有大量脓细胞同时出现，前列腺炎及老年人此类细胞增多。

3）淀粉样小体：圆形或卵圆形，微黄色或褐色，为分层或同心圆层，体积较大，约为白细胞的 10 倍。临床意义不大，但它与胆固醇结合可形成前列腺结石，在老年人中一般较多出现。

4）红细胞、白细胞：红细胞偶见，少于 5 个/HP。白细胞少于 10 个/HP。红细胞增多见于炎症、结石、结核或癌，但必须排除按摩过重所致。白细胞增多为炎症表现。

5）其他：精子，可能是按摩时压迫了精囊。滴虫性前列腺炎可出现滴虫。

173. 前列腺液可做哪些特殊检查？

可染色找嗜酸性粒细胞、癌细胞和进行细菌涂片检查。必要时可进行细菌培养及有关实验。以上如有阳性发现，均有较大的临床意义。

174. 做阴道分泌物清洁度检查分度有什么临床意义？

Ⅰ度为正常，Ⅱ度亦属正常，Ⅲ度提示有炎症，Ⅳ度多见于严重的阴道炎。

175. 阴道分泌物可以发现一些什么病原微生物？

阴道分泌物可发现原虫（主要是阴道毛滴虫）、真菌（多为白色假丝酵母菌）、淋病奈瑟菌、阴道加德纳菌、衣原体、病毒（单纯疱疹病毒、人巨细胞病毒、人乳头状病毒）等。

176. 粪便检查的主要目的有哪些？

粪便检查的主要目的包括：①了解消化道有无炎症、出血、寄生虫感染、恶性肿瘤等情况。②间接了解胃肠、胰腺、肝胆系统的功能状况。③直接培养致病细菌或悬滴检查急性传染病致病菌。④了解肠道菌群分布。

177. 上消化道出血多少即可出现柏油样便？

上消化道出血 50～75 mL，即可肉眼见到柏油样便。如柏油样便持续 2～3 日，说明出血量至少为 500 mL。

178. 何谓粪便隐血？

上消化道出血量少于 5 mL，粪便无可见的血液，少量红细胞被消化分解，以致显微镜下也不能见到红细胞，而用其他敏感方法方能证实为出血，此即称为隐血。

179. 粪便隐血试验化学法可用哪些方法？要注意些什么？

（1）邻联甲苯胺法：为国内推荐方法，原理是血红蛋白中的亚铁血红素有类似过氧化物酶活性，能催化 H_2O_2 作为电子受体，使邻联甲苯胺氧化成邻甲偶氮苯而显蓝色，Hb 0.2～1.0 mg/L 即可检出，假阳性高。

（2）愈创木酯法：可检出 Hb 为 6～10 mg/L 的隐血，受食物影响较小，假阳性低。

（3）氨基比林法：中等灵敏度和特异性，可检出 Hb 为 1～5 mg/L，已有用化学方法制成的试带。

粪便隐血试验的受检者于试验前 3 日内应禁食动物血、肉、肝脏及高叶绿素食物、铁剂、中药等，以免假阳性。

180. 免疫学粪便隐血试验有些什么方法？

有乳胶凝集试验、免疫酶法、胶体金法、免疫层析法等。以免疫胶体金法优点较多，灵敏度高，方便、特异，不必限制饮食。

181. 粪便直接显微镜检查可见到哪些食物残渣？

正常或病理情况下，可出现一些食物残渣，应注意与细胞或虫卵区别。

（1）淀粉颗粒：大小不等，形成圆形或椭圆形颗粒，无色、光泽、呈特殊的轮状结构。滴加碘液呈蓝色或红色（红糊精）。腹泻或消化不良时可出现。

（2）脂肪：用苏丹Ⅲ染色可分为中性脂肪、游离脂肪酸和脂肪酸与钙、镁等结合的结合脂肪酸，后者呈不规则块状或片状，不被染色。中性脂肪酸为圆形小滴，大小不一，折光性强，可染成红色。游离脂肪酸呈片状结晶者可染成橘红色，而呈针状结晶者不着色。脂肪增加多见于腹泻病人。

（3）肌肉纤维：淡黄色柱状，带横纹，大量出现可见于大量肉食、腹泻或蛋白质消化不良，最常见于胰腺分泌功能减退。

（4）植物细胞和植物纤维：形态多样化，呈螺旋小管或蜂窝状，或呈圆形、长圆形，有双层细胞壁。食物如经充分消化则粪便中少见，如增多应考虑腹泻及各种原因引起的肠蠕动亢进。

（5）结晶：可见到少量盐类结晶，一般无临床意义。如出现夏科-雷登结晶则提示阿米巴痢疾，血红蛋白结晶则是消化道出血的依据。

182. 支气管肺泡灌洗液中查到卡氏肺孢子虫有何临床意义？

人类一般受卡氏肺孢子虫感染多无明显症状，若病人免疫功能低下特别是 AIDS 病人和使用大量免疫抑制剂病人易受感染，并可引起严重间质性肺炎，故为 AIDS 病人最常见的并发症和死亡原因之一。

183. 粪便中发现隐孢子虫有何临床意义？

隐孢子虫属肠道完全寄生性原虫，为机会致病原虫。该虫是 AIDS 病人主要致死病因之一，亦为儿童腹泻的重要病原。隐孢子虫病的诊断主要靠从粪便中查出隐孢子虫卵囊。

184. 以脓血便为特点的腹泻见于哪几种疾病？

以脓血便为特点的腹泻可见于细菌性痢疾、阿米巴痢疾、弯曲菌肠炎、血吸虫病、溃疡性结肠炎、结肠癌或直肠癌等。

185. 我国政府于 1956 年提出要限期消灭危害严重的哪 5 种寄生虫病？

疟疾、血吸虫病、丝虫病、黑热病及钩虫病。

186. 何谓共栖、互利共生和寄生？

（1）共栖：是指两种生物在一起生活，其中一方受益，另一方既不受益也不受害，如结肠内阿米巴是人体肠道最常见的共栖原虫。

（2）互利共生：是指两种生物在一起生活，双方在营养上互相依赖，彼此受益，长期共生，如在牛、马胃内生活的纤毛虫。

（3）寄生：是指两种生物在一起生活，受益方称为寄生物，如寄生于人、动物或植物的寄生虫。受害方称为宿主。宿主向寄生物长期或暂时提供营养来源和/或居住场所，从而受害。

187. 根据寄生虫与宿主的关系，可将寄生虫分为哪几类？

可分为体内寄生虫和体外寄生虫，专性寄生虫和兼性寄生虫，永久性寄生虫和偶然性寄生虫，机会致病寄生虫等。

188. 从寄生虫与宿主关系，宿主可分为哪几类？

可分为4类：

(1) 终宿主：生虫成虫或有性生殖阶段寄生的宿主。

(2) 中间宿主：寄生虫幼虫或无性生殖阶段寄生的宿主。

(3) 保虫宿主或储存宿主：某些蠕虫的成虫或原虫的某一发育阶段既可寄生于人体，又可寄生于某些脊椎动物。在一定条件下寄生虫可从这些脊椎动物传播给人，在流行病学上称这些动物为保虫宿主。

(4) 转续宿主：某些寄生虫的幼期侵入非正常宿主，不能发育为成虫，长期保持在幼期状态，当此幼期虫体有机会进入正常终宿主体内后，才可继续发育为成虫，这种非正常宿主称转续宿主。

189. 寄生虫对宿主产生哪些损害？

(1) 夺取营养：寄生虫在宿主体内生长、发育和繁殖过程中，必须从宿主夺取营养物质。寄生的虫数愈多，虫体愈大，宿主被夺取的营养也愈多。

(2) 机械性损害：寄生虫侵入宿主体内后，在宿主体内移行、寄生、生长繁殖和排离过程中都可能对宿主造成局部破坏、压迫或阻塞等机械性损害。

(3) 毒性损害：寄生虫的分泌、代谢产物及死亡虫体的崩解产物均对宿主有毒性作用，从而造成对宿主的损害。

(4) 变应原作用（免疫病理）：寄生虫的排泄分泌物和死亡虫体的分解产物具有抗原性，可对宿主致敏，并引起宿主局部或全身性变态反应。

190. 宿主与寄生虫相互作用，可发生什么样的结果？

①宿主清除了体内寄生虫，并对该寄生虫再感染，产生了抵抗力。②宿主对体内寄生虫未能清除或完全清除，因而对同类寄生虫再感染只具有相对的抵抗力，从而维持相当长时间的寄生关系，宿主呈带虫状态或隐性感染。③宿主不能控制体内寄生虫的生长繁殖，从而病情加重，甚至造成严重后果。

191. 何谓寄生虫的循环抗原？

寄生虫的循环抗原是指寄生虫体释放于宿主体液中的大分子微粒，它们主要是虫体的排泄分泌物和表膜脱落物，这些物质具有抗原性且能通过免疫学试验被检查出来。

192. 宿主对寄生虫的免疫应答有哪几种？

(1) 非特异性免疫：即先天性免疫。这是在宿主进化过程中形成的一种免疫，具有遗传性和种的特征。

(2) 特异性免疫：即获得性免疫。寄生虫侵入宿主后，其抗原物质对宿主而言均为

"异己"，从而刺激宿主的免疫系统产生免疫应答，对寄生虫可发挥杀伤和清除作用。免疫效应可分为消除性免疫和非消除性免疫，其免疫类型又可分为体液免疫和细胞免疫以及体液和细胞免疫协同作用。

193. 何谓消除性免疫和非消除性免疫？

消除性免疫和非消除性免疫都是获得性免疫。

（1）消除性免疫：是指宿主能消除体内寄生虫，并对其再感染产生完全的抵抗力。这是少见的免疫效应。

（2）非消除性免疫：是指宿主感染寄生虫后所产生的免疫力，不能清除或不能完全清除已经建立了感染的寄生虫，但对同种寄生虫的再感染具有一定程度的抵抗力。体内虫荷维持在一个较低的水平，该免疫随虫荷的消失而消失。

194. 何谓带虫免疫和伴随免疫？请各举一例。

（1）带虫免疫：人体感染寄生虫后，可产生获得性免疫，但对体内原有的寄生虫（如疟原虫）不能完全清除，而维持低密度，对同种原虫再感染具有一定的抵抗力；一旦使用药物完全消除原虫，宿主所获得的免疫力便逐渐消失，此种免疫称为带虫免疫。

（2）伴随免疫：宿主感染寄生虫（如血吸虫），可产生获得性免疫，其对已寄生的成虫虽无影响，但可抵抗再感染，即对再侵入的童虫有一定抵抗力，此称为伴随免疫。

带虫免疫和伴随免疫都是获得性免疫。

195. 何谓寄生虫的免疫逃避？

某些寄生虫在与宿主长期相互适应的过程中，产生了逃避宿主免疫攻击的能力，并能在宿主体内增殖或长期生存，这种现象称之为免疫逃避。其机制非常复杂，因不同寄生虫而异，可有如下原因：①抗原变异。②抗原伪装。③抑制或干扰宿主的免疫应答。④解剖位置的隔离。例如，寄生虫寄生于血管或淋巴管以外的部位如眼、脑、胚胎等处，受到较少的免疫攻击。

196. 何谓人畜共患寄生虫病？哪些蠕虫病属人畜共患病？

人畜共患寄生虫病是指在脊椎动物与人之间自然地传播着的寄生虫病。常见的蠕虫病中旋毛虫病、血吸虫病、肺吸虫病、肝吸虫病、姜片虫病、猪带绦虫病及猪囊尾蚴病、长膜壳绦虫病、短膜壳绦虫病、细粒棘球绦虫病、曼氏迭宫绦虫病和阔节裂头绦虫病等属于人畜共患疾病。

197. 寄生虫病的流行必须具备哪些基本环节？

寄生虫病的流行与其他流行病的流行一样，必须具备传染源、传播途径和易感人群3个基本环节。

198. 人体寄生虫病的感染途径主要有哪几种？

主要有经口感染、经皮肤感染、经胎盘感染、自体感染和其他途径（如卡氏肺孢子虫经呼吸道、阴道毛滴虫经阴道、弓形虫和疟原虫经输血以及经土、水、空气传播及节肢动物和家畜感染等）。

199. 日本血吸虫直肠黏膜活体组织检查有何缺点？

直肠黏膜活体组织检查曾经是日本血吸虫病较好的诊断方法，但病人经过反复治疗，很难找到活虫卵，加之本法有一定局限性和危险性，仅适用于部分无病史的受检者。采用纤维直肠镜镜检，不需钳取黏膜组织，减少了肠出血的危险，同时增加了观察的范围，并可提高检出率。

200. 人体寄生虫由哪几部分组成？

由医学蠕虫（包括线虫、吸虫、绦虫 3 类）、医学原虫和医学昆虫（即医学节肢动物）等组成。

201. 我国常见的人体寄生虫中有哪些医学蠕虫？

医学蠕虫包括线虫、吸虫、绦虫 3 类。我国常见的人体寄生虫的蠕虫如下。

（1）线虫：有蛔虫、钩虫、鞭虫、蛲虫、丝虫、旋毛虫。

（2）吸虫：有血吸虫、肝吸虫、肺吸虫、姜片虫。

（3）绦虫：有猪带绦虫、牛带绦虫、细粒棘球绦虫、长膜壳绦虫、短膜壳绦虫、曼氏迭宫绦虫、多房棘球绦虫和阔节裂头绦虫等。

202. 我国常见的人体寄生虫中有哪些医学原虫？

有溶组织内阿米巴、非致病阿米巴、杜氏利什曼原虫、疟原虫、阴道毛滴虫、蓝氏贾第鞭毛虫、人毛滴虫、锥虫、卡氏肺孢子虫、隐孢子虫、弓形虫和结肠小袋纤毛虫等。

203. 我国常见的人体寄生虫中有哪些医学昆虫？

有硬蜱、软蜱、革螨、恙螨、疥螨、尘螨、粉螨、蒲螨、蠕形螨、蚊、蝇、白蛉、蠓、虻、蚋、蜚蠊、蚤、虱、臭虫、桑毛虫、松毛虫和茶毛虫等。

204. 常见医学蠕虫中哪些是以卵感染人体？哪些是以幼虫感染人体的？

（1）以卵感染人体：蛔虫、蛲虫、鞭虫、细粒棘球绦虫等。

（2）以幼虫感染人体：钩虫、丝虫、血吸虫、肺吸虫、肝吸虫、猪带绦虫、牛带绦虫、曼氏迭宫绦虫、阔节裂头绦虫等。

205. 经口和皮肤感染的蠕虫有哪些？

（1）经口感染：蛔虫、蛲虫、肺吸虫、肝吸虫、姜片虫、鞭虫、旋毛虫、猪带绦虫、牛带绦虫、长膜壳绦虫、短膜壳绦虫等。

（2）经皮肤感染：钩虫、丝虫、血吸虫、曼氏迭宫绦虫等。

206. 寄生于肠道的蠕虫有哪些？

有蛔虫、钩虫、蛲虫、姜片虫、鞭虫、旋毛虫、猪带绦虫和牛带绦虫、长膜壳绦虫、短膜壳绦虫、阔节裂头绦虫、曼氏迭宫绦虫等。

207. 寄生于肠道以外组织器官的蠕虫（包括各阶段）有哪些？

有丝虫、旋毛虫、肺吸虫、血吸虫、肝吸虫、猪带绦虫、曼氏迭宫绦虫、细粒棘球绦虫等。

208. 既可寄居肠道又可寄居其他组织器官的蠕虫有哪些？

有旋毛虫、猪带绦虫、蛲虫、曼氏迭宫绦虫等。

209. 常见的人体寄生线虫中，哪些属土源性？哪些属生物源性？

属土源性的有蛔虫、钩虫、蛲虫、鞭虫等，其生活史过程不需要中间宿主。

属生物源性的如丝虫，其生活史过程需中间宿主。

210. 常见的肠道线虫病有些什么常用的实验室检查法？请各举一例。

（1）病原学检查：①直接涂片法，如查蛔虫卵。②自然沉淀法，如查蛔虫卵。③厚涂片法，如查蛔虫卵及鞭虫卵。④饱和盐水漂浮法，如查钩虫卵。⑤肛周检查法，如查蛲虫卵。⑥组织压片法，如从横纹肌作压片找旋毛虫幼虫。

（2）免疫学检查：如诊断旋毛虫病和丝虫病。

211. 为什么丝虫病的实验室检查常用免疫学方法？

丝虫病的实验室检查常用病原学诊断，即从血液中找微丝蚴；或用免疫学检查法。因为丝虫寄居在淋巴、血液中，机体所产生的免疫反应较肠道寄生虫引起的免疫反应强烈得多，同时丝虫病的病原体不及肠道寄生虫病的病原体那样容易找到，因而常用免疫学检查法协助诊断。

212. 粪便检查可发现哪些蠕虫感染？

可发现蛔虫、蛲虫、钩虫、鞭虫、肺吸虫、血吸虫、肝吸虫、姜片虫、猪带绦虫及牛带绦虫、长膜壳绦虫及短膜壳绦虫、阔节裂头绦虫及曼氏迭宫绦虫等感染。

213. 尿液和血液检查可发现哪些蠕虫感染？各为哪个阶段？

（1）尿液检查：可发现丝虫感染（微丝蚴）和蛲虫感染（雌虫）。

（2）血液检查：可发现丝虫感染。

214. 常规血液学检查中可发现一些什么寄生虫病原体？

常规血液学检查可发现弓形虫、杜氏利什曼原虫、微丝蚴、疟原虫、锥虫鞭毛体等寄生虫病原体。

215. 胆汁检查可发现哪些寄生虫或虫卵？

胆汁检查可发现蓝氏贾弟鞭毛虫、肝吸虫、阿米巴滋养体或包囊、钩虫卵、蛔虫卵、粪类圆线虫蚴等。

216. 痰镜检可发现什么寄生虫或卵？

痰镜检可发现肺吸虫卵、蛔虫卵、阿米巴原虫等。

217. 哪些肠道蠕虫不能依靠粪检确诊？应选用什么方法？

蛲虫——用肛门拭子法，旋毛虫——用横纹肌活检或免疫学方法，猪带绦虫和牛带绦虫——用肛门拭子法。

218. 寄生于人体的疟原虫，常见的有哪几种？

有间日疟原虫、三日疟原虫、恶性疟原虫和卵形疟原虫。

219. 简述血吸虫的病原学检查和免疫学诊断方法。

血吸虫病的病原学检查首先采用粪检，可用直接涂片法、集卵法和毛蚴孵化法，必要时可用纤维直肠镜检、直肠黏膜活检。免疫学检查可用皮内试验和检测抗体（如环卵沉淀法、间接血凝试验和酶联免疫吸附剂试验等）。

220. 为什么在慢性血吸虫病病人粪便中不易找到虫卵？

因为慢性血吸虫病病人大量虫卵长期沉着于肠壁，产生大量肉芽肿，引起肠壁广泛纤维化，致使肠壁增厚，形成瘢痕，虫卵难以落入肠腔，因而在粪便中难以找到虫卵。

221. 在医学生化检验中，何谓真值、定值、靶值、准确度及精密度？

（1）真值：是用最可靠的决定性方法，即没有偏差或只有已知偏差的最佳条件下定量测得的数值。在生化检验时，真值在绝大多数情况下是不能确切测得的。

（2）定值：是指标定的质控材料的已知值。是由具有一定条件的实验室采用决定性方法、参考方法或推荐的常规方法测出的一组经统计处理而得出的数据。

（3）靶值：是由若干个实验室或室间质量评价中所得的较好数据经统计处理得出的均值。

（4）准确度：是指测定结果与真值接近的程度。衡量准确度常用回收试验，以回收率表示。

（5）精密度：是指对同一样品多次测定，每次测定结果和多次结果均值接近的程度，也就是对同一样品重复分析的结果间的符合程度。衡量精密度常用变异系数（CV%）表示。

222. 在医学生化检验中，何谓决定性方法、参考方法、医学决定水平、允许误差？

（1）决定性方法：这类方法的准确度最高，系统误差最小，经过详细的研究，没有发现产生不准确性的原因和不明确的方面。测定结果为确定值，与真值最接近。

（2）参考方法：指精密度与准确度稍微低于决定性方法，其各种轻度干扰因素为已知的分析方法。

（3）医学决定水平：指某项待测成分的某一浓度，围绕该浓度的升高或降低，对确定疾病的诊断或治疗起帮助甚至关键的作用。

（4）允许误差：①按照医学使用时有决定性作用的浓度为依据，允许误差一般采用 $\overline{X} \pm 2s$。②根据参考值范围或生物学变异决定，Tonks 提出以参考值范围的 1/4 为允许误差，后又提出以测定值的 ±10% 为允许误差。

223. 何谓室内质量控制？其目的是什么？

室内质量控制系各实验室为了监测和评价本室工作质量，以决定常规检验报告能否发出所采取的一系列检查、控制手段，旨在检测和控制本室常规工作的精密度，并检测其准确度的改变，以提高本室常规工作中批间和日间标本检测的一致性。

224. 何谓"OCV"和"RCV"？两者有何关系？

（1）OCV（optimal conditions variance）：即最佳条件下的变异。它是指在某一实验室内，在最理想和最恒定的条件下，对同一质控物进行反复测定，能得出的最低变异；是在目前条件下本室该项目检测所能达到的最好的精密度水平；是本室工作水平的一个基础指标。

（2）RCV（routine conditions variance）：即常规条件下的变异。是指在某一实验室内，常规条件下测定质控物所得出的变异。它反映常规条件下该项目的精密度水平，不仅可以用于比较不同方法、仪器、操作者等在常规工作下的精密度，而且是室内质量控制中靶值和允许误差范围确定的依据。

（3）OCV 与 RCV 的关系：①如果使用同一质控物，则两者测定的均值应基本一致。若不同，说明准确性已改变。②RCV 绝不能小于 OCV，否则 OCV 的条件就不是最佳条件。较大的 RCV 提示一个时期内分析条件不稳定。③RCV 的标准差一般为 OCV 的 2 倍或不到 2 倍，故 RCV/OCV 的比值不应大于 2。个别实验可能略高于 2，但比值过高常说明该分析方法难于控制。

225. 在质量控制中，如何判断失控？

对失控的判断标准有许多不同主张。目前，采用最广泛的原则是采用 Westgard 多规则质控方法分析。当质量控制血清的检测结果超出 $\overline{X}\pm 3s$ 范围时，即判断为失控。因为按统计学的原理，由随机误差引起结果超出 $\overline{X}\pm 3s$ 范围的可能性小于 0.3%。对于几十次测定而言，实际上是不可能发生的，一旦发生则提示可能存在非随机误差或特殊情况。而当质量控制血清的检测结果超出 $\overline{X}\pm 2s$ 范围时，只能认为是警告，不能判断为失控，而应按照 Westgard 多规则质控方法进行分析后再确定。

226. 何谓室间质量评价？评分方法是什么？

（1）室间质量评价：即由实验室以外的某个机构对各实验室常规工作的质量进行监测和评定，以评价各实验室工作质量，逐步提高常规检测的准确性和可比性。在我国，室间质量评价由各级临床检验中心组织实施，目的是相互校正各参与实验室测定结果的准确性，要求保持在临床所能接受的误差范围，从而使参加活动的实验室之间结果有可比性。室间质量评价是借助外部力量进行的回顾性检查，不能控制实验室每日发出的报告，也不能代替室内质量控制。室间质量评价也称为能力验证实验（proficiency testing，PT）。

（2）室间质量评价方法：过去最常用的评分方法为 VIS 法，现多采用 PT 记分法。要求在 5 个标本中至少有 4 个质控结果在 PT 允许范围之内方为合格。

227. 何谓变异指数及变异指数得分？

（1）变异指数（variance index，VI）：室间评价通过测定控制血清，可得到两个主要指标：一是均数，二是变异指数。前者作为室间评价的参考靶值，后者是表示实验误差的指标。按下式先计算每一个实验室某一项实验结果的变异百分数（V）：

$$V=\frac{|X-\overline{X}|}{\overline{X}}\times 100$$

式中：X 示某实验室测定某一项实验结果；$\overline{X}$ 示同一实验项目的所有实验室测定结果的均数。

然后计算变异指数（VI）：

$$VI=\frac{V}{CCV}\times 100$$

式中：VI 示变异指数（乘 100 是为了去掉小数），表示实验室测定结果的变异百分数为选定的 CV 的倍数；CCV 示选定的变异系数，一般是采用评价活动中前一时期所得较好的变异系数作为 CCV。

（2）变异指数得分（VIS）：即用变异指数计分，当 $VI<400$ 时，$VIS=VI$；当 $VI\geqslant 400$ 时，$VIS=400$。室间质量评价活动中，$VIS\leqslant 80$ 为优秀，$VIS\leqslant 150$ 为及格，VIS 最大

值为 400。一般认为 $VIS>200$，表明结果有临床上不允许的误差；$VIS=400$ 的测定结果则会造成临床上的严重失误，是绝对不许可的。

228. 何谓 PT 记分？

对每一个项目：

$$PT=\frac{该项目可接受结果数}{该项目总测定样品数}\times100$$

对所有项目：

$$PT=\frac{所有项目可接受结果数}{所有项目总测定样品数}\times100$$

要求：PT≥80％为合格。

229. Westgard 多规则质控常用规则有哪些？

Westgard 多规则质控常用规则有：$\overline{x}$，平均数；s，标准差。

（1）1_{2s}：1 个质控结果超过了 $\overline{x}\pm2s$ 且在 $\pm3s$ 内，仅用作"警告"规则，并启动由其他规则来检验质控数据。

（2）1_{3s}：1 个质控结果超过 $\overline{x}\pm3s$，判为失控，主要对随机误差敏感。

（3）2_{2s}：2 个连续的质控结果同时超过 $\overline{x}+2s$ 或 $\overline{x}-2s$，判为失控，主要对系统误差敏感。

（4）R_{4s}：1 个质控结果超过 $\overline{x}+2s$，另一质控结果超过 $\overline{x}-2s$。判为失控，主要对随机误差敏感。

（5）4_{1s}：1 个质控品连续 4 次测定结果都超过 $\overline{x}+1s$ 或 $\overline{x}-1s$，判为失控，主要对系统误差敏感。

（6）$10\overline{x}$：10 个连续的质控结果落在均值的一侧，判为失控，主要对系统误差敏感。

230. 为什么要参加室间质量评价？

室间质量评价的目的是相互校正各参与实验室测定结果的准确性，要求保持在临床所能接受的误差范围内，从而使参加活动的实验室之间结果有可比性，故室间质评着重考察检验操作的整体状态，检测的是实验室检测结果的准确性，所以应该参加室间质量评价。

231. 室内质量控制与室间质量评价有何关系？

由于室间质量评价活动是借助外部力量进行回顾性检查，而不能控制实验室每日所发出的报告质量，故不能代替室内质量控制。相反，只有首先搞好室内质量控制，保证检验结果达到一定的精密度，才能得到较好的室间质评成绩和达到室间质评结果可比性的目的。当室间质量评价中某一项目出现明显差异时，又要从室内质量控制中寻找原因，制订出改进计划，切实保证本实验室检验结果质量。

232. 解释几个有关质量控制名词：参考物、校准物、质控物、质控方法、质控图。

（1）参考物（reference materials）：所含欲测物的量是用参考方法或用与参考方法可比的其他方法测出来的，其所定的值应有高度准确性。参考物常由权威或官方机构所承认。

（2）校准物（calibration materials）：含有已知量的欲测物，用以校准该测定方法的数值。商品试剂盒中常带有校准物并有标示值，它与该方法及试剂相关联，由于有介质效应，所标示的值可能与真值有偏差。

（3）质控物（control materials）：用于和待测标本共同测定，以控制样品的测定误差。最理想的质控物是用与待测标本相同的介质制备，而且要求保存期间十分稳定。

（4）质控方法（control procedures）：以统计学方法确定质控测定值是否不同于已知值的方法，也称统计质量控制方法。

（5）控制图（control charts）：系评价测定结果是否处于统计控制状态的一种图表。控制限（control limits）是在控制图上做出需要行动信号的标准，或判断一组数据是否处于控制状态之中的标准。控制限由上限和下限规定可接受的范围。

233. 诊断灵敏度、诊断特异性、预期值和总有效率如何计算？

诊断灵敏度为所有病人（TP＋FN）中获得阳性（TP）结果的百分数。诊断特异性为所有这类疾病的人群（TN＋FP）中获得阴性结果（TN）的可能性。阳性结果的预期值（PV＋）为所有阳性结果中正确的阳性百分率。阴性结果的预期值（PV－）为所有阴性结果中正确阴性的百分率。总有效率指所有检验结果中正确结果的百分率。在临床运用中，主要以阳性结果的预期值观察检测结果的使用价值。他们的计算方法如下：

$$诊断灵敏度 = \frac{TP}{TP+FN} \times 100\%$$

$$诊断特异性 = \frac{TN}{TN+FP} \times 100\%$$

$$阳性结果的预期值（PV＋） = \frac{TP}{TP+FP} \times 100\%$$

$$阴性结果的预期值（PV－） = \frac{TN}{TN+FN} \times 100\%$$

$$总有效率 = \frac{TP+TN}{TP+FP+TN+FN} \times 100\%$$

式中：TP 为真阳性，TN 为真阴性，FP 为假阳性，FN 为假阴性。

234. 何谓分析范围、干扰和介质效应？

（1）分析范围：是指使用某法可以测定到准确结果的浓度范围，可以从标准曲线来估计，但要注意介质效应。

（2）干扰：是指由于存在于标本或试剂中的其他物质干扰了该法的反应。干扰带来的误差属于恒定误差。

（3）介质效应：分析标本中除了分析物以外的所有其他组分称为介质。介质效应是指分析方法在分析测定时，介质参与反应的影响。它可以是加强反应，也可以是抑制反应。从方法学讲介质效应并不是干扰。

235. 质控品分为几类？有哪些特征？

质控品是质控工作的物质基础。根据其物理性状可分为冻干质控品、液体质控品和混合血清等；根据有无定值可分为定值和非定值质控品；根据血清基质来源可分为含人血清基质的质控品、动物血清基质的质控品、人造血清基质的质控品等。

理想的质控品应具备的特性：①人血清基质，分布均匀。②无传染性。③添加剂和调制物的数量要尽可能少。④瓶间变异小。⑤冻干品复溶后稳定，2 ℃～8 ℃时不少于 24 小时，－20 ℃时不少于 20 日。某些不稳定成分（如胆红素、AKP 等）在复溶后前 4 小时的变异应小于 2%。⑥到实验室后的有效期应在 1 年以上。

236. 怎样正确使用质控品？

①严格按说明书操作。②冻干品复溶时要确保溶剂的质量。③冻干品复溶时所加溶剂的量要准确，并尽量保持每次加入量的一致性。④冻干品复溶时应轻轻摇匀，使内容物完全溶解，切忌剧烈振摇。⑤应严格按照说明书规定的方法保存，不使用过期的质控物。⑥质控品要与病人标本同时测定。

237. 使用质控品进行质控的局限性有哪些？

①质控品价格昂贵。②质控品不稳定。③质控品可能显示出不同于病人标本的特征。④只能监测分析阶段，忽略分析前阶段。

238. 何谓检测系统？

对于一个临床检测项目，检测系统包括测定原理、试剂、仪器、校准品四要素。

239. 何谓 PCR？包括哪些步骤？

PCR 即聚合酶链反应，是一种特异性的体外 DNA 序列扩增技术，即以目的基因为模板，在寡核苷酸引物和 4 种脱氧核糖核酸存在的条件下，依赖 DNA 聚合酶的酶促合成反应。

PCR 包括 3 个步骤：①变性：通过加热使 DNA 双螺旋结构解离成单链 DNA。②退火：在变性后突然使温度降低，使引物与其互补的模板形成杂交链。③延伸：在 DNA 聚合酶和 4 种脱氧核糖核酸及 Mg^{2+} 存在的条件下，耐热的 DNA 聚合酶催化以引物为起点的 DNA 链的延伸。如此三步形成一个循环，每一次循环的产物又和原始模板一起作为下一个循环的模板。因此目的 DNA 产物是以几何级数增长的。

240. 何谓基准物质？基准物质必须具备什么条件？

凡能直接配制或用于标定溶液浓度的物质被称为基准物质。作为基准物质必须具备下列条件：

（1）纯浓度：杂质的含量应少到不至于影响分析的准确度，一般要求纯度在 99.9% 以上。

（2）组成恒定：物质的组成应与化学式完全符合。

（3）性质稳定：在保存或称量过程中物质不分解、不风化、不吸湿。

（4）具有较大的摩尔质量：摩尔质量大，称取量就多，称量误差相应地减小。

241. 何谓 pH 值？

pH 值是表示溶液中酸碱度大小的一个数值，而溶液的酸碱度又与溶液的氢离子 $[H]^+$ 浓度和氢氧根离子 $[OH]^-$ 浓度有关，习惯上常采用氢离子的浓度来表示溶液的酸碱性。例如在常温时纯水中的氢离子 $[H]^+$ 浓度为 $1×10^{-7}M$，0.05M 乙酸溶液中的氢离子 $[H]^+$ 浓度为 $9.4×10^{-4}M$ 等。由于实际工作中应用这种带负指数的数字来表示酸碱度极不方便，因此通常用氢离子 $[H]^+$ 浓度的负对数代替 $[H]^+$ 浓度来表示酸碱度，即 $pH=-\log[H]^+$。

242. 如何计算溶液的离子强度？

溶液的离子强度是指溶液中各离子的摩尔浓度与离子价数平方值的乘积总和的 1/2。计算公式是：

$$\mu = \frac{1}{2}(C_1 Z_1^2 + C_2 Z_2^2 + C_3 Z_3^2 + \cdots) = \frac{1}{2}\sum C_i Z_i^2$$

式中，μ，溶液的离子强度；C_i，某种离子的摩尔浓度；Z_i，某种离子的化合价；$C_i Z_i^2$，某种离子的摩尔浓度及其化合价平方的乘积；$\sum$，算式中各项数值相加。

243. 简述缓冲液的缓冲原理。

在某些溶液中加入酸性或碱性物质时，其氢离子浓度改变甚微，此种溶液称为缓冲液。这种维持 pH 值恒定的作用称为缓冲作用。具有缓冲作用的物质称为缓冲剂。

缓冲剂的成分多由弱酸及该弱酸与强碱所成之盐，或弱碱及该弱碱与强酸所成之盐组成。当在缓冲液中加少量酸性或碱性物质时，它们即与缓冲剂作用，分别生成电离度很小的水或弱酸，因而起到维持 pH 值相对稳定的作用。

244. 试述常用的化学试剂规格分级及其标志。

（1）一级品：保证试剂（GR），又称优级纯。纯度最高，适用于精密的分析工作和科学研究，标签为绿色。

（2）二级品：分析纯试剂（AR）。纯度较差，适用于分析实验。标签为红色。

（3）三级品：化学纯试剂（CP）。适用于一般分析和定性试验。标签为蓝色。

（4）四级品：实验试剂（LR）。纯度较低，只适用于一般定性试验。标签为黄色。

245. 朗伯-比尔定律的含义是什么？

朗伯-比尔定律即有色溶液对一定强度光的吸收程度，与液层厚度和溶液中有色物质浓度的乘积成正比。其中朗伯定律说明吸收光与厚度间的关系；比尔定律说明吸收光与浓度间的关系。当一束单色光通过溶液后，由于溶液吸收了一部分光能，光的强度就会减弱。设入射光强度为 I_0，当透过浓度为 c、液层厚度为 b 的溶液后，透射强度为 I。透射光强度与入射光强度的比值称为透光度，也叫透射率，以 T 表示。

实验证明，当液层厚度 b 或溶液浓度 c 按算术级数增加时，透光度 T 按几何级数减少，数学表达式为：$T = \dfrac{I}{I_0} = 10^{-kbc}$，式中 k 为比例常数。

为方便起见，常用透光度的负对数来表示光被溶液吸收的程度，称为吸光度（absorpitivity），用 A 来表示：

$$A = -\lg T = -\lg\frac{I}{I_0} = \lg\frac{I_0}{I} = \lg\frac{1}{T} = kbc$$

246. 试述校正曲线及其做法。

校正曲线又称标准曲线，制备校正曲线是比色分析法中不可缺少的步骤。其具体做法是：在可测定的浓度范围内，配制数种不同浓度的标准液，经与待测液同样操作分析步骤，然后选择最大灵敏度的波长，测出每一种标准液的吸光度，再在普通坐标纸上，按与其相对应的浓度作图，横轴为浓度，纵轴为吸光度，绘制出的线即校正曲线。

247. 何谓误差？可分为哪三大类型？

误差是指测定结果与真值或假定值的不符合性。误差又称变异或差异。实验误差从统计学角度分析，可分为：系统误差、偶然误差和过失误差三大类。

248. 何谓临床化学自动分析？自动生化分析仪有何优点？

临床化学的实验操作步骤：吸样、加试剂、搅拌混合、去干扰物、保温、检测、结果计算和报告等步骤，全部由仪器完成者称为临床化学自动分析，这种仪器称为自动生化分析仪。

自动生化分析仪完全模仿并代替了手工操作，不仅提高了工作效率，而且减少了主观误差，提高了结果的稳定性，具有灵敏、准确、快速、节省试剂和标准化等优点。

249. 自动生化分析仪分为哪几类？

根据仪器反应装置结构不同，可分为连续流动式（管道式）、分立式、离心式和干片式仪器。根据可同时测定项目的数量，分为单通道和多通道仪器。根据仪器自动化程度，分为全自动化和半自动化仪器。

250. 何谓滴定分析法？可分几类？

滴定分析法又叫容量分析法，它是将一种已知准确浓度的试剂溶液（标准溶液）滴加到待测组分的溶液中，直到所加的试剂与待测组分按化学式计量关系反应完全时为止，再由加入标准溶液的体积和浓度计算待测组分的含量。这种方法是通过"滴定"操作来实现的，故称为滴定分析。

根据反应类型，滴定分析法可分为4类：酸碱滴定法、络合滴定法、沉淀滴定法和氧化还原滴定法。

251. 简述火焰光度分析法测定钾、钠的原理。

火焰光度分析法是一种发射光谱分析。样品中的钾、钠原子受火焰的热能而被激发，处于激发态。激发态的原子不稳定，迅速回到基态，放出能量，发射出元素特有的波长辐射谱线，利用此原理进行光谱分析。血清、尿液等标本用去离子水适当稀释后，由压缩空气喷成气雾，再与可燃气体混合，点燃成火焰。钾的火焰呈深红色，波长为767 nm；钠的火焰呈黄色，波长为589 nm。用相应波长的滤色片将谱线分离，然后通过光电管或光电池转换成电信号，经放大器放大后进行测量。样品溶液中钾、钠的浓度越大，所发射的光谱也愈强。用已知含量的标准液与待测标本液对比，即可计算出血清、尿液等标本中的钾、钠浓度。

252. 火焰光度计可分为哪三大部分？

火焰光度计可分为喷雾燃烧系统、光学系统和测量系统三大部分。

253. 刚注射高渗葡萄糖后的病人为什么不适于做血清钾测定？

高渗葡萄糖注入人体后，在肝脏内合成糖原，这一过程需钾离子参与。当细胞内糖原和蛋白质合成增加时，细胞内钾减少，血浆内的钾进入细胞内，从而血浆内 K^+ 浓度降低，故注射高渗葡萄糖后的病人在一段时间内血清钾浓度暂时降低，造成血清 K^+ 浓度的波动。

254. 试述标本溶血对血清钾测定结果的影响。

标本溶血测得的血清钾结果会显著增高，这是由于红细胞内钾的含量大大高于血清中钾的含量，约为血清中血钾含量的 20 倍。标本放置时间过长，亦会使测得的血清钾结果偏高，这是因为标本放置过久，血清与血细胞凝块接触，钾离子从血细胞内向血清转移，从而使测得结果偏高。

255. 简述硝酸汞滴定法测定氯化物的原理及注意事项。

（1）原理：氯离子与硝酸汞作用生成氯化汞，此氯化汞为可溶性，而且解离度很低，当滴定到达终点时，过量的硝酸汞中的汞离子与指示剂二苯胺脲作用形成淡紫红色。

（2）注意事项：①二苯胺脲有两种，一种为二苯卡巴腙（Diphenyl Carbazone），另一种为二苯卡巴肼（Diphenyl Carbazide）。前者终点明显、稳定，且比后者灵敏度高3倍，故试验时应选择前者。配好后应置棕色瓶内，避光保存。②取样品后，迅速分离血浆（清），以免血浆中 CO_2 与红细胞内氯离子发生转移，而使结果偏高。③本法所用的标本呈弱酸性（pH 值 6.0 左右）时，滴定终点明显。如血浆加指示剂后出现淡红色，为标本偏碱之故，可酌加数滴稀硝酸，使粉红色消失后再行滴定，但不能过酸，如 pH 值在 4.0 以下，终点也不明显。

256. 简述蛋白质电泳的原理。

胶体颗粒在一定的条件下可以带有电荷，带有电荷的胶体颗粒又可以借静电吸引力在电场中泳行，带正电荷者泳向负极，带负电荷者泳向正极，此种现象称为电泳。

血清中各种蛋白质都有它特有的等电点，如将血清置于比其等电点较高的 pH 缓冲液中，它们将形成带负电荷的质点，在电场中均向正极泳动。由于血清中各种蛋白质的等电点不同，带电荷量多少有差异，蛋白质的相对分子质量大小不一，所以在同一电场中泳动速度也不同。蛋白质分子小、带电荷多的，移动速度较快；分子大、带电荷少的，移动较慢。按其泳动速度可以分出以下主要区带：从正极端起依次为清蛋白、α_1 球蛋白、α_2 球蛋白、β 球蛋白及 γ 球蛋白 5 条区带。

257. 常用的区带电泳技术有哪些？

（1）滤纸电泳：有常压及高压两种。

（2）薄层电泳：包括薄膜及薄板两类，前者有醋酸纤维素薄膜、玻璃纤维膜及聚氯乙烯纤维素膜等，后者有硅胶、淀粉、纤维素粉、合成树脂等非凝胶性支持体制成的薄层作电泳。

（3）凝胶电泳：如用琼脂、琼脂糖、淀粉胶、聚丙烯酰胺凝胶等作电泳。

258. 影响电泳迁移率的因素有哪些？

影响因素有：

（1）电场强度：电场强度是指每 1 cm 的电位降，亦即电势梯度。电场强度愈高，带电质点移动速度愈快。

（2）溶液的 pH 值：溶液的 pH 值决定了化合物解离的程度，也决定了质点所带的净电荷。对蛋白质氨基酸等两性电解质，其溶液 pH 值离等电点愈远，质点所带净电荷愈多，向相反电极的电泳速度也愈快。因此选择适宜的 pH 值电极液，将有利于各种蛋白质的分离。为了使溶液 pH 值在电泳过程中保持恒定，必须使用缓冲溶液。

（3）溶液的离子强度：溶液的离子强度越高，质点的泳动速度愈慢，但区带分离度却较清晰；反之则越快，区带分离度亦较差。所以电极溶液的离子强度必须选择最佳数值。

（4）电渗：在电场作用下对于固体支持物的相对移动称为电渗。由于固体支持物多孔，常吸附溶液中的正离子或负离子，使溶液相对带负电或正电。在电场中，溶液就向正极或负极移动。为此，在选择支持物时应尽量避免选用具有高电渗作用的物质。

（5）其他：如缓冲溶液的黏度、缓冲溶液与带电质点的相互作用以及电泳时的温度变化、电压不稳等因素也都能影响电泳速度。

259. 试述血清蛋白醋酸纤维素薄膜电泳法的注意事项。

（1）选择优质薄膜，要求无空泡、皱褶，厚薄均匀，无霉点变质等现象。

（2）样品点在薄膜毛面，点样量适宜。电泳时光面朝上，毛面朝下，以防水分蒸发干燥，同时电泳槽要密闭，以免影响电泳效果。

（3）缓冲液量不宜太少，两槽缓冲液应同在一个水平面上。

（4）调节好电流、电压，一般电压为 $90\sim150$ V，电流 $0.4\sim0.6$ mA/cm，夏季通电时间约为 40 分钟，冬季约为 45 分钟。

（5）溶血可使 β 球蛋白增高，清蛋白降低，故应防止样品溶血。

260. 试述聚丙烯酰胺凝胶电泳原理。

利用聚丙烯酰胺凝胶作电泳的支持物来分离蛋白质、核酸等大分子化合物的方法称为聚丙烯酰胺凝胶电泳法。

聚丙烯酰胺单体（Acr）与交联剂甲叉双丙烯酰胺（Bis）在催化剂过硫酸铵或维生素 B_2 作用下聚合交联而形成三维网状结构凝胶。在催化过程中同时加入四甲基乙二胺作为加速剂。

聚丙烯酰胺凝胶不但可以作为电泳支持物，同时具有分子筛的特点，其分子筛效应的孔径可由不同浓度的凝胶进行控制，因而其分辨率和敏感性都很高。

261. 试述蛋白质双向凝胶电泳原理。

双向凝胶电泳（two-dimensional electrophosis，2-DE）技术是临床蛋白质组学研究中的重要工具之一，是目前唯一可在一块凝胶上同时分离成千上万个蛋白质组分的方法。其基本原理是根据蛋白质不同分子间等电点及相对分子质量不同，通过一相的 SDS-PAGE 和二相的等电聚焦电泳来分离复杂的蛋白质混合物。其优点在于可以同时分离大量蛋白质，应用大面积胶条，一次可鉴定近 10 000 个蛋白质点；可通过蛋白质点染色的强度对其进行定量分析；也可提供蛋白质翻译后修饰信息，对具有不同程度的糖基化或磷酸化修饰的蛋白质亚型能较容易地进行分离。目前，已有 5 000 多种蛋白质成分采用 2-DE 技术得到很好分离。在血清中，应用 2-DE 可分辨出 100 多种血清蛋白，其高度分辨率是各种类型单向 PAGE 及其他电泳所无法比拟的，因此广泛用于生物大分子的分离和精确分析。

262. 试述血浆蛋白的生理功能。

（1）维持正常的胶体渗透压：正常人血浆的渗透压由电解质、葡萄糖、脲等小分子物质所形成的晶体渗透压及血浆蛋白大分子所形成的胶体渗透压两部分来维持。

（2）运输体内物质：体内许多物质与血浆蛋白结合在血流中运转，这是血浆蛋白的一种重要生理功能。

（3）调节体内某些物质：血浆蛋白与一些物质结合后能调节被结合物质的生理作用。如激素与蛋白结合后不具活性，从而起到调节激素的作用，许多药物也都有类似情况。有些毒性物质，如游离铁具有较大的毒性，与血浆运铁蛋白结合后即失去毒性。

（4）缓冲作用：血浆蛋白的等电点在 pH 值 $4.0 \sim 7.3$。正常情况下血液的 pH 值为 $7.35 \sim 7.45$，大于蛋白质的等电点。故在生理 pH 值下，血浆蛋白带负电，为弱酸性，一部分以酸的形式存在，一部分则形成弱酸盐，能接受氢离子或释放氢离子而起缓冲作用。

263. 试述双缩脲反应原理。

蛋白质中的肽键（—CONH—）在碱性溶液中能与铜离子作用产生紫红色络合物。此反应和两个尿素分子缩合后生成的双缩脲（H_2N—OC—NH—CO—NH_2），在碱性溶液中与铜离子作用形成紫红色的反应相类似，故称为双缩脲反应。

264. 试述染料结合法测定血清蛋白的原理。

染料结合技术已广泛用于血清清蛋白测定，它是根据清蛋白通过离子键或疏水键具有结合低分子物质，包括生理代谢物和外源性染料的能力，而球蛋白很少结合外源性染料，故可在不分离清蛋白、球蛋白的条件下用某些具有指示剂作用的染料，如溴甲酚紫或溴甲酚绿等直接测定清蛋白。曾有人用过甲基橙，因其特异性不高，已被淘汰。

265. 何谓急性时相蛋白和急性时相反应？

急性时相蛋白（acute phase protein，APP）是伴随组织损伤、局部缺血、急性感染与炎症反应而升高的一组血浆蛋白质，主要包括：α_1-抗胰蛋白酶、α_1-酸性糖蛋白、结合珠蛋白、铜蓝蛋白、C_4、C_3、纤维蛋白原、C 反应蛋白等。其血浆浓度在炎症、创伤、心肌梗死、感染、肿瘤等情况下显著上升。以上这类蛋白质统称为急性时相蛋白，这一现象可称为急性时相反应（acute phase reaction，APR）。

266. 血液非蛋白氮包括一些什么物质？

血液非蛋白氮（NPN）是指血液蛋白质以外的含氮化合物中的氮，包括尿素、尿酸、肌酐、肌酸、谷胱甘肽、氨基酸、核苷酸、氨等物质中所含的氮，还有一小部分为结构尚未明了的残余氮。

267. 尿素氮和尿素如何换算？

可根据 1 个尿素分子含 2 个氮原子，或者 60 g 尿素含有 28 g 氮计算，即 1 g 尿素相当于 0.467 g 尿素氮，或 1 g 尿素氮相当于 2.14 g 尿素。也可算成尿素的毫摩尔数，即 1 mg/dL 尿素氮等于 0.357 mmol/L 尿素。

268. 试述血浆脂蛋白的命名方法。

血浆脂蛋白按其来源不同，分别有两套命名。按照超速离心法可将其分为乳糜微粒（CM）、极低密度脂蛋白（VLDL）、低密度脂蛋白（LDL）和高密度脂蛋白（HDL）。按照电泳方法可将其分为乳糜微粒、前 β 脂蛋白、β-脂蛋白和 α-脂蛋白。

269. 简述沉淀法测定高密度脂蛋白胆固醇的原理。

运用沉淀法将高密度脂蛋白（HDL）与低密度脂蛋白（LDL）和极低密度脂蛋白

（VLDL）分开，然后测定 HDL 中的胆固醇含量。其原理是根据 LDL 及 VLDL 中的载脂蛋白 B（ApoB）含有较多的碱性氨基酸，在二价阳离子存在下可与多聚阴离子形成复合物。目前多聚阴离子和二价阳离子用于分离沉淀 LDL 和 VLDL 的试剂种类较多，其中有肝素-锰(Mn^{2+})、肝素-钙(Ca^{2+})、肝素-Ca^{2+}-镍(Ni^{2+})、硫酸葡聚糖-镁(Mg^{2+})、硫酸葡聚糖-Ca^{2+} 等。也有用聚乙烯醇（PEG）及伴刀豆球蛋白（Con A）作为 LDL 和 VLDL 的分离沉淀剂。现在的自动分析仪多采用不需沉淀的直接一步法。

270. 简述选择性抑制法测定高密度脂蛋白胆固醇的原理。

首先利用聚阴离子及分散型表面活性剂（即反应抑制剂）与 LDL、VLDL 和 CM 表面的疏水基团有高度亲和力的特点，使之吸附在这些脂蛋白表面形成掩蔽圈，但不会发生沉淀，这样就能抑制这些脂蛋白中的 CHOL 与酶试剂起反应。然后加入具有对 HDL 表面的亲水基团有亲和力的表面活性剂（即反应促进剂）和测定 CHOL 的试剂，测定 HDL 中的 CHOL 即可。

271. 常规测定的血清载脂蛋白有哪几种？其临床意义如何？

常规测定血清载脂蛋白有载脂蛋白 A I（Apo A I）及载脂蛋白 B（Apo B）。

Apo A I 为 HDL 的主要结构蛋白（约占 HDL 总蛋白的 65%），Apo B 为 LDL 的主要结构蛋白（约占 LDL 总蛋白的 98%）。所以，Apo A I 和 Apo B 的测定可直接反映 HDL 和 LDL 的含量与功能。Apo A I 缺乏症（Tangier 病）属常染色体隐性遗传，血清中几乎无 Apo A I、Apo A II 和 HDL，此类病人能合成与正常人不同的相对分子质量和组成的 Apo A I，但在体内迅速分解代谢，中年以后发生冠心病者较多见。Apo A I 下降和 Apo B 增高者常易患冠心病、难控制的糖尿病、肾病综合征、营养不良、活动性肝炎和肝功能低下等。Apo A I/Apo B 比值作为良好的心血管疾病的危险性指标，被临床工作者日益重视。

272. 何谓痛风？

痛风是长期嘌呤代谢障碍，血尿酸浓度增高所致组织损伤的一组疾病，其特点是高尿酸血症、急性关节炎反复发作、痛风石的形成等。在血浆 pH7.4 时，尿酸以单钠尿酸盐的形式存在，当其浓度大于 0.42 mmol/L 时，即出现高尿酸血症。尿酸盐以结晶形式沉积于关节腔、肌腱、韧带以及肾锥体的间质组织等软组织处。如沉积在关节腔中，则尿酸钠的结晶被细胞吞噬，破坏溶酶体膜，使溶酶体内的酶释放出来，由此损伤白细胞及周围组织，从而引起关节炎症，表现为剧烈的关节疼痛，即所谓痛风。

273. 测定血液葡萄糖目前有哪些方法？参考方法是哪一种？

（1）邻甲苯胺法：葡萄糖与邻甲苯胺在强酸溶液中加热，葡萄糖的醛基与邻甲苯胺缩合成葡萄糖基胺，后者脱水生成席夫（Schiff）碱，再经结构重排列，生成有色化合物，吸收峰在 630 nm。本法操作简单，无须制备血滤液，血液中基本上无其他物质干扰。

（2）葡萄糖氧化酶法：葡萄糖氧化酶能催化葡萄糖氧化成葡萄糖酸，并产生一分子过氧化氢。在过氧化物酶和色原性氧受体（如联大茴香胺、4-氨基安替匹林偶联酚）的存在下，过氧化氢分解，产生新生态氧，氧化色素原，生成有色化合物。此法特异性高，操作简便，结果可靠，但较难获得实用的酶。

（3）己糖激酶法：在己糖激酶催化下，葡萄糖和 ATP 发生磷酸化反应，生成葡萄糖-6-磷酸与 ADP。前者在葡萄糖-6-磷酸脱氢酶催化下脱氢，生成 6-磷酸葡萄糖酸，同时使 NADP 还原成 NADPH。NADPH 的生成速率与葡萄糖浓度成正比，在波长 340 nm 下监测吸光度升高速率，计算出血清中葡萄糖浓度。此法的特异性比葡萄糖氧化酶法更高，是目前公认的测定血糖的参考方法。

274. 哪些激素可影响血糖浓度？

影响血糖浓度的激素可分为两组：

（1）降低血糖浓度的激素：胰岛素。

（2）升高血糖浓度的激素：胰高血糖素、生长激素、肾上腺素、糖皮质激素。

275. J-G 法测定胆红素有哪些优点？

全国医学检验学会推荐的 J-G 法具有以下优点：①方法简便。②敏感度高。③准确度和精密度好。④直接反应和间接反应能同时进行测定。⑤误差因素小。⑥溶血影响小。⑦有自动化条件。⑨呈色后色泽稳定。

276. 试述改良 J-G 法测定血清胆红素的基本原理。

血清与醋酸钠-咖啡因-苯甲酸钠试剂混合后，加入偶氮苯磺酸，生成紫色的偶氮胆红素。醋酸钠缓冲液保持偶氮反应的 pH 值，咖啡因苯甲酸钠加速胆红素与偶氮苯磺酸的耦联反应。维生素 C（或叠氮钠）破坏剩余偶氮试剂终止偶氮反应。最后加入强碱性酒石酸溶液使紫色偶氮胆红素转变成蓝色偶氮胆红素。在 600 nm 波长，比色测定蓝色偶氮胆红素的生成量。

277. 表示血清酶活力的单位有哪几种？

酶活力是以在一定的条件下，酶作用一定时间后基质减少或产物增加的速度来表示，以酶活力的高低代表酶含量的多少。酶的单位一般有下列 3 种表示方法：

（1）惯用单位：如 ALT 的赖氏单位、磷酸酶的布氏单位、金氏单位等。

（2）国际单位：规定一个国际单位为在实验室规定条件下（如 25 ℃、最适 pH 值、最适底物浓度时）每分钟催化一个微摩尔底物变化所需要的酶量。

（3）Katal（简称 Kat）单位：即在确定的最适条件下每秒催化一个摩尔底物变化所需要的酶量为 1 Kat 单位。

278. 何谓测定酶反应的两点法、终点法、速率法？

（1）两点法：测定酶反应开始后某一时间内（t_1 到 t_2）产物或底物浓度的总变化量以求取酶反应初速度的方法。

（2）终点法：通过测定酶反应开始到反应达到平衡时产物或底物浓度总变化量，以求出酶活力的方法，亦称平衡法。

（3）速率法：是指连续测定（每 15～60 秒监测 1 次）酶反应过程中某一反应产物或底物的浓度随时间的变化来求出酶反应的初速度的方法，即连续监测法。

279. 赖氏法测定丙氨酸氨基转移酶的原理是什么？

血清中的谷氨酸丙酮酸转氨酶（GPT）即丙氨酸转氨酶（ALT），能使丙氨酸与 α-酮戊二酸互相移换其氨基和酮基，而生成丙酮酸和谷氨酸。丙酮酸与2，4-二硝基苯肼作用，生成丙酮酸二硝基苯腙，在碱性溶液中显红棕色。显色的深浅，反映血清中 ALT 活性的大小。

280. 酶法测定丙氨酸氨基转移酶的原理是什么？

$$L-丙氨酸 + \alpha-酮戊二酸 \xrightarrow{\text{ALT}} 丙酮酸 + L-谷氨酸$$

$$丙酮酸 + NADH + H^+ \xrightarrow{\text{LDH}} 乳酸 + NAD^+ + H_2O$$

在 340 nm 处测定吸光度值的变化即可推算出 ALT 的浓度。

281. 简述乳酸脱氢酶测定原理及注意事项。

乳酸脱氢酶（LDH）在辅酶Ⅰ的递氢作用下，使乳酸脱氢而生成丙酮酸。

$$L-乳酸 + NAD^+ \rightleftharpoons 丙酮酸 + NADH + H^+$$

NAD^+ 还原成 NADH，引起 340 nm 处吸光度的改变，其吸光度的增加速率与标本中 LDH 浓度成正比。此法适应全自动生化仪连续监测。若无条件连续监测，可在反应后加入 2，4-二硝基苯肼，与丙酮酸反应生成丙酮酸二硝基苯腙，在碱性环境中显棕红色。根据颜色深浅计算酶活力大小。

注意事项：①草酸、乙二胺四乙酸对本酶有抑制作用，故不宜使用。②红细胞中乳酸脱氢酶含量较血清中约高 100 倍，故应避免溶血，并及时分离血清。

282. 乳酸脱氢酶的顺向反应和逆向反应各有什么优点？

以乳酸为底物的反应称为顺向反应，以丙酮酸为底物的反应称为逆向反应。

（1）顺向反应的优点：①此法所需的氧化型辅酶Ⅰ（NAD^+）较逆向反应需用的还原性辅酶Ⅰ（NADH）稳定，易得纯品，含抑制 LDH 的杂质少，价格也较低。②乳酸钠（或乳酸锂）底物比丙酮酸底物稳定。③过量乳酸对 LDH 的抑制低于过量丙酮酸对 LDH 的抑制。

（2）逆向反应的优点：①NADH 用量少，只是正向反应所用 NAD^+ 的 3%。②酶反应速率也比乳酸盐法快，单位时间内吸光度的变化较大，能使用比较少的样品在较短的时间内进行测定。③酶活力随时间的线性关系较长。④用 NADH 或丙酮酸盐启动反应，其反应速度相同，而由乳酸盐到丙酮酸盐的反应中，LDH 活力取决于使用的启动剂。

283. 用 γ-谷氨酰-α-萘胺作基质测定 γ-GT 是根据什么原理？常用的显色剂有哪几种？

γ-GT 作用于底物 L-γ 谷氨酰-α-萘胺，此底物既作为 γ-谷氨酰的供体，又作为受体，生成 L-γ-谷氨酰-L-γ-谷氨酰-α-萘胺和游离的 α-萘胺，后者与重氮化的对氨基苯磺酸反应，生成红色的偶氮化合物，色泽的深浅与酶活力成比例，与 α-萘胺标准液所显的颜色进行比较，可以求得样品中 γ-GT 的活力。

酶促反应生成的 α-萘胺，除用重氮化对氨基苯磺酸显色外，还可用固蓝 B 显色，或将 α-萘胺重氮化后用 N-萘基二氨基乙烯显色。

284. 试述血清淀粉酶碘-淀粉比色法测定原理及注意事项。

血清（或血浆）中 α-淀粉酶催化淀粉分子中 α-1，4 葡萄糖苷键水解，产生葡萄糖、麦

芽糖及含有 α-1，6 糖苷键支链的糊精。在有足够量基质的条件下，反应后加入的碘液与未被水解的淀粉结合成蓝色复合物，其蓝色的深浅与未经酶促反应的空白管比较其吸光度，从而推算出淀粉酶的活力单位。

注意事项：①草酸盐、枸橼酸盐、EDTA-Na$_2$ 及氟化钠对淀粉酶活性有抑制，肝素无抑制作用。②酶活性在 400U 以下时与底物的水解量成线性，如测定管吸光度小于空白管吸光度一半时，应将血清量加大稀释倍数或减少血清加入量，测定结果乘稀释倍数。③本法亦适用于其他体液淀粉酶的测定。④唾液含高浓度淀粉酶，须防止混入。⑤淀粉溶液若出现混浊或絮状物，不能再使用。

285．试述血清淀粉酶酶法的测定原理。

$$\text{寡糖（G7/G5/G3）} \xrightarrow{\alpha\text{-淀粉酶}} \text{麦芽糖} \xrightarrow{\alpha\text{-半乳糖苷酶}} \text{葡萄糖}$$

$$\text{葡萄糖＋ATP} \xrightarrow{\text{葡萄糖氧化酶/己糖激酶}} \text{葡萄糖-6-磷酸＋ADP}$$

$$\text{葡萄糖-6-磷酸＋NADP}^+ \xrightarrow{\text{葡萄糖-6-磷酸脱氢酶}} \text{6-磷酸葡萄糖酸＋NADPH＋H}^+$$

在 340 nm 处测定吸光度值的变化即可推算出 AMS 的浓度。

286．何谓同工酶？

同工酶指在同种属生物、同一生物体、同一组织器官，甚至同一细胞内具有相同催化活性，并以多种分子形式存在的酶。

287．反映肝细胞损伤的酶类有哪些？

反映肝细胞损伤的酶包括：转氨酶（包括 ALT 和 AST）、异柠檬酸脱氢酶（ICD）、谷氨酸脱氢酶（GLDH）、醇脱氢酶（ADH）、山梨醇脱氢酶（SDH）、鸟氨酸氨基甲酰转移酶（OCT）、鸟嘌呤脱氨酶（GDA）、精氨酸代琥珀酸裂合酶（ASAL）、血清胆碱酯酶（CHE），卵磷脂-胆固醇转酰基酶（LCAT）等。

288．反映胆道梗阻的酶类有哪些？

反映胆道梗阻的酶类有碱性磷酸酶（ALP）、氨肽酶、5'-核苷酸酶（5'-NT）、γ-谷氨酰转肽酶（γ-GT）等。

289．用于诊断心肌梗死的主要血清酶有几种？

主要有 3 种：AST、LDH 和 CK 以及它们的同工酶。

290．诊断胰腺疾病的主要血清酶有哪些？

主要有 α-淀粉酶和脂肪酶。α-淀粉酶是诊断急性胰腺炎最常用的指标，一般在发病后 2～12 小时血清 α-淀粉酶活力开始上升，12～72 小时达高峰，4 日左右恢复正常。血清 α-淀粉酶升高常伴有尿淀粉酶增高，而且尿淀粉酶阳性率和升高程度都可高于血清淀粉酶，维持时间也较长。急性胰腺炎时，血清脂肪酶活力升高，其增高程度可大于淀粉酶，可高于正常上限 10 倍以上，且持续时间较长，特异性较高。

291．诊断骨骼肌疾病时常测定的血清酶有哪些？

有 CK、ALD（醛缩酶）、AST 和 LDH。

292．常用的肿瘤标志酶有哪些？

常用的肿瘤标志酶有碱性磷酸酶（ALP）及其同工酶、酸性磷酸酶（ACP）及同工酶、

5'-核苷酸酶（5'-NT）、γ-谷氨酰转移酶（γ-GT）及同工酶、醛缩酶（ALD）、磷酸己糖异构酶（PHI）、乳酸脱氢酶（LDH）及同工酶、芳香烃羟化酶（AHH）、α-1，4 葡萄糖苷酶及组胺酶等。

293. 试述尿中 17-酮类固醇测定原理及临床意义。

尿中 17-酮类固醇（17-KS）指尿中出现的所有 C-17 为酮基的类固醇类物质。尿中排出的内源性 17-KS 包括雄酮、异雄酮、脱氢异雄酮及其代谢产物等。17-KS 是肾上腺皮质激素及雄性激素的代谢产物，大部分为水溶性的葡萄糖醛酸酯或硫酸酯，必须经过酸的作用才能使其水解成游离的类固醇，再用有机溶剂提取，经过洗涤除去酸类与酚类物质。17-酮类固醇分子结构中的酮-亚甲基（—CO—CH$_2$—）能与碱性溶液中的间二硝基苯作用，生成红色化合物。

尿 17-酮类固醇增高见于肾上腺皮质功能亢进、肢端肥大症和睾丸间质细胞肿瘤等，减低见于肾上腺功能减退、性功能减退以及某些慢性病如结核、肝病和糖尿病等。

294. 试述尿中 17-羟皮质类固醇测定原理及临床意义。

17-羟皮质类固醇（17-OHCS）为肾上腺皮质所分泌的激素，主要为皮质素及氢皮质素。测定尿中 17-OHCS 是指对尿中 C-17 上有羟基的所有类固醇类物质的测定。待测物在酸性条件下，用正丁醇抽提后再用稀碱处理，除去色素杂质，然后将正丁醇蒸干，用无水乙醇溶解抽提物，再与盐酸苯肼的硫酸溶液作用而产生黄色，称为 Porter-Silber 颜色反应。用同样呈色的氢化可的松作标准液，以分光光度计比色，而求得其含量。

17-OHCS 增高见于肾上腺皮质功能亢进，如库欣综合征、肾上腺皮质瘤及双侧增生、肥胖症和甲状腺功能亢进症等，尤以肾上腺皮质肿瘤增生最为显著。减少见于肾上腺皮质功能不全，如艾迪生病（Addison）。

295. 用滴定法测定血浆（清）二氧化碳结合力（CO$_2$CP）应注意什么？

（1）应立即分离血浆（清），并避免与空气接触。

（2）0.01 mol/L 氢氧化钠不宜用钠玻璃瓶储存，且应密封，以避免从空气中吸收 CO$_2$。因 0.01 mol/L 盐酸较稳定，故应每日作校正滴定，用酚红作指示剂，以出现红色且 10 秒不褪色为准进行质量监测。

（3）所用器材及生理盐水均应为中性。

（4）每次均应以生理盐水加酚红指示剂作为对照，观察颜色变化。

296. 血浆（清）二氧化碳结合力（CO$_2$CP）与总二氧化碳（TCO$_2$）有什么区别？

TCO$_2$ 是指血浆中以各种形式存在的 CO$_2$ 的总含量，包括 HCO$_3^-$ 的 CO$_2$（95%）与溶解状态的 CO$_2$ 等。CO$_2$CP 是指血浆中以 HCO$_3^-$ 形式存在的 CO$_2$ 含量，即 100 mL 血浆中有多少毫升 CO$_2$ 来自 HCO$_3^-$。TCO$_2$ 参考值：动脉血为 23～27 mmol/L，静脉血为 24～29 mmol/L。CO$_2$CP 静脉血为 23～27 mmol/L。

297. 滴定法测定 CO$_2$CP 的临床意义如何？

CO$_2$CP 在反映代谢性酸碱平衡失调时，能较及时地反映体内碱储量的增减变化。对呼吸性酸碱平衡失调时，不能及时反映血中 CO$_2$ 的急剧变化。伴随通气障碍而发生的酸碱平衡失调的判断，意义有限。目前血气分析仪已广泛使用，滴定法 CO_2CP 测定将被取代。

298. 血气分析对血液样品有什么要求？为什么？

（1）因静脉血来自身体的不同部位，而动脉血可反映全身情况，故血气分析以动脉血为宜。

（2）采得的血液样品必须严格隔绝空气。因为空气中的氧分压高于动脉血，二氧化碳分压低于动脉血，一旦接触空气可使血液中 PO_2 及 PCO_2 都有改变而无测定价值。

（3）血液样品采集后必须立即检测。如因故不能及时检测，样品必须置冰水浴中或冰箱内，但最长不能超过 1 小时，因为血细胞在体外仍有糖酵解作用，不断消耗 O_2 产生 CO_2 和乳酸，使 PO_2 和 pH 值下降而 PCO_2 上升。在冰箱中仅使其反应延缓而已。

（4）血液必须抗凝，以防止血气分析仪中毛细管道被阻塞。抗凝剂应选用肝素（浓度为 1000 U/mL 或 10 mg/mL，溶于生理盐水）。将肝素 0.2 mL 抽入针筒内反复抽动，使针管全部湿润，将多余肝素全部排出，注射器内残留肝素即可抗凝。

299. 血气分析仪直接测得的参数有哪几个？还可运算出哪些参数？

直接测得的参数有 3 个：pH 值、二氧化碳分压（$PaCO_2$）、氧分压（PaO_2）。

其他参数：根据仪器性能不同，一般可测出氧饱和度（$SatO_2$）、二氧化碳总量（TCO_2）、实际碳酸氢根（AB）、标准碳酸氢根（SB）、缓冲碱（BB）、剩余碱（BE）、肺泡-动脉氧分压差（$A\text{-}aDO_2$）等。

300. 试述离子选择电极（ISE）法测 K、Na、Cl 的原理。

离子选择电极分析法是以测量电池电动势变化为基础的定量分析法。将离子选择电极和一个参比电极连接即构成一个测量电池。将测量电池置于待测的电解质溶液中，由于离子活度不同而产生不同的电动势变化，这种变化与溶液中的离子浓度成正比，通过能斯特（Nernst）方程即可求出离子浓度。

301. 简述血清总钙和离子钙测定原理。

（1）血清总钙测定原理：是利用血清中的钙离子在碱性溶液中可与染料结合生成有色物质来测定。常用染料有甲基麝香草酚蓝（MTB）和邻甲酚酞络合酮（OCPC）。同时在试剂中加入 8-羟基喹啉，可以消除镁离子的干扰。而偶氮砷Ⅲ法则是利用在中等酸度（pH 值约为 6）时偶氮砷Ⅲ与钙离子的亲和性远大于镁离子的特性来测定。

（2）离子钙测定原理：采用离子选择电极法测定。钙离子选择电极包括一层含有内置参考电极的钙离子选择膜和氯化钙内部参考溶液。该内部参考溶液常常含有饱和氯化银和生理浓度的氯化钠和氯化钾。外置参考电极与样品通过液体-液体或氯化钾/甲酸钠盐桥连接组成化学电池。根据能斯特（Nernst）方程，电池两侧的电位差与离子钙浓度的对数成正比。

302. 简述体内钙离子的生理功能。

体内钙离子的生理功能包括：①血浆钙离子可降低毛细血管和细胞膜的通透性和降低神经肌肉的兴奋性。②作为血浆凝血因子Ⅵ参与凝血过程并有对多种凝血因子的激活。③在骨骼肌中的钙离子可引起肌肉收缩。④起重要调节作用包括作用于质膜影响其通透性及膜的转运。⑤在细胞内作为第二信使起着重要的代谢调节作用。

303. 简述速率法测尿素（urea）的测定原理。

尿素在脲酶的作用下，水解生成氨和二氧化碳。氨在 α-酮戊二酸和还原型辅酶Ⅰ存在下，经谷氨酸脱羟酶（GLDH）催化生成谷氨酸。同时，还原型辅酶Ⅰ被氧化成氧化型辅酶Ⅰ。还原型辅酶Ⅰ在 340 nm 波长处有吸收峰，其吸光度下降的速率与待测样品中尿素含量成正比。

304. 简述苦味酸和酶法测肌酐的原理。

血清中的肌酐与碱性苦味酸反应，生成黄红色的苦味酸肌酐复合物，在 510 nm 波长处进行比色测定。吸光度的升高与肌酐含量成正比。

酶法测肌酐是利用特异性的肌酐水解酶将肌酐水解，再检测其水解产物（NH_3、肌酸等），以求得肌酐含量。酶法测肌酐的特异性要比苦味酸法高，结果也准确，缺点是酶法试剂价格昂贵。

305. 血糖的利用途径有哪些？

血糖的利用途径有：①有氧氧化或无氧酵解功能。②在肝和肌肉细胞内合成糖原。③转化为甘油脂肪酸合成脂肪。④转化为氨基酸合成蛋白质。⑤转化为其他糖类或衍生物。

306. 胰高血糖素的作用有哪些？

胰高血糖素的作用有：①促进葡萄糖通过肌肉和细胞的转运率加快，使组织摄取葡萄糖增多。②促进葡萄糖磷酸化和氧化分解。③抑制糖异生关键酶而使异生减少。④促进葡萄糖合成糖原、蛋白质和脂肪。

307. 糖尿病性糖耐量降低有哪些表现？

糖尿病性糖耐量降低的表现有：①空腹葡萄糖浓度＞8.0 mmol/L。②葡萄糖峰值＞10.0 mmol/L并出现糖尿。③延迟（2小时后）才回复到空腹水平。

308. 有哪些原因可导致低蛋白血症？

下列原因可导致低蛋白血症：①蛋白质合成减少。②营养不良或吸收不良。③遗传缺陷。④蛋白质异常丢失。⑤组织损伤或炎症。⑥清蛋白分布异常。

309. 载脂蛋白的作用有哪些？

载脂蛋白的作用有：①参与组织或细胞间脂类的运输和分配。②维持脂蛋白颗粒的结构。③能与细胞膜上特异的受体结合影响脂类的摄取。

310. 引起继发性高脂血症和高脂蛋白血症的原因有哪些？

引起继发性高脂血症和高脂蛋白血症的原因有：肥胖、嗜酒、肾病、肝病、糖尿病、药物及内分泌功能紊乱。

311. 尿酸生成过多的因素有哪些？

尿酸生成过多的因素有：①来源过多。食物嘌呤来自有核蛋白，经小肠一系列酶的作用，降解为嘌呤碱而吸收。②嘌呤代谢紊乱。③罕见的遗传性疾病，多由于单一酶缺陷所致。

312. 写出均数、标准差、标准误及变异系数的符号、公式及意义。

（1）均数：符号为 $\overline{X}$。均数代表一组观察值的集中趋势。

$$\overline{X} = \frac{\Sigma X}{n}$$

如观察值较多，可用频数表计算法。

（2）标准差：符号为 S。标准差代表一组观察值的离散程度。

$$S = \sqrt{\frac{\Sigma (x - \overline{X})^2}{n-1}} \quad \text{或} \quad S = \sqrt{\frac{\Sigma X^2 - \frac{(\Sigma X)^2}{n}}{n-1}}$$

（3）标准误：符号为 $S_{\overline{X}}$ 或 S_E。标准误是样本均数的标准差，即样本均数与总体均数的接近程度。

$$S_{\overline{X}} = \frac{S}{\sqrt{n}}$$

（4）变异系数：又称离散系数，符号为 CV。变异系数是相对数，没有单位，因此更便于资料之间的分析比较。CV 常用于比较均数相差悬殊的几组资料的变异度，或比较度量衡单位不同的几组资料的变异度。

$$CV = \frac{S}{\overline{X}} \times 100\%$$

313. 如何计算抗体的平均滴度？

采用几何均数法：

$$G = \sqrt[n]{X_1 \cdot X_2 \cdot X_3 \cdots X_n}$$

$$\lg G - \frac{\lg X_1 + \lg X_2 + \lg X_3 + \cdots + \lg X_n}{n} = \frac{\Sigma \lg X}{n}$$

$$G = \lg X^{-1} = \left(\frac{\Sigma \lg X}{n}\right)$$

314. 如何进行两均数的显著性检验？

进行显著性检验可用 t 检验法，不同类型的资料可用不同的方法。常用样本均数与总体（理论）均数的比较、配对资料的比较、两个样本均数的比较及两样本含量较大时的比较。两个样本均数比较使用 t 检验时，如两样本方差相差太大，则应先检验两组方差的差别是否有显著性，如差别有显著性，须用校正 t 检验，即 t' 检验代替 t 检验。

315. 何谓卡方检验？

检验两个或两个以上样本率或构成比之间差别的显著性，用卡方检验。基本数据只有两行两列，则用四格表。如行数或列数大于2，则用行×列表。

316. 何谓免疫？

免疫是机体识别和排斥抗原性物质的生理功能或病理应答过程。

317. 何谓免疫系统？它有几种生理功能？

免疫系统是机体识别自我和危险信号，引发免疫应答，执行免疫效应和维持自身稳定的完整的解剖系统，它有着自己的运行机制并可与其他系统相互配合、相互制约，共同维持机体在生命过程中的生理平衡。它具备免疫防御、免疫自稳和免疫监视功能。

318. 何谓抗原和抗体?

(1) 抗原: 是一类能刺激机体免疫系统,使之发生免疫应答,包括激发机体产生特异性抗体或致敏淋巴细胞,并能与由它激发所产生相应的抗体或致敏淋巴细胞发生特异性免疫反应的物质。抗原具有免疫原性和免疫反应性,这两种性能统称抗原性。

(2) 抗体: 是机体在抗原物质刺激下所形成的一类具有与相应抗原发生特异性结合反应的、有特定结构的球蛋白。

319. 何谓免疫原性和免疫反应性?

一个完整的抗原应包括两方面的免疫性能,即: ①免疫原性,指诱导宿主产生免疫应答的能力,有这种能力的物质称为免疫原。②免疫反应性,指抗原与抗体或致敏淋巴细胞在体内外发生特异性结合的能力,亦称反应原性。

320. 何谓完全抗原和半抗原?

(1) 完全抗原: 是指既有免疫原性,又有免疫反应性的物质。大多数蛋白质为完全抗原。

(2) 半抗原: 是指只有免疫反应性,而无免疫原性的物质。半抗原又可分为复合半抗原和简单半抗原。复合半抗原与载体结合后则可具备免疫原性,本身可与相应抗体结合而出现可见反应。简单半抗原单独既不能刺激机体产生抗体,又不能与相应抗体发生可见反应,但能与抗体结合而阻止其与相应的抗原再发生反应,故又称为封闭抗原或阻断抗原。

321. 免疫原性的基础有哪些?

一种抗原能否成功地诱导宿主产生免疫应答取决于 3 个因素,即: ①抗原的性质。②宿主的反应性。③免疫方式。

322. 根据被淋巴细胞识别的特性和诱导免疫应答的性能,抗原可分为哪几类?

可分为 3 类:

(1) 胸腺依赖性抗原: 含有 T 细胞表位,需要 T 细胞参与才能诱导免疫应答的抗原称为胸腺依赖性抗原(TD-Ag)。天然抗原的绝大多数都是 TD-Ag。

(2) 胸腺非依赖性抗原: 只含 B 细胞表位,可直接激活 B 细胞的抗原称为胸腺非依赖性抗原(TI-Ag)。这类抗原在自然界存在较少,主要有革兰阴性细菌的脂多糖、肺炎链球菌的荚膜多糖等。

(3) 超抗原: 少量分子可使大量 T 细胞活化的高效能抗原称为超抗原(SAg)。近来对超抗原的研究较多,其具有实际的免疫学意义。已发现的超抗原有狂犬病病毒衣壳蛋白、葡萄球菌肠毒素 A～E 等。

323. 根据与宿主亲缘相关性,抗原可分为哪几类?

可分为以下 3 类。

(1) 异种抗原: 与宿主不是同一种属的抗原物质称为异种抗原,如病原微生物、细菌外毒素和类毒素、抗毒素、异嗜性抗原等。

(2) 同种异型抗原: 同种间不同个体的特异性抗原称为同种异型抗原,如人类 ABO 血型抗原及主要组织相容性抗原等。

(3) 自身抗原: 能诱导宿主发生自身免疫应答的物质称为自身抗原,包括隐蔽的自身抗原和抗原结构发生改变的自身抗原。

324. 为什么在施行同种异体器官移植手术前必须进行严格的组织配型？采用组织配型选择移植物的主要目的是什么？

器官移植已成为许多终末期致命性疾病的有效治疗方法，而供体组织抗原引起受者免疫系统激活，导致机体内发生一系列免疫反应，是影响移植物存活的主要障碍之一。移植物存活质量与供受者之间移植抗原的相符程度密切相关，配合程度越高，排斥反应发生越少，移植物存活质量越高；反之，配合程度越差，排斥反应发生次数越多，极不利于移植物存活，严重者可导致器官移植失败。因此，为提高移植物存活效果，在施行同种异体器官移植手术前必须进行严格的组织配型。

采用组织配型选择移植物的主要目的在于尽量减少移植物与受者之间的组织相容性抗原的差异，力图避免超急性排异反应的发生。

325. 何谓免疫球蛋白？免疫球蛋白有哪几类？

免疫球蛋白是指具有抗体活性（能与抗原发生特异性结合）或无抗体活性但在化学结构上与抗体相似的球蛋白。因此，抗体是免疫球蛋白，但免疫球蛋白不一定都是抗体。

免疫球蛋白分为 5 类：IgG、IgM、IgA、IgD 和 IgE。血清中以 IgG 含量最多，IgE 含量最少。

326. 简述免疫球蛋白的基本结构。

各类免疫球蛋白虽在化学结构上有差别，但都由 4 条肽链组成，其中包括两条重链和两条轻链。4 条肽链通过二硫键连接。

327. 免疫系统由什么组成？免疫胞胞可分为几类？

免疫系统由具有免疫功能的器官、组织、细胞和分子组成。

免疫细胞可分为以下 3 类。

（1）第一类：为在免疫应答过程中起核心作用的免疫活性细胞，即淋巴细胞。

（2）第二类：为在免疫应答过程中起辅佐作用的，即单核-巨噬细胞。

（3）第三类：为单纯参与免疫效应的其他免疫细胞。

328. 淋巴细胞按其性质和功能可分为哪几种？

淋巴细胞按其性质和功能可分为：

（1）T 淋巴细胞（T 细胞）：T 细胞是在胸腺中成熟的淋巴细胞，故称为胸腺依赖性淋巴细胞，是血液和再循环中的主要淋巴细胞。

（2）B 淋巴细胞（B 细胞）：B 细胞是由哺乳动物骨髓或鸟类法氏囊中淋巴样前体细胞分化成熟的淋巴细胞，故称为法氏囊或骨髓依赖的淋巴细胞。B 细胞受抗原刺激后可分化为产生抗体的浆细胞。

（3）自然杀伤细胞（NK 细胞）：NK 细胞为非特异性杀伤肿瘤细胞和病毒感染细胞的淋巴细胞，其杀伤活性不需经肿瘤细胞抗原激活，无主要组织相容性复合体（MHC）限制性。

329. 何谓细胞因子？它们是如何产生的？

细胞因子是一大类能在细胞间传递信息、具有免疫调节和效应功能的蛋白质或小分子多肽。它主要是由免疫细胞以及某些非免疫细胞（如血管内皮细胞、成纤维细胞、基质细胞等）经刺激而合成、分泌的生物活性物质。

330. 主要的细胞因子有哪些？

根据细胞因子的基本理化性状和主要生物学活性，可将细胞因子分为以下几类，白细胞介素（IL）、干扰素（IFN）、造血生长因子（包括各种集落刺激因子和红细胞生长素等）及肿瘤坏死因子（TNF）。除此，还有一些与免疫学相关的因子。

331. 白细胞介素有什么重要意义？

白细胞介素在免疫细胞的成熟、活化、增殖和免疫调节等一系列过程中发挥重要作用。此外，还参与机体多种生理及病理反应。

332. 干扰素的主要生物学作用是什么？

干扰素是一种糖蛋白，它具有广泛的抗病毒、抗肿瘤和免疫调节作用等。

333. 何谓免疫应答？

免疫应答是机体免疫系统对抗原刺激所产生的、以排除抗原为目的的效应过程，它包括抗原识别和递呈、淋巴细胞的活化和分化、免疫分子形成以及免疫效应等。其效应大多是生理反应。

334. 免疫应答如何分类？

（1）根据主导免疫应答的活性细胞类型，可分为细胞介导免疫和体液免疫。前者是 T 细胞介导的免疫应答，简称细胞免疫；后者是 B 细胞介导的免疫应答，也可称抗体应答，以血清中出现的循环抗体为特征。

（2）根据抗原刺激顺序，可分为初次应答和再次应答，一般而言，不论细胞免疫或体液免疫，初次应答较缓慢、柔和，再次应答较快速、激烈。

（3）根据按应答效果，可分为免疫保护（发生对机体有利的效果）和超敏反应（导致免疫损害，包括自身免疫病）。另外还可产生免疫耐受，即在特定条件下的免疫应答可不表现出任何明显效应。

335. 何谓补体和补体系统？

补体是存在于人和脊椎动物血清及组织液中的一组具有酶样活性和功能上连续反应的球蛋白。补体和其调节因子、相关膜蛋白以及补体受体共同组成一个反应系统，称之为补体系统。

336. 补体易受什么理化因素影响？

补体性质不稳定，易受各种理化因素的影响，如加热到 56 ℃维持 30 分钟即被灭活，紫外线照射、机械振荡或某些添加剂等理化因素均可破坏补体。

337. 简述补体的激活途径。

补体系统的各组分在体液中通常是非活性状态，以类似酶原的形式存在，当受到某些因素激活后，才表现出生物活性。补体的激活途径主要有两种：

（1）经典途径：也称为 C_1 激活途径。主要的激活途径是 IgG 或 IgM 所形成抗原抗体复合物，在抗体分子的补体结合位点先与 C_{1q} 结合，然后通过一系列酶的连锁反应而完成。补

体 $C_1 \sim C_9$ 共 11 种成分全部参与此激活途径。整个过程大致可分为识别阶段、活化阶段和膜攻击阶段。除抗原抗体复合物外，还有如非特异性凝集的 Ig、细菌脂多糖、双链 DNA、胰蛋白酶、纤溶酶、C 反应蛋白等均可成为激活因素。

（2）替代途径：又称旁路途径，它主要是越过 C_1、C_4 和 C_2，直接激活 C_3，然后完成 $C_5 \sim C_9$ 的激活过程。参与此途径的血清成分还有 B、D、P、H、I 等因子。替代途径的激活物主要是细胞壁成分，如脂多糖、肽糖苷及酵母多糖等。

338. 补体系统的生物活性有哪些？

有溶细胞作用，免疫复合物清除作用（包括吞噬调理、免疫黏附和免疫复合物抑制）及炎症介质作用。

339. 简述补体检测的临床意义。

（1）血浆补体浓度增高：常由于疾病急性期反应，使补体合成增加，如总补体活性、C_3、C_4 值在所有风湿性疾病的急性期均增高。其他如急性病毒性肝炎、心肌梗死、癌、糖尿病等血浆中补体值亦可增高。

（2）血浆补体浓度降低：①分解增加。任何产生循环免疫复合物的疾病均可引起低补体血症，包括亚急性感染性心内膜炎、乙型肝炎病毒表面抗原血症、革兰阴性细菌败血症、麻疹和疟疾。特别是对大多数系统性红斑狼疮病人，可用补体检测观察病情，判断疗效。②合成降低，如严重的肝脏疾患。③先天性缺陷，补体中某组分先天性缺陷可导致遗传性血管性水肿和反复细菌感染等。

340. 何谓 CH_{50} 试验？

CH_{50} 试验是测定总补体溶血活性的一种试验。测定血清总补体活性用 CH_{50} 试验是因为 50％溶血比 100％溶血更为敏感。如以溶血百分率为纵坐标，以相应的新鲜血清量为横坐标绘图，可得到一条"S"形曲线，而且"S"形的中段呈平滑曲线，这意味着在 20％～80％范围内补体用量稍有变动即可对溶血程度发生很大的影响，故以 50％溶血作为终点检测总补体溶血活性。

341. 何谓变态反应？

变态反应是指机体受某种抗原物质刺激后产生的异常或病理性免疫反应，并导致组织损伤或功能障碍，也称为超敏反应。

342. 哪些抗原可以诱发变态反应？

诱发变态反应的抗原称为变应原，可以是完全抗原或半抗原，也可以是外来抗原或受各种理化因素影响而发生改变的自身抗原。

343. 变态反应分为几型？

一般认为变态反应分为 4 型。Ⅰ型变态反应又称为速发型变态反应，Ⅱ型变态反应又称为细胞毒型或溶细胞型变态反应，Ⅲ型变态反应又称为免疫复合物型变态反应，Ⅳ型变态反应又称为迟发型变态反应。

344. 简述Ⅰ型变态反应的特点。

Ⅰ型变态反应的特点是变应原与固定在细胞（嗜碱性粒细胞或肥大细胞）上的特异性

抗体结合，使细胞释放过敏介质，引起效应器官生理功能紊乱或组织损伤。Ⅰ型变态反应发病快，如药物引起的过敏性休克，皮肤、消化道和呼吸道的过敏反应等。

345. 简述Ⅱ型变态反应的特点。

Ⅱ型变态反应的特点是抗体与靶细胞或组织上的抗原结合，激活补体，导致细胞溶解，使靶细胞或组织损伤。自身免疫性溶血性贫血、异型输血引起的溶血性输血反应、新生儿溶血病等均属此型。

346. 简述Ⅲ型变态反应的特点。

Ⅲ型变态反应的特点是在一定条件下，可溶性抗原抗体复合物沉积于血管壁等处，通过激活补体，并在中性粒细胞和血小板等参与下，引起全身性或局部性炎症反应。如链球菌感染后肾小球肾炎以及由于其他微生物或寄生虫感染所致的免疫复合物病等均属此型。

347. 简述Ⅳ型变态反应的特点。

Ⅳ型变态反应的特点是 T 细胞介导的免疫损伤，与抗体和补体无关。当致敏 T 细胞与相应变应原接触后，可直接将之杀伤或释放淋巴因子引起局部炎症反应。这些变化出现时间较迟，需 24～48 小时才达到反应高峰。传染性变态反应，接触性皮炎，急性移植物排斥反应均为Ⅳ型变态反应。

348. 何谓传染性变态反应？

由病原微生物（如结核分枝杆菌、麻风分枝杆菌、布鲁菌等细菌，大部分病毒和真菌）或其代谢产物作为变应原引起的变态反应。这类变态反应是在传染过程中发生的，故称之为传染性变态反应。传染性变态反应是以细胞免疫为主的Ⅳ型变态反应。

349. 试述 C 反应蛋白（CRP）的测定原理及临床意义。

CRP 是一种能与肺炎链球菌多糖体反应的急性时相反应蛋白，能激活补体，促进吞噬和有其他的免疫调控作用。测定 CRP 目前主要用免疫化学法，如单向免疫扩散、火箭免疫电泳、胶乳法、免疫速率散射比浊法和 ELISA 等。其原理都是利用特异性抗 CRP 抗体与待检标本中 CRP 反应，根据形成的沉淀环直径、沉淀峰高度、凝集程度、呈色程度和其他免疫反应结果，判定待测标本阳性、阴性或 CRP 含量。

由于 CRP 是一种急性时相蛋白，在各种急性和慢性感染、组织损伤、恶性肿瘤、心肌梗死、手术创伤、放射线损伤等时，CRP 可迅速升高，病情好转时又迅速降至正常。

350. 何谓抗原抗体反应？

抗原抗体反应是指抗原与相应抗体之间所发生的特异性结合反应。发生于体内的抗原抗体反应可介导吞噬、溶菌、杀菌、中和毒素等作用；发生于体外的抗原抗体反应可出现凝集反应、沉淀反应、补体参与的反应以及中和反应和其他各种不同类型的反应。

因抗体主要存在于血清中，抗原或抗体检测多采用血清做试验，故体外抗原抗体反应又称血清学反应。

351. 抗原抗体反应有何特点？

抗原抗体反应的特点是：①特异性。②按比例。③可逆性。

352. 抗原抗体反应可分为哪几个阶段？

抗原抗体反应可分为两个阶段。第一阶段为特异性结合阶段，此阶段反应快，但不出现可见反应。第二阶段为反应阶段，在各种环境因素影响下，抗原抗体进一步交联和聚集，出现肉眼可见反应，此阶段反应慢。实际上两阶段难以严格区分，若反应开始时抗原抗体浓度较大且两者比例适合，在多种因素影响下，可很快形成可见反应。

353. 影响抗原抗体反应有哪些因素？

影响抗原抗体反应的主要因素是电解质、酸碱度和温度。适当振荡也可促进抗原抗体分子接触，从而加速反应。

354. 血清学反应的应用原则是什么？试举例说明。

（1）用已知抗原检测未知抗体，如诊断伤寒的肥达试验和诊断梅毒的 USR 试验。

（2）用已知抗体检测未知抗原，如用诊断血清鉴定病原微生物，用抗甲胎蛋白血清检测甲胎蛋白等。

355. 何谓凝集反应？一般可分为哪几种？

凝集反应是指颗粒性抗原或细胞性抗原与其相应抗体，在适量电解质和一定温度条件下，经过一定时间，出现肉眼可见凝集的现象。凝集反应可分为直接凝集反应、间接凝集反应、胶乳凝集试验、协同凝集反应、抗球蛋白试验以及病毒血凝及血凝抑制反应等。其中间接凝集反应又可分为正向间接凝集反应、反向间接凝集反应和间接凝集抑制反应。抗球蛋白试验又可分为直接试验和间接试验。

356. 何谓沉淀反应？沉淀反应试验可分为哪几种？

沉淀反应是指可溶性抗原（血清蛋白质、细菌培养滤液、细菌浸出液等）与其相应抗体结合后，在适量电解质和一定温度条件下，且两者比例适合时，产生肉眼可见的沉淀物的现象。

常用的沉淀试验有环状沉淀试验、絮状沉淀试验和在凝胶中的沉淀试验。凝胶中的沉淀试验是指可溶性抗原与其相应抗体在凝胶中自由扩散，或在电场中扩散，在适量电解质和一定温度条件下，在抗原抗体比例适合处，形成白色沉淀线、沉淀环或沉淀峰。自由扩散有单向扩散和双向扩散试验，电场中扩散有单向电扩散（火箭电泳）和双向电扩散（对流电泳）。此外，还有免疫电泳，即琼脂平板电泳与双向扩散等。

357. 试述间接荧光素标记抗体技术的原理。

将含有抗原的细胞制成抗原片，加上待测血清后，其中所含的相应抗体可与细胞内或细胞表面的抗原结合，再加入标记有异硫氰酸荧光素的第二抗体时，荧光素标记抗体又可和已与抗原结合的待测血清中的抗体反应，在荧光显微镜下，即可见到抗原部位呈现荧光，间接证实待检样品中存在某种抗体。

358. 试述酶联免疫吸附试验（ELISA）的原理。

将抗原包被于固相载体，加入待测血清，如其中含有相应抗体，可与包被抗原结合。洗去不参与反应的无关蛋白成分后，再加入酶标记的第二抗体或酶标记抗原，使与待测抗体反应，在固相载体上形成抗原-待测抗体-酶标记抗抗体或抗原-待测抗体-酶标记抗原的复合物。待加入底物后，酶催化底物，产生呈色物质。根据着色深浅，可判定待测抗体的有无及含量。如检测 IgM 类抗体，可用抗 μ 链抗体包被固相载体，再依次加入待测血清、抗原、酶标记的针对抗原的特异抗体。如检测抗原，可采用抗原捕获（双抗体夹心）ELISA。除此之外，ELISA还有很多其他的衍变方法，如竞争抑制法等。

359. 简述抗球蛋白试验的原理。

红细胞表面包被了IgG抗体分子或补体分子C_3、C_4片段，但不能产生凝集现象。IgG抗体和补体都是人球蛋白，以此免疫动物，或用杂交瘤（hybridoma）技术可以得到抗球蛋白。这类抗体的特异性是针对IgG分子的Fc段或补体C_3、C_4的片段，可以和包被在红细胞上的抗体分子和补体分子作用，使红细胞发生凝集，抗球蛋白分子起着搭桥的作用。红细胞包被的抗体还可以是IgA或IgM，这必须用相应的抗IgA和抗IgM才能检出。

抗球蛋白试验可分直接法和间接法。直接法是检测体内被抗体/补体致敏的红细胞，如自身免疫性溶血性贫血和新生儿溶血病的诊断等。间接法是检测红细胞在体外致敏的方法，亦即检测血清中有无游离的不完全抗体，可用于检测孕妇Rh抗体和鉴定Rh血型等。

360. 何谓免疫浊度法？

免疫浊度法是抗原抗体在一种特殊缓冲液中快速形成抗原抗体复合物，反应物中呈现浊度，与一系列标准品对照，从而计算出受检物的含量。免疫浊度法现在已有免疫透射比浊测定法、免疫胶乳浊度测定法和免疫速率散射浊度比浊法。免疫浊度法较一般沉淀试验操作简单、测定时间短、敏感度高，且可以使用于自动化仪器。此项技术已应用于临床体液蛋白的检测。

361. 何谓自身免疫病？

当某些原因使自身免疫应答过分强烈，导致相应的自身组织器官损伤或功能障碍，这种病理状态被称为自身免疫病。

362. 自身抗体检测有何临床意义？

多数自身免疫病病人血清中都会出现针对自身抗原的自身抗体，虽然有些自身抗体在自身免疫病中的确切意义尚未得到严格证实，但其相关性已得到认可，故血清自身抗体检测对自身免疫病的诊断、治疗和评价等方面仍有重要意义，如ANA、ENA、dsDNA的检测等。

363. 何谓抗核抗体？有什么临床意义？有些什么类型？

抗核抗体（ANA）是泛指抗各种核成分的抗体，是一种广泛存在的自身抗体。ANA可以与不同来源的细胞核起反应，无器官特异性和种属特异性。

ANA在系统性红斑狼疮病人血清中滴度较高，但也出现在其他许多自身免疫病病人中，故有时临床将检出ANA作为自身免疫甚至自身免疫病的依据。

由于细胞核成分复杂，不同成分的抗原性亦有不同，故有多种不同的ANA，如抗核蛋白抗体（抗DNP）、抗DNA抗体、抗可提取性核抗原抗体（抗ENA）。抗ENA又可分为十几种。

364. 类风湿因子是什么？其对类风湿性关节炎诊断有无特异性？

类风湿因子（RF）是抗变性IgG自身抗体，主要为19S的IgM，也可见到7S的IgG及IgA。

RF主要出现在类风湿关节炎病人血清中。RF阳性支持早期类风湿关节炎的倾向性诊断，但RF也如ANA一样，并不是类风湿关节炎独有的特异性抗体。其他疾病如结缔组织病、病毒性肝炎等，甚至老年人中亦有不同程度的阳性率。

365. 何谓细菌？简述其基本形态和构造？

细菌是一类最常见的单细胞原核微生物。细菌的形态多种多样，归纳起来可分为球状、杆状、弧形（弧菌、弯曲菌）和螺旋状（螺菌、螺旋体）4 种基本形态。细菌的基本构造有细胞壁、细胞质、细胞膜和细胞核等。

366. 简述革兰染色法原理。

革兰染色的原理尚未完全明了。目前被广泛接受的观点认为与细菌细胞壁结构及化学组成有关。

革兰阳性菌细胞壁结构致密，肽聚糖层厚，脂质含量少，结晶紫及媒染剂进入细胞内，形成结晶紫-碘复合物。脱色过程中乙醇虽然溶解细胞壁脂质成分形成小孔，但其脱水作用使细胞壁收缩又构成屏障，因而阻止结晶紫-碘复合物被乙醇溶出，细菌保持紫色。革兰阴性菌细胞壁疏松，肽聚糖层较薄，脂质含量高，乙醇溶解脂质，细胞壁通透性增高，结晶紫-碘复合物被溶出，使菌体脱色，经复染而呈红色。

367. 抗酸染色法主要用于鉴别什么细菌？

抗酸染色法主要是用强染剂——苯酚复红加温染色，以促使菌体着色，然后以盐酸酒精脱色，再用吕氏亚甲蓝复染。目前认为抗酸性细菌的分枝杆菌属细菌细胞中含有分枝菌酸，能与苯酚复红牢固结合，而不易被脱色，故保留红色。非抗酸性细菌则不含分枝菌酸，能被盐酸酒精脱色，故复染时被亚甲蓝染成蓝色。抗酸染色法主要用以鉴别抗酸性与非抗酸性细菌。

368. 细菌学检验中常用的培养基有哪些种类？

（1）基础培养基：如肉浸液等。

（2）营养培养基：如葡萄糖肉汤培养液、营养琼脂、血琼脂等。

（3）鉴别培养基：如双糖铁琼脂、枸橼酸盐琼脂、各种单糖发酵管等。

（4）选择培养基：如 SS 琼脂、伊红亚甲蓝琼脂等。

（5）特殊培养基：如厌氧培养基、L 型细菌培养基、结核分枝杆菌培养基、沙保罗培养基等。

369. 试述真菌的概念及其常用的检验方法。

真菌有细胞核，不含叶绿素，胞质内有完整的细胞器，能进行有性和无性繁殖，以寄生或腐生方式生存的真核细胞型微生物称为真菌。

目前大多数真菌的检验依靠形态学鉴定，即直接涂片法检验。在临床检验中常见的是酵母样菌的感染，其中以假丝酵母菌属、隐球菌属、毛孢子菌属、酵母菌属等为多见。

酵母样菌的检验方法包括直接涂片、分离培养及鉴定、动物接种和血清学试验。如新生隐球菌和白假丝酵母菌的基本检验为尿素酶和芽管形成试验，尿素酶阳性为新生隐球菌，有芽管形成者为白假丝酵母菌。

370. 简述世界卫生组织推荐的药物敏感试验方法及其优点。

世界卫生组织推荐的药物敏感试验方法为 K-B 纸片琼脂扩散法，该法主要优点是操作简便，易于掌握，且重现性好。

371. 在药物敏感试验中，何谓敏感、中度敏感和耐药？

（1）敏感：表示在常规剂量给药后，测试菌能被体内达到的血药浓度所抑制或杀灭。

（2）中度敏感：指测试菌可被测定药物大剂量给药后在体内能达到的浓度所抑制或在测定药物浓集部位的体液中（如尿中）被抑制。

（3）耐药：表示测试菌不能被在体内感染部位可能达到的抗菌药物浓度所抑制。

372. 试述葡萄球菌属的分类学位置，其在医院感染学上有重要意义的菌株有哪几种？

葡萄球菌属与口腔球菌属、游动球菌属、微球菌属同属微球菌科。

在医院感染学上，耐甲氧西林金黄色球菌（MRSA）和耐甲氧西林表皮葡萄球菌（MRSE）已成为重要的病原菌。

373. 试述链球菌的分类。

近年来随着分子生物分类学研究的进展，原来属于链球菌属、分类为 D 群和 N 群肠球菌和乳球菌已分化成独立的肠球菌属和乳球菌属，厌氧链球菌归为消化链球菌属。

目前链球菌属分为 40 个种及亚种。根据链球菌在血平板上的溶血现象将其分类，Lancefield 血清学分类等传统方法目前仍是临床实验室鉴定链球菌时常规使用的方法。

374. 何谓 β-内酰胺酶？产生此酶的菌株主要有哪些？

能裂解青霉素族和头孢菌素族抗生素的基本结构 β-内酰胺环，从而使其丧失抗菌活性的酶，称为 β-内酰胺酶。

大部分金黄色葡萄球菌、流感嗜血杆菌、淋病奈瑟菌、革兰阴性厌氧菌和少数肺炎链球菌等菌株可产生 β-内酰胺酶。

375. 试述大肠埃希菌科的致病因素。

（1）内毒素：可引起发热、白细胞变化及代谢改变等，严重者可导致休克。

（2）肠毒素：可致腹泻。

（3）其他致病因素：如穿透肠道上皮和黏附于黏膜的能力等。

376. 引起肠道感染的大肠埃希菌有哪些？其常用检验方法如何？

（1）产肠毒素大肠埃希菌（ETEC）：引起霍乱样肠毒素腹泻（水泻）。该菌能产生两种肠毒素，一种为不耐热肠毒素（LT），另一种为耐热肠毒素（ST）。检测 LT 一般使用改良 Elek 法，检测 ST 一般使用乳鼠胃内灌注法。

（2）肠侵袭型大肠埃希菌（ELEC）：引起志贺样腹泻（黏液脓血便）。检测一般使用豚鼠角膜侵袭力试验。

（3）肠致病性大肠埃希菌（EPEC）：主要引起婴儿腹泻。检测用 EPEC 多价诊断血清作凝集试验。

（4）肠出血型大肠埃希菌（EHEC）：此菌中最具代表性的是 O157：H7 血清型，可引起出血性大肠炎和溶血性尿毒综合征。一般检测是直接筛选不发酵山梨醇的菌落（无色菌落），生化反应证实为大肠埃希菌，再经乳胶凝集试验测 O157 抗原。

（5）肠凝聚型大肠埃希菌（EAggEC）：可引起腹泻。用液体培养加凝集试验检测细菌对细胞的黏附性或用 DNA 探针技术检测。

377. 试述沙门菌的抗原基本构造。

沙门菌的抗原构造主要有 3 种，即菌体抗原（O 抗原）、鞭毛抗原（H 抗原）和表面抗原（Vi 抗原等）。

378. 霍乱弧菌分哪几个生物型？

1966 年国际弧菌命名委员会将霍乱弧菌分成两个生物型：霍乱弧菌古典生物型和霍乱弧菌爱尔托生物型（El Tor biotype）。

379. 疑似霍乱病人的粪便及呕吐物标本应接种什么培养基？

先用 pH 值 8.5 的碱性蛋白胨水增菌培养，然后转种至硫代硫酸盐-枸橼酸盐-胆盐-蔗糖琼脂平板（TCBS）选择性培养基进行分离培养。

380. 何谓支原体？

支原体是一群介于细菌与病毒之间，可通过滤菌器，无细胞壁，能在无生命培养基中生长繁殖的最小原核微生物。

381. 何谓衣原体？

衣原体是一类形态相似，能通过滤菌器，严格细胞内寄生，在宿主细胞内发育繁殖，有独特的生活周期的原核微生物。

382. 试述专性厌氧菌及其与人类疾病的关系。

在有氧条件下不能生长，需在无氧环境中才能生长的细菌，称专性厌氧菌。

厌氧菌大多为人体正常菌群，属于条件致病菌。当细菌寄居部位改变、菌群失调、机体防御功能减弱、长期大量地使用免疫抑制剂等时，可以导致厌氧菌感染。大多数厌氧菌感染为内源性感染。厌氧菌可引起很多疾病，如脆弱类杆菌引起菌血症，艰难梭菌引起伪膜性肠炎。少数厌氧菌可引起特殊感染，例如破伤风梭菌引起破伤风，产气荚膜梭菌引起气性坏疽，肉毒梭菌引起食物中毒等。

383. 试述噬菌体及其实际意义。

噬菌体具有体积微小、结构简单和严格的寄生性。噬菌体必须在活的宿主细胞（如细菌）内繁殖，通常能将宿主细胞裂解，是一类属于病毒的微小生物。

根据噬菌体寄生宿主细胞的高度特异性，并使其裂解这一特点，可用于细菌鉴定，亦可用于流行病学调查时的细菌分型。

384. 试述 L 型细菌及其形成机制和培养特点。

L 型细菌即细菌细胞壁缺陷的细菌，因其首先由李斯特（Lister）研究院所发现，故取其第一个字母而称之。

细菌细胞壁的主要成分是肽聚糖，由于受作用于细胞壁的抗生素、溶菌酶等因素的影响，当肽聚糖结构遭受破坏或其合成受到抑制时，虽然大多数细菌裂解死亡，但有时也有一些细菌不死，这些细菌即 L 型菌。

L 型菌需在高渗低琼脂（0.8%～0.9%）的含血清（20%）培养基中培养，生长缓慢，一般生长期为 2～7 日，菌落为"油煎蛋"状，需放大 100 倍左右才能看到菌落，可通过传代培养而返祖。

385. 简述血、脑脊液、尿、粪便、痰及脓汁等送检细菌培养标本的质量要求。

（1）血液（骨髓）标本：①在治疗前，并在发热高峰时抽取标本进行培养最为适宜。②静脉穿刺或骨髓穿刺时应严格消毒，防止污染。标本采取后，以无菌技术直接注入血培养瓶内，轻摇混合，使血液（骨髓）不致凝固。必要时，做真菌或厌氧菌培养。③采血量为培养液的(1～2)/10,骨髓接种量为 1～2 mL。

（2）脑脊液标本：①以无菌技术由腰椎穿刺采集脑脊液 3～5 mL 盛于灭菌容器中，立即送检。厌氧培养则应床边接种。②天冷时宜将标本置 35 ℃ 条件下保温送检，以免某些病原菌死亡。

（3）泌尿、生殖系统标本：①用作尿液培养的标本，一般取中段尿。先用肥皂水及温水洗涤病人外阴部，开始排出之尿应弃去，留取中段尿于无菌试管中。必要时行无菌导尿。均应及时送检。②分泌物及前列腺或生殖系统其他标本可由医师无菌操作采集于无菌试管内送检。

（4）粪便标本：应取新鲜带黏液或脓血、液状、稀便等可疑部分，也可用盐水浸湿的无菌棉拭子插入肛门内采取。标本如不能及时送检，可放入甘油盐水中。如为霍乱粪便，则应放入霍乱弧菌保存液中或碱性蛋白胨水中。

（5）痰液及呼吸道标本：①取痰液标本的时间以清晨为好，用温水漱口数次，然后用力自气管深部咳出痰液于无菌容器内送检。②检查白喉棒状杆菌时，用无菌棉拭子轻擦咽、喉、鼻黏膜或病灶部位的伪膜与黏液标本。

（6）脓汁及创伤感染标本：①创伤，用无菌棉拭子直接蘸取脓汁或分泌物。②脓肿，患部消毒，无菌抽取脓汁。③检查放线菌的标本应取多量脓汁，尤应注意采集其中的"硫黄颗粒"。

§9.3 实验诊断基本技能训练

随着医学临床检验设备的快速发展，临床"三大常规"检验、临床生化检验、血液气体分析等均已实现全自动化快速分析，并已广泛应用。虽然自动化检验设备已广泛用于临床，但传统的手工操作方法和光学显微镜观察并不能完全摒弃，大体来说血、尿、大便"三大常规"检查的阳性结果必要时应由手工操作、镜检复查，并以此结果为准。其他有关血液生化、免疫检查检验，肝、肾功能检查，血液气体分析，以及寄生虫和细菌学检查的重要阳性结果，必要时也应由人工操作进行复查。对于传统的检验方法和全自动检验设备，下面仅选择性地简要介绍。

§9.3.1 实验诊断设备简介

实验诊断设备包括手工检测设备和自动化检测设备。由于设备种类繁多，不可能一一详述，本节仅就常用手工检测设备和自动化检测设备简要介绍如下。本节仅就常用手工检测设备简要介绍如下。有关自动化检测设备详见 §9.3.3"实验诊断自动化检测示例"。

一、光学显微镜

【原理】

普通光学显微镜主要由物镜和目镜组成，均为凸透镜。物镜的焦距（f_1）短，目镜的焦距（f_2）长。物镜到标本（AB）的距离稍大于物镜（Lo）的焦距，标本经物镜放大后形成放大倒立的实像 $A'B'$，实像 $A'B'$ 是目镜的物体，它位于目镜的焦点以内，所以 $A'B'$ 经目镜（Le）再次放大后，形成放大的虚像 $A''B''$（图 9-1）。

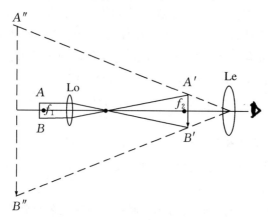

图 9-1　普通光学显微镜的成像原理图

【显微镜的结构】

普通光学显微镜由机械部分、照明部分和光学部分组成（图 9-2）。

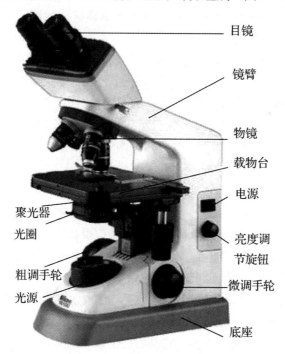

图 9-2　普通光学显微镜

（一）机械部分

显微镜的机械部分包括镜座、镜筒、物镜转换器、载物台、推动器、粗调手轮、微调手轮等部件。

1. 镜座：镜座是显微镜的基本支架，它由底座和镜臂两部分组成。在它上面连接有载物台和镜筒。它是用来安装光学放大系统部件的基础。底座和镜臂起稳定和支撑整个显微镜的作用。

2. 镜筒：镜筒上接目镜，下接转换器，形成接目镜与接物镜（装在转换器下）间的暗室。从物镜的后缘到镜筒尾端的距离称为机械筒长。因为物镜的放大率是对一定的镜筒长度而言的。镜筒长度的变化，不仅放大倍率随之变化，而且成像质量也受到影响。因此，使用显微镜时，不能任意改变镜筒长度。国际上将显微镜的标准筒长定为 160 mm，此数字通常标在物镜的外壳上。镜筒有单筒式、双筒式两种，单筒式镜筒又分直立和倾斜式，而双筒式镜筒均为倾斜式。

3. 物镜转换器：物镜转换器上可安装 3～4 个接物镜，一般是 3 个接物镜（低倍、高倍、油镜）。转动转换器，可以按需要将其中的任何一个接物镜和镜筒接通，与镜筒上面的接目镜构成一个放大系统。

4. 载物台：载物台中央有一孔，为光线通路。在台上装有弹簧标本夹和推动器，其作用为固定或移动标本的位置，使得镜检对象恰好位于视野中心。

5. 推动器：是移动标本的机械装置，它是由一横一纵两个推进齿轴的金属架构成的，好的显微镜在纵横架杆上刻有刻度标尺，构成很精密的平面坐标系。如果我们须重复观察已检查标本的某一部分，在第一次检查时，可记下纵横标尺的数值，以后按数值移动推动器，就可以找到原来标本的位置。

6. 粗调手轮（粗螺旋）：粗调手轮是移动镜筒调节接物镜和标本间距离的机件，老式显微镜粗调手轮向前扭，镜头下降接近标本。新近出产的显微镜镜检时，右手向前扭载物台上升，让标本接近物镜，反之则下降，标本脱离物镜。

7. 微调手轮（细螺旋）：用粗调手轮只可以粗放的调节焦距，要得到最清晰的物像，需要用微动螺旋做进一步调节。微调手轮每转一圈镜筒移动 0.1 mm（100 μm）。新近出产的较高档次的显微镜的粗调手轮和微调手轮是共轴的。

（二）照明部分

安装在载物台的下方，由反光镜（光源）、聚光器和光圈组成。

1. 反光镜：较早的普通光学显微镜是用自然光检视物体，在镜座上装有反光镜。反光镜是由一平面和另一凹面的镜子组成，可以将投射在它上面的光线反射到聚光器透镜的中央，照明标本。不用聚光器时用凹面镜，凹面镜能起会聚光线的作用。用聚光器时，一般都用平面镜。电光源普通光学显微镜没有反光镜，而在显微镜镜座上装有光源，并有电流调节螺旋，可通过调节电流大小调节光照强度。

2. 聚光器：聚光器在载物台下面，它是由一组聚光透镜和升降螺旋组成的。聚光器安装在载物台下，其作用是将光源经反光镜反射来的光线聚焦于样品上，以得到最强的照明，使物像获得明亮的效果。聚光器的高低可以调节，使焦点落在被检物体上，以得到最大亮度。一般聚光器的焦点在其上方 1.25 mm 处，而其上升限度为载物台下面下方 0.1 mm。因此，要求使用的载玻片厚度应在 0.8～1.2 mm，否则被检样品不在焦点上，影响镜检效果。

3. 光圈：聚光器前透镜组前面还装有虹彩光圈，它可以开大和缩小，控制通过的光量，从而影响着成像的分辨力和反差，若将虹彩光圈开放过大，超过物镜的数值孔径时，便产生光斑；若收缩虹彩光圈过小，分辨力下降，反差增大。因此，在观察时，通过虹彩光圈的调节再把视场光阑（带有视场光阑的显微镜）开启到视场周缘的外切处，使不在视场内的物体得不到任何光线的照明，以避免散射光的干扰。

（三）光学部分

1. 目镜：安装在镜筒上端，为双筒目镜，通常用 $10\times$ 的目镜。

2. 物镜：安装在镜筒前端转换器上的接物透镜利用光线使被检物体第一次造像，物镜成像的质量，对分辨力有着决定性的影响。一般有 3～4 个物镜，通常在物镜上标有主要性能指标-放大倍数和镜口率，如 $10/0.25$、$40/0.5$ 和 $100/1.30$。物镜的种类很多，可从不同角度来分类：根据物镜前透镜与被检物体之间的介质不同，可分为：

（1）干燥系物镜：以空气为介质，如常用的 $40\times$ 以下的物镜，数值孔径均小于 1。

（2）油浸系物镜：常以香柏油为介质，此物镜又称油镜头，其放大率为 $90\times\sim100\times$，数值孔径大于 1。

3. 数值孔径（numerical apeature，N. A.）：又称镜口率（或开口率）。在物镜和聚光器上都标有它们的数值孔径，数值孔径是物镜和聚光器的主要参数，也是判断它们性能的最重要指标。物镜的性能取决于物镜的数值孔径，数值孔径越大，物镜的性能越好。数值孔径和显微镜的各种性能有密切的关系，它反映该物镜分辨力的大小，数值越大。

【普通光学显微镜的使用方法】

（一）低倍镜（$10\times$）的使用

1. 将显微镜放在离实验台边缘 10 cm 处（至少约一拳的距离）。

2. 打开显微镜的电源开关，然后使低倍镜对准镜台，开大光圈，上升聚光器并调节光亮调节旋钮至视野内光线明亮度适中。

3. 放置标本片：取一张载有标本的载玻片（以下简称玻片标本），先用肉眼观察，以确定正反面（载有标本的面为正面，一般都贴有标签）和标本的大致位置。再将玻片标本正面朝上，旋转载物台并用弹簧夹夹好，用移动器移动片夹将玻片标本的标本移到载物台圆孔，聚光镜的正方。

4. 调节焦距：从显微镜侧面注视物镜镜头，同时转动粗调手轮，使得载物台上升到最高（物镜头与标本片的距离约 5 mm 处），然后一边在目镜上观察，一边缓慢转动粗调手轮，使载物台缓慢下降至视野中出现清晰的物像。

（二）高倍镜（$40\times$）的使用

1. 选好目标：先在低倍镜下把待观察部位移动到视野中心，将物像调节清晰。

2. 转换高倍镜物镜：为防止镜头碰撞玻片，从显微镜侧面注视着，慢慢地转动转换器使高倍镜头对准通光孔。

3. 调节焦距：观察目镜同时稍稍调节细调手轮，即可获得清晰的物像。若视野亮度不够，可上升聚光器和开大光圈。

（三）油镜（100×）的使用

1. 选好目标：在高倍镜下确定玻片标本上要用油镜观察的部位并移至视野的正中央。

2. 转换油镜：转动转换器，使高倍镜头离开通光孔，在载物台圆孔上方的玻片标本处滴一滴香柏油，然后从侧面注视着镜头与玻片，慢慢转换油镜使镜头浸入油中。

3. 调节光亮：将聚光器升到最高位置，光圈开到最大。

4. 调焦：观察目镜同时调节细调手轮，使得物像清晰。

若目标不理想或不出现物像需重找，在加油区之外重找应按：低倍→高倍油镜程序。在加油区内重找应按：低倍→油镜程序，以免油沾污高倍镜头。

5. 擦试油镜头：观察完毕，先用干的擦镜纸吸掉沾在油镜头上的油，再用擦镜纸条沾少许二甲苯（或乙醚-乙醇混合液，比例为2∶3）擦试镜头及周围，最后用干的擦镜纸擦干多余的二甲苯。

6. 玻片标本上的油处理方法同5，只是因为玻片上的油较多，要重复2～3次才能擦干净。

【注意事项】

1. 显微镜的光学部分不能用手直接摸擦。

2. 不可随意拆卸显微镜的零部件。

3. 需要更换标本片时，将物镜头转离载物台，方可取下或放置标本片。

4. 转换物镜时应转动物镜上方的旋转器，切忌手持物镜转换。

5. 要是长时间不用显微镜时，请将显微镜电光源的亮度调到最暗（维持灯的寿命）。

6. 显微镜使用完毕后，必须复原，其具体步骤是：先转动转换器使物镜头离开通光孔，再取下标本片，下降载物台，下降聚光器、关闭光圈，玻片移动器回位，将显微镜电光源的亮度调到最暗，再关闭电源，盖上绸布和外罩，最后将显微镜放在桌子的中央。

二、医用离心机

离心机就是利用离心力，分离液体与固体颗粒或液体与液体的混合物中各组分的机械（图9-3）。离心机主要用于将悬浮液中的固体颗粒与液体分开；或将乳浊液中两种密度不同，又互不相溶的液体分开；特殊的超速管式分离机还可分离不同密度的气体混合物；利用不同密度或粒度的固体颗粒在液体中沉降速度不同的特点，有的沉降离心机还可对固体颗粒按密度或粒度进行分级。

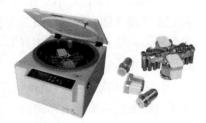

图9-3 医用离心机

【离心原理】

当含有细小颗粒的悬浮液静置不动时，由于重力场的作用使得悬浮的颗粒逐渐下沉。粒子越重，下沉越快，反之密度比液体小的粒子就会上浮。微粒在重力场下移动的速度与微粒的大小、形态和密度有关，并且又与重力场的强度及液体的黏度有关。像红细胞大小

298

的颗粒，直径为数微米，就可以在通常重力作用下观察到它们的沉降过程。

此外，物质在介质中沉降时还伴随有扩散现象。扩散是无条件的绝对的。扩散与物质的质量成反比，颗粒越小扩散越严重。而沉降是相对的，有条件的，要受到外力才能运动。沉降与物体重量成正比，颗粒越大沉降越快。对小于几微米的微粒如病毒或蛋白质等，它们在溶液中成胶体或半胶体状态，仅仅利用重力是不可能观察到沉降过程的。因为颗粒越小沉降越慢，而扩散现象则越严重。所以需要利用离心机产生强大的离心力，才能迫使这些微粒克服扩散产生沉降运动。

离心就是利用离心机转子高速旋转产生的强大的离心力，加快液体中颗粒的沉降速度，把样品中不同沉降系数和浮力密度的物质分离开。

【离心机分类】

离心机按结构和分离要求，可分为过滤离心机、沉降离心机和分离机三类。

1. 过滤离心机：离心过滤是使悬浮液在离心力场下产生的离心压力，作用在过滤介质上，使液体通过过滤介质成为滤液，而固体颗粒被截留在过滤介质表面，从而实现液-固分离。通常，对于含有粒度大于 0.01 mm 颗粒的悬浮液，可选用过滤离心机。

2. 沉降离心机：离心沉降是利用悬浮液（或乳浊液）密度不同的各组分在离心力场中迅速沉降分层的原理，实现液-固（或液-液）分离。对于悬浮液中颗粒细小或可压缩变形的，则宜选用沉降离心机。

3. 分离离心机：可进行液体澄清和固体颗粒富集，或液-液分离，这类分离机有常压、真空、冷冻条件下操作的不同结构型式。对于悬浮液含固体量低、颗粒微小和对液体澄清度要求高时，应选用分离离心机。

选择离心分离机须根据悬浮液（或乳浊液）中固体颗粒的大小和浓度、固体与液体（或两种液体）的密度差、液体黏度、滤渣（或沉渣）的特性，以及分离的要求等进行综合分析，满足对滤渣（沉渣）含湿量和滤液（分离液）澄清度的要求，初步选择采用哪一类离心分离机，然后按处理量和对操作的自动化要求，确定离心机的类型和规格，最后经实际试验验证。

【日常维护】

1. 离心机运转前应先切断电源并先松开离心机刹车，用手试转动转鼓，看有无咬煞情况，并检查其他部位有无松动及不正常情况。

2. 接通电源依顺时针方向开车启动，通常每台新设备正式使用前均须空车运转 3 小时左右，无异常情况即可工作。

3. 物料尽可能要放置均匀。

4. 严禁机器超速运转，以免影响机器使用寿命。机器开动后，若有异常情况必须停车检查，必要时需予以拆洗修理。

5. 滤布的目数应根据所分离物料的固相颗粒的大小而定，否则影响分离效果。

6. 为确保离心机正常运转，转动部件每隔 6 个月后加油保养一次，同时查看轴承和制动装置运转情况及有无磨损现象，磨损严重应予以更换。

7. 机器使用完毕，应做好清洁工作，保持机器整洁。

三、光电比色计

利用光电池或光电管等光电转换元件作检测器，来测量通过有色溶液后透射光的强度，从而求出被测物质含量的方法称光电比色法。基于此而设计的仪器称光电比色计（图9-4）。

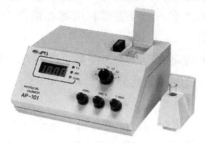

图9-4 光电比色计

【结构】

光电比色计由光源、滤光片、比色皿、光电检测器、放大和显示六部分组成，以下就相关内容进行简要介绍。

1. 光源：在光电比色测定中，光源强度保持不变是获得准确测定结果的重要因素，因此，光电比色计附有使电源电压稳定的装置（稳压器）。它的作用是稳定光源，使之不受外界电压变化的影响。

2. 滤光片：滤光片的作用是只让一定波长范围的光透过，而将其余不需要的波长光滤去。滤光片所透过的单色光的纯度，通常用其光谱特性曲线的半宽度来表示。

3. 比色皿：比色皿是用来盛装所分析的样品液的。在可见光范围内，常用无色光学玻璃或塑料制作；而在紫外区，需要用能透紫外线的材料，如石英玻璃来制作。

4. 光电检测器：在检验仪器中常使用的光电检测器有光电池、光电管、光电倍增管等，是利用光电效应把光能转化为电能的器件。

【原理】

光源发出的复合光经滤光片滤波后，变为近似的单色光。此单色光通过比色皿时，被里面的样品吸收掉一部分，然后照射在光电检测器上。光电检测器将光信号的强弱转变为电信号的大小，最后经放大，由显示部分显示出测量结果。

【应用】

世界上的物质是五光十色的，由许多种颜色组成，在现实的环境中许多溶液是有颜色的，有些溶液本身没有颜色，但可以通过试剂的作用而生成有色化合物。这些溶液具有一个共同的特点，即当其浓度改变时，溶液颜色的深浅也随之改变，溶液愈浓，颜色就愈深。光电比色计具有简单、快速、灵敏度高等特点，广泛应用于微量组分的测定。在医学学科中，比色分析也被广泛应用于药物分析、卫生分析、生化分析等方面。

【注意事项】

1. 仪器须按设备说明顺序操作，不要任意按动各种键钮。

2. 仪器应当置于干燥的地方，以免仪器受潮影响测量的正确性。

3. 把按互补色原则选择的适当的滤色片插入仪器的滤色片座内，每次插入时应保证它的同一面面对比色皿。

4. 比色皿必须配对使用。用过的比色皿，应用蒸馏水洗净并用细软且能吸水的布或擦镜纸揩干。

5. 在拿比色皿时，应执握比色皿的磨砂表面（即侧面），不应触及比色皿的光学平面，从而避免透光性受到影响。测试完毕后将比色皿清洗干净放回盒中。

6. 测量时应防止比色皿中的溶液漏入仪器中，如不小心漏入，要及时擦拭干净，以免腐蚀仪器部件及光路系统。

7. 预热15分钟，使仪器读数稳定。若仪器长期搁置后再次使用时，必须增加预热时间（至少1小时以上）。

8. 为保证测量时吸光度的精度，应经常进行校正，具体步骤如下：

(1) 将注入空白蒸馏水的比色皿推入光路，按下 T 选择开关，调节 T 调节钮，使数字显示为 100.0，按下 A 选择开关，调节 A 调零钮，使数字显示为 0.000。

(2) 再按下 T 选择开关，如果显示器的数字不为 100.0，要重新调节 T 节钮使数字 100.0。要注意反复调整，一直到两者同时满足时为止。

四、分光光度计

分光光度计，又称光谱仪，是将成分复杂的光，分解为光谱线的科学仪器。测量范围一般包括波长范围为 380～780 nm 的可见光区和波长范围为 200～380 nm 的紫外光区。不同的光源都有其特有的发射光谱，因此可采用不同的发光体作为仪器的光源。

分光光度计分为紫外分光光度计、可见光分光光度计（或比色计）、红外分光光度计和原子吸收分光光度计。

【设备原理】

分光光度计采用一个可以产生多个波长的光源，通过系列分光装置，从而产生特定波长的光源，光源透过测试的样品后，部分光源被吸收，计算样品的吸光值，从而转化成样品的浓度。样品的吸光值与样品的浓度成正比。

【操作准备】

1. 待测血清（或血浆）标本。

2. 有关项目方法的试剂，包括标准品和质控品。

3. 分光光度计。

4. 有关项目方法最佳条件下的变异值（optimal conditions variance，OCV）及常规条件下的变异值（routine conditions variance，RCV）。

5. 用 RCV 制出的质控图（图 9-5）。

图 9-5 示某血清成分 $\bar{x}$ 为 78 mmol/L，s 为 2 mmol/L，以此标出 $\bar{x}$ 及 $\pm1s$ 至 $\pm3s$ 位置。

【操作步骤】

1. 分光光度计按说明书预热，根据待测项目的方法选择相应波长。

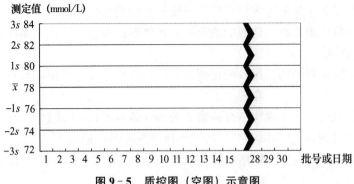

图9-5 质控图（空图）示意图

2. 设立空白管、待测标本管、标准管和质控管，加入相应物质后再加入有关试剂。

3. 以空白管调零，进行比色、读数。

4. 一般计算公式：

待测管（或质控品）浓度/L＝［待测（或质控品）管吸光度/标准品管吸光度］×标准管浓度

5. 将质控品值记录在"空图"上，并在相应的位置上描点。

6. 如质控品值在"在控"范围，可发出报告。

【操作须知】

1. 注意各种测定方法对标本的要求及试剂保存的条件。

2. 使用离心机分离标本时，必须保持转轴两侧套管平衡。开动或停止离心机时，应按序从低到高逐档调速，或由高到低逐档降速。切勿用手强行制动，离心机开动前盖好盖，以确保安全。使用后应盖好机盖。

3. 使用水浴箱或温箱时，试验前后均必须观察温度，并应在最适温度范围内进行实验。

4. 用比色杯时，手持两侧毛玻璃面，先用软布擦干净其透光面，使上面无斑痕。更换比色液时，不得让液体溢出比色杯外，以免影响透光度。不得反复擦拭比色杯，以免导致玻璃发毛和影响透光度。比色液不得溢于槽内，以免损坏仪器内部元件和比色槽座。

5. 做好经常性室内质控，并参加室间质评。

§9.3.2　实验诊断手工检测示例

虽然近些年全自动化设备不断发展，已在临床广泛应用，但必要时仍需用手工检测的方法对实验结果进行验证核实，而且在部分基层医院手工检测仍在继续使用，故在此节简要介绍了一些常用的手工检测方法。

一、白细胞计数

【方法】

显微镜计数法。

【操作】

1. 于一有标记的小试管内加2‰冰乙酸0.38 mL。

2. 用75％乙醇消毒手指尖，待干。

3. 用灭菌的一次性刺血针穿刺已消毒部位，用一次性微量吸血管准确吸血20μL，用无菌夹夹取无菌棉球压住穿刺部位。

4. 擦去管尖外部余血，将吸管插入稀释液小试管底部，轻轻放出血液并用上层清液洗吸管两次，轻轻振摇试管混匀。

5. 充池，静置2～3分钟。

6. 计数4个大格内白细胞数（对压线细胞按数上不数下、数左不数右原则进行计数）。

【注意事项】

1. 计算盘必须符合标准，清洁无尘埃、无油腻、无裂隙。盖片必须是血盖片。

2. 采血时不得用力挤压吸血，第一滴血应弃去。

3. 混匀时不得用力过大，以防产生很多气泡。

4. 稀释液必须无杂质、无微粒。

5. 充池不得外溢或产生气泡。

6. 报告必须使用SI制。严格执行无菌操作，废物应焚毁。

【问答】

1. 显微镜计数血细胞对设备的标准有什么要求？

（1）吸管误差不大于±1‰，计算盘内计算室深度误差＜±2‰，每大格边长误差＜±1‰。

（2）血盖片体积为24 mm×20 mm×0.6 mm，平整光滑、高倍镜下无裂隙，两面光学平面误差＜±0.002 mm。

2. 按SI制，白细胞、红细胞及血小板等计数，各应如何发报告？

白细胞计数、血小板计数用"$\times 10^9$/L"表示，红细胞计数用"$\times 10^{12}$/L"表示。

3. 采血部位在什么情况下不宜穿刺做血细胞计数？

有冻疮、水肿、发绀及发炎等部位，均不宜穿刺做血细胞计数。

4. 白细胞计数结果过高或过低，如何进行处理？

如＜3×10^9/L或＞15×10^9/L应重新采血复查。如＜3×10^9/L应计数两盘取平均值报告。如两次计数相差甚大，则应检查原因。

二、白细胞分类计数

【方法】

血抹片瑞特染色。

【操作】

1. 按无菌操作取血样，第一滴血弃去，取末梢血1滴置于已编号的洁净载玻片的一端。一只手持载玻片，另一只手以边缘平滑的推片的一端，从血滴前方后移接触血滴，使血滴沿推片边缘散开。然后使推片与载片夹角保持 $30°\sim45°$，平稳地向前移动，推成一张头体尾分明的薄层血膜。

2. 待干。用蜡笔在血膜两端画线，然后将血膜平放在染色架上。

3. 加瑞特染液数滴，使之覆盖整个血膜，固定 $0.5\sim1$ 分钟。

4. 滴加等量或稍多的缓冲液，轻轻晃动载玻片，使之与染料自然混匀，染色数分钟。

5. 用清水冲去染液，待干，油镜镜检。

【注意事项】

1. 血膜必须充分干燥，然后染色。

2. 染色时间与染料浓度、室温高低及细胞多少有关，因此染色时间必须灵活掌握。

3. 冲洗时应以流水将染液冲去，不能先倒掉染液再冲，以免染料沉着于血片上。

4. 染色时应注意保护血膜尾部细胞，不能划掉。

5. 注意观察有无各种异常细胞、寄生虫以及各种细胞大小及分布情况。

【问答】

1. 什么病理情况下会出现中性粒细胞增加或减少？

（1）增加：急性感染和化脓性炎症、中毒（如尿毒症、糖尿病酸中毒）、急性出血、急性溶血及手术后等。

（2）减少：某些传染病（伤寒、疟疾等）、化学药品及放射损害、某些血液病、过敏性休克、恶病质、脾功能亢进及自身免疫性疾病等。

2. 什么病理情况下淋巴细胞增加或减少？

（1）增加：淋巴细胞性白血病、百日咳、传染性淋巴细胞增多症、传染性单核细胞增多症、水痘、麻疹、结核病、器官移植排斥反应前期、传染病恢复期等。

（2）减少：免疫缺陷病、丙种球蛋白缺乏症、淋巴细胞减少症、应用肾上腺皮质激素后、放射病等。

3. 什么病理情况下单核细胞增多？

常见于亚急性感染性心内膜炎、伤寒、疟疾、黑热病、活动性结核、单核细胞性白血病、急性感染恢复期等。

4. 中性粒细胞在什么情况下可出现哪些毒性变化？

严重感染、恶性肿瘤、严重传染病、败血症、中毒（药物或重金属）、大面积烧伤等情况下，中性粒细胞可出现毒性颗粒、空泡、Dohle 体、核棘突、退行性变及细胞大小不均等变化。

5. Dohle 体有什么特点？

Dohle 体为中性粒细胞胞质因毒性变化而保留的嗜碱性区域，胞质内出现嗜碱性点、线、梨形或云雾状物质，直径为 $1\sim2\ \mu m$。

6. 瑞特染液中甲醇起什么作用？

瑞特染料是伊红和亚甲蓝两种水溶液混合后形成的沉淀物，即伊红化亚甲蓝。此物不溶于水，只溶于醇类，而又以甲醇为最好，故以甲醇溶解伊红化亚甲蓝。同时甲醇具有很强的脱水作用，并能使细胞蛋白质迅速固定，因此又是良好的固定剂。

7. 染片时为什么要加缓冲液？

瑞特染料对氢离子浓度很敏感，染色时如酸碱度有改变，蛋白质与染料所形成的化合物可重新解离而影响染色效果，故加适当的缓冲液作为稀释液，可使染色效果更佳。缓冲液以 pH 值 6.4～6.8 为宜（KH_2PO_4 0.3 g、Na_2HPO_4 0.2 g，加蒸馏水至 1 000 mL）。

8. 为什么制血膜后染色时，头体尾部均应染色？

各种白细胞的体积和相对密度不同，在血片中分布很不均匀。一般体积较小、相对密度较大的淋巴细胞多分布在头体部。而体积较大、相对密度较轻的粒细胞和单核细胞则在尾部和两侧较多，异常大的细胞则常在片尾出现。故头体尾兼顾，有利于发现各种细胞，避免错检或漏检。计数时，应循一定方式有规律地移动视野，如多采取"ⅦⅦ"方式移动视野，不能只固视于一处。

9. 计数白细胞数有无规定？

1983 年全国临床检验方法学学术讨论会推荐方案规定：白细胞数为 $3 \times 10^9 \sim 15 \times 10^9/L$ 者，计数 100 个白细胞。白细胞数 $>15 \times 10^9/L$ 者，计数 200 个。白细胞数 $<3 \times 10^9/L$ 者，可用两张血片计数 50～100 个。

10. 分类计数中如发现幼稚或异常白细胞应如何处理？

应分别报告，但包括在白细胞分类计数的百分数中。

三、血液葡萄糖测定

【方法】

手工分光光度计比色法。

【操作】

1. 分离血浆或血清。标本收集采用加入氟化钠的血糖专用采血管，离心分离血浆。也可采用普通生化管收集血清，但必须尽快分离血清。

2. 分别吸取标本和标准液，加入试剂，充分混匀后 37 ℃保温一定时间。

3. 将分光光度计波长调至 505 nm，用蒸馏水调 0，分别测定标准管和待测管吸光度值。

4. 计算：

$$待测标本血糖 = \frac{待测管吸光度值}{标准管吸光度值} \times 标准液浓度$$

【注意事项】

1. 应尽快分离血浆（或血清），时间延长将导致血糖降低。

2. 用离心机应该按照操作规程进行操作。

3. 取样品和试剂时，应右手持吸量管，左手握洗耳球。吸样后应用洁净的纱布或卫生纸擦去吸量管外壁的多余液体。

4. 读数时，视线应与吸量管内液体凹面在同一水平面。

5. 排液时应使吸量管和试管内壁成 45°接触，慢慢将液体放至试管中，最后在管壁停留 15 秒。

6. 分光光度计的使用应严格按仪器操作规程进行操作。

7. 使用比色杯时，应手持比色杯两侧的毛玻璃面，用软布将透光面擦干净。加比色液时，不得让液体溢出比色杯。

8. 试剂和标准液使用完后应及时存入冰箱，使用时应平衡至室温方可使用。

【问答】

1. 使用吸量管时应注意些什么？

（1）右手持吸量管，左手握洗耳球。吸样后应用洁净的纱布或卫生纸擦去吸量管外壁多余液体。

（2）读数时，视线应与吸量管内液体凹面在同一水平面。

（3）排液时应使吸量管和试管内壁成 45°角接触，慢慢将液体放至试管中，最后在管壁停留 15 秒。

（4）如吸量管上刻有"吹"字，则应吹出管尖残留液体。

2. 使用离心机时应注意些什么？

（1）认真阅读使用说明书，严格按说明书操作。

（2）离心时应注意离心管的平衡。

（3）停止时应让其自然停止，切不可用手强行停止。

3. 使用分光光度计时应注意些什么？

（1）认真阅读使用说明书，严格按说明书操作。

（2）使用前应开机预热 20 分钟方可使用。

（3）使用时应将波长准确调至所需波长。

（4）以蒸馏水或试剂空白调 0，分别测定标准品和待测管的吸光度。

（5）使用比色杯时应手持比色杯两侧的毛玻璃面，用软布将透光面擦干净。加比色液时，不得让液体溢出比色杯。

4. 标本管为什么要使用加入了氟化钠的抗凝管？标本为什么要尽快分离？

血细胞离体后仍能存活一段时间，需要不断地从血浆中摄取葡萄糖进行无氧酵解，因此血液离体后血浆中的葡萄糖以每小时 6%～7% 的速度下降。加入氟化钠可以抑制红细胞的烯醇化酶，抑制红细胞的无氧酵解，降低血糖的下降速度。

5. 简述葡萄糖氧化酶法和己糖激酶法测定葡萄糖的原理。

（1）葡萄糖氧化酶法测定原理：

$$G + H_2O + O_2 \xrightarrow{\text{葡萄糖氧化酶}} \text{葡萄糖酸} + H_2O_2$$

$$H_2O_2 + 4\text{-}AA + \text{酚} \xrightarrow{\text{过氧化物酶}} \text{红色醌类化合物}$$

在 505 nm 波长下测定吸光度的变化。

（2）己糖激酶法测定原理：

$$\text{葡萄糖} + ATP \xrightarrow{\text{己糖基酶}} \text{G-6-P} + ADP$$

306

$$G\text{-}6\text{-}P + NADP + \xrightarrow{G\text{-}6\text{-}P\text{脱氢酶}} 6\text{-磷酸葡萄糖酸} + NADPH + H^+$$

在 340 nm 检测 NADPH 吸光度的变化。

四、细菌接种

【方法】

分区画线分离法。

【操作】

1. 将培养皿用记号笔进行标本编号。

2. 将接种环作火焰灭菌,待冷。

3. 用接种环取标本,先涂布于平板 1 区(原划区)内并作数次画线,再在平板 2 区(次原划区)和平板 3 区(分离区)依次画线(图 9-6)。接种完后将接种环火焰灭菌,将培养皿置孵育箱培养。

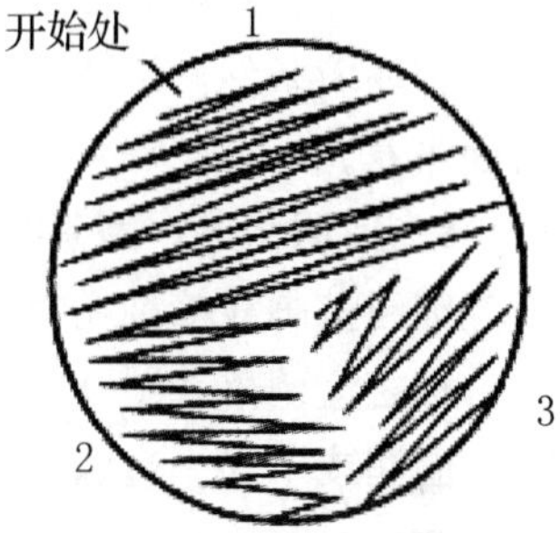

图 9-6 细菌标本分区接种

【注意事项】

1. 在操作过程中应穿隔离衣,戴帽子、口罩,不讲话,不旁视,防止污染。

2. 不能全部打开培养皿进行接种。应将装有培养基的平皿置于手掌内,皿盖侧向上,用手指固定平皿盖边缘,以减少污染机会。

3. 线与线间留有适当距离,不能做重复画线。

4. 已蘸有细菌的接种环烧灼灭菌时,应先在还原焰中加热,烤干环端附着的细菌或标本,然后再移至氧化焰中烧红灭菌。亦可从连接金属柄部分的接种环开始通过火焰并逐渐移向环端,使环端附着的细菌或标本因金属的导热作用而被烤干,直至烧红为止。

【问答】

1. 培养基平皿表面润湿时,影响分离效果,应如何处理?

应将平皿倒转斜置在皿盖上,皿盖应放在下面,在 37 ℃下烘干片刻。

2. 作分区画线时,为获得单个菌落,应怎样操作?

画完第一区后,每画完下一个区域,均将接种环灭菌 1 次,冷却后再画下一个区域。每一区域的画线均接触上一区域的接种线 1~2 次,使菌量逐渐减少。

3. 接种完细菌或标本的环为什么不能直接在酒精灯火焰顶端(氧化焰)上烧灼灭菌?应如何操作?

直接将接种环在氧化焰中烧灼,则环上残余的细菌或标本可因突受高热而爆裂四溅,有污染环境和传播危险。正确操作方法是:染菌的环先于还原焰中加热,烤干环端附着的细菌或标本,然后再移于氧化焰中烧红灭菌。或将连接金属柄部分的接种环开始通过火焰并逐渐移向环端,使环端附着的细菌或标本因金属的导热作用而被烘干,直至烧红为止。

4. 为什么不能用铁丝做接种环?若没有铂金丝制备接种环,可用什么金属代替?

因铁丝做的接种环,经反复烧灼后氧化成含碱的铁,可改变培养基的 pH 值,影响结果。若没有铂金丝制备接种环，可用300W的电炉丝代替，也可用市售的合金丝制备。

5. 分区画线培养法主要目的是什么？

其主要目的是使标本或培养物中混杂的多种细菌在培养基表面分散生长，各自形成单个菌落。此即称为分纯。

6. 不慎造成细菌或标本外溢污染台面或地面时，应如何处理？

用2%的"84"消毒液或5%苯酚浸泡污染台面或地面30分钟。

7. 细菌生长繁殖的基本条件有哪些？

细菌生长繁殖需要水分、碳源、氮源、无机盐和维生素等物质。人工培养细菌还须满足几种环境条件：①适宜的酸碱度。②适宜的温度。③合适的气体。④一定的湿度。⑤在暗处培养。

8. 何谓菌落？菌落有何实际意义？

细菌被画线接种在琼脂平板上，经孵育后每个细菌可以繁殖成一堆细菌集团，肉眼可见，称之为菌落（图9-7）。各种细菌的菌落大小、颜色、外形、透明度、表面光滑或粗糙、湿润或干燥、边缘是否整齐等方面都有不同，有助于识别和鉴定细菌。

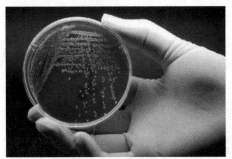

图9-7　菌落图

五、肉汤稀释法测定最低抑菌浓度（MIC）

肉汤稀释法即最低（或最小）抑菌浓度（minimal inhibitory concentration，MIC）的测定方法。

【操作目的】

1. 检测病原菌对各种抗菌药物的敏感性，指导临床合理用药。

2. 用于流行病学调查及医院内感染的监控和预防耐药菌株的流行。

3. 为经验用药提供参考依据。

【操作准备】

1. 标准菌株：金黄色葡萄球菌ATCC 25923、大肠埃希菌ATCC 25922、铜绿假单胞菌ATCC 27853。

2. 试剂：0.5号麦氏标准比浊管、抗菌药物、M-H肉汤。

3. 其他：无菌小试管、试管架、1 mL加样器。

【操作步骤】

1. 取无菌小试管 26 支排成两排。第 1 排为待测管排，第 2 排为标准管排。

2. 另取 3 支试管，分别作为肉汤对照管、待检菌生长对照管和质控菌生长对照管。

3. 每排每管加入 M-H 肉汤 2 mL，在每排第 1 管加入经 M-H 肉汤稀释的抗菌药物原液（256 μg/mL）2 mL 混匀，然后吸取 2 mL 至第 2 管，混匀后再吸取 2 mL 至第 3 管。

4. 如此连续对倍稀释至第 13 管，并从第 13 管中吸取 2 mL 弃去。此时各管抗菌药物浓度依次为 128 μg/mL、64 μg/mL、32 μg/mL、16 μg/mL、8 μg/mL、4 μg/mL、2 μg/mL、1 μg/mL、0.5 μg/mL、0.25 μg/mL、0.125 μg/mL、0.0625 μg/mL、0.03125 μg/mL。

5. 第 1 排试管加入待检菌菌液（1×10^7 CFU/mL）0.1 mL，第 2 排试管加入标准菌菌液（1×10^7 CFU/mL）0.1 mL，最终接种量约为 5×10^5 CFU/mL。

6. 置 35 ℃培养箱中孵育 18～24 小时，观察有无细菌生长。

7. 结果判断　在肉汤对照管无菌生长、待检菌对照管及质控菌对照管生长良好的前提下，待测管药物最低浓度管无细菌生长者，即为待检菌的最低抑菌浓度（MIC）。

【注意事项】

1. 抗菌药物溶解稀释后应立即使用，否则应储存于 -4 ℃条件下，并于 24 小时内使用，以免药物效价降低，影响试验结果。

2. 采用标准菌株如金黄色葡萄球菌 ATCC 25923、大肠埃希菌 ATCC 25922 或铜绿假单胞菌 ATCC 27853 等与测试菌在同一条件下做药敏试验，标准菌株的 MIC 应落在预期范围内，如果超出该范围应视为失控，不发报告，并须及时查找原因，予以纠正。

3. 吸取肉汤或药物时其量应准确，否则对药物浓度有影响，最终影响试验结果。

【问答】

1. 何谓 MIC？肉汤稀释法测定 MIC 的主要意义是什么？

用稀释法所测得的某抗菌药物能抑制检测菌肉眼可见生长最低浓度称为最低（或最小）抑菌浓度（minimal inhibitory concentration），即 MIC。

肉汤稀释法测定 MIC，主要是为了检测病原菌对各种抗菌药物的敏感性，指导临床合理用药。此外，还可用于流行病学调查及医院内感染的监控和预防耐药菌株的流行，同时可为经验用药提供参考依据。

2. 如何做好肉汤稀释法测定 MIC 的质量控制？

每批或每次试验时应根据测试菌种类分别选用金黄色葡萄球菌 ATCC 25923、大肠埃希菌 ATCC 25922 或铜绿假单胞菌 ATCC 27853 等标准菌株在同一试验条件下进行测定。如标准菌株的测试结果超过或低于预期值范围一个稀释度以上时，不应发出报告，同时应检查导致差错的可能原因，以及标准菌株是否被污染或已变异等，并重做测定。

3. 配置抗菌药物原液的溶剂和稀释剂有哪些？

有蒸馏水、pH 值 6.0 的 0.1 mol/L 磷酸盐缓冲液等。

4. 试验过程中，除了需要用标准菌菌液进行质量控制以外，还需要做些什么对照试验？

在实验过程中，除了对待测菌株和标准菌株在同一试验条件下进行测定外，还需要另取 3 支无菌试管，分别作肉汤对照、待检菌生长对照和质控菌生长对照。

§9.3.3　实验诊断自动化检测示例

鉴于各类临床检验自动化仪器品种繁多，几乎已经涵盖了实验诊断的全部内容，因此不可能一一介绍它们的使用方法，故仅以示例的形式，简单介绍实验诊断自动化设备的特点、工作原理和操作方法等。

一、临床检验全自动生化分析设备

全自动生化分析仪（ACA）是根据光电比色原理来测量体液中某些特定化学成分的仪器。由于其测量速度快、准确性高、消耗试剂量小，现已在临床检验中得到广泛使用（图9-8）。

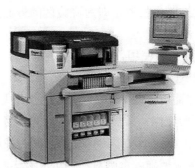

图 9-8　全自动生化分析仪

【原理】

无论是当今运行速度最快（9 600 Test/h）的模块式全自生化分析仪，还是原始手工操作用于比色的光电比色计，其原理都是运用了光谱技术中吸收光谱法，这是生化仪最基本的核心。

自动化分析仪就是将原始手工操作过程中的取样、混匀、温浴（37 ℃）检测、结果计算、判断、显示和打印结果及清洗等步骤全部或者部分自动运行。如今，生化检验基本上都实现了自动化分析，还有专为大型或超大型临床实验室和商业实验室设计的全自动生化分析系统，可根据实验室的检测量任意配置。

【设备】

1. 光学系统：是 ACA 的关键部分。老式的 ACA 系统采用卤钨灯、透镜、滤色片、光电池组件。新式 ACA 系统光学部分有很大的改进，ACA 的分光系统因其光位置不同有前分光和后分光之分，先进的光学组件在光源与比色杯之间使用了一组透镜，将原始光源灯投射出的光通过比色杯将光束变成光速（这与传统的楔型光束不同），这样，即使比色杯再小，点光束也能通过。与传统方法相比，能节约试剂消耗 40%～60%。点光束通过比色杯后，在经这一组还原透镜（广差纠正系统），将点光束还原成原始光束，在经光栅分成固定的若干种波长（约 10 种以上波长）。采用光/数码信号直接转换技术即将光路中的光信号直接变成数码信号。将电磁波对信号的干扰及信号传递过程中的衰减完全消除。同时，在信号传输过程中采用光导纤维，使信号达到无衰减，测试精度提高近 100 倍。光路系统的封闭组合，又使得光路无须任何保养，且分光准确、寿命长。

2. 恒温系统：由于生物化学反应时温度对反应结果影响很大，故恒温系统的灵敏度、准确度直接影响测量结果。早期的生化仪器采用空气浴的方法，后来发展到集干式空气浴与水浴优点于一身的恒温液循环间接加温干式浴。其原理是在比色杯周围设计一恒温槽，在槽内加入一种无味、无污染、不蒸发、不变质的稳定恒温液，恒温液的容量大，热稳定性好、均匀。在比色杯不直接接触恒温液，克服了水浴式恒温易受污染和空气浴不均匀、不稳定的特点。

3. 样品反应搅拌技术和探针技术：传统的反应搅拌技术采用磁珠式和涡旋搅拌式两种。现在流行的搅拌技术是模仿手工清洗过程的多组搅拌棒组成的搅拌单元，当第一组搅拌棒在搅拌样品/试剂或混合溶液时，第二组搅拌棒同时进行高速高效的清洗，第三组搅拌棒也同时进行温水清洗和风干过程。在单个搅拌棒的设计上，采用新型螺旋型高速旋转搅拌，旋转方向与螺旋方向相反，从而增加了搅拌的力度，被搅拌液不起泡，减少微泡对光的散射。试剂及样品探针依照早期电容式传感的原理，但略加改进，增加了血凝块和蛋白质凝块的报警，依照报警级别的重测结果，减少吸样误差，提高测试结果的可靠性。大型生化仪器每小时检测数多在 1 000 个以上，因此自动重测相当重要，测试结果的主观评价和手工重测已不能满足临床的需要。

4. 试剂与其他：试剂、样品的条形码识别和计算机登录，早期生化仪器由于缺乏条码识别功能，出现错误机会较多。近几年生化自动分析设备均已采用条码检测，这项技术在生化仪器上的使用给高速 ACA 的研制提供了技术支持，条码检测是仪器智能化的基础。开放式试剂，作为医院选择机型的一项重要因素，仪器是否支持开放式试剂非常重要。试剂开放后，医院、科研单位可自主选择试剂供应商，在衡量价格、可靠性、试剂有效期等方面有了较大的自由度。

【设备使用】

全自动生化分析仪产品的种类繁多，使用方法各异，但都是根据光电比色原理来测量体液中某些特定化学成分的仪器，每种设备的具体操作方法应按照该产品的使用说明书进行操作。操作内容大体包括以下几方面。

1. 设备调校。
2. 样品制备：包括血清、尿液、脑脊液等。
3. 试剂选择：可采用单试剂、双试剂。
4. 双波长：由主波长和副波长构成的两个波长。可以消除在检测过程中的干扰。
5. 校准品（标准）的应用：比对未知样品的浓度。
6. 质控品的应用：用于生化仪在日常工作中对仪器、试剂等方面状态的监控。
7. 选定检测项目。

8. 开机检测。

9. 打印检测记录。

【注意事项】

1. 使用环境必须符合工作条件。

2. 非专业维修工程师，请勿打开仪器进行维修。

二、全自动血细胞分析仪

全自动血细胞分析仪不仅价格便宜，而且售后服务也好。全自动血细胞分析仪主要是采用世界级的神经元模式，应用机器视觉＋SVM 技术，对标本图像全方位分割、识别、分类计数的原理，具有全自动识别软件的功能，图像自动分割及分类技术，从根本上避免漏检，大大提高了准确率。采用 wolk away 技术，标本处理全程自动化，标本处理完成后自动提示，真正实现无人值守（图 9-9）。

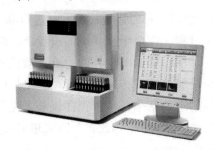

图 9-9　全自动血细胞分析仪

随着高能电磁波技术的发展，人们采用阻抗、激光和高能电磁波技术同时对一个细胞进行检测，再通过数据的综合分析进行细胞分类。高能电磁波技术可以检测到细胞内颗粒的大小和密度。

此外，也有人采用细胞化学反应与激光技术相结合的原理，对白细胞进行分类检测。因为中性粒细胞胞浆内含有丰硕的过氧化物酶，单核细胞次之，原始细胞极少，淋巴和嗜碱性细胞缺乏此酶；同时采用流式细胞分析技术对网织红细胞进行计数和分类；利用幼稚细胞与成熟细胞膜上脂质含量的多少不同和细胞膜对硫化氨基酸结合量的不同，在加入溶血剂后对细胞膜保护能力不同的原理，对幼稚细胞进行分类。

三、尿液及尿沉渣自动分析仪

【检测项目】

1. 对尿中所有有形成分标准化分类、定量计数。

2. 根据试纸条的不同，自动分析尿液中的 11、12、14 项化学指标。

3. 可通过增加模块自动检测电导率，颜色、浊度可输入报告。

【工作原理】

1. 有形成分检测：利用机器视觉技术，以自动形态学方法对尿中有形成分进行自动识别与分类计数。

2. 化学检测：比色分析法。

【设备特点】

1. 无桥式联机，样本传输路径短，可有效节省样本传输时间。

2. 一次性完成尿干化学全自动检测和尿液有形成分全自动镜检，高效、快捷、无污染。

3. 综合报告干化学分析结果、尿液有形成分检测结果、理学指标，图文并茂，可为临床提供全面诊断指标。

【临床意义】

尿液自动分析仪不仅可提供尿液的酸碱度、尿比密、尿蛋白等检测结果，并可提供尿液有形成分的检测结果。现仅就各类尿液有形成分的临床意义进行简要介绍。

1. 扁平上皮细胞：尿中大量或成群出现并伴有白细胞、脓细胞增高，多见于尿道炎，女性应排除阴道分泌物污染。

2. 白细胞、脓细胞：尿液中白细胞及脓细胞增高，常见于泌尿系统及邻近组织器官炎症。如肾盂肾炎、膀胱炎、尿道炎、淋病、前列腺炎、阴道炎、宫颈炎、附件炎以及肾移植术后发生排斥反应等。

3. 红细胞：尿液红细胞增高常见于泌尿系结石，结核及肿瘤，急、慢性肾小球肾炎，肾盂肾炎，红斑狼疮性肾炎，肾病综合征，肾移植术后发生排斥反应、泌尿系血管畸形及出血性疾病等。

4. 肾上皮细胞：尿中增高提示肾小管病变，急性肾小球肾炎亦可见。

5. 管型：

（1）透明管型：偶见于浓缩尿或激烈运动后等。如大量持续出现，同时伴有异常粗大的透明管型和红细胞，表示肾小管上皮细胞有剥落现象，肾脏病变严重。

（2）颗粒管型：提示肾脏有实质性病变，如慢性肾小球肾炎、急性肾小球肾炎后期、药物中毒等。

（3）白细胞管型（脓细胞管型）：提示肾脏有化脓性或细菌感染病变（急性肾盂肾炎、间质性肾炎等），肾移植排斥反应。

（4）红细胞管型：提示肾小球病变和肾单位内出血。

（5）蜡样管型：提示肾小管有严重病变，预后差。

（6）脂肪管型：提示肾小管损伤后上皮细胞发生脂肪变性，常见于类脂性肾病、慢性肾小球肾炎或肾病综合征等。

6. 常见结晶：尿中出现这些生理性结晶一般无临床意义。但草酸钙结晶大量持续出现于病人新鲜尿中，是尿路结石诊断依据之一。尿酸结晶若在尿中大量出现并伴有红细胞，则提示可能有泌尿系结石，机体尿酸代谢发生障碍时亦可大量出现。

四、全自动粪便分析仪

【检测项目】

1. 镜检项目：可检测、确证显微镜下可见的粪便标本中的所有有形成分。
2. 理学检查：可对标本自动拍照，进行颜色、性状等理学指标分析。
3. 粪便隐血：可自动分析粪便隐血项目。
4. 病毒学检测：可自动分析轮状病毒、腺病毒、柯萨奇病毒等病毒学检测项目。
5. 细菌学检测：可自动分析幽门螺杆菌等细菌学检测项目。
6. 寄生虫卵检测：可自动分析多种寄生虫卵。

【工作原理】

1. 理学检测：自动拍照留存样品性状图，通过内置条码仪扫描样品条码传入主机。
2. 形态学检测：利用机器视觉技术，以自动形态学方法对粪便标本中有形成分进行实景采图、自动跟踪、识别和分类计数。
3. 化学检测：通过采集标本在各种快速检测卡上的显色图像，采用自动识别方法实现对粪便隐血、病毒学和细菌学等项目的检测。

【检测流程】

粪便自动化检测流程如图 9 - 10。

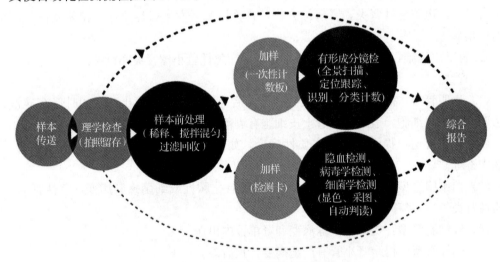

图 9 - 10　粪便自动化检验测程图

五、骨髓细胞图像分析仪

【适应证】

1. 多次检查周围血象有异常。
2. 不明原因的肝、脾、淋巴结肿大。
3. 不明原因的发热。

314

4. 不明原因的骨痛或骨质损害。

5. 查恶性肿瘤有无骨髓转移。

6. 协助诊断某些疾病。

7. 对血液病进行鉴别诊断、疗效观察和判定预后。

【工作原理】

在 Windows XP 中文操作系统，全中文操作界面中，通过电脑软件进行高清晰度图像采集，可获得各类细胞图像，并识别计数细胞体、计数细胞的个数；自动计算细胞的百分比；自动形成骨髓图文分析报告。

【临床意义】

1. 正常骨髓象：骨髓增生活跃，各系统、各阶段造血细胞比例正常，无各种异常细胞和寄生虫。

2. 异常骨髓象：

（1）原始细胞比例超过 30%，通常被认为是急性白血病的主要诊断标准。如果这些细胞过氧化物酶染色（POX）阳性，则考虑为急性非淋巴细胞白血病，包括粒细胞、单核细胞和粒-单核细胞白血病；如果这些原始细胞 POX 阴性，而糖原染色（PAS）阳性，则考虑为急性淋巴细胞白血病、红白血病或巨核细胞白血病。

（2）粒细胞异常增多，以成熟阶段为主，如果中性粒细胞碱性磷酸酶染色（NAP）染色阳性值高的考虑感染引起的类白血病反应（是一种强烈的炎症反应，而不是白血病），而阳性值低的或阴性的被认为是慢性粒细胞白血病。

（3）红细胞系统增生明显，多为增生性贫血。其中红细胞颜色变浅、体积变小的往往提示缺铁性贫血；而体积增大、早期红细胞增多的可能是巨幼细胞贫血；红细胞大小不等且伴有各种异常形态的往往是溶血性贫血。

（4）粒细胞、红细胞均减少，巨核细胞也减少，而淋巴细胞比例增高可能是再生障碍性贫血；而单纯某一个系统的血细胞减少往往是单纯性单个血细胞系统的再生障碍。需要检查的人群：有贫血症状的人群，若有异常发热或出血时也应进行检查。

§9.4 实验诊断自测试题(附参考答案)

一、选择题

【A 型题】

1. 下列情况红细胞增多，哪项不是由于血液浓缩 （　　）

A. 连续呕吐　　　B. 高山居民　　　C. 反复腹泻　　　D. 出汗过多　　　E. 大面积烧伤

2. 化脓细菌感染时，血常规不会出现 （　　）

A. 白细胞总数增多　　　B. 中性粒细胞中度左移及毒性变化　　　C. 嗜酸性粒细胞增加　　　D. 淋巴细胞减少　　　E. 中性粒细胞增多

3. 周围血液中不可能发现 （　　）
    A. 血吸虫　　B. 弓形虫　　C. 微丝蚴　　D. 疟原虫　　E. 回归热螺旋体

4. 不被用作尿液防腐剂的是 （　　）
    A. 二甲苯　　B. 麝香草酚　　C. 甲醛　　D. 盐酸　　E. 硫酸

5. 混浊尿液加热后混浊消失的是 （　　）
    A. 磷酸盐　　B. 碳酸盐　　C. 尿酸盐　　D. 草酸盐　　E. 无定形磷酸盐

6. 作为尿液生化自动分析仪的人工质控液不含 （　　）
    A. 葡萄糖　　B. 尿胆原　　C. 蛋白质　　D. 酮体　　E. 血红蛋白

7. 属于生物源性的人体寄生线虫是 （　　）
    A. 蛔虫　　B. 钩虫　　C. 蛲虫　　D. 丝虫　　E. 鞭虫

8. 尿蛋白质定量测定不能用 （　　）
    A. 丽春红 S 法　　B. 考马斯亮蓝法　　C. 艾氏法　　D. 双缩脲比色法　　E. 磺柳酸硫酸钠法

9. 引起血小板减少的疾患是 （　　）
    A. 急性出血后　　B. 脾功能亢进　　C. 脾切除术后　　D. 真性红细胞增多症
    E. 急性化脓性感染

10. 欲配制 0.1 mol/L HCl 溶液 1 000 mL，应取 12 mol/L 浓 HCl 多少毫升 （　　）
    A. 10　　B. 12　　C. 120　　D. 83.3　　E. 8.33

11. 0.1 000 mol/L H_2SO_4 标准溶液滴定 20.00 mL NaOH 溶液，滴定至终点时用去此 H_2SO_4 22.00 mL，该 NaOH 溶液的浓度是 （　　）
    A. 0.2 200 mEq/L　　B. 2.200 mol/L　　C. 0.2 200 mol/L　　D. 22.00 mol/L　　E. 1.000 mol/L

12. NAD 在 340 nm 处的毫摩尔消光系数为 （　　）
    A. 6.22×10^3　　B. 6.22×10^{-3}　　C. 6.22　　D. 6.22×10^6　　E. 6.22×10^{-6}

13. 下列哪项不是自动生化分析仪的特点 （　　）
    A. 所有实验操作步骤都由仪器自动完成　　B. 提高了工作效率　　C. 减少了系统误差　　D. 减少了人为误差　　E. 具有快速、准确、节省试剂等优点

14. 下列哪项不是 VIS 特点 （　　）
    A. 是室间质评最常使用的计分方法　　B. 又称为变异指数得分　　C. $VI \leqslant 400$ 时，$VIS = VI$
    D. $VI > 400$ 时，$VIS = 400$　　E. 无论 VI 多大，VIS 都等于 VI

15. 甲胎蛋白（AFP）增高在下述哪项中最多见 （　　）
    A. 生殖细胞肿瘤　　B. 胰腺癌　　C. 原发性肝癌　　D. 肝硬化　　E. 胃癌

16. β_2-微球蛋白最主要的临床意义是 （　　）
    A. 肿瘤时增高　　B. 炎症时增高　　C. 监测肾小管功能　　D. 急性白血病增高　　E. 淋巴瘤有神经系统浸润时脑液中增高

17. 癌胚抗原的看法哪项不对 （　　）
    A. 为糖蛋白　　B. 恶性肿瘤时增高　　C. 特异性高　　D. 可用于手术后随访　　E. 可用于监测化疗进展

18. 急性胰腺炎的生化检查指标为 （　　）
    A. 肌酸激酶　　B. 肌酸激酶同工酶　　C. 乳酸脱氢酶　　D. 淀粉酶　　E. 碱性磷酸酶

19. 血脂和脂蛋白测定常用于 （　　）
    A. 心、脑血管疾病　　B. 泌尿系统疾病　　C. 肝脏疾病　　D. 心肌梗死　　E. 甲状腺功能亢进症

20. 基准物质不要求 （　）

A. 纯度高　　B. 组成恒定　　C. 低温储存　　D. 性质稳定　　E. 具有较大的摩尔质量

21. 静脉血的血浆（清）二氧化碳结合力正常值为 （　）

A. 15～20 mmol/L　　B. 20～25 mmol/L　　C. 30～40 mmol/L　　D. 23～27 mmol/L
E. 40～45 mmol/L

22. 丙氨酸氨基转移酶不是 （　）

A. ALT　　B. GPT　　C. AST　　D. 丙酮酸氨基转移酶　　E. 谷氨酸丙酮酸氨基转移酶

23. 下列哪种不属于 17 - OHCS （　）

A. 皮质醇　　B. 四氢皮质醇　　C. 雄酮　　D. 皮质素　　E. 四氢皮质素

24. 下列哪项不是 Westgard 多规则质控方法的特点 （　）

A. 1_{2S}是警告规则，并启动 Westgard 多规则误差检查程序　　B. 1_{3S}是失控信号，提示存在较大的随机误差　　C. 2_{2S}为失控信号，主要对系统误差敏感　　D. 4_{1S}主要对系统误差敏感　　E. R_{4S}和$10\bar{x}$主要对随机误差敏感

25. 下列哪项不正确 （　）

A. 误差是测量值与均值之间的差异　　B. 均值是所有测量值的平均值　　C. 标准差是指测定值与均值的离散程度　　D. 变异系数是标准差与均值之比　　E. 误差有系统误差、偶然误差和过失误差 3 类

26. 影响电泳迁移率的因素有 （　）

A. 电场强度　　B. 溶液 pH 值　　C. 溶液离子强度　　D. 电渗强度　　E. 溶液的氧饱和度

27. 需要用高渗低琼脂培养基进行培养的是 （　）

A. 厌氧菌　　B. 真菌　　C. 淋球菌　　D. 螺旋体　　E. L 型细菌

28. 下面哪个方法或试验不是凝集反应 （　）

A. 抗球蛋白试验　　B. 肥达试验　　C. 琼脂单向扩散　　D. 交叉配血　　E. 反向间接红细胞凝集试验

29. 能引起志贺样腹泻（黏液脓血便）的大肠埃希菌是 （　）

A. 产肠毒素型大肠埃希菌（ETEC）　　B. 肠致病性大肠埃希菌（EPEC）　　C. 肠侵袭型大肠埃希菌（EIEC）　　D. 肠出血型大肠埃希菌（EHEC）　　E. 肠凝聚型大肠埃希菌（EAEC）

30. MRSA 的主要耐药机制是 （　）

A. 产生 β-内酰胺酶　　B. 产生钝化酶　　C. 药物作用靶位的改变　　D. 抗菌药物渗透障碍
E. 青霉素结合蛋白的改变

【X 型题】

31. 可引起妊娠试验阳性反应的有 （　）

A. LH　　B. VMA　　C. TSH　　D. 17-KS　　E. FSH

32. 脑脊髓液中淋巴细胞增高可见于 （　）

A. 中枢神经系统病毒感染　　B. 中枢神经系统真菌感染　　C. 结核性脑膜炎　　D. 急性脑膜白血病　　E. 化脓性脑膜炎

33. 能使尿中 HCG 增高的疾病有 （　）

A. 恶性葡萄胎　　B. 绒毛膜上皮癌　　C. 妊娠　　D. 睾丸畸胎瘤　　E. 异位妊娠

34. 诊断急性心肌梗死常用的血清酶为 （　）

A. 肌酸激酶　　B. 肌酸激酶同工酶　　C. 乳酸脱氢酶　　D. 淀粉酶　　E. 碱性磷酸酶

35. 影响抗原抗体反应的主要因素有 ( )

A. 电解质　　B. 渗透量　　C. 振荡　　D. 温度　　E. pH 值

36. 下列哪些是自动生化分析仪的特点

A. 所有实验操作步骤都由仪器自动完成　　B. 提高了工作效率　　C. 减少了系统误差　　D. 减少了人为误差　　E. 具有快速、准确、节省试剂等优点

37. 能产生 β-内酰胺酶的菌株是 ( )

A. 金黄色葡萄球菌　　B. 流感嗜血杆菌　　C. 淋病奈瑟菌　　D. 革兰阴性厌氧菌　　E. 肺炎链球菌

38. 下列哪些因素可能与自身免疫病有关 ( )

A. 微生物感染　　B. 环境因素　　C. 基因缺陷　　D. 遗传因素　　E. 激素水平异常

39. 影响抗原抗体反应的因素有 ( )

A. 电解质　　B. 渗透量　　C. 振荡　　D. 温度　　E. pH 值

40. L 型细菌的培养特点有 ( )

A. 高渗　　B. 低琼脂　　C. 生长缓慢　　D. 菌落呈"油煎蛋"状　　E. 传代返祖

二、填空题

1. 最适于血液常规检验的抗凝剂是_____。

2. 氰化高铁血红蛋白法测定血红蛋白后的废液应酌加_____或_____进行处理后才能弃去。

3. 氰化高铁血红蛋白法测定血红蛋白的计算公式中"64 458"是_____。

4. 血细胞比容（微量法）参考值，男性为_____，女性为_____。

5. 凝血时间测定_____和_____已停止使用。

6. 一病人白细胞计数为 $15 \times 10^9/L$，在白细胞分类计数时，计数 100 个白细胞遇到 25 个有核红细胞，其实际白细胞数为_____ $\times 10^9/L$。

7. Ⅱ型异型淋巴细胞又称为_____型。

8. 尿中盐类析出，尿比密将_____。

9. 本-周蛋白是免疫球蛋白的_____单体或二聚体。

10. 检查尿中尿胆原，如有胆红素，应加_____处理胆红素后再测尿胆原。

11. 血液凝固是指血液由_____状态转变为_____状态。

12. 弥散性血管内凝血的高凝状态时，_____时间缩短。

13. 出血时间测定应采用_____法。

14. 妊娠试验双位点免疫酶分析法是用酶标记_____抗体。

15. 血小板计数用的复方尿素液中的尿素作用是_____。

16. 血浆葡萄糖浓度正常值是_____，高血糖指空腹血糖浓度大于_____。

17. 血浆脂蛋白分子由_____、_____和_____所组成。

18. 葡萄糖相对分子质量为 180.158，如某人血糖为 6.4 mmol/L，换算成惯用单位为_____ mg/dL。

19. 肾上腺皮质功能亢进者，尿中 17 - KS _____。

20. 做血气分析时，如血标本中混有气泡，可使 PaO_2 值_____，$PaCO_2$ 值_____。

21. 测定结果与真值接近的程度称为_____。

22. 做室间质量评价的血清钾结果：$\overline{X} = 3.6$，$X = 3.0$，已知 $CCV = 2.9$，则 $VI = $_____，$VIS = $_____，结论是_____。

23. 火焰光度分析法是_____光谱分析。

24. NAD 和 NADH 在波长_____ nm 处有吸收峰，其摩尔消光系数为_____。

25. 离子选择电极法测定的血清钙是血清中的_____。

26. 室内质量控制主要是控制分析的_____，室间质量评价则是控制分析的_____。

27. 免疫球蛋白有 5 类，它们是_____、_____、_____、_____和_____。

28. 细菌可分为_____、_____、_____和_____ 4 种基本形态。

29. SS 培养基的"SS"是指_____和_____。它是一种_____培养基。

30. 世界卫生组织推荐的药物敏感试验方法为_____法。

三、判断题

1. 外周血中的五叶核以上中性粒细胞如超过 3％者为核左移。　　　　　　　　（　　）

2. 各种血红蛋白均可被高铁氰化钾氧化成高铁血红蛋白。　　　　　　　　　（　　）

3. 为鉴别贫血类型，应同时测定血红蛋白和计数红细胞。　　　　　　　　　（　　）

4. 急性溶血及放射损害均可使白细胞减少。　　　　　　　　　　　　　　　（　　）

5. 计数嗜酸性粒细胞可用于观察急性传染病和手术及烧伤病人的预后。　　　（　　）

6. 慢性肺心病者的红细胞数可增加。　　　　　　　　　　　　　　　　　　（　　）

7. 孕妇分娩时因产痛白细胞计数结果不会超过 20×10^9/L。　　　　　　　（　　）

8. 类白血病反应可出现类似白血病表现的血常规反应。　　　　　　　　　　（　　）

9. 魏氏法测定红细胞沉降率时，若血沉管倾斜可使红细胞沉降率增快。　　　（　　）

10. 正常人在普通膳食条件下随机尿液 pH 值为 4.5～8.0。　　　　　　　　　（　　）

11. 正常情况下，血酮与尿酮并不存在定量关系。　　　　　　　　　　　　　（　　）

12. 尿液妊娠试验阳性不一定就是怀孕。　　　　　　　　　　　　　　　　　（　　）

13. 班迪试验测定葡萄糖，对乳糖、果糖都可产生反应。　　　　　　　　　　（　　）

14. 体位性蛋白尿病人卧床时尿蛋白定性试验为阴性。　　　　　　　　　　　（　　）

15. 鉴别真性或假性乳糜性积液也可检查积液中的胆固醇和三酰甘油。　　　　（　　）

16. 胰岛 α-细胞分泌胰岛素而 β-细胞分泌胰高血糖素。　　　　　　　　　　（　　）

17. 高血糖是胰岛素分泌的主要生理刺激因子。　　　　　　　　　　　　　　（　　）

18. β-微球蛋白在急性白血病和淋巴瘤有神经系统浸润时在脑脊液中可增高，但其主要的临床应用在于监测肾小球功能。　　　　　　　　　　　　　　　　　　　　　　　　（　　）

19. 内源性三酰甘油（TG）作为 VLDL 颗粒的主要组分，90％以上由肝细胞合成泌入血液。（　　）

20. 染料结合法测定血清蛋白是清蛋白通过离子键或疏水键与染料结合。　　　（　　）

21. 用超速离心法可将血浆脂蛋白分为乳糜微粒、前 β-脂蛋白、β-脂蛋白和 α-脂蛋白。（　　）

22. 测定 LDH，顺向反应是以乳酸为底物。　　　　　　　　　　　　　　　　（　　）

23. 补体就是溶血素，所以有补体参加的反应，可以发生溶血。　　　　　　　（　　）

24. 凝集反应是颗粒性抗原与相应抗体结合而出现的肉眼可见的凝集。　　　　（　　）

25. 疑为细菌引起的脑脊髓膜炎的脑脊液作细菌培养，如暂不接种，最好放冰箱保存。（　　）

26. 革兰阳性细菌的等电点为 pH 4～5。　　　　　　　　　　　　　　　　　（　　）

27. 沙保罗培养基是培养真菌的鉴别培养基。　　　　　　　　　　　　　　　（　　）

28. 肠球菌在麦康凯琼脂可以生长，而肺炎链球菌则不能。　　　　　　　　　（　　）

29. 超广谱 β-内酰胺酶（ESBLs）确认试验可用双纸片扩散法。　　　　　　　（　　）

30. 供体组织抗体引起受者免疫系统激活，导致机体内发生一系列免疫反应，是影响移植物存活的主

要障碍。 （　　）

参考答案

一、选择题

1. B 2. C 3. A 4. E 5. C 6. B 7. D 8. C 9. B 10. E 11. C 12. C 13. C
14. E 15. C 16. C 17. C 18. D 19. A 20. C 21. D 22. C 23. C 24. E 25. A
26. E 27. E 28. C 29. C 30. E 31. ACE 32. ABC 33. ABCDE 34. ABC 35. ADE
36. ABDE 37. ABCDE 38. ABCDE 39. ADE 40. ABCDE

二、填空题

1. 乙二胺四乙酸盐（EDTA）

2. 次氯酸钠　"84"消毒液

3. 国际公认的血红蛋白相对分子质量

4. 0.467 ± 0.039　0.421 ± 0.054

5. 玻片法　毛细管法

6. 12

7. 不规则

8. 下降

9. 轻链

10. 氯化钡

11. 流动　凝胶

12. 凝血

13. 模板式刀片法

14. β-HCG

15. 破坏红细胞

16. $3.9 \sim 6.1$ mmol/L　6.9 mmol/L

17. 三酯甘油（TG）　磷脂（PL）　游离胆固醇（FC）　胆固醇酯（CE）

18. 115.3

19. 升高

20. 升高　降低

21. 准确度

22. 574.7　400　不合格

23. 发射

24. 340　6.22×10^{-3}

25. 离子钙

26. 精密度　准确度

27. IgG　IgM　IgA　IgD　IgE

28. 球状　杆状　弧形（弧菌、弯曲菌）　螺旋体（螺菌、螺旋体）

29. 沙门菌属　志贺菌属　选择性

320

30. Kirby‐Bauer（K‐B）

三、判断题

1. － 2. － 3. ＋ 4. － 5. ＋ 6. ＋ 7. － 8. ＋ 9. ＋ 10. ＋ 11. ＋ 12. ＋
13. ＋ 14. ＋ 15. ＋ 16. － 17. ＋ 18. － 19. ＋ 20. ＋ 21. － 22. ＋ 23. －
24. ＋ 25. － 26. － 27. ＋ 28. ＋ 29. ＋ 30. －

§ 10

医学影像学基本知识

自 1895 年伦琴发现 X 线后，开创了放射诊断学新纪元，并且奠定了现代医学影像学的基础。20 世纪 50 年代以来，相继出现了数字减影血管造影（DSA）、电子计算机体层摄影（CT）、磁共振成像（MRI）、PET-CT 等新一代成像技术。尽管这些成像技术的应用原理和方法不同，其临床价值和适应范围各异，但都是使人体内部结构成像，以观察其解剖形态、生理功能和病理变化，达到诊断疾病的目的。这样便形成了以影像诊断为主体的现代医学影像学体系，不仅扩大了检查范围，提高了诊断质量，而且还推进了介入放射学的发展，使影像诊断与治疗更加紧密地结合。

　　学习医学影像学的主要目的，在于了解这些成像技术和介入技术的基本原理、优缺点及临床应用价值和限度，以达到优选和合理使用的目的。现将常用的影像技术和介入技术方法介绍如下。

§10.1　各种成像技术

　　X 线成像技术可分为三大类，即普通 X 线成像、数字 X 线成像和数字减影血管造影。以下分别予以介绍。

§10.1.1　X 线成像

一、普通 X 线成像（DR）

【X 线的产生和特性】

1. X 线的产生：X 线是真空管内高速行进的电子流轰击钨靶时产生的。为此，X 线发生装置主要包括 X 线管、变压器和操作台。

2. X 线的特性：X 线属于电滋波。波长范围为 0.000 6～50 nm。用于 X 线成像的波长为 0.031～0.008 nm（相当于 40～150 kV 时）。在电磁辐射谱中，居 γ 射线与紫外线之间，比可见光的波长短，肉眼看不见。此外，X 线还具有以下几方面与 X 线成像和 X 线检查相关的特性：

（1）穿透性：X 线波长短，具有强穿透力，能穿透可见光不能穿透的物体，在穿透过程中有一定程度的吸收即衰减。X 线穿透物体的程度与物体的密度和厚度相关。密度高，厚度大的物体吸收的多，通过的少。X 线穿透性是 X 线成像的基础。

（2）荧光效应：X 线能激发荧光物质，如硫化锌镉及钨酸钙等，使波长短的 X 线转换成波长长的可见荧光，这种转换称为荧光效应。荧光效应是进行透视检查的基础。

（3）感光效应：涂有溴化银的胶片，经 X 线照射后感光而产生潜影，经显影、定影处理，感光的溴化银中的银离子（Ag^+）被还原成金属银（Ag），并沉积于胶片的胶膜内。此金属银的微粒，在胶片上呈黑色。而未感光的溴化银，在定影过程中，从 X 线胶片上被清除，因而显出胶片片基的透明本色。依金属银沉积的多少，便产生了从黑至白不同灰度的影像。所以，感光效应是 X 线摄影的基础。

（4）电离效应：X 线通过任何物质都可产生电离效应。X 线射入人体，也产生电离效应，可引起生物学方面的改变，即生物效应，是放射治疗的基础，也是进行 X 线检查时需要注意防护的原因。

【X 线成像的基本原理】

X 线图像的形成基于以下 3 个基本条件：

1. X 线具有一定的穿透力，能穿透人体的组织结构。

2. 被穿透的组织结构，存在着密度和厚度的差异，X 线在穿透过程中被吸收的量不同，以致剩余下来的 X 线量有差别。

3. 剩余 X 线是不可见的，经过 X 线片显像过程，就能获得具有黑白对比、层次差异的 X 线图像。

【X 线成像设备】

X 线机包括 X 线管及支架、变压器、操作台以及检查床等基本部件。影像增强电视系统已成为现代 X 线机主要部件之一。为了保证 X 线摄影质量，X 线机多已实现计算机化、数字化、自动化。为适应影像检查的需要，除通用型 X 线机外，还有适用于心血管、胃肠道、泌尿系统、乳腺及介入技术、儿科、手术室等专用的 X 线机。

【X 线图像特点】

X 线图像是由从黑到白不同灰度的影像所组成，是灰阶图像。这些不同灰度的影像是以光学密度反映人体组织结构的解剖及病理状态。

在工作中，通常用密度的高与低表述影像的白与黑。例如用高密度、中等密度和低密度分别表述白影、灰影和黑影，并表示物质密度的高低。人体组织密度发生改变时，则用密度增高或密度减低来表述影像的白影与黑影。

【X 线检查技术】

（一）普通 X 线检查

1. X 线荧光透视：简称透视。采用影像增强电视系统，影像亮度强，效果好。透视可转动病人体位，改变方向进行观察；可了解器官的动态变化，如心、大血管搏动、膈运动及胃肠蠕动等；操作方便；费用低；可立即得出结论。现多用于胃肠道钡剂检查。

2. X 线摄影：对比度及清晰度均较好；不难使密度、厚度较大的部位或密度差别较小的病变显像。常需做互相垂直的两个方位摄影，例如正位及侧位。

（二）特殊 X 线检查

特殊 X 线检查有软线摄影、体层摄影、放大摄影和荧光摄影等。自应用 CT 等现代成像技术以来，只有软线摄影还在用。

软线摄影：采用能发射软 X 线的钼靶 X 线管球，常用电压为 22～35 kV，用以检查软组织，主要是乳腺。为了提高图像的分辨力，以便查出微小癌，软线摄影装备及技术有很多改进，包括乳腺钼靶体层摄影、数字乳腺摄影、乳腺数字减影血管造影并开展立体定位和立体定位针刺活检等。

（三）X 线造影检查

对缺乏自然对比的结构或器官，可将密度高于或低于该结构或器官的物质引入器官内或其周围间隙，使之产生对比图像并显影，此即造影检查。引入的物质称为对比剂，又称造影剂。

1. 对比剂：按影像密度或高低分为高密度对比剂和低密度对比剂两类。高密度对比剂为原子序数高、比重大的物质，有钡剂和碘剂。低密度对比剂为气体，已少用。

（1）钡剂：为医用硫酸钡粉末。主要用于食管及胃肠造影。

（2）碘剂：将有机碘对比剂直接注入动脉或静脉可显示血管，可用于血管造影和血管内介入技术；造影剂经肾排出，可显示肾盂及尿路；此外，还可做 CT 增强检查等。

2. 造影方法：

（1）直接引入：包括口服，如食管及胃肠钡餐检查；灌注，如钡剂灌肠、逆行尿路造影及子宫输卵管造影等；穿刺注入或经导管直接注入器官或组织内，如心血管造影和脊髓造影等。

（2）间接引入：经静脉注入后，对比剂经肾排入泌尿道内，而行尿路造影。

3. 检查前准备：各种造影检查都有相应的检查前准备和注意事项，必须认真准备，以保证检查满意和病人的安全。应备好抢救药品和器械，以备急需。

4. 造影反应：在对比剂中，钡剂较安全。造影反应中，以碘对比剂过敏较为常见，偶尔较严重。用碘对比剂时，要注意：

（1）了解病人有无碘剂禁忌证，如严重心、肾疾病，甲亢和过敏体质等。

（2）做好解释工作，争取病人合作。

（3）碘剂过敏试验阳性者，不宜造影检查。但应指出，过敏试验阴性者也可发生反应。因此，应有抢救过敏反应的准备与能力。

（4）严重反应包括周围循环衰竭和心脏停搏、惊厥、喉水肿和哮喘发作等，应立即终止造影并进行抗休克、抗过敏和对症治疗。呼吸困难应给氧，周围循环衰竭应注意去甲肾上腺素，心脏停搏则需立即进行体外心脏按摩。

（四）X 线检查方法的选用原则

应该在了解各种 X 线检查方法的适应证、禁忌证和优缺点的基础上，根据临床初步诊断和诊断需要来决定。应当选择安全、简便而又经济的方法。因此，应首先用普通检查，再考虑造影检查。但也非绝对，例如胃肠检查首先就要选用钡剂造影。有时两三种检查方法都是必须的。对于可能发生反应和有一定危险的检查方法，选择时更应严格掌握适应证，不可滥用，以免给病人带来损失。

【X 线诊断的临床应用】

X 线诊断用于临床已超过百年。尽管现代影像技术，例如 CT 和 MRI 等对疾病诊断显示出很大的优越性，但并不能取代 X 线检查。一些部位，例如胃肠道，仍主要使用 X 线检查。骨肌系统和胸部也多是首先应用 X 线检查。脑与脊髓、肝、胆、胰等的检查则主要靠现代影像学检查，而 X 线检查作用小。由于 X 线具有成像清晰、经济、简便等优点，因此，X 线诊断仍是影像诊断中使用最多和最基本的方法。

【X 线检查中的防护】

X 线照射人体将产生一定的生物效应，甚至放射损害。因此，应该重视 X 线检查中病人和工作人员的防护问题。尤其应重视对孕妇、小儿病人和长期接触放射线的工作人员，特别是介入放射学工作者的防护。

放射防护的方法和措施有以下几个方面：

1. 技术方面：可以采取屏蔽防护和距离防护原则。前者使用原子序数较高的物质，可用铅或含铅的物质，作为屏障以吸收掉不必要的 X 线，如通常采用的 X 线管壳、遮光筒和光圈、滤过板、荧屏后的铅玻璃、铅屏、铅橡皮围裙、铅橡皮手套以及墙壁等。后者利用 X 线量与距离平方成反比这一原理，通过增加 X 线源与人体间距离以减少辐射量，是最简易有效的防护措施。

2. 病人方面：应选择恰当的 X 线检查方法，每次检查的照射次数不宜过多，除诊治需要外也不宜在短期内做多次重复检查。在投照时，应当注意照射范围及照射条件。对照射野相邻的性腺，应用铅橡皮加以遮盖。

3. 放射工作者方面：应遵照国家有关放射防护卫生标准的规定制定必要的防护措施，正确进行 X 线检查的操作，认真执行保健条例，定期监测放射线工作者所接受的剂量。直接透视时要戴铅橡皮围裙和铅橡皮手套，并利用距离防护原则，加强自我防护。在行介入放射技术操作中，应避免不必要的 X 线透视与摄影，应采用数字减影血管造影设备、超声和 CT 等进行监视。

二、数字 X 线成像（DR）

数字 X 线成像（digital radiography，DR）是将普通 X 线摄影装置或透视装置同电子计算机相结合，使 X 线信息由模拟信息转换为数字信息而得到数字图像的成像技术。DR 依其结构上的差别可分为计算机 X 线成像（CR）、数字 X 线荧光成像（DF）和平板探测器（flat panel detectors）数字 X 线成像。

DF 与 CR 都是先将 X 线转换成可见光，再转成电信号，称为间接数字 X 线成像（IDR）。平板探测器数字 X 线成像是将 X 线直接转换成电信号，称为直接数字 X 线成像（DDR）。

【基本原理】

1. 计算机 X 成像（CR）原理：CR 属 IDR，其原理是以影像板（IP）代替线胶片作为介质。IP 上的影像信息要经过读取、图像处理和显示等步骤，才能显示出数字图像。

2. 数字 X 线荧光成像（DF）原理：DF 也属 IDR，其原理是用影像增强电视系统（IITV）代替 X 线胶片或 CR 的 IP 作为介质。DF 光电转换快，成像时间短，图像较好，有透视功能，最早应用于 DSA 和 DR 胃肠机。

3. 平板探测器数字 X 线成像原理：平板探测器数字 X 线成像属 DDR，其原理是用平板探测器（flat panel detectors）将 X 线信息转换成电信号，再行数字化，整个转换过程都在夹板探测器内完成。不像 DF 或 CR，没有经摄像管或激光扫描的过程，所以 X 线信息损失少，噪声小，图像质量好。更因成像时间短，可用于透视和实行时间减影的 DSA，扩大了 X 线检查的范围。平板探测器数字 X 线成像图像质量好、成像快，是今后发展的方向。

【临床应用】

普通 X 线能摄照的部位也都可行数字成像，对图像的解读与诊断与传统的 X 线图像相同。只不过数字图像是由一定数目的像素所组成，而普通 X 线图像是由银颗粒所组成。数字成像对骨结构及软组织的显示优于普通 X 线成像，还可行矿物盐含量的定量分析。对肺结节性病变的检出率也高于普通 X 线成像。数字胃肠双对比造影在显示胃小区、微小病变及肠黏膜皱襞方面也优于普通的 X 线造影。

从图像质量、成像速度、摄照条件的宽容度和照射剂量等方面对 CR、DF 及 DDR 进行比较，CR 图像质量差，成像时间长，工作效率低，不能做透视；DF 成像时间短，可行透视，多用于血管造影、DSA 和胃肠造影，其缺点是 DF 设备不能与普通的 X 线装置兼容；而 DDR 则有明显的优势，只是目前其价格较为昂贵。

三、数字减影血管造影（DSA）

根据将对比剂注入动脉或静脉而分为动脉 DSA（IADSA）和静脉 DSA（IVDSA）。由于 IADSA 血管成像清楚，对比剂用量少，所以现在都用 IADSA。

【基本原理】

DSA 是计算机与血管造影相结合的新型血管成像技术，20 世纪 70 年代末开始应用于临床。DSA 采取时间减影法，即将血管造影前摄取的照片（蒙片）与造影后摄取的照片（造影片）通过计算机进行数字减法处理，保留并突出了血管影像，提高了血管显像的灵敏度。经静脉内注射对比剂后，根据血液循环速度对感兴趣区摄取一系列 DSA 照片，以显示心脏和大血管的局部解剖细节及血流动力学变化，从而做出正确的诊断结论。动脉 DSA 法是经动脉插管至感兴趣区，直接经导管内注射对比剂使血管显影的方法，由于使用对比剂的浓度降低，剂量减少，其毒、副反应相应降低，靶血管显影的清晰度进一步提高。

【检查技术】

动脉 DSA（IADSA）的操作是将导管插入动脉后，向导管内注入肝素以防止导管凝血。将导管尖插入感兴趣动脉开口，导管尾端接压力注射器，注入对比剂。注入对比剂前将影屏对准检查部位。于造影前及整个造影过程中，根据需要以每秒 1 帧或更多的帧频，摄照 7～10 秒。经操作台处理即可得 IADSA 图像。图像储存在磁盘或磁带上，可随时提取进行观察分析。

【DSA 的临床应用】

DSA 由于没有与软组织影的重叠，使血管及其病变显示更为清楚，已代替了一般的血管造影。用选择性或超选择性插管，可很好显示直径在 $200~\mu m$ 以下的血管及小病变。可实现观察血流的动态图像，成为功能检查手段。DSA 可用低浓度的对比剂，用量也可减少。

DSA 适用于心脏大血管的检查。对心内解剖结构异常、主动脉夹层、主动脉瘤、主动脉缩窄和分支狭窄以及主动脉发育异常等显示清楚。对冠状动脉也是最好的显示方法。显示颈段和颅内动脉清楚，用于诊断颈段动脉狭窄或闭塞、颅内动脉瘤、动脉闭塞和血管发育异常，以及颅内肿瘤供血动脉的观察等。对腹主动脉及其分支以及肢体大血管的检查，DSA 也同样有效。

DSA 设备与技术已相当成熟，快速三维旋转实时成像，实时的减影功能，可动态地从不同方位对血管及其病变进行形态和血流动力学的观察。对介入技术，特别是血管内介入技术，DSA 更是不可缺少的。

§10.1.2　计算机体层成像(CT)

【原理】

CT 又称 X-CT，是应用 X 线对人体进行扫描，将所获取的信息经计算机处理并重建图像而成。其成像过程是：X 线对人体选定部位的一定厚度层面进行扫描，由探测器接受该层面的 X 线衰减值，经光电管转化为电流，再经模拟/数字转换器转变成数字，输入计算机进行处理，排列成数字矩阵，储存于磁盘内。然后，再经过数字/模拟转换器将数字矩阵转换成不同灰度的像素矩阵，通过电视屏显示及照相机摄制成 CT 图像。螺旋 CT 容积扫描技术的开发应用，不仅提高了扫描速度和图像质量，减少了伪影和病变遗漏，提高了诊断准确性，而且还可行多种形式的三维图像重建、CT 灌注成像（CT perfusion）、CT 血管成像（CTA）和 CT 仿真内镜（CTVE）等后处理技术（图 10 - 1）。

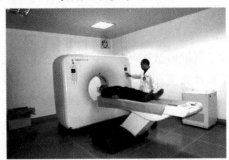

图 10 - 1　螺旋 CT 设备示意图

【优缺点】

CT 图像清晰逼真，横断体层面显示解剖关系清楚，密度分辨率高，能够区分常规 X线检查不能分辨的各种软组织结构，并能进行密度测量，以 CT 值（H）表示之，因而极大地提高了病变的检出率和诊断的准确性，进一步扩大了 X 线检查的应用范围。其缺点是受空间分辨率的限制，小于 1 cm 的病灶，与周围组织密度近似的病变，以及与骨骼重叠的病变等，CT 扫描可能遗漏；由于体位移动和金属异物所形成的伪影也影响图像的质量。此外，活动器官如心脏和胃肠道检查受到一定的限制。

【适应范围】

1. 神经系统：适用于脑外伤、肿瘤、炎症、出血、梗死、变性和先天性畸形等疾病的诊断。椎管内肿瘤需配合造影检查。对脑血管病变和肿瘤循环则需补充脑血管造影或 CTA 观察。

2. 五官：对眼眶内占位病变、鼻旁窦肿瘤、喉癌、中耳表皮样瘤、听小骨脱位、内耳迷路病变以及鼻咽癌的周围侵犯和蔓延情况等有较大的诊断作用。

3. 胸部：适用于早期肺癌、转移瘤、胸膜病变、纵隔肿瘤、心包和主动脉疾病的诊断，但需要在胸部平片观察的基础上进行。

4. 腹部和盆腔：适用于肝、胆、胰、脾、肾、肾上腺、腹膜后和盆腔病变的诊断，需与 B 超结合使用。

5. 其他：可诊断椎间盘突出、椎管狭窄、骨关节和肌肉系统等疾病。

【注意事项】

1. CT 检查费用较高，常规 X 线检查不能诊断时才可选用。诊断已经明确者无须再做 CT 检查。

2. 对神志不清、烦躁不安和不合作的病人，应予以镇静，以保证 CT 扫描的图像质量。

3. 为了提高病变的检出率，或确定病变的性质，有时候需作静脉注射含碘对比剂以增强显影效果，因此扫描前应做好碘剂过敏试验。

4. 腹部 CT 扫描前宜禁食 3～4 小时，并口服 1‰对比剂 300～500 mL 以充盈显示肠曲。盆腔扫描需使膀胱充胀。

5. 提供病人以往的影像检查资料，以供扫描定位及诊断时参考。

§10.1.3 磁共振成像（MRI）

【原理】

MRI 是利用生物磁的自旋原理，收集磁共振信号而重建图像的成像技术，和 CT 扫描应用 X 线成像原理有本质上的差别（图 10-2）。人体内含单数质子的原子核例如氢核是一个小磁体，具有自旋运动并产生磁矩。静止时小磁体自旋轴的排列无序；若置于一个外加磁场内，小磁体的自旋轴就按照磁场的磁感应线方向排列。此时，若使用一定频率的射频脉冲进行激发，小磁体即能吸收能量而产生共振运动，此即磁共振现象。当射频脉冲停止后，被激发的小磁体逐渐地释放出所吸收的能量，并恢复到以前的排列状态，这个恢复过程所需的时间，称为弛豫时间。

弛豫时间有两种：一种是自旋-晶格时间即 T_1，是自旋核把吸收的能量传给周围晶格所需的时间；另一种是自旋-自旋时间即 T_2，反映高能量级自旋核将能量传递给低能量核

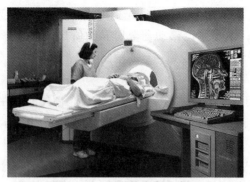

图 10−2 磁共振设备示意图

所需的时间。人体不同组织和病变的 T_1 和 T_2 值各不相同，这便是 MRI 成像的基础。获取选定层面各组织和病变的 T_1 和 T_2 值，就可重建该层面的 MRI 图像。

除 MRI 常规扫描技术外，尚有快速扫描、增强扫描、脂肪抑制、快速液体衰减反转恢复（fluid attenuated inversion recovery，FLAIR）、MR 血管成像（magnetic resonance angiography，MRA）、MR 水成像、灌注加权成像（perfusion weighted imaging，PWI）、扩散加权成像（diflusion weighted imaging，DWI）、扩散张量成像（diflusion tensor imaging，DTI）、磁敏感加权成像（susceptibility weighted imaging，SWI）、血氧水平依赖功能磁共振成像（blood oxygenation level dependent functional MRI，BOLD-fMRI）以及磁共振波谱（magnetic resonance spectroscopy，MRS）等新技术。

【优缺点】

1. 和 CT 比较，MRI 的优点：

（1）多参数成像，除显示解剖形态外，尚可提供病理和生化的信息。

（2）可获取任何方位包括横断、冠状、矢状和不同倾斜层面的 MRI 图像，因此其定位和定性诊断比 CT 扫描更准确。

（3）血管内血液的"流动效应"，可使血管直接显影。

（4）无骨骼伪影的干扰。

（5）无 X 线辐射损伤和碘剂过敏反应之虞。

（6）MRI 新技术，如 PWI、DWI、MRS、BOLD-fMRI 等可在疾病尚未出现形态变化之前，利用功能变化形成图像，以进行疾病的早期诊断或研究某一脑病结构的功能。

2. 和 CT 比较，MRI 的缺点：

（1）成像速度较慢，设备的成本和维持费用高。

（2）骨骼和钙化病变的显像欠佳。

（3）检查时病人可出现幽闭恐怖症状。

【适应范围】

1. 中枢神经：对鞍区和颅后窝病变的探测优于 CT 扫描，特别是对多发性硬化、脑白质营养不良、腔隙性脑梗死等疾病有较大的诊断作用。对脊髓疾病的诊断直观，优于其他任何影像技术方法。

2. 心血管：因可直接显示心脏和大血管的内腔，对研究心脏和大血管的形态学变化，可在无创伤条件下进行。

3. 骨骼：对骨髓腔、关节和肌肉系统病变的显像明显地优于 CT 扫描。

4. 其他：对纵隔、腹腔和盆腔疾病有一定的诊断价值，但对肺部和胃肠道病变的诊断作用有限。此外，MRS 可对组织的生化、代谢、血流等进行研究。

【注意事项】

1. MRI 设备昂贵，检查费用高，对某些器官和疾病的诊断作用有限，故应当严格地掌握其适应证。

2. 病人如果安装假肢、心脏起搏器，或体内有金属异物等不宜行此项检查；同时，MRI 也不适用于急症危重病人的检查。

3. 增强 MRI 能进一步提高诊断的敏感性和特异性，对比剂使用 Gd-DTPA，商品名有钆喷酸葡胺、磁显葡胺等。

§10.1.4　超声成像

超声（ultrasound）是指振动频率每秒在 20 000 次（Hz，赫兹）以上，超过人耳听觉阈值上限的声波。超声检查是利用超声波的物理特性和人体器官组织声学特性相互作用后产生的信息，并将其接收、放大和信息处理后形成图形、曲线或其他数据，借此进行疾病诊断的检查方法（图 10 - 3、图 10 - 4）。

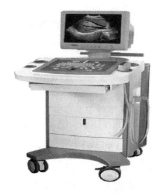

图 10 - 3　B 超设备示意图

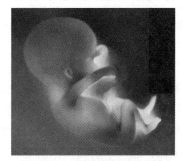

图 10 - 4　四维彩超胎儿图象

在过去的半个世纪中，超声诊断进展非常迅速。随着医学理论和计算机技术的发展，超声诊断从早期的 A 型、M 型一维超声成像，B 超二维成像，演进到动态实时三维成像和四维成像；由黑白灰阶超声成像发展到彩色血流显像。谐波成像、组织多普勒成像等新型成像技术和各项新的超声检查技术（如腔内超声检查、器官声学造影检查、介入超声）逐渐应用于临床。

【超声波的物理特性】

1. 束射性或指向性：超声波频率极高，而波长很短，在介质中呈直线传播，具有良好的束射性或指向性，这便是可用超声对人体器官进行定向探测的基础。

2. 反射、折射和散射：超声在介质中传播与介质的声阻抗密切相关。超声束在具有同声阻抗比较均匀的介质中呈直线传播。超声束传播途中遇到大于波长且具有不同声阻抗的界面时，部分声束发生折射，部分声束发生反射。如超声束波长遇到远远小于声波波长且声阻抗不同的界面（如红细胞）时则会发生折射，借此可以评价人体组织器官组织学特性和功能状态。

3. 吸收与衰减：超声在介质中传播时除了声束的远场扩散，界面反射和散射使其声能衰减外，还有介质吸收导致的衰减，不同生物组织对入射超声的吸收衰减程度不一。

4. 多普勒效应：超声束遇到运动的反射界面时，其反射波的频率将发生改变，此即超声波的多普勒效应。这一物理特性已广泛应用于心脏血管等活动脏器的检测。

5. 非线性传播：接收和利用由超声波非线性传播所产生的二次谐波信号进行超声成像的技术叫二次谐波成像。

【超声图像特点】

超声图像是根据探头扫查的部位构成的断层图像，它是以解剖形态学为基础，依据各种组织结构间的声阻抗差的大小以明（白）暗（黑）之间不同的灰度来反映回声之有无和强弱，从而分辨解剖结构的层次，显示脏器和病变的形态、轮廓和大小以及某结构的物理性质。

1. 人体组织器官声学分型：根据组织内部声阻抗及声阻抗差的大小，将人体组织器官分为 4 种类型，见下表。

人体组织器官声学类型

反射类型	组织器官	二维超声图像表现
无反射型	血液等液性物质	液性暗区
少反射型	心肌、肝、脾等实质脏器	低亮度、低回声区
多反射型	心瓣膜、肝包膜等	高亮度、高回声区
全反射型	肺气、肠气等	极高亮度、高回声区，后伴声影

2. 多普勒成像特点：二维灰阶图像上叠加二维彩色血流图的彩色多普勒血流显像，可形象直观地显示血流的方向、速度及血流性质，多普勒频谱曲线可检测有关血流动力学参数以及反映器官组织的血流灌注，其功能可接近于"无创性血管造影"。

3. 病理成像：除需了解超声信息意义，还要对常见图像特征有所认识，才能对病变进行准确的判断。现以扫查中的线阵或扇扫图像为例，列表比较囊性与实性病变、良性与恶性病变的回声特点。

囊性病变与实性病变超声图像的比较

图像表现	囊性	实性
边缘回声	光滑	光滑或否
肿块形态	圆或椭圆	规则或否
边缘折射效应	有	无
内部回声	无	有

图像表现	囊性	实性
后方回声	增强	不明显或减低
周围组织	受压	反应性

良性肿块与恶性肿块图像超声的比较

图像表现	囊性	实性
边缘回声	光滑	不光滑
肿块形态	较规则	常不规则
内部回声	中等均匀或否	低弱,可部分增强不均匀,分布不规则
后方回声	可一般衰减	可衰减明显
周围组织	反应性	浸润性

【超声检查技术】

（一）普通超声检查

常规超声检查应包括二维超声检查、频谱型多普勒超声检查和彩色多普勒血流显像检查。

1. 二维超声检查：该技术能清晰地、直观地实时显示各脏器的形态结构、空间位置、连续关系等，为超声检查的基础。

2. 频谱型多普勒超声检查：包括脉冲波多普勒超声和连续波多普勒超声两种检查技术。脉冲多普勒超声能对心血管内某一点处的血流方向、速度及性质进行细致的定量分析。连续波多普勒血流检查能对心血管内声束一条线上的血流方向、速度及性质进行细致的定量分析。

3. 彩色多普勒血流显像：该技术能显示心血管内某一断面的血流信号，属于实时二维血流成像技术，可与二维图像相互结合同时显示。彩色多普勒的优点是血流图像实时二维显示，直观形象，一目了然，检查快速，漏误较少。

在进行超声显像检查时，为了取得清晰的图像，从而达到满意的诊断效果，必须做好检查前准备工作。一般腹部的检查应在空腹时进行，经腹妇产科和盆腔部位的检查应适度充盈膀胱，以避免气体干扰。超声探测时常规采取卧位，也可根据需要取侧卧位或俯卧位、半卧位或站立位。露出皮肤，涂布耦合剂，探头紧贴皮肤进行扫查。

（二）超声检查新技术

1. 组织多普勒成像：传统的多普勒用于观察心腔内大血管内的血流情况，称为多普勒血流成像。组织多普勒成像主要用于定量观察和分析心肌局部运动情况。

2. 彩色多普勒能量图：该技术是依据血管腔内红细胞等运动散射体的多普勒频移信号的强度或能量为成像参数进行二维彩色成像的一种检查方法。该技术可单独使用，但常和声学造影技术合用，主要用于观察脏器的血流灌注情况。

3. 腔内超声检查：包括经食管超声心动图、心腔内超声、血管内超声、经胃十二指肠超声、经直肠超声和经阴道超声。前三者主要用于诊断心血管疾病。经胃十二指肠超声和经直肠超声分别用于胃、十二指肠和直肠及周围毗邻脏器疾病的观察和诊断。经阴道超声主要用于诊断妇产科疾病。

4. 声学造影检查：声学造影检查是将含有微小气泡的对比剂经血管注入体内，使相应的心腔大血管和靶器官显影，为临床疾病诊断提供重要依据，包括右心系统声学造影、左心系统声学造影和心肌及实质脏器灌注声学造影等。

5. 三维超声成像：由于计算机技术的进步，三维超声成像逐渐由三维超声重建向实时三维超声成像发展。新的实进三维超声成像能实时三维显示脏器的活动情况、心脏瓣膜开放等，对疾病的诊断将发挥巨大的作用。

6. 四维超声成像：四维彩超是目前世界上最先进的超声波检查设备。四维超声技术就是运用三维超声图像和时间维度参数，得到一些时间段的三维图像，并且能看到人体器官的动态和在那段时间的立体结构。四维超声成像的特点表现在以下几个方面：

（1）四维超声不仅具有二维超声的优点，同时还表现了组织结构的立体形态、内部结构外表的特点、空间距离关系等，可以从多个角度，全方位的观察到想要了解的情况。

（2）四维彩超最明显的特点就是能够筛查胎儿畸形，可以为胎儿发育初期先天性身体表面畸形和先天性心脏病做出准确的诊断。

（3）四维彩超和别的超声检查相对比，它能够检测到胎儿身体表面，筛查胎儿畸形，如唇裂、大脑发育不健全，骨髓发育不良等，及早发现，能够及时的治疗。

（4）四维彩超可以为还没有出生的宝宝拍照写真，并了解宫内的胎儿是否正常，还有胎儿在宫内的一切活动和表情。

【临床应用】

（一）临床诊断

超声显像诊断属无创性检查，病人无痛苦，且可反复或追踪检查诊疗效果，对许多临床上难以发现及不能确诊的疾病，可以早期发现，早期确诊。现将其主要应用范围分述如下：

1. 颅脑疾病：颅内囊肿或脓肿、新生儿颅内出血、脑积水以及颅内肿瘤等。

2. 眼部疾病：视网膜脱离、视网膜母细胞瘤、玻璃体积血、白内障、眼内异物、眼眶肿瘤等。

3. 甲状腺疾病：甲状腺肿大、甲亢、结节性甲状腺肿、单纯性甲状腺肿、甲状腺炎、甲状腺腺瘤、甲状腺囊肿、甲状腺癌等。

4. 乳腺疾病：乳腺炎、乳腺囊性增生症、乳腺脓肿、乳腺囊肿、乳腺纤维腺瘤、乳腺癌等。

5. 心脏疾病：二尖瓣疾患、主动脉瓣疾患、三尖瓣疾患、扩张（充血）型心肌病、肥厚性心肌病、房间隔缺损、室间隔缺损、动脉导管未闭、法洛四联症、心包积液、心房肿瘤、冠心病等。

6. 肝脏疾病：肝囊肿、多囊肝、肝包虫病、肝脓肿、肝癌、肝良性肿瘤、肝硬化、脂肪肝、肝淤血等。

7. 胆道疾病：胆系结石、胆囊炎、胆系肿瘤、胆道蛔虫、先天性胆总管囊肿、阻塞性黄疸的鉴别诊断等。

8. 胰腺疾病：胰腺囊肿、急性胰腺炎、慢性胰腺炎、胰腺癌、乏特壶腹癌、胰岛细胞瘤等。

9. 脾脏疾病：弥漫性脾大、脾肿瘤、脾囊肿、脾破裂等。

10. 腹膜后间隙疾病：腹膜后淋巴结肿大、腹膜后肿瘤、腹膜后囊性肿物、腹膜后大血管疾病等。

11. 胃肠疾病：胃肿瘤、胃憩室、胃石症、幽门梗阻、肠道肿瘤、肠梗阻、急性阑尾炎等。

12. 泌尿系疾病：肾发育及位置异常、肾外伤、肾及肾周脓肿、肾盂积水、肾结石、肾炎及肾病综合征、肾结核、肾囊肿、多囊肾、肾肿瘤、移植肾、先天性巨输尿管、输尿管囊肿、输尿管结石、输尿管肿瘤、肾上腺肿瘤、前列腺炎、前列腺肥大、前列腺癌、膀胱畸形、膀胱异物、膀胱结石、膀胱肿瘤、睾丸肿瘤、鞘膜积液、隐睾等。

13. 妇科疾病：宫内避孕环、子宫发育异常、子宫肌瘤、子宫体癌、卵巢实质性肿瘤、卵巢赘生性肿瘤、卵巢非赘生性囊肿等。

14. 产科疾病：早孕诊断、中晚期妊娠检测、双胎、胎儿宫内发育迟缓、前置胎盘、胎盘早期剥离、羊水过多、羊水过少、胎儿畸形、死胎、流产、异位妊娠、葡萄胎等。

15. 骨骼及关节疾病：原发性骨肿瘤、转移性骨肿瘤、骨肿瘤样变、四肢软组织肿瘤及瘤样病变、骨折、骨髓炎、软组织异物存留等。

16. 血管疾病：颈部大血管病变、四肢大动脉闭塞、四肢深静脉栓塞、动脉瘤、动静脉瘘等。

（二）介入超声

超声引导定位穿刺技术即介入性超声诊断与治疗，可提高诊断与治疗水平。

§10.1.5　介入放射学

介入放射学是在医学影像学发展基础上产生的，1976 年由 Wallace 倡导，其核心是将医学影像诊断与治疗有机地结合起来，应用非手术方式为病人解除疾苦。介入放射学分为血管性和非血管性介入治疗两大类。

近年来，随着介入治疗器械的不断改进和创新，以及介入治疗技术的发展，特别是支架（stent）技术的出现，使某些疾病的介入治疗效果更加可靠，治疗的范围不断扩大。介入放射学以其微创和疗效显著而广受欢迎，已成为与内科治疗、外科手术并列的第三大临床治疗方法。

【血管性介入治疗】

1. 血管内栓塞：治疗动-静脉瘘、血管畸形、动脉瘤以及内科性脾、肾切除等。

2. 血管成形术（PTA）：经皮穿刺球囊扩张和血管内支架置入技术，用以治疗动脉粥样硬化、纤维肌发育不良、大动脉炎、布-加综合征、血管栓塞、血管手术或移植术后吻合口狭窄等。

3. 血管内药物灌注：例如灌注血管收缩剂以控制食管静脉曲张、胃和十二指肠溃疡及结肠憩室炎的大出血；灌注抗癌药物治疗恶性肿瘤等。

4. 经颈静脉肝内门-体静脉分流术（TIPS）：是治疗门静脉高压的新方法，在肝静脉与门静脉间建立通道，放置支撑器，以分流门静脉血流入体静脉。

5. 心脏介入性治疗：例如应用球囊导管扩张二尖瓣和肺动脉瓣狭窄，经导管内修补间隔缺损和栓塞未闭动脉导管、冠状动脉支架安装等。

【非血管性介入治疗】

1. 穿刺活检：适用于胸腔、腹腔、骨骼、眼眶、甲状腺和乳腺等。

2. 抽吸引流：用于胆道和尿路阻塞、囊肿、血肿和脓肿的引流，并经引流管或造瘘口内灌注药物治疗。

3. 胆道和尿路结石的溶石、碎石和取石处理。

4. 椎间盘突出症经皮髓核切吸术。

5. 影像学导引下的立体定位和 γ 刀治疗。

§10.2 医学影像学基本知识问答

1. 何谓医学影像学？

医学影像学是在放射诊断学基础上发展起来的，除传统 X 线检查法外，尚包括 CT、MRI、DSA、ECT、B 超和热像图等成像技术。这些成像的应用原理和方法虽不相同，但以影像诊断疾病是共同的，这些成像技术的关系非常密切，结合在一起，可以取长补短，互相补充，进一步扩大了检查范围，提高了诊断质量，并且逐步形成了现代医学影像学体系。在医学影像学的推动下，还促进了介入性放射学的发展，使医学影像学和治疗学更加紧密地结合，扩大了影像学科的临床应用领域。

2. X 线是怎样发生的？临床应用的 X 线有哪些特性？

高速运行的电子群突然受阻，便发生 X 线。X 线发生装置主要有 X 线管、变压器和操纵台。X 线管阴极灯丝通电后产生电子群，变压器向 X 线管两端提供高电压，驱使电子群向阳极高速度运行，并撞击在阳极靶面上，其动能转换为 99.8% 的热能和 0.2% 的 X 线。临床应用的 X 线特性如下。

（1）穿透性：和 X 线管管电压有关，管电压愈高，产生的 X 线波长愈短，穿透性愈强，穿透性是 X 线成像的基础。

（2）荧光效应：X 线可激发荧光物质，产生肉眼可见的荧光，这是 X 线透视的基础。

（3）感光效应：X 线可使胶片感光，形成潜影，经显影、定影处理后产生影像，这是

X 线摄影的基础。

（4）电离效应：X 线对人体电离的程度与吸收的 X 线量成正比，这是 X 线防护和放射治疗的基础。

（5）生物效应：生物细胞特别是增殖性细胞经一定量的 X 线照射后可能产生抑制、损伤，甚至坏死；X 线治疗就是利用生物效应的特性。

3. 透视和摄片各有何优缺点？

（1）透视的优点：①可任意转动病人进行多轴透视观察。②可观察活动器官的运动功能。③操作简单、费用低廉。④立即可得检查结果。⑤可在透视监护下进行介入性操作。

（2）透视的缺点：①细微病变和厚实部位不易被透视观察清楚。②不能留下永久性纪录。

（3）摄片的优点：①影像清晰，反衬度较好。②适于细微病变和厚密部位观察。③留有永久性纪录，供复查对比、会诊讨论之用。

（4）摄片的缺点：①不便于观察活动器官的运动功能。②技术复杂，费用较高。③出结果时间较长。

由上可知，透视的优点是摄片不足之处，而摄片的优点正是透视的缺点。两者只有取长补短，配合使用，才能充分发挥其诊断作用。

4. 常用的特殊摄影有哪些？各有何主要用途？

（1）体层摄影：通过体层摄影装置摄取指定层面的体层像，主要用于：①明确平片上难以显示和重叠较多的病变。②观察病变内空洞、钙化及肿块边缘情况。③检查支气管狭窄、闭塞或扩张。

（2）软线摄影：利用发射软射线的钼靶 X 线管进行软组织摄影，例如乳腺摄影。

5. 造影检查的常用对比剂有哪些类型？主要适于何种造影检查？

对比剂分为两大类：高密度对比剂有钡剂和碘剂，低密度对比剂为气体。

（1）钡剂：为医用纯硫酸钡粉末，配制成不同浓度的混悬液，可口服或灌肠，主要应用于食管和胃肠道造影检查。

（2）碘剂：

1）无机碘剂：刺激性较大，现基本已不用。

2）有机碘剂：品种繁多，分为离子型（如泛影葡胺等）和非离子型（如碘海醇、碘普胺、碘帕醇等）。泛影葡胺常用作心血管和静脉、尿路造影。离子型对比剂具有高渗性，可引起毒副作用。非离子型对比剂具有相对低渗性、低黏度、低毒性等优点，减少了毒副作用，适用于血管造影和 CT 增强扫描。

3）碘油：碘化油用于子宫输卵管造影和肝癌介入治疗。

（3）气体：为空气、氧气和二氧化碳，由于影像新技术的出现，这种对比剂现已少用。

6. 如何进行碘剂过敏试验？

使用碘剂造影前，应常规做碘过敏试验，可采用下列方法之一。

（1）皮内试验：取 30% 试验用造影剂皮内注射 0.1 mL，10～15 分钟后局部红肿范围超过 1 cm，或伴有"伪足"形成者为阳性。

（2）结膜试验：将造影剂 1～2 滴滴入眼结合膜囊内，3～4 分钟后眼结合膜充血和有刺激征者为阳性。

（3）舌下试验：以造影剂数滴滴于舌下，5 分钟后感唇麻舌胀者为阳性。

（4）口服试验：5％～10％碘化钾溶液 5～10 mL 口服，每日 3 次，连续 2～3 日。阳性反应包括结合膜充血、流涎、恶心、呕吐、手麻和皮疹等。

（5）静脉试验：30％试验用造影剂 1 mL 静脉注射，观察 1 分钟，阳性者有恶心、呕吐、荨麻疹等，严重者可出现休克。

值得注意的是碘剂过敏试验阴性者，造影过程中仍有可能出现严重反应，故应加强防范。

7. 碘剂过敏反应有哪些表现？如何防治？

碘剂过敏反应分为轻度反应和重度反应。

（1）轻度反应：可有荨麻疹、面潮红、流涎、喷嚏、流泪、胸闷、气急、腹痛、恶心、呕吐和头昏头痛等症状。轻度反应多在短时间内自行缓解，无需特殊治疗处理。

（2）重度反应：①喉头和支气管痉挛，引起气喘和呼吸困难。②神经血管性水肿，可见大片皮疹，皮肤、黏膜出血及肺水肿等。③过敏性休克、昏迷、抽搐等。④心脏停搏。

重度反应需紧急治疗，对神经血管性水肿者可肌内注射异丙嗪 25～50 mg。喉头或支气管痉挛者，皮下注射或肌内注射 0.1％肾上腺素 0.5～1.0 mL，或氨茶碱 0.5～1.5 g 或二羟丙茶碱 1～2 g 置于生理盐水或葡萄糖注射液 2 000～4 000 mL 中静脉滴注。静脉滴注氢化可的松 100～400 mg 或肌内注射地塞米松 5～10 mg，以抑制机体的过敏反应。除此以外，根据情况予以输氧、气管插管、人工呼吸、心脏按压、抗癫痫和抗休克治疗。

（3）碘剂过敏的预防措施：①仔细询问过敏病史和药物过敏史，做好碘过敏试验。②经静脉注射碘剂造影时，先注入 1 mL 造影剂，观察 1～2 分钟，无不良反应再继续注射。③用药量根据病人体重、年龄和体质情况而定，不可随意加大造影剂用量。④造影检查前口服泼尼松或氯苯那敏，造影前 1 小时再肌内注射苯海拉明 50 mg，可减少大剂量和快速注射造影剂的危险性。⑤对高危人群宜使用非离子型造影剂。

8. 如何正确书写 X 线检查报告？

规范化的 X 线诊断报告书应当包含以下的内容：

（1）一般项目：病人姓名、性别、年龄、X 线号、检查和报告日期、住院或门诊号、申请科室、病室和床位、检查方法、投照部位和位置、照片顺序等均应逐项填写清楚。

（2）叙述部分：应在全面观察基础上，分清主次，按顺序描述异常 X 线所见，与诊断有关的阴性结果也应加以说明。复查时应与原片进行对比。需要时辅以简明示意图。

（3）诊断意见：应以 X 线表现为依据，结合有关的临床资料，进行综合分析和逻辑推理，以得出客观的诊断结论。临床和 X 线表现典型者肯定诊断，X 线缺乏特征性时可结合临床诊断，临床和 X 线均无特征性而难以下结论时可提出某种或某些诊断可能性，以及进一步检查的建议。

总之，X线检查报告书是一份重要的临床档案资料，必须认真书写，要求文字简洁、语句通顺、表达准确、字迹端正，并且要用正楷签名。

9. 如何做好X线检查时的防护？

（1）工作人员的防护：①充分利用各种防护器材，例如铅围裙、手套和防护眼镜等。②控制原发射线，例如选择适当的曝光条件，缩小照射野，透视前暗适应，间断透视缩短曝光时间等。③减少散射线：例如加强X线管的消散措施，按标准设计机房，扩大散射线的分散面并削弱其强度。④定期健康检查。

（2）受检病人的防护：①皮肤至焦点距离不得少于35 cm。②非投照野用铅橡皮遮盖，尤其是生殖腺和胎儿，避免对怀孕妇女进行腹部照射。③缩小检查野，减少照射次数，避免短期内多部位重复检查。

10. 何谓选择性血管造影？何谓数字减影血管造影（DSA）？

（1）选择性血管造影：是指经皮穿刺动脉或静脉置入导管，在电视屏监护下，将导管选择性送入靶血管内，注射造影剂进行血管造影的方法。由于是向靶血管内直接注射，造影剂用量较小，血管显影清晰，诊断质量提高，并可进行血管介入性治疗操作。

（2）数字减影血管造影：DSA是利用电子计算机处理数字化的影像信息，以消除重叠的骨骼和软组织影，突出血管影像。数字减影是DSA的基础。DSA检查方法有两种：静脉法（IVDSA）和动脉法（IADSA）。

IVDSA又分为中心静脉法和周围静脉法，前者是将导管置入腔静脉或右心房注射造影剂；后者是直接穿刺周围静脉，注射造影剂。IADSA也分为选择性或非选择性血管造影法。非选择性血管造影置导管于主动脉内；选择性血管造影置导管于靶动脉内。IADSA因为减少了血管的重叠，能显示较小的血管，造影剂用量减少，毒副作用降低，影像质量进一步提高。

11. 何谓电子计算机体层摄影（CT）？其适应范围有哪些？

CT是利用X线对人体扫描所获取的信息，经电子计算机进行数字化处理并重建图像，比传统X线检查方法的密度分辨率显著提高，能够分辨各种软组织结构间的微小密度差异，因而扩大了X线的检查范围，提高了图像质量，并促进了现代医学影像学的发展。CT扫描的适应范围主要是：

（1）检查颅内疾病：如脑外伤、出血、梗死、肿瘤、感染、变性和先天性畸形等的诊断，同时也可诊断某些脊椎、椎间盘和椎管内疾病。

（2）检查眼耳鼻喉疾病：如对眼眶、鼻窦、鼻咽、喉部、中内耳等疾病诊断很有帮助。

（3）检查胸部疾病：可早期发现肺癌及肺、胸膜和纵隔的原发和转移瘤，但需在胸部平片基础上有目的地进行。

（4）检查腹部和盆腔疾病：常需与B超结合进行检查。

12. 简述磁共振成像（MRI）及其临床应用价值。

MRI是利用原子核在磁场内所产生的信号经计算机重建图像的新一代成像技术，可使某些CT扫描不能显示的病变成像显影，当前MRI的临床应用日益广泛，其主要用途如下。

（1）颅内疾病特别是鞍区、颅后窝和脊髓病变的显像明显优于 CT。

（2）直接显示心脏大血管内腔，观察其形态学变化，可在无创伤条件下进行。

（3）骨关节和肌肉系统疾病的显像比 CT 清楚。

（4）对纵隔、腹部和盆腔疾病有一定的诊断价值，但对肺部和胃肠道疾病的诊断作用有限。

（5）增强 MRI 能进一步提高其敏感性，造影剂可采用 Gd-DTPA。

13. 与 CT 相比较，MRI 有哪些优缺点？

（1）MRI 的优点：①除显示解剖形态变化外，尚可提供病理和生化方面的信息，其应用前景更加广泛。②软组织的分辨率比 CT 高，图像层次丰富。③可取得任意方位图像，多参数成像，定位和定性诊断比 CT 更准确。④无骨骼伪影干扰。⑤消除了 X 线辐射对人体的危害，且无碘剂过敏之虞。

（2）MRI 的缺点：①成像速度比 CT 慢，费用高。②骨皮质病变和钙化病变的显像不如 CT 有效。③安装有假肢、金属牙托和心脏起搏器等病人不宜行此项检查。④可出现幽闭恐怖症。

14. 何谓介入放射学？包含哪些内容？

介入放射学是在医学影像学基础上发展起来的新学科，由 Wallace 在 1976 年所倡导，其核心是将影像诊断和治疗有机地结合起来，应用非手术方式为病人解除疾苦。介入放射学分为血管介入法和非血管介入法两大类。

（1）血管介入法：

1）经导管栓塞术：用以控制大出血、动静脉瘘、动脉瘤、血管畸形的治疗以及内科性脾、肾切除等。

2）经皮血管形成术（PTA）：用以治疗动脉硬化、纤维肌发育不良、大动脉炎和肾移植术后动脉吻合口狭窄等。

3）血管内药物灌注：例如灌注血管收缩剂控制食管静脉曲张、胃及十二指肠溃疡以及结肠憩室炎的出血，灌注抗癌药物治疗恶性肿瘤。

4）心脏介入性治疗：例如球囊导管扩张二尖瓣狭窄和肺动脉瓣狭窄，经导管栓塞动脉导管未闭和修补房间隔缺损等。

5）其他：例如经颈静脉行肝内门-体静脉分流术（TIPS），就是治疗门脉高压的一种新方法，即在肝静脉与门静脉之间，放置支撑器，分流门静脉血流入体静脉。

（2）非血管性介入法：①穿刺活检，用于胸腔、腹腔、骨骼、眼眶、甲状腺和乳腺等的活检。②抽吸引流，用于胆道和尿路阻塞、囊肿、脓肿和血肿引流，并可经引流管或造瘘口灌注药物治疗。③结石处理，胆道和尿路结石的溶石、碎石和取石。④椎间盘突出症，经皮髓核切吸术。⑤立体定位 γ 刀治疗等。

15. X 线摄影为何要使用滤线器？使用中应注意些什么？

X 线通过人体后，产生波长更长、方向不定的续发射线即散射线。原发射线的能量越大，穿透的组织越厚，投照的条件越高，所产生的散射线也就越多。散射线同样具有荧光和摄影作用，可使胶片感光，使影像的反衬度和清晰度下降。为了减少和消除散射线在投照中产生的不良影响，最有效的办法是使用滤线器。使用滤线器应注意如下事项：

（1）滤线器有平行式和聚焦式之分，使用聚焦式滤线器时，应注意面向焦点方向，不可反置，以免大量的原发射线被吸收。

（2）滤线栅放置应平行于片盒，其中点应对准胶片中心，使胶片感光均匀。

（3）焦-片距一般不大于或小于滤线器半径的25％。

（4）X线中心线应对准滤线栅横径之中点投照，倘若X线中心线偏离滤线器中点4 cm投照，X线将被吸收20％左右，偏离8 cm时X线被吸收50％以上。

（5）倾斜角度X线投照，应沿滤线器铅条纵行方向倾斜，以免原发射线与铅条成角被吸收。

（6）X线通过滤线栅后被部分吸收，故应适当增加曝光条件。

（7）使用单向活动滤线器，调节滤线器的移动速度，使其移动时间比曝光时间略长。

16．X线摄影为何要使用增感屏？使用时应注意些什么？

（1）增感屏是X线摄影不可缺少的辅助设备，具有以下作用：①增加X线对胶片的感光作用。一张使用增感屏投照的X线照片，其感光作用90％以上是由增感屏增益，而X线直接感光作用不足10％。②可显著地提高影像的反衬度。③减少X线管的负荷，并相应地扩大X线机的应用范围。④曝光时间缩短，有利于肢体固定，减少活动器官对影像清晰度的影响，同时也减少了病人和工作人员所受X线辐射量。

（2）增感屏容易损坏，在使用时应倍加爱护，否则，不仅缩短使用寿命，而且使照片上出现伪影。使用中应注意的事项：①增感屏应放置在空气相对湿度为65％～80％的通风干燥处，防止受潮发霉，影响增感效果。②高温可使增感屏的作用下降，而且易产生燥裂，故应存放在10 ℃～35 ℃室温中。③避免因强光直接照射而导致加速增感屏的老化。④在气温和湿度过高条件下，胶片应随装随用，防止胶片与屏面粘连。⑤增感屏应经常保持关闭状态并立放，以防污染，并定期清洁保养。如果屏面损坏或老化，应及时处理或更换。

17．何谓做感光效应（PE）？它和哪些投照因素有关？

感光效应是指X线对胶片感光作用的大小，显示为胶片上曝光的强弱。影响感光效应的主要因素是管电压（V）、管电流I、曝光时间t及焦-片距（D），它们之间的关系是：

$$PE = I \cdot t \cdot V^n / D^2$$

即感光效应（PE）与管电流（I）、曝光时间（t）以及管电压（V）的n次方成正比，而与焦-片距（D）的平方成反比。

18．X线管焦点、受检体和胶片间相互关系如何？

根据X线的几何学投影原理，在X线投照中，应使X线管焦点、物体和胶片三者中心在同一条直线上，中心线垂直于被检物体和胶片，照射野恰好能包括被检部位。它们之间的关系是：

$$P = [d/(D-d)] \cdot F$$

式中：P为模糊半影大小，d为物-片距，D为焦-片距，F为有效焦点面积的大小。由式中可见，焦-片距越大，照射到胶片上的射线越接近于平行，物体投影放大率越小，影像越清晰；物-片距越小，产生的半影小，影像越清晰。故 X 线摄影中，要求被摄肢体或病灶尽量靠近胶片。焦-片距一般为 75～100 cm。心脏摄影为减少心脏放大失真，宜采取 180～200 cm 远距离投照为宜。物-片距加大，影像放大，其放大率约等于焦-片距与焦-物距之比值，此为放大摄影的原理。

19. 简述 X 线摄影的步骤和注意事项。

（1）阅读申请单，核对病人姓名、性别、年龄，明确检查部位和目的的要求。

（2）确定投照位置，选择适当大小胶片，安置好照片标记如 X 线号、日期、左右、顺序等。

（3）做好投照前的准备，除去影响投照部位的衣物，腹部摄影还应清洁肠道。

（4）摆好投照位置，病人肢体放置力求稳定舒适。选择适当的焦-片距，对好中心线。

（5）根据投照肢体厚度及病人的年龄、体质情况，选择适当的投照条件。

（6）根据投照部位合理选用滤线器或其他滤线设备。

（7）投照胸腹部时，应训练病人呼吸和屏气动作。

（8）启动机器，调节控制台上各旋钮，核对表针指示情况。曝光过程中应密切注意机器仪表指针工作状况，以便及时发现机器故障。

（9）较复杂的投照，应待 X 线片冲洗出并符合诊断要求时，再让病人离去。出现误差，应及时补照。

（10）填写摄影记录和各项技术条件并签名。

20. 怎样制订 X 线摄影的曝光条件？

制订曝光条件要根据电源情况、机器性能、投照部位的组织结构和病理状态而定，可按下列具体情况实施：

（1）根据投照部位确定 X 线量。例如躯干和腹部为 150～250 mAs（毫安秒），头颅为 100～200 mAs，四肢和肺部为 10～50 mAs。

（2）根据病理状况增减千伏值。例如骨质疏松、气胸、肺气肿等应适当降低千伏值；而对骨质硬化、胸腔积液、胸膜肥厚等要增加千伏值。

（3）体重较大或体格强壮者应适当增加毫安秒，小儿和老年人应适当降低毫安秒。

（4）使用遮线筒、滤线器投照应适当增加毫安秒，不用增感屏投照应加大毫安秒。

（5）焦-片距不同，应适当升降毫安秒和千伏值。

（6）石膏固定部位投照应增加千伏值。

（7）其他如胶片感光速度、增感屏增感作用、显影液新旧和温度高低，均不同程度地影响摄影条件，并作相应的调整。

21. 何谓 X 线照片的黑化度？它与哪些因素有关？

黑化度系指照片上的黑白度或密度，即 X 线片经过摄影处理后所表现的黑化程度。一张好的 X 线片黑化度应当适中，能清楚地显出组织的细微结构。黑化度过高或过低，都不能满意地显示出组织结构的影像。例如骨骼照片的密度太低，只能看到其轮廓，分辨不出骨小梁结构。密度太高的胸片，肺内病灶被浓黑的肺野所遮盖而不能显示。影响黑化度的主要因素是管电流，毫安秒增加，黑化度增加；其次是管电压、焦-片距和显影条件。

22. 何谓 X 线照片的反衬度？它与哪些因素有关？

X 线照片的反衬度系指照片上明暗之间的亮度差。组织密度差别小，影像的反衬度差；密度差别愈大，其对比度愈鲜明。影响照片反衬度的主要因素是管电压。千伏值升高，X 线的穿透力增加，反衬度下降。千伏值过低，X 线穿透力不足，影像的反衬度降低或丧失。其次是管电流的大小，黑化度过高或过低，显影不足或过度，都使反衬度下降。此外，散射线的影响、X 线胶片变质、红灯下暴露过久均使反衬度下降。

23. 试述医用 X 线胶片和激光胶片的大致结构。

单面药膜的胶片由保护层、乳剂层、结合层和片基组成，感光物质位于乳剂层。用于普通 X 线摄影的胶片为双面药膜，在片基的背面依次还有结合层、乳剂层和保护层。激光胶片为单面药膜，在片基的背面有防光晕层。

24. 医学影像全面质量管理的内涵是什么？

所谓医学影像全面质量管理，就是全员参与，充分发挥组织管理和专业技术的作用，建立一整套严密完整的质量保证（quality assurance，QA）体系和质量控制（quality control，QC）体系，以达到合理的最低辐射量和最低医疗费用，确保影像质量、机器设备质量、放射防护质量、人员工作质量，并使成本管理等处于最佳运行状态。

（1）质量保证（QA）是一个整体性概念，即通过有计划的系统活动，力求在尽可能减少 X 线辐射剂量和医疗费用的同时，不断改进医学影像技术，以获得最佳影像质量来满足临床诊断的需要。

（2）质量控制（QC）是质量保证的一个完整部分，是一系列独立的技术步骤以确保影像质量的满意，即通过特定的方法和手段，对影像诊断设备及其附属设备的各项性能指标进行检测和维修，以及对影像制作过程进行监测和加以校正，从而保证获得高质量的影像。

25. 何谓数字图像？它是如何形成的？

影像中最大值与最小值之间的系列亮度是离散的，每个像素点都具有确定的数值，这种由数字量组成的图像就是数字图像。它具有密度分辨率高，可进行多种后处理和存储、传输、复制方便的优点。首先成像主体对连续的模拟信号在一个空间点阵上进行离散取样，然后通过模/数转换器将采集所得到的模拟信号进行量化处理，即把原来连续变化的灰度变成量值上离散的灰阶等级，编码送入计算机内运算、处理和储存，最终还是要通过数/模转换器将计算机内部代表灰度等级的这些二进制数值转变为视频电压，形成模拟的视频影像供人判读。

26. 根据平板探测器的类型，数字化 X 线摄影系统（DR）分为哪几种？

（1）直接数字化 X 线成像（DDR）：为非晶硒平板探测器。

（2）间接数字化 X 线成像（IDR）：为非晶硅平板探测器。

（3）CCD X 线成像：为电荷耦合器件（CCD）探测器，多用于 DSA 和胃肠 X 线机。

（4）多丝正比电离室 X 线成像：它的探测器由多丝正比电离室和数据采集系统组成，

无需模/数转换器，主要用于胸部 X 线摄影。

27. 何谓 PACS？

PACS 是"图像存储与传输系统（picture archiving and communication system）"的简写。一套完整的 PACS 必须包括：①数字化图像的采集。②网络的分布。③数字化影像的管理及海量存储。④图像的浏览、查询及硬拷贝输出。⑤与医院信息系统（HIS）、放射信息系统（RIS）的无缝集成。

28. 简述 PACS 的工作原理。

由不同来源的成像设备产生病人的诊断及相关信息，通过网络（如局域网）把图像传送到数据库，图像在数据库的管理和控制下以不同形式储存，通过自动路由或预提取，将图像自动送达指定的工作站点，或通过网内不同工作站以一定的方式查询、检索，图像从存储数据库中通过网络传送至终端显示器，即可观看到同一病人的多幅图像，或同时观看来自不同成像设备的多幅图像。它遵从的国际标准协议有 DICOM 3.0 技术标准（用于图像数据交换）和 HL7 技术标准（用于文本数据交换）。

29. 试述 CT 成像的基本原理。

CT 是用 X 线束对人体某部一定厚度的层面进行扫描，由探测器接收透过该层面的 X 线，转变为可见光后，由光电转换变为电信号，再经模拟/数字转换器转为数字，输入计算机处理。经数字/模拟转换器把数字矩阵中的每个数字转为由黑到白不等灰度的小方块（像素），并按矩阵排列，即构成 CT 图像。

30. 何谓矩阵和像素？

矩阵是由纵横排列的直线相互垂直相交而成，一般纵行线数与横行线数相等，各直线之间有一定的间隔，呈栅格状，其实它只是一个数学概念。矩阵中被分隔的小单元称为像素，它是数字图像的最小单位。视野不变，矩阵越大，像素数目就越多，像素尺寸变小，图像的空间分辨率不断提高，但密度分辨率会逐渐下降。

31. 何谓密度分辨率和空间分辨率？

密度分辨率是指在低对比度下，图像对两种组织之间最小密度差别的分辨能力。空间分辨率是指在高对比度下，密度分辨率大于 10％时，图像对组织结构空间大小的鉴别能力。常用每厘米或每毫米的线对数表示。

32. 何谓窗口技术？

窗口技术是指在所有灰度等级的全量程中显示某部分的灰阶，用以增强观察者感兴趣的那部分灰阶的对比度。所有数字图像都有此功能，如 CR、DR、DSA、CT 以及 MRI 等。它是通过调节窗宽和窗位来实现的。窗宽表示显示信号强度值的范围。窗宽越大，图像层次越丰富；窗宽越小，图像层次越少，对比度增加。窗位是指图像显示过程中代表图像灰阶的中心位置。窗宽一定时，窗位越高图像越黑，窗位越低图像越白。

33. 何谓 CT 值？

CT 值表示的是一种相对密度，它以某种物质的衰减系数与另一种参考材料（水）的衰减系数相比较而得出，单位为 HU。其公式如下：

$$CT 值 = \frac{\mu 物 - \mu 水}{\mu 水} \times 1\,000$$

其中 μ 为被测物质的吸收系数。各种物质的吸收系数可查表获取，例如骨皮质的吸收系数为2.0，空气的吸收系数为0，水的吸收系数设定1.0。1 000为分度因数。

34. 何谓部分容积效应？

部分容积效应是指在同一扫描层面内，含有两种或两种以上的不同密度的组织时，其所测得的CT值是它们的平均值，而不能真实地反映其中任何一种组织的真实CT值。可以通过减薄层厚来减轻部分容积效应。

35. 解释螺距的定义。

螺距的本义是指相邻两螺圈之间的距离，在螺旋CT中被定义为扫描时移床速度与准直宽度之比，是一个无纲量的数值，用公式表示：螺距＝移床速度/准直宽度（移床速度是指单位时间内X线球管每旋转一周检查床所移动的距离，单位为mm/s）。

36. 何谓延时时间？列出腹部脏器CT扫描时的一般延时方案。

从开始注射对比剂到扫描开始的这段时间称为延时时间。

腹部CT扫描：对比剂总量80~100 mL、注射速率为2~3 mL/s。肝脏、脾脏常采用三期扫描，动脉期延时25~30秒，门脉期延时60~70秒，平衡期延时85~90秒。若怀疑肝血管瘤，则扫描将延时3~5分钟或更长。胰腺采用双期扫描，胰腺期延时35~40秒，肝脏期延时65~70秒。肾脏扫描通常扫三期，皮质期延时25~30秒，皮质髓质期延时60~70秒，肾盂期延时3~5分钟。

37. 何谓CTA？

CTA即CT血管造影。其基本原理是在以螺旋CT进行一次连续快速的容积扫描的同时，静脉快速推注对比剂，使血液增强。所采集的容积数据，用计算机进行三维图像重建而使血管显影。常用的三维重建技术包括容积显示（VR）、最大密度投影（MIP）、表面阴影显示（SSD）等显示方法。

38. 何谓 T_1 弛豫时间和 T_2 弛豫时间？

弛豫是指高能态自旋质子释放电磁波，恢复到激励前平衡状态的过程。

（1）T_1弛豫时间：被称为纵向弛豫时间，是指纵向磁化矢量恢复至平衡态的63%时所经历的弛豫时间。

（2）T_2弛豫时间：又称横向弛豫时间，是指横向磁化矢量衰减至其最大值的37%时所经历的时间。

39. 何谓重复时间（TR）和回波时间（TE）？

（1）重复时间（TR）：是指脉冲序列执行一次所需要的时间，也就是从第一个RF激励脉冲出现到下一周期同一脉冲出现时所经历的时间。

（2）回波时间（TE）：是指第一个射频脉冲到回波信号产生所需要的时间。短TR和短TE产生 T_1 加权图像，长TR和长TE产生 T_2 加权图像，长TR和短TE产生质子密度加权图像。

40. 列表简述人体不同组织 T_1WI 和 T_2WI 上的灰度特点。

人体不同组织 T_1WI 和 T_2WI 上的灰度

灰度特点	脑白质	脑灰质	脑脊液	脂肪	骨皮质	骨髓质	脑膜
T_1WI	白	灰	黑	白	黑	白	黑
T_2WI	白	灰	白	白灰	黑	灰	黑

注：灰度呈白色称为高信号，灰度呈黑色称为低信号，灰度呈灰色称为中等信号。

41. 何谓 MRA？试述其常用成像方法之特点。

MRA 即磁共振血管造影。利用各种磁共振技术使血管显影，可观察血管的形态、大小、分布，还可用于测量血流速度。MRA 方法有：一种不需要使用对比剂，又分时间飞越法（TOF）和相位对比法（PC）。另一种需要注射对比剂，即对比增强磁共振血管造影（CE-MRA）。

42. 何谓 BOLD 脑功能成像？

BOLD 脑功能成像即血氧水平依赖性成像。通过 MR 信号反映脑血氧饱和度及血流量的变化，间接反映神经元的能量消耗，可在一定程度上反映神经元的活动情况。采用外刺激法，用平面回波序列检测脑血氧饱和度及血流量的变化，从而显示特定的与刺激相关的脑功能部位。

43. 何谓磁共振弥散加权成像？

磁共振弥散加权成像是一种基于显示细胞水平水分子运动状态的技术。人体组织中水分子在体内呈侧向运动（布朗运动），DWI 就是在常规 MRI 序列的基础上，在 X、Y、Z 轴 3 个互相垂直的方向上施加弥散敏感梯度，从而获得反映体内水分子弥散运动状况的 MR 图像。

44. 何谓磁共振弥散张量成像？

磁共振弥散张量成像是利用组织中水分子弥散的各向异性来探测组织微观结构的成像方法，是通过观察随弥散梯度脉冲方向改变而发生波动的弥散值大小来标记和描绘水分子的各向异性。脑白质的弥散在平行神经纤维方向要比垂直纤维走向得更快一些，即弥散最快的方向指示纤维走行的方向。

45. 何谓磁共振灌注加权成像？

答：磁共振灌注加权成像，即 Gd-DTPA T_2^* 灌注成像。当注入顺磁性对比剂（Gd-DTPA）后，应用 EPI 技术测出对比剂通过脑组织所引起的 T_2^* 下降的时间密度曲线，从而反映局部脑血流灌注情况。主要评价参数：①峰值时间（PT）。②平均通过时间（MTT）。③局部脑组织血容量（rCBV）。④脑组织血流量（rCBF）。

46. 何谓磁共振波谱分析？

磁共振波谱分析是利用 MR 中的化学位移来测定分子组成及空间构型的检测方法，可检测细胞内许多与生化代谢有关的化合物，提供细胞内化学代谢的信息。把兴趣部位的 MRS 灰阶化，即成为磁共振波谱成像（MRSI）。^{1}H MRS 主要用于观察脑的代谢情况，^{31}P MRS 主要用于观察心肌和前列腺的代谢情况。

47. 磁共振水成像是指什么？

磁共振水成像（MRH）系采用快速自旋回波等序列，利用重 T_2WI 和脂肪抑制、流动补偿等技术，而使水呈高信号，并经三维重建显示含水器官如胰胆管、泌尿系、椎管、内耳淋巴囊、涎腺管、输卵管图像及精囊曲管图像等，小肠及结肠注水后也可显示。

48. 磁共振检查的禁忌证有哪些？

（1）带有心脏起搏器、神经刺激器、胰岛素泵、人工心脏瓣膜等的病人。

（2）带有动脉瘤夹者（非顺磁性如钛合金除外）。

（3）有眼内金属异物、内耳植入金属假体、金属假肢、金属关节、铁磁性异物（弹片等）者。

（4）妊娠 3 个月内的早期妊娠者。

49. 何谓骨龄？有何临床意义？

骨骼生长发育过程中，骺软骨出现二次骨化中心和骨骺线消失的时间称为骨龄。测量骨龄可了解骨骼的生长发育状况。与正常标准骨龄相比较，可提示骨骼生长发育过程的过速或迟缓。骨龄迟缓常见于克汀病、侏儒症、佝偻病、慢性营养不良等。骨龄提前见于肾上腺皮质增生或肿瘤、生殖细胞瘤和血友病等。正常骨龄因种族、地区和性别而有所差异，故正常标准有一定的范围，应用时应充分考虑这些因素。

50. 关节的基本解剖结构包括哪几个部分？试说明在 X 线上所见到的关节间隙包括哪些结构？

关节的基本解剖结构包括关节骨端、关节囊和关节腔。在 X 线上所见到的关节间隙包括：①关节软骨。②关节盘。③潜在的关节腔及少量滑液。

51. 试述骨骼常见的几种基本病变。

骨骼常见的基本病变有：①骨质疏松。②骨质软化。③骨质破坏。④骨质增生硬化。⑤骨膜反应。⑥软骨钙化。⑦骨质坏死。⑧骨骼变形。⑨骨内矿物质沉积。

52. 长骨囊状膨胀性病变有哪些可能性？

（1）良性肿瘤：如巨细胞瘤、内生软骨瘤、非骨化性纤维瘤、软骨黏液样纤维瘤和血管瘤等。

（2）恶性肿瘤：软骨肉瘤、浆细胞瘤、网织细胞肉瘤和转移瘤等。

（3）其他：骨囊肿、动脉瘤样骨囊肿、嗜酸性肉芽肿和骨结核等。

53. 先天性髋关节脱位可采用哪些测量方法诊断？

（1）帕金（Perkin）方格：通过双髋"Y"形软骨中心作一横线，再由髋臼外上缘作该线的垂线，将髋关节分为 4 个象限，正常时股骨头骨骺应位于内下象限内。先天性髋关节脱位时，股骨头骨骺位于外上象限。

（2）沈通（Shenton）线：正常时闭孔上缘与股骨颈内缘连成一自然圆滑的弧线。先天性髋关节脱位时，此弧线不连续。

（3）髋臼角：先作髋臼上下缘的切线，再通过双侧"Y"形软骨作直线，两线的夹角即为髋臼角。正常时髋臼角在新生儿小于 34°，3 岁时为 20°，成人为 10°。先天性髋关节脱位时，髋臼发育不良，髋臼角可达 50°～60°。

（4）髂颈线：髂前下棘下方外缘与股骨颈外缘正常连成一弧线，先天性髋关节脱位时此线不连续。

54. X 线如何诊断脊椎滑脱？

一般为第 5 腰椎向前滑脱，在腰骶椎侧位片上应用迈尔丁（Meyerding）法测量，将第 1 骶椎上缘平分为 4 等份，根据第 5 腰椎后下缘所处位置，分为一至四度滑脱。脊椎斜位上，根据椎弓有无崩裂可将脊椎滑脱分为真性和假性滑脱，后者由于椎间小关节松弛、脱位或破坏所致。真性脊椎滑脱存在椎弓崩裂，斜位片上显示椎弓峡部有带状裂隙负影，有时候侧位及正位片亦能显示。

55. 长骨骨折移位如何判断？分析骨折应注意些什么？

（1）长骨骨折移位判断：长骨骨折移位是以骨折近端为准，来确定骨折远端的移位方向。①横行移位：指向前、后、内、外的平行移位。②纵行移位：沿纵轴方向的重叠和分离移位。③成角移位：骨折端纵轴线相交成角，角尖指示成角的方向。④旋转移位：骨折端沿纵轴旋转，可根据解剖标志判断旋转方向和程度。

（2）骨折分析注意事项：①骨折的部位和类型。②骨折移位情况，是否累及关节。③骨折的性质是外伤性、疲劳性或病理性。④新鲜或陈旧骨折：陈旧骨折应注意有无骨痂形成，有无骨折愈合不良、不愈合或畸形愈合，有无合并骨坏死或感染等。

56. 椎体压缩见于哪些情况？如何鉴别？

（1）外伤：好发于胸腰椎，椎体呈楔形压缩，密度增加，或有碎骨片分离，椎间隙正常。

（2）结核：好发于胸椎，其次为腰椎，相邻椎体受累，椎骨破坏，椎体压扁呈楔形，椎间隙变窄，椎旁或腰大肌冷脓肿形成。

（3）转移瘤：单个或多发椎骨破坏，多发呈跳跃式，椎体和附件同时受累，椎体压缩呈楔形，椎间隙通常正常。

（4）老年性骨松变：广泛性骨质疏松，椎体压缩程度不一，由轻度楔形至典型鱼尾状，椎间隙正常。

（5）椎体骨软骨炎：好发于下胸椎，单椎受累，呈扁平银币状，前后径加宽，密度增高；椎间隙正常，修复期可变窄。

（6）其他：化脓性脊椎炎、嗜酸性肉芽肿、巨细胞瘤、血管瘤、骨髓瘤和骨肉瘤等，但很少见。

57. 何谓颈椎病？X 线表现如何？

颈椎病系指颈椎退行性变。由于椎间盘、小关节软骨退行性变，引起骨质增生和韧带钙化，压迫和刺激脊神经根、脊髓和椎动脉，产生相应的临床症候群。

颈椎病的 X 线表现：以颈 5 和颈 6 为明显，椎体缘及小关节突骨质增生，椎间孔变小、变形，椎间隙变窄，椎管狭窄，颈韧带钙化，颈椎生理曲度变直或后突。

58. 试述缺血性骨坏死的好发部位及其 X 线表现。

缺血性骨坏死常见于股骨头骨骺、胫骨结节、月骨、舟骨、椎体和椎体骺板等处，其

X 线表现和病期有关。

(1) 坏死期：早期局部软组织肿胀，关节间隙可稍宽，随后骨质密度增高。

(2) 修复期：病骨产生裂隙、不规则分节或碎裂。

(3) 愈合期：病骨密度和结构恢复正常，可遗留骨骼变形及继发骨关节病。

59. 急性化脓性骨髓炎的 X 线表现如何？

急性化脓性骨髓炎发病 10～14 日内，X 线表现正常，或有轻微的骨质疏松、骨膜反应和软组织肿胀。此后，在干骺端出现斑点状骨质破坏区，伴有薄层状骨膜反应。病变进展时骨质破坏区融合扩大，广泛累及骨松质和骨皮质。由于骺板阻隔，骨骺很少受累。骨质破坏区有时可见小片死骨。骨膜增生反应明显，呈葱皮或花边状，少数呈垂直状或"袖口征"，骨质破坏区周围有轻度骨质增生反应。

60. 试述关节结核的 X 线表现。

关节结核分为滑膜型和骨型两种。

(1) 滑膜型：较常见，多累及大关节。早期表现为关节肿胀，病变发展时关节面边缘出现虫蚀状骨质破坏，上下关节面同时受累。进而整个关节面破坏，关节间隙变窄，可发生关节半脱位，邻近骨骼骨质疏松明显，肌肉萎缩。除非继发化脓感染，一般无骨质增生。晚期病变愈合后，多遗留纤维性关节强直。

(2) 骨型：继发于骨骺或干骺端结核，故早期即有明显的骨质破坏和关节肿胀。以后可见关节间隙不对称性狭窄，关节面骨质破坏。

61. 列表说明在 X 线上如何鉴别脊椎结核和化脓性脊椎炎。

脊椎结核与化脓性脊椎炎的 X 线鉴别

鉴别要点	脊椎结核	化脓性脊椎炎
发病部位	胸腰椎交界区	腰椎常见
起病、病程	起病慢、病程长	起病急、病程短
骨质改变	骨质破坏为主，增生不明显，修复期出现	骨质破坏迅速，骨质增生出现早而且明显
椎骨病变	邻近两个或多个椎体病变	常为 1～2 个椎体受累
附件受累	少见	较为多见
椎间盘破坏	常见，间隙变窄	无或轻
死骨形成	可有沙粒状死骨	偶见大块死骨
椎旁脓肿	多见，明显	少见，不明显
临床症状	轻微	明显，发热、疼痛
血液化验	淋巴细胞增多	中性粒细胞增多

62. 列表比较良性和恶性骨肿瘤的鉴别。

良性和恶性骨肿瘤的鉴别

鉴别要点	良性肿瘤	恶性肿瘤
生长速度	缓慢	迅速
骨质破坏	膨胀性，边界清楚	浸润性，边界不清
骨皮质改变	变薄、连续	破坏、中断

鉴别要点	良性肿瘤	恶性肿瘤
骨膜反应	一般无	常有
软组织受累	正常或受推移	侵犯，形成肿块
血行转移	无	有

63. 列表比较骨囊肿与骨巨细胞瘤的鉴别。

骨囊肿与骨巨细胞瘤的鉴别

鉴别要点	骨囊肿	骨巨细胞瘤
发病年龄	多见于 20 岁以下	20～40 岁多见
病变部位	干骺端中心部位	骨端偏向一侧
形态特点	类圆或多囊状	不规则泡沫状
内部结构	无骨隔，可有粗骨嵴	纤细骨间隔
边缘情况	无硬化	多有硬化环
蔓延扩展	纵向为主	横向为主
病理骨折	常见	少见

64. 骨肉瘤分为哪几型？各型 X 线表现如何？

（1）溶骨型：以骨质破坏为主。X 线表现呈虫蚀状、斑片状或不规则大片状溶骨性破坏区，边缘模糊，骨质增生和骨膜反应不明显，肿瘤骨少见，易发生病理骨折，软组织肿块明显。

（2）成骨型：以肿瘤骨形成和骨质硬化为主。X 线表现为斑片状、磨砂玻璃状或弥漫性肿瘤骨形成及骨质硬化，骨骼增粗变形，层状或垂直骨针状骨膜反应明显，可出现"袖口征"，软组织肿块不如溶骨型明显。

（3）混合型：兼有上述两型的特点。骨质破坏区内伴有棉球状、象牙质样肿瘤骨形成及骨质硬化，骨膜反应亦较显著，"袖口征"常见。此型临床多见。

65. 列表比较多发性骨髓瘤与骨转移瘤的鉴别。

多发性骨髓瘤与骨转移瘤鉴别

鉴别要点	多发性骨髓瘤	骨转移瘤
骨质疏松	常见	少见
骨质破坏	斑点小囊状穿凿样骨质破坏，边缘清楚	斑片、大片不规则融雪状骨质破坏，边界不清
病理骨折	易发生，可多发	可发生，常为单发
软组织肿块	可有	少见

66. 类风湿关节炎 X 线表现如何？

类风湿关节炎常累及四肢小关节，一般为双侧对称性多关节受累，主要 X 线表现如下。

（1）关节周围软组织梭形肿胀。

（2）关节间隙早期稍增宽（积液），关节软骨破坏后变窄。

（3）关节面骨质侵蚀变模糊，且不规整。

（4）关节软骨下骨质吸收、囊变。

（5）关节邻近骨质疏松，可有层状骨膜增生。

（6）晚期四肢肌肉萎缩，纤维性关节强直、半脱位或全脱位。

67. 试述强直性脊椎炎的临床和 X 线表现。

（1）临床特点：强直性脊椎炎多发生于 30 岁以下男性，一般始于双侧骶髂关节，经腰椎向上发展蔓延。临床症状主要为腰背痛、脊柱僵硬、低热、红细胞沉降率快、血清类风湿因子试验多为阴性。

（2）X 线表现：早期可见双侧骶髂关节边缘模糊，关节间隙稍宽。尔后间隙变窄，关节面虫蚀状或小囊状骨质破坏。晚期出现骨性关节强直。脊椎改变为小关节间隙模糊消失，椎体前缘上下角骨炎，增生硬化形成方形椎，韧带及椎间盘纤维环钙化，椎体两侧骨桥形成，脊柱呈竹竿样变形，伴广泛性骨质疏松。髋关节和耻骨联合受累时，有类似于骶髂关节的骨质改变。

68. 何谓退行性骨关节病？何谓肺性骨关节病？

（1）退行性骨关节病：亦称为增生性或肥大性骨关节炎，是关节软骨退行性变所引起的慢性骨关节病，分为原发性和继发性两类。原发性的原因未明，多见于 40 岁以上病人；继发性继发于炎症和损伤等。主要 X 线改变为关节间隙变窄，关节面硬化，边缘骨质增生，关节软骨下骨质小囊样变。此外，还可出现关节内游离体、关节半脱位等改变。

（2）肺性骨关节病：本病为一种继发性肥大性骨关节病，多继发于胸内肿瘤和慢性肺病。主要 X 线表现有：①骨膜新骨形成，以长骨远侧端明显。②指（趾）端早期软组织肿胀，进而末端增粗，晚期指端骨质吸收萎缩。③受累骨邻近关节炎性改变。

69. 肺门与肺纹理是怎样形成的？其 X 线表现如何？

肺门和肺纹理都是由肺血管、支气管及淋巴组织等构成的复合影像，而以肺动脉和肺静脉为主要成影。

（1）肺门：在正位上位于肺野内带第 2～4 前肋端之间，左侧比右侧略高 1～2 cm。右肺门上部主要是由右上肺静脉投影形成，下部由右下肺动脉形成，其宽度正常成人不超过 15 mm。上下两部以钝角相交，称为肺门角。左肺门主要由左肺动脉弯曲成弓形，称为左肺动脉弓，与其上方的主动脉弓相对应。侧位上两侧肺门重叠，位于气管分叉的前上方，呈边界清楚或不清楚的结节影。

（2）肺纹理：是由肺门向周围肺野放射分布的树枝状影，在向外延伸过程中，逐渐分支变细，至肺野外带肺纹逐渐消失。通常下肺野肺纹比上肺粗，右下肺纹比左下肺多，右下肺尚可见略呈水平走向纵隔的下肺静脉影。

70. 如何诊断肺门增大和肺纹增多？

（1）正常肺门：大小变异较大，且无统一的诊断标准。肺门异常可出现如下表现：①肺门增大可通过测量或自身对比法确定。②肺门结构异常，如右下肺动脉干增粗、肺门角变浅、肺门区结节影等。③肺门影模糊，密度增高。

（2）肺门增大：常见原因有原发或转移性淋巴结肿大、良性或恶性肿瘤、动脉或静脉血管扩张等。正常肺纹亦缺乏客观判断的标准，肺纹增粗 X 线表现是：①肺纹不伴随向外周延伸而逐渐变细。②肺野外带肺纹增多。③肺纹分布不均匀，走行不规则，边缘模糊，管壁增厚呈"车轨征"。

（3）肺纹增多：常见于慢性支气管疾病，肺循环异常，肺纤维化，间质性肺病和淋巴管炎。

71. 肺叶和肺野有何不同？

（1）肺叶：肺叶由叶间裂所分隔，右肺有两个叶间裂，斜裂在侧位上由第4胸椎体下缘向前下斜行，止于前肋膈角后方2～3 cm处；水平裂起自斜裂中部，水平向前稍向下倾斜直达前胸壁。斜裂前和水平裂上方为右上肺叶；水平裂下方为右中肺叶；斜裂后下方为右下肺叶。左肺只有斜裂，斜裂前上方为左上肺叶，后下方为左下肺叶，左上肺叶的舌段相当于右中肺叶。

（2）肺野：肺野与上述肺叶的划分法不同，是从第2和第4前肋端下缘各画一条水平线，将左右两肺人为地分为上、中、下肺野，以便于描述病变的所在部位。右中肺野病变，可能位于右上、中或下肺叶，需要根据侧位胸片上的解剖关系定位。

72. 肺部基本病变有哪些？简述其病理基础和X线表现。

（1）渗出病变：为急性炎症反应，肺泡内液体渗出所致肺实变。X线表现为大小、数目不一的斑片状模糊影，可融合发展成大叶实变，并见支气管充气征。病变消散吸收快且完全。

（2）增殖病变：为慢性肉芽肿性炎症。X线上呈密度增高的斑点状阴影，排列为腺泡或梅花瓣状，边界清楚，无融合趋势。

（3）纤维病变：为炎症修复期表现。X线上呈索条状影，排列不规则。广泛肺纤维化呈大片不均匀高密度影，弥漫间质性肺纤维化两肺广泛分布纤维索条、网织状或蜂窝状阴影。

（4）钙化病变：在组织坏死变性基础上有钙盐沉积。X线上呈边缘锐利的致密影，大小形状不一，呈斑点、片状、结节、大块或弧形影。

（5）肿块病变：由肿瘤组织或炎性肉芽肿所致。X线上良性肿块的边缘光滑，生长缓慢。恶性肿瘤边缘不规则，有分叶、毛刺征，生长快。转移瘤呈多发大小不一的结节影。

（6）空洞与空腔：肺部病变坏死液化后，经支气管引流排出，便形成空洞。肺内腔隙病理性扩张，称为空腔。空洞和空腔X线上均表现为大小和形状不一的透亮区，可分为无壁、薄壁和厚壁空洞，后者壁厚3 mm以上。空腔壁菲薄。空洞或空腔内如有液体潴留，可见液平面。

73. 简述慢性支气管炎X线检查的目的和X线的表现。

慢性支气管炎为临床诊断的疾病，凡慢性咳嗽、咳痰，伴有（或无）哮喘发作，1年累计发病超过3个月，连续2年即可确立诊断。

（1）X线检查目的：①排除其他有类似症状的慢性肺部疾病，例如结核、肺癌、支气管扩张等。②了解慢性支气管炎的程度和发展演变过程。③了解有无并发症和合并症发生，从某种意义上讲，比慢性支气管炎疾病本身更为重要。

（2）慢性支气管炎的 X 线表现：①早期可无异常改变。②以后出现两肺门影增大、密度增高。肺纹增粗增多，扭曲变形。支气管管壁增厚，呈"车轨征"。③局限性、疤性或弥漫性肺气肿改变，伴有桶状胸、滴状心和扁平膈等表现。④并发症表现可有肺部感染、肺纤维化、支气管扩张和慢性肺性心脏病。

74. 试述一侧肺野密度增高的常见原因及其 X 线表现特征。

（1）胸腔积液：患侧肺野密度增高，肺尖可稍淡，肋膈角和膈肌面被遮盖，胸廓增大，肋间隙增宽，纵隔向对侧移位。

（2）肺不张：患侧肺野密度增高，胸廓变窄，纵隔向患侧牵引移位，对侧代偿性肺气肿。

（3）大叶性肺炎：患侧肺野均匀或者不均匀性密度增高。金黄色葡萄球菌肺炎可见肺气囊，可并发脓气胸。纵隔一般无移位。

（4）肺硬变：系晚期肺结核大量肺纤维化和肺萎缩所致破损肺。X 线表现大片不均匀浓密影，伴多个纤维性空洞，患侧胸廓塌陷，气管、纵隔向患侧移位，对侧肺可见结核播散病灶。

（5）胸膜肥厚：有胸膜炎、外伤或手术史。患侧肺野密度不均匀性增高，胸膜钙化，膈肌变平固定，胸廓塌陷，纵隔向患侧移位。

（6）肺发育不全：自幼开始发病，肋骨细小，肺野密度一致性增高，胸廓萎陷，纵隔向患侧移位，对侧肺代偿性肺气肿。肺动脉和支气管造影显示该侧肺血管和支气管发育不良。

75. 何谓中叶综合征？X 线表现如何？

右肺门肿大的淋巴结压迫或穿破中叶支气管，引起中叶肺不张和慢性炎症，称为中叶综合征，其 X 线表现如下：

（1）正位胸片上，右肺门下部肺野密度增加，右心缘模糊或消失。

（2）前弓或后仰位片上，右心膈区出现一尖端朝外、基底连于右心缘的三角形密度增高影，边界清楚。

（3）右侧位胸片上，中叶部位显示窄带状高密度影，与心影相重叠，边缘平直或凹陷。

76. 何谓机化性肺炎？

慢性未消散性肺炎如有大量纤维组织增生，便形成机化性肺炎。根据病程及机化程度可分为 3 型：

（1）未消散肺炎伴机化：肺炎病灶边缘日趋清楚，周围有纤维条索影，伴胸膜肥厚。

（2）机化性肺炎：纤维增生更加显著，密度更加致密，体层摄影病灶内可见小透亮区，代表支气管扩张或小脓腔形成。

（3）炎性假瘤：呈圆形、卵圆形或不规则肿块，边缘光滑或有粗毛刺，密度高且不均匀，可见小透亮区或钙化影。

77. 试述间质性肺炎的 X 线表现。

间质性肺炎由细菌或病毒感染引起，急性者多发生于麻疹、百日咳或流行性感冒等病毒感染，慢性者为慢性支气管炎或肺尘埃沉着病所致。病变主要累及支气管及其周围组织以及肺泡壁和间隔，并沿肺间质内淋巴管蔓延，引起淋巴管炎和淋巴结炎、小支气管炎性狭窄引起肺气肿、肺炎和肺不张。其主要X线表现如下：

（1）两侧肺门增大、增浓，肺纹间散布纤维条纹影，交织成细网状。

（2）网纹间可出现圆形小点影，称为网结病灶，代表肺间质纤维化。

（3）网纹间夹杂小片状影，代表肺炎或肺不张。小囊状透亮区代表肺气肿。

78. 肺脓肿是怎样形成的？其X线表现如何？

肺脓肿是由化脓菌感染所致的坏死性肺炎，感染方式不同，X线表现亦不同。

（1）吸入性感染：①急性肺炎期呈大片实变影，边缘模糊。②脓肿形成期出现空洞及液面，多发者呈蜂窝状透亮区。③恢复期脓腔缩小或纤维性闭合，伴有胸膜肥厚粘连。

（2）血源性感染：由脓毒败血症引起，X线上两肺野散布大小和数目不等的圆形或斑片状模糊影，有的可见脓腔液面。

（3）直接蔓延：由膈下脓肿或肝脓肿穿破膈肌所致。X线上见患侧膈肌升高，肺底大片致密影，其中可见脓腔液面，伴有胸腔积液和胸膜肥厚。

79. 肺结核分哪几型？各型X线表现如何？

（1）原发型肺结核（Ⅰ型）：系初感性肺结核，X线上有两个亚型。①原发复合征，由原发灶、淋巴管炎和淋巴结炎3者构成哑铃状或双极征。②胸内淋巴结核，表现为肺门肿块或肺门增大模糊，或合并纵隔淋巴结肿大。

（2）血行播散型肺结核（Ⅱ型）：根据结核菌播散入血液循环的数量和速度不同分为两个亚型。①急性粟粒型结核：早期肺野呈磨砂玻璃样，随后两肺弥漫分布1～2 mm大小、形状一致的小结节影。②慢性血行播散型肺结核：肺部病变呈分布不均、大小和形状不一的结节影，新老病变混杂。

（3）继发型肺结核（Ⅲ型）：为成年结核最常见的类型，包括浸润病变、干酪病变、增殖病变、空洞、结核球以及纤维、钙化等多种不同性质的病变。常见的有浸润型肺结核和慢性纤维空洞型肺结核。①浸润型肺结核：X线表现为锁骨下浸润、结核性肺炎、空洞性结核和结核球。浸润型肺结核的3个显著特征是：两上肺发病，多形性病变和慢性病程经过。②慢性纤维空洞型肺结核：为晚期肺结核改变。X线表现特点包括纤维厚壁空洞，大量肺纤维化，反复支气管播散和并发症改变如胸膜肥厚、肺气肿、支气管扩张和肺性心脏病等。

（4）胸膜结核（Ⅳ型）：①干性胸膜炎。②渗出性胸膜炎。③结核性脓胸等。

80. 支气管肺癌有何X线表现和转移征象？

（1）支气管肺癌起源于支气管和肺泡上皮及腺体，组织学分为鳞癌、未分化癌、腺癌和细支气管肺泡癌。影像学上常按肺癌的发生部位分为3型。

1）中央型肺癌：发生于肺段支气管的近端，早期局限在支气管内，可无异常X线征象；肿瘤阻塞支气管，出现阻塞性肺气肿、肺不张或肺炎的间接X线征；肿瘤若向支气管外生长，则见肺门增大和肿块；晚期肺不张和肿块同时存在，产生典型的横"S"征。

2）周围型肺癌：早期呈边界不清的结节或片状影，以后出现典型分叶状肿块，边缘毛刺形成,中心部坏死形成癌空洞。细支气管肺泡癌表现为孤立性结节、肺炎样浸润、弥漫粟粒、结节或斑片状影,病变融合形成癌性肺实变。

3)弥散型肺癌:X线表现为两肺广泛分布的细小结节,多不对称,有融合倾向。融合病灶肿块状,甚至整个肺叶实变。

(2)肺癌转移征象包括:①淋巴转移:表现为肺门和/或纵隔淋巴结肿大,或癌性淋巴管炎。②胸膜转移,表现为胸膜结节和/或癌性胸腔积液。③肺内转移,呈单个(母子灶)或多发性转移灶。④骨骼转移:侵犯邻近骨骼引起溶骨性破坏和病理骨折。⑤远处转移,经血行转移至脑、肝、肾上腺等部位。

81. 纵隔肿瘤常见有哪些?有何X线特征?

常见的纵隔肿瘤有神经纤维瘤、恶性淋巴瘤、胸腺瘤、畸胎瘤、胸内甲状腺肿瘤、支气管囊肿等,各种纵隔肿瘤有其好发部位。

(1)前纵隔肿瘤:①胸腺瘤,呈圆形、椭圆、梭形或薄片状,恶性者分叶,密度均匀,可有斑片或弧形钙化。②畸胎瘤,可为囊性或实性,实性者密度不均匀,内含脂肪、骨骼、牙胚等多胚层组织结构。③胸内甲状腺肿瘤,位于上前纵隔,和颈部甲状腺相连,随吞咽上下移动,推压气管向侧后方移位,肿块内常见钙化。

(2)中纵隔肿瘤:①恶性淋巴瘤,常见有淋巴肉瘤、霍奇金病和网状细胞肉瘤。肿大淋巴结融合成巨大分叶状肿块,突向两侧肺野,可伴有肺门淋巴结肿大,肺内浸润,胸膜或心包积液。②支气管囊肿,多位于气管旁和分叉部,呈均匀性含液囊肿,随呼吸运动而变形。

(3)后纵隔肿瘤:主要是神经源性肿瘤。良性者有神经纤维瘤、神经鞘瘤和节神经细胞瘤等。恶性者有神经纤维肉瘤和神经母细胞瘤等。X线上良性者边缘清楚,压迫椎间孔使其扩大,肋骨和脊椎产生光滑压迹。恶性者常引起骨质破坏,肿块较大且分叶,神经母细胞瘤可见肿瘤钙化。

82. 试述一侧膈肌升高的常见原因。

(1)胸腔内疾病:①肺不张或发育不全,可见患侧肺野密度增高,对侧代偿性肺气肿,患膈升高,纵隔向患侧移位。②胸膜肥厚、粘连,可见肺野密度增高,胸膜钙化,患膈升高且固定。③肺纤维化,可见肺野密度增高且不均匀,肺萎陷缩小,膈肌升高,通常继发于肺结核或放射治疗后。

(2)膈肌疾病:①膈肌膨出,系膈肌先天性发育不全,升高的膈肌表面光滑,有矛盾运动。②膈神经麻痹,由于纵隔淋巴结肿大压迫或手术损伤膈神经所致,可见膈肌升高和运动减弱。③膈疝,可为先天或外伤性,疝囊内容物为胃肠道时,X线上见空气影和液面,钡剂造影可明确诊断。如为实性脏器,则显示为突入肺底的半圆形密度增高影,气腹造影可证实诊断。

(3)腹腔疾病:①胃底或结肠胀气。②膈下或肝脓肿,可见膈肌升高,膈面模糊,运动受限,肺底和胸膜炎性反应。③腹内脏器增大,如肝大、巨脾、肾盂积水等,可使一侧膈肌升高。大量腹水和妊娠则引起双侧膈肌升高。

83. CT 检查对于胸部哪些疾病诊断有较高价值？

CT 检查可用于胸膜、肺部、纵隔等部位疾病诊断。其中对于胸膜肿瘤、肺部弥漫性疾病，肺癌、纵隔肿块的鉴别诊断有较大价值。

CT 检查可鉴别包裹性胸腔积液与实性肿块，有助于肺癌的鉴别和确定分期，可发现胸片不能发现的肺部弥漫性间质病变的早期表现，能发现胸片不能发现的转移瘤。CT 可鉴别纵隔肿块的性质（如脂肪、囊性、实性及血管性），增强扫描有助于区别血管性疾病与肿瘤，可发现胸片上难以发现的纵隔肿瘤或淋巴结增大。此外，CT 对肺门区肿块的鉴别诊断明显优于胸片。

84. 早期肺癌在影像学上有何表现？

早期肺癌的中央型其影像学表现为肺段、肺叶阴影，可逐渐发展，也可在同一部位反复出现，在病理上为肺不张或阻塞性肺炎，CT 扫描可见肺段或肺叶支气管狭窄或梗阻。部分隐性肺癌胸片或 CT 扫描可正常，仅在痰中找到癌细胞。周围型病灶直径小于或等于 2cm，影像表现为孤立结节或片状影，有分叶征、毛刺征、小泡征，胸膜凹陷征等，无肺门及纵隔淋巴结增大。

85. 简述支气管扩张症的影像学特点。

（1）X 线平片表现：①肺纹理改变，紊乱或呈网状。②病变区内合并肺内炎症。③病变区合并肺不张。

（2）高分辨率 CT 表现：①柱状，双轨征。②囊状，合并感染时囊内可出现液平面。③曲张形，支气管径粗细不均。④棒状或结节状影（管腔内充满黏液栓）。

86. 试述心脏大血管在 3 个标准心脏照片位上的正常投影。

（1）后前位：心影 2/3 位于中线左侧，1/3 位于右侧。右心缘上段代表上腔静脉，较平直；下段为右心房，呈弧形突出。左心缘上段为主动脉弓，呈弓形隆起；中段为肺动脉段，低平或略突；下段为左室，明显向左突出。

（2）右前斜位：心前缘自上而下分别是升主动脉前缘、右心室漏斗部和左室下部。心前缘与前胸壁之间尖端朝下的三角形透明区为心前间隙。心后缘上部为左房，下部为右房。心后缘和脊柱之间的透明区为心后间隙，食管在其中通过，左房食管压迹浅。

（3）左前斜位：心前缘上段为右房，下段为右室。心后缘上段为左房，下段为左室。在此位置上，胸主动脉各部均清楚显示。

87. 简述心脏各房室增大的 X 线表现。

（1）左室增大：后前位上左室段延长，心尖左下移位，相反搏动点上移。左前斜位上心后缘下段向后下膨隆重叠于脊椎，室间沟前下移。

（2）右室增大：后前位上肺动脉段突出，心尖圆隆上翘，相反搏动点下移。右前斜位上心前缘向前隆起，心前间隙缩小。左前斜位上心前缘下段向前膨隆，室间沟后上移位。

（3）左房增大：后前位上右心缘出现双房或双边影，左心缘肺动脉段与左室段之间产生第三弓突出。右前斜位上食管受压后移。左前斜位上心后缘上段隆起，左主支气管受压抬高。

（4）右房增大：后前位上右心缘下段向右膨隆并向上延长。右前斜位上心后下缘向后膨隆，但无食管受压移位。左前斜位上心前上缘膨隆延长。

88. 何谓肺动脉高压？X线表现如何？

肺动脉收缩压超过 30 mmHg 或平均压超过 20 mmHg 为肺动脉高压。肺动脉高压的 X 线表现是：①肺动脉段突出。②肺动脉扩张，搏动增强，右下肺动脉干增粗＞15 mm。③右心室增大。④外周血管改变：由肺循环血流量增加引起者，肺中心动脉和外周分支一致性扩张。由肺血管阻力增加引起者，外周分支不成比例地变细。

89. 何谓肺静脉高压？X线表现如何？

肺静脉压力超过 10 mmHg 者称为肺静脉高压。X 线表现因肺静脉高压程度不同而异。轻度肺静脉高压表现为肺淤血，肺静脉增粗模糊，下肺静脉反射性痉挛变细，肺野透亮度降低，肺门影增大模糊。当肺静脉压超过 25 mmHg 时，可出现间质或肺泡性肺水肿，除上述肺淤血改变更加明显外，在间质性肺水肿可见间隔线，少量胸腔积液，叶间胸膜增厚。肺泡性肺水肿表现为以两肺门为中心向肺野蔓延的大片模糊影，呈蝶翼状，也可为局限或弥漫性斑片状浸润影。

90. 二尖瓣狭窄与狭窄合并关闭不全的X线表现有何不同？

二尖瓣狭窄合并关闭不全与单纯二尖瓣狭窄，两者 X 线上均可见左房、右室增大和肺淤血。其主要区别点是前者尚可见左室增大，透视下可见心室收缩时左房出现扩张性搏动。左房和右室扩大较单纯二尖瓣狭窄为显著。

91. 原发性心肌病可分为哪几型？各型X线表现如何？

（1）扩张型心肌病：心脏呈普大-主动脉型，中至重度扩大，各房室均大，以左室增大为主。透视下心搏快、弱且不规则，左心衰时可见肺淤血和肺水肿。

（2）肥厚型心肌病：心脏呈主动脉型或主动脉-普大型，以左室增大（肥厚）为主，可有左房和右室增大，心搏慢而有力，左心衰出现肺淤血和肺水肿表现。

（3）限制型心肌病：可以右房重度扩大为主，肺血减少，类似 Ebstein 畸形；也可以左房增大为主，伴肺静脉高压，类似二尖瓣狭窄表现；或兼有上述两种改变。原发性心肌病的 X 线表现缺乏特征性，诊断是在排除其他原因心脏病的基础上建立诊断。

92. 如何从X线平片上分析先天性心脏病？

先天性心脏病的种类繁多，根据肺血情况和有无发绀，首先将其分为 5 类：

（1）肺血增加非发绀类：常见有房、室间隔缺损和动脉导管未闭症。

（2）肺血增加发绀类：常见于艾森孟格综合征、完全性肺静脉异位引流、大血管转位等。

（3）肺血减少非发绀类：常见于肺动脉狭窄、三尖瓣低位等。

（4）肺血减少发绀类：如法洛四联症。

（5）肺血正常类：如主动脉缩窄。

其次，仔细分析心脏的大小形态，各房室增大情况，主动脉弓的位置和形状，肺动脉段突出或凹陷，透视下心脏和大血管的搏动等，并结合临床听诊杂音性质，心电图和超声心动图等资料，进行综合性分析判断。

93. 房间隔缺损在 X 线上如何诊断？

心脏摄片上，房间隔缺损典型 X 线表现是：心脏呈二尖瓣心形，中等程度扩大，以右房扩大为主，右室也增大。肺动脉段膨隆突出，肺门血管扩张，常有"肺门舞蹈"现象。肺外周纹理增粗，主动脉弓较细小。

右心导管检查，右房血氧含量较上腔静脉增高，导管可通过右房进入左房。左房造影可见左房和右房同时显影，有时直接见到缺损部位及大小。

94. 室间隔缺损和动脉导管未闭的 X 线表现有何不同？

室间隔缺损和动脉导管未闭均可有左、右室和左房增大，以及肺血增多表现。两者主要 X 线鉴别点是：

（1）室间隔缺损者主动脉弓正常。动脉导管未闭者主动脉弓增大，搏动加强，且可有"漏斗征"出现。

（2）室间隔缺损者右室增大比左室明显，动脉导管未闭者左室增大比右室明显。

95. 肺动脉狭窄有何 X 线表现？

（1）肺血减少，肺纹稀少。左、右肺门可不对称。左侧肺门血管扩张，搏动增强。右侧肺门血管变细呈静止状态。

（2）心脏呈二尖瓣型，轻度增大，以右心室增大为主，可有右心房增大。

（3）肺动脉段明显膨出，肺动脉下缘切迹样内陷。

96. 何谓法洛三联症、四联症、五联症？法洛四联症的典型 X 线表现如何？

法洛三联症是指肺动脉狭窄合并房间隔缺损或者卵圆孔未闭以及右心室肥厚。法洛四联症包括肺动脉狭窄、室间隔缺损，主动脉骑跨和右心室肥厚。法洛五联症是在法洛四联症的基础上，加上卵圆孔未闭或房间隔缺损的一组畸形。

法洛四联症的典型 X 线表现是：①肺血减少，肺纹纤细、稀少，可出现侧支循环的网织状纹理，双肺门细小。②心脏呈靴形，主动脉弓增宽右移或右位，心腰凹陷，心尖圆隆上翘。③心脏轻度增大，以右心室增大为主，右心房可轻度增大，左心房和左心室不大。

97. 多层螺旋 CT 在心脏大血管检查中有何特点？

多层螺旋 CT 能观察心脏大血管形态，可显示心脏和大血管壁、房室间隔和瓣膜运动；能计算心功能，分析血流动力学改变；能发现冠状动脉小片钙化。在冠心病、瓣膜病、心肌病、心脏肿瘤、心包疾患、先天性心脏病、肺动脉血栓栓塞和大血管疾病诊断中有重要价值。

98. MRI 在心脏大血管应用中主要优点有哪些？

心脏大血管 MRI 检查的主要优点如下。

（1）具有良好的组织对比，能够清楚显示心脏解剖形态，检查诊断心脏肿瘤、脂肪浸润、组织变性、囊肿和积液。

（2）可迅速获得三维图像、实现心脏大血管的实时动态成像。

（3）无射线损伤，无需含碘对比剂。

（4）对血流具有特殊敏感性，能够评价流量、流速，甚至血流方向。

（5）能够准确显示心脏功能，血流灌注及心肌活性。

99．试述心包积液的 CT 表现。

心包积液 CT 表现是心包腔增宽，心包壁脏间距大于 5 mm，心包腔内液体呈水样密度，血性及渗出液密度较高，漏出液及乳糜液 CT 值较低。少量积液仰卧位主要集中在左心室背侧，中量积液可扩展至心脏腹侧。大量积液时可包裹所有心腔及大血管根部，下部可达膈水平。

100．试述缩窄性心包炎 X 线、CT 及 MRI 的表现。

缩窄性心包炎 X 线检查可见心缘异常，一侧或两侧心缘变直，各弓界限不清，局部异常膨突或成角，左心房增大，心脏搏动减弱或消失，上腔静脉影增宽和肺淤血等征象。心包可见钙化。

CT 和 MRI 表现为心包出现粘连、增厚、钙化，表现为片状、斑点状、线条状，心脏各房室的舒张功能明显受限，心包增厚达数毫米或数厘米。

101．如何检查食管阴性异物？

食管阴性异物是指 X 线不能直接显示的异物，例如果仁、小鱼刺和其他透 X 线异物。这类异物需行钡剂造影才能诊断，其造影检查方法如下：

（1）较大异物吞服钡剂透视下可见钡剂流至异物处受阻，并呈分流或偏流绕过异物下行。

（2）细小异物可于钡剂中加入棉絮，透视下若见钡絮钩挂，虽经吞咽或饮水后仍不下行，即指示为异物所在位置。

（3）若异物位于主动脉弓附近，勿大口服钡絮且不可强行吞咽，以防止异物刺破血管引起大出血。

102．如何检查贲门失弛缓症？

贲门失弛缓症又称贲门痉挛，其病因未明，由于食管贲门正常弛缓功能丧失，引起通过障碍和食管扩张。X 线检查方法如下：

（1）早期病人可采取呼吸运动观察，呼气时贲门开放，可见钡剂通过。吸气时钡流被切断。

（2）中晚期病人服第一口钡剂可有少量钡剂通过贲门进入胃内，以后便不易通过。此时可服大量钡剂达主动脉弓水平，利用钡剂重力强使贲门开放让钡剂通过，或者给病人饮温开水，或注射解痉药物，促使贲门开放，钡剂呈喷射状流入胃内。

103．试述 X 线检查食管静脉曲张的方法。

食管静脉曲张钡剂检查的重点是观察食管黏膜，特别是中下段食管黏膜。其检查方法如下：

（1）检查前肌内注射山莨菪碱 1mg，降低食管张力，减少分泌，以利于显示食管黏膜。

（2）一次咽下小口钡剂，避免反复吞咽动作，以免吞入气泡影响观察。

（3）卧位观察容易显示病变，以右前斜卧位为佳。

（4）利用深呼气或乏氏呼吸法（即深吸气后关闭声门，用力作呼气动作），可使曲张静脉充盈，容易显影。

（5）取不同体位和呼吸相，进行多轴点摄片。

104. 试述食管癌的 X 线表现。

（1）早期：①食管黏膜增粗、迂曲或中断。②增粗黏膜面上出现小溃疡，大小 2～4 mm。③边缘不齐整的小充盈缺损。④局部管壁僵硬，扩张度减弱。⑤病变区钡剂流动缓慢。

（2）中晚期：①局限性管腔不规则狭窄，管腔内充填缺损。②黏膜增粗、中断或破坏。③管壁僵硬，扩张度差，蠕动减弱或消失。④钡剂通过受阻，阻塞上端食管扩张。⑤食管外软组织块影。

105. 列表比较良、恶性胃溃疡的 X 线检查表现。

良、恶性胃溃疡的 X 线鉴别

鉴别要点	良性胃溃疡	恶性胃溃疡
溃疡口部	光滑齐整，可有项圈征、狭颈征、口部黏膜线征	不规则，可有指压征，裂隙征和息肉样充填缺损
溃疡位置	突出于胃轮廓外	部分或全部位于胃腔内
溃疡环堤	无	有
溃疡周围黏膜情况	均匀性纠集集中，愈近口部愈细	中断或不规则纠集，近口部呈结节状增生

106. 列表比较胃窦部良、恶性狭窄的 X 线检查表现。

胃窦部良、恶性狭窄的 X 线鉴别

鉴别要点	良性狭窄	恶性狭窄
狭窄近端（入口）	病变和正常区逐渐移行，无明显分界，可伴有小弯侧溃疡龛影	病变和正常区截然分界，有肩样征、袖口征，可伴有腔内龛影及环堤
狭窄段黏膜	横行或排列紊乱，可见浅表性溃疡	破坏消失，或呈息肉样黏膜增粗
狭窄区胃壁	有一定的收缩和扩张度，管腔大小、形状可改变	漏斗状狭窄，胃壁僵硬，固定变形
狭窄远端（出口）	有胃黏膜脱垂和十二指肠壶腹部变形	十二指肠壶腹部不对称性凹陷或截断表现

107. 何谓十二指肠淤滞症？

十二指肠淤滞症是指钡剂通过十二指肠的动力性障碍，其发病机制是由于肠系膜上动脉机械性压迫或神经调节功能的紊乱。

X 线表现：轻型者十二指肠轻度扩张，蠕动亢进，并见逆蠕动。重型者十二指肠显著扩张，可见气钡面，蠕动和逆蠕动发作频繁，钡剂在十二指肠内来回往返呈钟摆样运动，伴随逆蠕动钡剂可自十二指肠反流胃内。由肠系膜上动脉压迫引起者，十二指肠远端呈笔杆状阻塞，若让病人取右侧卧位或膝胸位则可见钡剂顺利通过。

108. 试述肠结核的 X 线表现。

肠结核好发于回盲部，其次是升结肠，分为溃疡型和增殖型肠结核。

（1）溃疡型肠结核：由于炎症和溃疡的刺激，钡剂迅速通过回盲部，通过仅有少许钡剂存留，呈线形充盈，称为"跳跃征"。盲肠亦有痉挛缩小。若有小溃疡形成，肠管边缘呈锯齿形。

（2）增殖型肠结核：回盲部黏膜呈息肉样增粗，肠管缩短增厚，向上移位，回肠末端与盲肠排成直线。伴有肠粘连时小肠聚集，位置固定不能分开。小肠功能紊乱表现为小肠分节，斑片状充盈，动力过速或过缓。

109. 结肠癌可分为哪几型？各型的 X 线改变如何？

（1）增生型：X 线表现为充填缺损，偏于肠管之一侧。病变区肠管僵硬，黏膜破坏或不规则增粗，有时见浅表性溃疡。

（2）浸润型：局部管壁增厚、僵硬，并出现不规则环形狭窄，黏膜破坏或肥厚增粗。

（3）溃疡型：肠腔内不规则龛影，有环堤征、指压征、屋檐征，病变和正常区分界明显。

（4）混合型：上述各型混合存在，是结肠癌的晚期表现。

110. 为什么说没有游离气腹征象并不能排除胃肠道穿孔？

（1）小肠和阑尾，正常时一般无气体，穿孔后很少有游离气腹征象。

（2）胃后壁溃疡穿孔，胃内气体可进入小网膜囊，如网膜孔不通畅，气体则局限在网膜囊内，并不进入大腹腔。

（3）腹膜间位空腔器官或腹膜后空腔器官向腹膜后间隙穿孔，出现腹膜后间隙充气征象，而腹腔内并无游离气体。

111. 肠梗阻行影像学检查的目的是什么？

（1）明确有无肠梗阻，若有梗阻则应进一步明确梗阻的类型，是机械性抑或动力性。

（2）若为机械性，应确定是单纯性还是绞榨性。

（3）若为动力性还应确定是痉挛性还是麻痹性。

（4）明确梗阻是完全性还是不完全性。

（5）此外，还需确定梗阻的位置并寻找梗阻的原因。

112. 试述肝硬化的典型影像学表现。

全肝或部分肝叶萎缩，多以右叶为主，尾叶、左叶外侧段则可增大。肝各叶大小比例失调，肝轮廓凹凸不平，肝门、肝裂增宽。脾大，腹水，出现食管和胃底静脉曲张等门脉高压征象。

113. 动态增强扫描图像上，肝血管瘤的典型表现是什么？

（1）平扫病灶表现为境界清楚的低密度肿块。

（2）增强扫描病灶强化从周边部开始，早期呈周边结节样强化，并不断向中央扩大，强化密度接近同层大血管的密度。

（3）病灶长时间持续强化，整个强化过程呈现"快进慢出"的特征，最后可与周围正常肝实质形成等密度。

114. 试述在肝脏三期增强扫描图像上，原发性肝癌的典型表现。

（1）动脉期：病灶很快达到其强化峰值，出现明显的斑片状、结节状强化，与正常肝实质相比呈高密度。

（2）门脉期：正常肝实质明显强化，病灶与正常肝实质相比呈低密度。

（3）平衡期：病灶强化水平继续下降。

整个强化过程呈"快进快出"的特征。

115. 何谓 ERCP？ERCP 检查的并发症是什么？

ERCP 即内镜逆行性胰胆管造影（endoscopic retrograde cholangio pancreaticograhy），是将内镜送至十二指肠降段，经十二指肠乳头插入导管注入对比剂（一般选用30％的复方泛影葡胺），以显示胆管或胰管的方法。

ERCP 检查的并发症主要是急性胆管炎和急性胰腺炎，但程度大多较轻，经药物治疗多能缓解。其他少见的并发症有上消化道出血、菌血症等，严重者可发生败血症。

116. 何谓 MRCP？其主要成像原理是什么？

MRCP 即磁共振胆胰管成像（MR cholangio pancreatography）。MRCP 技术是通过增加 TE 时间扫描，获得重 T_2WI，突出显示胆胰管内静态水的信号，与肝实质低信号背景形成鲜明对比而清晰显示胆胰管的 MRI 图像。

117. 静脉尿路造影一侧肾脏不显影，常见于哪些原因？

（1）先天性孤立肾或一侧肾脏手术摘除。

（2）异位肾，肾脏常异位于盆腔或胸腔。

（3）一侧肾脏发育不全。

（4）肾盂积水，继发于结石、肿瘤、炎性狭窄所致尿路阻塞。

（5）肾脏疾病，例如肾结核自截、肾盂肾炎后萎缩、肾血管疾病等。

但需注意，常规静脉尿路造影未显影者尚不能判定该肾无功能，因为如果采取双剂量造影及延迟摄片仍有可能显影。

118. 先天性肾脏畸形常见有哪些类型？

（1）数目异常：例如孤立肾、额外肾等。

（2）大小异常：例如肾发育不全等。

（3）形状异常：例如分叶肾、马蹄肾等，后者两肾下极联合，肾纵轴由外上向内下斜行，伴肾脏旋转不良，常合并尿路阻塞、结石和感染。

（4）位置异常：例如游走肾、异位肾、肾脏旋转不良等。

（5）结构异常：例如肾囊肿、多囊肾、海绵肾等，后者系集尿管先天性扩张，呈海绵状改变，平片可见弥漫微小结石形成。

119. 肾盂积水按 X 线检查如何分度？

静脉尿路造影上的肾盂积水程度分为 4 度：

（1）Ⅰ度积水：肾小盏杯口变平或稍突出，肾盂下缘平直或外隆，肾显影功能正常。

（2）Ⅱ度积水：肾小盏杵状膨大，肾盂扩张，肾显影功能延迟。

（3）Ⅲ度积水：肾盂肾盏呈球形膨大，肾皮质变薄，肾显影淡薄，功能严重受损。

（4）Ⅳ度积水：肾盂肾盏扩张融合，肾皮质萎缩，肾功能完全丧失，肾脏不显影。

120. 试述肾癌的影像学表现。

肾癌以腺癌多见，亦称肾透明细胞癌，其 X 线表现如下：

（1）腹部平片上可见肾影增大，边缘隆起或分叶，肾上、下极多见，可有钙化。

（2）静脉尿路造影可见局部肾盂肾盏受压变窄、伸长，呈蜘蛛足样。侵入肾盂者可见充盈缺损，侵犯输尿管引起肾盂积水。

（3）肾动脉造影可见肾动脉扩张，肿瘤血管和肿瘤染色。

（4）肾脏 CT 扫描可见肾脏增大，轮廓不规则，肾实质内见边界不清之肿块，可突出于肾轮廓外。侵犯肾静脉可见瘤栓，增强 CT 显示清楚。

121. 试述肾结核的 X 线表现。

（1）早期病变位于肾皮质，形成结核结节，继而中心部干酪坏死形成脓腔，此时因未与肾盏相通，造影上无异常改变。

（2）皮质脓肿侵犯邻近肾盏，引起该肾盏轻度扩大，杯口模糊，显影浅淡，如与肾盏穿通，则见不规则脓腔充盈显影。

（3）病变如涉及大部分肾盏，则可见多发大小不等的脓腔显影，称为结核性脓肾。输尿管可呈串珠状改变，膀胱挛缩缩小。

（4）晚期肾萎缩并钙化，肾功能丧失，是为肾自截。

122. 子宫、输卵管结核碘油造影有何表现？

（1）输卵管结核：早期见输卵管壶腹部扩张，边缘毛糙；继而波及输卵管全长，管腔狭窄并扩张，呈串珠状变形。广泛瘢痕增生时输卵管僵硬呈绳索状，管腔狭窄或闭塞。

（2）子宫结核：早期无异常改变。子宫内膜炎可见内缘毛糙。肉芽增生和瘢痕形成时，子宫腔缩小变形，内缘凹凸不平。

（3）合并盆腔结核：造影后 24 小时摄片，显示盆腔内碘油分布不均匀，聚集成团。

123. 如何利用 X 线检查判断避孕环位置异常？

（1）腹腔内避孕环：①用手推压，环的活动度增加，并超出正常子宫范围。②挤压环可见变形，以宫颈钳牵拉子宫，环影不移动。③子宫输卵管碘油造影显示环位于宫腔外。

（2）宫颈管避孕环：①环中心位于耻骨联合上缘 10 mm 以内。②立位和卧位环影位置无上下移动变化。③环影变形呈长圆形或"8"字形。

124. 眼部外伤后可能出现哪些病变？

眼部外伤可能同时伴有以下病变包括：①眶骨骨折。②异物存留。③软组织挫裂伤：

眼球损伤如晶状体、玻璃体挫伤，晶状体脱位，视网膜脱离等。④血肿。⑤气肿。⑥合并症：脑脊液漏，脑膜脑膨出，泪囊瘘管、颈动脉海绵窦瘘，眶内感染等。

125. 简述眼部良性与恶性肿瘤的影像学特点。

（1）良性肿瘤：表现为边缘清楚、光滑、密度均匀的高密度肿块。囊肿为边缘清楚圆形低密度区，靠近眶壁时可出现凹窝，外围以硬化带。

（2）恶性肿瘤：形态不规则，密度不均匀，边界不清楚，常有眶骨破坏，并向颅内、鼻窦延伸。

126. 眼型 Grave 病有哪些影像学表现？

眼型 Grave 病可见以下影像表现：①多为双眼受累。②眼球突出。③眼外肌肥大，多为双眼多肌受累，单肌受累时以下直肌最常见。增粗的眼外肌呈梭形，仅肌腹增粗，肌止点和起始点均不增粗。④视神经增粗。⑤多无眼环增厚和增强。

127. 乳突在影像学中有哪些分型？各有什么 X 线和 CT 表现？

乳突分气化型、板障型、混合型和硬化型 4 型。气化型为发育良好型，后 3 型属发育不良型。各型 X 线和 CT 表现如下。

（1）气化型乳突：乳突内有很多透明、清晰、间隔完整锐利的含气小房，呈蜂窝状。

（2）板障型乳突：乳突较小，皮质较厚，其结构如颅骨之板障，乳突内不含或含少量小房，小房透明、清晰。

（3）硬化型乳突：乳突致密、硬化、皮质厚，小房缺如。

（4）混合型乳突：界于板障型与气化型之间。

128. 简述慢性中耳乳突炎的分类及其影像学表现？

（1）单纯型：鼓膜增厚、穿孔、内陷。鼓室鼓窦黏膜增厚，或鼓室鼓窦内积液。乳突气房密度增高，骨间隔增厚。听骨链固定。

（2）肉芽肿型（又称坏死型、骨疡型）：除黏膜炎症外，尚有不同程度的鼓室、鼓窦、听小骨骨质破坏，骨壁边缘模糊，骨质增生轻微。鼓室鼓窦内肉芽肿形成呈片网状、条索状。增强后软组织影不同程度的强化。

（3）胆脂瘤型：扩大的鼓室鼓窦内出现软组织块影，增强后块影无强化。听小骨移位、破坏。软组织块影周围有时见低密度圈，相邻骨壁骨质吸收凹陷，边缘骨质硬化较明显。鼓窦入口扩大。

129. 化脓性鼻窦炎一般有哪些影像学表现？

（1）急性期：鼻窦密度增高，边缘模糊，窦腔外围可出现与窦壁平行的环形软组织影像，可见液面。窦壁骨吸收，骨密度减低、模糊不清。

（2）慢性期：黏膜增生形成息肉或黏膜下囊肿，则可见圆形或半圆形软组织块影突入窦腔。窦壁骨质增生，密度增高。黏膜肥厚。CT 增强后息肉有强化，黏膜下囊肿无强化。

130. 简述鼻咽癌的影像学表现。

（1）鼻咽腔形态异常：常见于鼻咽顶后壁，其次为侧壁，咽隐窝变浅、消失。

（2）鼻咽部软组织改变：鼻咽部黏膜增厚或形成软组织肿块，CT 呈软组织密度，MRI 呈长 T_1 长 T_2 信号，增强后有强化。

（3）其他改变：黏膜下和咽旁间隙软组织浸润，邻近受侵犯部位骨质破坏，颈淋巴结转移。

131. 颞颌关节紊乱综合征有哪些 X 线表现？

（1）功能紊乱期：张、闭口位许氏位片见髁状突运动异常。

（2）结构紊乱期：髁状突运动异常，关节间隙增宽或变窄。

（3）器质性改变期：髁状突运动受限，关节间隙变窄，骨质增生、硬化、破坏。

132. 甲状腺癌有哪些 CT 表现？

甲状腺癌 CT 表现为边界不清、形态不规则的混杂密度肿块，常有坏死、囊变和钙化，呈不均匀性强化。可侵及喉、气管、食管，并引起颈部淋巴结肿大。

133. 中耳乳突癌有哪些 X 线表现？

中耳乳突癌多为鳞癌，少数为未分化癌和腺癌。主要症状为耳痛、血性耳漏和面瘫。

X 线表现：早期可见中耳腔密度增高、骨壁吸收、听小骨破坏。侵犯周围乳突时致使气房破坏消失，产生骨质缺损，并迅速发展扩大。晚期骨质广泛受损，向前累及颞颌关节和蝶骨大翼，向上破坏颞鳞部和岩骨嵴，向后波及乙状窦壁和枕骨，向内破坏岩锥和内耳，向下破坏颈静脉孔及其周围结构。

134. 何谓茎突过长综合征？X 线如何诊断？

茎突位于茎乳孔前方，由上向前下斜行，其长短粗细不一，茎突舌骨韧带附于其尖端。茎突过长、弯曲、骨折、邻近瘢痕增生，均可压迫周围血管和神经引起咽痛，吞咽和转头时加剧，并向耳后、颈肩部放射，舌有烧灼感，味觉障碍及流涎、咽下困难。扁桃体窝可触及索状物，压之症状加重，称为茎突过长综合征。

X 线可观察茎突的长度、位置、粗细、迂曲情形、茎突舌骨韧带钙化和假关节形成。正常茎突长 2～3 cm，超过 3 cm 为茎突过长，但需要有相应的临床症状，并且排除了颈椎和鼻旁窦疾病产生相似症状的可能性，才可确立诊断。

135. 试述咽后壁脓肿的 X 线表现。

咽后壁脓肿儿童多见，急性脓肿多继发于扁桃体周围脓肿、咽炎、中耳炎和食管异物。慢性脓肿多来源于颈椎结核和咽后淋巴结核。咽后壁脓肿 X 线表现如下。

（1）咽后壁软组织增宽，其内可出现气液面，有时可见异物存留。

（2）颈椎伸直或病理性后突，可合并环椎半脱位。

（3）脓肿向纵隔伸延可见纵隔增宽，气管受压移位。

136. 喉癌分为哪几型？各型的 X 线表现如何？

喉癌的分型，通常是将喉室、声带和声门下区的肿瘤归为喉内型，其上部肿瘤为喉外型，晚期广泛侵犯的肿瘤称为混合型。

（1）喉内型：起自声带的肿瘤，可见声带增厚变形，声门裂移位或闭塞，声带功能障碍。声门下区肿瘤可见软组织肿块。

（2）喉外型：喉前庭可见菜花样肿块，梨状窝变窄或闭塞，甲状软骨破坏。

（3）混合型：肿瘤广泛侵犯，形成巨大不规则形肿块，边界不清，正常喉结构消失。

137. 如何诊断颞颌关节脱位？

正常颞颌关节在张口位时，髁状突沿关节凹向前滑动，位于关节结节下方或前下方。闭口位时髁状突自动回复至关节凹内。如果髁状突活动范围过大，且不能自动回复关节凹内，称为颞颌关节脱位。按脱位情况分为以下几种类型：

（1）完全性脱位：张口位髁状突超越关节结节之前甚至达于颧弓下，闭口位髁状突停留在原位不能还纳入关节凹。由外伤引起者可见骨折；先天性者见关节凹浅，髁状突和关节结节细小。

（2）部分性（半）脱位：张口位髁状突位于关节结节前方，闭口位髁状突部分回复。

（3）习惯性脱位：张口位髁状突位于关节结节前方，闭口位自动回复于关节凹内。

138. 简述牙根周病的 X 线表现。

牙根周病系指牙髓炎侵入齿根，引起根尖周围组织炎症的疾病。

（1）牙根周炎：可见根周间隙增宽、模糊、不连续或中断。

（2）牙根周脓肿：根周牙槽骨质破坏，形成边缘模糊的透亮区。

（3）牙根周肉芽肿：根周可见圆形或卵圆形边界清楚的小透亮区，无硬化带。

（4）牙根周囊肿：根周可见边缘光滑锐利的透亮区，可有硬化圈，伴残根牙、龋洞或齿根骨质吸收。

（5）牙根周致密骨炎：根尖周围骨质增生，密度增高，小梁增粗，牙髓腔狭窄或闭塞。

139. 颅脑病变如何选择影像检查方法？

（1）X 线摄片：主要观察颅骨病变如骨折、肿瘤，也可显示颅内钙化。

（2）CT：用于颅内病变和颅骨病变，与 MRI 相比，它对出血、钙化、骨质改变敏感。

（3）MRI：显示颅内病变优于 CT，还可进行脑功能定位和显示脑组织代谢改变，但对急性出血、钙化、骨密质不敏感。

（4）DSA：显示颅内血管性病变和肿瘤的富血管程度，其准确度优于 CTA 和 MRA。

（5）正电子发射计算机断层显像（PET）或磁共振波谱（MRS）：观察脑组织代谢改变。

140. 颅内肿瘤钙化在颅骨平片上有何特征？

颅内肿瘤钙化的发生率，依颅咽管瘤、少支胶质瘤、星形细胞瘤、室管膜瘤、脑膜瘤、松果体瘤、垂体腺瘤和听神经瘤而递减。钙化形状不一，可呈零星小点、斑片、弧形或团块状。单从钙化形态上不能判断肿块的性质，若结合肿块部位和其他一些特点，可对某些肿瘤做出病理性质的推断。

颅咽管瘤钙化大都零星浅淡，或呈壳样钙化，出现于鞍上区。少支胶质瘤的钙化多实密粗大呈条带状。脑膜瘤钙化多位于脑周围或颅底区，形态不一，整个瘤体可呈团块状钙化。此外，松果体瘤、垂体瘤和听神经瘤等虽无恒定的钙化形态，但其钙化部位可协助诊断。

141. 何谓颅底凹陷症？如何进行 X 线测量？

颅底凹陷症是指枕骨大孔区颅底向后颅窝内凹入，引起枕骨大孔狭窄，后颅窝缩小，斜坡升高和环枕重叠等一系列畸形。X 线测量后颅方法如下：

(1) Chamberlain 线：自硬腭后缘至枕骨大孔后唇作一连线，正常时枢椎齿状突的顶点不超过此线 3～5 mm。

(2) McGregor 线：自硬腭后缘至后颅窝底最低点颅骨外板作一连线，正常时枢椎齿状突的顶点不超过此线 6 mm。

(3) Klaus 高度指数：鞍结节与枕内粗隆作一连线，正常时枢椎齿状突至此线的垂直距离不得小于 30 mm。

(4) 外耳孔高度指数：外耳孔中心至枕骨大孔前后唇连线延长线间的垂直距离，正常时不应小于 12 mm。

(5) 二腹肌沟线：颅骨正位上，两侧乳突内侧缘与颅底交界点的连线。正常枢椎齿状突的顶点不超过此线 2 mm。

142. 试述颅窄畸形的分类及其 X 线表现。

颅窄畸形或称狭颅症，系因颅缝早期闭合所致颅骨畸形。

(1) 尖颅畸形：冠状缝和矢状缝早闭，颅骨前后径和横径生长受限，高径增加，形成尖颅畸形。

(2) 短颅畸形：冠状缝或伴有人字缝早闭，颅骨前后径缩短，形成短颅畸形。

(3) 舟状颅畸形：矢状缝或伴有颞顶或蝶枕缝早闭，颅骨横径生长受限，前后径生长过度，头颅窄而长，呈舟状颅畸形。

(4) 偏斜颅畸形：一侧颅缝早闭，对侧颅生长过度，颅骨两侧不对称，向患侧偏斜。

(5) 小颅畸形：全部颅缝早闭，头颅对称性缩小，形成小颅畸形，经常伴有颅内压增高和智力发育障碍。

143. 简述颅内血肿的分类及其影像学特征。

(1) 脑内血肿：位于脑实质内，周围有脑水肿等占位效应。

(2) 硬膜外血肿：位于颅板下，呈双凸透镜形或梭形，范围较局限，邻近脑水肿和占位效应相对较轻。

(3) 硬膜下血肿：位于颅板下或大脑镰、小脑幕旁，呈新月形，范围较广泛，邻近脑水肿和占位效应明显。

(4) 脑室和蛛网膜下腔出血：脑室内小量出血，多位于侧脑室枕角。大量出血可充满整个脑室并可引起急性梗阻性脑积水。蛛网膜下腔出血可见脑沟、脑池、脑裂积血塑形。

144. 试述颅骨骨折常见的类型及其 X 线特征。

颅骨骨折以顶骨和颞骨常见，骨折类型有：

（1）线形骨折：表现为锐利的线形透亮影，行走不定，粗细长短不一。骨折线若横过血管沟，应考虑合并颅内血肿的可能。

（2）凹陷骨折：骨折块向颅内凹入，切线位骨折块向颅内凹入的深度超过 1 cm，应行手术复位。

（3）粉碎骨折：骨折自一个中心点伸向四周，并有碎骨分离、重叠或陷入颅内。

（4）穿通骨折：火器或锐器伤引起，可见颅骨缺损、颅内碎骨片或气颅，并发颅内损伤出血和感染机会多。

145. 简述诊断颅底骨折的要点及其 X 线诊断要点。

颅底骨折不少是颅顶骨折线向颅底延伸所致，单纯颅底骨折的诊断较困难，宜注意颅底骨折的间接征象。

（1）鼻旁窦混浊或积液：额窦和筛窦混浊积液提示前颅底骨折，蝶窦混浊积液提示中颅窝底骨折，乳突气房混浊提示岩骨骨折。

（2）颅内积气和脑脊液漏：提示颅底鼻旁窦和乳突部位骨折伴有局部脑膜撕裂损伤。

（3）鼻咽腔顶部软组织肿胀增厚：提示中颅窝底骨折。

但需注意，上述征象缺乏时，并不能排除颅底骨折的可能性。

146. 简述颅脑外伤的 CT 表现。

颅脑外伤依其伤情不同可能出现下列 CT 表现：①颅骨骨折。②脑挫裂伤。③脑外血肿：硬膜外血肿、硬膜下血肿。④脑室和蛛网膜下腔出血。⑤弥漫性轴索损伤。⑥硬膜下积液。⑦脑震荡：CT 无异常发现。

147. 简述高血压性脑内血肿的 CT 表现。

高血压性脑内血肿好发于基底节和/或丘脑，血肿易破入脑室，致脑室积血区域的密度增高，脑室扩大。出血灶 CT 表现与血肿的病期有关：①新鲜血肿，边缘清楚、密度均匀的高密度区。②2～3 日后，血肿周围出现水肿带。③1 周后，高密度灶向心缩小，边缘不清，周围低密度带增宽。④4 周后，变成低密度灶。⑤2 个月后，低密度软化灶。增强扫描吸收期有环状强化，软化灶无强化。

148. 简述脑梗死的 CT 表现。

脑梗死 CT 表现与梗死类型及病期有关。

（1）缺血性脑梗死：脑血管闭塞后 24 小时内，CT 可无阳性发现。24 小时后呈低或混杂密度区，常并发脑水肿和占位表现。1～2 周后边缘变清楚，2～3 周后病灶变成等密度，4～6 周则变为低密度软化灶。病侧脑室扩大。脑梗死 3 日至 6 周时低密度区中可出现脑回状、斑状或环状增强。

（2）出血性脑梗死：好发于皮质和基底节，为大片低度区中出现不规则的高密度出血斑。

（3）腔隙性脑梗死：多位于基底节与脑干，表现为直径小于 1.0 cm 边缘清楚的低密度灶。

149. 颅内化脓性感染有哪些 CT 表现？

（1）化脓性脑膜炎：早期 CT 常无异常发现，脑膜粘连可出现脑积水。典型表现为大脑凸面脑膜增厚、强化，可并发硬膜下或硬膜外积脓。

（2）化脓性脑炎：急性脑炎期 CT 为边缘模糊的低密度灶，伴占位效应。脓肿形成期，在大片低密度区内可见等密度环，环形强化，脓腔内可有气泡或气液平面。

150. 颅内结核性感染有哪些 CT 表现？

（1）结核性脑膜炎：脑底池广泛或局灶性增强。

（2）结核性脑炎：脑内低密度灶，结节状强化。结核瘤呈等或混杂密度灶，可有钙化，均匀或环形强化。

151. 简述脑变性疾病的分类。

（1）大脑变性疾病：如 Alzheimer 病（老年性痴呆）、Pick 病（脑叶萎缩症）、Creutzfeldt-Jakob 病（皮质-纹状体-脊髓变性病）等。

（2）基底节变性疾病：如 Parkinson 病（震颤性麻痹）、Huntington 病（慢性进行性舞蹈病）、Wilson 病（肝豆状核变性）、Leigh 病等。

（3）小脑和脑干变性疾病：如橄榄体桥脑小脑萎缩、原发性小脑萎缩等。

152. 简述脑白质病的分类。

（1）先天性髓鞘发育障碍：又称脑白质营养不良，有类球形细胞脑白质营养不良、异染性脑白质营养不良、肾上腺脑白质营养不良、海绵状脑病等。

（2）后天性髓鞘脱失：称为脱髓鞘脑病，有多发性硬化、急性播散性脑脊髓炎、进行性多灶性脑白质病等。

153. 颅内肿瘤按组织学起源分哪几类？

（1）胶质类肿瘤：星形细胞瘤、少支胶质瘤、室管膜瘤、髓母细胞瘤、脉络丛乳头状瘤等。

（2）间叶组织肿瘤：脑膜瘤、脑膜肉瘤、蛛网膜囊肿等。

（3）脑垂体肿瘤：泌乳素瘤，促生长激素瘤、促肾上腺激素瘤、混合性瘤、垂体癌等。

（4）神经源性肿瘤：神经鞘瘤、神经纤维瘤、神经母细胞瘤、神经节细胞瘤等。

（5）血管性肿瘤：血管网状细胞瘤、海绵状血管瘤等。

（6）松果体区肿瘤：生殖细胞瘤、胚胎癌、松果体细胞瘤、松果体母细胞瘤等。

（7）先天性肿瘤：颅咽管瘤、胶样囊肿、表皮样和皮样囊肿、畸胎瘤、脊索瘤等。

（8）脑转移性肿瘤。

154. 简述脑胶质瘤的影像学表现。

（1）颅骨平片：颅高压征、颅内钙化。

（2）CT：低密度灶，可有坏死、钙化、出血，增强可无强化，或有片状强化、环形强化。

（3）MRI：T_1WI 呈稍低或混杂信号，T_2WI 呈均匀或不均匀性高信号。增强可无强化，或有片状强化、环形强化。

155. 脑膜瘤有哪些影像学表现？

（1）颅骨骨质增生、破坏或缺损。

（2）肿块：类圆形以广基与颅板、大脑镰或小脑幕相连，CT 呈均匀等密度或略高密度，MRI 呈等长或稍长 T_1、等长或稍长 T_2 信号，边清，可有钙化、出血、坏死囊变。增强后呈均匀性显著强化，可见"脑膜尾征"。

（3）DSA 见颈外动脉供血为主，肿瘤染色，静脉早显，脑血管受压移位如手抱球状。

156. 简述垂体瘤的影像学表现。

（1）蝶鞍正常或扩大，鞍底下陷。

（2）鞍内肿块：可向上突入鞍上池，CT 平扫呈等、低或高（瘤内出血）密度，MRI 呈稍长 T_1、等长或稍长 T_2 信号，增强呈均匀性、不均匀性或环形强化，MRI 动态增强对垂体微腺瘤的显示更佳。

（3）垂体柄偏移和视交叉受压移位。

157. 简述脑转移瘤的影像学表现。

（1）脑内多发或者单个结节：CT 平扫呈等密度或低密度，MRI 一般呈长 T_1、长 T_2 信号，但黑色素瘤转移呈短 T_1、短 T_2 信号，瘤内出血则 CT 呈高密度、MRI 呈短 T_1 长 T_2 信号。

（2）增强：呈结节状或环形强化，且能比增强前发现更多小结节灶。

（3）瘤周水肿和占位效应：一般明显，也可缺乏。

158. 简述椎间盘突出的分型特点及影像学表现。

椎间盘突出的影像学表现包括：①椎间隙，变窄或前后、左右不对称。②椎间盘，局限突出于椎体后缘，边缘光滑，突出缘与纤维环后缘呈钝角相交。③邻近结构，硬膜囊、神经根、脂肪等受压变形、移位，椎管、侧隐窝狭窄。

椎间盘突出分下列 5 型，影像特点如下：①正中型，向后正中突出。②旁正中型，向侧后方突出，侧陷窝变窄，相应神经根鞘受压后移。③椎间孔型，椎间盘突向椎间孔致椎间孔变窄。④外侧型，突向椎体外侧，可压迫出椎间孔后的神经根。⑤游离型，椎间盘突出椎管内的髓核形成游离碎片，游离碎片密度较高，可位于相应椎间盘上或下几个层面的椎管内。

159. 简述脊髓空洞症的影像学表现。

（1）脊髓空洞表现：位于脊髓中央，CT 平扫呈脑脊液样低密度，MRI 呈长 T_1 长 T_2 信号，边界清楚，可有横行分隔呈腊肠状。

（2）脊髓改变：脊髓一般膨大，少数脊髓萎缩。

（3）蛛网膜下隙：受压变形、变小。

（4）合并症：Chiari 畸形、脑积水、颅颈交界区畸形等。

160. 简述脊髓内肿瘤的影像学表现。

（1）脊髓腔造影：①肿瘤处对比剂流动缓慢，出现边缘光滑的梭形充盈缺损。②完全性梗阻者阻塞端呈"大杯口征"。如有对比剂通过，则呈分流或偏流征。③病变区蛛网膜下隙变窄、外移。

（2）CT 和 MRI

1）脊髓：局部对称或者不对称性增粗，周围脂肪间隙变窄或消失。

2）肿瘤：CT 呈等密度或低密度，脂肪瘤出现负 CT 值。MRI 呈长 T_1、长 T_2 信号。

3）增强肿瘤强化一般不明显，富血管肿瘤如室管膜瘤可出现强化。

4）CTM 和 MRM 显示蛛网膜下隙变窄、闭塞或充盈缺损。

MRI 是目前脊髓肿瘤诊断的最佳影像检查方法。

161. 简述髓外硬膜下肿瘤的影像学表现。

（1）脊椎平片：正位片可见椎弓根变扁变形，椎弓根间距增宽，椎旁软组织肿块。侧位片可见椎间孔扩大，椎体后缘弧形压迹。

（2）脊髓腔造影：对比剂梗阻面呈偏心性小而浅的杯口状压迹，脊髓受压向对侧移位，蛛网膜下隙患侧增宽、对侧变窄。

（3）CT 和 MRI：脊膜瘤 CT 平扫呈等密度或略高密度灶，MRI 呈等 T_1、稍长 T_2 信号，明显均匀性强化。神经源性肿瘤 CT 平扫呈等密试或略低密度灶，MRI 呈稍长 T_1、稍长 T_2 信号，瘤内可有钙化，均匀性或不均匀性轻度强化。可见椎间孔扩大，肿瘤向椎管内、外生长呈哑铃形。

162. 简述硬膜外肿瘤的影像学表现。

（1）脊椎平片：转移瘤相应节段的椎体和附件骨质破坏。脊膜瘤及神经纤维瘤可有椎间孔和椎管扩大。

（2）脊髓腔造影：梗阻面呈斜坡状或梳齿状水平截面，脊髓和蛛网膜下隙同时向对侧移位，脊髓受压程度较轻，蛛网膜下隙外缘至椎弓根间的距离增大。

（3）CT 和 MRI：转移瘤椎骨呈溶骨性破坏，偶尔为成骨性破坏。可见椎管内硬膜外软组织肿块，有强化。脊索瘤呈膨胀性骨质破坏，软组织肿块不规则。神经源性肿瘤可单独生长于硬膜外，更多的同时生长于硬膜内、外，呈哑铃状。脂肪瘤 CT 呈均匀低密度肿块（CT 值为负值），MRI 脂肪瘤呈短 T_1、长 T_2 信号，脂肪抑制后其信号被抑制。上述肿瘤均可向内压迫硬膜囊和脊髓，使之移位、变形。

163. 简述脑内动脉瘤的 DSA、CT、MRI 表现。

（1）DSA：DSA 是脑动脉瘤诊断的金标准，可显示动脉瘤的位置、大小、形态，有无瘤蒂、血栓和动脉瘤破裂。

（2）CT：平扫呈等密度或混杂密度，可有钙化。增强扫描呈均匀性强化。血栓形成则呈中心、偏心性强化或无强化。

（3）MRI：T_1WI 和 T_2WI 均呈低信号或混杂信号。

164. 简述脑内动静脉畸形的 DSA、CT、MRI 表现。

（1）DSA：DSA 是脑动静脉畸形诊断的金标准，可显示供血动脉、畸形血管团和引流静脉，邻近脑血管充盈显影不良。

（2）CT：平扫呈等密度、稍高或伴有钙化的混杂密度，增强扫描见扩张扭曲畸形血管影。血管破裂时脑内、脑室或蛛网膜下腔出血。

（3）MRI：T_1WI 和 T_2WI 畸形血管扩张扭曲呈葡萄状或蜂房状流空信号影，供血动脉和引流静脉部分显示。

165. 简述颈内动脉海绵窦瘘的 DSA、CT、MRI 表现。

（1）DSA：动脉期见大量对比剂进入海绵窦，瘘口多数不能辨认。眼静脉早显并扩张。大脑前、中动脉及其分支可因盗血显影不佳或不显影。

（2）CT 和 MRI：海绵窦增宽且显著均匀性强化。眼静脉曲张，眼外肌肿胀增厚，眼球突出。外伤性者 CT 尚见颅底骨折。MRI 还可见颈内动脉的形态及信号异常。

166. 何谓烟雾（Moyamoya）病？简述烟雾病的 DSA、CT、MRI 表现。

烟雾病又称脑底动脉环闭塞症，由日本铃木于 1966 年首先报道，以脑底部异常毛细血管网形成如同烟雾升起而命名，分为先天性和继发性。

（1）CT 和 MRI：脑萎缩，脑梗死，脑内和蛛网膜下腔出血，MRI 还可见脑底异常毛细血管网呈蜂房状或网格状低信号。

（2）DSA：颈内动脉虹吸部末端狭窄或者闭塞，大脑前、中动脉分支显影不良。脑底部簇状扩张，毛细血管网如烟雾状，通过椎动脉和颈外动脉系侧支吻合，使大脑前、中动脉逆行性充盈。

167. 何谓额极征？何谓大脑镰征？

（1）额极征：是指脑血管造影上，大脑前动脉向对侧移位。由于额极动脉牵拉，使侧移位的大脑前动脉呈反"3"字征变形，称为额极征。除了额极区病变外，其他任何脑部占位病变均可出现此征。额极区占位病变推额极动脉和大脑前动脉一起移向对侧，故额极征为阴性。

（2）大脑镰征：是指大脑前动脉向对侧移位时，其远侧分支胼缘支因受大脑镰阻挡不能移位，折曲而形成钩形，称为大脑镰征。除大脑镰旁占位病变外，其他任何脑部病变均可出现此征。大脑镰旁病变因推胼缘支及大脑前动脉一起移向对侧，故大脑镰征为阴性。

168. 正常乳腺分哪几型？各型 X 线表现如何？

（1）青春型：乳腺未充分发育，呈均匀无结构的实密阴影。

（2）腺体型：成人后在片状脂肪内可见增殖的腺体，呈结节状致密影。

（3）退化型：绝经期乳腺腺体减少，结缔组织和脂肪成分增加，乳腺内出现索条状致密影或不规则的网状结构。

（4）萎缩型：绝经期后，腺体组织萎缩，为脂肪组织所取代，乳腺透亮度增加，其间可见稀疏的索条状影向乳头集中。

169. 何谓乳腺小叶增生？简述其 X 线表现。

乳腺小叶增生是指腺泡和腺管末端上皮的增生过度，与内分泌功能紊乱有关，多发于卵巢功能不全、未婚、生育未哺乳及绝经前期妇女。主要症状是乳痛和硬块，故称乳痛症。乳痛在月经前加剧，月经后减轻或消失。X 线表现：呈大小和数目不一、边界不清的结节影，广泛者整个乳腺受累。乳腺密度增加，腺体结构不清。伴有导管扩张时，可见自乳头向四周放射分布索条状影。乳腺导管造影可明确导管扩张的范围和程度。

170. 乳腺癌可见哪些 X 线改变？

（1）肿块：呈结节、团块或不规则形影，边缘模糊，伴长短毛刺，代表癌浸润，内部密度不均匀。X 线上所见肿块比临床触诊为小，因触诊肿块包含了肿块周围水肿和癌周浸润在内。

（2）钙化：针尖大小钙化呈沙粒状是导管癌的早期诊断特征，此时肿块可不很明显。

（3）血管改变：乳腺静脉数目增多，管径增粗。

（4）乳头和皮肤改变：皮肤增厚，乳头下陷，肿块和下陷乳头间有条带状影相连。

171. 试述超声检查的发展概况。

超声（ultrasound）是指振动频率在每秒 20 000 次（Hz，赫兹）以上，超过人耳听觉阈值上限的声波。超声检查是利用超声波的物理特性和人体器官组织声学特性相互作用后产生的信息，并将其接收、放大和信息处理后形成图形、曲线或其他数据，借此进行疾病诊断的检查方法。

在过去的半个世纪中，超声诊断进展非常迅速。随着医学理论和计算机技术的发展，超声诊断从早期的 A 型、M 型一维超声成像，B 超二维成像，演进到动态实时三维成像；由黑白灰阶超声成像发展到彩色血流显像。谐波成像、组织多普勒成像等新型成像技术和各项新的超声检查技术（如腔内超声检查、器官声学造影检查、介入超声）逐渐应用于临床。

172. 超声波在人体内传播的主要物理特性。

（1）束射性或指向性：超声波频率极高，而波长很短，在介质中呈直线传播，具有良好的束射性或指向性，这便是可用超声对人体器官进行定向探测的基础。

（2）反射、折射和散射：超声在介质中传播与介质的声阻抗密切相关。两种不同声阻抗物体的接触面，称界面。超声束在具有同一声阻抗比较均匀的介质中呈直线传播。超声束传播途中遇到大于波长且具有不同声阻抗的界面时，部分声束发生折射，部分声束发生反射。如超声束波长遇到远小于声波波长且声阻抗不同的界面（如红细胞）时则会发生折射，借此可以评价人体组织器官组织学特性和功能状态。

（3）吸收与衰减：超声在介质中传播时除了声束的远场扩散，界面反射和散射使其声能衰减外，还有介质吸收导致的衰减，不同生物组织对入射超声的吸收衰减程度不一。

（4）多普勒效应：超声束遇到运动的反射界面时，其反射波的频率将发生改变，此即超声波的多普勒效应。这一物理特性已广泛应用于心脏血管等活动脏器的检测。

（5）非线性传播：接收和利用由超声波非线性传播所产生的二次谐波信号进行超声成像的技术叫二次谐波成像。

173. 试述超声成像基本原理。

一般超声仪器均含有换能器、信号处理系统和显示器。含有压电晶体的换能器发射一定频率的超声波，在人体组织中传播时，常可穿透多层界面，在每一层界面上均可发生不同程度的反射和/或散射，这些反射或散射声波含有超声波传播途中所经过的不同组织的声学信息，被换能器接收并经过仪器的信号处理系统的一系列处理，在显示器上以不同的形式显示为波形或图像。

174. 简述超声图像的特点。

超声图像是根据探头扫查的部位构成的断层图像，它是以解剖形态学为基础，依据各种组织结构间的声阻抗差的大小以明（白）暗（黑）之间不同的灰度来反映回声之有无和强弱，从而分辨解剖结构的层次，显示脏器和病变的形态、轮廓和大小以及某结构的物理性质。

175. 试述声像图分析的主要内容。

声像图分析的主要内容如下：①外形。②边界和边缘回声。③内部结构特征。④后壁及后方回声。⑤周围回声强度。⑥比邻关系。⑦量化分析，包括测量病变所在的位置、数目、范围、大小等，另外还有谱分析，包括灰阶直方图、视频密度分析以及超声多普勒频谱分析。⑧功能分析。通过以上内容的观察和分析，以达到对病变进行定位、定量和定性诊断的目的。

176. 试解释彗星伪像、边缘伪像和混响伪像。

彗星伪像（超声尾征）：是混响伪像的一种，声阻抗失配越明显，伪像发生的可能性越大。

边缘伪像：是由于声束在曲面上相互作用（折射和反射）而产生的声影。

混响伪像：是呈一条条平行等间隔线的伪像。它是由于声束内存在两个或多个强反射体所造成的，其中一个可能是探头本身的强回声界面。

177. 试述影响超声心动图检查的因素。

获得良好的超声心动图图像必须有正确卧位，选择良好的"超声窗"，必要时让病人暂时停止呼吸。肺气肿病人选择剑突下探查或用低频率探头。衣服遮盖、接触剂过少、姿势不好、儿童哭泣移动、肋间隙太窄等均影响皮肤与探头良好接触，导致图像不好，影响观察。

178. 试述超声探头的作用。

超声探头又称换能器，它具有发射超声和接受返回超声的能力，也就是能够将电能转变成机械能（声能），又把声能转变成电能。

179. 何谓超声多普勒效应？试述影响多普勒频移大小变化的因素。

当声源和接受体在连续介质中有相对运动时，所接受的振动频率不同于振源所发射的频率，其间有频率差（频移），其差别与相对运动的速度有关，此现象即为多普勒效应。多普勒频移大小改变主要由血流速度决定，并与声束和血流方向的夹角的余弦有直接关系。

180. 试述超声诊断胎儿畸形的价值。

胎儿畸形种类繁多，以往靠 X 线、羊膜囊穿刺检测甲胎蛋白、染色检查等进行诊断，比较麻烦，且有的畸形不能被检出。用超声显像可实时观察胎儿器官的形态和活动情况，能检出胎儿畸形，方法简便，可多次重复检查，已被公认为检测胎儿畸形的首选方法。

181. 试述乳腺癌的声像特点。

乳腺癌的声像特点如下：肿瘤形态不规则，无包膜，界限不清，内部多为低回声，光点分布不均匀，后壁回声减弱。癌组织可向皮下组织浸润而成蟹足状，有坏死液化时可出现无回声区。

182. 简述胰腺癌的超声特征。

胰腺癌的超声特征如下：B 超声像图（USG）扫查，胰腺多呈局限性增大，内见肿物，轮廓不规则，边界欠清晰，肿瘤可向周围组织呈蟹足样浸润。内部多呈低回声，可不均匀，肿瘤坏死液化可出现无回声区。胰腺癌依肿瘤位置不同可使十二指肠曲扩大，使胃、脾、脾静脉及左肾受推挤移位。胰头癌还可压迫下腔静脉使其变窄，远端出现扩张；压迫胆总管使肝内胆管扩张及胆囊增大，胰管也可扩张。胰头癌可使门静脉、肠系膜上静脉受压移位。

183. 试述子宫肌瘤的声像图表现。

子宫肌瘤声像图表现与肌瘤的位置、大小和有无继发变性等因素有关。其主要表现有：

（1）子宫增大或局限性隆起，致子宫形态失常。

（2）肌瘤呈圆形，显示回声低或等回声或高回声区。当肌纤维排列紊乱且肌瘤较大时，可出现声衰。

（3）宫腔线往一侧偏移。

（4）肌瘤变性、坏死或钙化时，可出现无回声或强回声伴声影。

184. 试述肝内胆管结石的声像特点。

肝内胆管结石声像图特点如下：

（1）肝内出现强光团伴声影。

（2）光团沿胆管分布呈索状。

（3）光团或索状光带与门静脉支平行。

（4）结石远端胆管可有不同程度扩大。

185. 简述急性胆囊炎的声像图表现。

（1）胆囊肿大，轮廓模糊，囊壁增厚，水肿。

（2）胆囊壁增厚，大于 3 mm，有时可见双边征，系浆膜下水肿所致。

（3）胆囊内可见致密细光点，或粗大的斑片状回声，其后伴声影。

（4）常伴有颈部结石，后伴声影。

（5）胆囊穿孔时可见胆囊局部膨出或缺损，胆囊周围局限性积液（胆囊周围炎）。

（6）超声莫菲征阳性。

§10.3　医学影像学基本技能训练

§10.3.1　X线成像基本技能训练

一、腰椎 X 线摄影

【准备工作】

1. 阅读申请单，了解摄片目的和要求，确定投照部位和位置。

2. 暗盒置于摄影台上，X线中心线对准暗盒中心。

3. 备好滤线器和遮线筒。

4. 根据病人体质和病变情况调节好千伏、毫安和曝光时间。

5. 嘱病人除去摄影范围内较厚的衣物以及敷料、膏药等。

6. 将摄影标志置于暗盒的适当部位，置入滤线器托盘内，使其长轴和台面长轴一致，胶片中线对准台面中线。

【投照位置与方法】

1. 腰椎正位（前后位）：病人仰卧于摄影台上，身体正中面对准台面中线；两髋、膝部屈曲，使腰部贴近台面。暗盒上缘包括第 11 胸椎，下缘包括骶椎上部。中心线对准脐上 3 cm 处垂直射入暗盒。病人深吸气后呼出屏气、进行曝光。

2. 腰椎侧位：病人侧卧于摄影台上，脊柱对准台面中线。两髋、膝部稍弯曲，腰部用棉垫垫平，使脊柱与台面平行，背部与台面垂直。暗盒上缘包括第 11 胸椎，下缘包括骶椎上部，中心线和屏气、曝光同腰椎正位。

3. 腰椎斜位：病人仰卧于摄影台上，脊柱对台面中线。一侧腰部抬高，膝部弯曲，使躯干与台面呈 45°，或用 45°角度板垫于腰背部。暗盒上缘包括第 11 胸椎，下缘包括骶椎上部。中心线和屏气、曝光同腰椎正位。

【注意事项】

1. 必须掌握腰椎正常解剖和体表定位标志，才能准确投照并摄出可供诊断的腰椎照片。

2. 照片上应显示第 11～12 后肋，以便定位。

3. 腰椎摄片条件高，须使用滤线设备，以提高影像的反衬度和清晰度。

4. 腰椎损伤病人，摄片时操作应轻柔，尽量少搬动病人，避免加重脊髓和神经的损伤。

5. 腰椎过度弯曲造成椎体间影像重叠，可利用斜射线或调整体位方法纠正之。

【问答】

1. 腰椎摄影时，如何利用体表定位标记？

（1）剑突平第 11 胸椎平面。

（2）剑突与肚脐连线之中点相当于第 1 腰椎平面。

（3）脐上 3 cm 相当于第 3 腰椎平面。

（4）两侧髂骨嵴连线之中点平第 4～5 腰椎间隙。

（5）髂前上棘连线之中点相当于第 2 骶椎平面。

2. 腰椎斜位摄影有何临床应用价值？

腰椎斜位摄片上可清楚地显示椎弓峡部，上、下关节突及关节面，适于观察腰椎峡部不连和小关节病变。腰椎斜位摄片通常是在腰椎正、侧位摄片基础上进行，且需双侧对比观察。

二、心脏 X 线摄影

【准备工作】

1. 选择适当大小的胶片，一般为 30 cm×38 cm。

2. 将摄影标记安置在暗盒的适当位置。

3. 根据病人体质和病变情况调节好千伏、毫安和曝光时间。

4. 嘱病人除去有金属扣的衣物、敷料和项链等。

5. 进行呼吸控制训练。

【投照位置】

1. 后前位：病人面向暗盒站立，两足分开与肩齐，身体正中线对准胶片中线。下颌部稍抬高置于暗盒上缘，前胸贴近暗盒。两肘屈曲，手背贴于两髋上部，两肩向前内旋并靠近暗盒。暗盒上缘超出双肩 2 cm。

2. 右前斜位：病人面向暗盒斜立，右前胸部贴近暗盒。右肘屈曲内旋，手背置于右髋上部。左臂上举抱头，左胸离开暗盒，使躯干与暗盒呈 55°～65°。暗盒上缘超出右肩 2.5 cm，左、右缘分别包括左前胸和右后胸。

3. 左前斜位：病人面向暗盒斜立，以左前胸贴近暗盒。左肘屈曲内旋，手背置于左髋上部。右手上举抱头，使躯干与暗盒呈 55°～65°，暗盒上缘超出左肩 2.5 cm，左、右两缘分别包括左后胸和右前胸。

4. 左侧位：病人侧立位，以左侧贴近暗盒，双臂上举抱头。两足分开，下颌前伸，收腹挺胸，前胸后背与暗盒两侧缘齐平，暗盒上缘超出胸锁关节 3 cm。

【投照技术与方法】

1. 焦-片距 180～200 cm。

2. 中心线对准第 6 胸椎垂直射入胶片。

3. 嘱病人深吸气后屏气，进行曝光。

4. 右前斜位曝光前，让病人先吞服 1 口钡剂，再含 1 口钡剂，当咽下第 2 口钡剂后，深吸气后屏气曝光。

5. 冲洗胶片，摄片满意后方让病人离去。

【注意事项】

1. 心脏摄影条件宜采取高千伏、高毫安和短曝光时间，以减少呼吸及心跳对影像清晰度的影响。

2. 焦-片距 180～200 cm，以减少影像的放大失真。

3. 深吸气后屏气曝光，使膈肌下降，减少心影与膈肌重叠。投照前务必做好呼吸控制的训练。

4. 右前斜位需行吞钡，观察食管与心脏大血管的关系。侧位摄片应取左侧位。

5. 左、右前斜位的旋转角度应准确，右前斜位 45°～55°，左前斜位 55°～65°，旋转时应使双足、臀部和胸部一齐转动。

【问答】

1. 肺部与心脏的后前位投照技术有何不同？

（1）心脏投照的千伏高，毫安大，曝光时间短，以便清楚地显示心脏的边缘和形状。

（2）心脏投照的焦-片距较长（180～200 cm），以减少心影的放大失真。

（3）心脏投照中心线对准第 6 胸椎水平，而肺部投照对准第 4 胸椎平面。

2. 评定后前位胸片的质量标准是什么？

（1）胸锁关节间隙两侧应对称。

（2）肩胛骨应投影于两肺野以外。

（3）上面 4 个胸椎体及间隙隐约可见。

（4）两侧胸壁与胶片两缘等距，两侧肋膈角包含在照片内。

（5）心脏边缘显示清楚。

3. 各心脏投照位置观察的重点是什么？

（1）后前位：可观察心形大小、主动脉弓、肺动脉段和肺血情况。

（2）右前斜位：可观察右室和左房大小，食管吞钡显示主动脉弓和左房的压迹。

（3）左前斜位：适于观察左室和主动脉形态。

（4）左侧位：可观察左、右室和主动脉形态，可代替左、右前斜位。

三、静脉尿路造影

【准备工作】

1. 碘剂过敏试验。

2. 清洁肠道：检查前 1～2 日晚口服轻泻剂如双醋酚酊或番泻叶，检查日晨行清洁灌肠。

3. 造影检查前禁食 4～6 小时，并限制饮水。检查前排空膀胱。

4. 准备好造影剂、注射器和皮肤消毒用品。

5. 向病人说明检查程序、方法、目的和意义，取得病人的合作。

【投照位置与方法】

（一）操作方法

1. 病人仰卧于摄影台上，先摄取腹部平片。

2. 将两个长圆形棉垫分别置于脐下两侧输尿管行程处，并将血压表气囊覆盖其上，用多头带束紧。

3. 消毒皮肤，穿刺静脉血管，将造影剂注入静脉内，1～3 分钟注完。注药中若有反应，给予适当处理。

4. 将气囊充气加压以阻止造影剂沿输尿管下流，使肾盂肾盏清楚显示。

5. 于注射造影剂后 15 分钟和 30 分钟，各摄双肾区造影片一张。若显影不佳，摄取 60 分钟、90 分钟或 120 分钟延迟照片。

6. 松压后再摄腹部照片 1 张，包括双肾、输尿管和膀胱区。如需观察肾下垂，应取站立位摄片。

（二）投照技术

1. 病人仰卧于摄影台上，身体正中矢状面对准台面中线，应用滤线器。

2. 双肾区摄片用 20 cm×25 cm(8×10)胶片，中心线对准剑突与脐连线中点（相当于第 1 腰椎水平）垂直射入胶片中心。照片上应包括双肾和输尿管上端，脊柱应居中无偏斜，其上缘平第 10 胸椎，下缘平第 3 腰椎，两侧腹侧壁对称。

3. 松压后全腹部摄片用 30 cm×38 cm(12×15)胶片，中心线对准脐部射入胶片中心。全腹摄片下缘平耻骨联合，包括两侧肾区、输尿管和膀胱区。

【注意事项】

1. 巨大腹内肿块或大量腹水病人不能腹部加压时，可倾斜摄影台面使头低约 30°，以减慢造影剂下流。

2. 腹部加压出现迷走神经刺激或下肢供血不足的症状时，应减轻压迫或暂时松压，待症状缓解后再加压。症状严重者作对症处理。

3. 部分肾盏杯口正位上显示不清影响诊断时，可摄斜位片观察。

4. 平静呼吸闭气后曝光，摄影条件略高于腹部平片。常规应用滤线器。

【问答】

1. 静脉尿路造影有何适应证？

（1）泌尿道疾病例如结石、炎症、结核、肿瘤、尿路梗阻和先天性畸形等。

（2）肾外伤和肾手术后。

（3）肾血管性疾病观察肾脏的显影功能。

（4）确定腹膜后肿瘤与肾脏的关系。

（5）其他如门静脉高压病人，施行脾肾静脉吻合术前，需了解对侧肾脏功能者。

2. 静脉尿路造影有何禁忌证？

（1）对碘剂过敏或碘代谢功能紊乱者。

（2）急性传染病和高热病人。

（3）严重心血管和肝脏疾病。

（4）急性尿路感染和肾功能严重损害者。酚红试验 2 小时总排泌量 0.10 以下者。

（5）妊娠及产褥期。

3. 静脉尿路造影和逆行尿路造影临床应用上有何不同？

静脉尿路造影的方法简单，可同时观察肾脏的功能和形态，但在肾功能减退的情况下，肾脏显影不良或完全不显影，则不能做出诊断。

逆行尿路造影需行膀胱镜检查和输尿管插管，其操作比较复杂，病人有一定的痛苦，但尿路显影比静脉尿路造影清楚，且不受肾功能的影响，其缺点是不能观察肾脏的功能。

四、胃及十二指肠气钡双重对比造影

【准备工作】

1. 检查前禁食禁水 4～6 小时，使胃排空。

2. 检查前 3 日停服高密度药物如铋、碘、钙和铁剂等。

【适应证】

1. 胃及十二指肠肿瘤，尤其是早期胃癌。

2. 胃及十二指肠溃疡和炎症。

3. 胰腺和胆总管下端肿瘤。

【禁忌证】

1. 胃肠穿孔。

2. 肠梗阻。

3. 胃肠道大出血，病人应于出血停止后 2 周，大便隐血试验阴性后进行。

【操作方法与步骤】

1. 检查前 10～15 分钟肌内注射抗胆碱药物如山莨菪碱 10～20 mg。

2. 常规胸腹部透视。

3. 用温开水 10 mL 送服产气粉 3～5 g。

4. 服产气粉后 1 分钟，嘱病人吞服 10～30 mL 双重造影用硫酸钡混悬液，立即仰卧于摄影台上，旋转 3～5 圈，或以 120°摇摆式转动 5 圈，然后取仰卧位，右侧稍抬高，透视观察气钡充盈分布情况，充气量适度时胃体横径应达 7 cm，胃泡 10 cm 左右。

5. 如不符合要求，应增加气钡量并重新旋转病人，达到要求时立即透视下点片，摄取一组不同部位和体位的双重对比照片。

6. 继续服钡剂 60～100 mL，透视观察食管、胃、十二指肠的充盈像，立位或头端抬高 60°观察胃底和贲门区，加压下细心寻找胃及十二指肠各段有无小隆起或凹陷病灶及黏膜皱襞情况，发现可疑病灶立即点片。

【问答】

1. 胃及十二指肠气钡双重造影和常规钡餐检查有何不同？

胃及十二指肠气钡双重造影是既服钡剂，又充以适量的气体，使形成鲜明的双重对比影像，并在透视下摄取一系列照片，以观察分析照片为主。这种检查方法由于胃腔被充分扩张，黏膜皱襞被展平，故可显示出胃壁的细微结构，发现常规钡餐检查不能发现的病变，特别是早期胃癌的诊断。但是，由于这种检查方法的技术条件要求高，所以只能在常规钡餐检查的基础上，有目的地选用。

2. 应用抗胆碱药物时应注意什么？

使用前应询问病人有无严重的心脏病、前列腺肥大、青光眼等病史。如有上述情况者不宜使用山莨菪碱等抗胆碱类药物，可改用胰高糖素 2 mg 肌内注射。

3. 理想的气钡双重造影照片表现如何？

在理想气钡双重造影照片上，其对比影像清晰，无气泡影和肠曲影重叠，胃轮廓线清晰完整，胃充气扩张适度，黏膜皱襞被展平。在展平的黏膜面上，均匀涂布一层薄钡，并显示出纤细的胃小沟，勾画出多边形、圆形、卵圆形或条状稍微隆凸区，其宽度在 3mm 内，此即胃小区，分布于胃体和胃窦区。胃小沟粗细均匀，宽度不超过 1 mm。

4. 气钡双重造影上病变表现如何？

（1）早期胃癌：浅表凹陷型切线位上显示胃轮廓线局限性僵直、毛糙或中断，与正常区分界清楚；正位上呈薄钡斑，表面颗粒状凹凸不平，边缘不规则，周围胃小区破坏。隆起型胃癌表面黏附薄层钡剂，勾画出肿块的轮廓不规则，周围胃小区和胃小沟破坏消失。

（2）良性溃疡：切线位上呈突出于胃轮廓线外的含气钡龛影，正位上表现为边缘光滑的钡斑，黏膜纠集直达龛影边缘，周围胃小区和胃小沟显示正常。

（3）糜烂性胃炎：表现为浅小钡剂凝集区，黏膜水肿增粗，中央可见浓钡点。胃小区和胃小沟部分或全部消失，但胃壁保持柔软。

五、选择性股-脑动脉造影

【适应证】

1. 颅内血管性病变。
2. 颅内占位病变。
3. 颅脑外伤疑有颅内血肿者。
4. 不明原因蛛网膜下隙出血。
5. 颅骨、眼眶和颜面部病变。

【禁忌证】

1. 严重出血倾向者。

2. 对碘剂过敏者。

3. 穿刺部位感染。

4. 严重心、肝、肾功能不全。

【术前准备】

1. 病人准备：①碘剂过敏试验。②禁食 4～6 小时。③对儿童及不合作病人，术前应给予镇静剂或施行全身麻醉。

2. 器械准备：①Seldinger 穿刺针。②插管用导管和同型号导丝。③血管扩张器。④16 号针头、尖手术刀等。

3. 药品准备：①肝素 12 500 U，加入生理盐水 300 mL，一半供冲洗导丝，另一半供导管内注射用。②造影剂。③1%普鲁卡因，局部麻醉使用。

【操作步骤与方法】

（一）股动脉穿刺

1. 穿刺点选在腹股沟韧带下 1.5～2 cm 股动脉搏动强烈处。

2. 局部皮肤消毒后，以 16 号针头在穿刺点扎一小孔，并用尖手术刀挑破皮肤。

3. 将 Seldinger 穿刺针经切口刺入股动脉，拔出针芯有鲜血喷出时，经穿刺针孔内置入导丝并拔出穿刺针。

4. 在导丝外导入血管扩张器，扩大针孔后拔出扩张器。

5. 用肝素盐水纱布拭去导丝外面血液，将导管套在导丝外面送入股动脉内，然后拔出导丝，将盛有肝素盐水的注射器连接导管，注入 5 mL 后，顶住血液向导管内逆流。

6. 透视下将导管头端送至主动脉弓平面。

（二）选择性插管

1. 无名动脉插管：导管尖端置于升主动脉后，旋转导管使尖端朝上并缓慢回抽，抵达无名动脉开口时，即被血流冲入无名动脉内。

2. 右颈内动脉插管：无名动脉内导管尖端朝内并向上插至颈 4 平面，即进入右颈内动脉。

3. 右椎动脉插管：无名动脉内导管尖端朝外推进至右锁骨下动脉起始部，继而导管尖端旋向后内并向上插入右椎动脉内。

4. 左颈总动脉插管：返回到主动脉弓内的导管，保持尖端朝上并缓慢回抽至左颈总动脉开口处，即弹入左颈总动脉内。将导管旋内或旋外并向上插可选择左颈内或颈外动脉。

5. 左椎动脉插管：降主动脉内导管尖端朝外向上插入左锁骨下动脉近端，再将导管尖端旋内继续向上插至颈 4～颈 5 水平椎动脉内。

（三）摄影技术

应用高压注射器和快速换片装置，摄取前后位或汤氏位及水平侧位系列血管造影片。

【注意事项】

1. 透视下插管操作时，透视脚闸应间断开闭曝光。

2. 导管插入升主动脉勿使过深，防止阻塞冠状动脉开口。导管过度弯曲应及时解除，防止打结。导管软化变形，不仅影响插管成功率，且有折断的危险，应及时更换。

3. 遵守"200-2"法则，即从插管开始操作，时间不应超过 2 小时，造影剂注射总量不超过 200 mL。

4. 动脉硬化和糖尿病病人，造影剂注射压力不可过高，以免损伤动脉内膜引起血管栓塞，促使动脉硬化斑脱落。

5. 造影完后局部伤口加压包扎，并卧床观察 24 小时。

【问答】

1. 脑血管造影有哪几种方法?

（1）直接血管穿刺法：始于 20 世纪 30 年代，每次穿刺只显示一根血管，椎动脉穿刺的难度大，成功率低，且操作费时，病人痛苦并有一定的危险性。

（2）选择性动脉导管法：始于 20 世纪 50 年代，其操作方法简单，成功率高，图像清晰，一次插管可完成全脑血管造影。

（3）数字减影血管造影法（DSA）：始于 20 世纪 80 年代，分静脉法和动脉法，后者造影剂用量减少，病人反应轻，避免了动静脉血管影像重叠，使照片质量进一步提高。

2. 脑由哪些动脉供血?

脑由颈动脉系和椎-基动脉系供血，通过前、后交通动脉构成脑底动脉环。

（1）颈动脉系：①颈内动脉颅内段（虹吸部）先后发出眼动脉、后交通支和脉络膜前动脉等。②大脑前动脉供应大脑半球内侧面，其分支有额极支、胼周支和胼缘支。③大脑中动脉供应大脑半球外侧和顶部，分支包括豆纹支，额顶升支、顶后支、角回支和颞后支等。

（2）椎-基动脉系：①椎动脉颅内分支有小脑后下动脉。②基底动脉的分支有小脑上动脉、小脑前下动脉及桥脑支。③大脑后动脉的分支有丘脑穿通支、脉络膜后动脉和枕颞支。

§10.3.2 计算机体层成像(CT)基本技能训练

一、颅脑 CT 扫描

【适应证】

1. 先天性颅脑发育不全。

2. 颅脑损伤。

3. 脑血管病。

4. 颅内肿瘤。

5. 颅内感染性疾病。

6. 髓鞘形成异常和脱髓鞘疾患。

【禁忌证】

1. 普通扫描（平扫或注射造影剂前扫描）：一般无禁忌证，但颅内有金属异物时，可因金属异物伪影影响图像质量，而无法作诊断。

2. 增强扫描（即注射造影剂后扫描）：禁忌证与静脉注射碘造影剂的禁忌证相同。

【操作要点】

（一）普通扫描

1. 横断面扫描：①病人仰卧，头摆正，使人体正中矢状面与检查床正中线在同一平面上，瞳间线与矢状面垂直。②扫头颅侧位定位像。③以听眶上线为基线向上扫至头顶；层厚5～10 mm，间隔5～10 mm，一般扫9～12层。④对小病灶可做2～5 mm层厚的薄层连续扫描或重叠扫描。

2. 冠状面扫描：①病人仰卧或俯卧，头摆正，使人体正中矢状面与检查床正中线在同一平面上，瞳间线与矢状面垂直，头部尽量后仰或前伸。②扫头颅侧位定位像。③扫描线与听眦线垂直。④层厚和间隔与横断面扫描相同。

（二）增强扫描

1. 对需做增强扫描的病人，应了解其有无过敏史和高危因素，向其说明增强可能出现的问题，征得病人同意，并签署"接受静脉注射含碘造影剂的志愿书"。

2. 于造影前3日内做碘过敏试验，静脉注射30％水溶性碘造影剂1 mL，观察15分钟，无不良反应方可做增强扫描。

3. 对需做增强扫描的病人，应要求空腹，检查前4～6小时禁食。

增强扫描所用的造影剂为水溶性碘造影剂，有离子型和非离子型两种。前者为60％复方泛影葡胺，后者为300 mg/mL优维显（或碘海醇、碘帕醇等）。小儿用量按1.5～2 mL/kg体重计算，成人一般为60～100 mL。常规使用静脉团注法，即将预定剂量的高浓度造影剂加压快速注入肘静脉或前臂的静脉，给药后立即进行扫描。

（三）照片窗宽、窗位

照片窗宽、窗位：W90～100 Hu、L35～50 Hu。

【注意事项】

1. 头部位置摆正及制动极为重要，对躁动或不合作的病人可用制动带固定。如无效，应请临床医师给予适量的镇静剂或做基础麻醉。如仍难控制活动者，应暂缓检查。

2. 对急性颅脑外伤、急性脑卒中、先天性颅脑发育不全可只做平扫，对疑有颅内转移性肿瘤、颅内肿瘤术后复查或只有增强扫描才能显示病变的病人可只做增强扫描。一般病人常规先平扫后再作增强扫描。

3. 为减轻造影剂不良反应，增强扫描前可静注地塞米松10 mg。为了提高预防效果，对于个别可疑高危病人可于静脉注入地塞米松前服用氯苯那敏4 mg、泼尼松10 mg，以加强预防效果。

4. 对于高危病人（包括肾功能减退、哮喘、荨麻疹、多种药物过敏、糖尿病、失水状态及心脏、肝或肾功能损伤者、60 岁以上老年人及 1 岁以下婴儿等）应采用非离子型造影剂，但非离子型造影剂并非绝对安全，故使用时亦应注意观察，不能麻痹大意。

【问答】

1. 阅读颅脑 CT 和 MRI 图像应观察哪些结构？

阅读颅脑 CT 和 MRI 图像应观察以下结构：①脑实质。②脑室系统。③脑沟、脑裂、脑池。④中线结构。⑤颅骨。⑥头皮。

2. 简述颅脑疾病 CT 扫描基本病变表现。

（1）脑实质密度改变：低密度、等密度、高密度、混杂密度。

（2）对比增强情况：均匀性强化、不均匀性强化、环形强化、无强化。

（3）脑室和蛛网膜下隙改变：占位效应、脑萎缩、脑积水。

（4）颅骨骨质改变：骨质破坏、骨质增生、骨折、蝶鞍或内听道扩大等。

二、胸部 CT 扫描

【适应证】

1. 肺部感染性疾病，如肺炎、肺脓肿、肺结核、肺部真菌感染等。

2. 肺肿瘤，如原发性支气管肺癌、肉瘤、类癌、转移瘤、错构瘤、血管瘤等。

3. 胸腔及胸膜疾病，如胸膜增厚、胸膜粘连与钙化、间皮瘤、转移瘤、包裹积液、胸腔内游离液体等。

4. 气管支气管病变，如肺不张、肺气肿、慢性支气管炎、支气管扩张等。

5. 其他疾病，如胸部包虫病、胸部外伤、肺部弥漫性疾病、肺内动静脉畸形等。

【禁忌证】

1. 普通扫描一般无禁忌证，当肺内或胸壁存在金属异物时会影响图像质量和诊断。

2. 肺部增强扫描的禁忌证与静脉注射碘造影剂的禁忌证相同。

【操作要点】

（一）普通扫描

1. 病人仰卧，两臂上举抱头，使胸部正中矢状面与检查床面中线在同一平面上。对于驼背或脊柱强直的病人可采取俯卧位，头转向一侧或下颌朝下，其他同仰卧位。有时为了了解胸水的流动性，鉴别包裹性积液或背部肺组织内坠积改变时，可采用俯卧位或其他特殊体位。

2. 摄胸部正位定位像。

3. 扫描范围常规应包括肺尖至肺底，如 X 线胸片上已发现病灶或可疑病灶，可先做全肺扫描，然后针对病灶部位作补充扫描。层厚 5～10 mm，间隔 5～10 mm。

4. 对肺内小病灶或需分析病灶内部结构及边缘性状，可行 2～5 mm 间隔的薄层连续扫描或重叠扫描。

（二）增强扫描

1. 应于静脉团注造影剂后行快速连续扫描。一般用 60％复方泛影葡胺或 300 mgI/mL 的非离子型碘造影剂 100 mL。小儿用量按 1. 5~2 mL/kg 计算。

2. 增强扫描是在平扫基础上进行的，原则上扫描层面应与平扫保持一致。必要时对病变局部位可增加扫描层面。

（三）肺部螺旋 CT 扫描

1. 自肺尖向下扫至肺底，层厚 5~10 mm，床速 5~10 mm/s，在扫描过程中要求病人吸气后屏住呼吸。一般需做两次螺旋 CT 扫描完成全肺扫描。如用于肺内小结节病变的检查，则应将层厚控制在结节直径大小的一半以内，对病变局部作层厚 2~5 mm、床速 2~5 mm/s 扫描，用 1~2 mm 的间隔经病灶中心进行重建处理。

2. 如需做增强扫描，所用造影剂浓度为 300 mgI/mL 优维显或碘海醇或 60％复方泛影葡胺，用量为 1.5 mL/kg 体重，注射速度为 2~3 mL/s。如欲做肺动脉造影，延迟扫描时间为 10 秒。如欲做主动脉造影，延迟扫描时间为 15 秒。

3. 如要鉴别血管变异与淋巴结的部位应做连续扫描或重叠扫描。

（四）高分辨率 CT（HRCT）扫描

1. 适用于肺弥漫性病变，如支气管扩张、肺内孤立性小病灶等。一般无禁忌证，当扫描范围内（肺内、纵隔内或胸壁上）有金属异物时，金属伪影将影响图像质量，以致无法做出诊断。

2. 通常采用 512×512 矩阵，120~140 kV，240~260 mAs，1~2 mm 层厚，骨算法参数重建，尽量用小显示野包括全部肺组织。如果是肺弥漫性病变，用 1.5 mm 层厚，10 mm 间隔做全肺非连续扫描；或先做全肺常规 CT 扫描，然后取兴趣区做薄层 HRCT 扫描。也可取数个代表层面做 4~6 层薄层扫描，一般取主动脉弓、肺门以及膈上 3 个平面，代表上、中、下肺野。

3. 对于肺内小病变和支气管扩张，一般是在全肺常规 CT 扫描的基础上，取兴趣区作 HRCT 薄层扫描。如检查肺内小病变，应将层厚控制在病变直径大小的一半以内，同时应注意适当改变病人体位使病变移到显示野中央部位。照片窗宽、窗位：W 1 000~1 500 Hu，L−500~−700 Hu。使用窄窗条件（W 500~750 Hu，L−750~−800 Hu）能增强病变与正常肺组织的对比，有助于发现早期病变。使用宽窗（2 000 Hu）可以降低肺实质结构之间的对比度，有利于血管、支气管和空气支气管象的显示。

【注意事项】

1. 照片应包括肺窗和纵隔窗。窗宽、窗位：肺窗 W 1 600~2 000 Hu，L−800~−600 Hu；纵隔窗 W 300~400 Hu，L 30~40 Hu。

2. 对肺内小结节或肿块病变，要测其密度及病灶的大小，并标示于图像上一并照片。测量病变大小一般应在肺窗图像上进行。

3. 要做好病人屏气训练，一般于平静呼吸的吸气末屏气扫描。

4. HRCT 是作为一种对普通 CT 扫描的补充方法来使用的，主要用来观察肺内病变，一般不用作增强扫描。

【问答】

1. CT 检查对于胸部哪些疾病诊断有价值?

（1）用于胸膜、肺部、纵隔等部位疾病诊断：其中对于胸膜肿瘤、肺部弥漫性疾病、肺癌、纵隔肿块的鉴别诊断有较大价值。

（2）鉴别包裹性胸腔积液与实性肿块：有助于肺癌的鉴别和确定分期；可发现胸片不能发现的肺部弥漫性间质病变的早期表现；能发现胸片不能发现的转移瘤。

（3）鉴别纵隔肿块的性质（如脂肪、囊性、实性及血管性）：增强扫描有助于区别血管性疾病与肿瘤，发现胸片上难以发现的纵隔肿瘤或淋巴结增大。

（4）CT 对肺门区肿块的鉴别诊断明显优于胸片。

2. 何谓高分辨率 CT?

高分辨率 CT 是指采用薄层厚（1～2mm）扫描及高分辨率算法（骨算法）重建，以提高图像空间分辨率的 CT 扫描技术。肺部高分辨率 CT 对弥漫性肺间质病变及支气管扩张的诊断具有突出效果。

三、肝脾 CT 扫描

【适应证】

1. 恶性肿瘤（原发、继发）。

2. 血管瘤及其他良性占位性病变。

3. 脓肿、寄生虫病。

4. 肝、脾弥漫性病变。

5. 血管病变。

6. 外伤。

7. 先天畸形与变异。

【禁忌证】

一般无禁忌证，增强扫描的禁忌证与静脉注射碘造影剂的禁忌证相同。

【操作要点】

检查前 30 分钟口服 2%复方泛影葡胺 500～800 mL，浓度不宜过高，否则将产生伪影。

（一）普通扫描

1. 常规取仰卧位，双手上举抱头。如有特殊需要可辅以左、右侧卧位或俯卧位，如采用右侧卧位可较好地显示左肝外叶。

2. 扫腹部正位定位像。

3. 扫描范围包括全肝，脾脏检查应包括全脾，从肝脏膈顶部至肝下缘为止，甚至包括整个上腹部或全腹部，视病情而定。

4. 常规层厚 10 mm，间隔 10 mm，小病灶宜改用薄层（2～5 mm）。

（二）增强扫描

1. 增强扫描的目的和优点：①显示平扫不能显示的病灶。②根据病灶的增强特征鉴别病灶性质。③显示肝内血管解剖。④显示轻度扩张的肝内胆管更为清晰。⑤肝门结构显示更清楚。

2. 增强扫描方法：可大致分为以下几种（可根据设备情况和病情灵活选用）。

(1) 快速滴注增强扫描：通常以 1 mL/s 的速度快速滴注 60％复方泛影葡胺或 300 mgI/mL 优维显（或碘海醇）造影剂 160～180 mL。注入造影剂 50 mL 后开始扫描。此法增强效果一般，现已较少使用，但如 CT 机扫描速度慢，仍较合适。

(2) 团注非动态增强：注药速度 2～3 mL/s，总量国人以 80～100 mL 为宜，即在40～50 秒内将所有造影剂注射完毕。此法适用于扫描范围小或扫描层面不多的病例。如扫描范围大、层面多，可采用改进的方法，即团注与滴注相结合，效果较好。此法需采用 CT 增强注射器。方法是采用 2～3 mL/s 的注射速度，将前 50 mL 注射完毕即开始扫描，以后改用 1 mL/s 的速度将剩余的 30～50 mL 造影剂注射完毕。

(3) 团注动态扫描：团注解决了造影剂进入血液和脏器快的问题，动态扫描又同时解决了短时间完成扫描的要求，增强效果较理想。此法又分两种，即进床式动态扫描和同层动态扫描。进床式动态扫描以发现病灶为主要目的，扫描范围包括整个肝脏；同层动态扫描主要研究病灶的增强特性，即病灶在动脉期、门脉期和平衡期的增强表现特性，此法最好使用螺旋 CT。此外尚有改良式同层动态扫描，适用于 1～2 cm 直径的小病灶。

(4) CT 血管造影：是将 CT 与血管造影技术相结合的一种检查方法，病灶检出率高，定性较准确。此法又分 CT 动脉造影（CTA）和经动脉门脉 CT 血管造影（CTAP）。此法对设备和技术要求均较高。

(5) 延迟扫描：目的是为了提高肝内小病灶的检出率。方法是在常规增强或动态增强扫描 4～6 小时后重复作全肝扫描，但一次注射造影剂量必须足够大，可用 60％或 300 mgI/mL 复方泛影葡胺的造影剂 150～180 mL，造影剂碘含量为 50～60 g。

（三）经肝动脉碘化油和乳化碘油注射扫描（碘油 CT）

有机碘具有趋肿瘤性，将碘油经血管注入病灶可显示病灶，并兼有治疗作用。

（四）照片窗宽、窗位

照片窗宽、窗位：W150～190 Hu，L40～50 Hu。增强扫描窗位可适当提高。

【注意事项】

1. 除有禁忌证者外，肝脏 CT 检查应常规作平扫加增强扫描。

2. 病人屏气要求深度一致，一定要在扫描前反复训练至熟练掌握为止。这对于小病灶作动态增强扫描尤为重要。

四、肾脏 CT 扫描

【适应证】

1. 肾脏肿瘤。

2. 肾脏感染性疾病。

3. 肾结石和尿路梗阻。

4. 先天性异常。

5. 肾移植和术后并发症。

6. 平扫的适应证主要为肾、输尿管钙化或结石、肾内或肾外出血。

【禁忌证】

同肝 CT 扫描。

【操作要点】

检查前口服 2%～3% 复方泛影葡胺 500～800 mL。

（一）普通扫描

病人取仰卧位。平静呼吸屏气扫描。扫描范围应包括双侧全肾，常规层厚与间隔均为 10 mm，小病灶加扫 3～5 mm 薄层。如发现有输尿管病变，应向下扫至盆腔。

（二）增强扫描

增强扫描使用的造影剂种类和浓度，主要有两种方式。

1. 快速团注法：造影剂 50～80 mL。

2. 快速滴注法：经肘静脉或足背静脉快速滴注造影剂 100～150 mL，可行普通增强扫描或连续动态扫描。

（三）照片窗宽、窗位

照片窗宽、窗位：W180～210 Hu，L30～40 Hu。增强扫描可适当提高窗位至肾实质显示清楚为止。

【注意事项】

肾内肿瘤大多数与正常肾实质呈等密度，故平扫对局部较小占位病变价值不大。增强扫描有利于发现病变和确诊，应作为常规。如发现肾脏形态或位置异常，医师应亲自调节窗宽、窗位观察并照片，避免肾脏或腹膜后脂肪密度病变漏诊。

【问答】

1. 何谓多期扫描?

根据对比剂在各靶器官的不同增强时段而进行的不同时期的扫描，如肝脏双期扫描（动脉期、门静脉期）及三期扫描（动脉期、门静脉期、平衡期），胰腺的双期扫描（胰腺实质期、门静脉期）等。

2. 何谓螺旋 CT 经动脉门静脉造影（spiral CT during arterial portography，SCTAP）? 其成像的生理病理基础是什么?

SCTAP 是经股动脉插管，将导管置于肠系膜上动脉或脾动脉，经导管注入对比剂并对肝脏行 CT 扫描。正常肝组织血供主要来自门静脉，而肝肿瘤血供则主要来自肝动脉。行 SCTAP 时，对比剂不经肝动脉而仅经门静脉属支大量快速回流到门静脉，这样就形成了正常肝组织与肝肿瘤之间的极大的密度差，从而极大地提高了肿瘤病灶的检出率。

§10.3.3 磁共振成像（MRI）基本技能训练

一、颅脑 MRI 检查

【适应证】

1. 颅内肿瘤。

2. 脑外伤、脑出血、脑梗死。

3. 颅内感染、脑变性疾病、脑白质病。

4. 先天性脑发育畸形。

5. 颅底、鞍区和颅后窝病变。

【操作准备】

1. 认真阅读申请单，了解检查目的和重点。

2. 了解病人体内有无金属异物或金属假体，严禁将金属物品特别是铁磁性物体带入检查室内。

3. 不合作的患儿和病人，应给予镇静药。3 个月内的早孕妇女应推迟或取消检查。

4. 向病人和家属说明检查过程及配合的重要性，消除病人的紧张情绪。外耳道填塞棉球，以减少噪声的干扰。

【操作要点】

1. 病人仰卧检查床上，上肢置于身体两侧，头部置于线圈头托内，听眦线与床面垂直，头部线圈下端抵住病人的肩部。通过定位灯调整病人头位，使矢状定位光标对准面部中线，轴位定位光标与双眼外眦连线平行，并固定头位不动，进床使病人头部位于磁体中心。

2. 先行定位像扫描，通过该定位像分别行横断位、冠状位、矢状位扫描。扫描序列以 SE、FSE 为主，其他快速扫描序列有 GRE 和 IR 等，分别行 T_1WI、T_2WI。

3. 增强扫描对比剂为 Gd - DTPA，成人剂量为 0.1～0.2 mmol/kg。

4. 特殊检查方法有 MRA、PWI、DWI、DTI、fMRI、MRS 等。

二、脊椎和脊髓 MRI 检查

【适应证】

1. 脊椎和椎间盘病变：脊椎外伤、脊椎先天性畸形，脊椎肿瘤，脊椎退行性变，椎间盘突出等。

2. 脊髓病变：脊髓损伤、脊髓先天性畸形、椎管内肿瘤等。

【操作要点】

1. 颈椎和颈髓 MRI 检查：病人仰卧于检查床上，双臂置于身体两侧，将颈椎线圈置于颈部，使颈部与线圈贴紧，并固定头、颈部位置。嘱病人扫描过程中不可咳嗽、吞咽。矢状面定位光标对准鼻尖与胸骨柄切迹间连线，轴面定位光标对准甲状软骨水平。锁定位置后，进床至磁体内准备扫描。常规行矢状位、横断位扫描，根据需要补充冠状位扫描，成像序列常用 FSE、GRE。

2. 胸椎和胸髓 MRI 检查：病人仰卧于检查床上，双臂置于身体两侧，使线圈上端超过双肩。矢状面定位光标对准身体正中线，轴面定位光标对准第 4 胸椎椎体水平。锁定位置后，进床至磁体内准备扫描。扫描方位和成像序列与颈椎基本相同。

3. 腰椎和腰髓 MRI 检查：病人仰卧于检查床上，使双侧髂骨嵴连线位于线圈中部。矢状面定位光标对准身体正中线，轴面定位光标对准髂骨嵴或稍上方水平。锁定位置后，进床至磁体内准备扫描。扫描方位和成像序列与颈椎基本相同。

§10.3.4　超声成像基本技能训练

一、肝脏疾病 B 超探测

【准备工作】

1. 向病人解释超声检查是无损伤、无痛苦、安全的检查方法。对传染性疾病病人需采取相应预防隔离措施（探头消毒、床单更换等）。

2. 仪器准备：①先开电源及稳压器。②待稳压后方开仪器开关。③将增益调节在适中位置。

【病人体位】

1. 仰卧位：为常规探测体位，病人仰卧，平稳呼吸，两手上抬至头侧枕上，以使肋间距离加宽，便于置放探头，适合探测肝左、右叶大部分区域（图 10-5）。

2. 左侧卧位：病人向左侧转体 90°，适合探测肝脏右后叶的病变（图 10-6）。

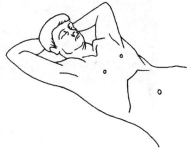

图 10-5　仰卧位

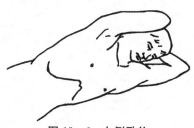

图 10-6　左侧卧位

3. 右侧卧位：在显示肝左外叶（尤其在胃肠胀气时）较为有用。

4. 坐位或半卧位：肝下缘位置偏高，仰卧位探测肋缘下显示不够满意者，取坐位或半卧位配合深吸气后屏气，常可从肋缘下获得较满意的左右肝膈顶部声像图（图 10-7）。

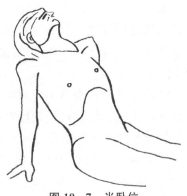

图 10-7 半卧位

【探测方法和步骤】

1. 先从右锁骨中线第 5～6 肋间或第 4～5 肋间开始探测，并确定肝上界的位置，然后沿肋间逐一向下探测，观察每一肋间切面声像图的改变，注意门静脉、肝静脉、肝内外胆管以及胆囊的变化（图 10-8～图 10-10）。

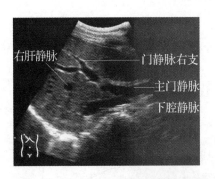

图 10-8　右锁骨中线第 5 肋间斜切面

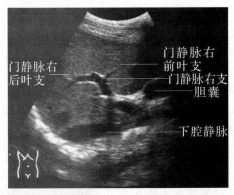

图 10-9　右锁骨中线第 6 肋间斜切面

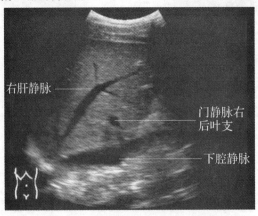

图 10-10　右锁骨中线第 7 肋间斜切面

2. 右肋缘下纵切观察肝在锁骨中线肋缘下的厚度和长度，并沿肋缘下肝下缘处斜切，观察第1、第2肝门及肝静脉的一系列图像。通过第2肝门显示肝右静脉长轴斜切面图，测量右肝最大斜径，注意需要在胆囊右侧测量（图10-11～图10-13）。

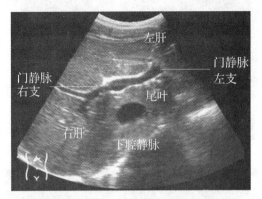

图10-11 右肋缘下第一肝门斜切面

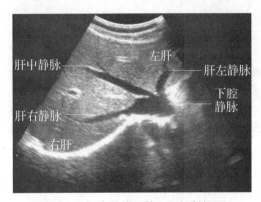

图10-12 右肋缘下第二肝门斜切面

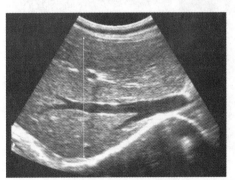

图10-13 肝右静脉长轴斜切面图测量右肝最大斜径

3. 剑突下观察肝左叶各个纵切面的图像，应尽可能显示左叶肝的上缘，并通过深吸气后进行比较观察。通过腹主动脉矢状面记录左肝长度和厚度，通过下腔静脉矢状面记录尾叶长度（图10-14、图10-15）。

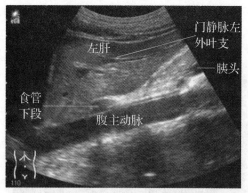

图 10-14　经腹主动脉左肝矢状面

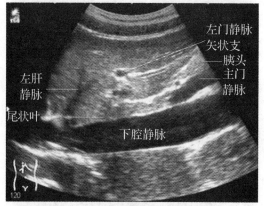

图 10-15　经下腔静脉左肝矢状面

4. 沿剑突下肝下缘做向上后方向的斜切面，观察肝左叶门静脉的结构，并显示门静脉左支切面，记录尾叶的宽度和厚度（图 10-16）。

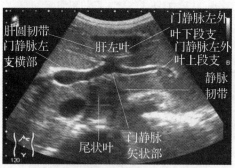

图 10-16　剑突下肝左叶斜切面

5. 沿右肋弓缘将声束指向肩部，嘱病人深呼吸，进行观察比较，常可显示以上各切面中遗漏的区域或病变。

6. 当发现肝内病灶时，从纵、横、斜各切面图观察并记录，尤需注意肿块与第1、第2肝门的关系。

7. 应同时观察脾脏有无改变并测其厚度及肋缘下长度，必要时测脾长度和脾静脉宽度

（图 10 - 17）。

8. 同时观察肝门有无肿大淋巴结，有无胸腹腔积液及胆囊有无变化。

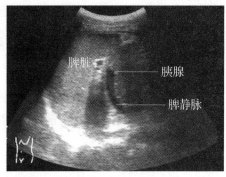

图 10 - 17 脾脏切面

【肝脏正常参考值及测量】

1. 右肝最大斜径：不超过 12～14 cm。以右肝静脉注入下腔静脉的肋下缘最大斜切面声像图为标准，测量肝脏前后缘之间的最大垂直距离，注意需要在胆囊右侧测量。

2. 肝右叶前后径：在肋间切面声像图上测量得到的肝脏前后缘的最大垂直距离，不超过 8～10 cm。

3. 左半肝厚度和长度：通过腹主动脉的矢状切面声像图作为测量左肝厚度和长度的标准切面，厚不超过 5～6 cm，长度不超过 5～9 cm，两者相加不超过 15 cm。

4. 右锁骨中线肋缘下肝长度：正常平稳呼吸时一般探测不到，深吸气时长达 1.5～6.0 cm。

5. 肝尾叶宽度和厚度：通过门静脉左支的斜切面测量下腔静脉与门静脉左支之间的距离为尾叶厚度，下腔静脉右侧缘至肝尾叶左端为宽度。宽度不超过 4 cm，厚不超过 2 cm。

【问答】

1. 探测肝脏应注意什么？

（1）探头应于探测区内连续进行观察，不应点状跳跃式探测。

（2）在每一探测切面进行观察时，应将探头进行最大范围的弧形转动，可连续广泛地对肝内结构和病灶进行观察。

（3）在肋间斜切探测时，应让病人做缓慢的深呼吸运动，以观察到大部分肝脏，减少盲区，特别是肝上缘近膈区。深呼气比深吸气观察到的肝范围要广泛，注意勿遗漏近膈肌区的小病灶。

2. 为什么探测肝脏时要同时观察脾脏的变化？

因为很多肝脏疾病，如常见的肝硬化、慢性迁延性肝炎、血吸虫肝病等均常有脾大。原发性肝癌常合并肝硬化，探测脾脏有助于鉴别诊断。

3. 为什么探测肝内占位病变时需记录与第 1、第 2 肝门的关系？

对临床估计预后和决定治疗方案及手术方式有重要意义。

4. 为什么探测肝内占位性病变时，需记录门静脉各分支及主门静脉大小及其内有无癌栓？

因为肝癌病人常发生门静脉癌栓，而超声显像较 CT 检查容易发现，这对估计预后及决定治疗方案有重要价值。特别是对难以做出诊断的弥漫型肝癌，当发现门静脉有癌栓时，有助于诊断。

5. 为什么探测肝脏病变时要同时记录有无胸腹腔积液？

因为靠膈顶部的肿瘤及肝脓肿容易刺激膈肌产生反应性胸膜炎，而致胸腔积液。肝硬化、肝癌病人常出现腹水，常规探测有助于判断病情，估计预后。

二、胆系疾病 B 超探测

【准备工作】

1. 向病人解释超声检查是一种无创伤、无痛苦、安全的检查方法。要求禁食 8 小时以上（小儿禁食 5 小时），检查前 24 小时停用影响排空胆汁的药物如阿托品、利氮素等，以上午空腹检查为宜。

2. 因横结肠内容物和气体较多而干扰胆囊胆管成像和观察时，可灌肠排便后检查。

3. 超声检查应在胃镜、X 线胃肠和胆系造影后 2～3 日进行。

4. 黄疸者需先查肝功能，以便采取相应的隔离措施。

5. 仪器准备：

（1）先开启电源及稳压器。

（2）待稳压 2～5 分钟后方打开仪器开关。

（3）增益调节可与探测肝脏相似或稍降低，使管壁显示较清晰。调节动态范围在适当的位置上，适当提高远场增益。

【病人体位】

1. 仰卧位：为常规探测体位，检查方便，病人舒适，但受胃肠气体干扰多。

2. 右前斜位：病人向左转体 45°是常用的体位。此体位可使肝和胆囊向左下移位，扩大肝胆作为超声窗的利用，减少胃肠气体的干扰，从而提高胆囊颈部及肝外胆管的显示率。

3. 坐位或站立位：可使肝、胆囊轻度下移，有利于观察胆囊结石移动和胆囊底部病变，同时可提高总胆管下段的显示率。

【探测方法和步骤】

1. 右上腹腹直肌外缘纵切：可显示胆囊纵断面，长轴多向左倾斜，沿该轴附近纵断与横断，能显示胆囊与肝脏和肝门的影像解剖（图 10 - 18、图 10 - 19）。

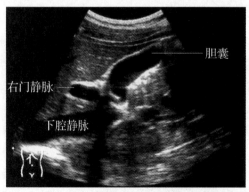
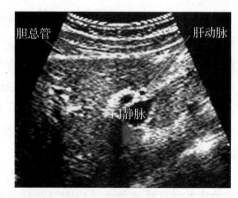

图 10 - 18　右上腹腹直肌外缘纵切面　　图 10 - 19　右上腹直肌外缘横切面显示肝门结构

2. 右肋缘下斜切：探头向右移动可显示右肝门静脉右支、右肝管和胆囊；向左移动，可见左肝、门静脉左支及其腹侧伴行的左肝管（图 10 - 20、图 10 - 21）。

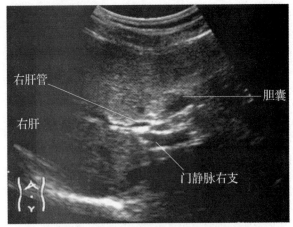

图 10 - 20　右肋缘下斜切面显示右肝管

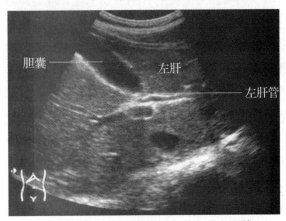

图 10 - 21　右肋缘下斜切面显示左肝管

3. 右肋间斜切：一般于第 6~9 肋间可获得右肝、胆囊以及门脉右支伴行的右肝管直到肝总管的纵断图像。

4. 右上腹正中旁斜切：为获肝外胆管的纵断图像，往往上段向右斜，下段与脊柱平行或向右曲折，需追踪至胰头（图 10 - 22、图 10 - 23）。

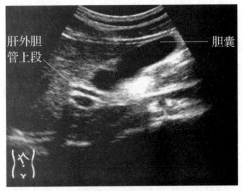

图 10 - 22　右上腹正中旁斜切显示肝外胆管上段

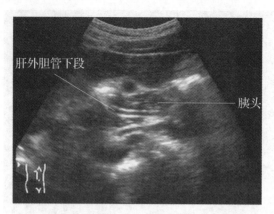

肝外胆管下段

胰头

图 10-23 右上腹正中旁斜切显示肝外胆管下段

5. 上腹部横切：可显示胰头背外侧胆总管的横切图像，同时可观察胰头和胰管有无异常，此切面对发现胆总管下段病变十分重要。

6. 应同时探查肝及胰腺。

【胆系声像图正常参考值】

1. 胆囊长径一般不超过 9 cm，前后径不超过 3 cm，壁厚不超过 3 mm。

2. 左右肝管内径不超过 2 mm。

3. 二级以上胆管难以清晰显示。

4. 肝外胆管上段不超过 5 mm，下段不超过 8 mm。

【问答】

1. 为什么 B 超检查胆道前需禁食？

为了使胆囊胆管内充盈胆汁以便观察胆囊的收缩功能，同时可减少胃肠气体和内容物的干扰。

2. B 超探查胆囊颈部结石时应注意什么？

注意采用右前斜位的方法，有利于结石移动至体部。由于囊壁和结石紧密相接触，其强光团变得不明显，而仅表现为胆囊肿大或颈部有声影。因此，借助脂餐试验，可了解颈部是否阻塞。

3. 改善肝外胆管超声显像有哪些方法？

（1）对常规检查显示不满意者可在检查前 3 日禁食多渣和易产气食物，检查前 1 日晚餐仅进流质，睡前给缓泻剂（可用番泻叶 5g），检查当日禁早餐。

（2）检查时饮水 500～700 mL，然后右侧卧位或坐位，使胃十二指肠充盈，并在此部位用力向两侧移动探头，把气体推开以显示下段胆管及胰头，并做胆总管的横切扫查，可较快发现病变。

（3）膝胸卧式：用探头反复挤压胆管部位腹壁，可使胆管下段的结石上移而容易显示，也有利于对无声影和弱声影的结石或肿瘤的鉴别诊断。

4. 为什么超声探查胆道疾患时需同时探查肝脏和胰腺？

因为鉴别肝内或肝外梗阻的关键在于肝内胆管是否扩张，因此需仔细检查肝内胆管扩张与否及扩张的程度，在黄疸原因待查时特别重要。一般认为结石性胆道疾病人扩张程度轻，肿瘤性疾病的扩张较明显。除需鉴别肝内外梗阻，尚应确定梗阻部位。如胆总管全段均扩张，病变多在壶腹部及胰头部，此时一定要探测胰腺及胰管的情况，以便确定病变在瓦特壶腹部或胰头部。胆总管下段病变也需探测到胰头背外侧的水平。其他如胆囊癌、胰腺癌常见肝内侵犯转移。胆汁性肝硬化肝脏常显著肿大，光点增强，分布欠均匀。

5. 如何提高 B 超检查胆囊结石的阳性率？

（1）若胆结石太小，可选用高频探头。

（2）使声束垂直入射于体表和结石面。

（3）选用合适深度的聚焦探头，使结石位于声束的聚焦带内。

（4）适当降低增益条件，尤其是结石后方的增益不宜过强。

（5）力求使结石的后方区域避开肠襻气体强回声的干扰。

（6）可反复改变体位。

（7）可做脂餐试验。

（8）必要时嘱病人第 2 日再检查。

三、肾脏疾病 B 超探测

【准备工作】

1. 向病人说明超声检查无创、安全、可靠，也无须禁食。

2. 仪器准备：同本章"肝脏疾病 B 超检查"。

【病人体位】

1. 侧卧位：为最常用的探测位，病人被探测侧的手举过头部，必要时可用一枕头垫于对侧腰部，以便操作。

2. 俯卧位：此法也常用，可用一枕头置于腹侧。对于腰背部软组织较厚者图像常不如侧卧位清晰。

3. 仰卧位：多作为辅助切面采用，或用于显示肾血管情况。

【探查方法和步骤】

1. 冠状切面：将超声扫查线位于腋后线，使声束指向内偏前方，探到肾脏后，再调整位置和声束方向，以获得肾的最长径和肾门为准。一般肾呈豆形，由于肾上极较深略偏后，下极较浅略偏前，且左右肾上极分别被脾、肝所覆盖，故扫查时应注意探头位置（图 10 - 24、图 10 - 25）。

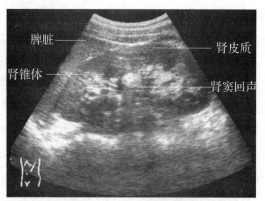
图 10 - 24　左肾冠状面

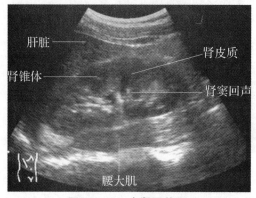
图 10 - 25　右肾冠状面

2. 背部切面：如病人肥胖，其图像不如侧腰部探查清晰，由于肾位于背部肌层深处，上极靠内侧，下极偏外侧，虽易显示肾的形态，但难以显示肾门，同时因上极受肺的遮盖，故需通过呼吸活动的调节才能显示上极。一般左肾中上部前方可见脾静脉和胰尾，而右肾中上部前方为肝或胆囊及下腔静脉，两肾中下部前方均为肠腔（图 10 - 26、图 10 - 27）。

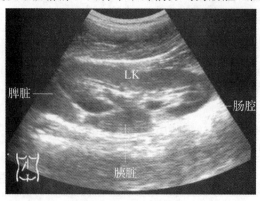
图 10 - 26　左肾背部切面

3. 腹部扫查可借助肝脾作为声窗以显示肾脏，同时可了解肾血管情况。

总之，当探测出肾的最大长轴切面后，必须配合对肾的短轴及斜切面扫查，以证实长

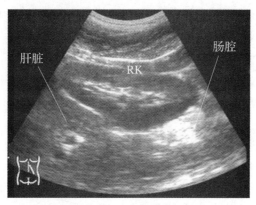

图 10 - 27　右肾背部切面

轴扫查时所获信息。

【肾脏声像图正常参考值】

肾的大小出入较多,一般各径值男>女,左肾>右肾,范围为：长 10～12 cm,宽 5～6 cm,厚 3～4 cm。在实际工作中只有当肾脏过分巨大或过分缩小才有诊断学意义。

【问答】

1. 为什么超声探测肾脏时多采用冠状切面?

(1) 容易探测到肾的上极。

(2) 声像图显示与传统前后位 X 线肾盂造影片方位同,易为临床医师所接受。

(3) 侧腰部腹壁肌层薄,并可利用肝脾作为声窗,使透声好,图像清晰。

2. 经背部超声扫查为什么要嘱病人做呼吸动作?

经背部纵切时,有时肾上极受肺遮盖而不能显示。呼气时部分病人肺下界上移,可显示肾上腺,而部分病人吸气时肾上极可遮盖更多,需吸气下检查,故选择呼气还是吸气要根据情况来决定。

3. 肾实质回声和肾窦回声的表现如何? 各包括哪些内容?

(1) 肾实质回声包括肾皮质回声及肾髓质回声(即锥体回声),其回声均较低,且后者更低。

(2) 肾窦回声包括肾盂、肾盏、血管和脂肪组织等回声,又称为集合系统,通常呈一椭圆形高回声区,位于肾的中央。

4. 肾集合系统分离前后径超过多少才定为肾盂积水?

大量饮水后,膀胱充盈,集合系统的中间可有无回声出现,一般多在 1 cm 以内,不得超过 1.5 cm,否则可定为肾盂积水。

四、心脏超声探测

【准备工作】

1. 病人准备：首先向病人介绍此项检查的方法和目的,以取得病人配合。病人取仰卧位或左侧 30°、45°或 90°卧位,平稳呼吸。如病人心功能不好,应将其头部抬高,尽量避免心脏移动。如病人肋间隙狭窄，嘱其左臂上抬，以增加肋间隙的宽度。进行胸骨上窝检查时，可取坐位或仰卧位，将病人肩部垫高，使颈部裸露。检查剑突下切面，应让病人双腿弯曲，腹部放松。

2. 仪器准备：根据仪器的不同型号，按说明书指示先后打开稳压电源，调整探头频率、增益、灰阶、探查深度、聚焦范围、动态范围和心电图等。

【检查方法】

涂适量耦合剂于检查部位，探头置于心前区常规探查部位，自内向外，自上到下，逐个肋间隙移动，以获得清晰的图像和了解心脏的全貌。

（一）M型超声心动图的基本检查方法

1. 定点检查：探头固定于某一点，声束方向不变，观察心脏某一径线上各层次的形态及活动情况。如探查心底波群，可观察右室流出道、主动脉根部、主动脉瓣及左房和左房后壁活动情况（图 10 - 28～图 10 - 32）。

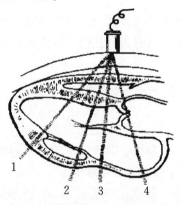

图 10 - 28　M型超声心动图扫查示意图

声束由心尖向心底扫查，位置依次为心尖部（声束 1）、二尖瓣前后叶部（声束 2）、二尖瓣前叶部（声束 3）和心底部（声束 4）

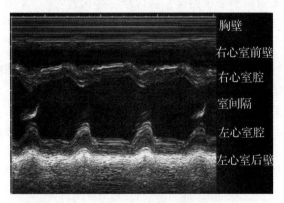

图 10 - 29　左心室心尖部 M 型超声心动图

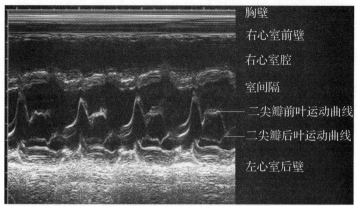

图 10‑30　二尖瓣前后叶 M 型超声心动图

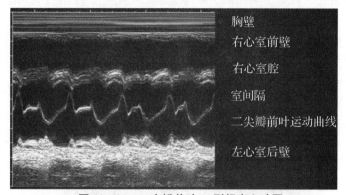

图 10‑31　二尖瓣前叶 M 型超声心动图

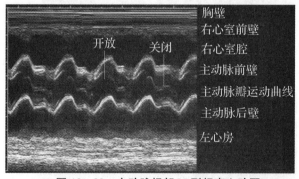

图 10‑32　主动脉根部 M 型超声心动图

2. 滑移探查：探头置于肋间隙，缓慢向一个方向移动，此时声束方向亦有移动，借以观察心脏水平面上各个结构的相互连续关系，如主动脉前壁与室间隔、主动脉后壁与二尖瓣前叶互相移行等情况。

（二）B 型超声心动图的基本检查方法

探头的声束呈扇形切面，一般分纵轴、横轴、心尖四腔心切面探查。

1. 纵轴切面：扫查轴心一般置于胸骨左缘第 3～4 肋间，正常图像可以观察到心底部的右室流出道、主动脉前壁、主动脉和主动脉瓣、主动脉后壁、左房和左房后壁。心室部

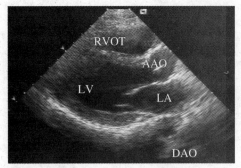

图 10 - 33　左心长轴切面

RVOT：右心室流出道；AAO：升主动脉；LA：左心房；LV：左心室；DAO：降主动脉

分可以观察到右室前壁、右室、室间隔、左室腔和二尖瓣叶、左室后壁（图 10 - 33）。

2. **横轴切面**：在纵轴切面上将探头顺时针方向转动 90°，形成垂直于心脏切面的图形，然后稍微上下移动探头，即可观察到短轴的心底切面、二尖瓣水平切面、乳头肌水平切面及心尖水平切面（图 10 - 34～图 10 - 37）。

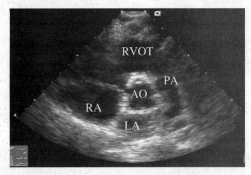

图 10 - 34　短轴心底切面

RVOT：右心室流出道；AO：主动脉；LA：左心房；RA：右心房；PA：肺动脉

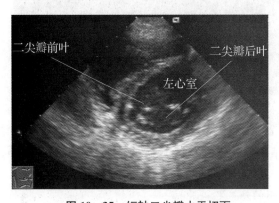

图 10 - 35　短轴二尖瓣水平切面

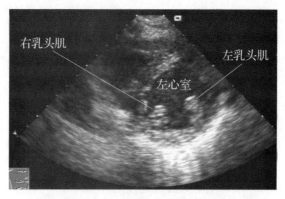

图 10 - 36　短轴乳头肌水平切面

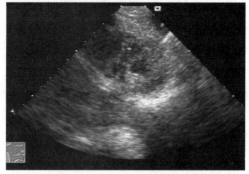

图 10 - 37　短轴心尖水平切面

3. 心尖四腔心切面扫查：心尖四腔心切面为心脏纵轴的水平面，扇尖为心尖部，扇弧为心底部，可以观察到左右心室腔、左右心房及二尖瓣、三尖瓣和房室间隔的活动（图10 - 38）。

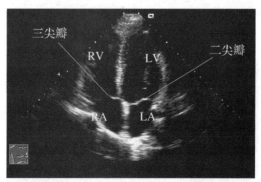

图 10 - 38　心尖四腔心切面

LA：左心房；RA：右心房；LV：左心室；RV：右心室

【问答】

1. 怎样书写和测量超声心动图的常用数据？

观察心脏的大小及活动情况，常用以下测量方法及数据单位。

（1）幅度：指心脏上下活动两垂直点的距离（mm），如二尖瓣前叶曲线上 DE 幅度即为曲线上 D 点到 E 点上缘的垂直距离。

(2) 间期：即曲线前后两点所经历的时间，通常以秒（s）计算。

(3) 速度：指单位时间内心脏上下活动的距离（mm/s），如 EF 下降速度。

(4) 内径：某一腔室的垂直距离为内径（mm），如主动脉内径。

(5) 厚度：心脏某一实质性结构的上下径（mm），如室间隔的厚度。

2. 试述超声多普勒检查时各瓣膜口血流速度的正常参考值。

目前全国尚无统一标准。一般资料表明，二尖瓣血流速度为 0.9(0.6～1.3)m/s，三尖瓣血流速度为 0.5(0.3～0.7)m/s，肺动脉瓣血流速度为 0.75(0.6～0.9)m/s，左室流出道血流速度为 0.9(0.7～1.1)m/s，主动脉血流速度为 1.35(1.0～1.7)m/s。儿童血流稍快。

五、妇科 B 超探测

【操作准备】

妇科 B 超检查前，必须适当充盈膀胱（要求病人憋尿）。

【操作步骤】

1. 体位：最常采用的体位是仰卧位，病人位置较固定，操作方便。

2. 探测方法和步骤：充分暴露下腹部，涂以耦合剂，探头自耻骨上至剑突下连续行纵向、横向及斜向扫查，不同角度扫查可获得多方位的 B 超图像。

3. 正常声像图：

(1) 子宫：纵切面扫查时，在充盈的膀胱后方见子宫纵切面声像，呈倒置梨形。其位置有 3 种：前倾前屈位、水平位和后倾后屈位。子宫浆膜层呈光滑的线状回声，浆膜层下为较厚的子宫肌层，呈均质低回声；子宫中部为宫腔和内膜，呈现一强线状及梭状回声，称为宫腔线（图 10-39）。横切面扫查，在膀胱后方显示椭圆形的子宫体回声，即双侧输卵管进入子宫的水平切面（图 10-40），再向盆腔深处扫查可见圆形的宫颈及宫颈管腔横切面（图 10-41）。

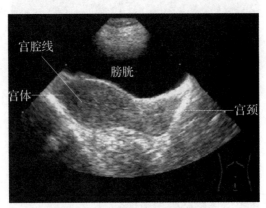

图 10-39　子宫纵切面声像图

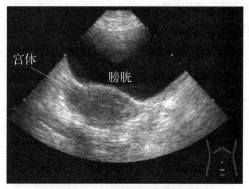

图 10 - 40　子宫横切面声像图

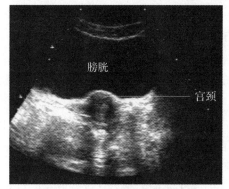

图 10 - 41　宫颈横切面声像图

（2）卵巢：卵巢呈椭圆形，实质部分呈低回声，有时可见其内的卵泡无回声，位置不固定，一般位于子宫两侧旁，也可位于子宫后方及直肠子宫陷凹内（图 10 - 42）。

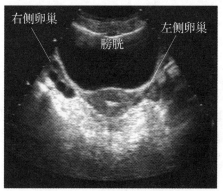

图 10 - 42　双侧卵巢声像图

右侧卵巢内可见数个小卵泡

4. 正常声像图测量：测量子宫大小，即在纵切面测量宫体的长径（宫底外缘至子宫内口的长度）和前后径（图 10 - 43），在横切面测量子宫最大横径（图 10 - 44）。正常子宫宫体长径 5～7 cm，宽 4～5 cm，厚 2～3 cm，三径累加一般 <15 cm。经产妇各径线较大，绝经后子宫萎缩各径线偏小。宫颈长径 2.5～3 cm，宫颈前后径 <3 cm。在不同切面上可测

409

量卵巢的长径，横径及前后径，正常大小为 4 cm×3 cm×1 cm。

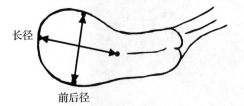

图 10-43　子宫体的长径和前后径测量示意图　　图 10-44　子宫横径测量示意图

【问答】

1. 试述妇科 B 超检查的价值。

通过妇科 B 超检查可发现有无子宫肿瘤、子宫内膜异位、子宫畸形、卵巢肿物、盆腔内炎性肿块或脓肿等。

2. 试述妇科 B 超检查方法。

妇科 B 超检查方法包括常规超声和经阴道超声。

（1）常规超声：这种方法最常见，将 B 超探头放在下腹部观察盆腔内，重点检查子宫、附件及盆腔的情况。

（2）经阴道超声：在超声机上再增加一个探头，套上薄膜，由医师或病人自己将探头伸入阴道进行检查，重点检查宫颈和子宫内膜。

3. 妇科常规超声检查前，为什么要让病人饮水？

妇科常规超声检查前半小时至 1 小时需要饮水 1 000 mL 左右，并且要憋尿憋到最大的限度。因为只有膀胱充盈到一定程度，才能将子宫从盆腔深处挤到下腹部，用 B 超观察到子宫及卵巢。

六、产科 B 超探测

【准备工作】

1. 早期妊娠（妊娠 12 周末前）者，检查前 2～3 小时不排尿，必要时饮水 500～700 mL 使膀胱中度充盈。

2. 中晚期妊娠（妊娠 13 周后至分娩前）者，检查不必充盈膀胱。

3. 向孕妇解释超声检查的安全性，对胎儿亦无影响。

4. 仪器选择及准备同"肝脏疾病 B 超检查"。

【病人体位】

1. 一般均为仰卧位。

2. 下述情况可用侧卧位：①改变胎儿位置。②鉴别孕妇腹内异常无回声区，如游离或包裹性积液、巨大囊肿等。③子宫过大，孕妇难于仰卧者。

【探测方法和步骤】

1. 暴露腹部，包括下腹和耻骨联合上缘。

2. 探头压力均匀适度，在子宫范围内先纵扫后横扫，应自左至右和自下而上连续性扫查（图 10-45）。

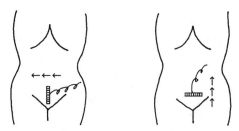
图 10-45 探头连续性扫查示意图

3. 不时侧动探头，寻找宫腔内有无妊娠改变，包括早期妊娠的孕囊、胚芽、原始心脏搏动及中晚期妊娠的胎儿、胎盘及羊水等（图 10-46、图 10-47）。

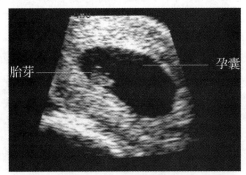
图 10-46 早孕声像图

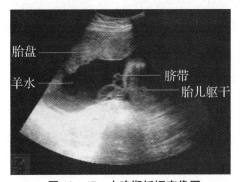
图 10-47 中晚期妊娠声像图

4. 进行产科生物学测量以估测胎龄、胎重，了解胎儿生长发育等。

5. 注意子宫壁及附件区有无肿物，有无盆腔游离积液。

【产科声像图正常参考值】

1. 未孕成年妇女：宫体长径 5~7 cm，宽 4~5 cm，厚 2~3 cm，三径累加不超过 15 cm，经产妇各径线稍增大。

2. 早期妊娠三径线累加应随孕周数增长而加大。

3. 早期孕龄测量法：

$$孕周=[孕囊平均内径(cm)+2.534]/0.7$$

$$孕囊平均内径=(纵径+横径+前后径)/3$$

一般孕 6～12 周可测头臀径（CRL）来预测胎龄，孕周＝CRL＋6.5（图 10‐48），最好连测 3 次取平均值。

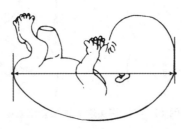

图 10‐48　胎儿头臀径测量

4. 测量双顶径、股骨长度、腹围等参数可确定正常发育、发育过长或迟缓等（图 10‐49～图 10‐51）。

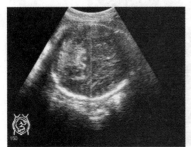

图 10‐49　胎儿双顶径测量

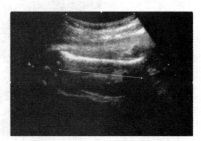

图 10‐50　胎儿股骨长测量

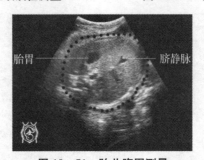

图 10‐51　胎儿腹围测量

【问答】

1. 早孕或盆腔超声扫查时为什么要先充盈膀胱？

当膀胱充盈后可达到推开肠管减少气体干扰等目的，同时可利用充盈了的膀胱作为透声窗，使后方显示更清晰。

2. B 超检查估测早孕孕龄、测量孕囊各径线时为什么要取其内径？

由于孕囊壁环状结构较厚，故取其内径较为准确。

3. B 超检查测量 CRL 时要注意什么？

（1）测量 CRL 并估算孕龄时，要求重复 3 次测量，再取平均值，以提高准确性。

（2）勿将卵黄囊误认为头臀径的部分，如此 CRL 测量值会过大。

§10.4.1　医学影像学自测试题一（X线、CT、磁共振）

一、选择题

【A 型题】

1. 影响 X 线摄片对比度的最主要因素是　　　　　　　　　　　　　　　（　　）

A. 毫安值　　B. 千伏值　　C. 焦-片距　　D. 物片距　　E. 曝光时间

2. 下述哪项措施，无助于提高 X 线摄片的清晰度　　　　　　　　　　　（　　）

A. 小焦点投照　　B. 使用滤线器　　C. 缩短焦-物距　　D. 缩短物片距　　E. 固定投照肢体

3. CT 扫描与普通体层摄影相比较，其最大优点是　　　　　　　　　　　（　　）

A. 密度分辨率高　　B. 空间分辨率高　　C. 成像速度快　　D. 显像功能全　　E. 操作简单

4. 体层摄影层面厚度的控制取决于　　　　　　　　　　　　　　　　　　（　　）

A. 旋转轴高低　　B. 旋转角度大小　　C. 曝光时间长短　　D. 球管移动快慢　　E. 球管运动轨迹

5. 腰椎前后位投照，病人双髋双膝部微屈，其目的是为了　　　　　　　（　　）

A. 显示椎间盘　　B. 显示小关节　　C. 增加反衬度　　D. 缩短物-片距　　E. 减少曝光时间

6. 焦-片距增大 1 倍，X 线胶片感光量　　　　　　　　　　　　　　　　（　　）

A. 增加 1/2 倍　　B. 增加 1/4 倍　　C. 增加 1/8 倍　　D. 减少至 1/2　　E. 减少至 1/4

7. 左、右倾后斜位支气管体层摄影的目的，是为了显示　　　　　　　　（　　）

A. 气管分叉部　　B. 左、右主支气管　　C. 中叶或舌段支气管　　D. 上叶支气管　　E. 下叶支气管

8. 关于散射线的描述，下述哪项不正确　　　　　　　　　　　　　　　　（　　）

A. 散射线是 X 线穿透人体后发生的续发射线　　B. 散射线的波长比原发射线长　　C. 散射线发生的量与穿透肢体厚度成正比　　D. 散射线具有荧光作用　　E. 无感光和电离作用

9. 增感影屏是利用荧光作用原理增加感光效应的，可使 X 线胶片的感光增益　　（　　）

A. 10%　　B. 20%～30%　　C. 40%～60%　　D. 80%左右　　E. 90%以上

10. 增感影屏的保护措施，下述哪项不合理　　　　　　　　　　　　　（　　）

A. 存放通风处，防止受潮霉变　　B. 室温 10 ℃～35 ℃，防止高温龟裂　　C. 干燥使增感作用锐减　　D. 曝晒使屏面老化　　E. 保持关闭、立放，定期清洁屏面

11. 定影液的 pH 值为　　　　　　　　　　　　　　　　　　　　　　　（　　）

A. 弱酸性　　B. 强酸性　　C. 中性　　D. 弱碱性　　E. 强碱性

12. 正常肾盂肾盏显影最浓的时间是在静脉注射造影剂后　　　　　　　（　　）

A. 1～2 分钟　　B. 5～10 分钟　　C. 15～30 分钟　　D. 30～60 分钟　　E. 60～120 分钟

13. 成人颅内压增高的主要 X 线征象是　　　　　　　　　　　　　　　（　　）

A. 头颅增大　　B. 囟门增宽　　C. 颅缝分离　　D. 脑回压迹增多　　E. 蝶鞍萎缩脱钙

14. 肺癌空洞常发生于 （　　）

A. 鳞状上皮癌　　B. 腺癌　　C. 大细胞未分化癌　　D. 小细胞未分化癌　　E. 细支气管-肺泡癌

15. 肺动脉高压各项 X 线诊断指标中，下列哪项最常见 （　　）

A. 右下肺动脉干≥15 mm　　B. 肺动脉段突出≥3 mm　　C. 肺动脉圆锥高度≥7 mm（右前斜位）

D. 肺门残根状改变　　E. 右心室肥大

16. 正常胆总管宽径不应超过 （　　）

A. 0.5 cm　　B. 1.0 cm　　C. 1.5 cm　　D. 2.0 cm　　E. 3.0 cm

17. 马蹄肾的 X 线特征表现是 （　　）

A. 肾脏低位、固定　　B. 肾旋转不全　　C. 肾轴由外上向内下斜行　　D. 肾盂扩张积水

E. 合并尿路结石、感染

18. 脑膜瘤血管造影的特征性表现是 （　　）

A. 肿瘤染色　　B. 静脉早显　　C. 颈外动脉供血　　D. 肿瘤血管栅栏状排列　　E. 血管弧形包绕移位

19. 枕骨骨折的最佳摄影位置是 （　　）

A. 前后位　　B. 后前位　　C. 水平侧位　　D. 汤氏位　　E. 颅底位

20. 慢性支气管炎诊断的主要根据是 （　　）

A. 临床病史　　B. 胸部平片　　C. 体层摄影　　D. CT 扫描　　E. 支气管造影

21. 钱氏线（Chamberlains）是硬腭后缘至枕骨大孔后唇间的连线，正常时枢椎齿状突顶点，不应超过此线上方 （　　）

A. 1 mm　　B. 2 mm　　C. 3～5 mm　　D. 6～8 mm　　E. 10 mm

22. 左侧位心脏摄片上，心后下缘与食管前缘间的间隙消失，提示 （　　）

A. 左心房扩大　　B. 左心室扩大　　C. 右心房扩大　　D. 右心室扩大　　E. 肺动脉主干扩张

23. 动脉导管未闭与室间隔缺损的鉴别诊断要点是 （　　）

A. 左心室扩大　　B. 右心室扩大　　C. 左心房扩大　　D. 肺血增加　　E. 主动脉扩张

24. 食管癌的钡剂造影表现，哪项描述不正确 （　　）

A. 管腔内不规则充盈缺损　　B. 黏膜破坏、消失　　C. 管壁僵硬　　D. 病变区界限不清

E. 钡剂通过障碍

25. 临床拟诊慢性胆囊炎，应首选哪种成像方法 （　　）

A. CT　　B. US　　C. MRI　　D. DSA　　E. SPECT

26. 颅内肿瘤钙化发生率最高者为 （　　）

A. 脑膜瘤　　B. 少支胶质瘤　　C. 垂体腺瘤　　D. 颅咽管瘤　　E. 松果体瘤

27. 指出下列哪块骨骼不是眼眶的构成骨 （　　）

A. 额骨　　B. 颞骨　　C. 筛骨　　D. 蝶骨　　E. 上颌骨

28. 透视检查时，为减少病人和医师所受的辐射量，下述哪项措施不恰当 （　　）

A. 充分暗适应　　B. 高千伏（80 kV 或以上）低毫安（2 mA 或以下）透视　　C. 尽量缩小光圈

D. 间断开闭脚闸　　E. 缩短焦-皮距离

29. 下述哪项不是大量心包积液的 X 线表现 （　　）

A. 心弓切迹消失　　B. 心搏动减弱　　C. 心尖冲动位于心影内　　D. 上腔静脉增宽　　E. 肺淤血

30. 下述哪项不是类风湿关节炎的 X 线特征 （　　）

A. 累及四肢小关节　　　B. 双侧对称性多关节受累　　　C. 关节软组织梭形肿胀　　　D. 关节间隙模糊变窄　　　E. 骨性关节强直

31. 以下哪项不是骨巨细胞瘤的诊断特征 （　　）

A. 好发于 20～40 岁　　　B. 骨端偏侧性囊性病变　　　C. 沿长骨纵向扩展　　　D. 呈肥皂泡沫状改变　　　E. 其内有纤细骨间隙

32. 骨软骨炎的好发部位是 （　　）

A. 跖骨头　　B. 股骨头　　C. 胫骨结节　　D. 月骨与舟骨　　E. 椎骨或环骺

33. 黑色素瘤 MRI 上的信号特征是 （　　）

A. T_1WI 低信号，T_2WI 高信号　　　B. T_1WI 高信号，T_2WI 低信号　　　C. T_1WI 和 T_2WI 均呈低信号　　　D. T_1WI 和 T_2WI 均呈等信号　　　E. T_1WI 和 T_2WI 均呈高信号，但 T_2WI 信号有所衰减

34. 临床拟诊为胆管结石，下述哪种成像技术为首选 （　　）

A. CT　　B. MRI　　C. CTA　　D. DSA　　E. MRA

35. 急性脑卒中首选以下哪种检查方法 （　　）

A. CT　　B. MRI　　C. MRA　　D. 颅骨平片　　E. 脑血管造影

36. 软组织的 CT 值是 （　　）

A. 10～20 Hu　　B. 20～50 Hu　　C. 100 Hu 左右　　D. −20～−10 Hu　　E. −90～−70 Hu 或更低

37. 脂肪组织 MRI 上的信号特征是 （　　）

A. T_1WI 低信号，T_2WI 高信号　　　B. T_1WI 高信号，T_2WI 低信号　　　C. T_1WI 和 T_2WI 呈等信号　　　D. T_1WI 和 T_2WI 呈低信号　　　E. T_1WI 和 T_2WI 呈高信号，但 T_2WI 信号有所衰减

【X 型题】

38. 为观察心脏血流动力学变化，可选择下述哪些成像方法 （　　）

A. 心血管造影　　B. 彩色多普勒　　C. CT 血管成像　　D. MRI 血管成像　　E. SPECT

39. 静脉法 DSA 与动脉法 DSA 相比较，具有以下哪些优点 （　　）

A. 操作简便　　B. 图像清晰度增加　　C. 造影剂用量减少　　D. 末梢血管显影清楚　　E. 病人痛苦少、安全

40. 骨龄发育延迟的疾病是 （　　）

A. 克汀病　　B. 侏儒症　　C. 佝偻病　　D. 生殖细胞瘤　　E. 肾上腺皮质增生

41. 先天性髋关节脱位的 X 线测量法是 （　　）

A. 帕金（Perkins）方格　　B. 沈通（Shentons）线　　C. 迈尔丁（Meyerdings）法　　D. 髋臼角　　E. 髂颈线

42. 长骨囊状膨胀性病变可见于下列哪些疾病 （　　）

A. 骨囊肿　　B. 巨细胞瘤　　C. 浆细胞瘤　　D. 动脉瘤样骨囊肿　　E. 非骨化性纤维瘤

43. 骨良性肿瘤的 X 线表现包括 （　　）

A. 生长缓慢　　B. 膨胀性生长　　C. 骨皮质断裂　　D. 骨膜反应　　E. 软组织侵犯形成肿块

44. 下列哪些肺部疾病可引起纵隔向患侧移位 （　　）

A. 肺不张　　B. 肺实变　　C. 肺水肿　　D. 肺发育不全　　E. 肺段隔离症

45. 肾癌 CT 扫描改变是 （　　）

A. 肾脏不规则增大　　B. 肿块边界不清　　C. 无或轻度不均匀性强化　　D. 肾周侵犯脂肪间隙

消失　　E. 静脉侵犯出现癌栓

二、填空题

1. 影响 X 线对胶片感光的因素是_____、_____、_____和焦-片距。

2. 物-片距越_____，产生影像的半影就越_____，影像也就越清晰。

3. 显影液的主要成分是_____，定影液的主要成分是_____。

4. 心脏后前位投照，要求焦-片距为_____，中心线对准_____平面垂直射入胶片。

5. 心脏右前斜位投照的旋转角度是_____，左前斜位为_____。

6. 腰椎斜位投照，主要是观察腰椎的_____和_____。

7. 乳突轴位（Mayer 位）投照，是使头部矢状面与暗盒成_____角度，中心线向足端倾斜_____角度，经乳突尖射入暗盒中点。

8. 与临床应用有关的 X 线特性是_____、_____、_____和电离作用。

9. 血管介入性放射学的主要内容是_____、_____、_____和_____。

10. 儿童后囟正常应于出生后_____内闭合，前囟在_____内闭合。

11. 关节结核 X 线上分为两型，即_____和_____，后者继发于骨干或干骺端结核。

12. 肺叶由叶间裂分隔。_____和_____将右肺分为上、中和下 3 个肺叶，左肺只有_____，分为上、下两叶。

13. 正常膈肌圆顶在正位上靠近_____，侧位上偏_____。

14. 肺结核分为 4 型，即_____、_____、_____和胸膜结核。

15. 正常成人的心胸比值不应大于_____，右下肺动脉干宽径不应大于_____。

16. 气钡双重造影，胃表面涂有薄层钡剂，显示出粗细均匀，宽度约 1 mm 的纤细沟纹，称之为_____，并勾画出许多多边形、圆形或椭圆形稍隆凸区，其大小不超过 3 mm，此即为_____。

17. 正常肾脏的轮廓光滑，其长径为_____，宽径为_____。

18. 椎管碘油造影上，髓外硬膜内肿瘤的阻塞面形态为偏侧性_____，硬膜外肿瘤为_____。

19. 脑动-静脉畸形是由_____、_____和_____所构成。

20. 表示密度的 CT 值单位为 H，水的 CT 值是 0，软组织的 CT 值范围是_____，脂肪为_____。

三、判断题

1. 滤线器的作用原理是因为吸收原发射线，从而减少了续发射线即散射线对胶片的不良影响。（　　）

2. 观察右侧颈椎孔，宜采取颈椎左后斜位投照。（　　）

3. 因为 X 线通过左、右侧位胸部的行程相同，所以影像都一样。（　　）

4. 骶髂关节前后斜位投照，投照侧关节间隙因与胶片垂直，所以显影清晰。（　　）

5. 胃肠穿孔病人，应摄取常规腹部平片。（　　）

6. 碘剂过敏试验阴性者，在使用碘剂造影时，仍有可能出现严重的过敏反应。（　　）

7. 酚红试验 2 小时总排泄量在 0.10 以下者，不宜行静脉内注射碘剂造影。（　　）

8. 腰椎正位投照时，为使上下腰椎的密度均匀一致，应将 X 线管的阳极端对准下腰部。（　　）

9. 剑突平第 11 胸椎平面。（　　）

10. 千伏值愈高，发生的 X 线波长愈短，X 线的穿透力愈强。（　　）

11. 显影液的 pH 值为弱酸性。（　　）

12. 为避免原发射线被滤线器大量吸收，中心线倾斜应沿着铅条的纵行方向。（　　）

13. 静脉尿路造影，注射造影剂后 1～2 分钟可见肾实质显影。（　　）

14. 骨骼发育过程中，骨骺软骨的出现和融合时间，称为骨龄。 （ ）

15. 乳突气房的发育自 1 岁时开始，6～7 岁时气房发育接近于成人。 （ ）

16. 长骨骨折移位，是固定骨折的近侧端，来确定远侧端的移位方向。 （ ）

17. 关节结核好发于四肢小关节，对称性累及双侧。 （ ）

18. 食管内扁圆形异物，在正位上呈冠状面，侧位上呈矢状面排列。气管内异物与之相反。 （ ）

19. 椎管碘油造影片上，油柱外缘至椎弓根内缘间距离如果超过 1.5 mm，提示髓外硬膜内占位性病变。 （ ）

20. 脑血管造影片上，额极征提示额极区的肿瘤，大脑镰征提示大脑镰旁肿瘤。 （ ）

参考答案

一、选择题

1. B 2. C 3. A 4. B 5. D 6. E 7. C 8. E 9. E 10. C 11. A 12. C 13. E
14. A 15. A 16. B 17. C 18. C 19. D 20. A 21. C 22. B 23. E 24. D 25. B
26. D 27. B 28. E 29. E 30. E 31. C 32. B 33. B 34. A 35. A 36. B 37. E
38. ABE 39. AE 40. ABC 41. ABDE 42. ABCDE 43. AB 44. AD 45. ABCDE

二、填空题

1. 管电压　管电流　曝光时间
2. 短　小
3. 米吐尔或对苯二酚　硫代硫酸钠
4. 180～200 cm　第 6 胸椎
5. 45°～55°　55°～65°
6. 峡部不连　小关节病变
7. 45°　45°
8. 穿透性　荧光作用　感光作用
9. 血管栓塞术　血管成形术　血管内药物灌注　心脏病介入治疗
10. 6 个月　1.5～2 岁
11. 滑膜型　骨型
12. 斜（主）裂　水平（副）裂　斜（主）裂
13. 内侧　前方
14. 原发型　血行播散型　继发型
15. 0.52　15 mm
16. 胃小沟　胃小区
17. 12～13 cm　5～6 cm
18. 杯口状　斜坡或梳齿状
19. 供血动脉　引流静脉　畸形血管团
20. 20～50 Hu　−70～−90 Hu

三、判断题

1. − 2. ＋ 3. − 4. ＋ 5. − 6. ＋ 7. ＋ 8. − 9. ＋ 10. ＋ 11. − 12. ＋

13. ＋ 14. － 15. ＋ 16. ＋ 17. － 18. ＋ 19－ 20. －

§10.4.2 医学影像学自测试题二（超声）

一、选择题

【A型题】

1. 用于医学上的超声频率为 （ ）
A. ＜1 MHz B. 2 MHz C. 2.5～10 MHz D. 20～40 MHz E. 40 MHz

2. 超声检查中常用的切面是 （ ）
A. 矢状面 B. 横切面 C. 斜切面 D. 冠状面 E. 锥状切面

3. 彩色多普勒技术不用于下列哪项检查 （ ）
A. 表浅器官 B. 心血管系统 C. 腹水、胸腔积液定位 D. 腹腔脏器 E. 外周血管

4. 多普勒频移 （ ）
A. 与反射体的速度成正比 B. 在脉冲多普勒系统中较大 C. 在声强极高时较大 D. 取决于所用探头阵元数 E. 连续波多普勒最大

5. 软组织中的超声衰减量 （ ）
A. 随组织厚度而增加 B. 由 TGC 曲线的范围决定 C. 随着波长减小而增大 D. 使用数字扫描转换器时无关紧要 E. 与频率无关

6. 最早在妊娠多少周时能够用超声测量双顶径 （ ）
A. 14 周 B. 12 周 C. 8 周 D. 6 周 E. 10 周

7. 彩色多普勒超声心动图图像中红色代表 （ ）
A. 朝向探头的正向血流 B. 背向探头的负向血流 C. 动脉血流 D. 静脉血流 E. 垂直探头方向的血流

8. 超声心动图最基本的检查方法是 （ ）
A. 二维超声心动图 B. M 型超声心动图 C. 频谱多普勒超声心动图 D. 彩色多普勒超声心动图 E. M 型彩色多普勒超声心动图

9. 具有较好时间分辨力的超声心动图是 （ ）
A. 二维超声心动图 B. 频谱多普勒超声心动图 C. 彩色多普勒超声心动图 D. M 型超声心动图 E. 组织多普勒显像

10. 二尖瓣狭窄超声心动图表现为 （ ）
A. 左心房、右心房扩大 B. 左心房、右心室扩大 C. 右心房、右心室扩大 D. 左心房、左心室扩大 E. 左心室、右心室扩大

11. 病人右上腹痛、发热以及白细胞计数增高，胆囊显示增大伴有回声增强的碎片，这可能提示为 （ ）
A. 瓷状胆囊 B. 水肿胆囊 C. 胆囊积脓 D. 胆囊癌 E. 胆囊积血

12. 二维超声心动图在什么切面可直接显示左冠状动脉主干和右冠状动脉近端 （ ）
A. 左心长轴切面 B. 心底短轴切面 C. 心尖四腔心切面 D. 剑突下四腔切面 E. 胸骨旁四腔切面

13. "豹皮样"回声结构是下列哪种疾病的超声表现 （　　）

A. 乳腺纤维腺瘤　　B. 乳腺癌　　C. 脂肪瘤　　D. 乳腺小叶增生　　E. 副乳

14. 超声检查时，下列哪组血管是胰腺的定位标志 （　　）

A. 脾静脉、肠系膜上动脉、腹主动脉　　B. 脾静脉、肠系膜下动脉、十二指肠动脉　　C. 腹主动脉、肠系膜下动脉、肠系膜上静脉　　D. 肠系膜上动脉、肠系膜下动脉、脾动脉　　E. 十二指肠动脉、胃左动脉、脾动脉

15. 男，54岁，超声发现膀胱内有一高回声肿块，呈菜花样，有一蒂与膀胱壁相连。该病人最可能的诊断是 （　　）

A. 膀胱炎　　B. 膀胱肿瘤　　C. 膀胱结石　　D. 膀胱内血凝块　　E. 膀胱息肉

16. 彩色多普勒血流显像的特点，以下哪项是错误的 （　　）

A. 血流方向朝向探头，显示红色　　B. 血流方向背离探头，显示蓝色　　C. 动脉血流显示为红色　　D. 出现湍流为混合色　　E. 血流速度高显示亮度大

17. 下列关于频谱多普勒技术的应用，不对的是 （　　）

A. 测量血流速度　　B. 确定血流方向　　C. 确定血流的种类如层流、射流等　　D. 了解组织器官的结构　　E. 获得速度时间积分、压差等有关血流的参数

18. 不属于乳腺恶性肿块的超声表现是 （　　）

A. 边缘轮廓不整齐，粗糙　　B. 内部回声不均匀，呈实性衰减　　C. 侧方声影多见　　D. 常有周围组织浸润　　E. 肿块内丰富高速低阻动脉血流信号

19. 具有较好空间分辨力的超声心动图是 （　　）

A. 二维超声心动图　　B. 频谱多普勒超声心动图　　C. 彩色多普勒超声心动图　　D. M型超声心动图　　E. 组织多普勒显像

20. 正常二尖瓣口和三尖瓣口血流在心尖四腔位观显示为下列哪种颜色的血流信号 （　　）

A. 红　　B. 蓝　　C. 绿　　D. 黄　　E. 五彩

21. 二尖瓣狭窄时，下列哪项是前叶运动曲线的典型改变 （　　）

A. 吊床样　　B. 城墙样　　C. 钻石样　　D. 帐篷样　　E. 圆顶样

22. 二维超声心动图检查法洛四联症，左心长轴切面显示室间隔与下列哪项相连中断 （　　）

A. 主动脉后壁　　B. 主动脉前壁　　C. 房间隔　　D. 二尖瓣前叶　　E. 三尖瓣前叶

23. 乳腺腺叶是何种超声回声 （　　）

A. 强回声　　B. 中等回声　　C. 低回声　　D. 无回声　　E. 混合回声

24. 正常肝脏超声表现，错误的是 （　　）

A. 中等回声　　B. 光点细小，分布均匀　　C. 肝内门静脉、肝静脉显示清晰　　D. 门静脉为离肝血流　　E. 肝静脉为离肝血流

25. 腹腔脏器经腹超声检查最常用的探头是 （　　）

A. 线阵探头　　B. 凸阵探头　　C. 腔内探头　　D. 矩阵探头　　E. 相控阵探头

26. 急性胆囊炎的超声表现，下列描述错误的是 （　　）

A. 胆囊增大　　B. 胆囊壁增厚，呈双边影　　C. 常伴有结石　　D. 胆囊收缩功能亢进　　E. 胆囊内可见细弱光点沉积

27. 某男体格检查超声发现右肝前叶上段有数个强回声光团伴声影，散在分布，周围无门静脉分支，肝内外胆管无扩张，其最可能的诊断是 （　　）

A. 肝内胆管结石　　B. 肝内胆管积气　　C. 肝内钙化灶　　D. 肝圆韧带断面　　E. 脂肪肝

28. 急性胰腺炎的超声表现，正确的是 （　　）

　　A. 胰腺增大，回声减低　　B. 胰腺缩小，回声增强　　C. 胰腺与周围组织分界不清　　D. 主胰管扩张　　E. 可有腹腔积液

29. 早孕期间最早于哪周能观察到胎心搏动 （　　）

　　A. 4～5周　　B. 6～7周　　C. 8～9周　　D. 10～11周　　E. 3～4周

【X型题】

30. 层流频谱特征包括 （　　）

　　A. 速度梯度大　　B. 频谱与基线间有空窗　　C. 速度梯度小、频谱窄　　D. 包络毛刺、多普勒声粗糙刺耳　　E. 包络光滑、多普勒声平滑有乐感

31. 发生多普勒效应必须具备的基本条件包括 （　　）

　　A. 有声源与接收体　　B. 没有回声或回声太弱　　C. 声源与接收体产生相对运动　　D. 有强的反射源与散射源　　E. 声源与接收体两者均处于静止状态

32. 超声检查心脏疾病的基本部位包括 （　　）

　　A. 胸骨旁位　　B. 心尖位　　C. 剑突下位　　D. 右肋弓下位　　E. 胸骨上窝

33. 超声检查胆囊内结石常见假阳性，其原因包括 （　　）

　　A. 十二指肠内气体回声　　B. 多重反射　　C. 胆囊内积气　　D. 胆囊内沉渣　　E. 胆囊癌

34. 影响超声心动图检查的因素有 （　　）

　　A. 低频率探头　　B. 衣服遮盖　　C. 良好的透声窗　　D. 接触剂过少　　E. 高频率探头

35. 超声检查的轴向分辨力取决于 （　　）

　　A. 改善聚集带　　B. 波长　　C. TGC的斜率　　D. 空间脉冲长度　　E. 改善数字扫描转换器

36. 影响超声心动图检查的因素有 （　　）

　　A. 低频率探头　　B. 衣服遮盖　　C. 良好的透声窗　　D. 接触剂过少　　E. 高频率探头

37. 二尖瓣狭窄的二维切面声像特征为 （　　）

　　A. 二尖瓣前叶舒张期呈"城墙"样改变　　B. 瓣叶增厚、回声增强　　C. 开放受限，呈"弓形"

　　D. 左心房、右心室扩大　　E. 瓣口狭小，有时可见左心房附壁血栓

38. 单纯房缺的二维切面声像表现为 （　　）

　　A. 右心房、右心室增大　　B. 室间隔突向左心室　　C. 房间隔回声失落　　D. 肺动脉内径增宽

　　E. 右心房内可见附壁血栓

39. 法洛四联症的二维切面超声心动图特征为 （　　）

　　A. 主动脉内径增宽　　B. 右心室流出道变窄　　C. 室间隔回声不连续　　D. 主动脉骑跨于室间隔上　　E. 右心室前壁增厚

40. 多普勒超声的定量分析包括 （　　）

　　A. 血流量的测量　　B. 压力阶差的测量　　C. 心肌质量的测量　　D. 瓣口面积的测量

E. 血流速度的测量

二、填空题

1. 彩色多普勒显像仪以＿＿＿＿超声断层图像为主体，还具有＿＿＿＿显示和＿＿＿＿以及＿＿＿＿型显示等多种功能。

2. 超声成像基本原理主要依据超声波传播的＿＿＿＿、＿＿＿＿、＿＿＿＿3种物理特性。

3. B超引导下，经皮针刺活检有＿＿＿＿、＿＿＿＿、＿＿＿＿3种方式。

4. 典型胆囊结石的超声表现为＿＿＿＿、＿＿＿＿、＿＿＿＿。

5. 妇科盆腔肿块依声像图表现分为_____、_____和_____3种类型。

6. 声传播时连接两个波谷之间的距离即构成_____。

7. 当腹主动脉内径大于_____可诊断为腹主动脉瘤。

8. 膀胱内肿瘤与血块的区别办法是_____扫查。

9. 心脏声学造影时，一般连续注射不得超过_____次，且两次注射时间应相隔_____分钟以上。

10. 法洛四联症 B 超从心底短轴面可显示出_____，_____，_____。

三、判断题

1. 超声声束在聚焦区内，由于声束直径变小，其强度也随之变小。　　　　　　（　　）

2. 未成熟儿颅内侧脑室前角内出现回声带是颅内出血的表现。　　　　　　（　　）

3. 超声探测胰管扩大一定是胰头有占位病变。　　　　　　　　　　　　　（　　）

4. B 超探测宫内节育器，是根据子宫内看到特殊形态的强回声图像，并有彗尾征而确诊。（　　）

5. B 超诊断胎儿脐带绕颈是根据胎儿颈周羊水中有脐带声像，且可见部分皮肤有 U 形或 W 形切迹，此多为绕颈 1～2 周的征象。　　　　　　　　　　　　　　　　　　　　（　　）

6. 超声导向穿刺选针时应采用"先细后粗"原则，抽吸时避免在同一部位反复进针。（　　）

7. 腹膜后肿瘤表现为肿瘤位置固定，不随体位改变，活动度小。　　　　　（　　）

8. B 超扫查胆总管时，可见其上段与肝动脉伴行，而下段则与门静脉平行。（　　）

9. 黄疸病人进行 B 超探测的价值在于确定是否为梗阻性黄疸，进而可发现梗阻部位及性质。（　　）

10. 肺动脉高压时，B 超发现肺动脉内径变小，右心室及右心室流出道缩小。（　　）

11. 多普勒频移大小变化与血流速度和声束与血流方向夹角的余弦直接有关。（　　）

12. 病人胃肠手术后，从肋缘下斜切，声束对准右肩，见膈肌强回声带与肝表面回声分离，其间为液性暗区，应考虑有膈下脓肿。　　　　　　　　　　　　　　　　　　（　　）

13. 在左腹 B 超探出有"假肾征"声像图时可以断定为结肠癌。　　　　　（　　）

14. 胎儿头部最大横径为双顶径，它是了解妊娠 20 周后胎龄、胎儿生长发育等的重要参考。（　　）

15. 颅内肿瘤、脓肿、血肿及脑血管瘤均可引起脑中线偏移，如 A 型探测偏移 3 mm 结合临床即有意义。　　　　　　　　　　　　　　　　　　　　　　　　　　　　　（　　）

16. 超声导向穿刺用乙醇注射治疗肝癌时，如果病人有重度黄疸或有中等量的腹水，则不能进行。　　　　　　　　　　　　　　　　　　　　　　　　　　　　　（　　）

17. 当有视盘水肿时，B 超可见视盘的巩膜部分向内陷。　　　　　　　　（　　）

18. 当超声束进心脏之前和出心脏之后均可见到液性暗区，可以诊断为心包积液。（　　）

19. 脉冲频率越高，则其纵向分辨率越好。　　　　　　　　　　　　　　（　　）

20. 超声遇到小于声束直径的红细胞时即可产生散射。　　　　　　　　　（　　）

📖 参考答案

一、选择题

1. C　2. E　3. C　4. A　5. A　6. B　7. A　8. B　9. D　10. B　11. C　12. B　13. D
14. A　15. B　16. C　17. D　18. C　19. A　20. A　21. B　22. B　23. B　24. D　25. B
26. D　27. C　28. A　29. B　30. BCE　31. ACD　32. ABCE　33. ABCDE　34. BDE
35. BD　36. BDE　37. BCDE　38. ABCD　39. ABCDE　40. ABDE

二、填空题

1. 二维　彩色血流　频谱曲线多普勒　M
2. 声阻抗特性　声衰减特性　多普勒特性
3. 细针抽吸活检　切割式活检　环钻式活检
4. 高回声光团　光斑　弧形强光带
5. 液性肿块　实性肿块　混合性肿块
6. 波长
7. 30 mm
8. 改变体位
9. 5　5
10. 主动脉增粗　右心室壁增厚　肺动脉狭窄

三、判断题

1. －　2. ＋　3. －　4. ＋　5. ＋　6. ＋　7. ＋　8. －　9. ＋　10. －　11. ＋　12. ＋
13. －　14. －　15. ＋　16. ＋　17. －　18. ＋　19. ＋　20. ＋

§11

核医学基本知识

§11.1 概　述

核医学是将核技术应用于医学领域的学科，是用放射性核素诊断、治疗疾病和进行医学研究的医学学科。核医学分为实验核医学和临床核医学两大部分，本章主要介绍临床核医学的相关内容。

【临床核医学定义】

临床核医学（clinical nuclear medicine）是一门利用开放型放射性核素诊断和治疗疾病及进行疾病研究的学科，包括诊断核医学和治疗核医学两大部分。

1. 诊断核医学：主要包括体外诊断如放射免疫分析、发光免疫分析等，以及体内诊断如脏器显像、脏器功能测定（非显像检查）。

2. 治疗核医学：主要包括放射性核素内照射治疗和敷贴治疗等。有关医用加速器外照射治疗和后装治疗的内容，参见本书"放射治疗学"一章。

【核医学相关知识】

1. 核物理知识：放射性核素在核医学中非常重要，因此必须掌握常用放射性核素的物理、化学性质，在此基础上才能懂得用它进行诊断和治疗的基本原理，才知道如何正确地使用它，以达到预期的目的。

2. 射线测量知识：用放射性核素进行诊断所依靠的度量和显示方法是射线测量技术。必须正确而熟练地掌握射线的测量仪器和测定技术，其中包括样品计数、脏器放射性定量测量、动态测量、放射性分布测量。

3. 放射性药物知识：放射性药物大都为专门机构供应，但也有部分标记化合物由实验室临时制备，因此除应知道统一供应的放射性药物的理化特性，以便检查其质量外，还应具备制备某些放射性药物的知识，掌握常用药物的制备和鉴定方法。

4. 放射诊断知识：临床核医学工作者除了掌握好各种诊疗原理、方法及影响因素外，还必须对所诊疗的疾病的发病机制、临床表现有所了解，这样才能将检查结果与临床表现结合起来进行分析、判断，以得出正确结论。

【核医学常用仪器】

（一）闪烁探测器

闪烁探测器有多种类型，最常用的是 γ 闪烁探测器，它实际上是一种能量转换器，其作用是将探测到的射线能量转换成可以记录的电脉冲信号。临床常用的 γ 井型计数器主要用于血、尿等各类组织样品及体外分析标本的放射性测量，探测器可以自动完成测量、记录和数据处理，直接显示计数和各种运算结果。

（二）显像仪器

显像仪器基本工作原理同于 γ 闪烁探测器，用于从人体外探测体内的放射性分析，经用位置电路、显示系统和成像装置等处理描绘出放射性分布图像。

1. γ照相机：是核医学最基本的显像仪器，由探头、机架、计算机及显示系统组成。γ照相机探测到的γ光子经计算机采集、处理后，以不同灰度或色阶显示二维脏器显影或放射性分布状况。γ照相机可以完成各种脏器的静态显像，又可以进行快速连续的动态显像，附有特殊装置时还可进行全身显像。

2. 单光子发射计算机断层显像仪（SPECT）：SPECT是在高性能的γ相机上增加了支架旋转的机械部分、断层床、图像重建软件。探头围绕受检对象或部位呈180°或360°旋转，从多角度、多方位采集一系列平面投影像，经计算机图像处理系统重建获得横断层面、冠状面和矢状面影像。SPECT可以用于各种脏器的动、静态断层显像及全身显像，是目前应用最广泛的显像仪器。

3. 正电子发射计算机断层显像仪（PET）：PET主要由探测系统、计算机数据处理系统、图像显示和断层床等组成。PET显像使用的放射性核素是发射正电子的核素，引入活体内的核素及其标记化合物发射的β^+粒子经采集和计算机处理，就可重建出这些标记化合物的体内的3个断面的断层影像。一次断层采集可以获得几个甚至几十个断层面图像，高精度地显示活体内代谢及生化活动，并提供功能代谢影像和各种定量生理参数，有较高的灵敏度，能用于精确的定量分析。PET可进行静、动态断层显像，并能进行定量分析，是肿瘤、神经和心血管疾病诊断和医学研究应用的重要设备。

4. PET-CT：PET-CT将PET与CT完美融为一体，由PET提供病灶详尽的功能与代谢等分子信息，而CT提供病灶的精确解剖定位，一次显像可获得全身各方位的断层图像，具有灵敏、准确、特异及定位精确等特点，可一目了然的了解全身整体状况，达到早期发现病灶和诊断疾病的目的。PET-CT的出现是医学影像学的又一次革命，受到了医学界的公认和广泛关注，堪称"现代医学高科技之冠"。PET-CT是最高档PET扫描仪和先进螺旋CT设备功能的一体化完美融合，临床主要应用于肿瘤、脑和心脏等领域重大疾病的早期发现和诊断。PET-CT于本章另设专节详细介绍。

（三）功能测定仪

功能测定仪由一个或多个探头、电子线路、计算机和记录显示装置组成。其对射线的探测原理见上述γ闪烁探测器。在功能测定仪中，用一个或多个探测器置于体表对准受检脏器进行放射性计数测定，探测并获得受检脏器的计数率或时间-活性曲线以及有关功能参数，借以分析和判断脏器的功能和血流量。常用的有甲状腺功能测定仪、肾图仪、局部脑血流测定仪和心功能仪等。

1. 甲状腺功能测定仪：采用带张角型准直器的γ闪烁探头和定标器组合的装置，主要应用甲状腺摄碘功能测定。

2. 肾图仪：由带铅屏蔽壳和准直器的闪烁探头，以及计数率仪的微机组成。检查时获得的肾图曲线相应计数率和参数结果可记录并打印在报告纸上。主要应用于对上尿路通畅情况和肾功能做出判断。

（四）污染监测仪和剂量监测仪

主要用于放射防护。

1. 污染监测仪：用于对工作人员体表、衣物表面和工作场所有无放射性沾染的检测。

2. 剂量监测仪：用于测量工作场所的照射剂量和放射性工作人员的吸收剂量。

【放射性药物】

放射性药物是临床核医学发展的重要基石，其中用于放射性核素显像和治疗的种类繁多。放射性药物是由放射性核素本身（如：^{99m}Tc、^{131}I）及其标记化合物（如：^{99m}Tc-ECD、^{131}I-MIBG）组成。核医学利用放射性药物在体内特定的定位机制和射线的探测有机结合，从生理、生化水平上显像观察脏器功能是否改变，或达到有效的治疗目的，具有强大的生命力。

1. 诊断用放射性药物：诊断用放射性药物通过一定途径引入体内获得靶器官或组织的影像或功能参数，又称显像剂或示踪剂。核射线中 γ 光子穿透力强，引入体内后容易被核医学探测仪器在体外探测到，从而适用于显像；同时 γ 光子在组织内电离密度较低，从而机体所受电离辐射损伤较小，故诊断用放射性药物多采用发射 γ 光子的核素及其标记物。^{99m}Tc是显像检查中最常用的放射性核素，目前全世界应用的显像药物中，^{99m}Tc 及其标记的化合物占 80% 以上，广泛用于心、脑、肾、骨、肺、甲状腺等多种脏器疾患的检查，并且大多已有配套试剂盒供应。此外，^{131}I、^{201}Tl、^{67}Ca、^{123}I 等放射性核素及其标记物也有较多应用，在临床中发挥着各自的特性和作用。

2. 治疗用放射性药物：治疗用放射性药物利用半衰期（$T_{1/2}$）较长且发射电离能力较强的射线（如 β^- 射线、俄歇电子、α 射线等）的放射性核素或其标记化合物高度选择性浓集在病变组织而产生电离辐射生物效应，从而抑制或破坏病变组织，起到治疗作用。

治疗用放射性药物种类很多，^{131}I 是治疗甲状腺疾病最常用的放射性药物，^{188}Re-HEDP 已用于治疗恶性肿瘤骨转移骨痛，^{188}Re-碘油介入治疗肝癌等。

【临床应用】

放射性核素的主要临床应用包括：①核素显像诊断。②放射性核素分析技术。③放射性核素治疗。以下将分列专节予以介绍。

【放射防护知识】

由于放射性物质能发出射线，对人体产生一定的损害，因此，经常操作放射性物质的工作人员，必须懂得和采取必要的防护措施。

1. 内照射的防护措施：做好个人防护。工作人员应正确地使用各种防护用品，防止放射性物质通过呼吸道、消化道和皮肤等进入体内。遵守安全操作规程；掌握如何正确及时地做好事故处理。

2. 外照射的防护措施：注意时间防护，做好距离防护，正确地使用各种屏蔽防护工具。

3. 注意安全运输，储存和保管好放射源。

4. 正确地处理好各种核废物。

§11.1.1 放射性核素显像技术

放射性核素显像是以脏器内、外或脏器与病变之间的放射性浓度差异为基础的脏器或病变显像方法，用于显像的放射性核素或标记物称为显像剂。放射性核素显像诊断的特点如下。

【显像原理】

放射性核素显像诊断是以放射性核素在体内分布为基础的体内脏器或病变的显示方法，脏器或病变部位的放射性分布差异与显像剂的浓聚量有关，而显像剂聚集量的多少直接反映了脏器、病变部位的血流量、细胞功能、代谢状况和排泄引流等情况，所以核素显像不仅可显示脏器和病变的位置、大小、形态等解剖结构，更重要的是提供了脏器组织生理、生化和代谢的变化，它是一种功能性显像。由于病变过程中功能改变常常早于形态结构的变化，故核素显像诊断能对某些疾病做出早期诊断和定位，有利于及时而准确的治疗。

【显像方式】

核素显像可以进行静态或动态显像，亦可进行局部或全身显像，还可进行平面或断层显像，以及延迟显像、静息显像等。综合利用上述不同的显像方式，不仅可观察到静态解剖结构的图形变化，还能动态定量地显示出各脏器功能参数和连续运动的图像，因此能对某些脏器功能、病因进行深入研究和探讨。

【临床应用】

(一) 神经系统显像诊断

1. 核素脑显像：包括核素脑血管显像、脑静态显像和局部脑血流显像、脑代谢显像等。

(1) 核素脑血管显像：主要反映颈动脉及大脑中动脉、前动脉的供血情况，判断有无血管狭窄、梗死、畸形、脑动脉瘤以及脑死亡。

(2) 脑静态显像：适用于脑梗死、脑瘤、脑脓肿和硬膜下血肿的诊断以及病毒性脑膜炎的辅助诊断。

(3) 局部脑血流断层显像：对偏头痛、震颤麻痹、癫痫、痴呆、缺血性脑血管疾病和脑梗死的定位判断有较好的临床价值。对脑瘤诊断，脑显像与 X-CT 比较效果几乎相近。而脑血管疾病总的倾向是出血性者 X-CT 优于核素脑显像，缺血性者核素脑显像则优于X-CT。局部脑血流断层显像诊断脑梗死和短暂性脑缺血发作（TIA）比 X-CT、磁共振诊断能更早期发现病灶，且发现病灶的范围也大些，前者比后者阳性符合率高，约达 100%。对癫痫病灶定位诊断阳性率（60%～80%）也高于 X-CT（30%～50%）和 MRI（50%～70%）。

(4) 脑代谢显像：静脉注入常用^{18}F–脱氧葡萄糖（^{18}F-FDG），其可滞留于脑细胞，通过 PET 显像，计算脑组织葡萄糖代谢率，获得糖代谢的各种速率常数。可用于脑肿瘤、癫痫定位、痴呆、帕金森病及脑缺血、脑中风等的诊断。

2. 脑脊液间隙显像：将放射性显像剂注入蛛网膜下隙或脑室，通过 γ 照相机跟踪，显示其随脑脊液分布的空间，可以得到脊髓蛛网膜下隙、脑池、脑室的形态影像。临床主要应用于交通性脑积水的诊断、脑脊液漏（鼻、耳漏）的定位诊断和脊髓蛛网膜下腔阻塞的判断等。

（二）内分泌系统显像诊断

1. 甲状腺显像：[131]碘（[131]I）能被甲状腺选择性地摄取和浓聚，通过 γ 照相机可显示甲状腺组织的影像，临床对异位甲状腺的定位判断有独特的价值，对寻找甲状腺癌转移灶具有较高临床意义，是判定甲状腺结节功能状况尤其是诊断自主功能性甲状腺瘤的重要手段。此外，对鉴别颈部肿块与甲状腺的关系，了解甲状腺大小和质量，以及手术后剩余甲状腺组织修复状况等也有一定诊断价值。此外还可进行甲状腺血流显像辅助诊断甲亢，了解甲状腺结节的血运情况，对鉴别结节的良恶性质也有一定的意义。

2. 甲状旁腺显像：目前多用 ^{99m} 锝-甲氧基异丁基异腈（^{99m} Tc-MIBI）进行早期和延迟显像法，通过比较或通过计算机减影技术，诊断功能亢进的甲状旁腺病灶。

3. 肾上腺皮质、髓质显像：肾上腺皮质显像常用的显像剂是 ^{131} I-6-碘胆固醇（^{131} I-6-IC），主要用于肾上腺皮质增生、皮质腺瘤的诊断和鉴别。肾上腺髓质显像常用的显像剂是 ^{131} I -间位碘代苄胍（^{131} I -MIBG）。主要用于嗜铬细胞瘤的定位诊断；恶性嗜铬细胞瘤转移病灶范围探测及治疗随访观察等。

（三）心血管系统显像诊断

放射性核素在心血管疾病诊断中的应用发展十分迅速，具有重要的应用价值。它包括放射性核素心血池显像及心功能测定、心肌显像等。

1. 心血池显像及心功能测定：

（1）心血池动态显像：主要用于先天性心脏病的诊断，腔静脉梗阻综合征的定位，还可观察主动脉瓣、二尖瓣疾患及肺心病等疾患的形态和血流动力学变化。

（2）心血池静态显像：用于主动脉瘤与纵隔或腹腔肿瘤的鉴别，心包积液与心脏扩大的鉴别，心室室壁瘤、心内占位病变的判定。

（3）门控心血池动态显像和心室功能测定可诊断冠心病心肌缺血、室壁瘤，观察心室功能及室壁运动情况，对心肌病进行鉴别，对心血管病手术或药物疗效进行评价。此外，对于左右束支传导阻滞的诊断、预激综合征的诊断等也有较好价值。

2. 心肌显像（myocardial imaging）：可分为心肌灌注显像、心肌梗死灶阳性显像及心肌代谢显像等，其中以心肌灌注显像应用最为广泛。

（1）心肌灌注显像：临床应用于心肌缺血、心肌梗死的定位诊断、心肌细胞活力判断、心肌病鉴别，还可用于评价冠状动脉旁路手术效果等。常用的显像剂为 ^{99m} 锝-甲氧基异丁基异腈（^{99m} Tc-MIBI）或氯化 ^{201} 铊（^{201} TlCl）。心肌灌注显像可进行平面、断层或门控心肌断层显像等几种检查方法。

（2）心肌梗死灶阳性显像：又称心肌"热"区显像，主要是用于诊断急性心肌梗死。病人发病 12～72 小时内，病灶即可显示很明显的局限性浓聚放射性的"热"区。对诊断和病情预后估计很有帮助。应用的显像剂是^{99m}锝-焦磷酸盐（^{99m}Tc-PYP）及^{111}In或^{99m}Tc-抗肌凝蛋白单克隆抗体等。

（3）心肌葡萄糖代谢、脂肪酸代谢显像：是评价心肌细胞活性的重要方法，临床主要应用于心梗区存活心肌的检测，心肌缺血的诊断和心肌病的评价，如^{18}F-FDG，^{11}C-PA的PET显像。^{99m}锝-红细胞或^{99m}TcO$_4^-$等显像剂，应用SPECT或γ照相机行动态显像和延迟静态显像，可获得静脉回流的全过程的影像，用以确定有无静脉血栓形成或梗阻。

（四）呼吸系统显像诊断

呼吸系统显像主要包括：肺灌注显像、肺通气显像、肺癌阳性显像。

1. 肺灌注显像：可反映局部肺组织血流灌注量的多少，用以判断肺血流受阻情况。临床主要用于肺动脉栓塞、慢性阻塞性肺部疾患（COPD）的早期诊断。

2. 肺通气显像：包括气体（^{100}氙，^{81}氪）通气显像和气溶胶（经充分雾化的^{99m}Tc-DTPA）通气显像，临床主要应用于慢性阻塞性肺疾病的早期诊断及观察治疗效果，与肺灌注显像配合诊断和鉴别诊断肺栓塞。

（五）消化系统显像诊断

放射性核素检查在消化系统主要用于以下几方面：

1. 肝胶体显像：可用于肝内占位病变的诊断，肝穿刺引流前定位、鉴别腹部肿块与肝脏关系，以及肝外肿瘤有无肝内转移等。肝胶体与肝血池显像联合诊断肝内海绵血管瘤有较高的应用价值，比X-CT和超声优越。

2. 肝脏阳性显像：主要应用于原发性肝癌、肝癌转移灶的定位诊断。

3. 肝胆动态显像：静脉注入^{99m}Tc-EHIDA等显像剂，了解其在肝胆及肠道内通过的动态变化过程，判断肝胆功能及胆系的通畅情况。临床用于鉴别肝内胆汁淤积和肝外胆道梗阻，观察胆道术后效果，对先天性胆道畸形进行判定。急、慢性胆囊炎的诊断都有较好的临床价值；对急性胆囊炎的诊断符合率可达95％左右，是诊断急性胆囊炎的首选方法。

4. 胃肠道出血的定位诊断：能探测出血率低达0.1 mL/min的消化道出血，灵敏度可达85％～90％，比内镜和选择性血管造影简便、准确。

5. 唾液腺显像诊断：对淋巴乳头状囊腺瘤（Warthin瘤）有很高的特异性。

6. 其他胃肠道显像：食管通过时间测定、胃食管反流显像、十二指肠胃反流显像、胃排空显像、胃肠道肿瘤的放射免疫显像等，对多种胃肠道疾病的诊断均有一定应用价值。

（六）泌尿系统显像诊断

1. 肾图检查：静脉注入^{131}I-邻碘马尿酸钠（^{131}I-OIH），在体外双肾区由肾图仪分别描绘出双肾清除^{131}I-OIH的时间-放射性曲线，用以反映肾脏功能状态和上尿路通畅情况。临床意义在于判定尿路梗阻，了解分肾功能，并可进行移植肾术后的监测和手术或药物治疗后的疗效观察。

2. 肾脏显像：肾脏显像包括动态和静态显像、膀胱输尿管反流显像等。这些检查临床主要应用于尿路梗阻的诊断和追踪观察，移植肾的监测，膀胱输尿管尿液反流的诊断，肾血管性高血压的诊断，肾内占位性病变位置、大小和形态的观察，以及先天性畸形的判定等。此外在进行肾图、肾脏动态显像时介入利尿药或降压药物（Captopril）试验，可以鉴别尿路梗阻的性质（机械性或功能性），判断肾血管性高血压等。

3. 有效肾血浆流量和肾小球滤过率的测定：能更有效地提高肾脏功能的判断和诊断。

（七）骨、关节系统显像诊断

全身骨显像对恶性肿瘤骨转移病灶的早期发现很有价值，比 X 线照片检查可提早 3～6 个月发现病灶，现已成为恶性骨肿瘤手术前常规检查项目之一。骨、关节显像对原发性骨肿瘤、外伤性骨折、骨关节炎症和骨代谢性疾病的早期诊断也有较好的作用，能早期发现病变、早期诊断；对判断移植骨是否存活有特殊价值。骨动态显像对恶性与良性骨肿瘤的判别、急性骨髓炎与蜂窝织炎早期鉴别、股骨头缺血性坏死的诊断均有良好效果。

【优、缺点】

1. 优点：核素显像是一种安全、非创伤性、简便的方法，如脑缺血性疾病、心血管疾病等核素显像诊断比脑血管造影、气脑以及心导管检查安全，且病人无痛苦。核素显像技术中要将一定量的核素引入机体，但它对机体的辐射危害比 X-CT、X 线照片等小得多，例如肾图检查时机体所遭受的辐射量仅为肾盂造影的 1‰～2‰。

2. 缺点：核素显像图像的清晰度及显示细胞结构方面的能力不如 X-CT、磁共振成像和超声检查，这是其不足之处。目前已采用图像融合技术克服这一不足，如 SPECT-CT、PET-CT 技术。

§11.1.2 放射性核素体外分析技术

体外分析技术主要是利用放射分析方法或其派生的相关技术在体外进行机体内物质种类和含量的分析测定。主要用来测定病人血清或其他体液样品内的激素、其他生物活性物质和药物浓度等。

【原理】

放射性核素体外分析技术是利用放射性核素标记的示踪剂在体外测定从人体内采取的血、尿、组织液等样品内微量生物活性物质含量的方法。代表性的基本方法是放射免疫分析（RIA），RIA 利用放射性核素示踪技术的高灵敏度，不直接探测待测物，而探测待测物上的标记信号，利用标记物的放大作用，更提高方法的灵敏性，可以准确定量人体内含量极微的激素、酶、神经介质、配体、受体、药物以及核酸、蛋白质等生物活性物质。RIA 现已广泛应用于临床。

这一原理近年来已被应用于建立许多非放射性配体结合分析技术，如酶标技术、发光免疫分析技术等，发展迅速。

【临床应用】

RIA 用于在内分泌学中测定胰岛素、生长激素、甲状旁腺激素、血管紧张素、催乳素、黄体化激素、促卵泡成熟激素、前列腺素等，以鉴别、诊断、研究激素的生理和药理作用，目前较多用于研究激素与受体结合的机制。在传染病学方面广泛用于乙型肝炎抗原的亚型分类测定。在临床免疫学上测定免疫球蛋白 G、免疫球蛋白 E 及抗脱氧核糖核酸抗体；进一步的应用包括甲状腺球蛋白抗体、类风湿因子、补体及抗食物抗原抗体的测定。在肿瘤学方面用于测定癌胚抗原、血纤维蛋白溶酶原、叶酸、维生素 B_{12} 以及血纤维蛋白原和血纤维蛋白降解产物。根据已建立的人绒毛膜促性腺激素、癌胚抗原和甲胎蛋白的 RIA 结果，为有效地初筛和在手术后追踪释放这些蛋白质的肿瘤提供了参考依据。在药理学方面可测定吗啡、氯丙嗪、苯妥英钠、庆大霉素、地高辛、茶碱等的血药浓度，是检测药物中毒和药物代谢的一个比较迅速和简便的方法（RIA 检测的正常值见本书附录 3）。

【优、缺点】

1. 优点：RIA 法的优点是灵敏、特异、简便易行、用样量少等，常可测至皮摩尔。本法虽然也用放射性物质，但一般都是在测试样品时再加入标记的同位素示踪物，此示踪物的放射性强度极低，一般不会对实验者引起辐射损伤。

2. 缺点：RIA 法的缺点是有时会出现交叉反应、假阳性反应，组织样品处理不够迅速，不能灭活降解酶和盐及 pH 有时会影响结果等。

【非放射性标记免疫分析技术】

近年来非放射性标记免疫分析技术快速发展，应用不同标记物，根据不同原理、不同技术建立起来的检测方法不断出现，主要的非放射性标记物有荧光标记、化学发光标记和酶标记等。据此发展起来的荧光抗体技术、荧光免疫分析技术、酶免疫分析技术及化学发光酶免疫分析等，均可极大地提高检测灵敏度，增大检测范围，具有良好的发展前景。

§11.1.3　放射性核素治疗

【治疗原理】

放射性核素治疗是将开放型放射性药物（放射性核素或其标记物）引入体内，在病变组织或特定部位选择性浓集与分布，利用核素的电离辐射生物效应，抑制或破坏病变组织，达到内照射治疗的目的。

【照射方式】

1. 体外远距离照射：简称外照射。放射源位于体外一定距离，集中照射人体某一部分。

2. 近距离照射：将放射源密封直接放入被治疗的组织内或放入体腔内。它包括组织间照射、腔内照射、术中残腔置管后照射等。实际上此方式类同于外照射。

以上这两种照射方式主要应用于肿瘤的放射治疗，详细内容请见本书"放射治疗学"一章。

3. 内照射：将某种放射性核素通过口服或静脉注入人体内，利用人体某种器官对该种放射性核素的选择性吸收进行治疗。例如：^{131}I 治疗甲状腺疾病。

【放射性药物】

1. 放射性核素发射射线发挥治疗作用。

2. 被标记的物质包括化合物、胶体、微球、多聚体、栓塞混合物、抗体、配体等作为放射性核素的靶向载体。例如：^{153}Sm-EDTMP、^{131}I-抗 AFP 单抗、^{90}Y-玻璃微球、^{131}I-MIBG。

【给药方法】

1. 口服：^{131}I 治疗甲状腺功能亢进症。

2. 静脉注射：^{89}Sr 或 ^{153}Sm 治疗骨转移癌、放射免疫治疗。

3. 腔内注入：放射胶体治疗恶性胸、腹腔积液、骨关节疾病。

4. 组织间置入：^{103}Pd、^{125}I 粒子治疗恶性肿瘤。

5. 术中置管注入：核素玻璃微球治疗恶性肿瘤、核素防治 PTCA 术后再狭窄。

6. 敷贴：β^- 源敷贴治疗毛细血管瘤。

【临床应用】

（一）放射性核素内照射治疗

放射性核素内照射治疗其原理是有些病变能高度选择性浓聚某些放射性核素或其标记物，这些核素或标记物能发射出短射程的 β 粒子或 α 粒子，对病变进行集中照射，在病变局部产生足够的电离辐射生物效应，达到抑制或破坏病变组织的治疗目的，而对邻近正常组织和全身辐射吸收剂量很小。如核素^{131}碘（^{131}I）治疗甲亢、^{89}锶（^{89}Sr）或^{153}钐（^{153}Sm）治疗骨转移癌等均有很好疗效，且方法简便、不良反应小，有较高的实用价值。

1. ^{131}I 治疗甲状腺功能亢进症：为成年人甲亢的首选治疗方法，亦适用于对抗甲状腺药物效果差、药物过敏或不能继续服药的青少年病人，以及不宜或不愿手术者及手术后复发者及甲亢性心脏病病人，治疗效果满意，总有效率在 90％以上，一个疗程的治愈率约为80％，复发率仅 1％～4％。^{131}I 治疗甲亢具有疗效满意、安全、经济、可重复治疗等优点。^{131}I 治疗甲亢的禁忌证为：妊娠、哺乳、近期内曾发生过心肌梗死及肾功能严重受损的甲亢病人。

2. ^{131}I 治疗分化型甲状腺癌转移灶、功能自主性甲状腺瘤（Plummer），^{131}I -MIBG 治疗恶性嗜铬细胞转移灶等，亦有较肯定的疗效。

3. 骨转移性肿瘤的治疗：许多晚期恶性肿瘤如乳腺癌、前列腺癌和肺癌等常伴发骨转移，其中 50％以上病人有日益加重的骨痛。静脉注射趋骨性放射性药物，如：^{153}Sm-EDTMP、^{89}SrCl 等用其发射出的 β 射线对骨转移肿瘤进行照射，达到止痛及抑制病灶增长，修复转移肿瘤病灶的目的。经治疗后病人疼痛减轻，病情好转，骨转移瘤灶缩小或部分消退，生活质量明显提高，其有效率＞80％，镇痛作用可持续 1～11 个月。若疼痛复发还可再次治疗，一般间隔 3 个月。

4. 放射性药物介入治疗：可对胸腹腔恶性肿瘤病变和癌性积液、颅咽管囊肿、颌骨囊肿进行介入治疗。

5. 放射性粒子植入治疗：又称放射性粒子近距离治疗，这是近年来快速发展的医疗新技术。该技术采用新型、低能、安全易防护的金属密封放射性核素^{125}I 和^{103}Pd 等制成放射性粒子，通过手术中插入、或者在超声和 CT 的引导下插入放射性粒子到恶性肿瘤组织的边缘和中心区域，这些放射性粒子（即微型放射源）持续发射低能量的 γ 射线，使肿瘤组织遭受最大程度的毁灭性杀伤，而正常组织几乎不受损伤或仅有微小的损伤。放射性粒子近距离治疗的主要适应证包括：

（1）未经治疗的原发实体肿瘤，譬如前列腺癌；或者无法手术的原发病例，如胰腺癌、鼻咽癌、巨块型肝癌。

（2）需要保留重要功能性组织或手术将累及重要脏器的肿瘤，如脑深部肿瘤。

（3）病人不接受根治手术的病例，譬如转移性的甲状腺癌、子宫内膜癌、宫颈癌等。

（4）预防肿瘤局部扩散或区域性扩散，增强根治性效果，即预防性植入，如腹膜后肿瘤。

（5）转移性肿瘤病灶或术后孤立性肿瘤转移灶而失去手术价值但需要缓解病情者，如肺的多发性转移瘤、纵隔肿瘤等。

（6）其他一些实体肿瘤。

（二）放射性核素外照射治疗

β射线敷贴治疗皮肤病：利用能发射 β 射线的 ^{32}磷（^{32}P）或 ^{90}锶（^{90}Sr）核素，对皮肤表浅病变照射，可导致局部微血管萎缩、闭塞等退行性改变，增生病变细胞分裂速度减慢抑制，或局部血管通透性改变，白细胞增加、吞噬作用加强，而使病变得以治愈或好转。β射线敷贴可治疗的皮肤病有局限性慢性神经性皮炎、毛细血管瘤、瘢痕疙瘩、慢性湿疹等。对口腔黏膜和女阴白斑、角膜和结膜非特异性炎症、溃疡、翼状胬肉、角膜新生血管等，均有肯定的疗效。

§11.2　核医学基本知识问答

1. 何谓核医学？其主要内容是什么？

核医学是研究核技术在医学中的应用及其理论的科学。

核医学的内容包括基础核医学和临床核医学两大部分。基础核医学内容包括放射性核素示踪原理、放射性核素示踪动力学、体外放射分析、活化分析、稳定性核素分析、放射自显影及放射性药物等。临床核医学是利用开放型放射性核素诊断和治疗疾病的学科，它又分为诊断核医学和治疗核医学两大部分。

2. 何谓核素、同位素和同质异能素？

（1）核素：具有相同质量数、原子序数和核能态的一类原子称为核素。

（2）同位素：具有相同原子序数，但质量数不同的核素称为同位素。

（3）同质异能素：具有相同质量数和原子序数，处在不同核能态的一类核素称为同质异能素。

3. 何谓放射性和放射性核素？

（1）放射性：不稳定性核素的核内结构或能级的调整称为核衰变。核衰变的同时，将释放出一种或一种以上的射线，这种性质称为放射性。

（2）放射性核素：不稳定核素（即具有放射性的核素）又称放射性核素。它能自发地进行放射性核衰变，放出射线并衰变成另一种核素。

4. 核衰变的类型有哪几种？

（1）α衰变：原子核放射α粒子的放射性衰变称α衰变。

（2）β衰变：原子核放射β粒子或俘获轨道电子的放射性衰变。

（3）γ衰变和内转换：

1）γ衰变：放射性核素原子核内由高能态向低能态跃迁时，释放γ射线的衰变过程。

2）内转换：处于激发态的原子核在向低能态跃迁时，把多余的能量直接交给核外的壳层电子，使轨道上的电子获得足够的能量后脱离轨道成为自由电子的现象。

5. 何谓放射性活度、放射性浓度及比活度？

（1）放射性活度：为单位时间内发生衰变的原子核数（过去称为放射性强度）。按照国际单位的专门名称是贝可勒尔（Becquerel），简称贝可（Bq），定义为一秒内一次衰变，即：

$$1\ Bq = 1s^{-1}$$

放射性活度的旧单位为居里（Ci），核医学常用单位为毫居里（mCi，$1\ Ci = 1\ 000\ mCi$）及微居里（μCi，$1\ mCi = 1\ 000\ \mu Ci$）。

Bq与Ci的换算关系是：

$$1\ Bq = 2.703 \times 10^{-11}\ Ci$$
$$1\ Ci = 3.7 \times 10^{10}\ Bq$$

（2）放射性浓度：是单位体积溶液中所含的放射性活度，单位是 Bq/mL 和 mCi/mL。

（3）比活度：指单位质量物质的放射性活度，单位是 Bq/g 和 mCi/g。

6. 何谓物理半衰期、生物半衰期和有效半衰期？

（1）物理半衰期：即在单一的放射性衰变过程中，放射性活度降至其原有值一半所需要的时间，简称半衰期（$T_{1/2}$）。

（2）生物半衰期（Tb）：指当某生物系统中，某种指定的化学元素的排速率近似地按指数规律减少时，由于生物过程致使该元素在此系统中的量减少一半所需的时间。

（3）有效半衰期（Te）：指当某种生物系统中，某种指定的放射性核素的量，由于放射性衰变和生物排出的综合作用，而近似地按指数规律减少时，该核素的数量减少一半所需的时间。

物理半衰期、生物半衰期和有效半衰期三者的关系为：

$$Te = \frac{T_{1/2} \times Tb}{T_{1/2} + Tb}$$

7. 在^{67}Ga、^{89}Sr、^{99m}Tc、和^{133}Xe 4 种同位素中，哪种可被塑料注射器有效屏蔽？

^{89}Sr 可被塑料等高分子物质有效屏蔽。

8. 何谓SPECT？它有哪些优点？

SPECT 即单光子发射型计算机断层成像，它能从不同的方向摄取体内放射性核素的分布图，经计算机综合处理，绘出核素在体内各截面的分布及立体重建图。其主要优点如下：①其图像不仅是解剖的，而且是生理、生化及病理过程的图像，是从体外测定器官或组织生理、病理变化的定量仪器。②其为断层图像，每张图像代表一层组织内的放射性分布，故将图像连起来，即可得到一个立体图像。③灵敏度高，统计涨落相对小。④成像快。⑤断层不受深度、脏器大小和厚度的影响，一些深层部位的病变也能探测到。⑥可进行静态和动态的全身平面显像。

9. 何谓 PET？PET 比 SPECT 有何优越之处？

PET 为正电子发射型计算机断层显像，是专门为探测体内湮没辐射并进行断层显像的设备。

PET 与 SPECT 相比，具有灵敏度高和能用于较精确定量分析的优点，而且所用放射性核素多为人体组织天然元素的同位素，能进行真正的示踪研究，故 PET 已成为当前最为理想的定量代谢显像技术。

10. 何谓 PET-CT？

PET 的全称是正电子发射计算机断层显像。PET-CT 将 PET 与 CT 完美融为一体，由PET 提供病灶详尽的功能与代谢等分子信息，而 CT 提供病灶的精确解剖定位，一次显像可获得全身各方位的断层图像，具有灵敏、准确、特异及定位精确等特点，可一目了然的了解全身整体状况，达到早期发现病灶和诊断疾病的目的。PET-CT 的出现是医学影像学的又一次革命，受到了医学界的公认和广泛关注，堪称"现代医学高科技之冠"。PET-CT是最高档 PET 扫描仪和先进螺旋 CT 设备功能的一体化完美融合，临床主要应用于肿瘤、脑和心脏等领域重大疾病的早期发现和诊断。

11. 电离辐射作用于人体有哪几种方式？

（1）外照射：辐射源处于体外对人体产生的辐射作用，如天然辐射源中的宇宙射线、地壳中放射性核素的 γ 光子、人工电离辐射源中各种辐射装置、封闭的放射性核素源、放射性污染、体内存在放射性核素的病人等，均可起到外照射的作用。

（2）内照射：指开放型放射性核素进入人体，分布在器官或组织而形成的照射。

12. 简述外照射的防护方法。

适当地缩短时间，增大距离和屏蔽防护。

13. 何谓"母牛"？为什么它会不断地产生放射性核素？

放射性核素发生器俗称"母牛"，它是利用半衰期较长的放射性核素为母体，经过衰变产生适合临床诊断用的、半衰期短的子体核素的一套分离装置。

母体吸附在一定的吸附剂上，淋洗液将子体洗脱下来应用。由于母体的放射性衰变，子体又不断生长，经过一定的时间后达到动态平衡，子体与母体共存，并保持一定的含量比例，又可用淋洗液洗脱子体应用，犹如母牛不断地产奶，故叫"母牛"。

14. 试述我国常用的两种 ^{99m}Tc 发生器及其淋洗操作的主要不同之处。

我国常用的 ^{99}Mo-^{99m}Tc 发生器为凝胶型堆照 ^{99m}Tc 发生器和裂变型 ^{99m}Tc 发生器两种。裂变型 ^{99m}Tc 发生器淋洗结束后，要换上新的真空瓶，抽干色层柱，下次洗脱效率才能高。凝胶型 ^{99m}Tc 发生器的凝胶柱必须经常浸泡在液相中，不能干涸。淋洗完毕一定要先拔出负压瓶，保留生理盐水瓶，才能保证下次淋洗效率不致下降。

15. ^{99m}锝（^{99m}Tc）有哪些重要特性？

（1）理想的半衰期，$T_{1/2}$ 为 6.02 小时。

（2）单一低能的 γ 射线，99％能量为 140 keV，无 β 衰变。

（3）^{99m}Tc 为同质异能衰变，故进入人体后，组织吸收的剂量小。

（4）化学性质、生物特性近似碘，比较活泼。

（5）^{37}MBq（1 mCi）^{99m}Tc 生成的最终产物 ^{99}Ru 质量不到 $10^{-5}\mu g$，无载体。

（6）^{99m}TcO$_4^-$ 在体内分布与碘化物相似，能蓄积在甲状腺、唾液和胃，故有利于上述脏器的显像检查。

（7）^{99m}TcO$_4^-$ 的吸收不受或少受甲状腺激素和硫脲、咪唑类嘧啶药物的影响，故有利于检查甲状腺功能和显像。

16. 试述对体内诊断用放射性药物的特殊要求。

（1）理想的物理性能：

1）γ 射线的特点：γ 射线具有较强的穿透力，能在体表探测到，电离密度低，在体内引起的电离损伤较小。

2）γ 射线的能量：SPECT 要求能量为 100～300 keV，如 ^{99m}Tc。湮没辐射产生的 γ 光子能量为 511 keV，适用于 PET 显像或带有超高能准直器和符合电路的高档 SPECT 显像。

3）物理半衰期：以几小时为宜，如 ^{99m}Tc。当别无选择时，^{131}I 也可使用。发射正电子的核素半衰期非常短，要求回旋加速器装置。

（2）理想的生物学性能：

1）定位性能：进入靶器官快，靶器官/非靶器官的放射性比值高，从靶器官中清除的速度适当。

2）生物半衰期：除血池显像剂等少数例外，一般要求放射性药物在体内滞留时间越短越好，但要保证检查的顺利完成。非靶器官为肝、胆、肾时，应尽快排出体外，以减少对靶器官（或组织）影像的干扰。

17. 如果距离辐射源 3 m 的剂量率是 100 mrem/h，那么距离 6 m 又是多少？

100 mrem/h × $(3/6)^2$ ＝ 25 mrem/h

18. 简述 SPECT 的性能测试项目及频度。

（1）SPECT 性能测试项目：包括均匀性校正、旋转中心校正，均匀性测试以及像素绝对大小的测定，旋转中心漂移的测试及总体性能测试。

（2）SPECT 性能测试的频度：①像素绝对大小的测定每季度 1 次。②旋转中心漂移的测试每月 1 次（IAEA 推荐每周 1 次）。③均匀性校正和测试每周 1 次。④旋转中心校正每周 1 次。⑤总体性能测试每月 1 次（IAEA 推荐每周 1 次）。

19. 神经系统显像主要包括哪些内容？

神经系统显像主要包括局部脑血流断层显像、脑池显像、脑代谢显像及神经受体显像等。随着断层显像技术的不断发展，不仅增进了对脑形态学观察水平，更重要的是使得诸如脑的葡萄糖代谢、蛋白质代谢、局部血流量、受体密度等与中枢神经系统功能密切有关的重要课题都可以用放射性核素显像进行研究，并应用于很多神经系统疾病的早期诊断。

20. 由于技术人员的疏忽，注射 ^{20m}Ci^{99m}Tc 前未给病人使用过氯酸钾，那么注药 1 小时

后获得的静态脑显像将有什么影响？

脉络丛可能显像，图像受影响。

21．SPECT 脑血流灌注显像获得成功的因素有哪些？

（1）注药时的感官刺激减到最低。

（2）病人与探头的距离减到最低。

（3）使病人固定不动。

22．什么是脑室、脑池及蛛网膜下隙显像？

（1）脑室显像：将放射性药物直接注入脑室，显示脑室大小、形态和脑脊液的通道，称为脑室显像。

（2）脑池显像：将放射性药物注入脊髓蛛网膜下隙，通过脑脊液的生理循环，显示脑池影像，称为脑池显像。

（3）蛛网膜下隙显像：药物注入脊髓蛛网膜下隙，显示蛛网膜下隙影像，则称为脊髓蛛网膜下隙显像。

23．^{99m}Tc 标记二磷酸盐化合物制备完成后，在多长时间内可以一直作为骨显像剂使用？

4 小时内可以一直使用。

24．在 ^{99m}Tc-MIBI 运动和静息心肌灌注显像时，为何必需注射两次药物？

因为 ^{99m}Tc-MIBI 没有再分布现象。

25．通常行肺灌注显像时，大约多少毛细血管被阻塞？

少于 1/1 000。

26．试述放射性核素脑显像前病人必做的准备工作。

（1）病人必须先服过氯酸钾以封闭甲状腺和脉络丛，使显像图更为清晰。

（2）重症病人或小儿不合作时，先给予镇静剂，以保持良好的体位。

27．何谓脑血流灌注显像？其显像原理是什么？常用显像剂有哪些？

脑血流灌注显像是研究放射性药物随血流透过血脑屏障进入脑组织，显示在脑细胞内分布状态，从而了解脑功能的变化的检查方法。

显像原理：某些小分子、零电荷、脂溶性高的胺类化合物和四配基络合物可透过正常血脑屏障大部分为脑细胞所摄取，其在脑内的存留量与血流量成正比，因而可以反映全脑及局部脑组织的血供情况。

我国脑血流灌注显像剂常用 ^{99m}Tc-HMPAO（^{99m}Tc - 六甲基丙二胺肟）和 ^{99m}Tc-ECD（^{99m}Tc - 双胱乙酯）。

28．试述甲状腺吸 ^{131}I 率测定的基本原理。

碘是甲状腺合成甲状腺激素的主要原料，故 ^{131}I 能被甲状腺摄取和浓聚。甲状腺摄取 ^{131}I 的量和速率与甲状腺的功能有关。

^{131}I 能发出 γ 射线，用甲状腺功能测定仪可于甲状腺部位测量服 ^{131}I 后不同时间甲状腺的摄 ^{131}I 率，即可得知甲状腺的功能状态。

29．影响甲状腺吸 ^{131}I 的主要因素有哪些？

（1）生理因素：儿童及青春期、妊娠 6 周后及绝经期。

（2）环境因素：沿海及山区等。

（3）药物因素：含碘及含溴的药物、甲状腺素及抗甲状腺药物、激素、硫氰酸盐、过氯酸盐及硝酸盐等。

30. 简述吸^{131}I率结果的评价标准。

（1）最高吸^{131}I率高于当地正常值的上限。

（2）吸^{131}I曲线高峰前移。

（3）第 2 小时与第 24 小时吸^{131}I率之比值＞80％，或第 6 小时与第 24 小时吸^{131}I率之比值＞85％。

对于未经治疗的甲状腺功能亢进者，凡符合以上 3 条中的(1)及(3)或(1)及(2)，可提示为本病。

目前，一般不以甲状腺吸^{131}I率为甲亢的诊断标准。

31. 简述甲状腺吸^{131}I率测定的临床应用有哪些？

（1）甲亢病人^{131}I治疗前测定最高吸^{131}I率和有效半减期，以估算^{131}I治疗剂量。

（2）亚急性甲状腺炎，血中 T_3、T_4 水平增高，但甲状腺吸^{131}I率降低。

（3）评价甲状腺功能。

32. 试述血清甲状腺素（T_3、T_4）测定的主要临床意义。

甲状腺功能亢进者，血清总 T_3、T_4 浓度明显升高，均值较正常值高 2～3 倍，诊断符合率可高达 95％，对早期及治愈后复发的甲亢也是较灵敏的诊断指标。此外，T_3、T_4 还可用于甲亢治疗期间判断其功能状态，观察疗效及调整用药量等。

甲状腺功能减低症者血清 T_3、T_4 浓度大多低于正常值的下限，少数与正常有交叉，对指导甲状腺功能减低病人替代疗法的调节用药量很有价值。T_3、T_4 与促甲状腺激素（TSH）检测联合应用诊断新生儿甲状腺功能减低症是国内外优生学的主要手段。

33. 血清促甲状腺激素（TSH）测定的主要临床意义是什么？

血清 TSH 浓度测定是诊断甲状腺功能减退症的最灵敏指标；并有助于鉴别原发性或继发性甲状腺功能低下。轻度和早期甲状腺功能低下，血清 TSH 比其他甲状腺功能检测更早地出现异常。此外，它还可作为原发性甲状腺功能低下替代治疗期间调节用药的参考指标。

34. 简述静态甲状腺显像的临床应用。

甲状腺显像，临床可用于诊断异位甲状腺，寻找有功能的甲状腺癌转移灶，甲状腺结节的诊断和鉴别诊断，慢性淋巴性甲状腺炎的诊断，鉴别颈部肿块的性质以及判断甲状腺的大小、形态及位置等。

35. 简述甲状腺动态显像的原理。

甲状腺动态显像以^{99m}Tc 为显像剂，主要观察甲状腺血流灌注情况。甲状腺癌组织中血管增多，血管扩张，血流增加。甲亢时因心率增快，通过甲状腺时间缩短，颈动脉、颈静脉和甲状腺显影时间提前。

36. 怎样才是正常甲状腺图像？

其位于颈前正中，前位呈蝶状，左右两叶，中间峡部连接，每叶上下径约 4.5 cm，横径约 2.5 cm，峡部或一叶上方有时可见放射性分布较低的锥体叶影像，放射性分布均匀。

37. 简述四类甲状腺结节的影像特征。

根据甲状腺内放射性分布与邻近正常甲状腺组织比较，放射性浓度增高为"热结节"，放射性水平相近为"温结节"，放射性密度减低为"凉结节"，放射性分布缺损为"冷结节"。

38. 哪种情况下应该减少肺灌注显像药物的注射颗粒的数量？

严重肺动脉高压时应该减少注射颗粒数目。

39. 脾脏显像使用哪种放射性药物作为显像剂？

^{99m}Tc 标记热变性红细胞、^{99m}Tc 标记硫胶体可作为脾脏显像的显像剂。

40. 行肝脏胶体显像时，发现病人肺部显像，可能的原因是什么？

用于标记药物的锝中含有过多的 Al^{3+}。

41. 肾动态显像时，给予呋塞米后，病人肾盏处仍有显像剂积聚，可能原因是什么？

可能是集合系统梗阻。

42. 何谓门电路显像？

以 R 波和 T 波作为 γ 照相机的触发信号同步控制采集信息，经过若干次采集信息的反复叠加（一般需 100～300 次心动周期），最终可得到心室的舒张末期和收缩末期的影像，称为门电路显像。

43. 略述门电路血池动态显像的临床应用。

主要用于室壁瘤的诊断，左、右室功能的测定，传导异常的诊断及心肌病的辅助诊断。此外，还可用于冠心病心肌缺血的诊断，特别是运动负荷试验对诊断心肌缺血有较高的临床价值。

44. 试述心肌"热区"显像及其临床意义。

在心肌显像图上梗死灶呈"热区"，这类显像称心肌"热区"显像，其临床意义如下。

（1）急性心肌梗死发病后 10～12 小时内，病灶即可显示为明显的局灶性"热区"，据此可以直观心肌梗死的大小、部位和范围，对病情和预后估计极有帮助。

（2）本法能鉴别急性和陈旧性心肌梗死，对发现在陈旧性心肌梗死基础上的再梗死极有价值。

45. 简述 SPECT 做心肌灌注断层显像时，每一方向断层影像所显示心脏的部位。

（1）短轴断层影像：呈环状，能显示心脏前壁、侧壁、下壁、后壁和间壁。

（2）水平长轴断层影像：呈直立马蹄形，能清楚地显示心尖、侧壁和间壁。

（3）垂直长轴断层影像：显示心尖、前壁、后壁及下壁。

46. 简述门电路心血池动态显像及心肌灌注显像中介入试验的意义。

心脏的代偿功能很强，致使某些早期冠心病及潜在心肌缺血病人的静息心功能变化不大、心肌缺血区不明显，借助介入试验可检测冠状动脉的储备能力，增加正常心肌与病变心肌之间放射性差别，提高阳性率，鉴别心肌缺血与梗死。介入试验常用运动负荷及药物试验两种方法。

47. 简述心肌灌注显像的临床意义。

主要用于缺血性心脏病的鉴别诊断。

（1）冠心病的诊断：心肌灌注显像可以提供心肌局部血流分布的资料，特别是通过介入试验和静息（再分布）两种显像资料的对比分析，对于判断心肌缺血、缺血程度与心肌梗死有较大的价值。

（2）心肌梗死的定位诊断及范围大小判断。

（3）评价心肌细胞的活力：鉴别心肌梗死与虽有严重缺血但仍然存活的心肌，对指导临床治疗及判断预后有意义。心肌代谢显像在这方面有更大的优势。

（4）评价冠心病治疗效果。

（5）室壁瘤和心肌病的辅助诊断。

48. 简述淋巴显像的适应证。

（1）实体瘤或恶性淋巴瘤淋巴转移的检查。

（2）了解胃肠道、胰腺、肝脏、肺、盆腔等肿瘤病人的淋巴转移情况。

（3）末梢淋巴回流情况的检查。

（4）手术或放射治疗前后淋巴管通畅情况的对照观察。

（5）乳腺癌病人的临床分期及选择治疗方案时的参考。

（6）淋巴管内放射性药物治疗病人的筛选。

（7）前哨淋巴结显像。前哨淋巴结是距离恶性肿瘤最近的淋巴结或接收转移肿瘤播撒的第一站淋巴结。前哨淋巴结结核素显像已广泛应用于乳腺癌、黑色素瘤等恶性肿瘤转移淋巴结的搜索。

49. 核素肺显像分哪几大类？

分为三大类：肺灌注显像、肺通气显像和肺肿瘤显像。

50. 简述肺显像的临床应用。

肺的核医学检查是一种方法简便、安全、无痛苦，又为临床提供肺的血供和通气功能的方法，但其影像较粗糙，且特异性不强，这是其缺点。主要临床应用如下：

（1）急性肺动脉栓塞的诊断和疗效观察。

（2）肺癌的诊断、手术选择、术前评估和术后残留肺功能的观察。

（3）慢性阻塞性肺部疾病的诊断。

51. 简述肝胆显像的临床意义。

（1）肝显像：①肝内占位性病变的诊断。②上腹部包块的鉴别。③肝外肿瘤的肝内转移。④肝活检或脓肿引流病灶定位。⑤肝硬化辅助诊断。⑥了解肝脏的位置、大小和功能。

（2）肝胆系显像：①急慢性胆囊炎的诊断。②黄疸的鉴别。③先天性胆道疾病的诊断。④胆道术后随访。⑤十二指肠胃反流的诊断。

52. 简述肝胶体显像图上出现放射性稀疏或缺损的常见原因。

（1）肝组织菲薄：①先天性异常，以左叶为常见。②病理性萎缩，如肝硬化等。

（2）被邻近器官或病变挤压：①结肠高位。②胆道疾患（如巨大胆囊）。③右肾或右肾上腺巨大肿物挤压右肝。④腹膜后肿物。⑤胰腺炎。⑥平卧时大量腹水将肝向上、向内推移等。

（3）肝内占位性病变破坏和压缩肝组织：如囊性病变、海绵状血管瘤、肝脓肿、良性肿瘤、恶性病变及肝硬化等。

53. 试述肝血池显像的临床意义。

通过显示占位性病变部位的血供程度以鉴别肝内占位性病变的性质。

（1）原胶体显像放射性缺损处血池显像放射性不填充：说明占位性病变缺乏血供，病变为肝囊肿或脓肿。

（2）原胶体显像放射性缺损处血池显像放射性不同程度填充：说明占位性病变有不同程度血供，多数肝癌呈血池显像放射性填充，应结合临床考虑。

（3）原胶体显像放射性缺损区血池放射性过度填充：说明占位性病变血供很好，病变为海绵状血管瘤。

54. 癌胚抗原（CEA）的浓度与癌肿的分期、组织类型、大小和转移之间有何关系？

（1）CEA 浓度与癌症早、中、晚期有关，越到晚期 CEA 越升高。

（2）CEA 浓度与肿瘤体积的大小有关，随其体积增大而升高。

（3）CEA 浓度与肿瘤转移有关，癌转移后其浓度也升高。

（4）CEA 浓度与癌组织类型有关，腺癌的 CEA 测定最灵敏，其次是鳞癌和低分化癌。

55. 肝癌阳性显像剂分哪几类？

（1）放射性核素：如^{67}镓（^{67}Ga）枸橼酸盐、^{169}镱（^{169}Yb）等。

（2）抗肿瘤药物的标记物：如^{57}Co-博来霉素等。

（3）生物蛋白制剂：放射性核素标记 AFP 抗体、CEA 抗体、铁蛋白和 5-甲基色氨酸等。

56. 除肝细胞癌时甲胎蛋白（AFP）浓度可升高外，哪些生理条件下亦可使其升高？

妊娠 10 周开始至胎儿出生后 1~2 个月，母体 AFP 浓度可升高。

57. 试述胃黏膜异位症显像的原理。检查前有何注意事项？

异位胃黏膜与正常胃黏膜一样能够分泌胃酸和胃蛋白酶，可以引起邻近肠或食管黏膜溃疡和出血（如梅克尔憩室、Barrett 食管）。它也同样能从血液中摄取^{99}TcO$_4^-$而显影。

本检查前不能口服 KClO$_4$，以免 KClO$_4$封闭异位胃黏膜而导致假阴性。

58. 简述肾图检查的基本原理。

马尿酸是机体内由肝脏合成后经肾小管上皮细胞迅速分泌随尿排出的代谢产物。用^{131}I标记的马尿酸钠静脉注射后，随血流进入肾脏，由肾小管上皮细胞吸收后分泌到肾小管腔内，再随尿液汇集到肾盂，经输尿管排入膀胱。

肾图以时间-放射性曲线形式记录这一过程，可用以了解两侧肾脏功能状态和上尿路的通畅情况。

59. 试述^{131}I 邻碘马尿酸钠肾图的临床价值。

结合临床诊断上尿路梗阻，了解分肾功能状况，监护移植肾和观察手术及药物治疗的效果、对单侧肾血管性高血压进行筛选。

60. 试述肾动态显像和静态显像的适应证。

判断肾脏的形态、位置、大小和肾功能，诊断肾内占位性病变，鉴别腹部肿块与肾脏的关系，判定尿路通畅情况，肾移植术后监测，筛选肾性高血压，测定肾小球滤过率和肾有效血浆流量。

61. 简述骨髓显像的基本原理。

因为骨髓内网状内皮细胞能吞噬放射性胶体，当 ^{99m}Tc 胶体静脉注入人体后，约 80％ 聚集于肝，4％～8％ 聚集于脾，8％ 进入骨髓的网状内皮组织，故可使骨髓显像。胶体骨髓显像实质上是反映骨髓网状内皮细胞的功能状态，而不是直接反映骨髓的造血功能。正常人和多数血液病病人，骨髓网状内皮系统的活性和骨髓造血功能是平行的，故骨髓胶体显像可用来研究各种血液病时全身各部位骨髓的分布和功能状态的变化。

62. 试述骨髓显像的适应证。

（1）帮助选择骨髓穿刺及活体组织检查的位置。

（2）评价白血病病人全身骨髓的分布和活性，观察化疗后骨髓缓解过程和外周骨髓有无残余病灶。

（3）骨髓梗死、多发性骨髓瘤和骨髓肿瘤转移灶的定位诊断。

（4）各种慢性溶血性疾病的鉴别诊断。

（5）其他造血功能障碍疾病的诊断。

（6）提供淋巴瘤病人分期的参考。

（7）有助于对放射治疗及化疗反应提出警告。

（8）真红细胞增多症的辅助诊断和疗效观察。

63. 试述骨显像的基本原理。

骨骼组织是由钙、磷等无机盐所组成的晶体结构和类胶原、骨粘蛋白等有机基质所构成。无机盐晶体结构的化学本质为羟基磷灰石晶体。晶体可比拟为一个"离子交换柱"，其所吸附的正、负离子与周围体液环境中的相应离子处于不断代谢更新的动态平衡中。一些趋骨性放射性核素及其标记物如 ^{99m}Tc-磷酸盐等，可通过离子交换或在体内直接参与代谢而渗透到羟基磷灰石晶体结构中去。骨骼病变时，病灶部位无机盐代谢更新旺盛，局部血流增加，加之在骨质发生破坏的同时，其周围出现修复过程，成骨细胞活跃和新骨形成，导致骨显像剂在病变部沉积增加，使病灶在显像时呈异常的放射性浓聚区。在血流量减少和/或成骨活性低的部位，如骨梗死、溶骨性病变为主的肿瘤病灶等，则显像剂摄取少而表现为放射性稀疏缺损的"冷区"。

64. 异常骨显像可分为哪两大类?

根据放射性聚集的多少，骨显像异常变化，可分为放射性浓聚区（热区）和放射性稀疏区（冷区）。根据异常表现的数目可分为单发和多发。

65. 简述骨显像的临床价值。

（1）早期发现骨转移癌：常在仅有功能代谢改变的早期，即可发现骨质的异常，一般早于 X 线检查 3～6 个月发现。

（2）诊断原发性骨肿瘤：用骨动态和静态显像，病变区出现放射性异常浓聚的、边界不规则的影像，其诊断亦早于 X 线检查。

（3）移植骨存活的监测：一般于骨移植后 1～2 个月即可做骨显像，以判断其成活情况。

（4）外伤性骨折的早期诊断：无论是趾骨等细小骨或股骨头、股骨颈等长骨骨折，骨显像比 X 线检查灵敏。

（5）早期诊断骨骼炎症：X 线检查一般在急性炎症 2 周后才出现异常，而骨显像可于发病后 2 日即显示阳性改变。

（6）早期诊断骨关节病：骨显像比 X 线检查能更早期发现异常。

66. 简述放射性核素骨显像能比 X 线片更早发现骨肿瘤的原因。

X 线片取决于病变脱钙或钙质沉积导致骨质密度变化的程度，通常局部钙量的变化大于 30%～50%时，X 线片上才显示异常。核素骨显像显示病变是基于局部骨骼血流和骨质代谢的情况，在病变的早期多数已有明显改变，故通常较 X 线片提早 3～6 个月。

67. 在做放射性核素骨显像时，病人要注意些什么？

①注射骨显像剂后，要病人大量饮水，可加速血液中 ^{99m}Tc-MDP 经肾脏的排出。显像前排尽小便，以减少膀胱内尿液放射性对骨盆影像的干扰。②防止病人的尿液污染衣裤、皮肤造成的假阳性。

68. 试述放射免疫分析质量控制的内容。

（1）最高结合率（B_0/B%）：一般为 30%～50%。

（2）非特异性结合率（NSB）：通常＜5%～10%。

（3）校正曲线回归参数：a、b 值要稳定，γ＞0.99。

（4）反应误差关系（RER）：应＜0.04。

（5）建立质控图：世界卫生组织（WHO）要求，在一次实验中有下列情况之一者，其结果应予舍弃：①3 种质控血清（QCS）中有一个观测值＞3SD。②3 种 QCS 中在同一方向上有两种＞2SD。③3 种 QCS 均在同一方向＞1SD。

（6）ED_{25}、ED_{50} 及 ED_{75} 指标准曲线的结合率在 25%、50% 及 75%时，横坐标上相应的抗原浓度值，反应标准曲线的稳定性，有助于批间结果的比较。

69. 简述放射性核素 ^{131}I 治疗甲亢的机制。

甲状腺具有高度选择性摄取 ^{131}I 的功能，^{131}I 衰变过程中放射出 β 射线，在组织中射程短，几乎全部被甲状腺吸收，使甲状腺受到射线集中照射。而且在较长时间的作用下，甲状腺功能将遭到部分抑制或破坏，取得类似部分切除甲状腺的效果，以达到治疗甲亢的目的。

70. 试述 ^{131}I 治疗甲亢的适应证和禁忌证。

（1）适应证：①成年 Graves 甲亢病人首选 ^{131}I 治疗。②对抗甲状腺药物疗效不佳或药物过敏，以及甲亢术后复发的青少年病人。③Graves 甲亢伴房颤的病人。④拒绝手术或有手术禁忌证的 Graves 甲亢。⑤Graves 甲亢合并慢性淋巴细胞性甲状腺炎摄^{131}I 率增高的病人。⑥伴白细胞或血小板减少的病人。

（2）禁忌证：①妊娠或哺乳者。②甲状腺功能亢进症伴有急性心肌梗死者。③严重肾功能障碍的病人。

71.^{131}I 治疗分化型甲状腺癌适应证有哪些？

（1）原发病灶已手术切除，发现颈内、外有异常浓聚^{131}I 的转移灶。

（2）已"治愈"的甲状腺癌复发，病灶有聚^{131}I 功能者。

72. 简述^{32}P 治疗真性红细胞增多症治疗前的准备和治疗后注意事项。

（1）服^{32}P 前 2 周开始用低磷饮食，持续到服^{32}P 后 1 个月，以促进吸收。

（2）服^{32}P 前 6 小时，服^{32}P 后 3 小时均禁食，同时禁食含铁或磷的任何药物。

73. β-粒子敷贴治疗用于哪些疾病？

（1）毛细血管瘤、局限性神经性皮炎、局限性慢性湿疹、局限性牛皮癣等皮肤病。

（2）口腔黏膜和女阴白斑。

（3）角膜和结膜非特异炎症、溃疡、胬肉、角膜移植后新生血管等外眼疾病。

74. 常用的放射性核素胶体治疗法有哪几种？

根据用药途径，分以下 3 种。

（1）间质治疗：将药物直接注射到肿瘤组织或穴位内，如治疗前列腺癌、子宫颈癌。

（2）腔内治疗：把药物注射到腔内，如胸腹腔、膀胱、心包腔等，以治疗其内的肿瘤。

（3）静脉注射治疗：主要用于治疗白血病、淋巴肉瘤等。

75. 常用于治疗骨转移癌的放射性核素有哪些？

常用的放射性核素及标记化合物有^{89}SrCl$_2$（氯化^{89}Sr）、^{153}Sm-EDTMP（^{153}Sm-乙二胺四甲基磷酸）、^{186}Re-HEDP（^{186}Re-羟基亚乙基二膦酸盐）等。

§11.3 核医学基本技能训练

一、甲状腺核素显像

【临床应用】

1. 异位甲状腺的诊断。

2. 甲状腺结节功能的判断和良、恶性鉴别。

3. 判断颈部肿块与甲状腺的关系。

4. 功能性甲状腺癌转移灶的诊断和定位。

5. 移植甲状腺的监测和甲状腺手术后残留甲状腺组织的观察。

【病人准备】

1. 显像前应停服含碘类药物或食物。

2. 显像前常规进行甲状腺吸 ^{131}I 功能测定，根据病人 24 小时吸 ^{131}I 率及所用 γ 照相机的灵敏度、分辨率，按计算公式计算出用药量。

【方法】

1. 显像剂的选择：① ^{131}I 常用于诊断异位甲状腺及寻找甲状腺癌转移灶等。② ^{99m}Tc 具有半衰期短，能量低适合于 γ 照相和对甲状腺辐射量小等优点，由于它能被唾液腺及胃肠道吸收，故对深部病变显示效果差。

2. 显像操作：一般显像时，病人空腹口服 ^{131}I 185～370 MBq（50～100 μCi）。寻找甲状腺癌转移灶时，则应口服 ^{131}I 74～148 MBq（2～4 mCi）后 24 小时或更长时间显像。静脉注射 ^{99m}Tc 37～74 MBq（1～2 mCi）后 20～40 分钟进行显像。

显像时，病人仰卧于相机床上，颈部伸展，采用针孔型准直器行前后位，必要时做右前斜、左前斜（30°～45°）位照相，一般准直器距离甲状腺表面约 5 cm。用预置计数行照相，并在图上标出胸骨切迹及颈部肿块范围。

【报告要点】

逐步填写好姓名、性别、年龄、病历号、临床诊断、显像号、显像剂名称及剂量。描述甲状腺位置、大小、形态、放射性分布及甲状腺内结节的部位、性质，并结合临床及其他检查，写出初步诊断意见。

【问答】

如何利用甲状腺显像估计甲状腺的质量？

可根据经验公式：

$$M = A \cdot L \cdot K$$

M：甲状腺质量（g）；A：甲状腺正面显像图的面积（cm^2）；L：左右两叶甲状腺的平均长度（cm）；K：为常数，推荐使用 0.32。

二、^{131}I-邻碘马尿酸钠肾图仪

【适应证】

1. 分肾功能测定。

2. 诊断上尿路梗阻。

3. 移植肾脏的监测。

4. 泌尿外科盆腔手术或放疗前后的动态观察。

5. 急性尿闭的鉴别诊断。

6. 腹部肿块与肾脏的关系。

【操作】

1. 机器预热，按常规顺序开动电源等开关旋钮，将仪器预热后进行调试。

2. 肾脏定位：病人自然坐位，暴露腰部，进行肾脏体表定位。以第一腰椎棘突为标志，向两侧旁开 6.5～7.0 cm，并根据病人体型适当增减，此点大致相当于第 12 肋与腰大肌交界处，右肾比左肾低 1 cm。当做出的肾图与临床不符并怀疑是定位不准时，可采用其

他方法，如超声定位等。

3. 剂量计算：一般以^{131}I-邻碘马尿酸钠 37～74 kBq（0.1～0.2 μCi）/kg 体重计算，总体积不超过 1 mL。

4. 病人准备：肾图检查前，通常病人无须特殊准备，进食如常。一般应饮水 300～400 mL后半小时才做肾图。

5. 肾图描记：肾脏位置确定后，将两个性能相同的闪烁探头分别对准两侧肾区，垂直接触体表。两探头纵轴平行。从肘静脉快速注入^{131}I-邻碘马尿酸钠，注意不要漏出血管外，并马上启动肾图仪，自动描记 15 分钟。

6. 根据图形准确地发出报告。

【问答】

影响肾图测定结果的主要因素及避免的主要措施是什么？

（1）正确选定准直器外口对肾的垂直距离：要求两个探头只接受各自所对准的肾区放射性，因探头与肾脏的几何位置引起的定位偏差，常使肾图曲线的幅度显示偏低。

（2）测定前是否饮水：于测定前 30 分钟饮水 300～400 mL，病人不必空腹。

（3）^{131}I-邻碘马尿酸钠的质量：其游离^{131}I不得＞2％。

（4）示踪剂的放射性活度：必须按计算给予，因放射性活度可影响肾图幅度的高低。

（5）确定肾脏的位置，必要时可用超声定位。

（6）注射^{131}I-邻碘马尿酸钠的速度宜快，且不能漏出血管外，如药物注射至血管外，可使肾图失去常态。

（7）仪器的探测效率两侧应一致，否则可使两侧肾图的对比分析发生困难。

（8）儿科病人，测试条件应符合小儿情况。

三、血清总 T_4 测定

【临床意义】

通过血清甲状腺激素水平的测定，可以协调甲状腺功能性疾病的诊断，并可用于指导甲亢抗甲状腺药物治疗及甲低替代治疗疗效的评价，以及^{131}I治疗后疗效的评价和随访。

【方法】

放射免疫分析法（RIA）。

【操作】

以中国原子能研究院的药盒说明书为例：

1. 试剂内容及配制：

（1）^{125}I-T_4：红色，148～185 kBq（4～5 μCi）/22 mL，含有巴比妥钠缓冲剂、ANS、BSA，直接用于实验。

（2）抗 T_4 血清：含有巴比妥钠缓冲剂、BSA、NaN_3，使用时加入 22 mL 蒸馏水，溶解后为蓝色液体，放置 10 分钟后用于实验。

（3）T_4 标准品：配制在去 T_4 正常人血清中，使用时分别加入 500 μL 蒸馏水，放置 10

分钟并轻轻旋转瓶子使其充分溶解，方可用于实验。

（4）PEG：含巴比妥钠缓冲剂，溶液直接用于实验。

2．分析步骤：

（1）严格按照操作顺序表加试剂。

放射免疫分析操作顺序表

μL

试管组	T_4标准	待测血样	$^{125}I-T_4$	抗T_4血清		PEG
T	—	—	200	—		—
标准	50	—	200	200	37℃温育	500
样品	—	50	200	200	45分钟	500

（2）各管加入PEG后充分混匀，在离心机上以3500 r/min的转速离心15分钟。

（3）立即弃去上清液。

（4）测T管及各管沉淀部分的放射性计数率。

【结果计算】

1．以沉淀管计数率减去仪器本底计数率得B_0以B为纵坐标，以T_4标准浓度为横坐标，在直角坐标纸上作标准曲线。待测样品的沉淀计数率减去本底的计数率后，在标准曲线上查出样品的T_4含量。

2．以$B/B_0 \times 100$为纵坐标，以T_4标准为横坐标，在三级半对数坐标纸上作标准曲线。待测样品的$B/B_0 \times 100$在标准曲线上查出样品的T_4含量。

$$B/B_0 \times 100 = \frac{标准（样品管计数率－本底计数率）}{零标准管计数率－本底计数率}$$

以上两种计算方法任用哪一种都可以。目前多以计算机自动计算结果并得出质控指标。

【问答】

简述影响放射免疫分析测定结果的常见原因。

（1）各种仪器设备的准确性、稳定性和效率不好。

（2）药盒的纯度、质量、稳定性不佳。

（3）基本操作如取样、提取、沉淀、分离、保温条件不适当，工作人员不遵守操作规程，加样器使用不当等。

（4）样品收集不好，储存温度不适等。

（5）测量及标准曲线制作不好。

§11.4 正电子发射计算机断层显像(PET-CT)简介

PET-CT 是将 PET 与 CT 完美融为一体，由 PET 提供病灶详尽的功能与代谢等分子信息，而 CT 提供病灶的精确解剖定位，一次显像可获得全身各方位的断层图像，具有灵敏、准确、特异及定位精确等特点，可一目了然地了解全身整体状况，达到早期发现病灶和诊断疾病的目的。PET-CT 的出现是医学影像学的又一次革命，受到了医学界的公认和广泛关注，堪称"现代医学高科技之冠"。

PET-CT 是最高档 PET 扫描仪和先进螺旋 CT 设备功能的一体化完美融合，临床主要应用于肿瘤、脑和心脏等领域重大疾病的早期发现和诊断（图 11-1）。

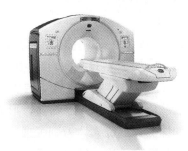

图 11-1 PET-CT 设备图

【原理】

（一）PET 显像的基本原理

PET 是英文 positron emission tomography 的缩写。其临床显像过程为：将发射正电子的放射性核素（如 F-18 等）标记到能够参与人体组织血流或代谢过程的化合物上，将标有带正电子化合物的放射性核素注射到受检者体内。让受检者在 PET 的有效视野范围内进行 PET 显像。放射核素发射出的正电子在体内移动大约 1 mm 后与组织中的负电子结合发生湮灭辐射。产生两个能量相等（511 keV）、方向相反的 γ 光子。由于两个光子在体内的路径不同，到达两个探测器的时间也有一定差别，如果在规定的时间窗内（一般为 0～15 μs），探头系统探测到两个互成 $180°$（$±0.25°$）的光子时，即为一个符合事件，探测器便分别送出一个时间脉冲，脉冲处理器将脉冲变为方波，符合电路对其进行数据分类后，送入工作站进行图像重建。便得到人体各部位横断面、冠状断面和矢状断面的影像。

PET 系统的主要部件包括机架、环形探测器、符合电路、检查床及工作站等。探测系统是整个正电子发射显像系统中的主要部分，它采用的块状探测结构有利于消除散射、提高计数率。许多块结构组成一个环，再由数十个环构成整个探测器。每个块结构由大约 36 个锗酸铋（BGO）小晶体组成，晶体之后又带有 2 对（4 个）光电倍增管（PMT）。BGO 晶体将高能光子转换为可见光。PMT 将光信号转换成电信号，电信号再被转换成时间脉冲信号，探头层间符合线路对每个探头信号的时间耦合性进行检验判定，排除其他来源射线的干扰，经运算给出正电子的位置，计算机采用散射、偶然符合信号校正及光子飞行时间计算等技术，完成图像重建。重建后的图像将 PET 的整体分辨率提高到 2 mm 左右。

PET 采用符合探测技术进行电子准直校正，大大减少了随机符合事件和本底，电子准直器具有非常高的灵敏度（没有铅屏蔽的影响）和分辨率。另外 BGO 晶体的大小与灵敏度成正相关性。块状结构的 PET 探头。能进行 2D 或 3D 采集。2D 采集是在环与环之间隔置铅板或钨板，以减少散射对图像质量的影响 2D 图像重建时只对临近几个环（一般 2～3 个环）内的计数进行符合计算，其分辨率高，计数率低；3D 数据采集则不同。取消了环与环之间的间隔，在所有环内进行符合计算，明显地提高了计数率，但散射严重，图像分辨率也较低，且数据重组时要进行大量的数据运算。两种采集方法的另一个重要区别是灵敏度不同，3D 采集的灵敏度在视野中心为最高。

（二）多层螺旋 CT 的工作原理

CT 的基本原理是图像重建，根据人体各种组织（包括正常和异常组织）对 X 射线吸收不等这一特性，将人体某一选定层面分成许多立方体小块（也称体素），X 射线穿过体素后，测得的密度或灰度值称为像素。X 射线束穿过选定层面，探测器接收到沿 X 射线束方向排列的各体素吸收 X 射线后衰减值的总和，为已知值，形成该总量的各体素 X 射线衰减值为未知值，当 X 射线发生源和探测器围绕人体做圆弧或圆周相对运动时。用迭代方法求出每一体素的 X 射线衰减值并进行图像重建，得到该层面不同密度组织的黑白图像。

螺旋 CT 突破了传统 CT 的设计，采用滑环技术，将电源电缆和一些信号线与固定机架内不同金属环相连运动的 X 射线管和探测器滑动电刷与金属环导联。球管和探测器不受电缆长度限制，沿人体长轴连续匀速旋转，扫描床同步匀速递进（传统 CT 扫描床在扫描时静止不动），扫描轨迹呈螺旋状前进，可快速、不间断地完成容积扫描。

多层螺旋 CT 的特点是探测器多层排列，是高速度、高空间分辨率的最佳结合。多层螺旋 CT 的宽探测器采用高效固体稀土陶瓷材料制成。每个单元只有 0.5 mm、1 mm 或 1.25 mm 厚，最多也只有 5 mm 厚薄层扫描探测器的光电转换效率高达 99％能连续接收 X 射线信号。余辉极短，且稳定性好。多层螺旋 CT 能高速完成较大范围的容积扫描，图像质量好，成像速度快，具有很高的纵向分辨率和很好的时间分辨率。大大拓宽了 CT 的应用范围，与单层螺旋 CT 相比。采集同样体积的数据，扫描时间大为缩短，在不增加 X 射线剂量的情况下，每 15 秒左右就能扫描一个部位；5 秒内可完成层厚为 3 mm 的整个胸部扫描；采用较大的螺距 P 值，一次屏气 20 秒，可以完成体部扫描；同样层厚，同样时间内，扫描范围增大 4 倍。扫描的单位时间覆盖率明显提高，病人接受的射线剂量明显减少，X 射线球管的使用寿命明显延长，同时，节省了对比剂用量，提高了低对比分辨率和空间分辨率，明显减少了噪声、伪影及硬化效应。另外，还可根据不同层厚需要自动调节 X 射线锥形线束的宽度，经过准直的 X 射线束聚焦在相应数目的探测器上，探测器通过电子开关与四个数据采集系统（DAS）相连。每个 DAS 能独立采集完成一套图像，按照 DAS 与探测器匹配方式不同。通过电子切换可以选择性地获得 1 层、2 层或 4 层图像，每层厚度可自由选择（0.5 mm、1.0 mm、1.25 mm 或 5 mm、10 mm）。采集的数据既可做常规图像显示，也可在工作站进行后处理，完成三维立体重建、多层面重建、器官表面重建等，并能实时或近于实时显示。另外，不同角度的旋转、不同颜色的标记，使图像更具立体感更直观、逼真。仿真内镜、三维 CT 血管造影技术也更加成熟和快捷。

（三）PET-CT 的图像融合

PET 与 CT 两种不同成像原理的设备同机组合，不是其功能的简单相加。而是在此基础上进行图像融合，融合后的图像既有精细的解剖结构又有丰富的生理。生化功能信息能为确定和查找肿瘤及其他病灶的精确位置定量、定性诊断提供依据。并可用 X 线对核医学图像进行衰减校正。

PET-CT 的核心是融合，图像融合是指将相同或不同成像方式的图像经过一定的变换处理使它们的空间位置和空间坐标达到匹配，图像融合处理系统利用各自成像方式的特点对两种图像进行空间配准与结合，将影像数据注册后合成为一个单一的影像。PET-CT 同机融合（又叫硬件融合、非影像对位）具有相同的定位坐标系统，病人扫描时不必改变位置，即可进行 PET-CT 同机采集，避免了由于病人移位所造成的误差。采集后两种图像不必进行对位、转换及配准，计算机图像融合软件便可方便地进行。

2D、3D 的精确融合，融合后的图像同时显示出人体解剖结构和器官的代谢活动，大大简化了整个图像融合过程中的技术难度、避免了复杂的标记方法和采集后的大量运算，并在一定程度上解决了时间、空间的配准问题，图像可靠性大大提高。

PET 在成像过程中由于受康普顿效应、散射、偶然符合事件、死时间等衰减因素的影响，采集的数据与实际情况并不一致，图像质量失真，必须采用有效措施进行校正，才能得到更真实的医学影像。同位素校正得到的穿透图像系统分辨率一般为 12 mm、而 X 线方法的穿透图像系统分辨率为 1 mm 左右图像信息量远大于同位素方法。用 CT 图像对 PET 进行衰减校正使 PET 图像的清晰度大为提高，图像质量明显优于同位素穿透源校正的效果，分辨率提高了 25% 以上，校正效率提高了 30%，且易于操作。校正后的 PET 图像与 CT 图像进行融合，经信息互补后得到更多的解剖结构和生理功能关系的信息对于肿瘤病人手术和放射治疗定位具有极其重要的临床意义。

【性能特点】

1. 早期诊断：PET-CT 能早期诊断肿瘤等疾病。由于肿瘤细胞代谢活跃，摄取显像剂能力为正常细胞的 2～10 倍，形成图像上明显的"光点"，因此在肿瘤早期尚未产生解剖结构变化前，即能发现隐匿的微小病灶（大于 5 mm）。

2. 安全无创：检查所采用的核素大多数是构成人体生命的基本元素或极为相似的核素，且半衰期很短，所接受的剂量较一次胸部 CT 扫描的剂量稍高，安全高效，短时间可以重复检查。

3. 结果准确：通过定性和定量分析，能提供有价值的功能和代谢方面的信息，同时提供精确的解剖信息，能帮助确定和查找肿瘤的精确位置，其检查结果比单独的 PET 或 CT 有更高的准确性，特别是显著提高了对小病灶的诊断能力。

4. 检查快速：其他影像学检查是对选定的身体某些部位进行扫描，而 PET-CT 一次全身扫描（颈、胸、腹、盆腔）仅需近 20 分钟左右，能分别获得 PET、CT 及两者融合的全身横断面、矢状面和冠状面图像，可直观地看到疾病在全身的受累部位及情况。

5. 性价比高：可早期发现肿瘤，确定性质，其治疗费用较晚发现减少 1～5 倍，生存时间提高 1～5 倍，甚至 10 倍；一次检查就可准确判断大多数肿瘤的良恶性、是否有转移，避免了多种检查延误疾病诊断或者制订错误的治疗方案；可准确对于肿瘤进行分期，评价治疗效果，减少不必要的治疗方法和剂量；能准确判定肿瘤治疗后的肿瘤复发，虽单一检查费用略高，但实际上避免了不必要的手术、放化疗和住院，总体性价比突出。

【临床应用】

PET-CT 提供的预测和治疗处理信息比单独 PET 和 CT 多得多，它超越了单独 PET 和单独 CT 的现有领域，既能完成超高档 CT 的所有功能，又能完成 PET 的功能——20 分钟能完成全身 CT 扫描，比单纯 PET 的效率提高了 60％以上，还能提供比 CT 更为准确、快速的心肌和脑血流灌注功能图像。PET-CT 融合图像能很好地描述疾病对生物化学过程的作用，鉴别生理和病理性摄取，能在疾病得到解剖证据前检测出早期发病征兆，甚至能探测到小于 2 mm 的亚临床型的肿瘤，为临床正确确定放疗的计划靶区（临床靶区与生物靶区相结合）、检测治疗过程中药物和放疗效果提供最佳的治疗方案和筛选最有效治疗药物。PET-CT 临床主要应用于肿瘤、脑和心脏等领域重大疾病的早期发现和诊断，目前已较为广泛地应用于以下几方面：

1. 癫痫定位：对癫痫病灶准确定位，为外科手术或伽马刀切除癫痫病灶提供依据。

2. 脑肿瘤定性和复发判断：脑肿瘤的良恶性定性、恶性胶质瘤边界的确定、肿瘤治疗后放射性坏死与复发的鉴别、肿瘤活检部位的选择等。

3. 痴呆早期诊断：早老性痴呆的早期诊断、分期并与其他类型痴呆如血管性痴呆进行鉴别。

4. 脑受体研究：帕金森病的脑受体分析，进行疾病的诊断和指导治疗。

5. 脑血管疾病：PET-CT 可以敏感地捕捉到脑缺血发作引起的脑代谢变化，因此可以对一过性脑缺血发作（TIA）和脑梗死进行早期诊断和定位，并进行疗效评估和预后判断。

6. 药物研究：进行神经精神药物的药理学评价和指导用药，观察强迫症等病人脑葡萄糖代谢的变化情况，为立体定向手术治疗提供术前的依据和术后疗效随访等。

7. 高级健康体检：早期肿瘤是可以得到治愈的，但大部分肿瘤发现时已经是中晚期了，故肿瘤的常规筛查不可忽视，PET-CT 简便、安全、全面、准确，是人群健康体检的最佳手段。

8. 肺癌检查：70％肺癌确诊时已到中晚期，中晚期肺癌过了最佳治疗期，能够在早期发现肺癌病灶的最先进的影像学仪器显然是 PET-CT。PET-CT 的超高灵敏度，使得探测人体神经系统微量功能代谢变成可能，不仅提高了病灶的清晰度和特异性，更大大提高了微小病灶的检出能力和确诊率，使定位更加准确。

§11.5 核医学自测试题（附参考答案）

一、选择题

【A型题】

1. ^{131}I 治疗的原理主要是利用哪种射线对病变进行集中照射 （ ）

A. α B. β$^-$ C. γ D. n E. β$^+$

2. 凌晨 7 时，技师开始准备上午 10 时的 ^{99m}Tc-MDP，约需 22 mCi，但不知其校正系数，而该核素的 3 小时衰变系数为 0.707，那么在 7 时应抽入注射器内药物是 （ ）

A. 15.6 mCi B. 27.7 mCi C. 31.1 mCi D. 29.5 mCi E. 35 mCi

3. SPECT 数据的滤波反向投影法首先产生 （ ）

A. 矢状影像 B. 冠状影像 C. 横断影像 D. 斜位影像 E. 动态影像

4. 放射性核素心血管造影可用于先天性心脏病的诊断，室间隔缺损显像的主要特点是 （ ）

A. 左心房重复持续显影，左向右分流 B. 右房重复持续显影，右室重复显影 C. 左室重复续显影，无右心重复显影 D. 右室重复持续显影，右房首次显影后不再重复显影 E. 左心房室重复持续显影，右心室影像扩大

5. 肾脏指数是反映肾功能的较好指标，一般认为肾功能中度受损的肾脏指数参考值是 （ ）

A. 10%～20% B. 20%～30% C. 30%～40% D. 40%～50% E. 50%～60%

6. 在核素肝胆显像中，先天性胆道闭锁的影像特点是 （ ）

A. 肠道 24 小时仍不出现放射性 B. 胆道延迟至 4 小时不显影 C. 胆囊延迟至 4 小时不显影 D. 肝脏延迟显像 E. 以上 4 种情况都不出现

7. 核素心血池动态显像时，哪种室壁运动是心肌梗死后室壁瘤形成的特征 （ ）

A. 正常运动 B. 运动低下 C. 无运动 D. 反向运动 E. 以上运动均没有

8. 放射性工作人员剂量限制，全身均匀照射年剂量当量不应超过 （ ）

A. 100 mSv B. 50 mSv C. 20 mSv D. 10 mSv E. 5 mSv

9. 放射免疫分析（RIA）的质量控制非常重要，世界卫生组织（WHO）要求制作质控图，在一次实验中，有下列情况之一者，其结果应予舍弃 （ ）

A. 三种质控血清中有一个测定质＞2 SD B. 三种质控血清中有一个测定质＞1 SD C. 三种质控血清在同一方向上有两种＞1 SD D. 三种质控血清中有两种＞1.5 SD E. 三种质控血清中均在同一方向＞1 SD

10. 骨扫描图像显示左侧股骨附近出现一局限性热区，随后的最佳处理方法是 （ ）

A. 更换成针孔准直器后再显像 B. 进行局部断层显像 C. 让病人脱去该部位的衣物 D. 让病人用肥皂和清水擦洗该部位皮肤 E. C 项和 D 项都是

11. 甲状腺核素显像诊断最有独特价值的适应证是 （ ）

A. 甲亢的诊断 B. 甲状腺炎的鉴别 C. 甲状腺癌的判定 D. 甲状腺瘤的判别 E. 异

位甲状腺的定位判断

12. 核素显像技术的优势是 （　　）

A. 影像分辨率高　　B. 价格便宜　　C. 可显示脏器功能　　D. 无辐射损害　　E. 可断层显像

13. 放射性制剂的放射化学纯度要求为 （　　）

A. 放化纯度控制在85％以上　　B. 放化纯度控制在99％以上　　C. 放化纯度控制在95％以上　　D. 放化纯度控制在80％以上　　E. 放化纯度控制在70％以上

14. 外照射防护措施，下列叙述中正确的是 （　　）

A. 控制受照时间（时间防护），适当增加与放射源间的距离（距离防护）和恰当利用屏蔽（屏蔽防护）　　B. 大量增加屏蔽物（屏蔽防护），时间和距离无关紧要　　C. 加大受照防护（时间防护），增加与放射源间的距离（距离防护）　　D. 控制受照时间（时间防护），大量增加屏蔽物（屏蔽防护）　　E. 增加与放射源间的距离（距离防护），利用屏蔽物（屏蔽防护）

15. 放射免疫测定的基本原理是 （　　）

A. 放射性标记抗原与限量的特异抗体进行结合反应　　B. 标准抗原与限量的特异抗体进行结合反应　　C. 放射性标记抗体及过量抗体与抗原非竞争性结合反应　　D. 放射性标记抗原与过量的特异抗体进行结合反应　　E. 放射性标记抗原和非标记抗原与限量的特异性抗体进行竞争结合反应

【X型题】

16. 核医学检查的特点包括 （　　）

A. 一种功能性显像，对疾病可进行早期诊断　　B. 一种特异性显像方法　　C. 既可显示解剖结构改变，又能进行动态功能的观察　　D. 安全非创伤性检查　　E. 主要缺点是价格昂贵

17. 骨骼核素显像的适应证有 （　　）

A. 寻找恶性肿瘤的早期转移病灶　　B. 判断骨肿瘤的部位、范围　　C. 诊断外伤性骨折　　D. 早期骨髓炎与蜂窝织炎鉴别诊断　　E. 对关节疾病、代谢性骨病等早期判断

18. 外照射的防护方法包括 （　　）

A. 屏蔽防护　　B. 增大照射距离　　C. 大量服用维生素E　　D. 使用免疫调节药物　　E. 适当缩短照射时间

19. 放射免疫分析的必备条件是 （　　）

A. 放射性核素标记的抗原　　B. 标准品　　C. 特异抗体　　D. B与F分离技术　　E. 放射性测量仪器

20. ^{131}I治疗甲亢的依据是 （　　）

A. 甲状腺能选择性摄取^{131}I　　B. ^{131}I放射出γ射线，在组织内射程短，进行局部照射达到治疗目的　　C. ^{131}I治疗时甲状旁腺和周围组织受累不大　　D. ^{131}I在甲状腺组织内停留时间较长　　E. ^{131}I治疗甲亢安全且无并发症

21. 以^{131}I为主综合治疗毒性弥漫性甲状腺肿，特别适用于以下哪些情况 （　　）

A. 抗甲亢药物致粒细胞、血小板下降等　　B. 对抗甲亢药物有超敏反应者　　C. 经抗甲亢药物治疗效果不佳或治疗后复发者　　D. 术后复发或有手术禁忌证、不愿手术者　　E. 甲亢合并甲亢性心脏病者

22. 目前能够自由通过完整的血-脑屏障的单光子显像药物有 （　　）

A. ^{99m}Tc-DTPA　　B. ^{99m}Tc-ECD　　C. ^{99m}Tc-DMSA　　D. ^{99m}Tc-HMPAO　　E. ^{131}Xe惰性气体

23. 与X-CT比较，SPECT局部脑血流显像诊断缺血性脑病的优势在于，它对下列哪些情况具有诊断功能 （　　）

A. TIA　　B. 腔隙性脑梗　　C. 超过48小时的脑梗死灶　　D. 48小时以内的脑梗死灶

E. 对脑瘤术后肿瘤复发与瘢痕形成的鉴别诊断

24. 门电路心血池显像心室室壁瘤的典型影像特征有 ( )

　　A. 心室壁影像形态异常，局部膨出　　B. 局部室壁呈反向运动　　C. 心室相角程明显增宽

D. 房室峰之间出现异常峰　　E. 炸面圈样改变

25. 骨骼病变早期反应阶段骨显像有什么改变 ( )

　　A. 局部血液供应正常或稍降低，骨显像表现为局部放射性稀疏　　B. 溶骨和成骨反应同时并存，呈"热区"改变　　C. 骨盐代谢很旺盛，局部放射性异常浓聚　　D. 骨局部血液供应增加，放射性异常浓聚　　E. 局部交感神经兴奋性降低，引起骨骼血管舒张改变，导致该部位骨骼呈弥漫性放射性增高

26. 放射性核素 ^{11}C、^{13}N、^{15}O 等的共同特点包括 ( )

　　A. 发射正电子的放射性核素　　B. 由医用回旋加速器产生　　C. 短半衰期放射性核素　　D. 长半衰期放射性核素　　E. 用作标记正电子发射型计算机断层显像的显像剂

27. ^{131}I-邻碘马尿酸钠肾图仪的作用有 ( )

　　A. 测定肾功能　　B. 测定肾原尿生成量　　C. 生成肾放射性活度随时变化的时间-放射性曲线　　D. 测定肾血流量动态变化　　E. 了解上尿路的引流情况

28. 放射性药物的特点包括 ( )

　　A. 具有放射性　　B. 具有特定的物理半衰期和有效使用期　　C. 按普通制剂和药物制剂计量　　D. 按放射性核素的活度计量　　E. 被标记物的固有特性和药物被标记前的生物学特性基本一致

29. 下述哪些是放射免疫分析的必备条件 ( )

　　A. 放射性核素标记的抗原　　B. 标准品　　C. 特异抗体　　D. B和F的分离技术　　E. 过量抗体

30. ^{99m}Tc-MAA 下肢深静脉显像的临床意义主要是 ( )

　　A. 诊断大隐静脉曲张　　B. 诊断下肢浅静脉炎　　C. 诊断下肢深静脉有无侧支循环的建立　　D. 诊断下肢深静脉有无梗阻　　E. 急性深静脉血栓（DVT）

二、填空题

1. 利用放射性核素实现脏器和病变显像的方法称作_____。

2. 静态显像多用作观察脏器和病变的_____、_____、_____和_____。

3. 放射性核素显像根据显示方法不同分为：_____、_____、_____、_____。

4. 放射性药物用于显像者称为_____，用于非显像者称为_____。

5. 甲状腺显像临床用于：①_____；②_____；③_____；④_____；⑤_____。

6. 4类甲状腺结节的影像特征，按其放射性分布与正常组织比较表现如下：热结节：_____；温结节：_____；凉结节：_____；冷结节：_____。

7. ^{99m}Tc（V）-DMSA 可用于_____显像。^{99m}Tc-DMSA 用于_____显像。

8. 肝胶体显像剂主要是肝脏_____细胞摄取，而肝胆动态显像剂 ^{99m}Tc - HIDA 主要是由肝脏_____细胞摄取。

9. SPECT 具有_____，_____，_____，_____四大显像功能。

10. 放射性核素治疗，是将开放型放射性核素或其标记物引入体内，利用其发射出的_____粒子的_____生物效应。

11. 骨骼三相显像检查包括_____，_____和_____。

12. 心肌梗死灶阳性显像时，梗死区放射性_____，梗死区越大预后_____，呈炸面圈样影像的预后_____。

13. 短半衰期放射性废物排放的标准要求是存放_____个半衰期。

14. 肝胶体显像所示肝内放射性稀疏缺损的病变区,肝血池影像"不填充"以_____可能性大,填充提示_____,"过度填充"为_____的特异性表现,"边缘填充"在_____大多有此表现。

15. 体外放射分析技术的检测对象为机体中的_____。

三、判断题

1. 放射性核素显像有别于单纯形态结构的显像,是一种独特的功能显像。 （ ）

2. 断层显像在一定程度上避免了放射性的重叠,能比较正确地显示脏器的放射性的真实情况。

（ ）

3. 放射免疫分析的基础是放射性标记的抗原和非标记抗原同时与限量的特异性抗体进行的结合反应。

（ ）

4. 甲状腺激素抑制试验的诊断标准是:抑制率＜50％为甲状腺功能正常,抑制率＞50％为甲状腺功能亢进。 （ ）

5. SPECT机房对温度、湿度的要求高,主要是为了保护计算机。 （ ）

6. 梅克尔憩室显像原理是由于憩室内含有异位的肠黏膜,能从血液中摄取$^{99m}TcO_4^-$而显影。 （ ）

7. 局部脑血流断层显像可用于脑梗死的诊断。一旦脑梗死发生,在影像上即可显示病变部位放射性明显增加,阳性率近100％。 （ ）

8. 放射性核素脑平面显像时,正常脑实质呈放射性空白区。 （ ）

9. 临床大动脉瘤的诊断最好的方法是心血池动态显像。 （ ）

10. 心血池动态显像和心室功能测定对冠心病心肌缺血的诊断有较高的临床价值。 （ ）

11. 裂变^{99m}Tc发生器所选用的是$Al(OH)_3$色层柱。 （ ）

12. PET是探测体内湮没辐射,并进行断层显像的仪器。 （ ）

13. 放射免疫分析法的基本原理是放射性标记抗原与过量的特异性抗体进行结合反应。 （ ）

14. ^{131}I治疗的原理主要是利用β射线对病变进行集中照射。 （ ）

15. 放射免疫分析必备条件之一是放射性核素标记的抗原。 （ ）

参考答案

一、选择题

1. B　2. C　3. C　4. D　5. B　6. A　7. D　8. B　9. E　10. E　11. E　12. C　13. C
14. A　15. E　16. ABCD　17. ABCDE　18. ABE　19. ABCDE　20. ACD　21. ABCDE
22. BDE　23. ADE　24. ABCD　25. BCDE　26. ABCE　27. ACDE　28. ABDE　29. ABCD
30. CDE

二、填空题

1. 放射性核素显像

2. 位置　形态　大小　放射性分布

3. 静态和动态显像　局部和全身显像　平面和断层显像　阳性和阴性显像

4. 显像剂　示踪剂

5. 异位甲状腺的诊断　甲状腺结节功能的判断　判断肿块与甲状腺的关系　甲状腺癌转移灶的定位　甲状腺大小和质量的估计

6. 放射性增高　放射性相似　放射性减低　放射性缺损

7. 软组织肿瘤　肾脏

8. 枯否　多角细胞（或肝细胞）

9. 静态显像　动态显像　全身显像　断层显像

10. β　电离辐射

11. 血流相　血池相　延迟相

12. 浓聚（或增高）　越差　最差

13. 10

14. 肝囊肿或脓肿　原发性肝癌　肝血管瘤　体积大的肝血管瘤

15. 各种微量生物活性物质

三、判断题

1. ＋　2. ＋　3. ＋　4. －　5. －　6. －　7. －　8. ＋　9. －　10. －　11. －　12. ＋
13. －　14. ＋　15. ＋

§12

临床诊疗器械检查

本章所述临床功能检查，系指临床物理学检查，包括心电图、肺功能检查、电生理学检查和纤维内镜检查等，这些检查系利用各种仪器和特殊的检查技术，直接或间接地观察脏器功能、机体组织结构和电生理学变化等。临床功能检查不仅能观察、摄像或描图，提供各种诊断数据，有时还可同时进行治疗，例如内镜下手术。正因为如此，这些检查越来越引起临床医学家的重视，新的仪器不断出现，检查范围也不断扩大。

§12.1　心电图检查

心脏的窦房结的 P 细胞自动产生动作电位，并由此产生激动，通过心脏的传导系统按一定的顺序传到心房和心室的每个心肌细胞，亦能同时传到体表，利用心电图机从体表记录到每一次电活动的变化，即得到心电图。

心电图检查是临床工作中不可缺少的，也是医务工作者和心电图工作者必须掌握的基本技能之一。

§12.1.1　心电图检查方法与心电图分析

【临床应用范围】

心电图检查是广泛应用于临床的器械检查方法之一，它对某些疾病特别是心血管疾病的诊断具有重要的意义。为了更好地发挥心电图检查的作用，应该充分了解其应用范围与限度。心电图检查的应用范围如下：

1. 对心律失常和传导障碍的诊断具有肯定的价值。

2. 对心肌梗死的诊断有很高的准确性，它不仅能确定有无心肌梗死，而且还可确定梗死的病期、部位、范围以及演变过程。

3. 对房室肥大、心肌炎、心肌病、冠状动脉供血不足和心包炎的诊断有较大的帮助。

4. 能够帮助了解某些药物（如洋地黄、奎尼丁等）和电解质紊乱对心肌的作用。

5. 心电图作为一种电信息的时间标志，常和心音图、超声心动图、阻抗血流图等心功能测定以及其他心脏电生理研究同步描记，以利于确定时间。

6. 心电监护已广泛应用于手术麻醉、用药观察、航天、体育等的心电监测以及危重病人的抢救。

心电图只是心脏激动的电学活动的记录，受互相拮抗和个体变异等多种因素的影响。有些心脏病，特别是在早期阶段，心电图可以正常。心电图异常如偶发的期前收缩未必一定有心脏病。病因不同的心脏病可以引起同一种心电图图形的改变。由于心电图不能直接反映出心瓣膜活动、心音变化及心脏功能状态，因此心电图检查必须密切结合临床，绝不能代替详细地问诊、全面地体格检查以及其他必要的实验室检查。

【操作准备】

1. 心电图机：必须用校检合格（包括阻尼、走纸速度、电压等参数）、性能良好的心电图机进行检查。为了避免交流电和外来电的干扰，心电图机附近不宜有大型的带电设备如电风扇、X线机、电疗机等。心电图机使用时必须连接地线。

2. 受检者准备：

（1）挽起左、右边裤腿，暴露皮肤（10～15 cm）。

（2）挽起双手袖，暴露皮肤（10～15 cm）。

（3）做好胸部安置导联的准备。

（4）睡在检查床上，全身放松，平卧不动。

【检查程序】

（一）心电图的导联体系

在人体体表选择两点安放电极板，并用导线与心电图机电流计的正负极相连，可描出两点之间的电位差（即电压）。这种心电图机的连接方式与放置电极板的方法称为导联。电极板放置的位置不同，可组合各种不同导联。目前，国际广泛通用的导联体系包括肢体导联和胸导联，称为常规 12 导联。

（二）常规导联的连接

常规导联应包括 Ⅰ、Ⅱ、Ⅲ、AVR、AVL、AVF、V_1、V_2、V_3、V_4、V_5、V_6 共 12 个导联。

1. 肢体导联：肢体导联反映心电活动额面向量环在不同肢体导联轴上的投影情况。肢体导联包括标准肢体导联 Ⅰ、Ⅱ、Ⅲ 和加压肢体导联 aVR、aVL、aVF。导联电极放置在左臂（L）、右臂（R）和左腿（F），并由此构成三角，称为 Einthoven 三角。

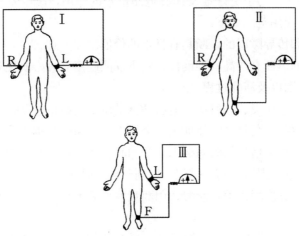

图 12-1 标准肢体导联连接方式

（1）标准肢体导联连接方法：①Ⅰ导联，左上肢（正极）与右上肢（负极）相连。②Ⅱ导联，左下肢（正极）与右上肢（负极）相连。③Ⅲ导联，左下肢（正极）与左上肢（负极）相连（图12-1）。

（2）加压单极肢体导联连接方法：①aVR导联，是加压单极右上肢体导联，探查电极置于右上肢。②aVL导联，是加压单极左上肢体导联，探查电极置于左上肢。③aVF导联，是加压单极左下肢体导联，探查电极置于左下肢（图12-2）。

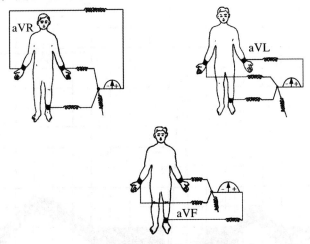

图12-2　加压单极肢体导联连接方式

2. 胸导联：胸导联反映心电活动横面向量环在不同胸导联上投影的情况，属于单极导联，常用导联V_1～V_6连接方法（图12-3）。

胸导联探查电极安放位置：①V_1，在胸骨右缘第4肋间。②V_2，在胸骨左缘第4肋间。③V_3，在V_2～V_4导联连线中点。④V_4，在左锁骨中线上第5肋间。⑤V_5，在与V_4导联同一水平左腋前线。⑥V_6，在与V_4导联同一水平左腋中线上（图12-4）。

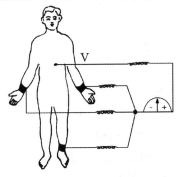

图12-3　胸导联的连接方式

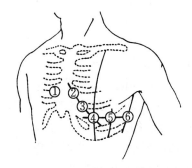

图12-4　胸导联探查电极安放位置

（三）开机描图

启动心电图机，描制心电图。

【心电图分析】

（一）心电图各波段及其测量

一个心动周期的心电图由P-QRS-T-U波所组成，P波与QRS波群之间的等电位线称

PR 段，QRS 波群与 T 波之间的等电位线称 ST 段。

心电图记录纸上的横线代表电压，二横线间之距离为 1 mm。常规输入 1 mV 的电压即定准电压，使记录笔偏动 10 mm，则 1 mm 等于 0.1 mV。纵线代表时间，二纵线之间距离为 1 mm，一般纸速为 25 mm/s，故 1 mm 等于 0.04 秒。

间期和电压的测量：间期的测量应自波形起点的内缘起测至波形终点的内缘。正向波的电压，从基线上缘垂直量至波峰；负向波的电压，则从基线下缘量至波谷（图 12-5）。

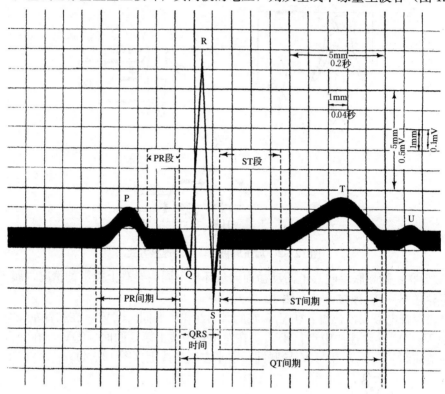

图 12-5 典型心电图

（二）分析心电图的要点

1. 检阅各导联标记有无错误，定准电压是否正确。

2. 分析 P 波与 QRS 波群的关系，确定基本节律，并计算心率。

3. 分析各导联的 P 波、QRS 波群及 T 波的形态、电压及时间。

4. 测量 PR 间期、QRS 波群及 QT 间期，测定 QRS 波群的电轴。

5. 注意 ST 段有无形态改变、有无移位以及移位的程度。

6. 结合临床资料做出心电图诊断。心电图复查者，应与过去心电图比较。

（三）心电图分析的内容

1. 心律：

（1）基本心律：分析心电图的首要步骤是确定该图的基本心律。为达此目的，首先要观察有无 P 波，P 波的形态和规律性，以及与 QRS 波群的关系，从而确定主导心律是窦性心律还是异位（房性、交界性、室性）心律。

（2）附加心律：在规整的基本心律中可以出现提早发生的搏动如期前收缩、并行心律、心室夺获或反复搏动，延迟发生的搏动如逸搏。

（3）有无传导障碍：包括不同部位不同程度的传导阻滞和传导途径异常（预激）。

2. 心率：测量 PP 或 RR 间期以计算心率。

（1）每分钟心率＝60 s/PP 或 RR 间距（s）

（2）计算心电图上 3 s 内的 QRS 波群数，乘以 20，即得每分钟心率。如房率与室率不一致时应分别计算心房率与心室率。心房颤动应计算 6 秒内 f 波及 R 波的数目，再将其乘 10 以求其平均心房率和心室率，计算心率时，如有期前收缩亦应包括在内。

3. P 波：为心房除极波。重点分析 Ⅱ、AVF 及 V_1 导联。

（1）形态：正常圆钝；双峰见于左心房大及房内阻滞等；高尖见于右心房大。

（2）电压：正常<0.25 mV，增高见于右心房大。

（3）时间：正常<0.11 s，延长见于左心房大、房内阻滞等。

（4）PtfV$_1$：正常>-0.02 ms，负值增大见于左心房大、左心房负荷过重、左心功能不全、左心房传导阻滞等。

此外还应注意 P 波的方向以及与 QRS 波群的关系，此涉及心律失常问题。

4. PR 段：为激动通过房室交接区的时间。正常为 0.02～0.12 秒，延长见于一度房室传导阻滞。

5. PR 间期：代表心房除极以及激动通过房室连接区至心室开始除极所需要的时间。正常为 0.12～0.20 秒；延长见于房内传导阻滞、一度房室传导阻滞、缩短见于预激综合征。

6. QRS 波群：为心室除极波。

（1）QRS 间期：代表心室除极所需时间。正常<0.10 s，延长见于室内传导阻滞；室性异位搏动等。

（2）QRS 电压：

1）低电压：Ⅰ、Ⅱ、Ⅲ 导联电压绝对值均小于 0.5 mV，可见于肺气肿、心肌损害、心力衰竭、心包炎、胸腔积液、肥胖等。

2）高电压：主要分析 V_1、V_5。①右心室面高电压：RV_1>1 mV，SV_5>0.7 mV，RV_1＋SV_5>1.2 mV，见于右心室肥大等。②左心室面高电压：RV_5>2.5 mV，SV_1>2 mV，RV_5＋SV_1>4 mV（成人男性），RV_5＋SV_1>3.5 mV（成人女性），主要见于左心室肥大。

（3）Q 波：正常时振幅<同导联 1/4R 波，宽<0.04 s；异常的 Q 波可见于心肌梗死、心肌病等。

7. ST 段：代表心室早期缓慢复极的一段过程。分析 R 波占优势的导联为主。

（1）时间：正常为 0.05～0.15 s，延长见于低钙或心肌损害。

（2）移位：以 J 点后 0.04 s 为准。

1）抬高：正常 V_1～V_3<3 mm，其余导联<1 mm。弓背向上型抬高，见于急性心肌

梗死；弓背向下型抬高见于急性心包炎。

2）压低：正常各导联均应＜0.5 mm。水平形压低，为缺血表现；鱼钩型压低，见于洋地黄作用；弓背型压低，见于心肌劳损。

8．T 波：为晚期快速复极波。主要分析 R 波占优势的导联。正常时在 R 波占优势的导联 T 波直立，振幅＞R/10，顶为圆钝形，升支较平，降支较陡。异常的 T 波可表现为低平、平坦、双向或倒置。形态改变：有拱桥形、双峰形或帐篷形。冠状 T 波（特点是 T 波倒置、双支对称、波谷尖）见于冠状动脉供血不足；高尖 T 波见于高钾等。

9．QT 间期：代表心室除极和复极所需的时间。QT 间期的长短与心率的快慢有关，因此其正常值应根据相应的心率加以校正。QT 延长见于心肌病变、奎尼丁或胺碘酮中毒以及电解质紊乱等。

10．U 波：一般认为是后电位的影响所致。

（1）振幅：正常时 V_3＜3 mm，其他导联＜0.5 mm；U 波增高见于低钾。

（2）方向：正常在 R 波占优势的导联，U 波与 T 波方向相同，是直立的，倒置可见于心肌劳损。

11．平均心电轴：代表心室除极的综合向量，正常为 0°～90°。电轴右偏 90°～180°见于右心室肥大、左后分支阻滞；电轴左偏 0°～−90°主要见于左前分支阻滞。

【心电图的诊断与报告】

综合以上各项的分析结果，便可做出心电图诊断，填写心电图报告。

（一）心电图诊断注意点

1．为了不致遗漏，诊断时至少要考虑以下 4 个问题：

（1）心律问题。

（2）传导问题。

（3）房室肥大问题。

（4）心肌方面的问题。

2．看诊断是否与临床有明显不符合的地方，并提出适当的解释。

3．分析中有时可有两种或两种以上的解释，原则上能用一种道理解释的不要设想过多的可能性，应首先考虑多见的疾病改变。

4．应从临床角度出发，诊断要顾及病人的治疗和安全。

（二）心电图诊断内容

1．心律的类别。

2．心电图是否正常。此项可分 4 类：①正常心电图。②大致正常心电图，如个别导联 QRS 波群出现切迹，ST 段轻微下移，T 波轻度降低等。③可疑心电图，多个导联有轻度异常表现，如Ⅰ～Ⅲ、aVF、aVL 低平，可疑右束支阻滞，可疑右心室肥大，P 波略增宽带有切迹等。④不正常心电图：心电图有肯定异常，此时应直接写出心电图诊断。急性心肌梗死、左室肥大、左束支阻滞或室性阵发性心动过速等具有病理意义；而偶发期前收缩、室上性阵速、窦性心动过缓、低电压、非特异性 ST-T 改变等未必有心脏器质改变，但可供医师结合临床表现判断是否有病理意义。

3. 是否符合临床诊断。综合心电图改变能与临床诊断相符合者应加以说明，但必须慎重。

4. 结合临床诊断。心电图诊断必须密切结合临床资料，尤其是那些不具特异性的心电图改变。如心电图诊断左后支阻滞，必须排除右室肥大和引起右室肥大的疾病，如有左室肥大或有引起左室肥大的疾病，则诊断可以成立。疑有心肌梗死者需结合心梗的表现和酶学检查。药物及电解质紊乱对心肌的损害更需要结合临床资料才能加以判断。

5. 追踪观察心电图。如临床有持续胸痛，心电图有明显 ST-T 改变可疑心肌梗死时，必须追踪观察心电图是否出现 Q 波以及 ST-T 的演变过程。因此心电图报告中应注明定期复查。

【操作须知】

（一）操作注意事项

1. 对初次检查病人作图前要向病人做好解释，说明这种检查方法毫无痛苦，没有危险性，消除病人因情绪紧张，引起心率增快，甚至引起 ST-T 改变。

2. 病人一般取卧位，检查床宜用木床。如在铁床上作图，应注意绝缘，使身体不与其他任何金属导电体接触，可在床垫上垫橡皮或塑料布，也不能与墙壁或地面接触，以免发生干扰。

3. 病人四肢及胸前安置电极的部位，要将皮肤擦洗干净，并涂上导电胶，可用 3‰碳酸氢钠溶液或生理盐水，以减少皮肤和电极之间的阻力，在描记心电图前让病人卧位数分钟，使全身肌肉放松，冬天要在较温暖的环境下进行，以减少肌肉震颤引起的干扰。

4. 常规导联应包括 Ⅰ、Ⅱ、Ⅲ、aVR、aVL、aVF、V_1、V_2、V_3、V_4、V_5、V_6 共 12 个导联。还应根据临床需要和心电图变化决定描记时间的长短和是否加做导联。

5. 描记完毕后，应马上在图纸上注明姓名、年龄、性别、检查日期和时间以及导联名称，然后结合临床进行分析。

6. 在使用过程中发生故障，千万不要轻举妄动，盲目拆修。

7. 心电图机摆放地点必须保持阴凉干燥，切忌高温潮湿，如暂不使用，收藏时宜放干燥剂，并要定期接通电源，使机器加热，以防锈损。

8. 一切电器设备如 X 线、理疗机、超短波高压线等应距离 10 m 远，以免感应发生交流及电磁场干扰。心电图机附近 2 m 内不宜有带电的电线绕过，并应关掉手机等。

（二）心电图机使用注意事项

1. 用交流电源的心电图机一定要先接好地线，保证病人安全及减免交流电波的干扰。

2. 插上电源线插头，接通电源的电压与周率必须与心电图机的规定应相符。当电源电压高于或低于 10％以上时，机器则不能正常工作，可采用稳压电压器进行调整。

3. 接通导联线，按规定的位置安放电极板和电极球。

4. 定好电压标准，应为 1 mV（10 mm），走纸速度为 25 mm/s。

5. 描图完毕后，关好电源，拔下插头，在图纸上写好病人姓名、日期。

6. 机器连续使用时间不宜过长，特别是夏天应予注意。

§12.1.2 病理心电图

一、窦性心律与窦性心律失常

窦房结是心脏的正常起搏点。凡兴奋起源于窦房结的心律，称为窦性心律。

（一）正常窦性心律

1. P 波在 I、II 及 $V_4 \sim V_6$ 导联直立，aVR 导联倒置。

2. PR 间期 0.12～0.20 秒。

3. 频率 60～100 次/min。

4. P 波规则出现，各 PP 间期相差值＜0.12 s（图 12-6）。

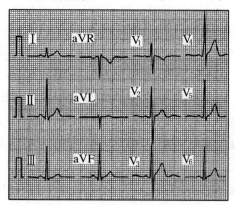

图 12-6 正常窦性心律

（二）窦性心动过速

窦性心动过速是常见的一种心律失常。其频率为：1 岁以内＞140 次/min，1～6 岁＞120 次/min；10 岁以上与成人大致相同，＞100 次/min，＜150 次/min。但据有关报道，只要窦性 P 波清楚，成人可达 180 次/min，婴儿可达 230 次/min。由于窦性心律较快，常有 PR 间期、QRS 波群时限及 QT 间期相应缩短，心室率＞130 次/min，有时还常出现 ST-T 改变，易将此种 ST-T 改变误认为心肌病变，最好待心率减慢 1 周后复查心电图（图 12-7）。

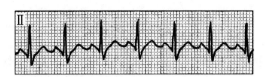

图 12-7 窦性心动过速

男，25 岁，急腹症。RR 间期规整，PR 间期 0.13 秒，心房率 125 次/min

（三）窦性心动过缓

窦性频率＜60 次/min 称为窦性心动过缓。

1. 具有窦性心律的特点。

2. 心房率＜60 次/min，1 岁以内＜100 次/min，1～6 岁＜80 次/min，10 岁以上及成人＜60 次/min（图 12-8）。

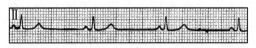

图 12-8 窦性心动过缓

女，47 岁，甲状腺功能减退。RR 间期基本规整，PR 间期 0.16 秒，心房率 50 次/min

（四）窦性心律不齐

当窦房结不匀齐地发放兴奋，使心室节律不规则，称为窦性心律不齐（sinus arrhythmia）。

窦性心律不齐在同一导联最长的 PP 间期与最短的 PP 间期相差＞0.16 秒或 0.12 秒（图 12-9）。

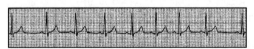

图 12-9 窦性心律不齐

女，21 岁，心律失常查因。RR 间期不规整（0.64～0.96 秒），PR 间期 0.15 秒

（五）窦性停搏

窦房结在一个较长的时间内不能产生激动称为窦性静止或窦性停搏。

1. 在心电图上一段比较长的时间内无 P 波、QRS 波群、T 波。

2. 长的 PP 间期大于短的 PP 间期 2 倍以上，但不成倍数关系（图 12-10）。

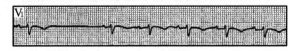

图 12-10 窦性静止

女，68 岁，冠心病。P_1P_2 间期 1.60 秒，P_1 为窦性 P 波，PR 间期 0.20 秒，P_2 的 PR 间期 0.16 秒，P_3 以后均为 0.20 秒，PP 间期 0.76 秒，心率增快后 PR 间期又开始延长，3 位相传导障碍可能性较大。长的 PP 间期与短的 PP 间期不完全成倍数，但大于 2 倍 PP 间期，为窦性静止所致。因窦性节律较规整，所以可以排除二度窦房阻滞

二、逸搏和逸搏心律

当心脏的起搏点（通常为窦房结）发出的频率过慢（心动过缓）或激动形成障碍时，窦房结以下的异位起搏点被动发出1~2次激动控制心脏的节律点，这种被动异位兴奋称为逸搏。连续3次或3次以上称为逸搏心律。逸搏是一种保护性机制，本身并无病理意义。根据起搏的部位不同，分为房性、交接区性和室性逸搏3种，其中交接区性逸搏及逸搏心律最常见。

（一）房性逸搏及逸搏心律

1. 在一个窦性周期较长的间歇后，出现一个与窦性不同的 P' 波。

2. $P'R$ 间期>0.12秒，QRS波群常呈室上性型图形。

3. 连续3次或3次以上的房性逸搏称为房性逸搏心律，频率常<50次/min。频率70~140次/min为加速性房性逸搏心律（图12-11）。

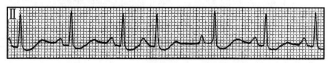

图12-11 房性期前收缩及房性逸搏

女，76岁，冠心病。PR间期0.20秒，心房率88次/min，P_4' 提前出现与T波融合为房性期前收缩，P_5 推后出现，P' 波形态与窦性者不同，但 $P'R$ 间期与窦性者相同，为房性逸搏，ST-T均有改变

（二）交接区性逸搏及逸搏心律

1. 在一个较长的间歇之后，出现一个QRS波群，其形态呈室上性型图形，但也可伴非室相性差异性传导，即QRS波群时限不增宽而形态发生改变。

2. 逆行 P' 波可出现在QRS波群之前，$P'R$ 间期<0.12秒，Ⅱ、Ⅲ、aVF及 V_4~V_6 导联 P' 波倒置，aVR导联 P' 波直立；逆行 P' 波可埋藏于QRS波群之中而不易见到（图12-12）；逆行 P' 波落在QRS波群之后 RP' 间期<0.20秒。

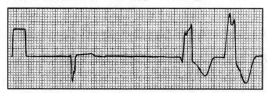

图12-12 交接区性与室性逸搏并存

男，66岁，冠心病，病态窦房结综合征。R_1 呈rS型，QRS波群时限0.08秒，为交接区逸搏。R_2 呈qR型，推后出现，QRS波群时限0.16秒，为室性逸搏。R_3 提前出现，QRS波群时限0.18秒，为室性期前收缩

3. QRS波群之前可出现窦性P波，但PR间期<0.12秒，常在0.10秒以内，系交接区性逸搏伴房室干扰所致。

4. 连续3次或3次以上的交接区性逸搏，心室率匀齐，RR间期规整，频率40~60次/min，称为交接区性逸搏心律；频率70~130次/min，称为加速性交接区性逸搏心律。

（三）室性逸搏心律

1. 在一个较长的间歇后出现一个增宽、变形的 QRS 波群，时限≥0.12 秒。起搏点愈低，QRS 波群宽大畸形愈明显（图 12-12）。

2. RR 间期规整，心室率缓慢，常为 20～40 次/min。

3. 连续 3 次或 3 次以上的室性逸搏称为室性逸搏心律。心室率 60～100 次/min，称为加速性室性逸搏心律（图 12-13）。

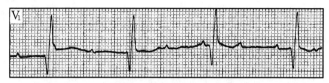

图 12-13　三度房室传导阻滞，室性逸搏心律

男，59 岁，原发性高血压，冠心病。V₁导联的 P 波多于 QRS 波群，P 波与 QRS 波群无关，QRS 波群时限 0.13 秒，呈 QR 型，心房率 125 次/min，心室率 56 次/min，为窦性心动过速

4. 室性逸搏心律是严重心律失常的一种表现，常见于三度房室传导阻滞、窦房结功能衰竭、严重高血钾、奎尼丁或洋地黄中毒。必要时需安装心脏起搏器，预防心室骤停。

5. 交接区性逸搏心律一般为暂时性，可能与迷走神经兴奋有关，在麻醉过程中及洋地黄、奎尼丁的毒性作用下也可引起。冠心病、风湿性心脏病及各种原因所致的心肌炎，可能发生持续性的交接区心律。

三、期前收缩

（一）有关期前收缩心电图特点的几个问题

1. 偶联间期：又称联律间期、配对间期，是指异位搏动与其前窦性搏动之间的间距。影响偶联间期的原因是由于折返途径和激动传导速度。室性期前收缩的偶联间期是从室性异位搏动的 QRS 波群起点测至其前的窦性 QRS 波群起点（图 12-14），而房性期前收缩是从房性异位搏动 P 波的起点测至期前的窦性 P 波起点（图 12-15）。如各 RR′或 PP′之间的间距相差＜0.08 秒称为偶联间期相等，如＞0.08 秒称为偶联间期不等。

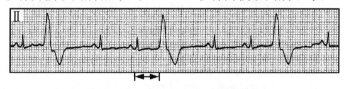

图 12-14　室性期前收缩的偶联间期

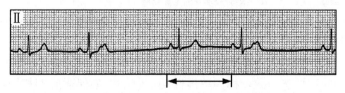

图 12-15　房性期前收缩的偶联间期

2. 代偿间歇：是指提前出现的异位搏动代替了一个正常窦性搏动，其后出现一个较正常心动周期为长的间歇。

（1）代偿间歇完全：如室性期前收缩前后的2个窦性P波的时距等于2个正常PP间期的2倍（图12-16），是因为室性期前收缩的激动常不能逆传到心房，当窦房结没有受到干扰时，窦性周期按时发出激动，则代偿间歇完全。

（2）代偿间歇不完全：即包含期前收缩的PP间期短于2个正常的PP间期的2倍（图12-17）。这是由于期前收缩的激动传入窦房结，暂时打乱了窦房结的起搏频率，使下一次窦性激动提前出现所致。

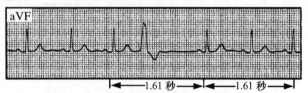

图 12-16　室性期前收缩代偿间歇完全

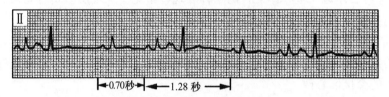

图 12-17　房性期前收缩代偿间歇不完全

3. 间位性（间插性）期前收缩：如期前收缩夹在2个相邻的窦性搏动之间，无代偿间歇，称为间位性期前收缩（图12-18），即正常心动周期之间真正地增加了1次心搏，是名副其实的期前收缩，常见于窦性心动过缓。

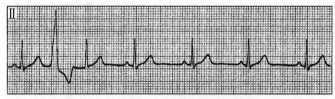

图 12-18　间位性室性期前收缩

男，20岁，体格检查。R_2提早出现，QRS波群宽大畸形，时限0.12秒，无代偿。无代偿的原因为此期前收缩后正常窦性节律所出现的P波藏于R_2继发性改变的T波内，此时因房室交接区已处于室性期前收缩隐匿性逆向传导所造成的相对不应期内，窦性P波能下传，但延缓，PR间期增大到0.24秒。这样便使得夹有室性期前收缩的2次窦性激动间的距离（$R_1 \sim R_3$）较实际的窦性周期（$R_4 \sim R_5$）延长了0.12秒（0.12~0.24秒，恰为正常窦性PR间期），相应地亦使得其后第1个RR间期（$R_3 \sim R_4$）较正常窦性周期呈现表面上的缩短，缩短的距离便为0.12秒

4. 单源性期前收缩和多形性期前收缩：在同导联中来自于同一异位兴奋点的期前收缩，如偶联间期相同、形态一致，称为单源性期前收缩；如偶联间期相同，而其形态不同，称为多形性期前收缩。

（二）房性期前收缩

来自心房的异位兴奋灶提前激动心房形成房性期前收缩。

1. 房性期前收缩的主要特点是 P′ 波提前出现，P′R 间期≥0.12 秒。异位 P′ 波形态与窦性 P 波的常不同，这取决于异位兴奋点的不同部位。如异位兴奋点在心房下部，则呈逆行 P′ 波，但 P′R 间期＞0.12 秒。异位兴奋点在窦房结附近，则 P′ 波与窦性者相似。房性期前收缩的 P′R 间期也可延长，如异位 P′ 波后无 QRS-T 波则称为未下传房性期前收缩。

2. 代偿间歇常不完全，即偶联间期与代偿间歇之和小于 2 个基本心动周期。

3. QRS 波群正常，但也可伴不同程度的室内差异性传导，多呈右束支阻滞图形。

（三）室性期前收缩

来自于心室的期前收缩称为室性期前收缩。室性期前收缩是一种最常见的室性心律失常，包括偶发性、多发性、多形性、多源性、间位性等。

1. QRS 波群提前出现，其前无提前出现的 P 波。

2. 提前出现的 QRS 波群宽大畸形，时限≥0.12 秒。

3. 室性期前收缩的代偿间歇常完全。

4. T 波呈继发性改变（与 QRS 波群主波方向相反）。

四、心动过速

心脏内异位起搏点自律性增高或折返引起的异位心律连续出现 3 次或 3 次以上的期前收缩称为阵发性心动过速。根据异位起搏点的位置，一般可分为房性、交接区性、室性心动过速 3 种，以室上性多见。

（一）阵发性室上性心动过速

阵发性室上性心动过速可分为房性和交接区性心动过速，有时因 P′ 波辨认困难，统称为室上性心动过速。此类阵发性室上性心动过速，常见突起骤停现象。

1. 频率常在 160～250 次/min。

2. 节律规整而匀齐。

3. QRS 波群形态一般正常，也可伴室内差异性传导或束支阻滞，应与室性心动过速相鉴别（图 12-19）。

4. 频率 70～130 次/min 为非阵发性室上性心动过速。

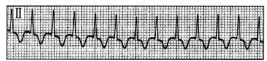

图 12-19　阵发性室上性心动过速

女，24 岁，心悸 10 年，加重 1 日。RR 间期规整，频率 187 次/min，QRS 波群完全一致，时限 0.06 秒。ST 段水平型压低 0.10 mV，T 波倒置 0.4 mV

（二）阵发性室性心动过速

1. 阵发性室性心动过速的频率常为 140～200 次/min，节律可稍有不齐。

2. QRS波群宽大畸形，时限≥0.12秒；T波呈继发性改变。

3. 如可见P波，则P波频率较慢，与QRS波群无固定关系（房室分离），几乎每例都存在干扰性房室脱节现象；如果P波落在QRS波群之上，则使QRS波群形态不一致。

4. 可见心室夺获或室性融合波，这是诊断室性心动过速的佐证（图12-20）。

5. 频率60～100次/min，可称为非阵发性室性心动过速。

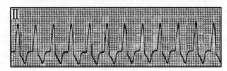

图12-20　阵发性室性心动过速

女，70岁，胸闷、气促、胸痛10年，加重1日入院。临床诊断：冠心病。QRS波群宽大畸形，时限0.12秒，RR间期规整，频率136次/min，有继发性T波改变

（三）扭转型室性心动过速

扭转型室性心动过速是一种极为严重的室性心动过速，常是心室颤动的前奏，发作时QRS波群以基线为轴心不断扭转其主波方向，常在数秒或十几秒内自行停止，发作时常易转为心室颤动（图12-21）。

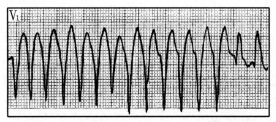

图12-21　双向性尖端扭转型室性心动过速

男，52岁，肺源性心脏病，心功能Ⅳ级。QRS波群宽大畸形，时限0.11秒，RR间期欠规整，频率约240次/min，R₁～R₁₃的QRS波群尖端朝下，QRS-T电压不规则交替，而后2个QRS波群尖端朝上，呈现以基线为轴上下突然扭转的现象。本例又可称为交替型双向性室性心动过速

五、扑动与颤动

心房扑动与心房颤动是发生在心房，比阵发性房性心动过速频率更快的一种主动异位心律，可分为阵发性和持续性两型；而心室扑动与心室颤动是来自于心室的异位节律，属临终前的一种表现。

（一）心房扑动与心房颤动

1. 心房扑动：

（1）正常窦性P波消失，以规则的F波代替，F波呈锯齿型或波浪型，升支较陡，降支较平，在V₁、V₂、Ⅱ导联最清楚，如P波不像P波，T波不像T波，则应考虑心房扑动，频率常为250～350次/min。

（2）QRS波群呈室上性型，但也可伴室内差异性传导。

（3）房室传导比例以2∶1、3∶1、4∶1常见，1∶1非常罕见。

（4）F波的大小、形态及间隔略有差异，且频率＞350次/min。可称为不纯性心房扑动或称为扑动-颤动，对于扑动波明显者可通过射频消融术阻断折返途径，达到根治目的。（图12-22、图12-23）

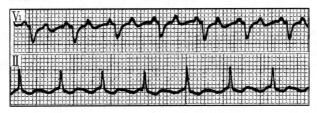

图12-22　心房扑动（房室传导比例2∶1）

男，36岁，风湿性心脏病。V₁导联RR间期规整，心室率125次/min，P波消失，以规律的F波代之，FF频率250次/min。Ⅱ导联中R以外的波既不像P波，又不像T波，为规律的F波所致

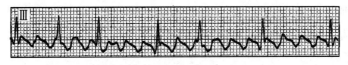

图12-23　心房扑动（房室传导比例2∶1～4∶1）

男，36岁，风湿性心脏病、主动脉瓣关闭不全，心力衰竭。Ⅱ导联P波消失，以锯齿形的F波代替，FF频率300次/min，RR间期不规整，QRS波群时限0.08秒

2. 心房颤动：是一种较常见的心律失常，其发病率远较心房扑动为高，可分为阵发性和持续性，超过24小时为持续性。心房颤动是较心房扑动频率更高的一种房性异位心律失常，这可能与心房扩大、心房肌受损有关，发展到一定程度都有出现心房颤动的可能。由于心房肌不规则地颤动，心房失去协调一致的收缩，故可影响心脏排血功能，易形成附壁血栓。

（1）正常的P波消失，以快速不规则、形态各异、间隔极不匀齐的颤动波（f）代替。f波频率为350～600次/min；f波在V₁、Ⅱ导联最清楚。

（2）心室律绝对不规则。

（3）QRS波群呈室上性型，但可伴室内差异性传导（图12-24）。

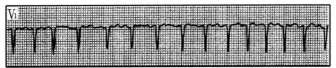

图12-24　快速性心房颤动

女，47岁，原发性高血压6年，甲亢性心脏病4年，心功能Ⅲ级。RR间期绝对不规整，QRS波群时限0.06秒，P波消失，f波代替，心室率约146次/min，心房率375次/min

（二）心室扑动与心室颤动

心室扑动与心室颤动是一种最严重的异位心律失常，是临终前的表现。心脏失去整体收缩能力，呈蠕动形态。

1. 心室扑动：

（1）正常的P-QRS-T基本消失，无法分清QRS波群与T波。

（2）节律基本规整的宽大畸形的波幅，频率 200～250 次/min。

2. 心室颤动：

（1）无 QRS-T，代之以形态各异、振幅大小不一致、极不规整的颤动波。

（2）频率 200～500 次/min（图 12 - 25）。

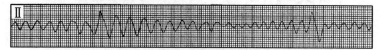

图 12 - 25 心室颤动由粗颤转向细颤（临终前）

（三）紊乱性心室律

紊乱性心室律是一种不稳定的多源性室性心律，是指各种室性心律失常，如短暂性阵发性室性心动过速、心室扑动或颤动、多源性室性期前收缩、三度房室传导阻滞、心室自主心律、室性逸搏心律和室性静止等；频率的快慢和形态不一致。在临终前，心室常由多个异位起搏点控制，常出现紊乱性心室律。

（四）全心停搏

在心电图上出现一个长时间的等电位（无 P-QRS-T）称为全心停搏，又称死亡心电图。其心电图特点为心室颤动的波形愈来愈纤细，直至记录为一条平线（图 12 - 26～图12 -28）。

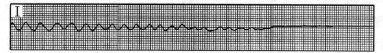

图 12 - 26 心室细颤至心脏停搏

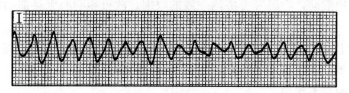

图 12 - 27 心室扑动（临终前）

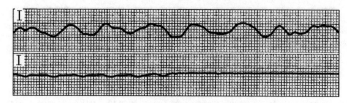

图 12 - 28 心室颤动至心脏停搏

六、房室传导阻滞

房室传导阻滞是由于房室交接区的相对不应期与绝对不应期延长，引起激动从心房至心室传导的速度减慢，或者完全或部分阻断。它是临床上最常见的一种传导阻滞。根据不应期的不同程度的延长，在心电图上的房室传导阻滞分为一、二、三度。其中三度房室传导阻滞为完全性，其余为不完全性。

（一）一度房室传导阻滞

一度房室传导阻滞是由于房室交接区相对不应期延长所致，是常见的一种传导阻滞，阻滞的部位常在房室结。它不一定都是病理现象。

1. PR 间期延长＞0.21 秒，老年人 PR 间期延长＞0.22 秒（图 12‐29）。

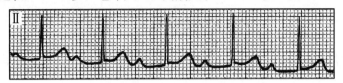

图 12‐29　一度房室传导阻滞

女，27 岁，心肌炎。PR 间期 0.34 秒，心房率 88 次/min

2. 如 PR 间期正常，心房率与原心电图大致相同或稍快，但 PR 间期与以往心电图比较延长≥0.04 秒，也可诊断为一度房室传导阻滞。PR 间期的诊断标准可随年龄、心率而有不同，故可按正常 PR 间期最高限度表进行诊断。

（二）二度房室传导阻滞

1. 二度 I 型房室传导阻滞：又称文氏型或莫氏 I 型房室传导阻滞，是房室交接区相对不应期与轻度的绝对不应期延长所致。阻滞的部位经常在房室结内。

（1）PR 间期逐次延长，直至一次 QRS 波群漏搏。

（2）漏搏前的 RR 间期逐次缩短。

（3）漏搏的 RR 间期小于 2 个短的 RR 间期（图 12‐30）。

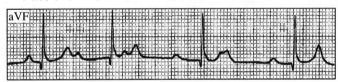

图 12‐30　二度 I 型房室传导阻滞

女，24 岁，心肌炎。PR 间期逐次延长直至脱落，PR 间期分别为 0.21 秒、0.42 秒、0.36 秒、0.28 秒，有逐次缩短现象，但最后一个 PR 间期仍为 0.28 秒，也可能为二度 II 型房室传导阻滞。心房率 94 次/min。第 2 个 QRS 波群提前出现，但 PP 均按时出现，所以窦性期前收缩可以排除

2. 二度 II 型房室传导阻滞：是房室交接区绝对不应期延长所致，又称为莫氏 II 型房室传导阻滞，比 I 型少见。通常是由房室束支远端或双侧束支传导阻滞所致，多属器质性病变，恢复的机会少，伴 QRS 波群增宽者，预后更差。

（1）PR 间期正常，也可轻度延长，但 PR 间期相等，常固定不变。

（2）P 波不能下传心室时将出现 QRS 波群漏搏现象，常见的房室传导比例为 2∶1、3∶1、4∶3 或 5∶4。

（3）QRS 波群正常，但也可增宽。

（4）连续 2 次或 2 次以上 QRS 波群漏搏者，称为高度房室传导阻滞（图 12‐31）。

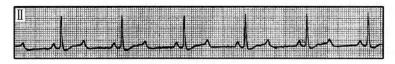

图 12－31　二度Ⅱ型房室传导阻滞（传导比例 2∶1）

女，49 岁，原发性高血压，糖尿病。心房率 102 次/min，心室率 51 次/min，为窦性心动过速

七、束支传导阻滞与分支阻滞

房室束支传导阻滞又称束支传导阻滞，加上发生在房室束以下的传导阻滞，可统称为室内传导阻滞。

正常的窦性激动经窦房结，沿着房室束进入左、右束支及分支，当一侧束支发生完全传导阻滞，就不能将激动传导到该侧的心室肌，需等另一侧束支激动后再经室间隔或心室缓慢传导才能引起对侧除极。由于室间隔传导速度慢，在时间上可延长 0.04 秒以上，所以 QRS 波群时限延长，成为心电图诊断室内传导阻滞的主要条件。按阻滞的解剖部位，可分为左、右束支传导阻滞及分支阻滞，还可构成不同组合的双支或三支传导阻滞。

（一）右束支传导阻滞

因右束支较细长，由单侧冠状动脉分支供血，不应期比左束支长，易于受损。右束支传导阻滞包括完全性和不完全性两种。

1. 完全性右束支传导阻滞：

（1）室上性节律。

（2）QRS 波群时限≥0.12 秒。

（3）V_1、V_2 导联呈 rsR 或 M 型，Ⅰ、V_5、V_6 导联有粗钝的 S 波。

（4）V_5、V_6 导联 R 峰时间＞0.06 秒。

（5）V_1、V_2 导联的 ST 段轻度压低及 T 波倒置，属继发性 ST-T 改变（图 12－32）。

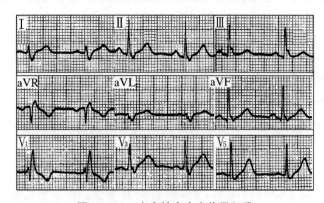

图 12－32　完全性右束支传导阻滞

女，30 岁，体格检查。PR 间期 0.16 秒，RR 间期基本规整，心室率 79 次/min，QRS 波群时限 0.12 秒。V_1 导联呈 rsR′型。Ⅰ、V_5 导联有除极延缓的 S 波。心电轴＋96°

2. 不完全性右束支传导阻滞：QRS 波群时限≥0.08 秒，但<0.11 秒，其他特点与完全性右束支阻滞的 QRS 波群相似。

（二）左束支传导阻滞

左束支比右束支粗而短，由双侧冠状动脉供血，所以不易阻滞。如发生阻滞，可能为左、右冠状动脉均有病变，其预后较差，常为器质性心脏病所致。左束支传导阻滞（LBBB）包括完全性和不完全性左束支传导阻滞两种。

1. 完全性左束支传导阻滞：

（1）室上性节律。

（2）QRS 波群时限≥0.12 秒。

（3）Ⅰ、aVL、V_5、V_6导联 R 波增宽，顶峰粗钝或有切迹，常有不同程度的心电轴左偏。

（4）V_1、V_2导联常呈 QS 型或 rS 型（r 波幅度小，S 波较深明显增宽）。

（5）Ⅰ、V_5、V_6导联 q 波一般消失。

（6）V_5、V_6导联 R 峰时间>0.06 秒。

（7）ST-T 方向常与 QRS 波群主波方向相反，属继发性改变（图 12-33）。

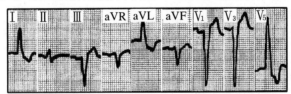

图 12-33 完全性左束支传导阻滞

男，59 岁，冠心病。PR 间期 0.15 秒，QRS 波群时限 0.12 秒，Ⅰ、aVL、V_5导联呈 R 型，Ⅲ导联呈 rS 型，V_1导联呈 QS 型，心电轴-30°

2. 不完全性左束支传导阻滞：较难做出诊断，主要区别要点为 QRS 波群时限<0.12 秒，有些完全性左束支传导阻滞由左心室肥大和不完全性左束支传导阻滞演变而来。

（三）左束支分支阻滞

1. 左前分支阻滞：左前分支较细而长，分布于较薄的心肌，靠近血流急速的左心室流出道。由左冠状动脉前降支一个小分支供血，易受损，常发生左前分支阻滞（LAH）。

（1）室上性节律。

（2）心电轴左偏，-30°~-90°，一般≤-45°者诊断可靠性大。

（3）出现 $Q_Ⅰ$、$S_Ⅲ$型的波形变化，Ⅱ、Ⅲ、aVF 导联 QRS 波群呈 rS 型，Ⅲ导联 S 波>Ⅱ导联 S 波；Ⅰ、aVL 导联呈 qR 型，aVL 导联的 R 波>Ⅰ导联的 R 波。

（4）QRS 波群时限正常或稍延长≥0.08 秒，但<0.12 秒（图 12-34）。

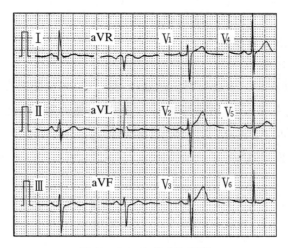

图 12－34　左前分支阻滞

男，48岁，冠心病。Ⅰ、aVL导联呈qR型，Ⅱ、Ⅲ、aVF导联呈rS型，心电轴－30°，Ⅰ、aVL、V₅、V₆导联T波低平，Ⅰ、aVL导联q波时限0.02秒

2. 左后分支阻滞：左后分支较左前分支粗而短，分布于较厚的心肌内，靠近血流较缓慢的左心室流入道。有双重冠状动脉供血，不易受损，故左后分支阻滞（left posterior hemiblock，LPH）非常少见。

（1）室上性节律。

（2）心电轴右偏，＋90°～＋180°；＞＋120°有较肯定的诊断价值。

（3）$Q_{Ⅲ}$、S_{I}型（Ⅲ导联Q波＜0.02秒，Ⅰ导联S波较深），Ⅲ、aVF导联呈qR型，Ⅰ、aVL导联呈rS型，Ⅲ导联的R波＞Ⅱ导联R波。

（4）QRS波群时限正常或稍延长，≥0.08秒，但＜0.12秒（图12－35）。

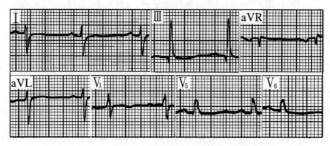

图 12－35　左后分支阻滞，T波改变示心肌病变

男，28岁，心肌炎。PR间期0.15秒，心房率83次/min，$Q_{Ⅲ}$、S_{I}型，心电轴＋112°，Ⅲ、V₅、V₆导联T波低平。V₅～V₆导联QRS波群振幅＜0.5 mV，为左胸导联QRS波群低电压所致

八、心电综合征

（一）预激综合征

心房激动通过正常的途径下传未到达心室之前，通过附加传导途径，使室上性激动过早地预先激动心室肌，使PR间期缩短，QRS波群增宽，出现起始部粗钝的△波，称为预

激综合征，又称 W-P-W 综合征。预激综合征可反复出现阵发性室上性心动过速。

1. 心电图特点：

(1) 短的 PR 间期<0.12 秒。

(2) QRS 波群时限 0.11~0.16 秒。

(3) QRS 波群起始部有钝挫，即有 △ 波，因其形态像希腊字母 △，故称为 △ 波。

2. 分型：

(1) A 型预激综合征：①PR 间期<0.12 秒，但仍为窦性 P 波。②QRS 波群时限>0.11 秒，QRS 波群在右胸导联 V_1~V_3 呈 R 或 RS 型，酷似右束支传导阻滞型。③QRS 波群起始部呈钝挫，即有 △ 波。④PJ 间期正常（<0.26 秒）。⑤ST-T 呈继发性改变（图 12 - 36）。

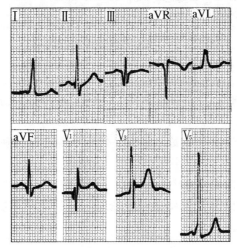

图 12 - 36 A 型预激综合征

女，25 岁，心悸。PR 间期 0.08 秒，QRS 波群增宽畸形，时限>0.12 秒，有 △ 波，V_1 导联呈右束支传导阻滞型

(2) B 型预激综合征：QRS 波群在右胸导联呈 rs 型或 QS 型，在左胸导联则呈 R 型，酷似左束支传导阻滞型；其他条件与 A 型预激综合征相同（图 12 - 37）。

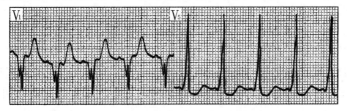

图 12 - 37 窦性心动过速，B 型预激综合征

女，心悸 3 年。PR 间期 0.08 秒，QRS 波群宽大畸形，时限>0.12 秒，有 △ 波，呈左束支传导阻滞型

（二）病态窦房结综合征

病态窦房结综合征（SSS）是由于窦房结动脉供血不足，引起功能性减退，并伴有起搏、传导系统和其他部位病变所引起的心律失常。其产生原因较多，除冠心病、心肌炎、

心肌病、原发性高血压外，有一部分尚未查清病因。其心电图特点为：

1. 出现持久性窦性心动过缓（常<50次/min，少数<30次/min），常有逸搏及逸搏心律，又称为恶性的窦性心动过缓。

2. 窦房传导阻滞或窦性静止（图12-38）。

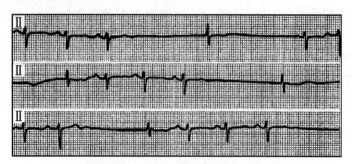

图12-38　窦房传导阻滞或窦性静止

男，65岁，原发性高血压，冠心病，糖尿病，昏倒过2次，病态窦房结综合征。Ⅱ导联连续记录：R$_4$、R$_7$、R$_{11}$、R$_{14}$之前后未见P波，QRS波群形态与窦性者不同，但时限未增宽，为交接区性逸搏伴室相性差异性传导。R$_{13}$提前出现，PR间期0.24秒，比窦性者延长0.08秒，为房性期前收缩，QRS波群形态有所改变，但时限未变，为房性期前收缩伴非室相性差异性传导

3. 常出现快速性室上性心律失常，如阵发性室上性心动过速、心房扑动、心房颤动，因此称为快慢综合征。

4. 合并多级房室传导阻滞及室内传导异常。

5. 有学者认为可采用阿托品试验来协助诊断。注射阿托品后心房率<90次/min者，说明有窦房结功能不全表现。

九、房室肥大

（一）心房肥大

心房肥大是因器质性心脏病使其前负荷过重所引起。心房扩大是由于心房肌纤维增长和变粗以及房间传导束被牵拉和损伤导致的功能性改变。当其肥大或扩张到一定程度时，便产生相应的心电图改变。

1. 左心房肥大：

（1）P波时限增宽≥0.12秒，在Ⅰ、Ⅱ、aVR、aVL导联最明显。

（2）P波的形态常呈双峰型（峰距≥0.04秒）在Ⅰ、Ⅱ、aVL导联最明显，后峰比前峰高，呈第二峰型（图12-39），这种形态的P波常称为二尖瓣P波，但并非二尖瓣疾患。

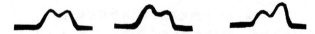

图12-39　二尖瓣P波

（3）P波在V$_1$导联呈先正后负，将V$_1$负向P波的时间乘以负向P波振幅，称为P波终末电势（PtfV$_1$）（图12-40）。当左心房肥大时，PtfV$_1$≤-0.04 mm·s，负值越大，左

心房扩大越明显（图 12-41）。

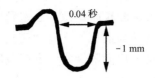

图 12-40 P 波终末电势测量

P 波终末时间为 0.04 秒，幅度为 1 mm，故 PtfV₁=0.04 秒×−1 mm=−0.04 mm·s

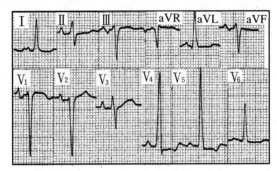

图 12-41 左心房肥大，左心室肥大

PR 间期 0.17 秒，P 波在 Ⅰ、aVR 导联有切迹，峰距 0.05 秒。PtfV₁−0.04 mm·s。QRS 波群时限 0.08 秒，Rv₅＋Sv₁≥5.0 mV，心电轴−30°。T 波在 Ⅰ、aVL、V₆导联平，V₄、V₅导联倒置

2. 右心房肥大：一般正常情况下，右心房先除极，左心房后除极。

（1）P 波高耸而较尖，其振幅≥0.25 mV，在 Ⅱ、Ⅲ、aVF 导联较明显，又称肺性 P 波，但并非慢性肺源性心脏病特有。

（2）P 波振幅大于同导联 1/2 R 波，亦应考虑右心房肥大。

（3）在 V₁ 导联 P 波直立时，其振幅≥0.15 mV；如双向时，其振幅的算术和≥0.20 mV（图 12-42）。

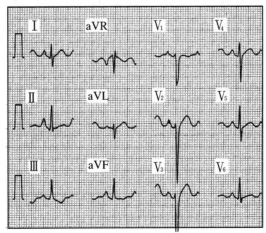

图 12-42 右心房肥大

PR 间期 0.16 秒，P Ⅱ≥0.3 mV，Ⅱ导联 T 波低平，Ⅲ、aVF 导联 T 波倒置

483

（二）心室肥大

心室肥大是由于心室肥厚或心室腔扩张所致。心室肥厚是由于收缩期负荷过重，而引起心肌呈向心性肥厚，常见于原发性高血压、主动脉瓣狭窄及肺动脉瓣狭窄；心室腔扩张是由于舒张期负荷过重所致，常见于房间隔缺损、室间隔缺损、动脉导管未闭及主动脉瓣关闭不全等。心室肥厚与心室扩张可并存。

1. 左心室肥大：

（1）QRS 波群电压增高：①$R_{V_5}+S_{V_1}$，男 >4.0 mV，女 >3.5 mV。②$R_I+S_{III}>2.5$ mV（心电轴左偏时）。③$R_I>1.5$ mV。④$R_{aVL}>1.2$ mV。⑤$R_{aVF}>2.0$ mV。⑥R_{V_5} 或 $R_{V_6}>2.5$ mV。⑦Comell 标准，$R_{aVL}+S_{V_3}>2.8$ mV（男）或 >2.0 mV（女）。

（2）可出现心电轴左偏，一般 $>-30°$。这不是诊断左心室肥大的必然指征，但仍有辅助诊断意义。

（3）QRS 波群时限延长：可达 $0.10\sim0.11$ 秒。

（4）ST 段和 T 波的改变：以 R 波为主的导联 ST 段压低（V_5、V_6），T 波低平，甚至倒置；以 S 波为主的导联 ST 段抬高（V_1、V_2），T 波直立（图 12-43）。

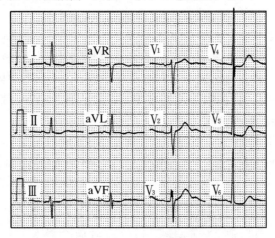

图 12-43　左心室肥大

PR 间期 0.20 秒，QRS 波群时限 0.09 秒。R_{V_5} 3.3 mV，$V_4\sim V_6$ 导联 ST 段下斜型压低 0.1 mV，T 波在 I、II、aVL 导联平，V_5、V_6 导联低值

2. 右心室肥大：

（1）QRS 波群电压增高：①$R_{V_1}+S_{V_5}>1.05$ mV（重度 >1.2 mV）。②V_1 R/S>1，V_5 R/S<1。③$R_{V_1}>1.0$ mV。④$R_{aVR}>0.5$ mV。⑤V_1 导联呈 qR、R、Rs、rSR 型。

（2）R 峰时间（V_1）>0.03 秒，左心室面导联（I、aVL、V_5）的 S 波加深。正常的右心室壁为左心室壁的 1/3，只有右心室肥大时，才会使综合向量由左心室占优势型转向右心室占优势型，导致右心室面电压增高（V_1 导联 R 波增高）。

（3）心电轴右偏 $\geq+90°$（重症可 $>+110°$）。

（4）V_1 导联 ST 段压低（图 12-44）。

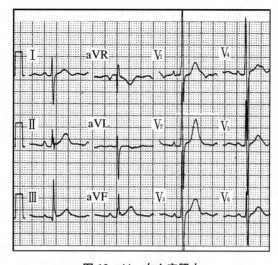

图 12 - 44　右心室肥大

PR 间期 0.15 秒，心电轴＋114°，$Rv_1 + Sv_5$ 4.5 mV

十、心肌缺血

冠状动脉供血不足是指心肌的血液供应满足不了心肌活动的需要。正常人一般情况下不会发生冠状动脉供血不足。引起冠状动脉供血不足的原因较多，但必须使冠状动脉流量下降 50%～70%，临床才会出现冠状动脉供血不足的现象，最常见的病因是冠状动脉粥样硬化所引起。偶有冠状动脉缺血症状较典型，但 ST-T 改变不明显，冠状动脉造影证实冠状动脉狭窄明显，常见于冠状动脉建立了侧支循环来代偿。所以症状不典型者，必要时行心脏运动负荷试验、冠状动脉造影检查或 24 小时动态心电图观察。以下为心肌缺血的心电图改变。

（一）心内膜下心肌缺血

这部分心肌复极较正常时更为延迟，而心外膜下心肌供血相对良好，致使最后的心内膜下的心肌复极时已没有其他与之相抗衡的心电向量存在，导致 T 波向量增加，出现与QRS 波群主波方向一致的宽大直立的 T 波（图 12 - 45A），例如下壁心内膜下心肌缺血时，Ⅱ、Ⅲ、aVF 导联上出现宽大直立的 T 波。

（二）心外膜下心肌缺血

这将引起心肌复极顺序逆转，即心内膜复极在先，心外膜复极在后，于是出现与正常方向相反的 T 向量。在心电图上出现与 QRS 波群主波方向相反的 T 波（图 12 - 45B）。如下壁心外膜下心肌缺血时，Ⅱ、Ⅲ、aVF 导联上出现较深而倒置的 T 波。前壁心外膜下心肌缺血，胸导联（V_3～V_5）出现倒置的 T 波。

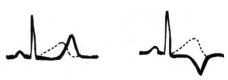

A．T 波直立　　　B．T 波倒置

图 12 - 45　缺血型 ST-T 改变

典型心绞痛发作时，缺血型的 ST 段改变呈水平型或下斜型压低≥0.1 mV，可伴有 T 波倒置（图 12-46）。心肌缺血时 ST 段呈水平型或下斜型压低≥0.05 mV（图 12-47），在临床才有诊断价值。目前认为 ST 段水平型或下斜型压低对心肌缺血意义更大。

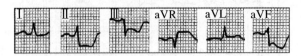

图 12-46 变异型心绞痛发作

男，28 岁。心绞痛发作时，Ⅱ、Ⅲ、aVF 导联 ST 段下斜型压低 0.3 mV，aVR 导联 ST 段向上抬高 0.2 mV

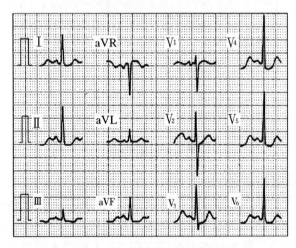

图 12-47 前壁及下壁心肌缺血

女，77 岁，冠心病，糖尿病。Ⅰ、Ⅱ、Ⅲ、aVF 及 V₄～V₆ 导联 ST 段水平型压低 0.1～0.2 mV，T 波在 Ⅱ、Ⅲ、aVF 导联平，Ⅰ、V₅、V₆ 导联低值

十一、心肌梗死

心肌梗死是指心肌缺血性坏死，是冠心病最严重的临床表现之一。绝大多数是由于冠状动脉粥样硬化造成管腔严重狭窄，甚至完全闭塞，而又未充分形成侧支循环来代偿，使心肌严重而持久性缺血所致。心电图表现为特征性改变，并有演变过程，对心肌梗死的确诊及预后有重要临床意义。

（一）超急期（超急性损伤期）

超急期是指在梗死后几分钟到数小时内将出现缺血和损伤心电图的改变，表现为巨大高耸的 T 波，类似高血钾心电图改变。ST 段呈斜型抬高与直立的 T 波相连，但尚未出现异常的 Q 波（图 12-48）。如果处理及时，预后较好。有可能避免发展为心肌梗死，已发展成梗死的可以使梗死面积趋于缩小。

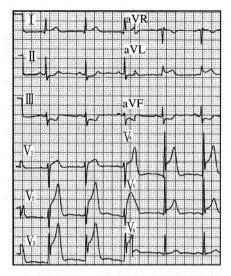

图 12-48 超急期急性心肌损伤

男，36 岁，因心绞痛半小时后做心电图。PR 间期 0.18 秒，心房率 68 次/min，Ⅰ、aVL、V$_1$～V$_5$ 导联 ST 段呈上斜型抬高 0.1～0.8 mV，Ⅱ、Ⅲ、aVF 导联 ST 段水平型压低 0.1～0.2 mV，V$_2$～V$_5$ 导联 T 波较高 尖 0.5～1.0 mV，ST 段与 T 波相连，但尚未出现异常 Q 波

（二）急性期（充分发展期）

急性期在梗死后几小时至数天，可持续数周。心电图呈现演变，ST 段呈弓背型向上抬高与直立的 T 波形成单向曲线，由于心肌的坏死，导致面向坏死区导联的 R 波幅度降低或消失，出现异常 Q 波或 QS 波，T 波由直立转向倒置，逐渐加深（图 12-49）。

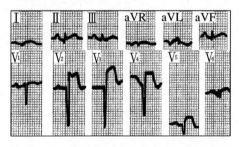

图 12-49 急性前侧壁心肌梗死，肺性 P 波

男，56 岁，慢性支气管炎 10 年，冠心病 5 年，突发心前区痛 6 小时。Ⅰ、aVL 及 V$_2$～V$_6$ 导联呈 QS 型，伴 ST 段弓背型抬高 0.5～0.7 mV，与直立的 T 波形成单向曲线。Ⅱ、Ⅲ、aVF 导联 P 波较高尖，P>1/2 R。Ⅰ＋Ⅱ＋Ⅲ导联 QRS 波群的电压 0.9 mV

（三）近期（亚急性期）

近期是指梗死后数周，以坏死及缺血为主要特征。ST 段弓背型抬高减轻，逐渐回至等电位线，异常 Q 波及 QS 波仍存，缺血型的 T 波倒置由加深逐渐变浅（图 12-50）。

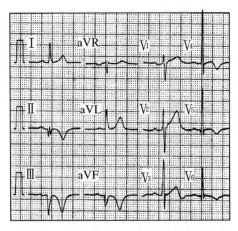

图 12-50　近期下壁心肌梗死伴前壁心肌缺血

女，59 岁，冠心病，心绞痛 15 天后做心电图。Ⅲ、aVF 导联 QRS 波群呈 QS 型，Ⅱ 导联呈 QrS 型，伴 T 波倒置 0.5～0.7 mV，V_4～V_6 导联 T 波倒置 0.2～0.9 mV，QRS 波群时限 0.08 秒，心电轴-30°

（四）陈旧性期（愈合期）

陈旧性期常在急性心肌梗死后 3～6 个月或更久。坏死型的 Q 波或 QS 波仍存在，ST 段回到等电位线，T 波持续倒置或低平，趋于恒定不变（图 12-51）。如 ST 段半年不回至等电位线，则要考虑心室壁瘤的诊断。大多数心肌梗死的 Q 波或 QS 波持续终身，但随着瘢痕组织的缩小和周围心肌代偿性肥大，几年后坏死型的 Q 波明显缩小。但有个别病例异常 Q 波甚至消失，或出现直上直下型的陈旧性心肌梗死图形。

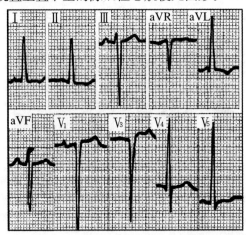

图 12-51　陈旧性前壁心肌梗死，左心室肥大劳损

男，78 岁，原发性高血压，冠心病，心肌梗死后 15 年。PR 间期 0.20 秒，QRS 波群在 V_1 导联呈 rS 型，V_3 导联呈 QS 型，V_5 导联呈 Rs 型。Rv_5+Sv_1 5.0 mV，心电轴-43°，Ⅰ、Ⅱ、aVF、V_5 导联 T 波轻度倒置

20 世纪 90 年代后，我国开展对急性心肌梗死实施溶栓及心脏的介入治疗后，不但明显缩短了整个病程，还可改变急性心肌梗死的特征表现，有部分病例不再呈现上述典型的演变过程。

十二、肺源性心脏病

（一）急性肺源性心脏病

非常罕见，系肺动脉发生血栓或栓塞后，使肺循环阻力急剧增加，引起右心室急性扩张。需结合病人突然出现休克、气促、发绀、心前区疼痛等才能诊断急性肺源性心脏病（或肺梗死）。

1. S_I、Q_{III} 及 T_{III} 倒置（Q波$<$0.03秒），V_1～V_3 导联 T 波倒置，个别情况 V_1 导联可出现异常 Q 波。

2. I、II、aVL、aVF 导联及多个胸导联 ST 段压低，aVR 导联 ST 段抬高。

3. 可出现室上性心律失常。

4. PR 间期正常。

5. 心电轴右偏。

6. 可出现不完全性右束支传导阻滞。

（二）慢性肺源性心脏病

慢性肺源性心脏病的心电图诊断标准如下：

1. 主要条件：①额面平均心电轴$\geq$+90°。②V_1 导联 R/S$>$1。③V_5 导联 R/S$<$1。④$Rv_1+Sv_5>$1.05 mV。⑤aVR 导联 R/S$>$1 或 R/Q$\geq$1。⑥V_1～V_3 导联呈 QS、Qr、qr 型（需除外心肌梗死）。⑦肺性 P 波，P 波电压$\geq$0.22 mV 或 P 波电压$\geq$0.2 mV 呈尖峰型，结合 P 波心电轴$>$+80°，或当低电压时，P 波电压$>$1/2R，呈尖峰型，结合 P 波电轴$>$+80°。

2. 次要条件：①肢体导联 QRS 波群低电压。②右束支传导阻滞（不完全性或完全性）。

具有以上 1 项主要条件即可诊断，2 项次要条件为可疑肺源性心脏病的心电图表现（图12-52）。

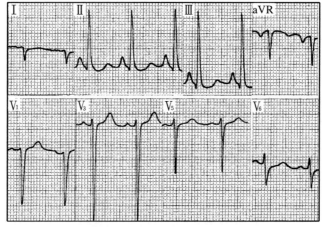

图 12-52　右心房、右心室肥大

男，51岁，原发性高血压，肺源性心脏病。PR 间期 0.13 秒，II、III、aVF 导联 P 波高 0.4 mV，QRS 波群时限 0.06 秒，心电轴+96°，V_1、V_3、V_5、V_6 导联的 R/S$<$1

十三、二尖瓣狭窄及关闭不全

二尖瓣狭窄大部分由风湿性心内膜炎引起。二尖瓣狭窄及关闭不全的心电图特点为：

1. 左心房扩大（又称二尖瓣 P 波）。

2. 右心室肥大。

3. 心律失常，常有房性期前收缩，可见阵发性室上性心动过速、心房颤动及心房扑动等（图 12－53）。

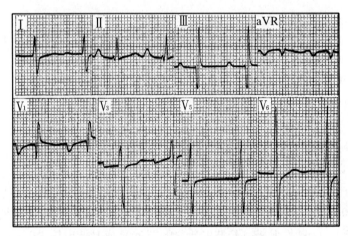

图 12－53　右心室肥大，左心房肥大

男，27 岁，风湿性心脏病，二尖瓣狭窄及关闭不全，心脏扩大。心房率 96 次/min，心尖区第一心音增强，可闻及舒张期杂音伴震颤。PtfV$_1$－0.08 mm・s，V$_1$ 导联呈 qR 型，Rv$_1$＋Sv$_5$ 1.7 mV，Rv$_6$＞Rv$_5$，V$_5$、V$_6$ 导联 T 波低平，为左心室劳损表现。PR 间期 0.24 秒，考虑一度房室传导阻滞所致

十四、先天性心脏病

（一）房间隔缺损

1. 不完全性右束支传导阻滞为常见，完全性右束支传导阻滞为少见。

2. 右心室肥大。

3. 右心房肥大。

4. 少数房间隔缺损病人心电图正常（图 12－54）。

（二）室间隔缺损

1. 右心室肥大，V$_1$、V$_2$ 导联呈 R、RS 型或 rsR′ 型，R′ 波异常增高。

2. 左心房肥大。

3. 左心室肥大（图 12－55）。

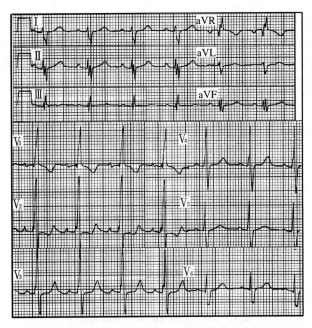

图 12-54 右心室肥大劳损，不完全性右束支传导阻滞

男，17 岁，先天性心脏病（房间隔缺损）。PR 间期 0.16 秒，QRS 波群时限 0.08 秒，心电轴＋168°。Rv₁＋Sv₅ 4.6 mV，Tv₁倒置，V₁导联呈 rsR′型

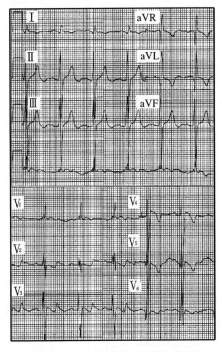

图 12-55 左、右心室肥大劳损

男，15 岁，室间隔缺损，肺动脉高压。心电轴－36°，R_{aVR} 0.8 mV，R_{aVL} 1.2 mV，Rv₁＋Sv₅ 2.8 mV，V₁、V₄～V₆导联 T 波倒置 0.1～0.5 mV

（三）动脉导管未闭

常见左心室肥大、心电轴左偏，Ⅱ、Ⅲ、aVF、V_5、V_6导联 R 波异常增高，ST 段抬高，T 波直立而对称，可能系伴左心室舒张期负荷过重所致。如有右心室肥大应考虑合并其他先天性畸形（图 12-56）。

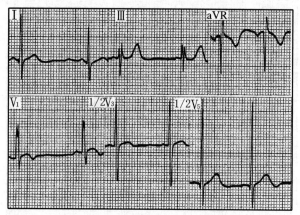

图 12-56 左心室肥大，右心室肥大

男，7岁，动脉导管未闭。单通道记录：PR 间期 0.13 秒，V_1导联 R/S>1，Rv_1 1.1 mV，Rv_5>3.1 mV，Sv_5 0.8 mV，Tv_1倒置，Tv_5低值

（四）法洛四联症

包括肺动脉瓣狭窄、室间隔缺损、主动脉右移及右心室肥大。其心电图特点为：

1. 右心室肥大。

2. 右心房肥大。

3. Ⅱ、Ⅲ、aVF、V_1、V_2导联 ST 段压低，T 波倒置。

4. 少部分病人可见房室传导阻滞，或不完全性右束支传导阻滞（图 12-57）。

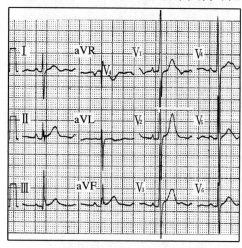

图 12-57 右心室肥大

男，12岁，法洛四联症。PR 间期 0.16 秒，QRS 波群时限 0.08 秒，电轴+110°，Rv_1＋Sv_5 4.8 mV

（五）肺动脉瓣狭窄

1. 右心室肥大。

2. 右心房肥大。

3. 胸导联 T 波倒置（图 12 - 58）。

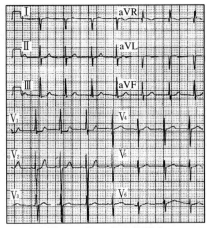

图 12 - 58　右心室肥大

女，6 岁，先天性心脏病（肺动脉瓣狭窄）。心脏彩色 B 超诊断：先天性心脏病，肺动脉瓣狭窄，右心室肥大，右心房高值。R_{aVR} 0.5 mV，$Rv_1 + Sv_5$ 4.2 mV，V_1 导联 ST 段水平型压低 0.1 mV，电轴右偏 +138°

§12.1.3　电解质紊乱和药物对心电图的影响

【电解质对心电图的影响】

正常情况下心肌细胞内外各种电解质维持动态平衡，如因疾病或其他因素使之失衡，造成电解质的浓度升降将影响心肌代谢，造成心电图的相应改变。

（一）高血钾

细胞外血钾浓度 >5.5 mmol/L，称为高血钾。其心电图特点为：

1. T 波高尖，双肢对称，呈帐篷型改变。

2. QRS 波群时限逐渐增宽，R 波降低，S 波加深，ST 段压低。

3. P 波增宽，幅度降低，PR 间期延长，心率减慢，P 波逐渐消失。

4. 严重高血钾时，可出现多种心律失常，如室性心动过速、心室扑动、心室颤动，甚至全心停搏（图 12 - 59）。

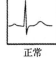 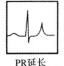 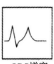

| 正常 | T波高尖 | ST段压低 | PR延长
P波增宽低平 | P波消失 | QRS增宽
与T波融合 |

图 12 - 59　高血钾引起的心电图改变示意图

（二）低血钾

细胞外血钾浓度<3.5 mmol/L，称为低血钾，是电解质紊乱中最常见的一种。其心电图特点为：

1. T波幅度降低，甚至倒置，有时形成拱桥型T波。

2. U波明显（特别是V_3导联），U波≥1/2 T波是诊断低血钾依据之一。

3. ST段压低>0.05 mV，QT间期延长，实质上是TU融合，形成QU间期所致。

4. 严重低血钾时，可导致多种心律失常，最常见的是室性期前收缩，甚至发生室性心动过速、心室扑动、心室颤动等（图12-60）。

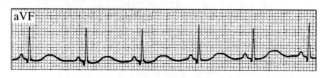

图12-60 低血钾引起拱桥型T波

女，49岁，原发性高血压，乏力。血钾2.8 mmol/L。TU融合，呈拱桥型，QT间期0.48秒

（三）高血钙

1. ST段缩短至消失，而导致QT间期缩短，T波甚至倒置。

2. 严重高血钙时，可出现窦性心动过速及室性期前收缩、阵发性室性心动过速或心室颤动。

（四）低血钙

1. ST段平直延长>0.16秒。

2. T波直立，QT间期也相应延长，缺钙严重者T波可倒置（图12-61）。

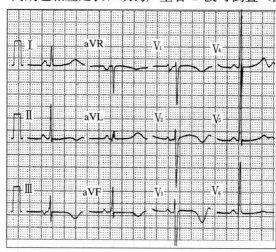

图12-61 低血钾，低血钙

女，80岁，冠心病，心力衰竭，尿少，抽搐，测血钾2.9 mmol/L，血钙1.5 mmol/L。Rv_5 3.0 mV，ST段普遍平直延长至0.32秒，Ⅱ、Ⅲ、aVF、$V_1 \sim V_3$导联的T波倒置，V_5、V_6导联的T波低平，T波后有U波，QT间期0.56秒

【药物对心电图的影响】

临床发现许多治疗心力衰竭和心律失常的药物用量过大可引起毒副作用,导致心电图异常。

(一)洋地黄

能加强心肌收缩力,影响心肌的电生理特性,临床上用于治疗心力衰竭。但使用不当时,可导致心电图改变。

1. 洋地黄效应(洋地黄作用)的心电图特点:ST 段呈斜型压低,T 波双向或倒置,并呈现鱼钩型,QT 间期缩短,这些改变应视为洋地黄效应,而不诊断为洋地黄中毒(图 12-62)。

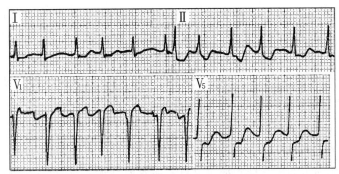

图 12-62 快速性心房颤动,洋地黄效应

女,46 岁,患风湿性心脏病,脑栓塞,神志不清,心界向左下扩大,心力衰竭。心率 150 次/min,绝对不齐,心尖区有双期杂音。服用洋地黄后,Ⅲ、V₅导联 ST 段压低 0.32 mV,T_Ⅲ 出现鱼钩型改变

2. 洋地黄中毒的心电图特点:最常见的是室性心律失常。可出现频发室性期前收缩呈联律,有时呈多源性或尖端扭转型室性心动过速,还可见房性心动过速伴房室传导阻滞、双向性及双重性阵发性心动过速、短暂性心房扑动、心房颤动(图 12-63)。

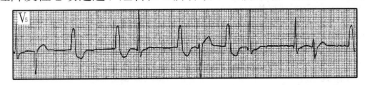

图 12-63 心房颤动伴多形性室内差异性传导,有时呈二联律

男,67 岁,冠心病,心力衰竭,服用洋地黄后。V₅导联记录:P 波消失,f 波代替。R₁、R₉、R₁₀ 的 QRS 波群时限 0.11 秒,为自身节律,R₂、R₇呈 rS 型,但形态各异。QRS 波群时限 0.08 秒,符合长-短周期改变,为多形性室内差异性传导。R₈、R₁₁ 的 QRS 波群宽大畸形,时限 0.12 秒,为多源性室性期前收缩;R₃、R₄、R₆ 的 QRS 波群宽大畸形,时限 0.12 秒,与室性期前收缩形态一致,并推后出现,为同源室性逸搏。以上改变系洋地黄中毒所致

(二)奎尼丁

奎尼丁是奎宁的右旋体,具有降低心肌自律性、延长不应期、减慢传导等作用,用于治疗心律失常。但它具有较多的不良反应,如除有胃肠道症状外,还可引起心动过缓、QT间期延长、QRS 波群增宽等心电图改变。

（三）胺碘酮

为苯丙呋喃衍生物，具有良好的抗心律失常作用，但长期服用后，可出现心动过缓和QT间期延长的心电图改变。

§12.2 肺功能检查

肺的呼吸功能（简称肺功能）是从外环境摄取氧气，排出体内的二氧化碳。其测定项目众多，有通气功能检查（包括肺容积、通气功能）、换气功能检查（包括气体分布、通气/血流比值和弥散功能测定）、小气道功能检查（包括闭合容量、最大呼气流量容积曲线、频率依赖性肺顺应性）和血液气体分析以及酸碱测定等检查。随着呼吸生理研究的深入和电子技术的发展，其测定项目、范围和方法在不断增加，向系统化、自动化、多项目测定方向发展，如体积描记箱肺功能仪，除通气功能外，尚可测定残气量、弥散功能、肺顺应性和气道阻力等。本节仅简单介绍肺通气功能检查及小气道功能检查。

【应用范围】

1. 了解呼吸功能的基本状态，明确肺功能障碍的程度和类型。

2. 观察肺功能损害的可复性。通过支气管激发或舒张试验等确定支气管哮喘之诊断。

3. 判断疾病的预后，进行劳动鉴定或胸、腹部手术前准备。

4. 判定药物治疗效果。

5. 识别非器质性呼吸困难，如神经官能症引起者。

6. 区别心源性和肺源性病变。

7. 区别原发性和继发性红细胞增多症。

8. 劳动条件及大气污染监测。

9. 高空、潜水等呼吸生理研究。

【缺点】

1. 不能做出病因诊断。

2. 不能区别病灶部位。

3. 肺功能代偿能力很大，不能表达小的肺部病变。

4. 没有一个指标可反映肺功能的全貌。

5. 不同年龄、性别、职业的肺功能标准不同。

6. 不能代替病史、体检和其他检查。

【禁忌证】

1. 高热、耗氧量大的病人。

2. 剧咳病人。

3. 2周内有咯血者暂缓检查。

4. 严重缺氧，有发绀者。

【检查方法与临床意义】

（一）肺容积

1. 检查方法：用肺量计。可测出潮气积容（VT）、深吸气量（IC）、补呼气容积（ERV）、肺活量（VC）、功能残气量及残气容积、肺总量等。测定方法：受检者测定前须安静休息 15～20 分钟。向受检者说明测定目的和方法，以求合作。可取立位、坐位和仰卧位，但须注明，以便复查时取相同体位。嘱受检者口含肺量计的接口，上鼻夹，防止嘱气，平静呼吸 5 次后测定。肺量计最初以低速运转，有时受检者需几分钟后才能适应，待潮气曲线稳定，呼气末基线成为一直线时，即可进行测定。测得值须以体温、大气压、饱和水蒸气压进行校正。

（1）潮气容积：一次平静呼吸进出肺内的气量，为潮气容积，正常人约 500 mL。

（2）深吸气量：平静呼气后，再做最大吸气所能吸入的最大气量，正常男性(2716±548)mL，女性(1970±381)mL。

（3）补呼气容积：恢复平静呼吸后，在平静呼气后做最大呼气，是为补呼气容积，正常男性(1603±492)mL，女性(1126±338)mL。

（4）肺活量：测定方法有一期肺活量（一次法）和分期肺活量两种。一次法为，恢复平静呼吸，最大吸气后做最大呼气，呼出气量称一次慢呼气肺活量；最大呼气后做最大吸气，称一次慢吸气肺活量。若将相隔若干次测得的深吸气量和补呼气容积相加即为分次肺活量，正常男性(4217±690)mL，女性(3105±452)mL，实测值/预计值＞80%。

（5）功能残气量（FRC）和残气容积（RV）：分别是平静呼气后和最大呼气后仍残留在肺内的气量。不能用肺量计测得，需用气体分析法间接测得。

（6）肺总量（TLC）：是深吸气后肺内所含的全部气量，TLC＝VC＋RV。

2. 临床意义：呼吸肌功能不全时潮气容积、补呼气容积和深吸气量减少，深吸气量减少还可由肺活动度受限和气道阻塞引起。肺活量：实测值/预计值＜80% 为异常，60%～79% 为轻度降低，40%～59% 为中度降低，＜40% 为重度降低。肺活量，在限制性通气障碍性疾病（脊柱与胸廓畸形，广泛胸膜增厚，大量胸腔积液、积气，肺炎，肺不张，弥漫性间质性肺纤维化，肺水肿和大量腹水，腹腔内巨大肿瘤等致腹内压增高时）和呼气肌功能障碍时减低，高度肥胖者有所减少，气道阻塞时可轻度降低。残气：增多提示肺内充气过度，见于阻塞性肺疾病，减少见于弥漫性肺疾病和成人呼吸窘迫综合征（ARDS）。肺总量：减少见于限制性肺疾病，增多主要见于阻塞性肺气肿。

（二）通气功能

1. 检查方法：用肺量计测定。

（1）每分钟静息通气量（VE）：等于潮气容积×呼吸频率/分钟（min）。正常男性(6663±200)mL，女性(4217±160)mL。

（2）最大通气量（MVV）：平静呼吸 4～5 次后，以最快的速度和幅度呼吸 15 秒，以

15秒的吸气量和呼气量乘 4 即得，也可呼吸 12 秒乘 5。正常男性（104±2.71）L，女性（82.5±2.17）L。还可以计算通气储量百分比。

（3）用力肺活量（FVC）：恢复平静呼吸，最深吸气后用力以最快速度把气呼出，即为用力肺活量（FVC），又称时间肺活量。自曲线上分别算出第 1、第 2、第 3 秒呼气容积，分别以 $FEV_{1.0}$、$FEV_{2.0}$、$FEV_{3.0}$ 表示，正常分别为 83%、96%、99%。并算出每秒呼气量占用力肺活量（FVC）的比值，即 FEV/FVC，分别以 $FEV_{1.0}/FVC\%$、$FEV_{2.0}/FVC\%$、$FEV_{3.0}/FVC\%$ 表示。临床常用第一秒用力呼气量（$FEV_{1.0}$）及 1 秒率（$FEV_{1.0}/FVC\%$）为判断指标，前者，正常男性（3197±117）mL，女性（2314±48）mL，1 秒率＞80%。

（4）最大呼气中段（期）流速（MMEF）：取用力肺活量的中间 2/4，计算出每秒平均呼出的气量［升/秒（L/s）］，正常男性（3452±1160）mL/s，女性（2836±946）mL/s。

2. 临床意义：

（1）静息通气量：单项无多大意义，常与最大通气量相比，计算通气储量百分比。

$$通气储量\% = \frac{最大通气量-静息通气量}{最大通气量} = \times 100\%$$

通气储量百分比＞95% 为正常，＜86% 提示通气功能储备不佳，60%～70% 为气急阀，＜70% 属于胸科手术禁忌。

（2）最大通气量：实测值占预计值＞80% 属基本正常，降低：见于气道阻塞或肺组织弹性降低，呼吸肌力降低，胸廓、胸膜疾病和弥漫性肺间质疾病及大面积肺实变，＜50% 胸外手术应慎重考虑或列为禁忌。还可计算气速指数，对鉴别通气障碍类型有一定价值。

$$气速指数 = \frac{最大通气量的实测值/预计值\%}{肺活量实测值} = \times 100\%$$

正常气速指数为 1.0，＜1.0 为阻塞性通气障碍，＞1.0 为限制性通气障碍。

（3）用力肺活量：是当前较佳测定项目，是慢性阻塞性肺部疾病辅助诊断及疗效考核的良好指标，$FEV_{1.0}/FVC$＜70% 提示有气道阻塞。吸入支气管扩张剂前后测 FVC 还可以了解气道阻塞或狭窄的可复性。限制性通气障碍时，$FEV_{1.0}FVC$ 增加。

（4）最大呼气中段流速：一般认为识别气道阻塞较肺活量、用力肺活量等敏感，尚能反映小气道的通气功能。

（5）肺功能不全分级：见下表。

肺功能不全分级

肺功能	VC 或 MVV 实/预%	$FEC_{1.0}/FVC\%$	VC 或 MVV 实/预%	$FEV_{1.0}/FVC\%$
基本正常	＞80	＞70	严重减退 50～21	≤40
轻度减退	80～71	70～61	呼吸衰竭≤20	
显著减退	70～51	60～41		

（6）通气功能障碍分型：阻塞性通气功能障碍以流速（如 $FEV_{1.0}/FVC\%$）减低为主，限制性通气障碍则以肺容量（如 VC）减少为主。通气功能障碍分型见下表。

通气功能障碍分型

分型	阻塞性	限制性	混合性
第1秒用力呼气量（$FEV_{1.0}$/FVC%）	↓↓	正常或↑	↓
最大通气量（MVV）	↓↓	↓或正常	↓
肺活量（VC）	正常或↓	↓↓	↓
气速指数	<1.0	>1.0	=1.0

（7）支气管舒张试验（气道阻塞的可逆性判定）：当肺功能测定有 $FEV_{1.0}$/FVC％降低示气道阻塞表现时，可再给病人吸入沙丁胺醇 0.2 mg，15～20 分钟后，重测 $FEV_{1.0}$ 与 $FEV_{1.0}$/FVC％，以判定气道阻塞的可逆性。

$$通气改善率=\frac{用药后测得值-用药前测得值}{用药前测得值}\times100\%$$

支气管哮喘病人改善率至少应达 15％以上，慢性阻塞性肺病病人改善率则不明显。

（8）最大呼气流量（呼气流量峰值，PEF）：昼夜波动率或日内变异率 用微型峰流速仪于每日清晨及下午（或黄昏）测 PEF，连续 1 周后计算：

$$PEF 昼夜波动率=\frac{日内最高 PEF-日内最低 PEF}{\frac{1}{2}(同日内最高 PEF+最低 PEF)}\times100\%$$

≥20％对支气管哮喘诊断有意义。

（9）支气管激发试验：常用组胺或醋甲胆碱，用生理盐水配成不同浓度。受试前 24 小时病人停用支气管舒张药物。先测 $FEV_{1.0}$ 值，尔后雾化吸入生理盐水 2 分钟，再测 $FEV_{1.0}$，如无明显降低，则从最低浓度开始，顺次吸入药液，用潮气法呼吸，每一浓度呼吸 2 分钟后复测 $FEV_{1.0}$，直至 $FEV_{1.0}$ 较基础值降低≥20％时终止。判断：以使 $FEV_{1.0}$ 降低 20％所需药物累积量（$PD_{20}FEV_{1.0}$）为指标，组胺 $PD_{20}FEV_{1.0}$<7.8 μmol、醋甲胆碱 $PD_{20}FEV_{1.0}$<12.8 μmol，为气道反应性增高，称激发试验阳性，支气管哮喘诊断常可确定。

（三）小气道通气功能测定

小气道系指在吸气状态下内径<2 mm 的细支气管，由终末细支气管到呼吸性细支气管组成。其管壁薄、无软骨、易于阻塞，是阻塞性肺部疾病好发和早期病变部位。其功能测定有：最大呼气流量-容积曲线（maximum expiratory flow volume curve，MEFV）、闭合容积（closing volume，CV）、频率依赖性肺顺应性等，下面介绍最大呼气流量-容积曲线法。

1. 测定方法：用流速-容量仪（X-Y 函数记录仪，X 轴为容量，Y 轴为流速）。受检者取立位或坐位，加鼻夹，含口嘴，平静呼吸 2～3 分钟，缓慢最大吸气后行最快、最大用力呼气，即描得流速-容量曲线图（V-V 曲线）。

2. 临床意义：小气道阻力只占呼吸道总阻力约 20％，故常规肺功能测定不能检出其功能异常。在曲线下降段肺活量 50％（V_{50}）和 25％（V_{25}）时与用力无关，故常以此作为小气道阻塞性疾病的早期诊断，其实测值/预计值<70％示小气道功能障碍，用于观察吸烟、

大气污染对小气道的损害，观察戒烟后小气道功能的改善，早期尘肺的肺功能改变，药物疗效观察和由 V-V 曲线的形态及呼气 V_{50}/吸气 V_{50} 的比值发现上气道梗阻等。

【肺功能检查正常参考值】

潮气量（TC）　成人　500 mL

深吸气量（IC）　男性　2 600 mL

　　　　　　　女性　1 900 mL

补呼气容积（ERV）　男性　910 mL

　　　　　　　　　女性　560 mL

肺活量（VC）　男性　3 470 mL

　　　　　　　女性　2 440 mL

功能残气量（FRC）　男性　2 270±809 mL

　　　　　　　　　女性　1 858±552 mL

残气容积（RV）　男性　1 380±631 mL

　　　　　　　　女性　1 301±486 mL

静息通气量（VE）　男性　6 663±200 mL

　　　　　　　　女性　4 217±160 mL

最大通气量（MVV）　男性　104±2.71 mL

　　　　　　　　　女性　82.5±2.17 mL

肺泡通气量（VA）　4 L/min

肺血流量　5 L/min

§12.3　生物电检查

利用疾病发生时各种生物电变化而协助诊断的检查技术已广泛应用于临床，与活体组织检查及内窥镜检查不同的是，这些检查基本上是无创性的，并在一定程度上可以反映病变组织器官的功能性变化，因此对临床诊疗有着重要意义。目前在临床上应用较广泛的有脑电图检查、肌电图检查及诱发电位检查。

脑电图检查主要检查脑功能；肌电图检查主要检查脊髓前角或脑神经核以下的周围神经或脑神经及肌肉的功能；诱发电位检查则主要检查脑与周围神经间传导系统（包括躯体及特殊感觉、运动系统）的功能，还可了解脑的认知功能；因此 3 种检查对神经系统的诊断各有所长，互相结合、补充则更加全面。

一、脑电图检查

脑电图（EEG）检查是通过脑电图仪将脑的自发生物电放大后显现或记录下来的一种

检查脑功能的方法。它安全、无创、易行，既可了解脑的生理功能，又能反映脑的病理变化。

随着电子计算机应用于医学，可将脑电信号经计算机处理后按频率分段做出功率模式图称为脑电地形图（BEAM），能快速反映脑各部脑电变化，定量准确，定位直观，然而在反映脑波波形变化及分辨伪差方面又不及 EEG，故最好是 EEG 与 BEAM 两者同时记录，以取长补短。

以往脑电图仪多用墨水描笔记录，不但描记时间受到限制，图纸保存亦难。近 20 年来多用无纸无笔机通过监视屏观察，计算机存盘，必要时选择打印记录，不仅适合于延长时间监测，也便于资料保存。尚有可移动式脑电图（AEEG，又称 Brain Holter），记录盒可挂在病人腰部（病人活动不受限制）或放在床头（危重或卧床者可不必搬动），能记录到病人安静、活动及睡眠时的脑电图，记录时间可达数小时甚至 24 小时，大大提高了对发作性疾病脑电异常的检出率；还有录像脑电图（VEEG），病人需在录像镜头监测范围内，但它能同时记录到病人的状态、发病的全过程及适时的脑电图，更有益于脑部疾病特别是癫痫的诊断、鉴别诊断；还有遥测脑电图可用于宇航员脑电的检测及远处病人会诊及教学等。

【适应证】

1. 鉴别脑器质性疾病和功能性疾病：如抽搐、心理障碍、聋、盲等器质性或功能性疾病。

2. 各种脑部疾病辅助诊断、鉴别诊断及定位：常用于癫痫、脑瘤、脑外伤、颅内血肿、脑炎、脑寄生虫病、脑脓肿、脑血管病及其他各种脑病和昏迷病人。

3. 了解全身疾病疑有脑损害者是否脑受累：如癌是否有颅内转移，感染、中毒、肝或肾性疾病等是否造成脑功能损害。

4. 随访了解脑部疾病的变化，疗效，脑发育状况，帮助了解脑衰老及脑死亡。

【禁忌证】

1. 头皮外伤严重，广泛或开放性颅脑外伤，无法安放电极或可能因检查造成感染者。

2. 不宜搬动的病情危重病人，而脑电图机又非便携式不能移至床旁检查者。

3. 极度躁动不安、当时无法使其镇静配合检查者。

【准备工作】

1. 检查前 1 天用肥皂水洗头。

2. 检查前应停服镇静剂、安眠剂及抗癫痫药物 1～3 日。

3. 检查前应进食，不宜空腹，不能进食或呕吐者应给予葡萄糖静脉注射。除非需要检查低血糖时脑电图改变，如对疑为胰岛 B 细胞瘤病人，为了弄清病人脑症状是否为低血糖所致，需空腹时查血糖定量及脑电图，然后进食或注射葡萄糖后再查血糖定量及脑电图。

4. 如有颅内压增高而又需帮助定位者，应在检查前 1 小时左右用脱水剂降颅压，如静脉快速滴注或注射甘露醇。

5. 检查前应向病人做好解释，勿穿尼龙衣，避免静电干扰；避免紧张、眨眼、咬牙、吞咽、眼或头或全身活动；有汗应拭去以避免伪差影响结果。还应告诉病人检查时遵嘱闭目、睁眼或做深呼吸。

6. 对无法配合的小儿及精神异常不能合作者或于睡眠中易发癫痫者可用镇静剂、安眠剂后做睡眠图。

7. 准备好去脂用乙醇或丙酮，盐水浸电极纱布垫，消毒用碘酒、乙醇、棉签等，使用针极或蝶骨电极的毫针均应高压消毒。

8. 备好抢救的必需物品及药品，如消毒空针、抗痉针剂（如鲁米那钠）、葡萄糖注射剂、甘露醇、各种急救药品、氧气等。

【操作要点】

1. 先预热机器、稳压、检查机器时间常数、滤波、增益，进行标准电压测定。

2. 给受检者按国际标准10～20系统定位后清洁头皮，安放电极，接好导线，测量头皮电阻，要求电阻值均在 20 kΩ 以下，最好在 5 kΩ 以下，不合要求部位应重新清洁头皮。

3. 拉下检查室窗帘，使光线较暗，并保持安静，避免有人走动及各种外界干扰。

4. 先将各描笔均置于同一顶部或枕部单极或顶枕双极导联，机器连通病人后描记 10 秒，称生物定标或对笔。

5. 然后正式进行双极（可用内直或与颞叶相联或横连等头皮两点电极相连）、单极（各电极与参考电极耳极相连）导联描记。

6. 使用导联及更换导联应及时记录，检查中增益等变动及病人状况都应随时记录。

7. 描记中可进行各种诱发试验：如睁闭眼、声光刺激、过度换气，或遵医嘱，或酌情加做某种特殊电极或诱发试验，例如进行自然睡眠或药物诱发睡眠等。进行诱发试验起止时应做好信号记录，有时为提高阳性率还可延长描记时间。特殊电极如鼻咽电极、蝶骨电极、小脑电极可帮助检查鞍区、中线部位、颞部及小脑部位病变。颅内手术有时用皮质或皮质下（深部）电极帮助病变定位和确定手术范围及判断手术效果。

8. 记录完毕再进行一次标准测量。

9. 登记编号后，图谱即可供分析。选择一部分打印给病人及医师并留存。

10. 检查完毕应将时间常数、滤波、增益等检查一遍，归回常规位置，全部检查结束离开检查室前应关机，关闭总电源。

【分析内容】

主要根据脑波的波形、波率（每秒振动次数）、波幅（波的振幅高度）、两侧波幅差〔(高侧波幅－低侧波幅)/高侧波幅×100％〕、调幅（波幅波动的规律性）、脑波出现形式（单个或成群、散在或持续、短程或长程、规整或失律、阵发或爆发）、脑波的分布（弥漫或局限、双侧对称性）、时相（正、负、三相）、同步或倒置等判断脑电活动是否正常。分析时应注意年龄、意识状况，并应识别各种伪差。

（一）正常脑电图

1. 正常成人清醒时脑电图：波形正常呈正弦形。基本波率以 α 波（8～13 波/s）为主占大多数，少数为 β 波（14～30 波/s）；前者波幅为 10～100 μV，多见于顶枕部，调幅较好，后者多见于额、颞部，波幅在 5～20 μV 以下，有时重叠于 α 波之上。正常人额、颞部可有少量散在低波幅（25 μV 以下）θ 波（4～7 波/s），一般无 4 次以下波率的 δ 波。双侧对称，调幅好。少数为低波幅，α 波和 β 波均不明显，称为低波幅活动（图 12-64）。

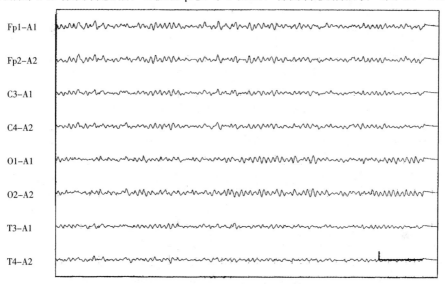

图 12-64 正常成人清醒时脑电图

2. 正常儿童清醒时脑电图：波率比成人慢，随年龄增长而渐加快，波幅比成人高。新生婴儿至 3 个月前以低波幅 δ 波为主，脑波不规则。3 个月后波幅增高，常为高波幅（75～150 μV）。6 个月起可见 θ 波，18 个月起有散在 α 波。枕部主要频率 4 岁以上不少于 6 波/s，9 岁以上不少于 8 波/s，α 波比例渐增多，逐渐代替了慢波（θ 及 δ），基线由不稳定渐趋稳定，波幅渐降，至 14～18 岁脑电图接近成人。

3. 正常老年人清醒时脑电图：α 波慢化，以 8～9 波/s 多见，甚至 7.5 波/s，θ 波增多，β 波增加。

4. 睡眠脑电图：思睡期原有基本节律受抑制，波幅降低，浅睡期额部可出现低波幅 θ 波，可在顶枕部出现尖波、驼峰；轻睡期可见短程 12～16 波/s 睡眠纺锤；中睡期至深睡期则见高波幅 θ 活动及 δ 活动。但双侧基本对称。醒后脑电同清醒时。

（二）异常脑电图

目前脑电图诊断尚无统一标准，常划为轻、中、重（高）度异常，或依其分布分为弥漫性（普遍性）或局限性异常。

不管任何年龄，出现异常电位（如痫性放电、三相波等）或正常电位分布异常，两侧明显不对称，特别是对外界刺激或睡眠时两侧反应不同，脑波平坦无波等均是公认的异常。

1. 轻度异常（图 12-65）：

（1）α 波波形欠整、杂乱；频差大于正常（同一导联超过 1 波/s，不同导联超过 2.5 波/s，双侧对应部位超过 0.5 波/s）；波幅超过 100 μV，双侧波幅差大于 50%，波幅调节差，基线欠稳。

（2）额区或各区 β 波波幅大于 30～50 μV。

（3）额、颞区慢波数量超过正常（散在 θ 波超过 15％），波幅达中至高波幅。

如果波形、波率、波幅 3 项中仅 1～2 项异常且并不突出，可划为边缘（界限）性脑电图。

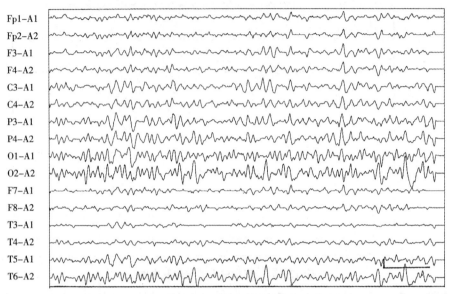

图 12-65　儿童轻度异常脑电图

2. 中度异常：

（1）脑电以 θ 节律为主。

（2）有轻微的局限性异常。

（3）有可疑或少量痫性放电（包括棘波、尖波、棘慢、尖慢、多棘慢波综合及高波幅慢波阵发性发放）。

（4）经过度换气诱发出阵发性高波幅慢波，停止过度换气 15～30 秒后此种慢波仍未消失。

3. 高度异常（图 12-66）：

（1）脑电以 δ 节律为主。

（2）呈现明显局限性异常。

（3）有明确的痫性放电：有人将自发放电归为高度异常，诱发放电归为中度异常；亦有按放电出现多少分为高、中度异常的；有人主张不管自发或诱发放电均归为高度异常。

（4）脑电静息至平线无波。

儿童正常时即以慢波为主，波幅较高，故判断应结合年龄，7 岁以上枕部尚有散在 2 波/s，4 岁以上基本节律少于 6 波/s，9 岁以上基本节律少于 8 波/s，α 波波幅超过 150 μV 均应视为异常。

人为划分脑电异常程度并不完全代表病情严重程度，如痫性放电常划为高度异常，但病人可无临床发作，有的脑瘤部位深在或处于早期、慢性期脑电还可正常。

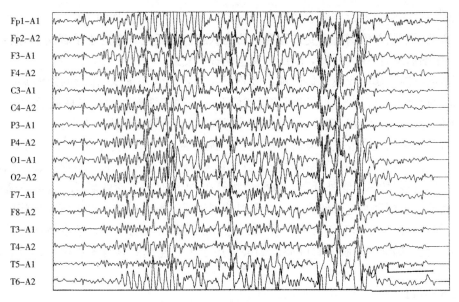

图 12-66　成人重度异常脑电图

【临床应用】

1. 帮助脑部疾病诊断及鉴别诊断，区别脑部疾病是器质性或功能性。

（1）帮助癫痫确诊，区别癫痫与癔症或精神病，癫痫脑电图常可见癫痫放电。还可帮助癫痫分型〔各类癫痫有特异的脑电改变，如普遍阵挛强直发作时常为棘波放电，失神发作常呈 3 波/s 棘慢综合，婴儿痉挛常为高幅失律，复杂部分性（精神运动性）发作常在颞叶见阵发性高波幅慢波或棘尖波，肌阵挛常为多棘慢波综合……〕，还可帮助区别癫痫是原发性或继发性（前者放电常对称同步，后者常见局限灶，放电不对称，不同步）。

（2）帮助鉴别昏迷是否由于安眠药中毒所致，安眠药中毒常见高波幅快活动。

（3）帮助对脑炎的早期诊断，且某些脑炎（如单纯疱疹脑炎、亚急性硬化性全脑炎、海绵状脑病）有特殊周期波发放，故 EEG 有助确诊。

（4）帮助区别真性痴呆及假性痴呆。真性者 EEG 常有异常，慢波增多；假性者正常。

（5）帮助判断癌肿颅内转移。颅内转移常可见局限或弥漫性慢波，亦可有多灶表现。

（6）帮助肝性脑病早期诊断，肝病者 EEG 出现三相波，提示肝性脑病。其他代谢性脑病有时也可见三相波，应结合病史及其他检查确诊。

（7）帮助确定晕厥为颈动脉窦过敏性。做 EEG 时加做压颈动脉窦试验，额叶出现慢波伴心律减慢、血压降低、头晕肢麻等不适。

（8）重复检查有助于脑血管病或脑肿瘤的区别。脑血管病一般数周后好转，脑肿瘤多继续恶化。

2. 帮助脑部病灶的定位诊断：EEG 有助于区别病变为弥漫性、局限性或多灶性病变。临床定位征不明显时，常用脑电图作为检查颅内病变的筛选手段，故常用于颅内占位性病变定位。病变在大脑半球近皮质者易定位，一般因其为功能定位，故比 CT 检查等解剖定位范围大，但不如 CT 准确。在尚无 CT 的单位，为进一步造影检查选择鉴别仍有价值，且有时 EEG 改变先于形态改变利于早期诊断。EEG 也可用于脑损伤的定位。

3. 帮助了解脑部疾病的演变过程和脑功能状态：重复检查有助于了解病情好转、恶化或复发，如脑瘤术后 EEG 好转，随访中又恶化提示复发。

4. 帮助判断疾病的疗效、估计预后及指导用药：如常用 EEG 作为判定癫痫疗效的指标，指导治疗是否还应继续或可逐渐减量或停药。各种脑部疾病治疗前后或手术前后 EEG 对照可了解疗效。脑病或脑炎等病人长期昏迷时其脑电低平则提示预后不良。

5. 帮助判断脑衰老或发育障碍及脑死亡：提前衰老者表现为不符合年龄的节律慢化，快波增多。发育障碍者慢波频率也常低于其实际年龄应有水平。临床表现昏迷，脑波平直无波，如排除机器故障，除外低温、麻醉药物等在 24 小时仍不能恢复者，应考虑脑死亡。

6. 其他：可帮助判定麻醉深度，以免因抑制过深而不可逆转；可了解其他疾病时脑功能改变，如自发性低血糖发作时 EEG 可见慢波和/或癫痫放电；甲亢基本节律增快；儿科常用于脑产伤、脑缺氧及脑发育障碍；妇科可用于子痫监测；有时还可用于诈聋、伪盲的判断。

【注意事项】

1. 分析脑电图应注意受检者年龄、意识状况及睡眠状况，并注意识别伪差。儿童、昏迷、睡眠时常见慢波，老人慢波亦较多，不弄清以上情况可造成判断错误。

2. EEG 结果应结合临床分析，因少数正常人可有异常 EEG，而病人在某一阶段或描记的短时间内或只进行了常规检查，可呈现正常脑电图。

3. EEG 帮助定位较好，但确定病因困难，故一般不能根据 EEG 做出病因诊断，病因诊断由临床医师全面分析后结论。

二、肌电图检查

肌电图（EMG）是记录神经和肌肉的生物电活动，用以判定神经、肌肉功能的一种检查方法。每个运动神经元及其所支配的一组肌纤维被称为 1 个运动单位，运动单位运动时所产生的电位即为运动单位动作电位。

肌电图有狭义和广义之分，狭义者指同心圆针电极插入肌肉后记录的肌肉安静状态下和不同程度收缩状态下的电活动。广义者指记录肌肉在安静状态随意收缩及周围神经受刺激时各种电生理特性的技术：包括神经传导速度、重复神经电刺激、单纤维肌电图及巨肌电图等。

（一）针极肌电图

【适应证】

肌萎缩，感觉障碍伴无力，运动功能障碍。用于确定有无脊髓前角病变，周围神经受累及肌肉病变。比如脊前角灰质炎，运动神经元病，单个或多发性周围神经病，各种肌病等，还可用于判断周围神经损伤程度，完全性或部分受损及帮助判断预后，了解神经有否恢复、再生等。

【禁忌证】

神志不清或不能协作进行主动用力者，检查部位有感染者，有出血性疾病者。

【操作要点】

1. 检查前嘱病人洗澡，特别要清洗待检查处皮肤；要使病人掌握检查肌肉的松弛、收缩、轻收缩、重收缩的方法。

2. 病人取卧位，全身放松。安放地电极，消毒好针电极。根据病情选择检查肌肉。如为肌萎缩病人，对重度萎缩、中度萎缩、轻度萎缩的肌肉都要进行检查，并进行左右两侧对比观察；如为神经根病损，则对各节段支配的肌肉都要进行检查。

3. 消毒皮肤后，将同心针电极插入肌肉，进行多点探测，因同心针电极的记录半径为 1 mm 左右，只可记录到 15～20 根肌纤维的电活动。每点探测都要观测在插入电极时，观察插入电位是否正常、延长、减少或消失；在放松状态下，有无自发电位；在轻收缩状态下，观察记录分析单个运动单位的波宽、波幅以及多相电位的比值；最后观察最大用力状态下的波形和电压是干扰或部分干扰波形，还是单个波形或是电静息。

【分析内容】

1. 插入电活动：在插入或移动电极时所观察到的电位，称插入电位，约 1 秒后消失，系因电极的机械刺激引起肌纤维收缩所致。正常肌肉在移动电极时产生插入电位，当停止移动时随即消失；失神经支配肌肉、多发性肌炎、肌强直症等疾患时插入电位延长，已纤维化的肌肉插入电位消失。

2. 自发电活动：在肌肉充分松弛状态下所观察到的不能随意控制的电位，称自发电位。正常肌肉一般观察不到自发电位，只有当电极靠近运动终板时才可见神经负电位，系因电极刺激肌肉内神经末梢所致，移动电极此种电位可消失。其波形与纤颤电位相似，需注意鉴别。

(1) 纤颤电位和正峰波：在重度周围神经损伤的肌肉，此两电位常同时出现，习惯上称为"失神经电位"。纤颤电位是单个肌纤维产生自发收缩所致。节律规则时，可能与失神经肌纤维的静息膜电位产生振荡有关；不规则时可能是由于肌纤维的横管系产生自发的间断的除极化所致。正峰波形似"V"字，起始为向下的正相波，随后为低的负相波。其产生机制有人认为是许多失神经肌纤维自发性同步放电的结果；有的则认为是肌纤维表面发生兴奋传导阻滞的缘故；现在有人提出是肌纤维的损伤电位。纤颤电位和正峰波常出现在失神经的肌肉，但它本身不是失神经诊断的特有病症。在肌源性疾患如多发性肌炎、进行性肌营养不良症、肌肉损伤、周期性瘫痪等也可见到，甚至有些正常肌肉也偶尔可见。因此至少要在 3 个探查点发现纤颤电位或正峰波才有病理意义。神经受损后一般平均 18 日后才出现纤颤波，故检查应在 18 日后进行。

(2) 束颤电位：由于运动单位自发地收缩所产生，多见于慢性部分失神经的肌肉，如运动神经元病、神经根和周围神经疾患等，也可见于肌炎及某些正常人。出现束颤电位表示运动单位兴奋性增高。

(3) 肌强直反应电位：在肌肉收缩后或移动电极后出现，因肌纤维兴奋性增高而产生，是先天性肌强直症和强直性肌营养不良症所特有的电位。波形常双相，频率和振幅有一阵大、一阵小的特点，即开始时频率、振幅高，以后逐渐减低，最后消失。

（4）高频奇异电位：在移动电极后出现，在随意收缩后一般不出现，常以一定的节律重复出现，波形奇异多样，又称假性肌强直反应电位。多见于肌炎、运动神经元病等。

3. 随意收缩电活动：

（1）单个运动单位电位：当肌肉随意轻微收缩时可记录出单个运动单位电位。它代表一个运动神经元所支配的一群肌纤维电活动的综合电位。正常肌肉的运动单位电位大多数为双相或三相。多于五相者称多相电位，因同一运动单位的肌纤维发生不同步收缩所致。进行定量分析时，每块肌肉需测定20个以上的运动单位电位，求出其平均值进行评价。超出正常平均值±20％为异常。多相电位比率一般小于12％，如大于12％，称多相电位增多。平均波宽、平均波幅和多相电位比率的改变，可反映有功能的运动单位肌纤维的数量变化，是鉴别神经源性和肌源性病变的重要标志。在肌源性病变时，由于肌纤维发生弥漫性变性，造成各个运动单位的肌纤维数减少。如丧失的肌纤维是组成运动单位电位的起始或终末电位的成分，则引起波宽减小；如丧失的肌纤维是邻近电极，则引起波幅降低；如残留的肌纤维所产生的峰电位在时间上相差很大，则造成多相电位增多。据同样道理，多相电位也可见于神经肌肉传导障碍（重症肌无力）和周围神经损害后再神经支配的肌肉。在神经源性病变时，受累的轴突发生变性，从而引起其所支配的运动单位肌纤维发生变性，造成运动单位数量减少。当失神经的肌纤维从邻近正常神经纤维获得侧支再神经支配时，则使有功能的运动单位所支配的肌纤维反而比原来增加了。由于肌纤维数增多和神经再生的不成熟侧支的冲动传导缓慢造成波宽增大。如邻近电极的肌纤维增多则引起波幅增高。上述表现在脊髓前角细胞损害时特别显著，平均波宽可大于正常值50％，平均波幅可大于正常值两倍称巨大电位。

（2）最大用力波形：正常肌肉在轻微收缩时，只有少量运动单位释放电位，示波屏（100～200 ms/cm扫描速度）上表现为间断的单个稀少离散电位图像，称单个型；随用力增大，则激发的运动单位数增多，各个运动单位释放频率也增高，造成释放电位增多；当达中等用力时则出现部分高、部分低的减弱干扰图像，称部分干扰型；如最大用力时，由于大量运动单位释放电位，各个运动单位释放频率显著增高，造成释放电位互相重叠不能区分出单个电位，呈现完全干扰图像，称干扰型。最大用力波形可反映释放电位的运动单位数量。在前角细胞和周围神经损害时，由于运动单位数量部分、大部分或完全丧失，则相应地引起波形改变为部分干扰型、单个型或电静息。在肌源性病变时，因其只引起运动单位的肌纤维数量减少，而运动单位数量仍正常，所以仍表现干扰型。虽最大用力波形可粗略估计运动单位数量，但受主观用力大小的影响，分析时需加注意。

【临床应用】

1. 区别神经源性、肌源性和失用性肌萎缩：神经源性多有自发电位、运动单位数量减少、平均波宽增大、平均波幅增高；肌源性虽有些可见自发电位，但运动单位数量正常、平均波宽减少、平均波幅降低、多相电位比率明显增多；失用性一般只有最大用力波形振幅降低。在神经源性肌萎缩中，对区别脊髓前角、神经根、周围神经病损以及神经根的定位也有一定帮助。

肌电图检查对诊断临床难以鉴别的脊髓性近端肌萎缩与进行性肌营养不良症特别有帮助。

2. 观察神经再生进程：神经损害早期即使临床检查肌肉无收缩功能，肌电图如发现残留的运动单位，从而可删除完全损害。在恢复期可早期发现神经再生，表现纤颤、正峰波减少及意识用力时出现"新生电位"。随着再生的进展，运动单位增多、波幅增大，最后恢复正常；如追踪观察无进展，说明有再生受阻。因此可作为神经吻合移植术后的客观观察指标。

3. 研究肌肉的运动功能：如肢体、躯干肌运动功能，面、喉肌的发音和呼吸功能，消化道、泌尿道括约肌的功能等。

对上运动神经元病变一般无异常针极肌电图表现。对各种肌源性病变如进行性肌营养不良症、多发性肌炎、皮肌炎、红斑狼疮等针极肌电图不能做出鉴别。

对检查不能合作者如小儿、神志不清者均不能获得满意检查结果。

（二）神经传导检查

【适应证】

周围神经病变，周围神经损伤，周围神经异常支配，神经根病损。

【检查方法】

神经传导检查是一项用来评定周围运动神经和感觉神经传导功能的诊断技术。临床常用的有运动神经、F 波和感觉神经传导速度测定。

1. 运动神经传导速度测定法：应用双极刺激电极，阴极置于近体端，选 0.1～1.10 ms 脉宽的方波脉冲，超强刺激神经干的不同点，在该神经支配的远端肌用皮肤表面电极或同心针电极记录反应电位，此电位称为 M 波。从刺激起始至反应电位起始的时间，称为潜伏时。两个刺激不同点的潜伏时之差，称为传导时间。从人体表面测出两个刺激点之间的距离，代入下列公式，即可求出该段神经的传导速度。

$$传导速度 = \frac{两个刺激点之间的距离（mm）}{两个刺激点潜伏时之差（ms）} = 米/秒（m/s）$$

2. F 波传导速度测定法：测定方法与运动神经传导速度基本相同，但刺激阴极置于远体端。F 波的潜伏时比 M 波的长，振幅却比 M 波低。它是运动神经纤维受电刺激后，兴奋冲动向脊髓端逆行性传导，使前角细胞兴奋后再顺向下行传导至肌肉而产生 F 波。F 波潜伏时减去 M 波潜伏时，即为刺激点至脊髓的往返传导时间。从人体表面可测出刺激点至脊髓（下肢以腰 1 棘突、上肢以颈 7 棘突作为测定点）的距离，代入下列公式，即可求出该段 F 波传导速度。

$$F 波传导速度 = \frac{刺激点至颈 7（或腰 1）的距离（mm）\times 2}{F 波潜伏时 - M 波潜伏时 - 1.0（ms）} = 米/秒（m/s）$$

式中 ×2 是指上行与下行往返路程，减去 1.0 ms 是估计脊髓的延迟时间。

F 波传导速度可测定肢体近脊髓端的传导速度，而运动神经传导速度则可测定肢体远端的传导速度。两者正好起相互补充作用。

3. 感觉神经传导速度测定法：应用环电极以一定电流强度的 0.1～0.5 ms 脉宽的方波

脉冲，刺激指和趾的皮肤感觉末梢感受器（或远端神经干），在其近端神经干的皮肤上用表面电极记录其反应电位，此电位称感觉神经电位。刺激起始至反应电位起始的时间，称为潜伏时。如在两个不同部位做记录，并测出体表两记录点之间的距离，则可算出该段感觉神经的传导速度。

【分析内容】

1. 潜伏时和传导速度：运动和感觉神经的潜伏时代表所查神经从刺激部位至记录部位的最快速纤维的传导时间，传导速度也是代表其最快速纤维的传导速度。正常成人运动和感觉神经传导速度，上肢 50～75 m/s，下肢 40～65 m/s。如潜伏时显著延长和/或传导速度显著减慢（小于正常值 50% 以上），都表示该神经有脱髓鞘损害。但在神经轴突变性后发生再生时，潜伏时延长和传导速度减慢也很显著。

2. 反应电位：反应电位的振幅反映传导纤维的数量及其同步程度。低于正常值意味着传导纤维数有丧失或其同步程度有改变。如振幅明显减低或消失，表示神经轴突部分或全部丧失功能，意味着轴突存在变性。反应电位的波宽决定于最快与最慢传导纤维之间的速度差。如波宽明显变大，也是髓鞘异常的一种表现。

3. 发现异常神经支配：过去对肌肉的异常神经支配需手术探查或尸体解剖才能发现。神经传导检查是发现异常神经支配的重要手段，在腕部正中神经损伤时具有特别意义。Wilbourn 和 Lamber 报道正中与尺神经有异常神经支配者占 22%，其中正中神经在前臂分支至尺神经后，支配小鱼际肌者占 4%，支配大鱼际肌者占 13%，支配大、小鱼际肌者占 5%。

【临床应用】

1. 结合针极肌电图可对前角细胞、神经根、周围神经病损与肌源性疾病做鉴别。传导速度在前角细胞病变时稍减慢，周围神经病变时明显减慢，肌肉病变时则正常。

2. 结合针极肌电图可将周围神经损伤分为 3 度，从而可用于估计预后。

Ⅰ度为神经阻滞，不能发现纤颤电位和正峰波，运动单位数量减少或丧失，传导速度正常，但在损伤部位的近端刺激时，可见反应电位振幅降低。

Ⅱ度为部分损伤，可见纤颤电位或正峰波，运动单位数量减少，传导速度减慢和/或反应电位振幅降低、波宽增长。

Ⅲ度为完全损伤，可见大量纤颤电位和正峰波，运动单位电位完全丧失，神经传导检查反应电位消失。

3. 对周围神经损害可提示主要病理改变是脱髓鞘改变为主还是轴突变性改变为主，或是两者病损联合存在。感觉神经传导检查对腕管、肘管和踝管综合征的诊断具有特别意义，是早期诊断的最灵敏指标。

当周围神经病理改变轻微和受累神经纤维较少时，传导神经检查则不一定出现异常。

（三）重复神经刺激技术

以不同频率的电脉冲重复刺激周围神经干并在相应肌肉记录激发复合动作电位，是检测神经肌肉接头功能的重要手段。正常情况下神经干连续受刺激后复合动作电位波幅有轻微的波动，而降低或升高均提示神经肌肉接头病变。如低频波幅递减＞15％和高频刺激波幅递减＞30％为异常，见于重症肌无力；高频刺激波幅递增＞57％为可疑异常，＞100％为异常，见于重症肌无力综合征。

三、诱发电位测定

诱发电位（EP）是中枢神经系统在感受体内外各种特异性刺激时所产生的生物电活动，可以了解各种感觉从外周感觉器官至中枢神经的传导系统的功能。目前常用的有视觉诱发电位、脑干听觉诱发电位、体感诱发电位检查3种。用于观察特异性传入神经通路的功能状态及各种感觉的客观检查，可用于意识障碍者、婴幼儿及判断有无器质性损害，由于它比临床敏感，故可用于临床下病灶的检查而有利于早期诊断。此外还有运动诱发电位检查是通过刺激脑的运动中枢引起相应的肌肉动作电位反映运动传导系统功能；还有事件相关电位检查是通过长潜伏时电位反应脑的认知功能。

（一）视觉诱发电位（VEP）

【适应证】

视觉通路的病损，如视网膜病损、视神经、视交叉和视皮质病变等。

【检查方法】

在暗室内进行，病人取坐位。记录电极用银盘电极或针极置于 Oz（国际脑电图 10～20 导联体系，下同），参考电极置于 Fz，地电极接耳垂。刺激器用棋盘格图像，平均亮度50～100 烛光/m²，对比度 60％～80％，空间频率 30～60 分钟，时间频率 2～8 Hz，刺激野 10°～20°，视距 100 cm。记录灵敏度 10 μV，频宽 0.5～300 Hz，分析时间 300～500 ms，平均 100～500 次。左、右眼分别检查，不检查眼用深色厚眼垫遮盖，嘱病人注视屏幕图像，尽量少眨眼。如有屈光不正，需进行屈光矫正。在图像刺激无反应时或其他必要时，再用闪光刺激记录。

【分析内容】

主要电位成分是一个三相复合波，按电位正负及出现先后分别称 N_1（或 N_{75}）、P_1（或 P_{100}）、N_2（或 N_{145}）。它的起源主要是视皮质在光刺激后出现的突触后电位成分，而突触前成分（即丘脑-皮质纤维的动作电位）可能是很次要的。从视网膜投影来说，主要是视网膜中心 20°以内的感光细胞所产生的。由于感光细胞和双极细胞都不产生动作电位，所以认为视觉诱发电位主要是反映从视网膜神经节细胞至视皮质之间的视觉通路的功能。

临床上主要以 P_1 峰潜时和振幅作为评定指标。其正常值受性别、年龄和刺激参数不同的影响。每个实验室要建立自己的正常参数值作为诊断依据。一般以正常值＋3SD 提示异常，如大于正常值＋2SD，提示可疑异常。

【临床应用】

1. 早期诊断：可帮助早期发现视通路病损，如多发性硬化、青光眼、帕金森病、糖尿病等视路病变，甚至还无临床症状即可发现异常。

2. 定位诊断：如用半场刺激可帮助诊断视交叉病变。如结合视网膜电图，可对视路不同部位的病变提示分段诊断。

3. 估计预后：如结合视网膜电图对视网膜剥离、弱视、视神经损伤等的视力预后都有一定意义。

4. 评定疗效：视觉诱发电位反映神经节细胞至视皮质的功能活动，是评定疗效的一项客观指标。

（二）脑干听觉诱发电位（BAEP）

【适应证】

颅后窝肿瘤，脱髓鞘疾病，脑死亡和神经性耳聋。

【检查方法】

病人取坐位或仰卧位，最好在隔音的电磁屏蔽室内进行。记录导联最好用 2 个导联同时记录刺激的同侧和对侧，记录电极置于头顶 Cz，参考电极置于耳垂，地电极置于前额 Fpz，电极与皮肤间阻抗要小于 2 kΩ。一般用短声、疏波刺激，重复刺激，频率 10 Hz，声强 60～90 dBHL，单耳给声，对侧加白噪声掩盖。输入灵敏度 5 μV，频宽 50～2000 Hz，分析时间 10 ms，平均 1000 次。

【分析内容】

BAEP 共有 7 个电位成分，习惯上以 Ⅰ～Ⅶ波表示。Ⅰ波起源于听神经，Ⅱ波是耳蜗核区，Ⅲ波是上橄榄核和四叠体区，Ⅳ波是外侧丘系区，Ⅴ波是下丘区，Ⅵ波是内侧膝状体，Ⅶ是听辐射。

临床实际应用上，把 BAEP 电位成分按发生部位简化为 Ⅰ、Ⅲ、Ⅴ波，分别代表听神经、脑桥（下段）、中脑（下段）的电活动。一般只测定 Ⅰ～Ⅴ波峰潜时，着重分析 Ⅰ～Ⅲ 和 Ⅲ～Ⅴ峰间期，Ⅰ～Ⅴ峰间期，Ⅲ～Ⅴ/Ⅰ～Ⅴ峰间期比值，Ⅴ/Ⅰ波幅比值。

【临床应用】

1. 颅后窝肿瘤：以听神经瘤为多见。其主要异常表现形式是：①Ⅰ～Ⅴ波完全消失。②Ⅰ或Ⅱ波后各波消失。③Ⅳ、Ⅴ波消失，Ⅰ～Ⅲ峰间期延长。④Ⅰ～Ⅲ、Ⅰ～Ⅴ峰间期和Ⅴ峰潜时延长。病变的对侧记录也可出现某些异常。Ⅰ～Ⅲ和Ⅰ～Ⅴ峰间期延长对早期发现听神经瘤是重要指标。也可用于手术中监测脑干功能。

2. 脱髓鞘疾病：可为脱髓鞘疾病提供听通路损害的客观依据，特别是多发性硬化，如能与 VEP、SEP 联合检查，发现多神经通路损害就可帮助确诊，并可早期发现亚临床损害的病灶。

3. 脑干血管病：脑干出血或脑干梗死均可引起异常，因出血部位、出血量多少、梗阻程度和范围等可有多种不同的异常表现。

4. 脑死亡：临床符合脑死亡标准者的 BAEP 表现主要有 3 种类型：①各波完全消失。②Ⅰ波后各波消失。③Ⅰ、Ⅱ波后各波消失。其对判定是否脑死亡是一项客观可靠指标。但要排除外耳病损和技术因素后才能评定。颅脑外伤昏迷病人，BAEP 对其预后估计也有一定意义。

5. 耳聋：BAEP 可客观地测定耳聋的短声听阈，帮助了解残余听力和听通路功能。对判断听力预后和是否选用助听器能改善听力有实用意义。此外，BAEP 还常用于鉴别传导性、耳蜗内和耳蜗后听力障碍。还可用于监测耳毒性药物对听力的影响。

（三）体感诱发电位（SEP）

【适应证】

周围神经病损，神经根病损，脊髓病损，脑部疾病。

【检查方法】

所有体感（即躯体觉）神经都可诱发出它的相应的 SEP。最常用的有正中、尺神经 SEP 和胫神经 SEP。各条神经的检查方法及其电位成分有所不同，现以正中、胫神经为例简要说明。

1. 正中神经 SEP：病人取仰卧位。一般用 3 种导联：①两侧 Erb 氏点，以记录 N_9 周围神经电位。②颈$_7$-Fpz，以记录 N_{11} 颈髓后柱电位；N_{14} 脑干内侧丘系电位。③刺激对侧 C'_3 或 C'_4（相当于颅顶后 2 cm、向侧旁开 7 cm 处）——对侧耳后，以记录 N_{20} 原发体感皮质电位。皮肤与电极间阻抗应<2 kΩ。双极刺激电极置于腕部正中神经干上，阴极朝向近体端，用方波电脉冲、波宽 0.1～0.5 ms，频率 4 Hz，刺激强度为运动阈的 2 倍。输入灵敏度 5 μV，频宽 100～1000 Hz，分析时间 50～100 ms，平均 1000 次。

2. 胫神经 SEP：病人取俯卧位。记录导联：①腘窝-对侧膝，以记录 N_9 周围神经电位。②胸 12-对侧膝，以记录 N_{22} 腰髓后柱电位。③$C'z$（即颅顶后 2 cm）-对侧膝，以记录 P_{37} 原发体感皮层电位。刺激电极置于内踝后方 2～3 cm 处。其他参数和要求与正中神经 SEP 相同。

【分析内容】

1. 正中神经 SEP：主要有 N_9、N_{11}、N_{14}、N_{20} 等电位成分，其潜伏时相应地分别代表从刺激部位至 Erb 氏点、颈髓后柱、脑干及原发体感皮层的传导时间。如周围神经病损，可出现 N_9 潜伏时延长和/或波幅降低，甚至消失；如神经根病损，可出现 N_9-N_{11} 间期延长；如颈髓病损，可出现 N_{11}-N_{14} 间期延长；如脑干、皮质辐射病变，可出现 N_{14}-N_{20} 间期延长；如顶叶病变，可出现 N_{20} 波形异常或波幅降低，甚至消失。

2. 胫神经 SEP：主要有 N_9、N_{22}、P_{37} 等电位成分，其潜伏时相应地分别代表从刺激部位至腘窝、腰髓后柱及原发体感皮质的传导时间。如周围神经病损，可出现 N_9 潜伏时延长或波幅降低甚至消失；如神经根病损，可出现 N_9-N_{22} 间期延长；如腰椎脊髓后柱以上病变，可出现 N_{22}-P_{37} 间期延长；如顶叶病变，则出现 P_{37} 波形异常或波幅降低甚至消失。

【临床应用】

1. 周围神经病损：严重损害时，SEP 可完全消失；轻度损害时，即使临床上无感觉缺失表现，常可出现波幅降低、波形改变和/或潜伏时延长。在感觉神经传导检查消失时，由于神经突触的整合作用，仍可记录出诱发电位，从而可弥补感觉神经传导速度测定。

2. 神经根病损：如颈椎病、腰椎间盘脱出症等影响神经根时，常可出现 N_{11} 或 N_{22} 潜伏时延长。

3. 脊髓病损：SEP 可鉴别脊髓完全性或部分性损伤，对预后估计有意义；还可作为脊柱或脊髓腔手术的脊髓功能监护手段。

4. 脑部疾病：SEP 对脑血管意外及颅脑外伤的预后估计有一定意义。

5. 脑死亡：可作为脑死亡判定的一种补充检查方法。

（四）运动诱发电位（MEP）

【适应证】

中枢运动传导通路病损，如大脑、脑干、脊髓病变。

【检查方法】

一般使用无损伤性电刺激或磁刺激大脑皮质运动细胞、脊髓及周围神经通路在相应的肌肉上记录复合肌肉动作电位。如刺激头皮相当于运动投射区的部位，可以诱发出在对侧肢体如手部的电活动反应，如果再在第 7 颈椎棘突及欧勃（Erb）点增加刺激，也可记录到上肢及手部的电位；查下肢刺激部位为大脑皮质运动区、胸 12 和腰 1 及腘窝等部位，记录部位多为屈踇短肌和胫前肌等。目前用磁刺激较多，克服了以往电刺激可致剧痛的缺点。

【分析内容】

检查指标为各段潜伏期和中枢运动传导时间（CMCT），算出自运动皮质至颈髓上端和胸脊髓下段的中枢运动传导时间。根据传导时间分析运动传导系统功能是否受累。

【临床应用】

1. 运动通路病变、锥体束受损的诊断及定位。即有无锥体束受累，受累部位在颈以上或胸段。

2. 了解运动通路病变的康复及病情演变，可作为上运动神经元型瘫痪恢复的客观指标。

（五）事件相关电位（ERP）

【适应证】

ERP 是人对外界或环境刺激的心理反应，主要研究认知过程中大脑的神经电生理改变，用于各种大脑疾病引起的认知功能障碍的评价。

【检查方法】

通过听觉、视觉、体感刺激，从头皮上记录到一组神经元所发出的电活动。以声刺激应用较多，要求受试者对刺激进行主动反应，受心理状态的影响明显，主要反应大脑皮质认知功能状况。

【分析内容】

为长潜伏期电位，应用最广泛的是 P_3（P_{300}）电位，即潜伏期在 300 ms 左右的正性波，可分析该电位的潜伏期、波形、波幅，认知功能障碍者潜伏期延长，波形欠佳，波幅降低。

【临床应用】

1. 用于各种大脑疾病引起认知功能障碍的评价，如各种痴呆、脑血管病、脑外伤、脑部感染性疾病等认知功能评价，由于客观和灵敏而用于认知功能受累的早期发现，或帮助判定痴呆程度，智力水平、疗效、预后等。还用于区别真假性痴呆。

2. 还可作为测谎的手段。

§12.4　内镜检查

内镜可以直接观察病变部位,并可摄彩照和录像,同时通过内镜进行某些疾病的治疗。近年来新型内镜相继问世,如电子内镜、放大胃镜、超声胃镜等。新类型胃镜有的可将胃黏膜的细微结构放大数十倍,并可对胃壁进行断层扫描和观察到深层病变。本节就常用的几种内镜予以介绍。内镜检查是一种特殊的检查方法,对病人有一定痛苦,各有其适应证和禁忌证,应严格掌握,不应滥用;要做好对病人的解释工作,争取病人合作;操作和观察均应规范化,尽量减少病人痛苦,以达正确诊断和治疗;内镜的价格均较昂贵,应注意做好日常维护和保养,由于内镜均为重复使用,故应做好清洗和消毒工作,以防交叉感染。

一、纤维胃镜检查

【适应证】

1. 凡有上消化道症状,经钡餐、B超等检查不能确诊者。

2. 良、恶性溃疡的鉴别。

3. 疑为早期胃癌需确诊者。

4. 上消化道出血病因未明者。

5. 观察临床治疗疗效者。

6. 治疗胃镜包括夹取异物,电凝止血,切除息肉及导入激光治疗贲门和食管恶性肿瘤,硬化剂注射治疗食管静脉曲张破裂出血及食管曲张静脉的套扎术等。

7. 已确诊的上消化道病变,需随访复查或进行治疗者,上消化道手术后仍有症状需确诊者。

【禁忌证】

1. 严重心肺疾病或极度衰竭不能耐受检查者。

2. 严重脊柱成角畸形或纵隔疾患如胸主动脉瘤等。

3. 疑有溃疡病急性穿孔或吞腐蚀剂的急性期。

4. 精神病或严重智力障碍不能合作者。

5. 严重高血压病人。

【病人准备】

1. 病人于检查前禁食8~12小时。幽门梗阻病人应在睡前洗胃,次晨抽尽胃液再进行检查。

2. 术前口服局部黏膜麻醉剂及除泡剂,进行局部麻醉或静脉麻醉法进行麻醉。

3. 钡餐检查后,须过3日才能做胃镜检查,以免钡剂潴留,影响观察。

【操作要点】

1. 嘱病人不要紧张,咬好口垫,保护纤维胃镜。

2. 循咽腔正中插管,并嘱病人做吞咽动作配合插入。循腔进镜,直至十二指肠壶腹部，然后循序退镜观察球部、幽门口、胃窦、胃角、胃体、胃底、贲门及食管。观察内容包括：①黏膜色泽、有无溃疡、糜烂、出血及肿块，以及是否透见黏膜下血管。②黏膜皱襞有无肥大、萎缩及充血、水肿等。③管腔形态、胃壁蠕动有无僵硬感。④分泌物色泽及胆汁反流情况等。

3. 根据病变情况决定是否需要进行病理活检和/或脱落细胞检查。

4. 对慢性胃炎及溃疡病等病人进行幽门螺杆菌的检查，作为临床治疗中药物选择的根据。

5. 其他：如 pH 值测定等。

【临床应用】

1. 食管疾病：

(1) 食管炎：

1) 原发性食管炎：依黏膜色泽，有无糜烂、溃疡及血管变化等分度。轻度：黏膜呈白色，少数点状糜烂，血管隐约可见，疏密不均，排列紊乱。中度：黏膜于糜烂部呈红色，有点状、线状不规则隆起型改变，血管消失。重度：黏膜糜烂部呈红色，可为带状，不规则愈合型溃疡，血管消失。

2) 反流性食管炎：可见食管下段黏膜充血、水肿、触之易出血，表面有糜烂及溃疡。食管下端压力（LES），有反流者小于 10 mmHg（1.33kPa）；正常人大于 15 mmHg（2kPa）。食管内 pH 值测定，正常人大于 4。

(2) 食管溃疡：

1) 反流性食管炎：多见于胃手术后、食管裂孔疝、反复呕吐和长期留置胃管病人，由于食管与胃连接部抗反流功能失调，导致炎症及溃疡。

2) Barret 溃疡：发生于食管的胃黏膜上皮的溃疡称为 Barret 溃疡。常伴有食管裂孔疝、胃-食管反流病经活检可证实。③食管癌：早期食管癌系指癌瘤仅侵犯黏膜及黏膜下层，分为隆起型和凹陷型；中晚期食管癌则已侵入，肌层或超过肌层。

2. 慢性胃炎：

(1) 慢性浅表性胃炎：①黏膜充血水肿，呈斑点状或条状；黏膜水肿表现为皱襞增厚而柔软、湿润、反光增强。②糜烂与出血可呈圆形、线形或不规则形，亦可伴黏膜出血或黏膜下渗血。③病理性分泌物常为白色、黄白色或胆染性。

(2) 慢性萎缩性胃炎：发病率随年龄增长而增多，少数可发展为胃癌。胃镜表现：①黏膜颜色呈灰白色、灰黄色或苍白。②可透见黏膜下血管。③黏膜皱襞平坦变细或消失。④可伴增生性病变，肠上皮化生及不典型增生。

(3) 慢性肥厚性胃炎：表现胃黏膜肥厚，皱襞肥大如脑回状，可有充血、糜烂和/或出血等。但黏膜活检很难取得全层，较难确诊。

3. 急性糜烂性胃炎：又称急性出血性胃炎，亦有与 Cushing's 溃疡相混称。近年来对胃黏膜的急性糜烂、出血及溃疡统称之为急性胃黏膜病变，是急性上消化道大出血的重要病因之一，占消化道出血病因的 9%～20%。

胃镜下所见：胃黏膜有无数针头大小的出血或渗血；可见点状、圆形、线状或不规则形的糜烂面，上覆盖血凝块或白色渗出物；有时可见活动性出血灶，少数病例伴有黏膜下出血斑。

上述病变可为局限性或弥漫性。

4. 溃疡病：内镜可见，分为3期。

(1) 活动期（active stage A 期）：A₁期溃疡面苔厚而污秽，周边黏膜充血肿胀，无皱襞集中；A₂期溃疡面苔厚而清洁，周围黏膜肿胀逐渐消失，开始出现向溃疡集中的黏膜皱襞。

(2) 愈合期（healing stage H 期）：H₁期特征为溃疡面苔变薄，溃疡缩小，周边有上皮再生，形成红晕，黏膜皱襞向溃疡集中；H₂期溃疡明显缩小，接近愈合。

(3) 瘢痕期（Scarring stage S 期）：①红色瘢痕期（S₁期），溃疡面消失，中央充血，瘢痕呈红色，属不稳定可再发的时期。②白色瘢痕期（S₂期），红色完全消失，有浅小凹陷黏膜皱襞向该处集中，颜色与正常黏膜相似，此凹陷可保留很久，以后亦可完全消失，代表溃疡痊愈并稳定。

5. 胃癌：分为早期和中晚期胃癌。

(1) 早期胃癌：不论其浸润的范围大小和有无淋巴结转移，癌组织浸润深度仅限于胃黏膜层及黏膜下层。其内镜表现：

1) Ⅰ型（隆起型或息肉型）：病变隆起的高度超过黏膜厚度的2倍（正常胃黏膜厚度为0.3~1.5 mm）。

2) Ⅱ型分3个亚型：①Ⅱa型（浅表型或胃炎型），为扁平状隆起，不足黏膜厚度的2倍。癌灶可呈多形性，与周围黏膜相似或稍苍白，表面出血、糜烂或附白苔，故极易漏诊。②Ⅱb型（平坦型），癌灶隆起或凹陷均不明显，黏膜褪色，可呈片状发红，触之易出血，多属小胃癌。Ⅱc型（凹陷型），此型边界清楚，呈阶梯状凹陷，周边黏膜呈虫咬状；凹陷表面凸凹不平，可见残余细胞岛，加之易出血，使凹面呈多彩性外观。

3) Ⅲ型（凹陷型）：为凹陷较深的早期胃癌，多与Ⅱc共存。

(2) 中晚期胃癌（进展期）：指胃癌组织浸润超过黏膜下层者。按 Borrmann 分型：①Borrmann Ⅰ型（隆起型）。②Borrmann Ⅱ型（局限溃疡型）。③Borrmann Ⅲ型（浸润溃疡型）。④Borrmann Ⅳ型（弥漫浸润型）。

【并发症及防治】

1. 吸入性肺炎：由于吸入唾液，或胃镜头端误入气管，或由于局麻、外伤，可产生轻度暂时的咽部运动功能失调。预防的方法是勿吞咽口腔内分泌物，取左侧卧位时，尽量使左口角放低，以利唾液流出；用前视纤维胃镜检查，特别在咽下部时一定要看清食管腔后才能将纤维胃镜向前推进；否则胃镜头端易误入气管。

2. 出血：黏膜损伤撕裂或插镜后的反复剧烈呕吐均可致出血，故操作过程中动作要轻柔谨慎，勿用暴力，防止擦出血；另外，活检亦可引起出血。活检时应避开血管，避免活检时取组织太深或撕拉过甚。合并动脉硬化的老年病人、在溃疡瘢痕部活检、凝血机制有障碍的病人，活检时应十分小心。

3. 穿孔：食管穿孔是最严重的并发症，但很少见，多为进镜时用力过猛，或企图盲目进入食管所致，可引起胸痛、纵隔炎、纵隔及皮下气肿、气胸及胸腔积液、食管气管瘘等。胃穿孔亦很少见，其可能由于操作粗暴以致损伤胃壁，或深凹病变的活检及病变的胃镜治疗，或穿透性病变注气过多，胃内压力增高，引起病变增高，引起病变处穿孔。病人出现腹部剧痛、腹胀，且向肩部放射。体检肝浊音界消失，X线透视可见膈下有游离气体，故穿孔一旦确诊，应立即考虑手术治疗。

4. 心血管意外：胃镜检查时可出现心率加快、血压升高、心绞痛、心律失常及心电图改变，偶尔发生心搏骤停，心肌梗死。因此对老年病人，宜采用细径胃镜。对有心血管疾病的病人应事先查心电图，测血压，详细了解病情，必要时预防性应用 β 受体阻滞药，并努力缩短检查时间，密切观察病人。

5. 药物副作用：极少数病例可出现麻醉药过敏；静脉注射地西泮过快，可引起低血压、呼吸窒息；阿托品可诱发青光眼发作、排尿困难和尿潴留等。故用药前应询问有无过敏史；青光眼及前列腺肥大病人应避免术前注射阿托品；检查室中应备有肾上腺素等抗过敏和抗休克药物，以备紧急情况时应用。

6. 假急腹症：当注气过多过快时，大量气体进入小肠，引起小肠急剧胀气，特别在用抗胆碱药后，肠紧张度减退时尤为明显。临床表现为严重腹胀、腹痛、弥漫性腹部压痛，类似穿孔，而 X 线检查可排除穿孔，排气后症状消失。

7. 腮腺、颌下腺肿胀：由于机械性刺激使腮腺、颌下腺分泌增加，或胃镜检查时舌向前下方压迫而导致发生暂时性痉挛，使分泌物潴留而引起腺体突然肿大。这种并发症多于术后自行消退，不需处理。

8. 下颌关节脱臼：病人用力咬垫口圈、张口过大、呕吐时，下颌关节发生异常运动而脱臼。用手法复位即可。

9. 胃镜嵌顿：由于胃镜柔软可曲，镜前端可沿镜逆转回来，在食管内嵌顿。在胃内倒镜观察胃底时也会在该处嵌顿，曾报道两例嵌顿于食管裂孔疝。

10. 菌血症、感染或败血症：国外学者研究指出，胃镜检查前后进行血培养，发现少数病人血培养由术前阴性转变为术后阳性，病人无症状。乙肝、艾滋病也可通过胃镜传播。但采用有效的清洁、消毒技术，对工作人员进行专职培训，遵守胃镜的操作规则，可消除上述危险。

二、纤维结肠镜检查

【适应证】

1. 原因不明的慢性腹泻，疑有炎症性肠病、慢性结肠炎等。
2. 原因不明的便血，或反复持续大便隐血试验阳性，经上消化道内镜检查未发现可解释的病变。
3. 腹部肿块原因待查，经钡灌肠检查阴性或不能确诊者。
4. 结肠息肉性质待定。
5. 纤维结肠治疗内镜：包括息肉电切、电凝或激光治疗等。
6. 结肠手术后复查。

7. 大肠癌普查。

【禁忌证】

1. 各种严重结肠急性炎症。

2. 严重心、肺功能不全，不能耐受检查者。腹腔及盆腔术后有广泛粘连者需慎重使用。

3. 疑有肠穿孔或急性腹膜炎者。

4. 严重高血压病、冠心病及精神病。

5. 妊娠及月经：妊娠期纤维结肠镜检查可致流产和早产。

【病人准备】

1. 检查前1~3日吃流质或半流质饮食，当日早餐禁食。

2. 肠道清洁：

(1) 口服电解质液洗肠法：氯化钠 6.14 g，碳酸氢钠 2.94 g，氯化钾 0.75 g，溶于 1 000 mL 温开水配成口服液。检查前 2~3 小时开始口服，每 4~5 分钟饮 250 mL，1 小时内饮完 3 000~3 500 mL。

(2) 口服甘露醇法：检查前 2 小时饮 20％甘露醇 250 mL，稍停后再饮 10％葡萄糖盐水 500 mL（亦可用白糖 50 g、食盐 5 g 加温开水 500 mL 配成）。高频电凝电切治疗前禁用此法。

(3) 导泻剂：蓖麻油 30 mL、番泻叶 4.5 g 泡水 500 mL 或 4.155mol/L（50％）硫酸镁 30~40 mL，任选一种，于检查前晚服 1 次，必要时检查前清洁灌肠 2 次。

(4) 中药：大承气汤。

【操作要点】

1. 病人取左侧卧位，先行肛门指诊，确诊无直肠下部的狭窄。

2. 将窥镜涂以润滑剂后从肛门缓慢插入。循腔进镜，采用变换角度、退镜找腔、适当注气、变换体位及钩拉等方法进镜，插至回盲部，然后退镜观察。

3. 观察黏膜色泽、光滑度，有无溃疡、糜烂、出血及血管纹理，管腔大小，有无狭窄、憩室或肿块等。

【临床应用】

1. 炎症性肠病：

(1) 溃疡性结肠炎：①好发于左侧结肠及直肠。②连续性病变。③黏膜呈针尖状或斑块状溃疡，周围黏膜充血、水肿。④可见假息肉形成。

(2) 克罗恩病：①右侧结肠及末端回肠为好发部位。②节段性或跳跃性病变。③肠管纵轴病变不对称。④圆形阿弗他溃疡或纵形溃疡。⑤可见铺路石征或狭窄等。

2. 结肠息肉：

(1) 肿瘤性：腺瘤多为单个，多发性息肉见于多发性腺瘤病及家族性息肉瘤。

(2) 错构瘤：见于幼年性息肉及幼年性息肉病（多发性）。

(3) 炎症性息肉。

(4) 其他：平滑肌瘤等。

3. 结肠癌：纤维结肠镜为目前确诊结肠癌最可靠的方法。

（1）肿块型：又称息肉型，占 54.2％，好发于右侧结肠。向肠腔内突起，表面菜花样，常伴有溃疡、糜烂、坏死或出血。

（2）狭窄型：又称浸润型，占 17.7％。癌肿浸润肠壁，形成不规则的环形狭窄，易导致肠梗阻及转移。

（3）溃疡型：占 28.1％。好发于左侧结肠，癌肿向肌层侵犯，导致糜烂、坏死及形成溃疡。

（4）混合型：见有上述任何两型的形态特征。

【并发症】

1. 肠穿孔：发生率为 0.12％～0.2％。处理一般采用禁食、静脉输液、胃肠减压及给予抗生素，同时严密观察病情，必要时手术治疗。

2. 出血：少量出血一般不需特殊处理。大量出血应补充血容量，并酌情选用加压素、氨甲苯酸等；必要时考虑选用电凝、激光或局部喷洒药物等止血措施；如仍不能止血，应考虑手术治疗。

3. 感染：由于纤维结肠镜被污染，造成细菌、病毒、寄生虫的传播，引起交叉感染。

4. 心血管并发症：多为一过性心电图变化，少数诱发心绞痛及心肌梗死，严重者可导致心搏骤停。对老年人及心血管疾病病人检查的指征，应从严控制，以防发生严重并发症。

5. 电凝电切息肉结肠内易燃气体爆炸：极少发生，一旦发生，立即进行手术处理。

6. 中毒性巨结肠：是纤维结肠镜检查最严重的并发症之一，一般于术后 24～72 小时发现，多见于炎症较重、范围较广泛的结肠疾病。

三、纤维支气管镜检查

【适应证】

1. 原因不明的咯血或咳嗽。

2. 有支气管阻塞表现，如局限性哮鸣音、局限性肺气肿、阻塞性肺炎或肺不张等。

3. 疑有气管、支气管肿瘤者。

4. 原因不明的喉返神经或膈神经麻痹。

5. 痰中发现癌细胞或找到结核分枝杆菌，而胸片未找到病变者。

6. 疑为支气管异物、结石者。

7. 肺部弥漫性病变或肺周边肿块，需行肺活检、刷检或灌洗进行细胞学或细菌学检查，以明确诊断者。

8. 胸片有原因不明的浸润性病变。

9. 收集下呼吸道分泌物进行细菌学检查。

10. 支气管肺泡灌流、支气管内给药及抽吸（痰液或血液）治疗。

11. 气管切开后长期留置套管的病人，了解其气管有无黏膜损伤及坏死。

【禁忌证】

1. 病人不合作，必要时请麻醉科医师协助在全身麻醉下进行。

2. 正在大咯血者。

3. 严重肺部感染并高热，应在感染控制、体温下降后再检查。

4. 严重呼吸衰竭，供氧后 $PaO_2 < 60$ mmHg（8kPa）。

5. 主动脉弓瘤者。

6. 近 6 个月发生急性心肌梗死。

7. 血压超过 170/100 mmHg，待血压降至 140/90 mmHg 再做。

8. 严重心律失常。

9. 急性哮喘发作。

【病人准备】

1. 术前做全面的体检及胸部 X 线摄片，血小板计数及出、凝血时间。高龄或疑有心脏病者，须做心电图检查。肺功能不全者，做通气功能检查及血气分析。

2. 向病人说明需配合检查的有关事项，消除病人顾虑。

3. 术前禁食 4～6 小时。

4. 术前半小时肌内注射阿托品 0.5～1 mg。肌内注射苯巴比妥 0.1 g 或口服苯巴比妥 0.06 g，亦可肌内注射地西泮 10 mg 或肌内注射哌替啶 50 mg。

【操作要点】

1. 局部麻醉。常用 2%～10% 利多卡因（或 1%～2% 地卡因）溶液，进行鼻、咽、喉部喷雾麻醉（或气雾吸入）3 次。

2. 病人取仰卧位（或坐位），肩部略垫高、头后仰，术者戴无菌手套，左手握纤维支气管镜操作部，右手持镜体软管，启动光源，将先端部插入鼻孔（或口腔），在直视下经鼻腔、咽、喉、声门，进入气管、支气管。进程中可根据需要从吸引孔注入利多卡因进行气管、支气管黏膜麻醉。通过操纵弯角调节纽，使弯曲部前、后弯曲，变换前进方向，全面系统窥视气管及左、右各级支气管（可达段或亚段支气管）。发现腔内病变，可在助手协助下，将活检钳或细胞刷经钳孔插入支气管腔内进行病变组织的活检或刷检，经钳孔（抽吸孔）尚可抽吸分泌物或注入药物治疗。

3. 检查完毕，缓慢拔出纤支镜，将其用清水、肥皂水清洗后，以氯己定、乙醇等消毒备用。

【术后处理】

1. 术后观察 0.5 小时，向病人说明术后可能出现的反应，如鼻、咽、喉不适，活检后出现痰中带血等，一般不需要处理。

2. 禁食 2～3 小时。

3. 口服抗生素 2～3 日。

4. 肺活检术后立即胸部透视，6 小时及 24 小时后再各做胸透一次，了解有无气胸。

【并发症】

1. 麻醉剂过敏：造成呼吸抑制、低血压或心搏骤停。

2. 缺氧：术中 PaO_2 可下降 9.8～20 mmHg。

3. 喉、支气管痉挛窒息，多由情绪紧张或麻醉不佳引起。

4. 出血。

5. 心律失常，甚至心搏骤停。

6. 术后肺部感染。

7. 气胸：多发生于经支气管镜肺活检者。

【临床应用】

1. 支气管肺癌：经纤支镜可直接窥视 1～4 级及部分 5～6 级支气管内肿块，并进行直视下活检或刷检，超细纤支镜可窥视 8～10 级支气管；对不能窥见的周围型肺癌，可在 X 线透视引导下进行肺活检及刷检。对可见腔内肿块可行瘤内注射药物、电切、激光等治疗。

2. 咯血：纤支镜检有助于出血原因及部位的诊断。对活动性出血可注入冰盐水及肾上腺素止血，或通过特制的气球导管（Master's 导管）进行填塞压迫止血；纤支镜尚可清除血凝块，治疗血块引起的阻塞性肺不张。

3. 肺部感染：可通过纤支镜行肺活检、刷检、抽吸分泌物或灌洗液进行病因学诊断。大量脓痰或痰栓阻塞支气管时，可注入生理盐水进行灌洗和注入抗生素治疗。

4. 肺结核及支气管结核：可直接窥视病变并行活检、刷检或抽吸分泌物进行细菌学及细胞学检查，病灶局部可注射抗结核药物治疗。

5. 弥漫性肺部疾病：经纤支镜做经支气管肺活检，或支气管肺泡灌洗进行病因诊断或治疗。

6. 诊断和治疗支气管异物、结石。

7. 支气管肺泡灌洗：灌洗液做细胞学、免疫学、酶学及生化检查。

8. 选择性支气管造影：通过纤支镜向某叶或某段支气管注入造影剂行选择性支气管造影。

四、胆道镜检查

【适应证】

1. 胆道术前诊断不明。

2. 胆道残余结石或术中疑有胆石遗漏者，以及术后残余胆结石梗阻所致的高热、黄疸。

3. 胆道内取异物。

4. 胆道出血定位或止血。

5. 胆道畸形和狭窄行胆道内瘘术，晚期胆道肿瘤行胆道镜内瘘术或确诊。

6. 选择性肝内胆管造影。

7. 胆总管末端狭窄，行胆镜下 Oddi's 括约肌切开术等。

【禁忌证】

1. 明显出、凝血异常。

2. 严重心功能不全。

3. 胆道以外原因所致高热。

【病人准备】

1. 术中胆道镜检术前准备同胆道手术。

2. 术后胆道镜检时间为术后 3 周。术后胆道镜取石术时间为术后 5～6 周。应先常规做经"T"管胆道造影。

【操作要点】

1. 术中胆道镜检按手术无菌操作要求，经胆总管切口进镜，直视下行胆道检查或取石。

2. 术后胆道镜检应在无菌条件下，拔"T"管，常规消毒、铺巾，经"T"管瘘管放入胆镜。

3. 检查顺序为先肝内胆管后胆总管下端。

4. 检查过程中，通过灌注系统间断向胆道内滴注盐水，以保持视野清晰。

5. 发现可疑病变应进行活检，发现异物或结石可用取石网取出。

6. 为便于术后胆道镜取石，术中所置"T"管应选用 Fr20～24 号，长臂应与胆总管纵轴垂直，于右肋缘下锁骨中线处穿出，使窦道短、粗、直。

7. 术后胆道镜检取石结束后，重新置入同型号"T"管。

8. 术后处理：①常规开放"T"管引流 24 小时，若发热，适当延长开放时间。②不需用抗生素及特殊处理。③5～7 日后可重复取石。

【临床应用】

1. 鉴别胆管内结石、血块、气泡及肿块，以明确诊断。

2. 进行活检以期早期诊断胆管肿瘤。

3. 确诊胆管炎。

4. 核对"T"管造影结果及做选择性肝内胆管造影。

5. 术中使用，以降低胆道残余结石率；术后应用，以清除胆道残余结石。

6. 清除胆道内蛔虫及异物。

7. 治疗胆管狭窄，主要是扩张作用。

8. 治疗晚期胆管癌，通过胆道镜进行化疗和局部放疗。

9. 经皮、经肝胆道镜的应用，可替代某些胆道手术。

10. 胆道镜下行 Oddi's 括约肌切开术。

11. 胆道出血的胆道镜治疗。

【并发症】

1. 发热：一般在 38℃ 左右，多为一过性，待胆道持续开放引流，常可自行消退。

2. 窦道穿孔：常因操作粗暴引起。应强调取石在术后 6 周进行，以防窦道壁过薄易致穿孔，且操作宜在直视下循腔推进。

3. 胆道出血和胆管撕裂：多因操作粗暴及胆管黏膜炎症未有效控制所致，一般不需特殊处理。

4. 迷走神经反射性休克：由于胆镜插入胆管所引起迷走反射所致。

5. 腹泻：常因盐水注入过多所致。

6. 急性胰腺炎：较少见。

7. 导管脱出：较常见，一旦发生应立即换管。

五、腹腔镜检查

【适应证】

1. 诊断方面：原因不明的腹痛，性质不明或定位不清的腹内肿块，来源不明的腹腔内出血，原因待查的腹水，各种原发或继发性不孕症，生殖器发育异常，急性或慢性盆腔、腹腔内炎症。

2. 治疗方面：通过腹腔镜进行子宫手术、输卵管手术、卵巢手术、普通腹部外科手术和其他手术。

【禁忌证】

1. 绝对禁忌证：严重心血管疾病，弥漫性腹膜炎，严重腹腔内出血，严重肠梗阻肠粘连，膈疝，全身衰竭。

2. 相对禁忌证：过度肥胖，有多次腹部手术史，腹部肿块过大，晚期妊娠，既往有麻醉并发症史，精神失常不能合作者。

【病人准备】

1. 术前准备同一般腹部手术。

2. 麻醉可用硬膜外阻滞、局部麻醉、静脉麻醉或全身麻醉。

【操作要点】

1. 妇科病人取膀胱截石位，外科或内科病人取平卧位。

2. 按腹部手术和阴道手术消毒腹壁、外阴及阴道，铺盖无菌巾。

3. 妇科病人放置子宫操纵器。

4. 于脐轮下缘做 1 cm 左右小弧形切口，刀尖切开筋膜。术者提起腹壁，以 Verres 气腹针通过切口与腹壁成 60°角刺入腹腔。以生理盐水数滴滴入针尾入口处，提起腹壁滴入液体即被吸入，提示穿刺成功。以含 5 mL 生理盐水的注射器连接气腹针，抽吸时应无血、尿、粪等物入注射器内；提起腹壁时注射器内盐水自动流入腹腔，则进一步证实穿刺正确。

5. 将通气导管连接气腹针，打开通气开关，腹内压力显示为 10 mmHg 左右，则以每分钟 500 mL 的速度注入 CO_2，总量为 2.5~3 L，以形成人工气腹，随之拔出气腹针。再次提起腹壁，以套管针通过切口与腹壁成 60°角刺入腹腔，抽出针芯即有气外溢，则提示穿刺成功。

6. 打开光源，将光缆连接镜体后，经套管将镜体插入腹腔，可初步观察盆腔、腹腔情况及膀胱是否充盈。

7. 于耻骨联合上缘 3~4 cm 处做长约 0.5 cm 的横切口，将镜体前端上抬腹壁，由此切口穿入第二套管针，拔出针芯，插入把持钳。

8. 术者左手操纵把持钳，右手握住镜体，助手控制子宫操纵器，按术者意图使子宫移动，可循序观察子宫、附件、韧带、膀胱子宫陷凹、直肠子宫陷凹、阑尾、大网膜、肝脏及胆囊。

9. 观察中可随时摄像留做病历资料。

10. 观察完毕可随即进行各种诊疗操作。

11. 拔出把持钳和第二穿刺套管，再拔出镜体，放尽腹腔内残余气体，拔出套管，缝合第1、第2穿刺点切口。

【临床应用】

（一）诊断方面的应用

1. 鉴别腹腔内中、小肿块的部位和性质，特别是盆腔肿块，如子宫浆膜下肌瘤、卵巢肿瘤、输卵管卵巢囊肿和阑尾炎性包块等。

2. 寻找腹部疼痛原因，如急性输卵管炎、阑尾炎、卵巢肿瘤或浆膜下肌瘤蒂扭转、盆腔粘连、盆腔瘀血症及大网膜综合征等。

3. 查明腹腔中、小量出血原因，如输卵管妊娠流产、黄体出血、滤泡破裂出血、宫腔粘连经血倒流、子宫穿孔出血及胃肠穿孔和肝脾破裂所致出血。

4. 鉴别腹水原因，如卵巢、胃及肝脏等恶性肿瘤或结核性腹膜炎，必须活检证实。

5. 盆腔腹腔内炎症查因，如输卵管炎、阑尾炎及胆囊炎等。

6. 辅助诊断子宫内膜异位症并精确分期。

7. 寻找原发或继发性不孕原因，如输卵管粘连阻塞、子宫内膜异位症及子宫畸形等。

8. 辅助诊断子宫畸形，如先天性无子宫、单角子宫、残角子宫、双角子宫及双子宫等。

9. 辅助诊断内分泌失调，如霍纳综合征、多囊卵巢综合征等。

10. 代替卵巢恶性肿瘤手术及化疗后的第二次察看手术。

（二）治疗方面的应用

1. 腹腔镜电凝或激光术：输卵管绝育、电凝或气化内膜异位灶、松解盆腔粘连、输卵管造口或开窗、卵巢冠囊肿开窗、多囊卵巢穿洞减压术。

2. 腹腔镜手术：子宫手术如肌瘤切除术、全子宫或次全子宫切除术；输卵管手术如结扎术、造口术、吻合术、输卵管妊娠手术及输卵管切除术；卵巢手术如囊肿穿刺术和剥除术、卵巢楔形切除术、腹腔镜三穿刺采卵术及卵巢切除术；普外科手术，包括肠粘连松解术、阑尾切除术、大网膜切除术及胆囊切除术；其他手术如异位节育器取出术，腹腔表面出血点结扎止血术，泡状附件切除术及卵巢冠囊肿剥除术等。

【并发症】

1. 气肿：皮下气肿、腹膜外气肿、纵隔或颈部气肿。

2. 血肿：腹壁及大网膜血肿。

3. 血管损伤：损伤大网膜肠系膜血管，偶见损伤髂总动静脉、腹主动脉及下腔静脉。

4. 脏器损伤：损伤大网膜、肠系膜、肠管、膀胱及子宫。

5. 异物遗留：输卵管夹或环脱落。

6. 伤口及盆腔感染。

7. 麻醉并发症：如血压下降、心动过缓或过速、心搏骤停及高碳酸血症。

8. 脐疝形成。

六、膀胱镜检查

【适应证】

1. 了解膀胱病变或采取活体组织。

2. 排泄性尿路造影显影不满意或不能确诊，需做尿路逆行造影。

3. 通过逆行插管收集和检查两侧肾盂尿或测定分侧肾功能。

4. 确定泌尿系邻近器官病变是否累及泌尿系统。

5. 通过膀胱镜进行治疗，如肾盂灌注、输尿管套石、膀胱肿瘤电灼、电切、碎石和取异物等。

【禁忌证】

1. 急性膀胱炎和尿道炎。

2. 膀胱容量小于 50 mL。

3. 尿道狭窄。

4. 骨关节疾病影响体位，以致不能安全置镜。

5. 病情严重，一般情况极差，不能耐受膀胱镜检。

6. 月经期。

7. 全身出血性疾病不应做此项检查。

【术前准备】

1. 如需用全身麻醉或脊椎麻醉，应按照麻醉前常规准备。

2. 精神比较紧张的病人，检查前或当天早上给予适当镇静药。

3. 膀胱镜检查后需进行尿路逆行造影者，应洗肠。

4. 若尿路有感染，检查前两天应先给予适当抗感染药物。

5. 检查前饮水 400 mL 左右，以便检查时注射靛胭脂后可正确观察两肾排出靛胭脂的情况。

6. 临检查前先行排尿，以便镜检时正确地测定膀胱残余尿量。

7. 检查前认真复习病史，并阅读各项检查资料。需做尿路逆行造影者，应阅读排泄性尿路造影片，核对需做逆行造影侧。

【操作要点】

1. 病人取膀胱截石位。会阴部常规消毒铺巾。一般采用丁卡因尿道黏膜麻醉，不合作者可用骶麻，小儿用全麻。并由尿道口注入尿道黏膜清洁剂。

2. 置镜：女病人比较容易放入。男病人应先提起阴茎，放入膀胱镜，待插至球部尿道时，将阴茎及膀胱镜轻向下倒，使镜体滑入膀胱。

3. 取出闭孔器，收集残余尿，冲洗膀胱。用蒸馏水灌注膀胱，使膀胱适度充盈，以便于观察。

4. 观察膀胱：按一定顺序观察，以防遗漏。

5. 插输尿管导管：使物镜尽量贴近输尿管口，插管多可成功。若有困难，可利用调节器改换导管方向，即可插入输尿管内。一般成人插入 25～27 cm 即达肾盂。此时可分别收集两侧尿液进行常规化验或培养。静脉注入酚红进行分侧肾功能测定，或经导管注入对比剂进行逆行造影。

6. 取出镜体：先将膀胱放空，并放回闭孔器，轻轻向外退镜。若已进行输尿管插管，则应一边向外退镜，一边向膀胱内推送输尿管导管，以免退镜时将导管带出。

7. 填写好膀胱镜检查记录单。

【并发症】

1. 发热：多见于泌尿系有感染灶者。

2. 血尿：一般很轻，多饮水可自愈。

3. 尿道损伤：多发生于尿道存在梗阻病变，如尿道狭窄及前列腺肥大病人。偶尔可穿破直肠或阴道。

4. 膀胱损伤：多发生于膀胱容量明显减小，如膀胱挛缩等情况。

5. 腰痛：多发生在膀胱镜下行输尿管插管或同时做逆行肾盂造影的病人。

七、阴道镜检查

【适应证】

1. 宫颈刮片细胞学检查结果巴氏分级Ⅲ级以上。

2. 有肿瘤家族史、宫颈接触出血及宫颈肿瘤外观疑有非典型增生或早期癌变。

3. 宫颈非典型增生或早期癌行激光、冷冻、电凝或中草药等治疗后的随访。

4. 外阴及阴道可疑病变。

5. 下生殖道湿疣。

6. 下生殖道其他疾病，如子宫内膜异位症、结核等。

【禁忌证】

1. 宫颈局部激光、电凝、冷冻或药物治疗后，尚处于坏死脱落阶段。

2. 生殖道急性炎症。

3. 月经期。

【病人准备】

1. 在检查前 24 小时内，禁房事，避免阴道检查、冲洗和上药。

2. 有滴虫及真菌性阴道炎者先做适当治疗。

3. 检查前禁止各种宫颈手术及治疗（激光、波姆、微波、冷冻等）。

【操作要点】

1. 病人取膀胱截石位，臀部略抬高，使阴道位置与检查者坐位时两眼水平一致。

2. 以阴道窥器暴露子宫颈阴道部，注意勿用润滑剂，勿创伤宫颈。如需同时做宫颈刮片时，可轻轻刮取宫颈表面分泌物作涂片。

3. 接通光源，使宫颈位于光源中心，调好焦距，使接物镜距外阴约 20 cm，距宫颈约 30 cm。

4. 用干棉球或生理盐水棉球轻轻拭净宫颈分泌物，由低倍至高倍，按顺时针或逆时针方向循序观察子宫颈全貌，应特别注意观察血管的分布和形态。

5. 涂 2%～3%的醋酸溶液于宫颈表面，使宫颈黏液凝固，便于擦掉；使炎症血管消失而低能的癌性血管显露；使白色上皮变白和柱状上皮水肿呈葡萄状。醋酸试验后，进一步循序观察宫颈表面的颜色、形态、腺口及血管大小、口径、走向和间距；观察血管时可加用绿色滤光镜。放大倍数宜取 16～20 倍。最后用宫颈扩张钳暴露宫颈管，观察颈管内情况。

6. 遇典型图像，可随时照相，留做资料。

7. 以复方碘溶液涂布宫颈，寻找异常碘不着色区。

8. 在阴道镜观察下，于不同异常图像区取组织 1～3 块，分瓶固定，送病理检查。

【临床应用】

1. 早期诊断宫颈癌和宫颈非典型增生：宫颈早期癌和非典型增生在阴道镜下常呈非典型转变区图像，如白色上皮、角化病、镶嵌、基底及不典型血管等，于上述部位活检，可助确诊。如阴道镜下看不到生理性鳞柱交界区时，须常规行颈管诊刮活检。

2. 辅助宫颈上皮内瘤样病变治疗后追踪观察，宫颈原位癌和非典型增生病人接受激光、冷冻、电凝或药物治疗后，应定期接受随访检查，包括宫颈刮片和阴道镜检，以便及时发现复发和治疗。

3. 协助诊断宫颈良性病变：患慢性宫颈炎时，阴道镜下可见到典型葡萄状柱状上皮、腺囊肿、腺体开口及宫颈外口炎性息肉。合并滴虫性阴道炎时，可见到宫颈弥漫性充血和成对毛细血管。有疱疹病毒感染时，可见到宫颈表面有成簇的小水疱或小溃疡。

4. 辅助诊断外阴及阴道疾病：外阴白色病变、外阴阴道湿疣及乳头状瘤等，早期肉眼不易察觉，可通过阴道镜检查及时发现。

5. 追踪宫内有己烯雌酚暴露史的妇女：有宫内己烯雌酚暴露史的妇女，阴道腺病的发病率高达 50%～90%，其中少数可发展为腺癌。临床表现为白带增多，在阴道穹有小结节、红斑或鸡冠状突起。阴道镜检可发现典型葡萄状柱状上皮、腺囊肿或不典型转变区图像。

6. 观察甾体激素避孕药对子宫颈的影响：服用避孕药后柱状上皮增生及非典型转变区增加，阴道镜检可及时发现并追踪其变化。

【并发症】

阴道镜检查本身系一种无创性诊断技术，一般不会引起任何并发症。但窥器的放置、宫颈扩张钳的插入及钳取活体组织时，可导致感染及出血等并发症。

一、选择题

【A 型题】

1. 胃镜检查适应证哪项不正确 （　　）

　A. 上腹痛原因未明　　B. 呕血原因未明　　C. 胃溃疡性质未明　　D. 咯血查因　　E. 锁骨上淋巴结肿大查因

2. 胃镜检查的禁忌证哪项不正确 （　　）

　A. 严重心衰　　B. 精神病不合作者　　C. 溃疡病急性穿孔者　　D. 吞腐蚀剂急性期　　E. 食管癌有吞咽梗阻者

3. 胆道镜检查下列哪项应慎重 （　　）

　A. 可疑胆道残余结石的诊断　　B. 胆道出血的定位或止血　　C. 进行选择性肝内胆管造影　　D. 胆总管十二指肠瘘病人　　E. 高龄或高危胆道结石

4. 腹腔镜检查的适应证，错误的是 （　　）

　A. 腹水原因待查　　B. 各种原发或继发的不孕症　　C. 生殖器发育异常　　D. 弥漫性腹膜炎　　E. 来源不明的腹腔内出血

5. 下列哪项不宜纤维支气管镜检查 （　　）

　A. 原因不明的咯血　　B. 原因不明的咳嗽　　C. 原因不明的喉返神经麻痹　　D. 痰检结核菌阳性，X 线胸片肺无病灶　　E. 肺心病并肺门肿大，原因未明，PaO_2 40 mmHg

6. 有关纤维支气管镜检，下列哪项不正确 （　　）

　A. 术前应禁食 4～6 小时　　B. 术前应做 X 线胸片检查　　C. 术前均应做肺通气功能检查及血气分析　　D. 术前半小时注射阿托品及苯巴比妥　　E. 术后应禁食 2 小时

7. 下列哪项不宜通过纤维支气管镜检进行治疗 （　　）

　A. 取气管、支气管内异物　　B. 肿瘤的电凝、电切或激光治疗　　C. 病灶局部药物注射　　D. 止血治疗　　E. 气胸时经支气管抽气治疗

8. 关于肺功能检查应用范围，下列哪项是错误的 （　　）

　A. 确定肺功能障碍的程度　　B. 判定肺功能障碍的类型　　C. 可以发现肺部较小的病变　　D. 可用以判断某些药物的疗效　　E. 可以区别心源性和肺源性呼吸困难

9. 诊断心房颤动最重要的证据是 （　　）

　A. 出现异常的 P 波　　B. P 波消失　　C. QR 间期不规则　　D. QRS 波群形态不一致　　E. 心室率快

10. 诊断急性心肌梗死最重要的心电图表现是 （　　）

　A. 病理性 Q 波或 QS 波　　B. ST 段弓背向上型抬高　　C. T 波倒置　　D. 对应导联 ST 段压低　　E. 多发性室早

11. 出现下述哪种脑电波即可肯定病人处于轻睡期 （　　）

　A. 高波幅 δ 节律　　B. 无 α 节律　　C. 额部 θ 活动较多　　D. 阵发性短程 12～16 波/s　　E. 颞部尖波

12. 精神运动性发作的脑电波异常波为 （   ）

    A. 额叶棘波　　B. 双侧对称同步3波/s棘慢综合　　C. 高幅失律　　D. 颞叶放电　　E. 各导多棘慢波综合

13. 肌电图同心针电极能探测 （   ）

    A. 针极周围1mm左右范围内的电活动　　B. 整块肌肉的电活动　　C. 一个完整的运动单位范围的电活动　　D. 一根神经纤维支配肌肉范围的电活动　　E. 一根肌纤维的电活动

【X型题】

14. 利用消化道内镜进行治疗的有 （   ）

    A. 电凝电切息肉　　B. 胆道取石　　C. 肝癌切除　　D. 食管曲张静脉套扎　　E. 食管曲张静脉碘化剂治疗

15. 阴道镜检查，下述各项中正确的是 （   ）

    A. 以复方碘溶液涂布宫颈可发现碘不着色区　　B. 遇典型图像可摄像　　C. 不会发生并发症　　D. 对异常区可做活检　　E. 观察血管可加绿色滤光器

16. 纤维支气管镜检查的并发症有 （   ）

    A. 出血　　B. 并发感染　　C. 心搏骤停　　D. 喉返神经麻痹　　E. 气胸

17. 心室率缓慢的心电图可见于 （   ）

    A. 房早二联律下传受阻　　B. 窦性心动过缓　　C. 房颤伴三度AVB交界区自转性心律　　D. 室性自转性心律　　E. 非阵速室性自转性心律

18. 做脑电图前应要求受检者做好下列哪些准备 （   ）

    A. 检查前1日用肥皂水洗头　　B. 检查前应禁食　　C. 检查前1日应停服镇静、安眠剂　　D. 检查前停用抗癫痫药1～3日　　E. 穿衣质量不受限制

19. 以下哪些疾病可通过膀胱镜检查及尿路逆行造影明确诊断 （   ）

    A. 输尿管肿瘤　　B. 输尿管透X线结石　　C. 输尿管狭窄　　D. 先天性巨输尿管症　　E. 肾囊肿

20. 以下哪些情况属于膀胱镜检查禁忌证 （   ）

    A. 前列腺肥大症　　B. 尿道狭窄　　C. 急性膀胱炎及急性尿道炎　　D. 膀胱肿瘤　　E. 结核性挛缩膀胱

二、填空题

1. 早期胃癌是指癌细胞浸润至胃壁的_____，中晚期胃癌浸润至_____、_____。

2. 纤维胃镜检查的并发症有_____、_____、_____、_____、_____等。

3. 胆道镜检查主要的并发症有：_____、_____、_____、_____、_____、_____。

4. 膀胱镜检查的禁忌证有_____、_____、_____、_____等。

5. 选择性支气管造影是通过向某一肺叶或肺段注入_____。

6. 结肠镜检查的禁忌证有：_____、_____、_____、_____、_____。

7. 测定肺功能之前受检者必须_____。

8. 心电图ST段抬高可见于_____、_____、_____、_____。

9. 诊断二度房室传导阻滞心电图最重要的依据是_____。

10. 做脑电图头皮电阻要求在_____以下，最后_____以下，如过高应_____。

11. 脑电图在癫痫诊断中的价值有_____、_____、_____、_____。

12. 确定异常神经支配的检查方法是_____。

13. 癫痫性放电包括_____、_____、_____、_____、_____、_____等波。

14. 脑电波按频率可分为_____、_____、_____、_____4种波。

15. 视觉诱发电位测定可检查_____的病损。

三、判断题

1. 纤维支气管镜检查能直视气管及各级支气管。 （   ）

2. 纤维胃镜目视诊断为胃癌而活检未发现癌细胞可排除胃癌。 （   ）

3. 萎缩性胃炎活检发现中度不典型增生时，应于3～6个月后追踪观察以发现早期胃癌。 （   ）

4. 阴道镜检是宫颈癌辅助诊断的重要方法。 （   ）

5. 通过膀胱镜可测定分侧肾功能及向肾盂内灌注药物。 （   ）

6. 用肺活量计可以测定小气道的通气功能。 （   ）

7. 脑电图不仅可帮助癫痫的诊断，也可帮助脑瘤的病因诊断。 （   ）

8. 体感诱发电位测定可应用于脑部、脊髓、神经根及周围神经的病损。 （   ）

9. 12岁儿童枕部脑电频率不应低于6次/s。 （   ）

10. 肌电位纤颤电位和正峰波，只有在失神经支配的肌肉才能发现。 （   ）

参考答案

一、选择题

1. D 2. E 3. D 4. D 5. E 6. C 7. E 8. C 9. B 10. A 11. D 12. D 13. A
14. ABDE 15. ABDE 16. ABCE 17. ABCD 18. ACD 19. ABCD 20. BCE

二、填空题

1. 黏膜下层 肌层 浆膜层

2. 食管损伤 胃穿孔 吸入性肺炎 心绞痛 喉头痉挛

3. 发热 窦道穿孔 胆道出血胆管撕裂 迷走神经反射性休克 腹泻或急性胰腺炎 导管脱出

4. 泌尿系有急性感染 月经期 尿道狭窄 骨关节畸形不能置截石位者

5. 对比剂

6. 结肠各种急性炎症 严重心肺功能不全 腹腔盆腔术后广泛粘连 疑有肠穿孔 严重高血压者 妊娠及月经

7. 休息15分钟或20分钟

8. 急性心肌梗死 变异型心绞痛 急性心包炎 过早复极综合征

9. 有QRS波群的脱漏

10. 20 kΩ以下 5 kΩ以下 重新清洗头皮去脂

11. 帮助确诊 帮助分型 帮助确定原发性或继发性 疗效判断指导治疗

12. 运动神经传导检查

13. 棘波 尖波 棘慢综合波 多棘慢综合波 尖慢综合波 阵发性高波幅慢波

14. α β θ δ

15. 视觉通路

三、判断题

1. — 2. — 3. + 4. + 5. + 6. — 7. — 8. + 9. + 10. —

§13

临 床 药 学
基 本 知 识

临床药学是药物学的分支学科，主要研究合理、有效、安全用药等与临床用药实践相关的一些药物学问题，诸如临床用药安全管理、药品管理及储存、临床血药浓度监测、药物配伍禁忌、用药注意事项、抗生素使用的管理原则，以及临床用药会诊等内容。临床药学在我国起步较晚，目前仍处于发展阶段，但前景良好，近二三十年来发展迅速。

　　临床药学主要任务是：①对药物临床应用提出改进意见。②参与查房和会诊，对药物治疗提出建议。③进行临床血药浓度监测。④监测药物治疗不良反应。⑤指导护士做好药品请领、保管和正确使用工作。⑥提供有关药物咨询服务。⑦结合临床用药，开展药物评价和药物利用研究。

§13.1　临床药学基本知识问答

1. 为什么大多数生物碱呈碱性？

生物碱分子中有 N 原子，它与 NH_3 分子中的 N 原子一样，有一对孤对电子，对质子有吸引力，能与酸结合成盐，所以呈碱性。

$$—\overset{|}{\underset{|}{N}}:+H^+ \rightarrow —\overset{|}{\underset{|}{N}}+:H$$

2. 配制 pH＝5.0 的缓冲溶液，应选择哪一种缓冲剂？缓冲对的用量比率是多少？

（1）缓冲对的选择：根据 pH 值和 pKa 值两者越接近缓冲容量越大的原则，选择 CH_3COOH(pKa＝4.76)—CH_3COONa 缓冲对。

（2）酸与盐的比率：

$$pH=pKa+1g\frac{[盐]}{[酸]} \qquad\qquad 5.0=4.76+1g\frac{[盐]}{[酸]}$$

$$1g\frac{[盐]}{[酸]}=5.0-4.76=0.24 \qquad\qquad \frac{[盐]}{[酸]}=antilg0.24=1.74$$

即 CH_3COONa 与 CH_3COOH 的摩尔比例为 174∶1。

3. 何谓等电点？试叙述等电点时氨基酸的特性。

氨基酸的电离平衡反应如下：

$$R-\underset{\underset{\text{COOH}}{|}}{\text{CH}}-\text{NH}_3^+ \rightleftharpoons R-\underset{\underset{\text{COOH}}{|}}{\text{CH}}-\text{NH}_2 \rightleftharpoons R-\underset{\underset{\text{COO}^-}{|}}{\text{CH}}-\text{NH}_2$$

（Ⅲ）　　　　　　（Ⅰ）　　　　　　（Ⅳ）

$$R-\underset{\underset{\text{COO}^-}{|}}{\text{CH}}-\text{NH}_3^+$$

（Ⅱ）

在等电点时，氨基酸主要以Ⅱ的形式存在。Ⅱ分子中的正电荷和负电荷相等，整个分子呈现电荷中性。在等电点时，氨基酸也可电离产生等量的Ⅲ和Ⅳ。Ⅲ和Ⅳ虽是负有不同电荷的离子，但因两者数量相等，故阴、阳离子的电荷总量也相等。所以，在等电点时，净电荷为零，即没有多余的正电荷或负电荷。在一定的 pH 值条件下，氨基酸的氨基和羧基的电离度可达到完全相等。此时，溶液中的阳离子和阴离子的浓度相等，即Ⅲ＝Ⅳ，此时的 pH 值即为氨基酸的等电点。等电点的符号为 pI，此时，氨基酸的溶解度最小，净电荷为零，在电场中不向正极或负极移动。

4. 空盘时天平指针指向零位，加 20 mg 砝码，指针停在 2 小格上，问天平的感量、灵敏度是多少？

$$\text{天平感量}=\frac{\text{砝码质量}}{\text{小格数}}=\frac{20\ \text{mg}}{2\ \text{格}}=10\ \text{mg/格}$$

灵敏度为感量的倒数，所以：

$$\frac{1}{\text{感量}}=\frac{1}{10\ \text{mg/格}}=0.1\ \text{格/mg}$$

5. 何谓系统误差、偶然误差？实际工作中如何减免这两种误差来提高测量的准确性？

（1）系统误差：是由某种确定的原因引起，一般有固定的方向（正或负）和大小，重复测定时重复出现，可分为方法误差、仪器误差、试剂误差和操作误差。

（2）偶然误差：是由偶然的原因（常是某些测定条件的变动）所引起，其大小和正负都不固定。偶然误差多采用增加平行测定的次数减免，也可以通过统计学方法估算出偶然误差值，系统误差可用加校正值的方法予以消除。并在测定结果中予以正确表达。

6. 何谓准确度、精密度？

（1）准确度：观测值与真实值接近的程度叫准确度。准确度大小用误差表示。误差越大，准确度越低；误差越小，准确度越高。进行多次平行测定时，以其算术平均值与真实值接近情况判断准确度。

（2）精密度：平行测量各测量值之间接近的程度叫精密度。其大小用偏差表示。偏差是指测量值与平均值之差（$d=x_i-\overline{x}$）。偏差越大，精密度越低；偏差越小，精密度越高。

7. 如何计算一组测量值的相对标准偏差（变异系数）？

相对标准偏差按下式计算：

$$\frac{S}{\bar{x}} \times 100\% = \frac{\sqrt{\sum\limits_{i=1}^{n}(x_i - \bar{x})^2}}{\dfrac{x-1}{\bar{x}}} \times 100\%$$

式中：S 为标准偏差，$\bar{x}$ 为平行测定的平均值，x_i 为单个测量值，n 为测量次数，$n-1$ 为自由度。

8. 写出朗伯-比尔定律的含义和表示公式。

朗伯-比尔定律的含义是当一束单色光照射溶液时，透光率：①随溶液厚度按算术级数增加而呈几何级数减弱。②随溶液浓度按算术级数增加而呈几何级数减弱。表示公式为：

$$-1g\frac{I}{I_0} = KCL$$

$\dfrac{I}{I_0}$ 为透光率以 T 表示，若设 A 为吸收度，则 A$=-1gT=KCL$ 所以 T$=10^{-A}=10^{-KCL}$

式中：A 为吸收度，K 为比例常数，C 为浓度，L 为液层厚度。

9. 何谓原子吸收光谱？

处于基态 E_0 或低激发态 E_j 的原子，受到光源照射时，吸收其特征波长的辐射而跃迁到较高能级 E_j 或 E_i，把原子吸收的特征谱线按波长或频率的次序进行排列，称原子吸收光谱。原子吸收光谱来源于原子外层电子能级间的跃迁。每种元素均有各自的特征谱线。

10. 何谓原子吸收分光光度法？它有什么优缺点？

原子吸收分光光度法是基于从光源辐射出具有待测元素特征谱线的光，通过试样蒸气中待测元素基态原子所吸收，由辐射谱线被减弱的程度来测定试样中待测元素的含量的方法。具有选择性好，灵敏度高，操作简便快速、测定范围广等优点。其缺点是价格昂贵，测定不同的元素需要更换光源灯，分析复杂的试样时干扰严重。

11. 简要说明 Rf 值、hRf 值及 Rst 值的意义。

（1）Rf 值：即比移值，是指斑点在薄层（或纸）层析谱中的位置。具有相同分子结构的化合物在相同的条件下具有相同的 Rf 值，所以它是应用层析法对化合物进行指认性定性鉴别的基础。

$$Rf \text{ 值} = \frac{\text{原点至斑点中心的距离}}{\text{原点至展开剂前沿的距离}}$$

（2）hRf 值：Rf 值为小于 1 的两位小数，乘以 100 即成两位整数，故在表列众多化合物的层析谱时，用 hRf 值代替 Rf 值可节省篇幅。

$$hRf \text{ 值} = 100 \times Rf \text{ 值}$$

（3）Rst 值：Rst 即相对比移值，是指层析谱中样品斑点相对于参照物斑点的位置。

$$Rst \text{ 值} = \frac{\text{基线到样品斑点中心的距离}}{\text{基线到参考物斑点中心的距离}}$$

由于影响 Rf 值的因素多，重现性差，采取 Rst 值可消除许多系统误差，结果重现性好；又由于 Rst 值与溶剂前沿移行距离无关，故对于难分离的化合物可采用连续展开的方法分离。

Rst 值可大于 1，也可小于 1。参照物可以是一个标准物，也可以是样品（混合物）中的一个组分。

12. 已知 30℃时纯水的 $[OH^-]$ 为 1.375×10^{-7}，其 pH 值为多少？

在纯水中，$[H^+] = [OH^-]$，故：

$$pH = -\lg[H^+] = -\lg[1.375 \times 10^{-7}] = 7 - 0.14 = 6.86$$

其 pH 值为 6.86。

13. 称取一级基准物硝酸银 2.318 g，置 500 mL 量瓶中，加水溶解并稀释至刻度，摇匀，精密量取 20 mL，置 250 mL 量瓶中，加水稀释至刻度，摇匀。该溶液的摩尔浓度为多少？溶液每毫升中含 Ag^+ 多少克？

(1) $AgNO_3$ 的摩尔质量为 169.87 g/mol，故该溶液的浓度为：

$$C = \frac{\dfrac{2.318}{169.87} \times \dfrac{20}{500}}{250} \times 1\,000$$

$$= 0.002\,183$$

(2) Ag^+ 的摩尔质量为 107.87 g/mol，1 mL 溶液含 Ag^+ 量为：

$$W = C \times 107.87 \times \frac{1}{1\,000}$$

$$= 0.002\,183 \times 107.87 \times \frac{1}{1\,000} = 0.000\,235\,5(g)$$

故该溶液每毫升含 Ag^+ 0.000 235 5 g。

14. 葡萄糖酸钙（$C_{12}H_{22}O_{14}Ca \cdot H_2O = 448.4$）的含量测定如下：取样 0.550 0 g，滴定消耗 0.049 85 mol/L 的 EDTA 液 24.5 mL，试计算葡萄糖酸钙的百分含量。

EDTA 与葡萄糖酸钙络合的摩尔数比为 1:1，那么该 EDTA 的滴定度为：

$$T = 448.4 \times \frac{0.049\,85}{1\,000} \times 100\% = 0.022\,35(g)，故该样品葡萄糖酸钙的百分含量为：$$

$$P\% = \frac{24.50T}{0.550\,0} \times 100\% = 99.56（\%）$$

15. 何谓旋光度和比旋光度？试述测定葡萄糖含量时计算因素 1.042 6 的由来？

直线偏振光通过含某些光学活性的化合物液体或溶液时，能引起旋光现象，使偏振光平面向左或向右旋转，其旋转度数称为旋光度。

比旋光度是偏振光通过长 1 dm，并每 1 mL 中含旋光性物质 1 g 的溶液时，在一定波长与温度下测得的旋光度。

比旋光度计算公式如下：

液体样品：$[\alpha]^t D = \dfrac{\alpha}{L \cdot d}$

固体样品：$[\alpha]^t D = \dfrac{100\alpha}{L \cdot C}$

式中：D 为钠光谱 D 线（波长）；t 为测定时温度；L 为测定管长度（dm）；α 为测得

的旋光度；d 为液体相对密度；C 为 100 mL 溶液中溶质质量（g）。

测定含水葡萄糖含量时计算因素的由来：

$$[\alpha]=52.75°\quad L=2\text{（dm）}$$

无水葡萄糖含量：$C=\dfrac{100\alpha}{L \cdot [\alpha]}$

含水葡萄糖含量：$C'=C\times\dfrac{198.17}{180.16}=\dfrac{100\alpha}{2\times52.75}\times\dfrac{198.17}{180.16}=1.0426\alpha$

因此只要测出样品的旋光度 α，就可以计算出样品含水葡萄糖含量。

16. 下列 4 对药品联用时，药效各会发生什么变化？

（1）筒箭毒碱-毒扁豆碱联用：因筒箭毒碱阻断乙酰胆碱的除极作用，使肌肉松弛，而毒扁豆碱有拟胆碱作用，故两者联用后作用减弱。

（2）琥珀胆碱-新斯的明联用：因新斯的明为抗胆碱酯酶药，能抑制琥珀胆碱水解。琥珀胆碱的作用显著增强并延长。

（3）琥珀胆碱-普鲁卡因联用：琥珀胆碱和普鲁卡因的水解均依赖假胆碱酯酶，两者竞争底物，使琥珀胆碱的水解减慢而作用增强并延长。

（4）普鲁卡因-新斯的明联用：新斯的明使假胆碱酯酶失活，使普鲁卡因的水解减慢而作用延长。

17. 葡萄糖-6-磷酸脱氢酶（G6PD）不足者对伯氨喹、维生素 K、非那西汀、磺胺类药发生特异质反应的临床表现如何？

缺乏 G6PD 者，其体内还原型谷胱甘肽不足，致使一些药物的氧化产物所生成的过氧化氢不能消除，而使血红蛋白氧化为正铁血红蛋白，引起正铁血红蛋白血症。临床表现为发绀，进一步引起溶血，尿显棕红色（酱油色尿），可致严重的溶血性贫血。

18. 何谓药物的排泄速度？如何从尿药浓度计算排泄速度？写出排泄速度和清除率的关系公式。

（1）单位时间内排泄药物的总量称为排泄速度，通常用 $\mu g/min$ 或 mg/min 为单位。

（2）由尿药浓度计算排泄速度的公式：

$$\text{排泄速度}(\mu g/min)=\text{尿药浓度}(\mu g/mL)\times\text{尿容积}(mL/min)$$

（3）由排泄速度计算清除率的公式：

$$\text{清除率}(mL/min)=\frac{\text{排泄速度}(\mu g/min)}{\text{血药浓度}(\mu g/mL)}$$

19. 何谓量反应和质反应？

（1）量反应：药理效应的高低或多少，可用数字或量的分级来表示其作用强度的反应，如心率、血压、血糖浓度等。

（2）质反应：药理效应是阳性或阴性全或无的关系的反应，如生存、死亡、惊厥、睡眠等。

20. 何谓半数致死量和半数有效量？

（1）半数致死量：即 LD_{50}，系指使半数动物出现死亡的剂量。

（2）半数有效量：即 ED_{50}，系指使半数动物产生某种特定反应的剂量。

21. 何谓药物使用的习惯性和依赖性？

（1）习惯性：指长期连续用药后，在精神上对药物产生的依赖性，中断给药后会出现不适应的感觉。

（2）依赖性：指长期连续用药后，中断给药时出现戒断症状。如使用吗啡、可卡因等成瘾后，突然停药出现烦躁不安、流泪、流涎等症状。

22. 何谓首关效应和后遗效应？

（1）首关效应：又称第一关卡效应。口服药物在胃肠道吸收后经肝门静脉到肝脏，某些药物能在肝脏中被代谢灭活，即药物第一次通过肝脏时部分被破坏，使进入血液循环的有效药量减少，此即为首关效应。

（2）后遗效应：指停药后血药浓度已降至最低浓度以下时残存的生物效应，多指难以恢复的效应或不可逆的器官损害。

23. 中枢兴奋药按其主要作用部位和效应分哪几类？

（1）大脑兴奋复健药：能提高大脑皮质神经活动，如嘌呤类、哌甲酯，也包括促进脑细胞代谢、改善大脑功能的复健药，如吡拉西坦等。

（2）脑干呼吸兴奋药：主要兴奋延脑呼吸中枢，用于急救呼吸衰竭。①直接兴奋呼吸中枢：如回苏林、戊四氮、大剂量的尼可刹米等。②作用于颈动脉体，反射性地间接兴奋呼吸中枢：如洛贝林和小剂量的尼可刹米等。

（3）脊髓反射易化药：易化脊髓传导，提高反射功能，以减轻脊髓反射低落症状，如士的宁、一叶萩碱等。

24. 抗高血压药根据作用部位不同，可将其分成哪些类？

（1）作用于中枢神经系统药，如可乐定、甲基多巴。

（2）神经节阻断药，如卡拉明。

（3）影响肾上腺素能神经递质药，如利血平、胍乙啶。

（4）肾上腺素受体阻断药：①α受体阻断药，如哌唑嗪、特拉唑嗪、多沙唑嗪。②β受体阻滞药，如阿替洛尔、美托洛尔、倍他洛尔、比索洛尔。

（5）周围血管扩张药，如肼屈嗪、地巴唑、米诺地尔、硝普钠。

（6）肾素-血管紧张素系统抑制剂，如卡托普利（巯甲丙脯酸）、依拉普利、贝那普利。

（7）血管紧张素Ⅱ受体（AT）拮抗剂，如氯沙坦、缬沙坦。

（8）利尿降压药，如双氢克尿噻，托拉塞米。

（9）Ca^{2+} 阻断剂，如维拉帕米（异搏定）、硝苯地平、尼群地平、尼卡地平。

25. 镇咳药根据其作用部位不同，可分哪几类？

（1）中枢性镇咳药：直接抑制延髓咳嗽中枢而发挥镇咳作用。它又可分为两类：①依赖性或成瘾性镇咳药，如可待因。②非依赖性或非成瘾性镇咳药，如右美沙芬、喷托维林（咳必清）、氯哌斯汀（咳平）等。

（2）外周性镇咳药：通过抑制咳嗽反射弧中的感受器、传入神经、传出神经或效应器中任何一环节而发挥镇咳作用，如那可丁，苯佐那酯（退嗽露）。

26. 常用利尿药按它们的效能和作用部位可分哪几类？

大致分以下 3 类。

（1）高效能利尿药，如呋塞米（速尿）、依他尼酸（利尿酸）、布美他尼等。

（2）中效能利尿药，如氢氯噻嗪（双氢克尿噻）、吲哒帕胺。

（3）低效能利尿药，如螺内酯、氨苯蝶啶、阿米洛利。

27. 非甾体抗炎药按化学结构分几类？各举一药物。

①甲酸（水杨酸）类，如阿司匹林。②乙酸类，如双氯芬酸。③丙酸类，如布洛芬。④昔康类，如美洛昔康。⑤昔布类，如塞来昔布。⑥吡唑酮类，如保泰松。⑦其他类，尼美舒利。

28. 简述急性药物或毒物中毒解救的一般原则。

（1）未吸收的毒物处理：采取清洗、催吐、洗胃、导泻等措施排出毒物，防止吸收。

（2）已吸收的毒物处理：静脉输液以降低血中毒物浓度，使用利尿药促进毒物排泄。

（3）对症治疗，如抗休克、抗惊厥等。

（4）应用解毒剂，如已确证毒物性质，应选择适当的特异性解毒剂。

29. 某些起全身作用的口服药，如果将其制成栓剂应用，在药物作用方面有什么优点？

（1）可避免首关效应。

（2）避免药物口服对胃、十二指肠的刺激。

（3）减少消化酶、胃酸对药物的破坏。

（4）不能口服给药的病人可用此方式给药。

30. 下列制剂加等量蒸馏水稀释，哪几种能生成沉淀或混浊？试说明理由。

10％水杨酸乙醇、50％安钠咖注射液、5％薄荷脑醑、20％磺胺嘧啶钠溶液、10％硼酸甘油 5 种。

10％水杨酸乙醇和 5％薄荷脑醑能生成沉淀或混浊，因两者均为亲脂性物质，以高浓度乙醇制成的溶液，稀释时溶剂性质改变，溶质析出，出现沉淀或混浊。

31. 试述滴眼剂的质量要求。

（1）浓度准确。

（2）溶液应澄明，乳浊液、混悬液、胶体溶液除外。

（3）所选用的附加剂应无刺激性，对主药无配伍禁忌。

（4）pH 值、渗透压应适宜。pH 值一般为 4～9。

（5）在无菌条件下制备，不被微生物污染。

32. 试述斯托克斯（Stokes）公式中各因素对混悬剂稳定性的关系。

斯托克斯公式：

$$v = \frac{2r^2 (\rho - \rho_0)}{9\eta} g$$

式中：v 为微粒沉降速度；r 为微粒半径；ρ 为微粒密度；ρ_0 为分散介质密度；η 为分散

介质黏度；g 为重力加速度。

从上式可以看出，微粒半径、介质黏度及微粒和介质密度差均可影响混悬剂中微粒沉降速度，从而影响混悬剂的稳定性。增加混悬剂稳定性的方法：

（1）尽量减小微粒半径，以减小沉降速度。

（2）增加分散介质的黏度，以减小固体颗粒与分散介质间的密度差。这就要向混悬剂中加入高分子助悬剂，在增加介质黏度的同时，也减少微粒与分散介质密度差，同时微粒吸附助悬剂分子而增加亲水性。

33. 吐温-20（HLB＝16.7）和司盘-80（HLB＝4.3）制备 HLB＝9.5 的混合乳化剂100 g，问两者各取多少？

吐温-20 W g，则司盘-80 为（100－W）g。

根据公式：$HLB=\dfrac{Aa+Bb}{a+b}$

由 $9.5=\dfrac{16.7W+4.3(100-W)}{100}$

得 $W=41.9$（g），$100-W=58.1$（g）

故欲制备 100 g 混合乳化剂，应取吐温-20 为 41.9 g，应取司盘-80 为 58.1 g。

34. 欲配制1%普鲁卡因等渗液 100 mL，求需加氯化钠的量（已知：1%普鲁卡因和1%氯化钠冰点下降值分别为 0.12、0.58）。

依冰点下降公式：$W=\dfrac{0.52-A}{b}$

$W=\dfrac{0.52-0.12}{0.58}=0.69$（g）

需加入氯化钠 0.69 g。

35. 口服补盐的处方如下：氯化钠 3.5 g、碳酸氢钠 2.5 g、氯化钾 1.5 g、无水葡萄糖 20 g，回答下列问题：①《中华人民共和国药典》（以下简称《药典》）收载了无水葡萄糖和葡萄糖两个品种，如果用葡萄糖配制，应取多少？②本散剂制成后易变色，是因什么成分发生了变化？③为何常把本散剂配成 A、B 两包临用混合？④用适量枸橼酸钠代替碳酸氢钠有什么好处？

（1）《药典》规定的葡萄糖含 1 分子结晶水（$C_6H_{12}O_6 \cdot H_2O$），故应取：

$$W_2=\dfrac{W_1 \cdot M_2}{M_1}=\dfrac{198\times20}{180}=22\ g$$

（2）葡萄糖易变色，因其与碳酸氢钠混合时，受碱性影响。

（3）可避免葡萄糖与碳酸氢钠接触，防止变色。

（4）枸橼酸钠接近中性，与葡萄糖混合不致引起变色，较原方稳定。

36. 试述季铵盐类消毒杀菌剂的化学组成特性。

季铵盐类消毒杀菌剂是一类阳离子型表面活性剂，这类药物分子都由亲水性的铵离子基团和亲脂性的长链烃基基团组成：

$$R—N^+ \quad (\text{R 为长链烃基})$$

37. 影响药物水解速度的主要因素有哪些？如何防止药物的自动氧化？

（1）影响药物水解速度的因素：水分、药物浓度、溶液的 pH 值、温度、溶剂介电常数、离子强度、金属离子、赋形剂及稀释剂等。

（2）防止药物自动氧化的方法：①注意密闭保存，保持药物处于干燥状态，必要时做成水溶液。②避免或减少与氧接触，如充入惰性气体或药物充满容器并密闭。③有些药物在光照催化下易自动氧化，故应避光储存。④调节适当的酸碱性。⑤避免引入金属离子或添加络合剂。⑥添加适当的抗氧剂。⑦受热易氧化的药物宜置阴凉处存放；选择适当的消毒灭菌温度，控制加热时间。⑧改变化学结构，制成稳定的衍生物。

38. 简述生物碱类药物的一般鉴别方法。

生物碱是一类含氮的碱性有机化合物，其一般鉴别方法有：①制备生物碱四苯硼盐，测定其沉淀熔点。②制备生物碱芳磺酸衍生物，测定其熔点。③测比旋光度。④紫外吸收光谱法、红外吸收光谱法。⑤薄层色谱法。⑥沉淀反应。⑦显色反应。⑧微晶反应。

39. 溶液浓度以毫渗量/升表示，其含义是什么？

毫渗量/升（mOsm/L）即溶液中能产生渗透效应的各种物质质点（分子和离子）的总浓度，以毫摩尔/升（mmol/L）计算。

40. 试述生药学的定义。

生药学是一门以天然来源的、未加工或只经简单加工的具有医疗或保健作用的植物、动物或矿物为研究对象，研究其质量和变化规律，探讨其资源和可持续利用的科学。

41. 简述中草药学一般采用的药物分类方法。

主要有下列 4 种分类法：

（1）按药物功能分类，如解毒药、清热药、理气药等。

（2）按药用部位分类，如根类、茎类、叶类、花类等。

（3）按有效成分分类，如生物碱类、苷类、挥发油类等。

（4）按自然属性和亲缘关系分类：先把生药分成动物类、植物类、矿物类，再根据其亲缘关系分类和排列次序，如麻黄科、木兰科等。

42. 简述《本草纲目》的成书年代、作者及内容。

《本草纲目》系明朝李时珍所著。全书共 52 卷，载药 1 892 种，附药图 1 109 幅，附方 11 096 个。按药物自然属性分类，积累我国 16 世纪以前的药物知识，是我国本草史上最伟大的著作，已被译成多种外文流传世界。

43. 何谓中草药的有效成分？

中草药所含的化学成分很复杂，通常有糖类、氨基酸、蛋白质、油脂、蜡、酶、色素、维生素、有机酸、鞣质、无机盐、挥发油、生物碱、苷类等。每种中草药都可能含有多种化学成分。

具有明显生物活性并起医疗作用的中草药化学成分称为有效成分，如苷类、生物碱、挥发油等。

44. 试述苷类成分的含义，常见的苷类有哪几类？

苷又称配糖体，是由糖或糖的衍生物（如糖醛酸）的半缩醛羟基与另一非糖物质中的羟基以缩醛键（苷键）脱水缩合而成的环状缩醛衍生物。它能水解生成糖和非糖物质。非糖部分称苷元。常见以下几类：①硫苷。②氰苷。③酚和芳香醇衍生的苷类。④羟基蒽醌衍生物及蒽苷、蒽醌。⑤黄酮类及黄酮苷。⑥香豆素及香豆素苷。⑦强心苷。⑧皂苷。⑨其他类，如环烯醚萜类和裂环烯醚萜类。

45. 试述生物碱的含义及基本性质。

生物碱是存在于生物体（主要为植物）中的一类含氮的碱性有机化合物，多数有复杂的环状结构，氮原子多在环内，有显著的生物活性，是中草药重要的有效成分之一。其基本性质如下。

（1）多为结晶性固体，味苦，少数为液体（如烟碱、槟榔碱）。

（2）一般无色，具旋光性（具有疗效的多呈左旋），少数例外，如小檗碱为黄色，胡椒碱无旋光性。个别有挥发性，如麻黄碱。

（3）多数生物碱呈碱性，碱性强弱与分子中氮原子结合状态密切相关。一般季铵碱＞仲胺碱＞叔胺碱；而氮原子呈酰胺状态时，碱性极弱或消失。有的生物碱分子具酚羟基或羧基，则呈酸碱两性。

生物碱一般都能与无机酸（盐酸、硫酸）或有机酸（酒石酸）结合成盐。

$$\equiv N : + H^+ X^- \quad [\equiv N : H]^+ + X^-$$

（4）生物碱多数不溶或难溶于水，而溶于乙醇、氯仿、乙醚、苯等有机溶剂。生物碱盐类一般多溶于水。少数生物碱可溶于水而其盐难溶。如小檗碱、麻黄碱可溶于水及有机溶剂，而成盐后难溶于水。季铵碱和含 N-氧化物的生物碱易溶于水。

46. 简述生物碱的一般提取方法。

一般生物碱的提取方法为溶剂法。

（1）提取原理：生物碱盐类易溶于水，难溶于有机溶剂；其游离碱易溶于有机溶剂，难溶于水。

（2）一般操作：用 $0.5\% \sim 1\%$ 矿泉水液提取，提取液浓缩成适当体积后，再用碱（如氨水、石灰乳）碱化游离出生物碱，然后用有机溶剂如氯仿、苯等进行萃取，此时如有沉淀析出则需滤集，最后浓缩萃取液得生物碱。

47. 常见的毒性中药有哪些？

根据卫生部卫药字（89）第 27 号文件规定，常见毒性中药有：砒石（红砒、白砒）、砒霜、水银、生马钱子、生川乌、生草乌、生白附子、生附子、生半夏、生南星、生巴豆、斑蝥、青娘虫、红娘虫、生甘遂、生狼毒、生藤黄、生千金子、生天仙子、闹洋花、雪上一枝蒿、红升丹、白降丹、蟾酥、洋金花、轻粉、雄黄。

48. 怎样用阴阳来概括药物性能？

药物性能包括四气、五味、升降浮沉。四气（四性）指寒、热、温、凉；其中寒、凉者属阴，温、热者属阳。五味指酸、苦、甘（淡）、辛、咸；其中辛、甘（淡）属阳，酸、苦、咸者属阴。升降沉浮之中，具有升浮作用者属阳，沉降作用者属阴。

49. 解表药共分几类？其适应证有何不同？

解表药共分两类：

（1）辛温解表药：适用于外感风寒发热、无汗、头痛、身体痛、舌苔薄白、脉浮紧等风寒表证。

（2）辛凉解表药：适用于外感风热之微恶风寒、发热、咽干、舌苔薄黄、脉浮数等风热表证。

50. 试述清热药的概念及分类。

清热药是以清泄里热为主要作用的药物之总称。清热药中，以泻火为主的称清热泻火药，以解毒为主的称清热解毒药，以凉血为主的称清热凉血药，以燥湿为主的称清热燥湿药，以清虚热为主的称清虚热药。

51. 试比较生地黄、玄参功用之异同。

生地黄、玄参两药物均可清热养阴，同服用于温病邪入营血及温病后期热邪伤津诸证。生地凉血之功较强，对热邪迫血妄行的多种出血最为适宜。玄参解毒之功效大，对温病发斑、发疹及肿痛疮毒，效力为佳。

52. 茯苓有茯神、茯神木、白茯苓、赤茯苓、茯苓皮、朱茯苓等处方用名，其作用有何不同？

茯苓是多孔菌（属）科真菌茯苓的菌核，由于切制加工所用部位不同而有所区别：①真菌核连同松根的白色部分作茯神入药。单用菌核中的松根则作茯神木入药，有安神作用。②茯苓菌核的内部色白者作白茯苓入药，主要用于健脾、利水。色淡红者作赤茯苓入药，功能是清利湿热。③菌核的外表呈黑褐色，作茯苓皮入药，主要用于利水消肿。④茯苓用朱砂拌后作朱茯苓入药，主要用于宁心安神。

53. 枳实、枳壳同出一物，功能主治有何不同？

枳实、枳壳，本出一物，大者为壳（即接近成熟的去瓤果实），小者为实（即未成熟果实）。两者均微寒而苦泄辛散，均能行气消积，化痰除痞。既可治食积胀痛、大便秘结或泻痢不畅、里急后重，又可治痰湿阻滞之胸膈痞满等，还可用于胃扩张、胃下垂、脱肛、阴挺等症。近年又发现两者制成注射液，静脉给药，有升高血压作用。所不同的是，枳实作用力强，破气消积导滞，通利大便多用之。枳壳作用力缓，理气宽中，消除胀满多用之。

54. 柏子仁和酸枣仁在功用上有何异同？

柏子仁和酸枣仁皆味甘性平，入心经以养心安神，用治血不养心所引起的虚烦不眠，惊悸怔忡，常相须为用。所不同者，柏子仁质润多油，能润肠通便而治肠燥便秘；酸枣仁安神作用强，又有收敛止汗之效，可用于体虚自汗、盗汗。

55. 何谓"处方脚注"？常包括哪些内容？

"脚注"是指医师在处方药名旁对某些药物提出的简单说明或要求。其内容包括：

（1）煎服要求：有先煎、后下、另煎、包煎、冲服、烊化、研末服等。

（2）药物用量单位：如以个为单位的大枣、白果等，以片为单位的生姜，以具为单位的紫河车，以条为单位的蜈蚣、白花蛇等，以对为单位的蛤蚧，以只为单位的荷梗等。

（3）加工方法：如捣、去心、去刺、去核、去芦等。

（4）"药引"：医师根据药剂性质或病情需要，要求病人自备的一些药物或辅料，加入药剂中一同煎服。如生姜、葱白、大枣、粳米、黄酒、荷叶等。

（5）药拌：中医处方中的某些药物要求用另一种药物辅料相伴，以增强疗效，如朱砂拌茯苓，青黛拌灯心，砂仁拌熟地，鳖血拌柴胡等。

§13.2 临床药学基本技能训练

一、处方调配

【审查处方】

1. 处方各项内容是否完整，尤其病人"年龄"项是否填写清楚了岁、月或天数。处方书写是否正规清楚，特别是药名必须明确无误，以免造成差错事故。

2. 药物剂量、规格、数量、剂型是否正确，尤其是麻醉药品、医疗用毒性药品、精神药品一般不得超过规定剂量。

（1）麻醉药品：注射剂不得超过1次常用量，控缓释制剂不超过7日常用量，其他剂型不超过3日常用量。

（2）精神药品：第一类注射剂每次不超过1次常用量，控缓释制剂不超过7日常用量，其他剂型不超过3日常用量；第二类每次不超过7日常用量。

（3）医疗用毒性药品：每次不超过2日极量。对于慢性病或某些特殊情况的病人，处方用量可以适当延长，医师应当注明理由。

3. 有无配伍禁忌和药物相互作用。对暂缺药品，应建议医师改用其他药物或删除，不可擅自更改。整张处方必须以毛笔或钢笔书写。

4. 应做过敏试验的药物必须写清楚"皮试"或"免皮试"字样，必须待皮试阴性并在处方注明"阴性"后方可核算药价，调配处方。

对上述各项若发现问题，应当与医师协商解决或更正后方可调配。凡不符合规定者，药师可拒绝调配。

【调配处方】

1. 配方前应认真考虑调配方法，若有配伍变化，要预先采取必要措施加以解决。配药前后应认真核对盛药容器上的药物标签，切不可凭印象取药。

2. 配方时应严格按照调剂操作规程进行，切不可用手数药片。严禁一张处方未配完又接受第二张处方。急诊处方可优先调配。

3. 配好后，选择合适的包装材料包装药品，并在包装袋（瓶）上认真写明病人姓名，服用方法及配药日期。

4. 凡调配麻醉、医疗用毒性药品及精神药品时，应严格按相应管理办法进行操作，且将处方单独保存备查。

5. 为了保证病人用药安全有效，防止差错事故，调配后须由另一人按处方核对无误后方可发出。

6. 处方调配后，调配者及复核者均应在其上签全名，以示负责。

【发药】

1. 发药时应对药品数量、外观和标签上所写的病人姓名、用法再进行核对，核对无误后方可发药。

2. 发药时应告诉病人服药的注意事项（服药先后次序、禁忌、服药时间、对某些药物服用后应做的检查和可能发生大小便变色的情况）。解释某些医用术语，如"坐浴"、"吸入"等。

3. 发给残疾人，老年人，聋、哑、盲人等病人的用药应作特殊交代。

【口服药物注意事项】

1. 不宜采用口服给药的情况：

（1）病人昏迷或不能吞咽者。

（2）胃肠道有病不能吸收者。

（3）药物的本身性质不容易在胃肠道吸收或能被胃肠的酸碱所破坏（如胰岛素、青霉素等）。

（4）口服不能达到药物的某种作用，如50％硫酸镁溶液口服只能导泻；如需镇静、镇痉，则必须注射。

2. 影响口服药物的疗效或增加不良反应的因素：

（1）食物的影响：有的药物饭前和饭后服用效果大不相同，因为食物对口服药物的吸收和生物利用度具有重要影响。①食物使吸收和生物利用度增加的药物有普萘洛尔、螺内酯、苯妥英钠、卡马西平、双香豆素、环孢素、维生素 A、维生素 D、维生素 E、维生素 B_2 等，应在饭时或饭后服用。②食物能使吸收和生物利用度降低的药物有四环素类、巯甲丙脯酸、呋喃妥因、异烟肼、利福平、红霉素、氨苄西林、阿莫西林、头孢菌素类等，应空腹服用。③对消化道有刺激的药物应在饭后30分钟服用。如阿司匹林、硫酸亚铁、多西环素等。

（2）服药时饮水量的影响：服药时增加饮水量能提高溶解度和用药剂量较大药物的血药浓度，一般要用200～300mL白开水送服，不要用茶水及饮料送服。

（3）不应干吞的药物：四环素、强力霉素、硫酸亚铁、阿司匹林、氨茶碱、复方磺胺甲噁唑（复方新诺明）等能引起食管损伤，故不应干吞。

（4）用药剂量的影响：对特殊人群，如肝肾功能不全者、孕妇、儿童、老年人等，应适当调整用药剂量。

（5）药物相互作用的影响：在需要多种药物联用时，应注意药物之间不利的相互作用。

（6）用药时间：有些药物由于服药时间不同，其疗效和不良反应有显著差异，如糖皮质激素宜每日晨7～8小时一次给药等。

（7）其他：烟、酒（包括含乙醇饮料）可影响许多药物的治疗作用或增加不良反应。如吸烟可增加口服避孕药对心血管的损害等。

二、制剂制备

医院制剂是指医疗单位临床特殊需要，根据国家三级标准医院固定处方制剂，严格按照《医疗机构制剂配制质量规范》组织生产，凭医师处方在本单位使用的医院内部制剂。根据新《药品管理法》规定，今后医院不能生产大输液。

目前医院生产的制剂主要是普通制剂、眼用制剂及少数小针剂。现在越来越多的医院将原来分散在各个病房由护士备制的静脉营养液、化疗药物，甚至所有静脉输液集中在制剂室配制，提高了用药安全性。

【普通制剂】

包括溶液剂、合剂、糖浆剂、酊剂等。

1. 制剂制备的依据：应根据部级、省级制剂规范或医院制剂操作规程制备。

2. 书写制剂单：书写要正规，字体工整，使用法定计量单位。

3. 称量操作：天平要灵敏、准确，不得用手拿砝码。

4. 量具的正确选用：根据配制量的多少选择适宜量具。

5. 操作程序：按操作规程配制。

6. 制剂质量：

（1）外观：符合要求。

（2）含量：一次性合格率要求在90%以上。

（3）酸碱度：符合要求

（4）卫生要求：符合卫生要求。

（5）稳定性：在储存期内不得霉坏变质或变色。

7. 贴签：标签上应有生产日期，位置要贴正。

【眼用溶液剂】

包括滴入眼内或冲洗眼部的无菌澄明溶液或混悬液。

1. 制剂制备要有依据。

2. 制剂单填写要正规，字迹工整，使用法定计量单位。

3. 要根据用量选择不同灵敏度的天平。

4. 根据配制量的多少选择量具，并灭菌后备用。

5. 溶媒应洁净无菌。

6. 配制应在消毒的洁净无菌环境下进行，并分装于灭菌的玻璃或塑料瓶中。

7. 渗透压和pH值准确。

8. 溶液应澄清、无菌。

【小针剂】

　　小针剂系指将无菌药物或药物的无菌溶液灌封于特制的、单剂量装的玻璃小瓶（安瓿）中的一种注射液。其质量必须符合《药典》注射剂项下要求，其工艺流程参见"小针剂制备工艺流程图"（图13-1）。流程中各工序均应按有关规定操作。

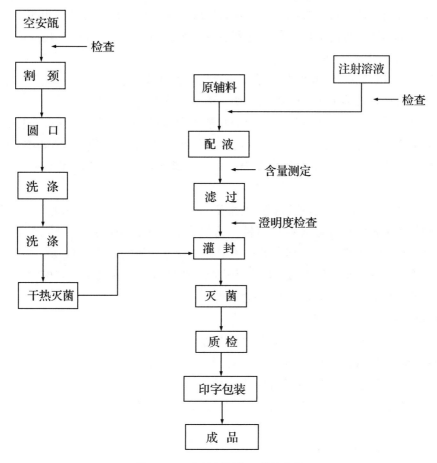

图 13-1　小针剂制备工艺流程图

【静脉药物配制】

（一）静脉药物配制中心

　　静脉药物配制中心正在成为各国医院药学实践日渐重要的组成部分，其作用是在特定病区或诊所的药房或卫星药房内，在低致病原环境下配制经选择的可注射药物，利用专业的药学技能及知识，借助于特定的设备，确保溶液的无菌性、无热源、无微粒、无理化及药理配伍禁忌，保证输注过程中的稳定性，并有统一的标签。这样可减少差错，增加安全性，预防职业暴露，确保溶液的质量，减少药物及溶媒的浪费，从而有利于医疗质量的提高。

（二）静脉药物配制基本要求与原则

1. 要求：新鲜配制，并使用量小容量及最简化的输注方式。化疗药物的净化通风系统与普通药物的净化通风系统分开。

2. 原则：检查有无化学、物理及药理配伍禁忌，选用的溶媒及其容量是否恰当，在输注期内是否保证了药物的稳定性。

（三）静脉药物配伍禁忌

两种以上注射剂混合后，可能发生物理变化或化学变化，致使混合液出现变色、沉淀、变质或失效，称为注射液的配伍禁忌。这些变化有些是外观可见到的，但有些则是不可见的，因此把配伍禁忌分为"可见的"与"不可见的"两大类。

1. 可见的配伍禁忌：可见的配伍禁忌主要指产生沉淀或引起变色。①产生沉淀：两种以上注射剂混合后，可能由于 pH 值的改变、溶媒性质的改变、盐析作用或因发生化学变化生成另一种物质而导致发生沉淀物。例如盐酸普鲁米嗪注射液与磺胺嘧啶钠注射液相混合，可因 pH 值改变析出沉淀。②产生变色：氧化是变色的主要原因，例如维生素 C 在碱性溶液中可氧化成 2，3-二酮古罗酸而呈黄色，因此维生素 C 注射液不宜与氨茶碱等碱性药物配伍。

2. 不可见的配伍禁忌：有些药物彼此配伍后并无外观变化，但可引起药效下降甚至毒性增加。例如庆大霉素与青霉素 G 钠（钾）盐混合在一个针筒内注射，青霉素结构中有 β内酰胺环可以破坏庆大霉素而使其失效；去甲肾上腺素、阿拉明在碱性溶液中活性极易降低，因此不能与碳酸氢钠、氨茶碱等碱性药物混合静脉滴注。解磷定若与碱性注射液配伍，可使其水解而产生有毒氰化物，毒性显著增加。

（四）静脉给药存在的问题

1. 不合理的溶液配伍：包括溶媒选择及用量不当等。

2. 输注速率过快或过慢，未考虑病人对滴速的耐受性。

3. 残余容量偏大，即未规定滴注结束条件。

4. 不合理的滴注方式：包括恒速、均匀滴注，给药次数与间隔时间，混合均匀、输注方法等。

5. 未规定配注液的保存时间。

三、临床药物使用监测

【药物不良反应监测】

1. 药物不良反应：系指在预防、诊断、治疗疾病或调节生理功能过程中，给予正常用法、用量的药物时出现的与治疗目的无关的有害反应。

2. 药物不良反应监测：是对药品的有害性进行安全性防范的一系列措施，其目的是使药品管理部门和生产、经营单位和医务人员及时了解有关药物不良反应的情况，并采取必要的预防和管理措施，防止药物不良反应在更大范围内的危害，有效地保障用药安全。药品不良反应监测是各级医、药、护人员法定的责任。

监测方法有多种，如自愿报告制度、重点医院监测、重点药物监测等。临床上多采用自愿报告制度，医师、护士发现药品不良反应信号应及时报告给药剂科专职人员，并填写药物不良反应报告表，然后报告各省、市的药品不良反应监测中心，将大量分散的不良反应病例收集起来，经加工、整理、因果关系评定后储存，并将不良反应信息及时反馈给各监测报告单位，以保障用药安全。

【临床血药浓度监测】

血药浓度监测的临床实践已充分肯定了其对于药物治疗的指导与评价作用，以及提高合理用药水平所起的作用。例如，通过血药浓度监测和个体化给药方案，使癫痫发作的控制率从47%提高到74%。目前在美、英、加拿大等医疗先进国家，血药浓度监测已成为一项日常医疗工作，在我国二级、三级医院中也已广泛开展。目前，国内已开展的治疗药物监测项目常见的包括：环孢素A、地高辛、茶碱、酒精、丙戊酸、卡马西平、苯妥英钠、苯巴比妥等。

【抗生素应用的监测】

近年来，抗生素的临床应用在许多医疗单位十分混乱，以致造成耐药菌株不断增加，因此抗生素使用的监测非常必要。这一问题已引起我国政府的高度重视，同时广大医务工作者也应做好本职工作，正确使用抗生素。

现将抗生素的使用原则介绍如下：

（一）选用抗生素的基本原则

1. 病毒性疾病或估计为病毒性疾病者不宜使用抗生素。因此，除肯定为细菌引起或有细菌继发感染外，一般不使用抗生素。

2. 对病情严重的细菌感染者，有条件时应尽早分离出其病原菌并测定药敏，再根据药敏结果选择和调整抗生素。

3. 发热原因不明者不宜使用抗生素，尽可能做出病原学诊断，再根据疾病情况考虑在细菌培养和药敏试验完成后再使用抗生素。

4. 除眼科、耳鼻喉科、皮肤科等专科需要外，应避免在皮肤、黏膜等局部应用抗生素，因其易引起过敏反应和产生耐药菌株，有碍于这些抗生素日后的全身应用。

5. 严格控制应用抗生素作为预防措施。预防性应用抗生素目的若在于防止某一两种特殊细菌侵入人体或血液循环中而发生感染，可获得相当效果；若其目的在于防止多种细菌的侵入而发生感染，常劳而无功。避免无针对性地以广谱抗生素作为预防感染的手段。

6. 选用抗生素应严格掌握适应证。常用抗生素的主要适应证如下。

（1）青霉素G：链球菌、肺炎球菌、敏感金黄色葡萄球菌、肠球菌所致的感染性心内膜炎、气性坏疽，炭疽杆菌、厌氧球菌感染以及梅毒、淋病等。

耐青霉素的半合成青霉素：耐青霉素G金黄色葡萄球菌所致的各种感染。

广谱半合成青霉素：流感嗜血杆菌、奇异变形杆菌、沙门菌属、肠球菌及敏感革兰阴性杆菌所致的各种感染。

（2）头孢菌素类：对青霉素G耐药或敏感金黄色葡萄球菌、溶血性链球菌、肺炎球菌以及敏感革兰阴性杆菌所致各种感染。

第一代头孢菌素：对革兰阳性菌具有高度敏感性，对革兰阴性细菌的抗菌活性则较差。

第二代头孢菌素：除对革兰阳性细菌具有较强活性外，对革兰阴性细菌的抗菌活性有所扩大，对第一代头孢菌素耐药的细菌一般也可有效。

第三代头孢菌素：比第二代头孢抗菌作用更广、更强，特别对革兰阴性细菌的作用更为广泛，对铜绿假单胞菌感染更为有效。

（3）氨基糖苷类：革兰阴性杆菌所致的各种感染。

（4）四环素类：立克次体病、布氏杆菌病、支原体肺炎、霍乱、回归热、衣原体感染。

（5）氯霉素类：伤寒、副伤寒、立克次体病、流感嗜血杆菌和各种厌氧菌所致感染。

（6）大环内酯类：革兰阳性球菌所致各种感染、L型细菌败血症、军团菌病。

（7）多黏菌素类：除变形杆菌外的各种革兰阴性杆菌特别是铜绿假单胞菌所致的各种感染。

（8）林可霉素和氯林可霉素：革兰阳性球菌所引起的各种感染，对金黄色葡萄球菌所致的急性或慢性骨髓炎尤有应用指征。

7. 抗生素联合应用：较单独用一种抗生素有更明显的指征，一般以二联为宜。联合原则如下：

（1）病因未明的严重感染。

（2）单一抗生素不能控制的严重混合感染或难治性感染。

（3）较长期使用抗生素，细菌有产生耐药的可能性。

（4）联合使用抗生素时，个别毒性较强的用量可以减少，从而可减少毒性反应。

（5）结核病等慢性感染性疾病需长期用药，为延缓细菌耐药性产生。

（6）联合用药时应考虑可能产生的配伍禁忌及相互作用。

8. 一般感染时，抗生素使用至体温正常、症状消失后 72～96 小时消失。细菌性心内膜炎的疗程为 6～8 周，且宜用杀菌剂。治疗败血症宜用至症状消退后 2～3 周，若为金黄色葡萄球菌引起者，时间宜更长。溶血性链球菌咽喉炎的疗程不少于 10 日。伤寒病用抗生素一般为 2 周。

9. 急性感染者采用抗生素治疗 48～72 小时消失，若疗效不显著，应多方面分析原因，若确系抗生素选择不当者，则应改用其他敏感药物。

10. 合理选择给药方案：

（1）凡 β-内酰胺类抗生素（除长效制剂外）静脉滴注时，要采用间歇给药方案，将每次剂量溶于 100～250 mL 输液内快速滴注或采用静脉注射，按每 8 小时或每 6 小时 1 次的方法给药。每日 1 次连续滴注的给药方法不合理。

（2）庆大霉素 1～1.5 mg/（kg·次）或 80 mg/次，每 8 小时肌内注射或静脉滴注 1 次，也可每日 2 次静脉滴注，间隔 8 小时。一般不宜采用静脉注射给药法。近几年来，临床用每日 1 次的给药方法，疗效好，毒副作用小。

（3）大环内酯类（如红霉素、白霉素），及多系类抗生素（如两性霉素 B）因间歇滴注毒性大，可采用连续给药方案。

11. 需做皮肤试验的抗生素：为预防抗生素的过敏反应，除询问有无过敏史外，使用青霉素类及头孢菌素类抗生素必须做皮内试验，阳性者不得使用。链霉素除非有特殊指征，一般可不做皮内试验。

（二）预防性应用抗生素

预防性应用抗生素应慎重考虑和注意下列问题：病人是否必须使用，应用后有无发生耐药菌感染的可能；应用抗生素，针对哪几种致病菌，其敏感性如何；预防用药疗程越短越好（风湿热等例外）；以选用抗菌剂抗生素为宜，但其副作用必须很少，轻微。

1. 预防用药的适应证

（1）风湿热病人可定期采用青霉素 G 或是苄星青霉素 G 杀灭咽喉部的溶血性链球菌。每月肌内注射 120 万 U。持续使用在 10 年内或 40 岁后无复发者可以停药。

（2）风湿热或先天性心脏病病人，手术前后应用青霉素 G，以防止感染性心内膜炎的发生。

（3）预防脑膜炎球菌感染：磺胺嘧啶或磺胺二甲基异噁唑每日 1～2 g，分 2 次口服，连续 2～3 日。

（4）外科领域中抗生素主要用以预防感染，也用于外伤、烧伤、休克和昏迷病人，以及留置导尿管者、气管切开者、应用激素者等。药动学证明术前半小时至 1 小时静脉用抗生素 1 次，可有效地控制术后感染。外科手术前预防性应用抗生素主要有以下情况：①防止感染性心内膜炎，可术前半小时至 1 小时，术后 1～2 日静脉滴注（或肌内注射）有效抗生素。②预防气性坏疽，对肢体开放性伤口及其尘土污染的伤口可在术前予静脉滴注（或肌内注射），术后每 6～8 小时 1 次，连续 5 日使用青霉素 G 钠或氯林可霉素、氯霉素、头孢噻吩等抗生素。③急性胆囊炎、急性阻塞性化脓性胆管炎、胆道手术于术前 30 分钟应用头孢噻吩或头孢唑啉或庆大霉素静脉滴注，术后仍继续用药。④胃、肠道手术、消化性胃、十二指肠溃疡及其穿孔、胃癌、肠梗阻、外伤性肠道损伤、结肠癌、直肠癌、阑尾炎等择期手术者，术前 30 分钟肌内注射庆大霉素 8 万 U 和静脉注射 2 g 氨苄西林，并于术前一日静脉滴注甲硝唑，术后继续用药直至感染被控制。⑤神经外科清洁手术、胸外科手术、下肢手术，一般手术前 30 分钟应用头孢唑啉和庆大霉素 1 次；若手术超过 4 小时，术中追加 1 次。⑥口腔、咽部手术，用头孢唑啉和抗厌氧菌药物可降低术后感染率。⑦感染性病灶作切除时，应使用抗生素以防感染扩散（根据致病菌药敏结果选择抗生素）。⑧烧伤病人的败血症预防：可按创面特别是焦痂下的主要细菌选择抗生素。疗程一般是 1～2 周。⑨经阴道及腹腔子宫切除，术前 30 分钟静脉用氨苄西林 G 2 g，甲硝唑 0.5 g，可降低术后感染。

（5）新生儿感染的预防：新生儿乙型链球菌感染的病死率较高，可考虑对在围生期有早产、羊膜破裂已久、产妇发热等情况的带菌婴儿给予青霉素 G 预防。

（6）念珠菌感染的预防：当虚弱病人长期应用广谱抗生素时，可能引起二重感染，可适当选用抗真菌感染的抗生素。

四、特殊药品的管理及药品储存

【特殊药品的管理】

为了保证医疗工作的顺利进行，确保用药安全，按国家法规，对特殊药品（麻醉药品、精神药品、毒性药品）的管理做了重要的原则规定。这些药物应分别储存在专柜或专屉内，由专人加锁保管。取用时要进行详细登记及检查核对。麻醉药品、精神药品、毒性药品的品种目录由卫生部、公安部共同确定公布并调整。

1. 麻醉药品：是指连续使用后易产生生理依赖性、能成瘾癖的药品，包括阿片类（阿片粉、片、酊，复方桔梗散、片等）、吗啡类（盐酸吗啡及其注射液、片，盐酸吗啡阿托品注射液等）、可待因类（磷酸可待因及其注射液、片、糖浆等）、福可定类（福可定注射液及其片）、阿扑吗啡类（盐酸阿扑吗啡及其注射液）、可卡因类（盐酸可卡因及其注射液）、烯丙吗啡（烯丙吗啡及其注射液）、大麻类（大麻浸膏）、合成药类（哌替啶注射液、片，枸橼酸芬太尼注射液，阿法罗定及其注射液）。麻醉药品处方时，医师要注明简单病情，并且不能超过规定用量。如病房有此类备用品种，每班都要交接，做到五专管理，即专人负责、专柜加锁、专用账册、专用处方、专册登记。

2. 毒性药品：系指毒性剧烈，治疗量与中毒量相近，使用不当会致人中毒或死亡的药品。毒性中药有砒霜、生马钱子、生川乌、生草乌、生半夏、生南星等28种；常见的西药毒性药品有三氧化二砷、阿托品、士的宁等原料药。

发放毒性药品应使用医师签字的专用处方，颜色应明显有所区别，严禁估量取药。包装容器上必须印有毒药标志，专屉专柜加锁，并有专人保管。

3. 精神药品：是指直接作用于中枢神经系统，使之兴奋或抑制，连续使用能产生依赖性的药品。根据其使人产生依赖和危害人体健康的程度分为第一类和第二类。精神药品在存放时应有明显标志，与其他药品分开存放，按月盘点，做到账物相符。

【药品储存】

药品种类繁多，性质各异。药房和病房要加强对药品的保管。凡易引湿的药品易吸潮而变性，如肝浸膏片、复方甘草片、阿司匹林片、干酵母、各种胶丸、胶囊等。易风化的药品有硫酸亚铁、醋酸铅、硫酸镁等。易挥发的药物有浓氨溶液及各种含醇制剂等。这些药品均应密闭储存，瓶口要用磨口瓶塞塞紧。开启后应立即封固，绝不能用纸袋或一般纸盒储存。易受热变质的药品如胎盘球蛋白、胰岛素、破伤风抗毒素等均应置于低温处。易见光分解的药品，如水杨酸毒扁豆碱、肾上腺素、去甲肾上腺素、维生素C等应装在遮光容器内，并置于阴暗处或不见光的木柜中，小量则应装在有色瓶中。注射液应放在遮光的纸盒内。

应定期检查药品的效期，做到效期近的先用，先购进的药品先用，以防过期失效。有效期是指在规定的日期前的时间范围内可以使用。如有效期标明为2009年10月，则表明该药在2009年10月1日前可以使用，在此时间（包括此时间）后即为过期失效药品。过期药品不宜再用。

一、选择题

【A 型题】

1. 药物在血浆中与血浆蛋白结合后，下列正确的是 （ ）

A. 药物作用增强　　B. 药物代谢加快　　C. 药物排泄加快　　D. 暂时失去药理活性　　E. 药物转运加快

2. 普鲁卡因青霉素之所以能长效，是因为 （ ）

A. 改变了青霉素的化学结构　　B. 抑制排泄　　C. 减慢了吸收　　D. 延缓分解　　E. 加进了增效剂

3. 治疗耐青霉素 G 的金黄色葡萄球菌败血症，可首选 （ ）

A. 苯唑西林　　B. 氨苄西林　　C. 羧苄西林　　D. 氯唑西林　　E. 红霉素

4. 适用于治疗支原体肺炎的是 （ ）

A. 庆大霉素　　B. 两性霉素 B　　C. 氨苄西林　　D. 四环素　　E. 多西环素

5. 下列有关喹诺酮类性质和用途的叙述，错误的是 （ ）

A. 萘啶酸为本类药物的第一代，因疗效不佳，现已少用　　B. 吡哌酸对尿路感染有效外，用于肠道感染及中耳炎　　C. 第三代该类药物的分子中均含氟原子　　D. 本类药物可以代替青霉素 G 用于上呼吸道感染　　E. 第四代喹诺酮类抗菌药物分子中引入了 8-甲氧基和氮双氧环结构

6. 应用吸入麻醉前给予阿托品，其目的是 （ ）

A. 协助松弛骨骼肌　　B. 防止休克　　C. 解除胃肠道痉挛　　D. 减少呼吸道腺体分泌　　E. 镇静作用

7. 具有"分离麻醉"作用的新型全麻药是 （ ）

A. 甲氧氟烷　　B. 硫喷妥钠　　C. 氯胺酮　　D. γ-羟基丁酸　　E. 普鲁卡因

8. 下列哪一药物较适用于癫痫持续状态 （ ）

A. 司可巴比妥　　B. 异戊比妥　　C. 乙琥胺　　D. 阿普唑仑　　E. 地西泮

9. 儿童病人长期应用抗癫痫药物苯妥英钠时，易发生的副作用是 （ ）

A. 嗜睡　　B. 软骨病　　C. 心动过速　　D. 过敏　　E. 记忆力减退

10. 肾上腺素是什么受体激动剂 （ ）

A. α/β　　B. α　　C. β　　D. β_2　　E. H

11. 用于诊断嗜铬细胞瘤的药物是 （ ）

A. 酚妥拉明　　B. 硝酸甘油　　C. 利尿酸　　D. 酚苄明　　E. 利血平

12. 硝酸酯类治疗心绞痛的主要作用机制是 （ ）

A. 扩张冠脉　　B. 降压　　C. 消除恐惧感　　D. 降低心肌耗氧量　　E. 扩张支气管，改善呼吸

13. 下列降压药最易引起直立性低血压的是 （ ）

A. 利血平　　B. 甲基多巴　　C. 胍乙啶　　D. 氢氯噻嗪　　E. 可乐定

14. 钙拮抗剂的基本作用是 （ ）

A. 阻断钙的吸收，增加排泄　　B. 使钙与蛋白质结合而降低其作用　　C. 阻止钙离子自细胞内外流　　D. 阻止钙离子从体液向细胞内转移　　E. 加强钙的吸收

15. 阿糖胞苷的作用原理是 （ ）

A. 分解癌细胞所需要的门冬酰胺 B. 拮抗叶酸 C. 直接抑制 DNA D. 抑制 DNA 多聚酶

E. 作用于 RNA

16. 不耐高温药品应选用何种最佳灭菌方法 （ ）

A. 热压灭菌法 B. 干热灭菌法 C. 流通蒸气灭菌法 D. 紫外线灭菌法 E. 低温间歇灭菌法

17. 对口服药品规定检查的致病微生物以下列哪一种为代表 （ ）

A. 沙门菌 B. 金黄色葡萄球菌 C. 破伤风杆菌 D. 大肠埃希菌 E. 溶血性链球菌

18. 苷类的生物活性主要取决于 （ ）

A. 糖 B. 配糖体 C. 苷元 D. 糖杂体 E. 苷

19. 人参根头上的"芦碗"为 （ ）

A. 茎痕 B. 根痕 C. 节痕 D. 皮孔 E. 芽痕

20. 与白附子属同科植物的药材是 （ ）

A. 何首乌 B. 天南星 C. 泽泻 D. 香附 E. 天麻

21. 夜交藤是下列哪种植物的茎藤 （ ）

A. 大血藤 B. 土茯苓 C. 钩藤 D. 何首乌 E. 青木香

22. 冠毛常见于哪科植物 （ ）

A. 唇形科 B. 旋花科 C. 茄科 D. 菊科 E. 豆科

23. 小茴香果实横切面中果皮部分,共有几个油管 （ ）

A. 8个 B. 6个 C. 4个 D. 9个 E. 12个

24. 下面哪种药材又名金铃子 （ ）

A. 金樱子 B. 决明子 C. 川楝子 D. 鸦胆子 E. 女贞子

25. 化学成分为齐墩果酸的药材是 （ ）

A. 山茱萸 B. 酸枣仁 C. 酸橙 D. 女贞子 E. 乌梅

26. 下列哪一种药材不宜用于泌尿道结石症 （ ）

A. 金钱草 B. 海金沙 C. 萹蓄 D. 泽泻 E. 车前子

27. 麝香具有特异强烈香气的成分是 （ ）

A. 麝香醇 B. 麝香酮 C. 麝吡啶 D. 雄甾烷 E. 挥发油

【X 型题】

28. 配制大输液时加活性炭的作用是 （ ）

A. 吸附杂质 B. 脱色 C. 除热源 D. 防止溶液变色 E. 防止溶液沉淀

29. 控释制剂的特点是 （ ）

A. 药量小 B. 给药次数少 C. 安全性高 D. 疗效差 E. 血药峰值高

30. 下列哪几种药材适用于泌尿道结石症 （ ）

A. 金钱草 B. 海金沙 C. 萹蓄 D. 泽泻 E. 车前子

31. 溃疡病病人应慎用或忌用的药物有 （ ）

A. 可的松 B. 阿司匹林 C. 利血平 D. 保泰松 E. 炎痛喜康

32. 下列药物有抗心绞痛作用的是 （ ）

A. 硝酸酯类 B. 强心苷类 C. β肾上腺素受体拮抗药 D. 钙通道阻滞剂 E. 吗啡

556

33. 对肝脏有害的药物是　　　　　　　　　　　　　　　　　　　　（　　）
A. 保泰松　　B. 青霉素　　C. 异烟肼　　D. 维生素 C　　E. 葡萄糖

34. 能引起高血脂的药物是　　　　　　　　　　　　　　　　　　　　（　　）
A. 噻嗪类利尿药　　B. 普萘洛尔　　C. 红霉素　　D. 维生素 B　　E. 安妥明

35. 国家基本药物的特点是　　　　　　　　　　　　　　　　　　　　（　　）
A. 疗效确切　　B. 毒副作用明确且小　　C. 价格昂贵　　D. 临床上不太常用　　E. 来源有一定困难

36. 阿奇霉素的别名是　　　　　　　　　　　　　　　　　　　　　　（　　）
A. 阿红霉素　　B. 阿奇红霉素　　C. 氨甲红霉素　　D. 威霉素　　E. 罗希红霉素

37. 影响增溶的因素有　　　　　　　　　　　　　　　　　　　　　　（　　）
A. 增溶剂的性质　　B. 被增溶物质的性质　　C. 增溶剂的 HLB 值　　D. 温度　　E. pH 值

38. 对耳、肾有毒的药物有　　　　　　　　　　　　　　　　　　　　（　　）
A. 卡那霉素　　B. 庆大霉素　　C. 异烟肼　　D. 维生素 C　　E. 葡萄糖

39. 能增强免疫的药物有　　　　　　　　　　　　　　　　　　　　　（　　）
A. 胸腺因子 D　　B. 乌体林斯　　C. 维生素 B　　D. 红霉素　　E. 氯贝丁酯

40. 多柔比星的毒性有　　　　　　　　　　　　　　　　　　　　　　（　　）
A. 迟发性心肌损害　　B. 非特异性心肌病　　C. 胃肠道反应　　D. 蛋白尿　　E. 耳毒性

二、填空题

1. 药物在体内起效取决于药物的_____和_____。作用终止取决于药物在体内_____。药物的消除主要依靠体内的_____及_____。多数药物的氧化在肝脏，由_____促使其实现。

2. 氯丙嗪的主要不良反应是_____，表现为震颤麻痹、静坐不能、肌张力亢进。这是由于阻断了黑质纹状体_____，使胆碱能神经的兴奋性相对增高所致。

3. 阿托品能阻滞_____受体，属_____类药。常规剂量能松弛_____平滑肌，用于解除_____。大剂量可使血管平滑肌_____，解除血管_____，可用于抢救_____的病人。

4. 新斯的明属于抗_____药，对_____的兴奋作用最强。它能直接兴奋骨骼肌运动终板上的_____受体以及促进运动神经末梢释放_____，临床上常用于治疗重症肌无力、腹胀气和尿潴留等。

5. β阻滞药可使心率_____，心排血量_____，收缩速率_____，血压_____，所以用于治疗心律失常、心绞痛、高血压等。本类药物_____支气管平滑肌，故禁用于_____病人。

6. 噻吗洛尔（Timolol）用于滴眼，有明显的_____作用，其原理是_____，适用于原发性_____型青光眼。

7. 与洋地黄毒苷相比，地高辛口服吸收率_____，与血清蛋白结合率较_____，经胆汁排泄较_____，其消除主要在_____。因此，其蓄积性较_____，口服后显效较_____，作用持续时间较_____。

8. 长期大量服用氢氯噻嗪，可产生_____，故与洋地黄等强心苷伍用时，可诱发_____。

9. 肾上腺皮质激素主要产生于_____，可分为①_____，如_____、_____。②_____，如_____。

10. 给予糖皮质激素时，对于合并有慢性感染的病人，必须合用_____，其理由是防止_____。

11. 维生素 D_3 的生理功能是_____，它首先在肝脏变成_____，然后在肾脏变成_____，才具有生理活性。

12. 将下列药物与禁忌证（a、b、c、d）配对：

①保泰松_____。②普萘洛尔（心得安）_____。③氯氮平_____。④肾上腺素_____。

a. 高血压。b. 胃溃疡。c. 血细胞异常。d. 支气管哮喘。

13. 增加药物溶解度的方法有：_____、_____、_____、_____、_____。

14. 常用的增溶剂分为_____、_____、_____三型。常用的助溶剂有_____、_____两类。

15. 内服液体制剂常用的防腐剂有_____、_____、_____。含乙醇_____以上的溶液即有防腐作用，含甘油_____以上的溶液亦有防腐作用。

16. 大输液中微粒来源包括_____、_____、_____、_____。

17. 热原是指_____。它是由_____和_____结合成的复合物（细菌内毒素）。

18. 生物利用度是指_____。测定方法常有_____、_____两种。

19. 生物药剂学的中心内容是研究_____、_____、_____三者之间的关系。

20. 配制含毒剧药成分的散剂，须按_____原则混合，必要时可加入少量_____，以观察其均匀性。

21. 为保证药物的安全有效，对_____和_____固体制剂要作溶出度测定。

22. 对药品微生物限度检查的项目包括_____、_____、_____及_____检查。

23. 我国高血压指南推荐的 5 类主要降压药是：_____，_____，_____，_____，_____。

24. 举出 4 种临床常用的 β 受体阻滞剂降压药：_____，_____，_____，_____。

25. 举出 4 种临床常用的血管紧张素受体阻滞剂降压药：_____，_____，_____，_____。

26. 举出 4 种临床常用的治疗哮喘的 β_2 受体激动剂_____，_____，_____，_____。

27. 赖脯胰岛素、门冬胰岛素为_____效胰岛素。

28. 甘精胰岛素、地特胰岛素为_____效胰岛素。

29. 抗真菌药主要包括_____，_____，_____和_____。

30. 列举 4 种临床常用的唑类抗真菌药：_____，_____，_____，_____。

三、判断题

1. 青霉素类药物遇酸碱易分解，所以不能加到酸、碱性输液中滴注。（ ）

2. 氨苄西林抗菌谱比青霉素 G 广，抗菌作用较青霉素 G 强，故用于青霉素 G 耐药菌株所致感染。（ ）

3. 氨基苷类抗生素与苯海拉明、乘晕宁伍用，可减少耳毒性。（ ）

4. 磺胺药为广谱抗菌药，对革兰阳性菌、革兰阴性菌、放线菌、衣原体、原虫、立克次体均有较好的抑制作用。（ ）

5. 肌松药筒箭毒碱或琥珀胆碱，用之过量，均可以用新斯的明对抗。（ ）

6. 帕金森病是因脑组织中多巴胺不足所引起，应使用左旋多巴治疗。（ ）

7. 应用阿托品可见心率加快，这是由于阿托品直接兴奋心脏所致。（ ）

8. 肾上腺素加强心肌收缩力，可治疗充血性心力衰竭。（ ）

9. 临床上选用洋地黄制剂时，对伴肝功能障碍的心功能不全病人宜选用地高辛，对伴肾功能严重不良的心功能不全病人宜选用洋地黄毒苷。（ ）

10. 铁剂不能与抗酸药同服，因不利于 Fe^{2+} 形成，妨碍铁的吸收。（ ）

11. 链激酶直接将纤维蛋白水解成多肽，而达到溶解血栓的效果。（ ）

12. 凡利尿药均能引起水电解质紊乱，都能引起 Na^+、K^+、Cl^-、HCO_3^- 的丢失。（ ）

13. 药物溶解度是指一定温度下溶液中某溶质的克数。（ ）

14. 起浊是指非离子型增溶剂的水溶液加热到一定温度时，可由澄明变浑浊甚至分层，冷却后又恢复

到澄明的现象。 （ ）

15. 以红细胞渗透压作为标准，高渗溶液可使红细胞膨胀或出现溶血现象，低渗溶液可使红细胞或角膜失去水分。 （ ）

16. 热原分子粒径为1～50μm，能溶于水，可通过一般滤器，具挥发性，对热较稳定，但高温下可被破坏。 （ ）

17. 摩尔浓度是1 000 mL溶液中含溶质的摩尔数表示的浓度，即 mol/L。 （ ）

18. 溶出度合格的制剂其崩解时限一定合格。反之，崩解度合格的制剂溶出度也合格。 （ ）

19. 粉末药材制片后，显微镜下可以观察到淀粉、草酸钙结晶、石细胞、维管束、韧皮部。 （ ）

20. 为了使大黄发挥较好的泻下作用，应将大黄先煎。 （ ）

21. 桃仁和杏仁均来源于蔷薇科植物的种子，均有润肠通便的功效，不同的是桃仁个体较扁平，有破血散瘀之功；而杏仁个体较小，有止咳平喘之功。 （ ）

22. 中药天花粉来源于葫芦科植物瓜蒌的花粉。 （ ）

23. 正品天麻的主要鉴别特征是："鹦哥嘴""肚脐眼""起镜面"。 （ ）

24. 医师开处方时，药品名称可以使用中文、英文和代码 （ ）

25. 西药和中成药可以分别开具处方，也可以开具同一张处方。 （ ）

26. 特殊情况可以超剂量使用药品，但需要医师再次签字。 （ ）

27. 医疗机构的执业医师有权开具麻醉药品和第一类精神药品处方。 （ ）

28. 进修医师可以由接受进修的医疗机构认定，授予相应的处方权。 （ ）

29. 为门（急）诊病人开具的麻醉药品注射剂，每张处方为1日常用剂量。 （ ）

30. 慢性心力衰竭是β受体阻滞药的常规治疗适应证。 （ ）

参考答案

一、选择题

1. D 2. C 3. A 4. D 5. D 6. D 7. C 8. E 9. B 10. A 11. A 12. D 13. C 14. D 15. D 16. E 17. D 18. C 19. A 20. B 21. D 22. D 23. B 24. C 25. D 26. D 27. B 28. ABC 29. ABC 30. ABCE 31. ABCD 32. ACD 33. AC 34. AB 35. AB 36. ABC 37. ABC 38. AB 39. AB 40. AB

二、填空题

1. 吸收 分布 消除 生物转化 排泄 肝微粒体酶
2. 锥体外系症状 多巴胺受体
3. 胆碱 抗胆碱 内脏 消化道痉挛 松弛 痉挛 中毒性休克
4. 胆碱酯酶 骨骼肌 N_2胆碱 乙酰胆碱
5. 减慢 减少 减慢 下降 收缩 支气管哮喘
6. 降低眼压 减少房水生成 开角
7. 低 低 少 肾 小 快 短
8. 低血钾 心律失常
9. 肾上腺皮质 糖皮质激素 可的松 氢化可的松 盐皮质激素 去氧皮质酮
10. 抗菌药物 感染扩散

11. 参与钙磷代谢　25-(OH)D₃　1,25-(OH)₂D₃

11. 参与钙磷代谢　$25\text{-}(OH)D_3$　$1,25\text{-}(OH)_2D_3$

12. b　d　c　a

13. 增溶　助溶　成盐类　改变溶媒　使用混合溶媒　改变药物结构

14. 阳离子型　阴离子型　非离子型　有机酸及其钠盐　酰胺类

15. 醇类　苯甲酸类　尼泊金酯类　20%　35%

16. 原辅料不合要求　配制操作过程中带入　包装材料（瓶、胶塞、薄膜）不合要求　微生物污染

17. 由微生物产生的，能引起恒温动物体温升高的致热性物质　蛋白质　磷脂多糖

18. 药物被吸收入血循环的速度及程度　尿药浓度测定法　血药浓度测定法

19. 生物因素　剂型因素　疗效

20. 等量递加　着色剂

21. 难溶性　安全系数小

22. 细菌数　真菌数　酵母菌数　控制菌

23. 利尿药　β受体阻滞药　血管紧张素转化酶抑制药　血管紧张素受体拮抗药　钙拮抗药

24. 阿替洛尔　美托洛尔　倍他洛尔　比索洛尔

25. 氯沙坦　缬沙坦　厄贝沙坦　替米沙坦

26. 沙丁胺醇　特布他林　班布特罗　丙卡特罗

27. 速（超短）

28. 长

29. 唑类抗真菌药　氟胞嘧啶类　丙烯胺类　棘白菌素类　其他类

30. 克霉唑　咪康唑　伏力康唑　伊曲康唑

三、判断题

1. +　2. -　3. -　4. -　5. -　6. +　7. -　8. -　9. +　10. +　11. -　12. -
13. -　14. +　15. -　16. -　17. +　18. -　19. -　20. -　21. +　22. -　23. +
24. -　25. +　26. +　27. -　28. +　29. -　30. +

§14

临床病理学基本知识

§14.1 概　述

病理学是研究疾病发生、发展规律的一门学科，即运用现代科学方法研究疾病的病因、发病机制、经过和结局以及患病机体的形态、功能和代谢的改变，并探索其内在联系，从而阐明疾病的本质，为防治疾病提供必要的理论基础和实践依据。

病理学侧重从形态角度研究疾病，近年来随着学科的发展，采用了许多新方法、新技术，如放射自显影技术、显微分光光度技术、流式细胞学技术以及形态测量（图像分析）技术、分子生物学技术等，使研究工作得到了进一步深化，研究手段已远远超越了传统的、经典的单纯形态观察。即使如此，常规形态学方法，包括常用的大体标本观察、组织学观察、细胞学观察、超微结构观察、组织化学和细胞化学观察等，仍为最基本的研究方法。

临床病理学是病理学中最主要和最重要的部分，它包括临床活体组织检查（活检，biopsy）及尸体解剖检查（尸检，autopsy）两方面。

活检是医院病理科常规病理检验工作之一，它是指从活体采取组织标本进行病理检查，以获得对病人疾病的病理诊断。活体组织检查包括大体和光学显微镜检查，必要时进行电子显微镜、组织化学、免疫组织化学检查。它是指导临床治疗和估计预后的一种病理技术，在医疗实践中占有很重要的地位，其优点是诊断准确而细致，常常是最可靠的最后诊断。活检可在手术前、手术中和手术后进行。

术中进行采用冷冻切片或快速石蜡切片，即临床医师在手术台上等待病理诊断结果，以确定手术方案。

尸体解剖是人体死亡后进行解剖，观察病变所在部位和性质，查找死亡原因，以利于积累经验和提高医疗水平，是病理学的基本研究方法之一。尸体解剖可以全面地观察疾病过程中各器官的病理改变，结合生前一系列临床表现，得出正确的诊断，并查明死亡原因，从而验证活体诊断或临床诊断是否正确，总结经验，以提高诊疗工作的质量。通过尸检还能及时发现和确诊某些传染病、地方病、流行病，为防治措施提供依据。同时还可通过对常见病、多发病以及其他疾病的尸检，为深入研究这些疾病提供大量人体病理材料，是研究疾病的极其重要的方法和手段。一个国家尸检率的高低往往可以反映其文明进步程度，世界上不少国家尸检率达到90％以上，有的国家在法律中对尸检做了明文规定。我国的尸检率还很低，因此临床医师应关心和支持尸检工作，同时应做好舆论宣传工作，争取尸检率的提高。

§14.2　临床病理学基本知识问答

1. 病理学上所指的组织损伤是什么？

组织和细胞遭到不能耐受的有害因子刺激后，引起细胞及其间质的物质代谢、组织化学、超微结构乃至光镜和肉眼可见的异常变化，称为损伤。

2. 何谓萎缩？病理性萎缩常见有哪些类型？请各举一例说明。

萎缩是指已正常发育的实质细胞、组织或器官的体积缩小。组织与器官的萎缩除了其自身实质细胞体积缩小外，也可伴发实质细胞的数量减少。常见的病理性萎缩有：

(1) 营养不良性萎缩，如脑动脉硬化时大脑萎缩。

(2) 压迫性萎缩，如肾盂积水。

(3) 失用性萎缩，如骨折后长期固定后肌肉萎缩。

(4) 去神经性萎缩，如小儿麻痹症下肢肌萎缩。

(5) 内分泌性萎缩，如席蒙病。

3. 何谓可逆性损伤？常见的有哪些？

可逆性损伤旧称变性，是指细胞或细胞间质受损伤后，由于代谢障碍，而使细胞内或细胞间质内出现异常物质或正常物质异常蓄积的现象，通常伴有功能低下。常见有细胞水肿、脂肪变、玻璃样变、淀粉样变、黏液样变、病理性色素沉着和病理性钙化等。

4. 何谓脂肪变性？脂变常发生于哪些器官？

中性脂肪（三酯甘油）蓄积于非脂肪细胞的细胞质中称为脂肪变性。常见于心、肝、肾和骨骼肌等器官和组织。

5. 何谓细胞水肿？常见于哪些器官？原因如何？

细胞水肿又称为细胞水变性，表现为细胞肿大，细胞质内有许多细微淡红色蛋白颗粒，肉眼观察时可见脏器肿大，失去光泽，苍白混浊。常见于心、肝、肾等器官的实质细胞，多由于感染、中毒、缺氧等原因引起。

6. 何谓玻璃样变性？常见玻璃样变性有哪些类型？

玻璃样变性（简称玻变）是指细胞内或间质中出现 HE 染色为均质嗜伊红半透明状的蛋白质蓄积，称为玻璃样变。玻璃样变包括细胞内玻璃样变、血管壁玻璃样变和结缔组织玻璃样变。

7. 何谓坏死？坏死分为哪几种？

坏死是指机体（活体）局部组织或细胞死亡。常见坏死的类型有凝固性坏死、液化性坏死、纤维素样坏死和坏疽。

8. 何谓凋亡？凋亡细胞的形态和生化特征有哪些？

凋亡是由体内外某些因素触发细胞内预存的死亡程序而导致的细胞主动性死亡方式，在形态和生化特征上都有别于坏死。其形态学特征是细胞皱缩，胞质致密，核染色质边集，而后胞核裂解，胞质出现芽突并脱落，形成含核碎片和/或细胞器成分的膜包小体，称为凋亡小体，由吞噬细胞吞噬、降解。其生化特征是内切核酸酶和需钙蛋白酶活化，早期出现 $180\sim200bp$ 的 DNA 降解片段，在电泳中呈特征性的梯带状以及半胱氨酸-天冬氨酸蛋白酶和凋亡蛋白酶活性增高。

9. 何谓肉芽组织？它有哪些功能？

肉芽组织是由新生毛细血管、成纤维细胞、多少不等的炎性细胞所构成的新生结缔组织，鲜红色，质软似鲜嫩肉芽，故称肉芽组织。其主要功能包括：

（1）抗感染及保护创面。

（2）机化血凝块、坏死组织及其他异物。

（3）填补伤口及其他缺损。

10. 何谓完全再生和不完全再生？

再生组织完全保持原有组织的结构和功能称完全再生。组织缺损后，不能通过原组织的再生恢复原来的结构与功能，而由纤维结缔组织代之，称不完全再生。

11. 试述一期愈合的含义及条件。

一期愈合指较短时间内，创口（切口）完全愈合，仅留下一条线状瘢痕。其条件是：组织缺损少，创缘整齐，无感染，经黏合或缝合后能使创面对合严密。一般无菌手术伤口应该一期愈合。

12. 二期愈合的伤口与一期愈合伤口有什么不同？

二期愈合有如下特点：

（1）组织坏死多，或由于感染，继续引起明显的局部组织变性、坏死及炎症反应，只有等到感染被控制，坏死组织基本被消除后，组织再生才能开始。

（2）伤口大，只有从伤口底部及边缘长出多量的肉芽组织才能将伤口填平。

（3）愈合时间长，形成瘢痕大。

13. 何谓淤血？引起淤血的原因有哪几种？举例说明。

淤血是由于静脉血液回流受阻，血液淤积于小静脉和毛细血管内，使受影响的局部器官或组织内血液含量异常增多的现象。常见淤血的原因有：

（1）静脉血管受压：如肠套叠、妊娠子宫压迫髂静脉。

（2）静脉血管阻塞：如静脉内血栓形成，栓子栓塞。

（3）心力衰竭：如左心衰致肺淤血，右心衰致肝淤血。

14. 淤血有哪些后果？举例说明。

淤血可引起器官或组织的萎缩、变性、坏死、硬化、水肿、出血等，如肝淤血形成槟榔肝甚至淤血性肝硬化，肺淤血引起肺水肿及肺褐色硬化。

15. 何谓血栓？其形成条件如何？

在活体心脏或血管内血液凝固或血流中某些成分凝集形成的固体质块称血栓。其形成条件为：心血管内皮细胞损伤，血流状态改变和血液凝固性增加。

16. 常见血栓有哪几种？常发生于哪些部位？

（1）白色血栓：主要见于静脉血栓起始部、心脏和动脉内血栓。

（2）混合血栓：主要见于静脉及心房附壁血栓、动脉瘤内血栓。

（3）红色血栓：见于静脉血栓尾部。

（4）透明血栓：见于微循环小血管内的微血栓。

17. 何谓栓子？常见的栓子有哪些？

引起血管栓塞的异常物质称为栓子，常见栓子有：血栓栓子、脂肪栓子、空气栓子、细胞栓子、细菌栓子和羊水栓子等。

18. 何谓梗死？引起梗死的原因有哪些？

器官或局部组织由于血管阻塞、血流停止导致缺氧而发生的组织坏死称为梗死。常见梗死的原因有：血栓形成、动脉栓塞、动脉痉挛和血管受压闭塞。

19. 常见的出血性梗死部位有哪些？其形成条件如何？

常见的出血性梗死部位有肺、肠。形成出血性梗死的条件是：高度淤血，组织疏松和具有双重血液供应的脏器。

20. 简述血栓形成对机体的影响。

血栓形成对机体起着有利和不利两个方面的影响。

(1) 血栓形成是机体自动止血的防御措施，如外伤、胃及十二指肠溃疡出血，形成血栓，堵塞破口，起止血作用。

(2) 血栓形成对机体主要的危害是引起局部甚至全身性血液循环障碍，如阻塞血管、引起栓塞、导致心瓣膜变形和广泛出血。危害的严重程度与阻塞管腔的程度、阻塞血管的大小、阻塞器官的部位、阻塞发生的速度以及侧支循环建立的状况等有关。

21. 血栓本身的结局有哪些？

其结局有：①血栓软化、溶解、吸收。②机化及再通。③血栓钙化。

22. 何谓炎症？炎症的主要临床表现是什么？

炎症是具有血管系统的活体组织对损伤因子所发生的防御反应。炎症局部主要临床表现为红、肿、热、痛和局部功能障碍。在损伤因子刺激较为强烈、组织损伤较为严重的情况下，常出现不同程度的全身反应，如发热和白细胞增多等。

23. 炎症的局部基本病理变化是什么？

炎症的局部基本病理变化通常包括局部组织的变质、渗出和增生。

(1) 变质：炎症局部组织发生变性和坏死。

(2) 渗出：炎症局部组织血管内的液体、蛋白质和白细胞通过血管壁进入间质或浆膜腔或体表、黏膜表面的过程。

(3) 增生：包括实质细胞和间质细胞增生。

24. 何谓急性炎症和慢性炎症？各有何病变特征？

炎症通常可依其病程经过分为两大类：急性炎症和慢性炎症。

(1) 急性炎症：起病急骤，持续时间短，几天到 1 个月，以液体和血浆蛋白质的渗出及中性粒细胞游出为其病变特征。对各种不同的致炎因子，急性炎症反应的表现比较一致。

(2) 慢性炎症：持续时间较长，数月到数年，以巨噬细胞和淋巴细胞、浆细胞的浸润为主，伴有小血管和结缔组织增生为其特征。

25. 试述急性炎症的结局。

(1) 痊愈：大多数急性炎症能够痊愈。在炎症过程中，病因被清除，炎性渗出物和坏死组织被吸收，周围的健康细胞再生修复。如损伤组织原来的结构和功能完全恢复，为痊愈；如炎症灶坏死范围较广，则由肉芽组织修复，留下瘢痕，不能完全恢复组织原有的结构和功能。

（2）迁延不愈，转为慢性。

（3）蔓延扩散。在病人抵抗力低下或病原微生物毒力强、数量多的情况下，病原微生物可通过局部蔓延、淋巴道和血道蔓延。血道蔓延可导致毒血症、菌血症、败血症和脓毒败血症。

26. 何谓肉芽肿性炎症？常见的病因有哪些？

肉芽肿指由渗出的单核细胞和局部增生的巨噬细胞增生构成的、境界清楚的结节状病灶，直径一般在 0.5～2 mm。以肉芽肿形成为特点的特殊性慢性炎症称为肉芽肿性炎症。常见的病因有：①某些细菌感染，如结核、麻风和伤寒等。②螺旋体感染，如梅毒。③真菌和寄生虫感染，包括组织胞质菌病和血吸虫病等。④异物，如手术缝线、石棉和滑石粉等。⑤原因不明，如结节病等。

27. 何谓浆液性炎症？有何临床表现？试举例说明。

浆液性炎症以血浆渗出为其特征，含有 3%～5% 的蛋白质，其中主要为清蛋白。同时混有少量白细胞和纤维素。浆液性炎症常发生于疏松结缔组织、浆膜和黏膜等处。浆液性渗出物弥漫地浸润于组织内，局部出现明显的炎性水肿，如毒蛇咬伤、皮肤Ⅱ度烧伤时，在表皮内形成水疱。体腔的浆液性炎症造成炎性积液，如结核性胸膜炎、风湿性关节炎等。黏膜的浆液性炎症又称浆液性卡他，如感冒初期的鼻炎。

28. 何谓纤维素性炎症？临床上哪些疾病属于纤维素性炎症？

纤维素性炎症以纤维蛋白原渗出为主，继而形成纤维蛋白，即纤维素。HE 切片中可见大量红染的纤维素交织成网状，间隙中有中性粒细胞及坏死细胞的碎片。大片纤维素在镜下表现为片状、红染、质地均匀的物质，病变常发生于黏膜、浆膜和肺。发生在黏膜的纤维素性炎症有白喉、细菌性痢疾等。渗出的纤维素、白细胞和坏死的黏膜上皮常混合在一起，形成灰白色的膜状物称为伪膜，又称伪膜性炎。发生在浆膜的纤维素性炎症有纤维素性胸膜炎、纤维素性心包炎等。发生在肺的纤维素性炎症，有大叶性肺炎等。

29. 何谓化脓性炎症？化脓性炎症有哪些类型？

化脓性炎症是以中性粒细胞大量渗出为特征的炎症，常伴有不同程度的组织坏死和脓液形成，多由化脓菌引起。根据化脓性炎症发生的原因和部位的不同，可将其分为以下3类。

（1）表面化脓和积脓：表面化脓是指浆膜或黏膜组织的化脓性炎症，当发生在浆膜或胆囊、输卵管的黏膜时，脓液则在腔内蓄积，称为积脓。

（2）蜂窝织炎：疏松组织中大量中性粒细胞弥漫性浸润称为蜂窝织炎。主要由溶血性链球菌引起。

（3）脓肿：为局限性化脓性炎症，主要特征为组织发生坏死溶解，形成充满脓液的腔，称为脓肿。

30. 何谓肿瘤？肉眼应从哪些方面观察肿瘤？

肿瘤是机体的细胞异常增殖形成的新生物，常表现为局部肿块。这种异常增殖一般是克隆性的。肿瘤的形成，是在各种致瘤因素作用下，细胞生长调控发生严重紊乱的结果。肉眼应从以下几个方面观察肿瘤：肿瘤的数目和大小，肿瘤的形状，生长方式，有无包膜，肿瘤的颜色和肿瘤的质地等。

31. 何谓肿瘤的异型性？它与分化程度有什么关系？

肿瘤组织无论在细胞形态和组织结构上，都与其发源的正常组织有不同程度的差异，这种差异称为异型性（atypia）。肿瘤组织的异型性反映肿瘤组织的成熟程度，即分化程度。异型性小者，说明它和正常组织相似，肿瘤组织成熟，肿瘤组织分化程度高。相反，异型性越明显，表示肿瘤组织分化程度越低。区别这种异型性是区别肿瘤良、恶性的主要组织学依据。

32. 何谓肿瘤的结构异型性？表现在哪些方面？

肿瘤组织在空间排列方式上与相应正常组织的差异称为肿瘤的结构异型性。良性肿瘤的细胞异型性不明显，但有不同程度的结构异型性，如纤维瘤的细胞和正常纤维细胞很相似，只是其排列与正常纤维组织不同，呈编织状。恶性肿瘤的组织结构异型性明显，细胞排列紊乱，失去正常的层次和排列。

33. 恶性肿瘤细胞的异型性表现在哪些方面？

良性肿瘤细胞的异型性小，一般与其发源的正常细胞相似。恶性肿瘤细胞具有高度的异型性，表现为以下特点。

（1）恶性肿瘤细胞一般比正常细胞大。

（2）瘤细胞呈多形性，瘤细胞的大小和形态很不一致，有时出现瘤巨细胞。

（3）肿瘤细胞核体积增大，胞核与细胞质的比例（核浆比）增高。

（4）核的大小、形状和染色差别大（核的多形性），细胞核体积增大，核大小形状不一，并可出现巨核、双核、多核或奇异形核。

（5）核仁明显，体积大，数目增多。

（6）核分裂象增多，出现病理性核分裂象。

34. 肿瘤的生长方式有哪几种？

肿瘤的生长方式有下列 3 种。

（1）膨胀性生长：这是大多数良性肿瘤的生长方式，瘤细胞生长缓慢，不侵袭周围正常组织，随着肿瘤体积的逐渐增大，将四周组织推开或挤压。这样生长的肿瘤往往呈结节状，周围常有完整的包膜，与周围组织分界清楚。

（2）浸润性生长：为大多数恶性肿瘤的生长方式，瘤细胞侵入周围组织间隙、淋巴管或血管内，像树根长入泥土一样，浸润并破坏周围组织，因而肿瘤没有包膜，与临近组织无明显界限。

（3）外生性生长：发生在体表、体腔表面或管道器官表面的肿瘤常向表面生长，形成突起的乳头状、息肉状、蕈状或菜花状肿物。

35. 肿瘤的扩散有哪些途径？

（1）局部浸润和直接蔓延：随着肿瘤的不断长大，瘤细胞常常连续不断地沿着组织间隙、淋巴管、血管或神经束侵入并破坏邻近正常器官或组织继续生长，称为直接蔓延。

（2）转移：瘤细胞从原发部位侵入淋巴管、血管或体腔，被带到其他部位而继续生长，形成与原发瘤同样类型的肿瘤，此过程称为转移。常见的转移途径有淋巴道转移、血道转移、种植性转移。

36. 举例说明肿瘤的命名原则。

良性肿瘤在其来源组织名称后加一"瘤"字，如来源于纤维结缔组织的良性肿瘤称为纤维瘤，来源于腺上皮组织的良性肿瘤称为腺瘤。

恶性肿瘤一般是在其来源组织的名称后面加上"癌"或"肉瘤"。来源于上皮组织的恶性肿瘤统称为"癌"，如鳞状细胞癌。从间叶组织发生的恶性肿瘤称为肉瘤，如纤维肉瘤、横纹肌肉瘤等。

37. 试述肿瘤的分化和分化程度。

肿瘤组织在形态和功能上均可表现出与其来源的正常组织的相似之处，这种相似性称为肿瘤的分化。相似的程度称为肿瘤的分化程度，如果肿瘤的形态和功能比较接近正常组织，其分化程度就高或分化好；如果相似性较小，则说明其分化程度低或分化差；如果肿瘤完全缺乏与正常组织的相似之处，称为未分化肿瘤。

38. 列表比较良性肿瘤与恶性肿瘤的鉴别。

良性肿瘤与恶性肿瘤的鉴别

鉴别要点	良性肿瘤	恶性肿瘤
组织分化程度	分化好，异型性小，与原组织形态相似	分化不好，异型性大，与原有组织形态差别大
核分裂	无或稀少，不见病理核分裂象	多见，并可见病理核分裂象
生长速度	缓慢	较快
继发改变	很少发生坏死、出血	常发生出血、坏死、溃疡等
生长方式	膨胀性和外生性	浸润性和外生性
生长转移	不转移	可有转移
复发	很少复发	较多复发
对机体影响	小，主要为压迫和阻塞作用	较大，除压迫阻塞外还可以破坏组织引起出血、合并感染，造成恶病质

39. 何谓癌前病变？常见的癌前病变有哪些？

癌前病变是指某些本身不是恶性肿瘤，但具有发展成为恶性肿瘤潜在可能性的病变。常见的癌前病变有以下几种：大肠腺瘤、黏膜白斑、子宫颈糜烂、纤维囊性乳腺病、慢性萎缩性胃炎伴肠上皮化生、溃疡性结肠炎、皮肤慢性溃疡等。

40. 何谓原位癌？何谓上皮内瘤变？

（1）原位癌：是指病变仅见于黏膜上皮层内或皮肤表皮层内，常波及上皮的全层，但基底膜完整，无间质浸润的癌。原位癌是一种最早期癌，如能及时发现和治疗可防止其发展为浸润性癌。

（2）上皮内瘤变：是描述上皮从非典型增生到原位癌这一连续过程。将轻度和中度非典型增生分别称之为上皮内瘤变Ⅰ级和Ⅱ级，重度非典型增生和原位癌统称为上皮内瘤变Ⅲ级。

41. 列表比较癌与肉瘤的区别。

癌与肉瘤的区别

区别要点	癌	肉瘤
组织来源	上皮组织	间叶组织
发病率	较常见，约为肉瘤的9倍，多见于40岁以上的成人	较少见，大多见于青少年
大体特点	质较硬，色灰白，较干燥，颗粒状，脆而无光泽	质软，色灰红，湿润细嫩，均质，鱼肉状
组织学特点	形成癌巢，实质与间质分界清楚，纤维组织每有增生	细胞弥漫分布，实质间质分界不清，间质内血管丰富，结缔组织少
网状纤维	单个癌细胞间多无网状纤维	肉瘤细胞间多有网状纤维
转移	早期多经淋巴道转移	早期多经血道转移

42. 何谓癌肉瘤？

同一肿瘤中既有癌又有肉瘤成分者称为癌肉瘤。癌的成分可为鳞状细胞癌、移行细胞癌、腺癌、分化差的癌等；肉瘤成分可为纤维肉瘤、平滑肌肉瘤、骨肉瘤等。癌和肉瘤的成分可按不同比例混合。

43. 风湿病的基本病变分哪几期？

风湿病的基本病变可分为3个时期，即变质渗出期、增生期（又称肉芽肿期）和瘢痕期（或愈合期）。

44. 风湿性心内膜炎的主要病理改变如何？

风湿性心内膜炎主要累及心瓣膜，其中以二尖瓣最常受累（约50%），二尖瓣和主动脉瓣共同受累次之，三尖瓣受累者少，肺动脉瓣病变则极罕见。典型者在内膜闭锁缘上形成单行排列的细小赘生物。赘生物直径为1～2 mm，灰白色，半透明状，附着比较牢，一般不易脱落。赘生物系由血小板和纤维素形成的小血栓，由于小血栓呈疣状突起，故又有疣状心内膜炎之称。

45. 急性细菌性心内膜炎形成的疣赘物有什么特点？

一般较大，质地松软，灰黄或浅绿色，易脱落而形成含菌栓子，引起心、脑、肾、脾等脏器栓塞和梗死以及形成多发性栓塞性小脓肿。

46. 风湿性心脏病二尖瓣狭窄时，可以引起哪些器官的淤血性改变？

（1）心脏：左心房扩大，严重时右心室、右心房也扩大。

（2）肺脏：淤血、水肿及漏出性出血，长期慢性肺淤血可引起肺褐色硬化。

（3）大循环淤血：各脏器淤血水肿，肝脏淤血肿大。长期慢性肝淤血，可引起槟榔肝。

47. 原发性高血压最常累及哪些脏器和组织？其主要病理特点如何？

高血压病最常累及的是心脏、肾脏、脑和视网膜。心脏主要病理表现为向心性肥大，心室腔不扩张，心肌肥厚。肾脏表现为原发性颗粒性固缩肾，为双侧对称性、弥漫性病变。脑表现为脑内细小动脉硬化或破裂，出现脑萎缩、脑软化、脑出血等。视网膜细动脉硬化，血管迂曲，严重者视盘水肿，视网膜出血，视力减退。

48. 动脉粥样硬化斑块常见的继发变化有哪些？

常见的有斑块内出血、斑块破裂、血栓形成、钙化、动脉瘤形成、血管管腔狭窄等。

49. 冠状动脉粥样硬化常累及哪些动脉段？冠状动脉粥样硬化对心脏的影响如何？

冠状动脉粥样硬化以左冠状动脉前降支发病最多，其余依次为右冠状动脉主干、左冠状动脉主干或左旋支、后降支等。冠状动脉粥样硬化对心脏的影响取决于动脉管腔狭窄的程度、管腔阻塞的速度和侧支循环建立等状况，可出现心绞痛、心肌梗死等。

50. 心肌梗死常见的合并症及后果有哪些？

心肌梗死常见的合并症有心力衰竭、心脏破裂、心室壁瘤、附壁血栓形成、心源性休克、急性心包炎和心律失常等。

51. 硅沉着病的基本病变是什么？其并发症有哪些？

硅沉着病简称硅肺（旧称矽肺），其基本病变是硅结节的形成和肺组织的弥漫性纤维化。其并发症有：①肺结核病。②慢性肺源性心脏病。③肺部感染和阻塞性肺气肿。

52. 试述支气管扩张症的肉眼病变特点。

病变支气管可呈圆柱状、囊状或梭形扩张。扩张的支气管和细支气管可连续延伸至胸膜下，亦可呈节段性扩张。各种形状扩张可同时并存，由豌豆至鸡蛋大，数目多少不等。扩大的支气管腔内常含有黄色或黄绿色黏稠的脓性或血性渗出物，并常因腐败菌寄生、分解而具有臭味。支气管黏膜常因管壁平滑肌萎缩、破坏或黏膜增生肥厚而形成纵行皱襞。周围肺组织呈不同程度的萎陷、纤维化和肺气肿。

53. 试述大叶性肺炎的主要病变特点及其临床病理联系。

大叶性肺炎根据病变特点可分为 4 期：

（1）充血水肿期：肺叶肿胀，质量增加，呈暗红色，切面上可挤出带泡沫的浆液，镜下肺泡壁毛细血管显著扩张充血，肺泡腔内可见较多的浆液性渗出物。临床上可闻及捻发音或湿啰音，X 线显淡薄而均匀的阴影。

（2）红色肝样变期：病变肺叶肿胀，质量增加，色暗红，质地实变如肝，肺泡腔内充满含大量纤维蛋白和中等量红细胞的渗出物。临床上表现肺实变体征，因肺泡腔内红细胞崩解，可使痰液呈铁锈色。

（3）灰色肝样变期：此期充血消退，故病变肺由红色变为灰白色，切面干燥，颗粒状，镜下肺泡壁毛细血管受压，肺组织呈贫血状态，肺泡壁内红细胞大多溶解消失，而纤维素和中性粒细胞增多。临床特点基本上与红色肝样变期类似。

（4）溶解消散期：病变肺略带黄色，切面颗粒观消失，质地变软，挤压切面上可涌出混浊液体，镜下中性粒细胞大多变性崩解，肺泡巨噬细胞明显增多。临床上肺实变体征消失，又可闻及湿性啰音。

54. 小叶性肺炎的病变特征是什么？常见的合并症有哪些？

以细支气管为中心的肺组织化脓性炎症为本病的主要病变特征。常见的合并症有：呼吸功能不全、心功能不全、毒血症、肺脓肿、脓胸、支气管扩张症等。

55. 何谓肺气肿？有哪些基本类型？

肺气肿是末梢肺组织因含气量过多伴肺泡间隔破坏，肺组织弹性减弱，导致肺体积膨大、功能降低的一种疾病状态，是支气管和肺部疾病最常见的合并症。根据病变部位、范围和性质不同将其分为：

（1）肺泡性肺气肿：病变发生在肺腺泡内，常合并小呼吸道阻塞，也称阻塞性肺气肿。该型又可进一步分为腺泡中央型肺气肿、腺泡周围型肺气肿和全腺泡型肺气肿。

（2）间质性肺气肿：肋骨骨折，胸壁穿透伤或剧烈咳嗽引起肺内压急剧增高导致细支气管或肺泡间隔破裂，空气进入肺间质形成间质性肺气肿。

（3）其他类型肺气肿：包括瘢痕旁肺气肿、代偿性肺气肿和老年性肺气肿等。

56. 肺癌早期诊断方法有哪些？

（1）临床早期表现：肺癌早期可出现咳嗽、痰中带血等症状，但也有少数病例可全无症状。

（2）X线检查：对40岁以上居民进行X线胸片普查，是早期发现肺癌的最有效的方法。

（3）肺癌痰细胞学检查：可查出在X线下尚未形成肿块阴影的隐性肺癌，并可检出癌细胞，判断肺癌的类型。

（4）支气管镜检查：除可观察支气管情况外，还可在可疑部位采取组织作病理检查或吸其分泌物作涂片，检查癌细胞，以进一步确定诊断。

57. 肺癌的肉眼类型有哪些？

肺癌的肉眼形态多种多样，根据其位置和形态可分为3种主要类型：

（1）中央型：癌块位于肺门部，主要发生于主支气管和肺段、肺叶支气管。

（2）周边型：癌块位于肺叶的周边部，呈境界不清的结节状或球形，直径多在2～8 cm，多发生于肺段及亚肺段支气管。

（3）弥漫型：此型罕见，癌组织沿肺泡呈弥漫性浸润生长，外观呈肺炎样或呈无数小结节状密布于两肺。

58. 肺癌常见的组织学类型有哪些？

常见的镜下组织学类型有鳞状细胞癌，多由近肺门处大支气管黏膜、上皮经鳞状化生癌变而成，以低分化鳞癌居多。其次为腺癌、腺鳞癌、小细胞癌、大细胞癌和肉瘤样癌等。

59. 试述鼻咽癌的好发部位及组织学类型。

鼻咽癌最常发生于鼻咽顶部，其次为外侧壁及咽隐窝，发生于前壁者最少。原发癌占据两个部位者（如顶部和侧壁）颇多见。常见的组织学类型有分化性鳞状细胞癌（包括角化型鳞癌和非角化型鳞癌）、未分化性鳞状细胞癌（包括泡状核细胞癌和未分化鳞癌）和腺癌，以非角化型鳞癌常见。

60. 泡状核细胞癌有哪些形态特点？

泡状核细胞癌是鼻咽癌的一种特殊组织学类型，亦称大圆形细胞癌。癌巢不规则，境界不甚明显。癌细胞浆丰富，细胞界限不清楚，往往呈合体状聚集成堆。细胞核大，圆形或卵圆形，染色质少，呈空泡状，有1～2个肥大核仁，核分裂象不多见。癌细胞之间常可见淋巴细胞浸润。

61. 何谓肠上皮化生，肠上皮化生分为哪几类？有何意义？

肠上皮化生是指胃黏膜上皮被肠型腺上皮替代的现象，表现为胃黏膜中出现分泌黏液的杯状细胞，具有纹状缘的吸收上皮细胞和潘氏（Paneth）细胞。肠化生上皮中有杯状细胞和吸收上皮细胞者称完全化生，只有杯状细胞者为不完全化生。不完全化生中其氧乙酰化唾液酸阳性者为大肠型不完全化生，阴性者为小肠型不完全化生。一般认为不完全性大肠化生与肠型胃癌关系密切。

62. 慢性胃溃疡病主要镜下特点如何？常见合并症有哪些？

胃溃疡底部镜下大致由4层组织组成：渗出层、坏死层、肉芽组织层和瘢痕层。常见合并症包括幽门狭窄、穿孔、出血和癌变。

63. 病毒性肝炎常见临床病理类型有哪些？

根据病变的轻重，病毒性肝炎可分为普通型及重型两大类。在普通型中又分为急性和慢性两类。急性有急性无黄疸型和黄疸型；慢性又分为轻度、中度和重度3型。重型中又可分为急性和亚急性两种。

64. 何谓假小叶？其形态结构如何？

肝硬化时正常的肝小叶结构被破坏，广泛增生的纤维组织将原来的肝小叶分隔，包绕成大小不等、圆形或椭圆形的肝细胞团，称为假小叶。假小叶不同于正常肝小叶，假小叶内肝细胞索排列紊乱，小叶中央静脉缺如、偏位或出现两个以上的中央静脉，有时还可见被包绕进来的汇管区。

65. 何谓早期胃癌？其肉眼形态有哪几种？

癌组织浸润仅限于黏膜层及黏膜下层而未侵及肌层者，无论是否有胃周淋巴结转移均属早期胃癌。其肉眼形态可分为隆起型、表浅型和凹陷型3种。

66. 列表说明良、恶性溃疡的主要肉眼形态鉴别要点。

良性与恶性胃溃疡的肉眼形态鉴别表

鉴别要点	良性溃疡（胃溃疡）	恶性溃疡（溃疡型胃癌）
外形	圆形或椭圆形	不整形、皿状或火山口状
大小	溃疡直径一般<2cm	溃疡直径常>2cm
深度	较深	较浅
边缘	整齐、不隆起	不整齐，隆起
底部	较平坦	凹凸不平，有坏死，出血明显
周围黏膜	黏膜皱襞向溃疡集中	黏膜皱襞中断，呈结节状肥厚

67. 原发性肝癌的肉眼类型有哪些？它们与肝硬化有何关系？

肉眼类型可分为3型：

（1）巨块型：常不合并或仅合并轻度肝硬化。

（2）多结节型：最常见，通常合并肝硬化。

（3）弥漫型：常发生于肝硬化的基础上。

68. 试述前列腺增生症的病变部位及与临床表现的关系。

一般认为发病早期多在尿道黏膜下的中叶或侧叶，先是纤维肌组织增生，随后腺体增生，故病变多见于中、侧叶，尤其是中叶病变最明显。中叶隆起不仅压迫尿道，且可突入膀胱，以致尿道内口被掩盖，因此引起排尿困难。

69. 何谓脑积水？其发病机制如何？

脑室系统内脑脊液量异常增多伴脑室持续性扩张状态称为脑积水，其发生与下列两种因素有关：

（1）脑脊液循环通道发生阻塞。

（2）脑脊液产生过多或吸收障碍。

70. 何谓冷脓肿？其特点如何？

骨关节结核累及周围软组织，形成大量的干酪坏死和结核性肉芽组织，坏死物液化后在骨旁形成结核性"脓肿"，由于局部无红、肿、热、痛，故又称"冷脓肿"。

71. 流行性出血热最基本的病理变化是什么？最常累及哪些器官？

流行性出血热最基本的病变是全身性小血管损害，表现为毛细血管内皮肿胀、脱落和纤维素样坏死。全身皮肤和各脏器广泛出血，肾、肾上腺、下丘脑和垂体出血，血栓形成和坏死。右心房、右心耳内膜下大片出血为特征性病变。

72. 何谓结核球？它是怎样形成的？

结核球又称结核瘤，是一种孤立的有纤维包裹、境界分明的球形干酪样坏死灶，直径为 2～5 cm，多为 1 个，有时多个，常位于肺上叶。结核球可由浸润型肺结核转向痊愈时，干酪样坏死灶发生纤维包裹而形成；亦可由于结核空洞的引流支气管被阻塞后，空洞由干酪样坏死物质填满而成；或由多个结核病灶融合而成。

73. 结核结节的组成成分有哪些？有何意义？

典型结核结节的中央常见干酪坏死，周围有许多类上皮细胞和朗汉斯巨细胞，外围可有多少不等的淋巴细胞和成纤维细胞，此乃诊断结核病的重要依据。

74. 血吸虫虫卵结节有哪些形态特点？

急性虫卵结节肉眼观察为灰黄色，是粟粒至绿豆大（0.5～4 mm）的小结节。镜下见结节中央有 1～2 个成熟虫卵，卵壳上附有放射状嗜酸性棒状体。虫卵周围是一片无结构的颗粒状坏死物质及大量嗜酸性粒细胞浸润。因其病变类似脓肿，故又称嗜酸性脓肿。慢性虫卵结节中央为破裂变性和钙化的虫卵，其周围有类上皮细胞和异物巨细胞，外围有淋巴细胞，形态上似结核结节，故称假结核结节。最后，虫卵结节均可纤维化，形成纤维化的虫卵结节。

75. 类风湿关节炎的基本病理变化有哪些？

类风湿关节炎最常累及小关节及关节以外组织或器官的结缔组织，属于结缔组织疾病，其主要病变有以下 3 种。

（1）弥漫性或灶性淋巴细胞和浆细胞浸润，可伴淋巴滤泡形成。

（2）血管炎：血管内皮细胞增生，管腔狭窄和阻塞，血管壁纤维素样变性或纤维素样坏死，血管周围淋巴细胞及浆细胞浸润。

（3）类风湿肉芽肿：具有一定的特征性，中央为大片的纤维素样坏死，周围有呈栅状或放射状排列的增生的组织细胞包绕，其外围为增生的毛细血管及成纤维细胞。

76. 甲状腺癌有哪些组织学类型？

甲状腺癌主要有以下 4 种类型：乳头状癌、滤泡癌、髓样癌和未分化癌。

77. 简述毒性甲状腺肿的病理改变。

毒性甲状腺肿是甲状腺滤泡上皮显著增生并伴有甲状腺功能亢进的疾病。肉眼观甲状腺呈对称性肿大，一般为正常的 2～4 倍，质较软，切面灰白色，胶质含量少，牛肉样。镜下：①滤泡上皮呈高柱状，有的呈乳头状。②滤泡腔内胶质稀薄，滤泡周边胶质出现许多大小不一的吸收空泡。③间质血管丰富、充血，淋巴组织增生。

78. 乳腺癌有哪些类型？

乳腺癌形态结构十分复杂，类型很多。一般根据组织发生和形态结构将乳腺癌分为 3 大类型：

（1）导管癌：来源于乳腺导管系统，特别是末梢导管，包括导管内癌和浸润性导管癌。

（2）小叶癌：发生于小叶，包括小叶原位癌和浸润性小叶癌。

（3）特殊类型癌：如典型髓样癌、小管癌、液癌、鳞癌、顶泌汗腺癌等。

79. 试述葡萄胎的病理改变特点。

（1）肉眼观：病变局限于宫腔内，不侵入肌层。大部或全部纤细分支的绒毛水肿，形成大量成串的半透明水泡，状似葡萄，水泡大小不一，小者肉眼勉强可见，大者直径可达 1 cm 以上。

（2）镜下观：葡萄胎有 3 个特点。①绒毛因间质高度水肿而增大。②绒毛间质内血管消失，或仅见少量无功能的毛细血管。③滋养层细胞不同程度增生，并有轻度异型性。

80. 何谓宫颈上皮非典型增生？如何分级？

宫颈上皮非典型增生表现为在上皮层内出现分化较低的细胞，细胞核大深染，染色质增粗，大小不一，形态不规则，巨核、多核，核浆比例增大，核分裂象增多，病理性核分裂，细胞极性紊乱以致消失。一般根据非典型增生范围将其分为 3 级：

（1）Ⅰ级（轻度）：上述非典型增生细胞局限于上皮层下部 1/3。

（2）Ⅱ级（中度）：非典型增生占上皮层下部 1/3 至 2/3 范围。

（3）Ⅲ级（重度）：非典型增生超过全层 2/3 范围。当非典型增生累及黏膜上皮全层时，即为子宫颈原位癌。

81. 霍奇金恶性淋巴瘤有哪几种组织类型？

霍奇金淋巴瘤分为结节性淋巴细胞为主型和经典型两类。经典型又可根据肿瘤组织内肿瘤细胞成分和比例进一步分为 4 种组织类型：淋巴细胞为主型、结节硬化型、混合细胞型和淋巴细胞消减型。

82. 霍奇金恶性淋巴瘤中 Reed-Sternberg 细胞有哪些形态特点?

Reed-Sternberg 细胞（RS 细胞）是肿瘤细胞，其体积大，直径为 $15\sim45\ \mu m$，椭圆形或不规则形；胞质丰富，双色性或略嗜酸性；核大，为双核或多核，染色质常沿核膜聚集成堆，排列稀疏，核膜厚，核内有一个大的嗜酸性核仁，直径为 $3\sim4\ \mu m$；核仁边界光滑整齐，周围有一透明晕，有时可见到核仁与核膜之间有染色质细丝相连。双核的 RS 细胞的两核并列对称，均有大的嗜酸性核仁，称"镜影细胞"，这些双核和多核的 RS 细胞是诊断霍奇金恶性淋巴瘤的重要依据。

83. 试述朗格汉斯细胞组织细胞增生症的主要病理及临床特点。

朗格汉斯细胞组织细胞增生症包括急性弥漫性朗格汉斯细胞组织细胞增生症（又称 Leterer-Siwe 病）和嗜酸性肉芽肿。其共同特点是都有一种特殊类型的组织细胞即 Langerhans 细胞增生。朗格汉斯细胞类似于组织细胞，表达 HLA-DR、CD1a 和 S-100 抗原。电镜下细胞胞质中可见特征性的 Birbeck 颗粒，该颗粒为 5 层棒状结构，为两层膜夹着呈周期性横纹状的高电子密度颗粒，有时其末端扩张，呈网球拍样。该病的临床特点如下：

（1）急性弥漫性朗格汉斯细胞组织细胞增生症：多见于 2 岁以下幼儿，偶见于成人。主要病变为全身性皮疹，大多数病人肝脾和淋巴结肿大，也可引起广泛内脏和骨组织损害。

（2）嗜酸性肉芽肿：主要为骨组织内大量 Langerhans 细胞增生浸润。病变可累及任何骨，最常见的是颅骨、肋骨和股骨。有时可以多发，多发病变常见于儿童。少数情况下本病可累及皮肤和内脏。

84. 何谓猝死?常见于哪些疾病?

猝死又称急死，是指平素似乎健康的人，由于潜在性疾病或功能障碍而突然出现意外的非暴力死亡。引起猝死常见的疾病有冠心病、心肌病、心瓣膜病、动脉瘤、羊水栓塞、脑溢血、脑血管畸形破裂出血、蛛网膜下腔出血、急性出血性胰腺炎、宫外孕内出血等。

85. 列举常用的病理组织特殊染色法及其意义。

（1）Mallory 磷钨酸苏木素染色：用于区别神经纤维、横纹肌、胶原纤维等。

（2）Masson 三色染色：主要用于区别肌肉、胶原纤维、软骨、黏液等。

（3）地依红染色：可染弹力纤维、乙型肝炎病毒表面抗原等。

（4）银染色：用于染网状纤维，了解网状纤维的多少及分布，区别未分化的癌和肉瘤。

（5）苏丹Ⅲ、苏丹Ⅳ和苏丹黑染色：均为脂肪染色，证明组织中是否有脂肪，特别用于脂肪肉瘤或脂肪变性和脂质代谢障碍或含有脂质肿瘤的辅助诊断。

（6）普鲁蓝染色：可染含铁血黄素，证明组织中的色素是否含铁血黄素，组织是否有陈旧性出血。

（7）黑色素染色：证明组织中是否有黑色素，用于诊断恶性黑色素瘤，可区别含铁血黄素及福尔马林色素等。

（8）抗酸染色：用于检测结核分枝杆菌、麻风分枝杆菌等。

（9）PAS 染色：可染黏液、基底膜等，常用于染粘蛋白，证明组织的变性是否黏液变性，肿瘤组织中是否有黏液，也可染基膜样物等。

（10）VG染色：可用于区别胶原纤维、神经纤维、平滑肌纤维等。

§14.3 临床病理学基本技能训练

一、活体组织检查

【活检标本来源】

1. 小块活体组织：通过手术或穿刺取得的小块组织，送病理检查。如身体某处包块或肿大的淋巴结活检，肝脏穿刺、肾脏穿刺、乳腺包块穿刺、前列腺穿刺活检等。

2. 内镜活体组织：如胃镜、结肠镜、纤维支气管镜检查时，从病变部位夹取少量组织检查。

3. 细胞学检查：包括各种体液如痰、尿、胸腔积液、腹水等，进行脱落细胞学检查，主要是检查肿瘤细胞，也可做穿刺液涂片或组织印片，进行细胞学诊断。

4. 手术切除标本：如手术切除的阑尾、胆囊、肝叶、乳腺、肾、胃、癌的手术标本以及截断的肢体等。检查此类标本，大多是为了进一步明确病变的性质、类型和范围。如果是恶性肿瘤，还需了解有无转移及其扩散程度。

【注意事项】

1. 为了达到活检诊断的准确、及时，临床医师与病理医师之间的密切配合是非常重要的。病理医师必须对病人临床表现、手术所见以及其他临床资料有全面了解，才可能结合局部病变的观察，进行正确诊断。因此要求临床医生做到下列几点：

（1）仔细、全面、正确地填写好病理送检单。如年龄、性别、病史、手术所见，各项临床检查、诊断及特殊要求等。如为妇科病人，需填写月经史、生产史及近年来服药情况。

（2）取材准确。取材部位最好是肿瘤与正常组织交界处，勿切取坏死组织，取材时还应避免挤压。标本适量，如过少或组织取材过浅均会造成病理制片和诊断的困难，甚至得不出肯定的结论。

（3）活检标本常规使用10％甲醛溶液固定。如有特殊要求则采取特殊固定液，如电子显微镜检查要用戊二醛固定液，染糖原要用乙醇固定等。固定液量一般是组织的4～5倍，装标本的瓶口应比标本大。

（4）送检标本瓶一定要贴好姓名、取材部位的标签，以免差错。

2. 活检取材时应注意的问题：

（1）注意组织是否已固定好，如大标本未固定好则切开再固定。

（2）切组织时做到"三对"、"三查"，即对姓名、对病理号、对组织（如遇到组织不对或姓名不对，应在病理单上注明或与有关方面联系查清后再取材）；查标本取自何处、查临床医师的诊断及查特殊要求。

（3）小组织如支气管镜活检、胃黏膜活检或细针穿刺等组织，一定要用滤纸或纱布包好，以免制片过程丢失。

（4）取材时要尽量保持标本完整，不同部位均要取材制片，特别要注意取病变与正常组织交界处，避免取坏死组织。

（5）取组织块一般 1.5 cm×1.5 cm×0.3 cm 左右，如遇胃肠组织、囊肿或胆囊等应切成细条组织进行制片。

（6）骨组织或钙化组织要经脱钙后才能取材。

【诊断报告】

并非所有的送检标本均可得到确切的病理诊断，其原因是所送检的材料无代表性或病变处于早期阶段其特征性尚未完全表现出来，或有些疾病在形态学上特征不突出等。病理医师只能实事求是，根据病理材料客观地做出诊断，既不能诊断过头，也不能诊断不足。根据病理材料对病理诊断的支持程度一般采用以下几种不同层次的诊断：

1. 病变具有明确的形态特征，直接做出诊断，如鼻咽低分化鳞状细胞癌、喉结核。

2. 病变的特征虽指向某种疾病，但尚无十足的把握，则在诊断病名前冠以"考虑"或"可能"等字样。如支窥活检组织中见到很多深染挤压的细胞条索，但异型性明显的小细胞很少，则诊断：考虑为小细胞未分化癌。病变性质能肯定但分型尚无把握，也常如此，如肺癌，诊断为腺癌可能性大。

3. 病变虽有一定的特征，但可供诊断的组织太少，难以完全肯定诊断时，常在诊断病名前加上"疑为"或"高度疑为"字样。这种情况在各种内镜检查和针吸活检标本中较多，若经深切组织蜡块后仍不能肯定诊断，则需重新取材才能进一步肯定诊断。

4. 送检组织无诊断特异性或某些疾病本身在活检诊断中无特征性，而其组织形态与临床诊断相符，则常在病名前冠以"符合"等字样。

5. 送检材料的材料中仅见某疾病的部分特征，诊断依据尚不足，既不能肯定，也不能否定临床诊断时，则可写明"不能排除"或仅作镜下描述，以供参考。例如增生的淋巴组织，不能排除恶性淋巴瘤。对非明确的诊断，一般需进一步确诊。

6. 特殊情况或必要时，在病理诊断书中可另加附注说明，包括对病变的进一步解释，对临床提出某些要求和建议等。如（颈）淋巴结转移性乳头状腺癌。建议临床检查甲状腺、腮腺等部位。

【问答】

简述病理诊断的种类。

（1）细胞学病理诊断：主要是通过对人体病变部位脱落、刮取及穿刺抽取的细胞形态和性质的观察，对某些疾病进行诊断，当前主要用于肿瘤的诊断。

（2）组织学病理诊断：是病理诊断中最重要的部分，常常是最后的诊断。其依赖于对活检组织或手术标本的肉眼及光学显微镜观察，通过对病变组织及细胞形态的分析和识别，对各种疾病进行诊断。

（3）手术中病理诊断：包括手术中的冷冻切片，快速石蜡切片和细胞学诊断。术中的病理诊断主要适用于：①确定病变性质。②了解恶性肿瘤浸润及扩散的情况。③确定所取的标本是否含有足够做出诊断的组织。

二、尸体解剖

必须事先征得死者家属同意或经组织程序批准后，方可进行尸体解剖。尸检前首先准备必要的解剖器械和消毒设备，剖验者应先阅读送检单和病历摘要，了解病人姓名、性别、年龄、患病和死亡经过、临床诊断以及临床医师要求解决的问题等，以便在剖验时心中有数，解剖时有所侧重。尸检中，对脏器大小、质量等数据以及肉眼所见的病变描述，均需当场记录备忘，必要时摄影、摄像。尸检结束后必须作详细的记录及诊断，包括临时尸解报告，尸体解剖记录，显微镜观察描述，正式的尸检病理诊断报告等。

【操作步骤】

1. 体表及一般状态的检查：包括身高、体重、发育生长和营养状态及有无畸形。观察尸冷、尸僵、尸斑、角膜混浊及尸体腐败现象。检查皮肤色泽、有无溃疡、出血、外伤。检查五官有无出血及异常液体流出，瞳孔是否等大等圆。检查甲状腺是否肿大，气管是否偏移。检查有无静脉怒张，浅表淋巴结是否肿大，外生殖器是否正常，肛门是否有异常物流出等。

2. 胸腹腔检查：用直线或 T 形切开法打开胸腹腔。直线法是自下颌正中点切入，沿胸腹正中线、绕脐凹切开直达耻骨上沿。T 形切开法的横线是自一侧肩峰沿锁骨、胸骨柄到另一侧肩峰；直线是从胸骨柄起，沿正中线、绕脐凹，止于耻骨上沿。T 形法因不破坏颈部皮肤，便于保持尸容完整，比较常用。

（1）腹腔：注意各器官位置是否正常，各器官有无穿孔，器官间有无粘连。有无腹水和出血，如有则须计量。若为女性还需检查盆腔情况。

（2）胸腔：首先检查有无气胸，可将胸部皮肤提起成袋状，其内注满水，在水下刺破胸壁，若有气泡逸出，则有张力性气胸。注意胸膜是否增厚，有无胸腔积液。检查纵隔有无肿块和肿大淋巴结。检查心脏的位置和外形，注意心包腔内心包液是否增多，增多时需计量。

3. 取出颈部和胸腹腔器官：取出方法有两种，一种为全部一次性取出，即从上至下将颈部器官分离，将横膈全部离断，再将腹股沟深部的大血管和神经离断，然后离断直肠（及子宫、阴道）和后尿道周围软组织，最后从内沿耻骨下方切断。从舌到直肠末端将全部器官搜出。另一种为分器官取出和检查，即按系统分别将各器官逐个取出并检查。

4. 颅内检查：检查头皮外表有无病变和外伤后，沿两侧乳突连线切开皮肤、皮下组织，将头皮前后翻转，切断两侧颞肌，从眶上沿 4 cm 经颞凹至枕隆突锯开颅骨。沿锯线将硬脑膜剪断并向正中翻转，割开大脑镰附着并向后拉，暴露大脑半球。轻抬大脑前部，依次剪断各神经、血管和小脑幕、脊髓，取出脑组织。将脑组织悬吊于固定液中固定 7~10 日后，然后切脑检查。

5. 各器官检查：将取出的各脏器自上而下检查。首先测量各脏器大小、重量和检查外观。腔管状脏器（食管、胃、胆囊、大小肠、子宫等）沿长轴剪开或切开，注意有无溃疡、肿瘤及出血等。实质性脏器（甲状腺、肾上腺、胸腺、肺、肝、脾、胰腺、肾等）沿脏器向器官门部做多个切面，观察有无病变。心脏的打开按血流方向进行，先从下腔静脉剪开右心房，然后沿右心室右缘剪至心尖，距心室中隔1 cm剪开右心室前壁及肺动脉。剪开左右两对肺静脉，观察左心房，穿过二尖瓣至心尖切开，沿左心室左沿切开左心室壁，然后沿室中隔前缘向上剪至主动脉。此时心脏已全部打开。检查各房室情况，测量各瓣膜周径及各房室肌厚度。大脑检查通常是从额叶向后隔1 cm左右做额状切面，逐面两侧对比检查。小脑和脑干做类似切面，但间隔较小，为5~7 mm。

6. 尸检结束后，缝合切口，尽可能保持尸容完好。

【尸检报告】

尸检后，对各脏器均按常规取材、固定、切片，进行组织病理学检查，然后进行综合分析，发出尸体解剖报告书。尸检报告书主要包括以下内容。

（1）主要病症：指引起死亡的主要疾病。

（2）死亡原因：指直接致死原因。

（3）解剖诊断：包括全身各脏器的大体及组织病理学诊断。按主要病变、次要病变依次排序。

（4）遇复杂病例时需组织讨论，分析疾病发生、发展及死因。

（5）对疑难病例、死因不明病例、罕见病例或临床误诊病例等，均可组织临床病理讨论会，以利取得经验，提高诊断水平。

三、病理制片技术

病理制片包括常规制片和特殊制片，临床大量使用的是常规制片技术。

常规切片指石蜡包埋、苏木素-伊红（HE）染色的组织切片，是诊断病理学最重要和最基本的方法。即使有新的现代病理诊断技术不断问世，常规切片也是其重要基础。常规切片的优劣直接影响诊断的准确性，只有在优质切片的基础上才可能做出正确的诊断，其重要意义不言而喻。现将常规制片技术介绍如下。

【操作步骤】

1. 补充固定：若标本未完全固定好，应加以补充固定。

2. 脱水：固定好的标本经流水冲洗后，置入70％、80％、95％Ⅰ、95％Ⅱ、100％Ⅰ、100％Ⅱ的乙醇中逐级脱水，时间各为1~3小时。

3. 透明：脱水后的标本入二甲苯Ⅰ和二甲苯Ⅱ各30~60分钟透明。

4. 浸蜡：透明后的标本置入已溶解的石蜡内2或3次，整个过程3~4小时。

5. 包埋：将浸蜡后的标本放入包埋框内，倾入溶解的石蜡将组织包埋，待石蜡凝固后，将石蜡块周边修切整齐。

6. 切片：将石蜡组织块放入冰箱内冷冻片刻以增加石蜡块硬度，然后固定在切片机上进行修整，直至组织最大切片暴露时，即可开始切片。注意按需要调整切片厚度。

7. 贴附：将切好的切片放入50％的乙醇中展开，然后置入温水（约45 ℃）中进一步展开。若有细小皱褶，可用眼科弯镊将其轻轻撑开。选择完整、无皱褶、较薄的组织片贴附在玻片上，将玻片置60 ℃烤箱中烘烤30分钟以上。

8. 染色：

（1）脱蜡：将切片置入二甲苯10分钟×2次，继之置入无水乙醇、95％乙醇、70％乙醇2分钟各1次，然后用自来水、蒸馏水洗片刻。

（2）染色：将脱水脱蜡后的切片置于苏木素染液浸染2～15分钟，水洗片刻；然后置1％盐酸分化3～5秒，水洗片刻；置碳酸锂饱和水溶液内1分钟，流水洗10分钟以上，最后用1％酸性伊红染液浸染1～3分钟。

（3）脱水、透明和封固：将染色后的切片置于70％、95％、无水乙醇Ⅰ和无水乙醇Ⅱ中各1～2分钟，将切片烘干或用电吹风吹干，中性树胶封片，粘贴标签。

9. 结果：胞核呈蓝色，胞质淡红色，结缔组织鲜红色，肌纤维深红色，红细胞橙红色。

【操作须知】

1. 标本的固定必须及时和充分，否则影响切片质量。

2. 标本脱水、透明过程既要充分又要防止过度，两者均能造成切片困难。

3. 包埋时要注意蜡和组织的温度相对一致，温差太大时易造成组织与蜡块出现裂隙。避免夹取组织的镊子温度过高，否则易灼坏组织。

4. 切片刀要锋利，刀的角度要合适。切片时用力要均匀一致，不宜过重过猛，也不宜过快，以免造成厚薄不均的现象。

5. 染色液的配制要准确，染色各步骤的时间仅供参考，还需根据具体情况如温度、湿度和染色液使用时间长短等调整。

6. 盐酸分化是染色的关键步骤之一，时间很短，需摸索出最佳时间。

7. 切片封固时，树胶的浓度和量均要适中，既要避免过量而溢出，又要避免不足没有封到。同时要注意避免产生气泡，以免影响对切片的观察。

【问答】

1. 病理与切片组织固定的目的和注意事项有哪些？

固定的目的在于：①保持细胞与生活时的形态相似。②可以防止组织自溶和细菌性腐败，能沉淀或凝固细胞内的物质，使其保持与组织在生活时相仿的成分。固定组织时，标本应尽可能新鲜，固定得愈及时愈好。另应使用足量的固定液，一般不少于组织块总体积的4倍。固定的容器不宜过小，防止组织与容器粘贴，以避免固定不良现象的发生。

2. 简述病理切片染色中常出现的问题及纠正的办法。

（1）染色不匀：常因脱蜡不干净和组织固定不好而造成。应延长脱蜡时间，更换脱蜡溶剂。另外切片厚薄不均，分化不当也能引起染色不均，应针对问题进行处理。

（2）切片模糊不清：造成此种情况的原因主要是组织脱水透明不够，应倒回去重新脱水透明。也有的是由于组织固定不及时，组织变性，结果组织结构一片模糊，无法补救。

（3）染色失常：染料质量低劣或配制失常，染色和分化不适当，染液失效等原因，均可造成染色失常。应重新配制染液或者重染切片。

§14.4 临床病理学自测试题（附参考答案）

§14.4.1 临床病理学自测试题一

一、选择题

【A 型题】

1. 死亡细胞变为嗜酸性，核细微结构消失，但细胞和组织结构的轮廓仍存在，称为　　（　　）

A. 坏疽性坏死　　B. 液化性坏死　　C. 干酪性坏死　　D. 脂肪坏死　　E. 凝固性坏死

2. 一种成熟组织或细胞转变为另一种同类型组织或细胞的过程称为　　（　　）

A. 间变　　B. 发育异常　　C. 增生　　D. 化生　　E. 恶变

3. 判断组织或细胞是否坏死的主要标志是　　（　　）

A. 胞质改变　　B. 胞核改变　　C. 细胞间质改变　　D. 细胞膜改变　　E. 细胞器改变

4. 慢性消耗性疾病首先发生萎缩的组织是　　（　　）

A. 上皮组织　　B. 结缔组织　　C. 脂肪组织　　D. 肌肉组织　　E. 神经组织

5. 骨折愈合的基础是　　（　　）

A. 骨组织再生　　B. 骨膜细胞增生　　C. 血肿形成　　D. 肉芽组织增生　　E. 改建

6. 下述哪种情况不属于化生　　（　　）

A. 柱状上皮改变为移行上皮　　B. 移行上皮改变为鳞状上皮　　C. 胃黏膜上皮改变为肠上皮
D. 成纤维细胞（纤维母细胞）变为骨母细胞　　E. 成纤维细胞变为纤维细胞

7. 右心衰时肝脏可能发生　　（　　）

A. 槟榔肝　　B. 肝细胞空泡变性　　C. 肝出血性梗死　　D. 肝贫血性梗死　　E. 肝细胞坏死

8. 下列哪一项是肺棕色硬化的原因　　（　　）

A. 左心衰竭　　B. 右心衰竭　　C. 硅沉着病　　D. 肺纤维组织增生　　E. 肺结核

9. 弥散性血管内凝血（DIC）指的是　　（　　）

A. 心、肝、肾等重要器官中有较多的血栓形成　　B. 全身小动脉内有广泛性的血栓形成　　C. 全身小静脉内有广泛性的血栓形成　　D. 小动脉和小静脉内均有广泛性的血栓形成　　E. 微循环内有广泛的微血栓形成

10. 血栓形成是指　　（　　）

A. 血液成分凝固形成固体质块的过程　　B. 心血管内血液成分凝固形成固体质块的过程　　C. 在活体组织内血液成分凝固形成固体质块的过程　　D. 活体组织内红细胞发生凝固形成固体质块的过程
E. 在活体心血管内血液成分发生析出凝集或凝固形成固体质块的过程

11. 股静脉内血栓脱落引起栓塞，下列哪一项是不正确的　　（　　）

A. 大多数栓塞于肺　　B. 都发生出血性梗死　　C. 如栓塞于肺动脉主干常引起猝死　　D. 伴左心衰时一定发生相应部位的梗死　　E. 如有心间隔缺损亦可栓塞于脑

12. 炎症的基本病变是 （   ）

A. 组织细胞的变性坏死　　B. 组织的炎性充血和水肿　　C. 红、肿、热、痛，功能障碍

D. 变质、渗出、增生　　E. 周围血液中的细胞增多和白细胞浸润

13. 细菌性痢疾通常是属于哪一类炎症 （   ）

A. 纤维素性炎症　　B. 化脓性炎症　　C. 卡他性炎症　　D. 浆液性炎症　　E. 出血性炎症

14. 下列哪一种不属于肉芽肿性病变 （   ）

A. 伤寒小结　　B. 结核结节　　C. 假结核结节　　D. 含铁小结　　E. 矽结节

15. 接触石棉与下列哪种肿瘤关系最密切 （   ）

A. 肺癌　　B. 皮肤癌　　C. 恶性黑色素瘤　　D. 肝癌　　E. 恶性间皮瘤

16. 肿瘤血管新生（Angiogenesis）与下列肿瘤的哪一种特性关系最不密切 （   ）

A. 生长　　B. 异型性　　C. 浸润　　D. 转移　　E. 休眠

17. 胃癌不可能直接种植到 （   ）

A. 腹膜　　B. 肾脏　　C. 卵巢　　D. 子宫　　E. 大网膜

18. 肺转移性肝癌指的是 （   ）

A. 肺癌转移至肝　　B. 肝癌转移至肺　　C. 肝癌和肺癌同时转移至其他处　　D. 其他处的癌转移至肝和肺　　E. 肝癌和肺癌互相转移

19. 下列哪一项不属于霍奇金淋巴瘤的组织学分型 （   ）

A. 淋巴细胞为主型　　B. 结节硬化型　　C. 多形细胞型　　D. 淋巴细胞消减型　　E. 混合细胞型

20. 冠状动脉粥样硬化性心脏病心肌梗死最常发生的部位是 （   ）

A. 左室侧壁　　B. 左室后壁底部及室间隔后 1/3 部分　　C. 左室前壁及室间隔前 2/3 部分

D. 左室后壁　　E. 右室前壁及室间隔前 2/3 部分

21. 代偿性高血压心脏病的特点是 （   ）

A. 左室扩张　　B. 左室（向心性）肥大　　C. 肉柱变扁　　D. 心肌弥漫性纤维化　　E. 心脏弥漫性肥大

22. 典型的阿少夫结节不包括 （   ）

A. 阿少夫细胞（风湿细胞）　　B. 泡沫细胞　　C. 纤维素样坏死　　D. 成纤维细胞　　E. 淋巴细胞

23. 心室壁瘤指的是 （   ）

A. 心壁原发性肿瘤　　B. 心壁转移瘤　　C. 心壁陈旧性梗死　　D. 心壁全层梗死　　E. 高血压的并发症

24. 马氏斑（Mccallum 马氏斑）位于 （   ）

A. 右心房　　B. 左心房　　C. 右心室　　D. 左心室　　E. 室间隔

25. 小叶性肺炎的病变多为 （   ）

A. 纤维素性炎症　　B. 浆液性炎症　　C. 化脓性炎症　　D. 出血性炎症　　E. 卡他性炎症

【X 型题】

26. 慢性支气管炎可导致

A. 支气管扩张症　　B. 肺气肿　　C. 支气管狭窄　　D. 肺癌　　E. 肺出血性梗死

27. 慢性萎缩性胃炎的病变特点是 （   ）

A. 腺体减少并有囊性扩张　　B. 肠上皮化生　　C. 黏膜固有层内淋巴、浆细胞浸润　　D. 胃穿

孔　　E. 并发幽门瘢痕形成

28. 阴道结节可见于 （　　）

A. 绒毛膜上皮癌　　B. 良性葡萄胎　　C. 恶性葡萄胎　　D. 正常妊娠　　E. 子宫颈癌

29. 脑软化灶形成可见于 （　　）

A. 脑栓塞　　B. 流脑　　C. 乙型脑炎　　D. 脑血吸虫病　　E. 脑胶细胞质瘤

30. 新月体的成分有 （　　）

A. 壁层上皮细胞　　B. 纤维素　　C. 中性粒细胞　　D. 内皮细胞　　E. 系膜间质细胞

二、填空题

1. 肺源性心脏病的原因与下列疾病有关：＿＿＿＿＿，＿＿＿＿＿和＿＿＿＿＿。

2. 非毒性甲状腺肿的病理变化，按其发展过程依次分为＿＿＿＿＿、＿＿＿＿＿和＿＿＿＿＿3个时期。

3. 胃溃疡底部镜下结构依次由＿＿＿＿＿、＿＿＿＿＿、＿＿＿＿＿和＿＿＿＿＿4层构成。

4. 乙型脑炎镜下病理变化可有以下几种改变：＿＿＿＿＿、＿＿＿＿＿、＿＿＿＿＿、＿＿＿＿＿。

5. 肺原发综合征由＿＿＿＿＿、＿＿＿＿＿和＿＿＿＿＿组成。

6. 根据肠道炎症特征、全身变化和临床经过的不同，细菌性痢疾可分为＿＿＿＿＿、＿＿＿＿＿和＿＿＿＿＿。

7. 伤寒病时，以回肠淋巴组织改变最为明显，按其病变自然发展过程，依次可分为＿＿＿＿＿、＿＿＿＿＿、＿＿＿＿＿和＿＿＿＿＿4期。

8. 在不同的炎症中，巨噬细胞可转化为＿＿＿＿＿、＿＿＿＿＿、＿＿＿＿＿、＿＿＿＿＿、＿＿＿＿＿等细胞。

9. 高血压病常见的致死原因是＿＿＿＿＿、＿＿＿＿＿和＿＿＿＿＿。

10. 骨折愈合过程依次为＿＿＿＿＿、＿＿＿＿＿、＿＿＿＿＿和＿＿＿＿＿。

11. 急性肾炎综合征包括＿＿＿＿＿、＿＿＿＿＿、＿＿＿＿＿、＿＿＿＿＿等临床表现。

12. 根据病变特点，急性肾小球肾炎是＿＿＿＿＿炎症，肾盂肾炎是＿＿＿＿＿炎症，乙型脑炎是＿＿＿＿＿炎症，脓肿是＿＿＿＿＿炎症，风湿病是＿＿＿＿＿炎症，伤寒是＿＿＿＿＿炎症，阿米巴是＿＿＿＿＿炎症，杆菌性痢疾是＿＿＿＿＿炎症，病毒性肝炎是＿＿＿＿＿炎症。

13. 苏丹Ⅳ染色可以证明＿＿＿＿＿存在。

14. 甲状腺功能低下发生在婴幼儿期，表现为＿＿＿＿＿；发生在成人时，表现为＿＿＿＿＿。

15. 骨软骨瘤肉眼的3层结构是＿＿＿＿＿、＿＿＿＿＿和＿＿＿＿＿。

三、判断题

1. 癌是所有肉瘤的统称。 （　　）

2. 正常细胞与肿瘤细胞在超微结构上没有质的差别。 （　　）

3. 原发性肝细胞癌仅指肝脏组织本身肝细胞发生的恶性肿瘤。 （　　）

4. 二尖瓣狭窄也可引起左、右房室的扩大、肥大。 （　　）

5. 坏死细胞核的改变可为核浓缩、核分裂、核溶解。 （　　）

6. 胃肠道淤血时，可致腺体分泌增多，消化功能增强。 （　　）

7. 癌珠就是角化物质。 （　　）

8. 结核结节与假结核结节的区别是前者有干酪样坏死物质。 （　　）

9. 急性肾小球肾炎是由溶血性链球菌引起的增生性炎症。 （　　）

10. 宫颈原位癌累及腺体仍属原位癌。 （　　）

一、选择题

1. E 2. D 3. B 4. C 5. B 6. E 7. A 8. A 9. E 10. E 11. B 12. D 13. A
14. D 15. E 16. B 17. B 18. B 19. C 20. C 21. B 22. B 23. E 24. B 25. C
26. ABC 27. ABC 28. ACE 29. ACE 30. ABC

二、填空题

1. 肺脏病变　胸廓畸形　肺血管病变
2. 增生期　胶质储积期　结节期
3. 渗出层　坏死层　肉芽组织　瘢痕层
4. 小血管周围有多数淋巴细胞呈围管性浸润　神经细胞变性坏死而出现卫星现象和神经细胞被吞噬现象　软化灶形成　胶质细胞增生
5. 肺原发病灶　肺内淋巴管炎　支气管淋巴结核
6. 急性痢疾　慢性痢疾　中毒性痢疾
7. 髓样肿胀期　坏死期　溃疡期　愈合期
8. 上皮样细胞　风湿细胞　朗汉斯巨细胞　伤寒细胞　麻风细胞　心衰细胞
9. 脑出血　心力衰竭　肾衰竭
10. 血肿形成　纤维性骨痂　骨性骨痂形成　骨痂改建或再塑
11. 血尿　蛋白尿　水肿　高血压　水钠潴留　少尿
12. 增生性　化脓性　变质性　化脓性　变态反应性　增生性　变质性　纤维素性　变质性
13. 脂滴
14. 克汀病　黏液水肿
15. 软骨膜　软骨帽　肿瘤的主体

三、判断题

1. － 2. － 3. － 4. － 5. － 6. － 7. ＋ 8. ＋ 9. － 10. ＋

§14.4.2　临床病理学自测试题二

一、选择题

【A型题】

1. 肺癌最常见的形态学类型是 （　）
A. 腺样囊腺癌　B. 巨细胞癌　C. 鳞状细胞癌　D. 腺癌　E. 未分化癌

2. 肺瘢痕癌常见的组织学类型是 （　）
A. 鳞状细胞癌　B. 小细胞未分化癌　C. 巨细胞癌　D. 黏液表皮样癌　E. 腺癌

3. 大叶性肺炎咯铁锈色痰出现在 （　）
A. 充血水肿期　B. 红色肝变期　C. 灰色肝变期　D. 溶解消散期　E. 恢复期

4. 肺透明膜经常见于 （　）
A. 新生儿疾病　B. 尿毒症　C. 肺淀粉样变　D. 支气管哮喘　E. 休克肺

585

5. 下列器官若发生增生，哪一个不受激素作用 （　）

A. 甲状腺　　B. 肾上腺　　C. 唾液腺　　D. 前列腺　　E. 乳腺

6. 革囊胃是指 （　）

A. 胃溃疡广泛瘢痕形成　　B. 胃癌伴胃扩张　　C. 胃黏液癌　　D. 胃癌弥漫浸润型　　E. 范围较大的溃疡型胃癌

7. 除哪一项外，下列都是病毒性肝炎的变性改变 （　）

A. 气球样变　　B. 嗜酸性变　　C. 脂肪变性　　D. 胞质疏松化　　E. 混浊肿胀

8. 下列哪一个不是门脉性肝硬化的特点 （　）

A. 再生结节大小一致　　B. 结节之间有细薄的纤维间隔　　C. 肝细胞脂肪变性　　D. 不同程度的慢性炎症　　E. 小胆管明显减少

9. 恶性淋巴瘤是 （　）

A. 发生于淋巴结的恶性肿瘤　　B. 发生于骨髓原始造血细胞的恶性肿瘤　　C. 主要是淋巴结反应性增生形成的肉芽肿　　D. 主要是淋巴窦上皮反应性增生形成的恶性肉芽肿　　E. 原发于淋巴结和结外淋巴组织的恶性肿瘤

10. 蕈样真菌病是一种 （　）

A. 由真菌引起的皮肤化脓性炎症　　B. 原因不明的非特异性炎症　　C. 由真菌引起的变态反应性疾病　　D. 发生于皮肤的一种淋巴瘤　　E. 蕈状隆起的皮肤病并真菌感染

11. 急性增生性肾小球肾炎时增生最显著的细胞是 （　）

A. 纤维细胞　　B. 肾小球血管内皮细胞　　C. 肾小球脏层上皮细胞　　D. 肾小球壁层上皮细胞　　E. 肾小球血管间质细胞

12. 电镜下，基膜增厚呈现虫蚀状结构的肾炎是 （　）

A. 急性肾小球肾炎　　B. 快速进行性肾小球肾炎　　C. 膜性肾小球　　D. 肾盂肾炎　　E. 膜性增生性肾小球肾炎

13. 子宫颈原位癌累及腺体是指 （　）

A. 子宫腺体发生的原位癌　　B. 子宫颈表面发生的原位癌　　C. 子宫颈原位癌突破基膜，浸润至腺体　　D. 子宫原位癌延伸至腺体，基膜未突破　　E. 早期浸润癌

14. Krukenberg 瘤是指 （　）

A. 卵巢囊腺癌有恶变　　B. 卵巢的转移性黏液癌　　C. 胃弥漫浸润性黏液癌　　D. 卵巢腺癌伴广泛转移　　E. 卵巢恶性畸胎瘤累及盆腔

15. 下列哪一项不是葡萄胎镜下特征 （　）

A. 绒毛间质内血管扩张充血　　B. 绒毛间质高度水肿　　C. 绒毛间质血管消失　　D. 绒毛膜的滋养细胞增生　　E. 绒毛膜滋养细胞可不同程度的非典型性

16. 绿色瘤是 （　）

A. 胆管上皮癌因淤胆所致　　B. 原发性肝细胞癌转移到皮下，分泌胆汁所致　　C. 原始粒细胞在骨组织、骨膜下或软组织中浸润，聚集成肿块　　D. 绒毛膜癌阴道转移性结节　　E. 血管肉瘤出血，产生胆绿蛋白所致

17. 除哪一项外 **APUD** 细胞与下列肿瘤发生有关 （　）

A. 胰岛细胞瘤　　B. 甲状腺髓样癌　　C. 乳腺髓样癌　　D. 肾上腺髓质肿瘤　　E. 肺燕麦细胞癌

18. 下列哪一种真菌易于感染脑组织 （　）

A. 芽生菌　　B. 组织胞浆菌　　C. 毛霉真菌　　D. 隐球菌　　E. 放线菌

19. 流行性脑脊髓膜炎的特征性病变是 （　）

A. 硬脑膜中性粒细胞浸润　　B. 蛛网膜下隙有大量单核细胞及细菌　　C. 蛛网膜下隙和脑实质内有大量淋巴细胞　　D. 蛛网膜下隙有大量中性粒细胞及细菌　　E. 硬脑膜有大量单核细胞浸润

20. 下列哪一项不是 Ewing（尤文）肉瘤的特征 （　）

A. 骨的原发恶性肿瘤　　B. 细胞来源尚不清楚　　C. 30 岁以后罕见　　D. 可形成骨样组织及骨组织　　E. 瘤细胞小，几乎没有胞质

21. 乙型脑炎的特征性病变是 （　）

A. 硬脑膜中性粒细胞浸润　　B. 蛛网膜下隙有大量单核细胞　　C. 脑实质内软化灶形成　　D. 蛛网膜下隙大量中性粒细胞浸润　　E. 硬脑膜有大量单核细胞浸润

22. 下列除哪一种以外，其余都属于肿瘤组织的继发性病变 （　）

A. 玻璃样变　　B. 恶性变　　C. 囊性变　　D. 黏液变　　E. 钙化

23. 电子显微镜下显示肾小球基膜与内皮细胞之间有电子致密的沉积物，考虑为 （　）

A. 急性增生性肾小球肾炎　　B. 快速进行性肾小球肾炎　　C. 膜性肾小球肾炎　　D. 膜性增生性肾小球肾炎（Ⅰ型）　　E. 膜性增生性肾小球肾炎（Ⅱ型）

24. 尖锐湿疣的病因是 （　）

A. HPV 感染　　B. HSV 感染　　C. CMV 感染　　D. 衣原体感染　　E. 细菌感染

25. 确诊含铁血黄素的染色方法是 （　）

A. 阿尔辛蓝染色　　B. 普鲁蓝染色　　C. PAS 染色　　D. 甲基紫染色　　E. HE 染色

【X 型题】

26. 鼻咽癌的特点是 （　）

A. 早期鼻咽部就有明显肿块　　B. 以低分化鳞癌最多见　　C. 往往早期发生淋巴道转移　　D. 涕血　　E. 头痛、耳鸣

27. 胃溃疡病的镜下所见有 （　）

A. 炎性渗出物　　B. 坏死组织　　C. 肉芽组织　　D. 瘢痕组织　　E. 黏膜上皮不典型增生

28. 阿米巴滋养体所引起的组织坏死为 （　）

A. 凝固性坏死　　B. 干酪样坏死　　C. 纤维素样坏死　　D. 液化性坏死　　E. 果浆样坏死

29. 肺源性心脏病是由下列疾病所引起 （　）

A. 慢性支气管炎　　B. 慢性纤维空洞性肺结核　　C. 硅沉着病　　D. 小叶性肺炎　　E. 肺癌

30. 在临床上表现为肾病综合征的有 （　）

A. 急性弥漫性增生性肾小球肾炎　　B. 膜性肾小球肾炎　　C. 快速进行性肾小球肾炎　　D. 慢性肾小球肾炎　　E. 轻微病变性肾小球肾炎

二、填空题

1. 根据动脉粥样硬化斑块的形成和发展将其分为_____、_____、_____、_____ 4 个时期。

2. 心肌梗死的合并症及后果可能有_____、_____、_____、_____、_____和心律失常等。

3. 风湿病的基本病变分为_____、_____和_____ 3 个期。

4. 霍奇金淋巴瘤的组织类型有_____、_____、_____和_____ 4 型，其中_____型预后最差。

587

5. 门脉性肝硬化的主要侧支循环有_____、_____、_____。

6. 病毒性肝炎的临床病理类型有_____、_____、_____、_____、_____和_____。

7. 真、假结核结节的主要区别是_____。

8. 发生在心外膜的纤维素性炎症又称_____。

9. 血栓的类型有_____、_____、_____和_____。

10. 形态上可将坏死分为3类，即_____、_____和_____。

11. 佝偻病引起的病变，在四肢长管状骨可表现为_____和_____；在颅骨可表现为_____和_____；在肋骨表现为_____、_____和_____。

12. 肺癌的肉眼类型有_____、_____和_____。

13. 我国将肝硬化分为_____、_____、_____、_____、_____和_____6种类型。

14. 葡萄胎的镜下特点为_____、_____和_____。

15. 肉芽组织的成分有_____和_____。

三、判断题

1. 乳腺癌是来源于乳腺导管上皮的恶性肿瘤。 （ ）

2. 判断胃癌的早晚期主要根据是有否转移。 （ ）

3. 胶质瘤无论良、恶性，均呈浸润性生长。 （ ）

4. 肠上皮化生常见于慢性萎缩性胃炎。 （ ）

5. 高血压病性肾萎缩称原发性肾萎缩。 （ ）

6. 大叶性肺炎是一种急性化脓性炎症。 （ ）

7. 介于肿瘤性增生与非肿瘤性增生之间的肿瘤称交界性肿瘤。 （ ）

8. 绒毛膜上皮癌组织内无绒毛。 （ ）

9. 成年人肺结核主要通过支气管扩散。 （ ）

10. 阿米巴肝脓肿是发生于肝脏的局限性化脓性炎症。 （ ）

参考答案

一、选择题

1. C 2. E 3. B 4. A 5. C 6. D 7. C 8. E 9. E 10. D 11. E 12. C 13. D
14. B 15. A 16. C 17. C 18. D 19. D 20. D 21. C 22. B 23. D 24. A 25. B
26. BCDE 27. ABCD 28. DE 29. ABC 30. BE

二、填空题

1. 脂纹 纤维斑块 粥样斑块 粥样斑块的继发改变

2. 心力衰竭 心脏破裂 心室壁瘤 附壁血栓形成 心源性休克 急性心包炎

3. 变质渗出期 增生期 瘢痕期

4. 淋巴细胞为主型 结节硬化型 混合型 淋巴细胞消减型 淋巴细胞消减型

5. 食管下段静脉丛曲张 直肠静脉丛曲张 脐周围静脉曲张

6. 急性轻型（无黄疸型） 急性轻型（黄疸型） 慢性持续性 慢性活动性 急性重型 亚急性重型

7. 后者结节中有血吸虫卵

588

8. 绒毛心

9. 白色血栓　红色血栓　混合血栓　纤维素性微血栓

10. 凝固性坏死　液化性坏死　纤维素样坏死

11. 长骨变弯曲　弓形腿　方头　骨皮质变薄　Harrison 沟　肋骨串珠　鸡胸

12. 中央型（肺门型）　周围结节型　弥漫型

13. 门脉性肝硬化　坏死后性肝硬化　胆汁性肝硬化　寄生虫性肝硬化　淤血性肝硬化　色素性肝硬化

14. 绒毛水肿　间质血管消失　滋养叶细胞增生

15. 大量新生毛细血管　成纤维细胞

三、判断题

1. ＋　2. －　3. ＋　4. ＋　5. ＋　6. －　7. －　8. ＋　9. ＋　10. －

§15

血型和临床输血学基本知识

§15.1 概　述

　　输血科（血库）担负着治疗和抢救病人的重要任务。临床科和输血科在执行输血治疗任务时，应了解血液传播疾病的可能性和严重性以及血型的复杂性。应严格掌握输血指征，建议临床尽量减少输血，特别不要将输血作为给病人补充营养和提高免疫力的手段；应减少输用全血，杜绝输用"新鲜血"，大力提倡和实行成分输血，以提高治疗效果，节省血液资源，减少和避免血源性传染病的发生；应选择适当的病人，采用自身输血，更有利于输血安全。

　　自 1900 年 Landsteiner 发现 ABO 血型以来，血型学已发展成为一门独立学科，它已经广泛应用于诊断学、治疗学、遗传学、法医学、人类学和考古学等领域。血型是人体血液的一种遗传性状。血型的概念已由过去仅指红细胞表面血型抗原的差异发展为各种血液成分遗传多态性的标记。人体不仅红细胞、白细胞和血小板等均有各自的复杂的血型系统，而且血浆中免疫球蛋白、酶等亦有很多型的差异。

　　红细胞血型是首先发现的人类血型，到目前为止至少已发现 29 个血型系统，200 多种血型抗原，还有一个高频率血型抗原组、一个低频率血型抗原组和一个血型集合。

　　严格地说，一个人的血型在一生中是不会发生改变的，但在某些情况下可发生血型异常或暂时变异，如所谓嵌合体血型，即红细胞有一部分为 O 型，另一部分为 A 型。所谓"孟买型"，即其红细胞不与抗 A、抗 B、抗 H 血清发生凝集反应，而血清中却有抗 A、抗 B 和抗 H。疾病亦可引起血型暂时改变，如恶病质者、白血病病人，原为 A 型或 B 型可被鉴定为 O 型，病情缓解后又恢复原型；有肠道疾病病人，O 型或 A 型可被定为"B"型或"AB"型，此为"类 B"或称为"获得性 B"。A 型和 B 型均有亚型，亦可干扰实验，甚至误定血型或给交叉配血带来困难。进行 ABO 血型鉴定反定型，可以防止和减少正定型带来的疑惑和误差。Rh 血型系统也有 40 多种抗原，是仅次于 ABO 血型的一个重要的血型系统。其中抗原性最强者为 D，Rh 血型不合带来的输血反应常为迟发性溶血反应。ABO 血型和 Rh 血型常可引起新生儿溶血病，患儿的母亲通常是 O 型或 Rh 阴性，而父亲则为 A 型（或 B 型）或 Rh 阳性。亦有其他血型引起本病者，不过甚为罕见。

　　如上所述，血型确实是一个复杂的问题，新的血型抗原还在不断发现。除血型本身的问题以外，由于对供血者的体格检查、诊断试剂的敏感性及某些病原微生物检测的"窗口期"，化验项目尚不能完全排除所有血源性传染病，这些是对输血治疗带来的另一个威胁和潜在的危险，因此决定采用输血治疗时应慎之又慎。

　　为此，输血科应加强技术力量和设备条件的配备，加强全面质量管理，严格遵守各项规章制度和操作规程，保证血液质量和安全输血。应大力宣传并创造条件开展成分输血，与临床配合开展自身输血，使输血工作达到高质量和高水平。

§15.2 血型和临床输血学基本知识问答

1. 解释下列遗传学名词。

（1）遗传：遗传信息从亲本和祖先传递给后裔。血型的信息能通过遗传而代代相传。

（2）染色体：染色体系和遗传密切相关的细胞器。染色体位于细胞核内。人类体细胞有 23 对染色体，其中 22 对为常染色体，1 对为性染色体。每条染色体含 2 条染色单体，借着丝点将其分为长臂（q）和短臂（p）。染色体由核酸（主要是 DNA）和蛋白质组成。

（3）基因：基因是一段具有编码能力的 DNA，即在 DNA（或 RNA）分子上代表一个遗传功能单位的核苷酸特定序列。它是在染色体上占有一定位置的遗传单位。

（4）等位基因：在一特定座位上的基因所采取的各种形式，被称为等位基因。由 2 个以上个别等位基因组成的一组等位基因为"复等位基因"。

（5）基因定位：对同一染色体上两基因之间的距离或它们的连锁程度的测定。

（6）多态性：是指一个基因座位上存在多个等位基因。对某一个基因座位，一个个体最多只能有 2 个等位基因，分别出现在来自父母方的同源染色体上。

（7）基因型：一个个体所带基因的总和称为基因型，基因型可通过家系调查推测。

（8）表型：可以直接检测出的基因产物称为表型。

（9）性状：性状是指一种可检测的、由遗传决定的特性。性状能按预期的方式从上一代传给下一代。血型是血液特定的遗传性状。

2. 红细胞有多少血型抗原？

红细胞血型至少已发现有 29 个血型系统，还有高频率血型抗原组、低频率血型抗原组（即在人群中发生率高和低的抗原，但尚未成为一个独立系统）及"血型集合"。总共至少有 200 种以上抗原。

3. 何谓血型集合（关联）？

血型集合（collections）是指在血清学、生物化学或遗传学上有相关性，但又达不到血型系统命名标准、与血型系统无关的血型抗原。

4. 红细胞血型抗原可分为哪几类？

可分为血型系统、血型集合和血型系列。血型系列又可分为低频率系列和高频率系列。

5. 血型是否只指 ABO 血型？

血型是人体血液的一种遗传性状，自发现红细胞 ABO 血型系统以来，不仅连续发现 29 个血型系统、200 多个血型抗原，还发现白细胞、血小板均有其各自的血型系统。血清中的免疫球蛋白和酶等也有型的差异。故血型不只是指红细胞血型，更不能局限于 ABO 血型，它是人体各种血液成分的遗传多态性标记。

6. 如何区分 ABO 血型？

红细胞上有 A 抗原，血清中有抗 B 抗体，为 A 型；红细胞上有 B 抗原，血清中有抗 A

抗体，为 B 型；红细胞上有 A 和 B 抗原，血清中无抗 A 和抗 B 抗体，为 AB 型；红细胞上无 A 和 B 抗原，血清中有抗 A 和抗 B 抗体，为 O 型。

7. ABO 血型基因在第几号染色体上？

在第 9 号染色体上（9q34）。

8. ABO 血型有几个基因型？几个表型？

有 6 个基因型：OO、AA、AO、BB、BO 和 AB。表型有 4 个：O、A、B 和 AB。

9. A 抗原和 B 抗原的特异性是如何形成的？

红细胞表面的 ABH 血型抗原物质是由多糖和多肽组成，一般而言，多肽部分决定 ABO 血型的抗原性，多糖部分决定其特异性。主要的糖有 β-半乳糖、N-乙酰氨基葡萄糖、N 乙酰氨基半乳糖和 L 岩藻糖。由 H 基因控制的 L 岩藻糖转移酶将 L 岩藻糖连接在多糖链的第 1 个 β-半乳糖上，即形成 H 物质。A 基因控制的一种转移酶，能使 N 乙酰氨基半乳糖连接在 H 物质的半乳糖上，即成 A 抗原。B 基因控制的一种转移酶，能使 α-半乳糖连接在 H 物质的半乳糖上，即成为 B 抗原。

10. 何谓 ABO 血型分泌型和非分泌型？

ABH 有两种抗原：一种是存在于体液及血浆中的可溶性糖蛋白；另一种是存在于红细胞膜及其他一些组织细胞上的脂蛋白。两种抗原具有相同的型特异性。可溶性 ABH 抗原约在 80% 人群的分泌液中显示出来，这些人被称为分泌型。不存在这种抗原者，为非分泌型。分泌状态由一对 Se 和 se 基因控制。

11. ABH 血型物质有什么意义？

（1）测定唾液中血型物质，辅助鉴定血型。

（2）中和 ABO 血型系统中的"天然抗体"，以检查"免疫性抗体"。

（3）通过检查羊水，预测胎儿 ABO 血型。

（4）血浆混合时，各型血浆中的血型物质可相互中和相应的抗 A 或抗 B 抗体。为避免污染，采供血机构发给临床使用的血浆均为单型血浆。

12. 人体 ABH 血型抗原、抗体各在什么时候形成？强度有何变化？

ABH 血型抗原在第 5～6 周胚胎的红细胞上即可检测出来，但直到出生时抗原性仍不太强，2～4 岁时才发育完全，终生不变。ABO 血型抗体（IgM）在新生儿出生头几个月开始形成，5～6 岁具有较高的效价，以后一直维持到青壮年时期，到老年时期抗体水平又有所下降。

13. 什么病人的 ABO 血型可发生"改变"？

严格地说，一个人的血型在一生中不会改变，但某些疾病可使血型抗原减弱或发生暂时"变化"。恶病质者可遇到这种情况，如患胃肠道腺癌时由于丧失了转移酶而缺乏 A 和 B 抗原；血液病病人因缺乏 H 转移酶或酶受到抑制，致使 ABH 抗原发生"改变"或减弱，病情缓解时又恢复过来；有肠道疾患的 O 型或 A 型病人，可因肠道细菌影响而形成"类 B"（获得性 B），表现为 B 型或 AB 型，在疾病恢复时，"类 B"即可消失。

14. 何谓血型亚型？

血型亚型是指属于同一血型抗原，但抗原的结构、功能和抗原位点数有一定差异的血型。

15. A 型血有些什么亚型？

ABO 血型系统中以 A 亚型最多，包括 A_1、A_2、A_3、A_X、A_m 等，其中主要的是 A_1 和 A_2 亚型，占全部 A 型的 99.99%，可用抗 A_1 血清予以鉴定。相应的还有 A_1B 和 A_2B 型。其他 A 亚型很少，与抗 A 反应很弱，有的只有混合外观，甚至不起反应。但与 O 型血清可发生程度不一的凝集，故现在主张在鉴定 ABO 血清时，应加 O 型血清，以免误判。这些亚型血清常含抗 A_1。

16. 如何制备抗 A_1 试剂？

（1）B 型血清中含抗 A 和抗 A_1，可将其中抗 A 吸收，剩下的即为抗 A_1。

（2）有些植物的种子中含有一些抗体样物质，可凝集人的红细胞，如从双花扁豆提取并稀释的植物凝集素，可凝集 A_1 红细胞，但不与 A_2、B 及 O 型红细胞起反应。

17. B 型血有些什么亚型？

B 亚型较少见，其命名与 A 亚型平行，如 B_3、B_X、B_m。B 亚型很易误判为 O 型，应仔细观察。

18. 何谓"天然"抗体？这种抗体有些什么性质？

所谓"天然"抗体，是指"天然"存在于人体的血型抗体，如抗 A 和抗 B 抗体，实际上是自然界中具有与 A、B 血型抗原结构相同的物质刺激机体免疫系统而产生的，主要为 IgM 性质。IgM 血型抗体活性的最适温度为 4 ℃～25 ℃，故又称为冷抗体，在生理盐水介质中即可与相应血型抗原的红细胞发生凝集，故又称为盐水抗体或完全抗体，过去亦有称之为双价抗体者。

19. 何谓免疫性抗体？有些什么性质？

经妊娠或异型输血等免疫而产生的抗体，被称为免疫性抗体，实质上为 IgG 抗体。免疫性抗体在盐水介质中不能与相应的血型抗原红细胞凝集（但可使之致敏），必须用血清白蛋白、酶介质或用抗球蛋白试验等才能使之凝集。IgG 抗 A（抗 B）可通过胎盘。免疫性抗体又称为温抗体或不完全抗体。

20. 何谓不规则抗体？

不规则抗体是指不符合 ABO 血型 Landsteiner 规则的血型抗体，即抗 A、抗 B 以外的血型抗体。

21. ABO 血型定型标准血清的血清学部分有些什么标准？

原卫生部规定的抗 A、抗 B 的产品标准血清学部分包括：效价 $\geqslant 1:128$，亲和力 $\leqslant 15$ 秒，冷凝集素效价 $< 1:4$，必须具有检出 A_2、A_2B 血型的能力。

22. 何谓 ABO 血型正定型和反定型？

ABO 血型正定型是用抗 A、抗 B 和抗 A＋、B（O 型）标准血清鉴定受检者红细胞上的血型抗原。反定型是用 A 型、B 型和 O 型试剂红细胞鉴定受检者血清中的血型抗体。两者结果符合，才能发出报告。

23. 如何进行交叉配血试验？

交叉配血试验是将受血者血清与供血者红细胞和供血者血清与受血者红细胞分别进行

抗原、抗体反应。交叉配血用的病人血清应是输血前 3 日以内的血标本，如反复多次输血病人，应采取输血后的血标本而且是冷藏且无污染者。

24. 盐水介质立即离心法作为交叉配血试验有何缺点？

能在盐水介质立即离心法中出现凝集或溶血的血型抗体多为 IgM 抗体，无法预防因 IgG 类抗体引起的溶血性输血反应。为此，特别对有输血史、妊娠史的病人应采用不完全抗体交叉配血法，如聚凝胺法、抗球蛋白法、低离子强度盐（LISS）法或酶法等。通常采用聚凝胺法，因其较为快速、灵敏。

25. ABO 定型和交叉配血时可出现一些什么凝集现象？

（1）真凝集：特异性红细胞血型抗原和抗体结合发生的凝集，但老年人、新生儿、恶病质者及亚型亦可反应较弱，甚至不发生反应。

（2）自身凝集：受检者本人血清与红细胞发生的凝集。

（3）假凝集：某些疾病引起血清球蛋白或纤维蛋白原增高，或操作时水分蒸发，均可出现缗钱状凝集。

（4）冷凝集：血清中含冷凝集素。

（5）细菌性凝集：样品被细菌污染而发生的凝集。

26. 简述聚凝胺法原理。

聚凝胺（polybrene）是一种高价阳离子季铵盐多聚物，溶解后能产生很多正电荷，可中和红细胞表面的负电荷，使红细胞之间距离减少，能引起正常红细胞可逆性的非特异性凝聚。如果是抗体致敏的红细胞则被聚凝胺凝集。凝聚和凝集在外表上是不能区分的，如再加入含枸橼酸钠的假凝集清涤液，枸橼酸根负电荷与聚凝胺上的正电荷中和，重悬后凝聚消失，而特异性抗原抗体结合的凝集则不消失。

27. 简述低离子介质法原理。

降低介质离子强度，可以增加抗原抗体间的引力（或降低红细胞的 Zeta 电位），促使原来在盐水介质中不能凝集的红细胞与相应抗体发生凝集。

28. 简述酶法原理。

红细胞表面有丰富的唾液酸，带有大量负电荷，减少细胞间的排斥力。蛋白水解酶能消化破坏这种唾液酸，降低红细胞表面的负电荷，从而 IgG 血型抗体分子能与有相应抗原的红细胞产生凝集。酶法能显著增强 Rh 和 Kidd 系统的抗原抗体反应，但蛋白酶能破坏 M、N、S、s、Fy^a 和 Fy^b 抗原，对它们不能用酶处理的方法。

29. Rh 血型有多少抗原？常规 Rh 血型鉴定哪些血型抗原？

Rh 血型系统至今已发现 45 种抗原，与临床关系密切的主要是 5 种抗原，即 D、C、E、c 和 e，其中以 D 抗原性最强。一般情况下只作为 Rh（D）定型。

30. 何谓 Fisher-Race 命名法（CDE 命名法）？

CDE 命名法是由 Fisher-Race 提出的，认为 Rh 基因是 3 个基因的复合物，每条染色体上有 3 个基因位点，相互连锁。

31. 何谓 Rh-Hr 命名法？

Rh-Hr 命名法是由 Wiener 学派提出的，认为 Rh 基因在染色体上只有一个基因位点，一对染色体上的两个基因可能相同，也可能不相同。每个 Rh 抗原是几个抗原因子组合而成，每个因子都能用相应抗血清识别。

32. 何谓 Rh 抗原的数字命名法？

Rosenfield 等将 Rh 抗原按数字编号，红细胞上有某抗原的用正数（＋）表示，缺乏某抗原的用负数（－）表示。如用 5 种抗血清鉴定：抗 D（＋）、抗 C（－）、抗 E（＋）、抗 c（＋）、抗 e（－），则表型为 1、－2、3、4、－5，用 CDE 命名法表示即 ccDEE。

33. Rh 血型基因在第几号染色体上？

在第 1 号染色体上。

34. Rh 血型有多少基因型？用 5 种抗血清可查出多少表型？

根据 Fisher-Race 命名法，Rh 血型有 36 种基因型。用 5 种血清可查出 18 种表型。

35. Du 这一术语还在使用吗？

Du 被认为纯粹是 D 抗原量的变化，即每个红细胞上正常位点单纯性地减少，本质上没有 Du 抗原和抗 Du 抗体。美国 AABB 技术手册 12 版规定：Du 这个术语不再使用，携带弱的 D 抗原的红细胞仍被归类为 D 阳性，称之为"弱 D（weak D）"。

36. 弱 D 有什么特点？

弱 D 红细胞上表位是完整的，只是表达弱。其与某批或几批抗 D 血清在盐水介质及酶试验中不发生凝集，但在间接抗球蛋白试验中均发生凝集。因此，遇到前面所述试验无反应时，不应立即定为 D 阴性，需进一步排除弱 D。

37. 弱 D 有什么临床价值？

（1）弱 D 型人经输注 D 阳性红细胞，可产生抗 D 抗体，因此受血者若为弱 D，应作 D 阴性看待，应输注 D 阴性血。若供血者为弱 D 型，应作 D 阳性看待，不应当输血给 D 阴性病人。

（2）弱 D 型妇女与 D 阳性丈夫生育婴儿，仍可能发生新生儿溶血病。

38. 用 5 种 Rh 抗体标准血清鉴定 Rh 血型如何报告结果？何谓 Rh 阳性？

用抗 C、抗 c、抗 D、抗 E 和抗 e 鉴定 Rh 血型，如受检者红细胞与上述各种抗血清反应如下（"＋"表示凝集、"－"表示不凝）：抗 C（＋）、抗 c（＋）、抗 D（＋）、抗 E（－）、抗 e（＋），按 CDE 命名法则受检者的 Rh 血型为 CcDee。

实验室检查，如抗 D 阳性，报告应是 Rh（D）阳性。临床上习惯认为凡有 D 者即 Rh 阳性。

39. 鉴定 Rh 血型要用什么方法？

鉴定方法因抗血清的性质而定，如盐水抗体用盐水法，IgG 抗体用聚凝胺法、抗球蛋白法或酶法等。最新开展的微柱凝胶法，更加快速、准确、简单。

40. 临床上 Rh 抗体是如何产生的？

Rh 抗体主要是通过输血或妊娠免疫产生的。

41. Rh 血型有何临床意义？

Rh 阴性者接受 Rh 阳性血，可产生 Rh 抗体，如再次接受 Rh 阳性血，可产生严重的溶血性输血反应。Rh 抗体为 IgG 抗体，它可以通过胎盘引起新生儿溶血病。故 Rh 血型的临床意义甚为重要。

42. 新生儿溶血病是如何发生的？

新生儿溶血病（hemolytic disease of newborn，HDN）是发生在新生儿时期的一种疾病，主要原因是母婴血型不合。孕母体内 IgG 类血型抗体通过胎盘进入胎儿体内，胎儿红细胞被母亲的同种抗体包被，被包被的红细胞在分娩前后加速破坏，使胎儿发生以溶血为主要损害。这是一种被动免疫性疾病。这种抗体是针对胎儿红细胞上父源性的血型抗原的。

免疫性抗 A、抗 B 和抗 Rh（特别是抗 D）以及凡是以 IgG 性质出现的血型抗体，理论上都可引起新生儿溶血病。

43. 血型不合引起的新生儿溶血病，其实验室检查应包括哪些内容？

应包括能证明下列内容的各种实验室检查：

（1）证明母婴之间血型不合。

（2）证明产妇血清中有与患儿红细胞抗原相应的致病性 IgG 血型抗体。

（3）证明新生患儿红细胞已被由母体来的致病性 IgG 血型抗体致敏，或血清中仍存在游离抗体。

具体地说包括以下内容：①产前检查产妇血型（先查 ABO 和 RhD）和血清中不完全抗体及其效价；最好能获得丈夫血型。②产后检查新生儿血型、直接抗球蛋白试验、放散试验及游离 IgG 血型抗体等。

44. 何谓 HLA 抗原？

组织移植过程中，引起移植排斥的抗原，称为移植抗原，亦称组织相容性抗原。引起快而强的排斥应答的抗原系统，称为主要组织相容性系统（MHS）。编码 MHS 的基因称为主要组织相容性复合物（MHC）。人类的 MHC 通常称为 HLA 基因或 HLA 基因复合体，其编码产物为 HLA 分子或 HLA 抗原，即人类白细胞抗原（human leukocyte antigen，HLA）。

45. HLA 分子分为几类？

可分为 3 类：Ⅰ类基因区，主要包括 HLA-A、HLA-B、HLA-C 3 个位点，这些基因产物即 HLA-A、HLA-B、HLA-C；Ⅱ类基因区主要由 DR、DQ、DP 3 个亚区构成，其产物为 DR、DQ、DP。还有Ⅲ类基因区，即含有编码补体 C_2、C_4、B 因子等的基因。

46. HLA 抗原在体内是如何分布的？

HLA-Ⅰ类抗原在体内分布相当广泛，见于所有有核细胞，以淋巴细胞上表达量最高，幼稚红细胞上亦有，血小板除自身带有 HLA-Ⅰ类抗原外，还可从血浆中吸附一部分可溶性 HLA。

HLA-Ⅱ类抗原分布较窄，仅表达于树突状细胞、单核-巨噬细胞、一些吞噬细胞及 B 淋巴细胞、胸腺上皮细胞及一些活化的 T 淋巴细胞上。

47. HLA 抗体是如何产生的？

临床上 HLA 抗体多由妊娠、输血或器官移植等免疫产生。

48. HLA 系统分型采用什么方法？

HLA 分型技术已从传统的血清学分型方法发展到分子生物学方法；从细胞水平的检测提高到基因水平。

49. HLA 分型有何临床意义？

HLA 分型对器官移植、输血、亲子鉴定等均有重要意义，部分 HLA 基因位点与某些疾病有关联。

50. 粒细胞血型抗原可分为几类？

可分为两大类：一类为粒细胞特异性抗原；一类为与其他组织共有的抗原，如 HLA-Ⅰ类抗原，与单核细胞、血小板或红细胞共有的抗原，但无 ABH 抗原。

51. 粒细胞抗原和抗体有何临床意义？

粒细胞同种抗体可破坏粒细胞而导致粒细胞减少症。在输血时，受血者粒细胞抗体与供血者粒细胞相应抗原结合可引起输血性发热反应，有的可出现非心源性肺水肿，严重者可出现致死性的肺部反应。

52. 血小板血型抗原可分哪几类？

血小板血型抗原通常分为两类。一类是血小板特异性抗原，主要是 HPA1～5 及 HPA-15 等系统 24 个抗原。还有一类称为血小板相关抗原，主要是与红细胞 ABO 血型系统（A 抗原和 B 抗原）和 HLA，后者主要是在血小板膜上存在于 HLA-A 和 B 位点的抗原。

53. 红细胞血型抗体筛选试验有什么意义？

输血前对病人进行血型抗体筛选试验，以发现有临床意义的不规则抗体，避免溶血性输血反应；必要时对供血者血清进行抗体筛选，可以减少不规则抗体进入受血者体内而发生反应。

54. 抗体筛选试验要用什么方法？

抗体筛选试验的原则是让受检的血清与特殊的试剂红细胞——筛选红细胞起反应，以发现在 37℃ 中有反应活性的抗体。试验中使用的方法有盐水试验法、白蛋白介质法、低离子强度介质法（LISS）、酶技术、抗球蛋白试验及凝胶法等，可按抗体的血清学行为和试验的具体条件选择，但必须做抗球蛋白试验。

55. 抗体筛选试验至少要包括哪些红细胞血型抗原？

抗体筛选试验用的筛选红细胞，通常是 2 个或 3 个人份的 O 型红细胞成为一套试剂，每套试剂筛选红细胞中至少有以下常见的抗原：D、C、E、c、e、M、N、S、s、P、Le^a、Le^b、K、k、Fy^a、Fy^b、Jk^a、Jk^b；有条件的实验室还可用 Lua、V、C^w、Kp^a、Js^a 类的抗原。

56. 红细胞血型抗体筛选适用于一些什么情况？

交叉配血不合及有输血史、妊娠史或短期内需要接收多次输血者，必须做抗体筛选试验。此外还适用于：①ABO 血型鉴定发现受检者血清中有意外抗体时。②供血者血清抗体筛选。③输血前受血者血清抗体筛选。④输血后溶血性输血反应疑为同种免疫引起时。⑤孕妇血清的抗体检查。⑥新生儿溶血病婴儿血液中抗体检查。⑦直接抗球蛋白试验阳性红细胞上抗体的检查。

57. 如何分析抗体筛选试验阳性和阴性结果？

抗体筛选试验出现阳性结果，应做特异性鉴定。如为阴性，并不意味着血清中无意外抗体，下列结果均可出现假阴性：①筛选红细胞不包括低频率抗原。②筛选红细胞为某种特定抗原杂合子。③筛选红细胞中缺乏对某种血型抗体的抗原。④最近输血，红细胞血型抗原刺激后尚未产生抗体。如遇此情况，可隔数日后抽血复查，因此时抗体浓度可逐渐增强。

58. 抗体筛选试验对血标本有何要求？

一般采用血清标本，且一定是 48 小时内采集的。如果为冰冻保存者，融化后应充分混合。不能用反复冻融的血清标本。

59. ACD 血液保存液包括哪些成分？

ACD 的全称是 Acid-citrate-dextrose，包括枸橼酸、枸橼酸钠和葡萄糖。

60. 血液中各种有形成分和凝血因子在 ACD 保存液中保存期各为多久？

ACD 保存液保存血液的保存期为 21 日，是指在 4 ℃±2 ℃，输注 24 小时体内红细胞存活率至少达到原来标准的 70%。其他成分保存期较短，如白细胞只能保存 5 日，其中粒细胞破坏最快，24 小时即丧失功能；血小板在 4 ℃保存 1 日即明显破坏，48 小时存活率为 40%，3 日后已无治疗价值；因子 Ⅷ 24 小时活性下降 50%；因子 Ⅴ 保存 3～5 日可损失一半。

61. ACD 保存液有什么缺点？

ACD 保存液 pH 过低（5.03），血液与其接触仍有容易损伤和破坏红细胞的作用，而且血液在 ACD 液保存过程中红细胞的放氧功能迅速下降。

62. CPD 保存液有些什么成分？有什么优点？

CPD（枸橼酸盐-磷酸盐-葡萄糖）保存液除枸橼酸、枸橼酸盐和葡萄糖以外，还含有磷酸二氢钠。由于加入磷酸盐，保存液 pH 有所提高（5.63），从而使红细胞保存期延长到 28 日。现在还有 CPDA-1 保存液，即于 CPD 中再加入腺嘌呤，因腺嘌呤是 ATP 分子的前体，可以促进 ATP 的生物合成，有利于维持红细胞活性，故血液保存于 CPDA-1 中，保存期可延长到 35 日。

63. 为什么说全血并不"全"？

因为血液保存液是针对红细胞而设计的，只对红细胞有保存作用。其他如粒细胞破坏最快，24 小时即丧失功能；血小板需在 22 ℃±2 ℃振荡条件下保存，4 ℃保存 1 日后即明显破坏；因子 Ⅷ 24 小时活性下降 50%，因子 Ⅴ 保存 3～5 日也损失一半。全血中除红细胞外，其他成分均不够一个治疗量。

64. 为什么不提倡输全血？

（1）全血中除红细胞外，其余成分浓度低，有的在储存过程中已丧失功能或活性，起不到治疗作用。

（2）全血中细胞碎片多，血浆中乳酸、钠、钾、氨等成分含量高，如全血输入越多，病人的代谢负担越重。

（3）全血中血液成分复杂，更容易产生同种免疫，导致输血不良反应。

（4）对血容量正常的贫血病人，特别是老人和小儿，输全血可加重心脏负荷，发生肺水肿和心力衰竭。

（5）全血未去掉血浆，传播疾病和导致过敏比成分输血的危险更大。

65. 在什么情况下可以输全血？

一般而言，血容量不足且有进行性出血的急性大量失血病人可以考虑输注部分全血。全血能同时提高血液携氧能力和补充血容量，但临床适用全血的情况并不多见。

66. 哪些病人不宜输用全血？

以下各类病人不宜输用全血：①血容量正常的慢性贫血病人。②低血容量已被纠正的急性贫血病人。③心功能不全或心力衰竭的贫血病人。④老年人、婴幼儿及慢性病体质弱者。⑤需要长期和反复输血的病人。⑥以往输血或多次妊娠已产生白细胞抗体的病人。⑦对于血浆蛋白过敏并产生相应抗体的病人。⑧可能施行造血干细胞移植的病人等。

67. 何谓成分输血？

将全血中各种有效成分，用物理方法分离成高纯度、高浓度的制品，根据病人的具体情况，选择输用。这种更有效、更合理的输血方法，称成分输血。

68. 成分输血有什么优点？

成分输血的优点是一血多用，节约血源，制品浓度与纯度高，疗效好，混入其他成分少，能最大限度地降低输血反应和疾病的传播。

69. 简述目前临床常采用的各种成分血的特点和适应证。

（1）浓缩红细胞（CRC）：浓缩红细胞是从全血中分离出部分血浆而制成，血细胞比容为 0.7～0.8，运氧能力和体内存活率与一袋全血相同。适用于：①各种急性失血的输血。②各种慢性贫血。③高钾血症，肝、肾、心功能障碍者输用。④小儿、老年人。浓缩红细胞中残余的白细胞、血小板与全血相同，故目前已少用浓缩红细胞。

（2）悬浮红细胞（CRCs）：是用离心方法除去大部分（90%）血浆，加入适量红细胞添加剂后制成，因而含有全血中全部红细胞，但还有一定量的白细胞、血小板和少量血浆。其作用和适用范围与浓缩红细胞相同。

（3）少白细胞红细胞（LPRC）：是为了减少全血或红细胞制品中的白细胞给受血者带来输血反应的一种安全输血的制品，它可以采用过滤器法、手工洗涤法和机器洗涤法等，目前多采用过滤器法，过滤后白细胞去除率为 96.3%～99.6%、红细胞回收率＞90%。LPRC 同样起增强运氧能力作用，适用于：①由于输血产生白细胞抗体，引起发热等输血不良反应的病人。②防止产生白细胞抗体的输血（如器官移植的病人）。但该制品并不能预防输血相关移植物抗宿主病（TA-GVHD）。

（4）洗涤红细胞（WRC）：一般用无菌生理盐水将红细胞洗涤 3～4 次，它可以降低白细胞、血小板数以及血浆蛋白含量，是一种减少同种免疫输血反应的良好措施。洗涤结果，白细胞去除率＞80%、血浆去除率＞90%、红细胞回收率＞70%。它同样可以增强运氧能力。适用于：①对血浆蛋白有过敏反应的贫血病人。②自身免疫性溶血性贫血病人。③阵发性睡眠性血红蛋白尿症病人。④高钾血症及肝肾功能障碍需要输血者。

（5）冰冻红细胞（FTRC）：采取降低红细胞保存温度的办法，使红细胞代谢率达到几乎停止时，红细胞代谢耗能最少，从而避免代谢毒性产物的积累，达到延长红细胞保存期的目的。冰冻红细胞可以长期保存，低浓度甘油超速冷冻的红细胞可以保存 10 年以上。其作用亦为增强运氧能力，适用情况除与洗涤红细胞相同外，适用于：①稀有血型病人输血。②自身输血。③新生儿溶血病换血。

（6）血小板制品：可分为手工分离浓缩血小板（PC-1）和机器单采浓缩血小板（PC-2）。两者均需 22 ℃±2 ℃轻振荡保存。①手工分离浓缩血小板：200 mL 全血制备者，血小板含量为≥$2.0×10^{10}$/袋（20～25 mL）、400 mL 全血制备者血小板含量≥$4.0×10^{10}$/袋（40～50 mL）。②机器单采浓缩血小板（PC-2）：本制品系用细胞分离机单采技术，从单个供血者循环血液中采集，血小板含量为≥$2.5×10^{11}$/袋（150～250 mL），红细胞含量＜0.4 mL。

浓缩血小板的作用是止血，适用于：①血小板减少所致的出血。②血小板功能障碍所致的出血。为了达到治疗目的，用手工法制备者，由于血小板含量少，需用多个供血者的血小板反复多次输注，致使受血者容易形成同种免疫和输注无效，故有条件最好采用机器单采浓缩血小板。

（7）新鲜液体血浆（FLP）：新鲜液体血浆系采取的全血在 6 小时内经离心，去掉红细胞的血浆。它含有全部凝血因子，血浆蛋白为 60～80 g/L、纤维蛋白原 2～4 g/L、其他凝血因子 0.7～1.0 U/mL。其作用为补充凝血因子和扩充血容量。适用于：①补充全部凝血因子（包括不稳定的因子Ⅴ和因子Ⅷ）。②大面积烧伤、创伤。

（8）新鲜冰冻血浆（FFP）：是将新鲜液体血浆在最短时间内迅速冷冻而成，内含物与新鲜液体血浆相同。因其迅速冷冻，可保存一年，便于提供临床急需。其作用和适用范围同新鲜液体血浆。

（9）普通冰冻血浆（FP）：新鲜冰冻血浆保存一年后者，即改为普通冰冻血浆；普通冰冻血浆在 20 ℃以下，可保存 4 年。普通冰冻血浆与新鲜冰冻血浆相似，但缺乏因子Ⅴ和因子Ⅷ，其作用是补充稳定的凝血因子和血浆蛋白。可适用于：①主要用于补充稳定凝血因子的缺乏，如因子Ⅱ、Ⅶ、Ⅸ、Ⅹ等。②手术，外伤、烧伤、肠梗阻等大出血或血浆大量丢失。目前普通冰冻血浆在临床上已很少应用。

（10）冷沉淀（Cryo）：是新鲜冰冻血浆在 1 ℃～5 ℃解冻后沉淀白色絮状物。主要含因子Ⅷ、纤维蛋白原、血管性血友病因子（vWF）、因子ⅩⅢ和纤维结合蛋白等成分。400 mL 全血制备的冷沉淀为 2 U，为 20～30 mL，适用于：①甲型血友病。②血管性血友病。③纤维蛋白原缺乏症等。冷沉淀与其他血液成分和血液制品一样，有传播传染病的危险，特别是长期反复输注病人。

（11）机器单采浓缩白细胞悬液（GRANs）：本制品系用细胞分离机单采技术从单个供血者循环血液中采集，每袋内含粒细胞≥$1×10^{10}$。作用为提高机体抗感染能力。适用于中

性粒细胞低于 $0.5 \times 10^9/L$，并发细菌感染，抗生素治疗 48 小时无效者。由于浓缩白细胞对机体副作用大，因此很少应用于临床，并应从严掌握。

70. 输注血浆有些什么副作用？

（1）传播病毒的危险：对供血者化验检测项目有一定局限性，即使已检测的项目亦不能完全排除假阴性。

（2）同种抗原抗体反应：血浆中混入少量血细胞抗原和血浆蛋白中各种抗原表型，都能激发受血者产生同种抗体，进而发生各种免疫反应。

（3）过敏反应：特别是荨麻疹和发热反应比较多见。

（4）给血容量正常的人输注血浆，可使循环超负荷，重者引起肺水肿。给血浆蛋白浓度正常的人输注血浆，可破坏体液胶体渗透压平衡。血浆中含有抗凝剂，输注过多可使肝功能异常病人出现低钙。

71. 输注血浆有些什么禁忌证？

不要把血浆用于扩容、补充清蛋白和增强免疫力。血浆过敏和严重心、肾功能不全病人，不宜输注血浆。

72. 为什么浓缩白细胞的应用日益减少？

（1）所谓输注浓缩白细胞实际上是输注粒细胞。粒细胞抗原性强，异型粒细胞输注容易产生同种免疫反应。粒细胞输注后容易并发严重的肺部并发症，还能传播病毒如巨细胞病毒等。

（2）浓缩白（粒）细胞常混有大量免疫活性的淋巴细胞，对免疫功能低下的病人，可导致危险的输血相关移植物抗宿主病（AT-GVHD）。

（3）新型抗生素不断发展，无菌层流病房亦广泛应用，其抗菌和控制感染的效果并不比输注浓缩白细胞差。

73. 输注粒细胞的适应证有哪些？

一般认为病人最少需能满足下列条件，医师在充分权衡基础上考虑输注：①中性粒细胞绝对值小于 $0.5 \times 10^9/L$。②发热 24～48 小时，有明确的感染证据。③经强有力的抗生素治疗 48 小时无效。④骨髓造血功能短期内能够恢复。

74. 何谓输血相关移植物抗宿主病（TA-GVHD）？

TA-GVHD 是由于输入异体血中的淋巴细胞视受血者 HLA 抗原性不同的细胞为异体细胞进行攻击而发生的免疫反应。该病潜伏期一般为 8～10 日，症状严重，治疗效果差，死亡率高。

75. 简述血小板输注的适应证。

（1）治疗性血小板输注：包括①血小板生成障碍引起的血小板减少。②血小板功能异常引起的出血。③稀释性血小板减少。

（2）预防性输注：作为预防性输注血小板，应慎重选择其适应证，因反复血小板输注可发生同种免疫，还有感染疾病的危险。

76. 输注血小板制品有些什么不良反应？

除可能发生与输全血相同的副作用以外，还可发生以下不良反应。

（1）与粒细胞和血浆输注相同的副作用：因浓缩血小板中混杂有血浆蛋白、中性粒细胞及 T 淋巴细胞等。

（2）循环超负荷：特别是老年人和儿童，输注手工分离者血浆容量较多时更易发生。

（3）感染：血小板悬液应保存于 22 ℃±2 ℃。保存时间过长，容易滋生细菌，导致受血者感染。

（4）同种免疫：包括血小板输注无效、粒细胞减少、血小板减少性紫癜等。

（5）血管收缩反应：这是由于血小板在制备过程中受损，释放 5-羟色胺等血管活性介质所致。

77. 何谓自身输血？有何优点？

自身输血是采取自己的血液或血液成分，以满足本人在紧急情况或手术时需要的一种输血疗法。

自身输血可以避免血液传播性疾病和免疫抑制，对一时无法获得同型血的病人也是唯一的血源，同时可以避免同种异体输血可能发生的差错事故。

78. 自身输血主要有哪些方式？

自身输血有下面 3 种类型。在执行时应严格注意其适应证、禁忌证，并应严格无菌操作，选择最佳血液储存条件，确保自身输血者安全和有效输注。

（1）储存式自身输血：术前一定时间采集病人自身的血液进行保存，以备择期手术、术后或将来需用时使用。

（2）稀释式自身输血：一般在麻醉后、手术主要出血步骤开始前，抽取病人一定量自身血在室温下保存备用。应同时输入胶体液或等渗晶体液补充血容量，适度稀释血液，降低红细胞压积，使手术出血时血液的有形成分丢失减少。

（3）回收式自身输血：血液回收是指用血液回收装置，将病人体腔积血、手术中失血及术后引流血液进行回收、抗凝、过滤、洗涤等处理，然后回输给病人。

79. 可以经输血感染的疾病有哪些？

除在血液采取和保存过程已被污染而致菌血症以外，目前已知与输血相关的感染有乙型肝炎、丙型肝炎、丁型肝炎、戊型肝炎、艾滋病、梅毒、革登热、回归热、鼠咬热、疟疾、人 T 细胞白血病以及淋巴瘤病毒、巨细胞病毒和弓形虫感染等。

80. 输血反应有哪些？

（1）即发反应：①免疫反应：如溶血反应、非溶血性发热反应、过敏性休克反应、荨麻疹、非心源性肺水肿。②非免疫反应：如高热（细菌污染）、充血性心力衰竭、物理因素引起的溶血反应（如血液本身因素）、空气栓塞。

（2）迟发反应：①免疫反应：如溶血、移植物抗宿主病（GVHD）、紫癜等。②非免疫性反应：如各种经血传染病、铁超负荷等。

（3）其他：如出血倾向、低钾血症、碱中毒、枸橼酸盐中毒、微血栓形成等。

§15.3 血型和临床输血学基本技能训练

一、ABO 血型正、反血型鉴定

【操作】

（一）试管法

1. 正定型：

（1）取 3 个干净小试管分别标明抗 A、抗 B 和抗 A＋B，分别用滴管加各种经过检定合格的标准血清 2 滴于相应的试管内。

（2）用滴管取 3％～5％受检者红细胞生理盐水悬液 2 滴加于上述 3 个小试管内。混匀，在室温稍待片刻。

（3）1 000 r/min 离心。

（4）取出试管先以肉眼观察有无溶血，再轻轻弹动试管，观察凝集情况；如肉眼不见凝集，应将反应物倒在玻片上，再以低倍镜检查。

2. 反定型：

（1）取 3 个干净小试管分别标明 A、B、O，于每个小试管内加受检者新鲜血清 2 滴。

（2）分别用滴管吸取 3％～5％A、B、O 试剂红细胞生理盐水悬液 2 滴于各个已标明的小试管内，混匀，在室温放置片刻。

（3）1 000 r/min 离心。

（4）取出试管先以肉眼观察有无溶血，再轻轻弹动试管观察凝集情况。如肉眼不见凝聚，应将反应物倒在玻片上，再以低倍镜观察。

（二）微柱凝胶法

1. 撕开血型卡密封纸。

2. 在正定型管各孔及质控管孔中，分别加入用低离子介质液配制的受检者 5％红细胞悬液 10 μL。

3. 在反定型管各孔中分别加入相应的 0.8％试剂红细胞 50 μL 和受检者血清 50 μL。

4. 置于专用离心机离心 10 分钟。

5. 结果判断：如红细胞悬浮在反应管顶部或凝胶中，则为阳性结果。反之，如红细胞沉于凝胶管底尖部，则为阴性结果。质控管应为阴性结果。

【注意事项】

（一）试管法注意事项

1. 标准血清要求：有批准生产文号，并经批准检定。购回的标准血清，本室应复检，符合要求方可使用。

2. 用本法，不论正、反定型或交叉配血试验，均应先加血清再加红细胞悬液。

3. 不得混用滴管；不得将已取过样品或污染的滴管与试管内容物接触。

4. 离心的速度和时间均应严格控制。

5. 正、反定型结果符合才能发出报告，否则应检查原因。

6. 红细胞悬液不得过浓或过淡。

7. 注意冷凝集、假凝集和细菌性凝集与真凝集（包括弱凝集）的区别。观察并记录凝集强度，因其有助于对亚型、类 B 或 cisAB 的发现。

8. 报告单上应书写收样品及发报告的日期和时间，化验者签全名。

（二）微柱凝胶法注意事项

1. 操作前微柱凝胶卡和受检者标本均须离心。

2. 操作过程中须先加红细胞悬液再加血清。

3. 红细胞悬液配制应准确，不可太浓或太稀。

4. 用微量加液器，加样要准确。

5. 质控管结果应为阴性。

【问答】

1. ABO 血型鉴定为什么要做反定型？

防止正定型的差错或某些情况下红细胞上 ABO 血型抗原减弱或暂时"变异"。进行反定型时可从受检者血清中的 ABO 血型抗体核对红细胞上的抗原。但如有低丙种球蛋白血症者等情况血清定型中将不见凝集或只见弱凝集。

2. ABO 血型鉴定为什么要在室温中进行？

ABO 血型鉴定所用的标准血清为 IgM 抗体，IgM 抗体为冷抗体，与相应红细胞抗原反应在 4 ℃时最强，为了防止冷凝集，一般在室温进行。如在 37 ℃下进行，可使反应减弱。

3. 如何处理冷凝集？

可将红细胞用 37 ℃（温度不可过高！）生理盐水洗涤，以除去夹杂红细胞间和夹杂于血清中的冷凝集素。或将反应试管用逐步加温法加热至 37 ℃，以除去干扰。

4. 什么情况下可出现串钱状凝集？

血清蛋白紊乱病人或试管中水分蒸发均可出现串钱状凝集，此时可用生理盐水洗涤红细胞或加少量生理盐水稀释即可除去，并应了解病人诊断，以资证实。

5. 反应试管内如出现溶血，有何意义？

由于新鲜血清中有补体，抗原抗体复合物与补体结合，可发生溶血，故进行反定型或交叉配血试验时发现试管内有溶血现象或在镜检下红细胞有减少趋向。其意义与凝集相同，不可忽视。

6. 哪些血型可出现亚型？如何鉴别？

A 型有 A_1、A_2、A_3、A_X、A_m 等；B 型也有与 A 亚型相应名称的亚型。可从混合外观及吸收和放散能力鉴别。对 A_1、A_2 可用抗 A_1 血清鉴别。

7. 除正、反定型外，还可用什么方法证实 ABO 血型？

常用的方法是检测唾液中的血型物质证实血型。但应注意只有 80％的人唾液中有血型物质，还有 20％的人体液中无血型物质。如要预测胎儿血型，亦可用羊水。

8. 微柱凝胶法血型鉴定是根据什么原理而设计的？

微柱凝胶法血型鉴定是根据生物化学凝胶过滤技术和离心技术以及免疫学抗原抗体特异性反应原理而设计的。红细胞血型抗原抗体特异性结合后形成凝集，悬浮于凝胶上层（根据凝集强弱亦可弥散于凝胶中）；而未结合的红细胞，则沉于凝胶管底尖部。

9. 微柱凝胶法是如何鉴定 ABO 血型的？

微柱凝胶法利用微柱凝胶中所含的特异性单克隆抗 A、抗 B 血清试剂检测红细胞上相应的血型抗原和在微柱凝胶中用 A 型和 B 型试剂红细胞检测血清中相应的血型抗体。

10. 微柱凝胶法血型鉴定有什么优点？

微柱凝胶法比传统的液体介质法进行血型血清学检查更准确、简单、敏感，并有质控对照，而且可以较长期保存，但成本较高。

11. 微柱凝胶卡结构有几部分？

有反应腔和凝胶柱两部分。操作时应加红细胞，然后再加血清或抗体。

二、交叉配血试验

【操作】

（一）低离子聚凝胺法

1. 主（次）侧管加入受（供）血者血清 2 滴，加供（受）血者 4％红细胞盐水悬液 1 滴。

2. 各管加低离子介质液 0.8 mL，混匀，静置 1 分钟；各管加聚凝胺溶液 1 滴，混匀，1 000 r/min 离心 1 分钟或 3 000 r/min 离心 15 秒，倒出上清液（残留约 0.1 mL），扣摇，肉眼可见明显的凝集状（如无凝集须重做）；加假凝集清除液 1 滴于管底，轻摇，凝集 1 分钟内消失呈均匀混悬液，为阴性；凝集 1 分钟内不能被消除，即为阳性。

3. 结论：阳性表示受（供）血者血清中含供（受）者红细胞血型抗原相应的血型抗体（IgG、IgM），供受血者不相容。阴性表示供受血者相容。

（二）微柱凝胶法

1. 撕开配血卡密封纸，编号。

2. 用低离子介质液配制 0.8％供血者和受血者红细胞悬液。

3. 单号管中（主侧）加入 0.8％供血者红细胞悬液 50 μL 和受血者血清 25 μL。

4. 双号管中（次侧）加入 0.8％受血者红细胞悬液 50 μL 和供血者血清 25 μL。

5. 置专用孵育箱 37 ℃孵育 15 分钟。

6. 置专用离心机离心 10 分钟。

7. 判断结果，同 ABO 血型鉴定。

【注意事项】

（一）低离子聚凝胺法注意事项

1. 聚凝胺试剂，按说明书操作。

2. 加入假凝集清除液后，应尽快观察结果（不可超过1分钟），以免反应消失。

3. 聚凝胺是一种抗肝素药物，所以使用含肝素标本，要加大聚凝胺量以中和肝素。

4. 加标本时应先加血清，后加红细胞悬液。

5. 吸取病人与供血者标本不能使用同一支吸管。

6. 如多个供血者与同一病人配血，应在试管上写明病人和供血者姓名以及标本性质（血清或红细胞悬液）。

7. 报告应写明"病人×××（×型）血清与供血者×××（×型）红细胞（ ）凝集、（ ）溶血。供血者×××（×）型血清与病人×××（×型）红细胞（ ）凝集、（ ）溶血"。复检者与配血者应签全名，写明收标本和发报告的日期、时间。

8. 注意与冷凝集、假凝集等的鉴别。

（二）微柱凝胶法注意事项

1. 操作过程中须先加红细胞悬液再加血清。

2. 反应卡封口有损坏，管中干涸，或有气泡时，不可使用。

3. 一张卡可以配血3个，要有计划地根据需要撕开密封纸，以免浪费，并一定做好标记。

4. 细胞浓度要在$0.8\%\sim1\%$，不可太浓太稀。

5. 纤维蛋白可吸附部分红细胞，导致假阳性结果，故应将标本离心。

6. 某些药物、疾病可导致假阳性结果。

7. 细菌及异常血清蛋白可影响结果。

【问答】

1. 进行交叉配血时，对病人血样有什么要求？

要求病人血液样品是输血前3天以内、冷藏且无污染无溶血者。反复输血的病人更应抽取新鲜样品进行配血试验。

2. 可否用血浆作交叉配血？

因为用血浆交叉配血时，纤维蛋白原可对试验带来干扰，故一般主张用血清。如必要抗凝，则应用EDTA抗凝剂。

3. 交叉配血试验在操作上最容易出现的错误有哪些？

（1）不是"交叉"，而是在同一试管内加同一样品的血清和红细胞。

（2）忘记加血清，所以操作时应特别注意先加血清，后加红细胞这个程序。

（3）使用同一支吸管吸病人和供血者样品。

（4）离心的转速和时间未严格控制。

（5）未用显微镜观察结果或细小凝集被忽视，或忽视了轻微溶血现象。

4. 交叉配血生理盐水介质立即离心法有何缺点？如何解决？

以生理盐水为介质的立即离心法能检出ABO血型不配合的完全抗体，而不相配合的红细胞血型不完全抗体则不能发现。除ABO血型系统以外的其他很多血型系统的抗体、多次接受输血病人及多次妊娠妇女产生的抗体绝大多数为IgG抗体，此类抗体在盐水介质中不能凝集相应红细胞。为输血安全，必须改进配血方法，以检出不完全抗体，习惯上可采用抗球蛋白法、蛋白酶法及胶体介质法，这些方法也存在一些缺点，目前应用较多的是聚凝胺法，可以同时检出 IgM 和 IgG 两种血型抗体，能发现引起溶血性输血反应的几乎所有规则及不规则抗体。有条件者，可采用微柱凝胶法。

5. 交叉配血试验后血标本应如何保存？

受血者和供血者血标本在输血后应置于 2 ℃～6 ℃保存 7 日，以便对输血不良反应追查原因。

6. 微柱凝集卡有几种类型？

有 3 种类型，分别作不同的血型血清学检验。

（1）中性凝胶不含抗体，可用于检测 IgM 类血型抗体和血型抗原的反应，如 ABO 正反定型。

（2）特异性凝胶含特异性血型抗体，可用于检测血型抗原。

（3）抗球蛋白凝胶含球蛋白抗体，可用于检测 IgG 不完全抗体和相应红细胞血型抗原的反应，如交叉配血、不规则抗体筛查和鉴定以及应用抗 D 血清检查 D 血型等。

7. 用微柱凝胶法作交叉配血试验有何特点？

微柱凝胶中含有抗球蛋白试剂，不仅能检测 IgM 类血型抗体，更能检测 IgG 类血型抗体。操作简单，程序标准，灵敏度高。

用本法实际上是传统的盐水介质法加抗球蛋白试验。特别是传统的抗球蛋白试验反复洗涤，步骤复杂，需要时间长，而微柱凝胶法克服了原法的缺点，更快捷、准确。

8. 使用微柱凝胶卡需要什么离心机？

需要水平转子离心机。因水平转子离心机和凝胶微柱中的红细胞离心力是同一方向（同轴线），这样，红细胞血型抗原抗体特异性结合的凝集复合物不会偏向凝胶表面一侧或胶中一侧；如为阴性结果，红细胞也不会偏向管底之一侧，而沉淀于凝胶管底之尖部。而角转子离心机，由于其离心力和凝胶微柱中红细胞离心力轴向不一致，可能造成凝集复合物偏向管的一侧，特别是阴性结果的红细胞将位于管底一侧，而不是管底尖部，易形成弱阳性假象。

§15.4 血型和临床输血学自测试题（附参考答案）

一、选择题

【A 型题】

1. 为避免不完全抗体引起的溶血性输血反应，交叉配血试验不应采用 （　　）

A. LISS 法　　B. 盐水介质立即离心法　　C. 聚凝胺法　·D. 抗球蛋白法　　E. 酶法

2. 做 ABO 血型鉴定，下述哪种凝集是反映被检者血型的真凝集 （　　）

A. 冷凝集　　B. 细菌性凝集　　C. 缗钱状凝集　　D. 弱凝集　　E. 类 B 凝集

3. 下述哪种体液中无 ABO 血型物质 （　　）

A. 唾液　　B. 泪液　　C. 脑脊液　　D. 胃液　　E. 血液

4. 血清中不可能存在的天然抗体是 （　）

A. 抗A　　B. 抗B　　C. 抗E　　D. 抗D　　E. 抗CW

5. 下列病原物与输血感染疾病不相关的是 （　）

A. 梅毒螺旋体　　B. 疟原虫　　C. 弓形体　　D. HTLV　　E. 血吸虫

6. 构成 ABH 血型抗原的多糖中没有 （　）

A. 乳糖　　B. α-半乳糖　　C. N-乙酰氨基葡萄糖　　D. N-乙酰氨基半乳糖　　E. L-岩藻糖

7. 不属于"天然"抗体的特点是 （　）

A. 为温抗体　　B. IgM性质　　C. 不能通过胎盘　　D. 无可察觉的血型抗原刺激　　E. 在生理盐水中可与相应抗原发生凝集

8. 欲中和 B 型人血清中的"天然"抗体以检查其免疫性抗体，应加什么人的唾液 （　）

A. A 型分泌型　　B. B 型分泌型　　C. O 型分泌型　　D. 父母或子女的　　E. 任何人的均可

9. ABO 血型物质不可能 （　）

A. 辅助鉴定血型　　B. 中和"天然"抗体　　C. 预测胎儿ABO血型　　D. 存在于每人唾液中

E. 血浆混合中，互相中和了相应抗体

10. 病毒性肺炎病人血样品进行交叉配血试验时，可出现 （　）

A. 细菌性凝集　　B. 类B凝集　　C. 串钱状凝集　　D. 溶血　　E. 冷凝集

11. 关于新生儿溶血病的叙述，哪一点是错误的 （　）

A. 发病是由于母胎血型不合　　B. 母亲血清中存在IgM抗体　　C. 胎儿红细胞被母亲血清中相应的血型抗体致敏　　D. 母亲常为O型或Rh阴性　　E. 为同种免疫性溶血

12. 引起输血后肝炎的主要肝炎病毒为 （　）

A. 甲型肝炎病毒　　B. 乙型肝炎病毒　　C. 丙型肝炎病毒　　D. 戊型肝炎病毒　　E. 庚型肝炎病毒

13. 自身免疫性溶血性贫血病人输血应首选 （　）

A. 浓缩红细胞　　B. 洗涤红细胞　　C. 少白细胞的红细胞　　D. 冷冻红细胞　　E. 照射红细胞

14. 溶血性输血反应主要是 （　）

A. 由HLA抗原抗体反应所致　　B. 由Ig聚合体或抗原抗体反应所致　　C. 由红细胞血型不合所致　　D. 由输入HLA不合的T细胞所致　　E. 由于血浆蛋白过敏所致

15. 保存温度对血小板活性影响很大，适宜温度为 （　）

A. 4 ℃～6 ℃　　B. 8 ℃～10 ℃　　C. 室温　　D. 18 ℃～22 ℃　　E. 20 ℃～24 ℃

16. 血小板输注无效的最重要原因是 （　）

A. 病人有发热　　B. 免疫性破坏　　C. 病人有严重感染　　D. 病人脾大　　E. 病人有消化道疾病

17. ABO 血型不合的新生儿溶血病患儿换血首选 （　）

A. O 型红细胞＋AB 型血浆　　B. 与病人同型的全血　　C. AB 型红细胞＋O 型血浆　　D. 与母亲同型的全血　　E. O 型洗涤红细胞＋AB 型血浆

18. 非溶血性发热性输血反应首先考虑 （　）

A. Rh 血型不合　　B. ABO 血型不合　　C. 血小板抗原抗体所致　　D. 白细胞抗原抗体所致

E. 血浆蛋白所致

19. 全血保存期的标准是根据输注 24 小时体内红细胞存活率为 （　　）

A. 40%　　B. 50%　　C. 60%　　D. 70%　　E. 90%

20. 红细胞血型不合的输血可引起 （　　）

A. 非溶血性发热反应　　B. 超敏反应　　C. 溶血反应　　D. 输血后紫癜　　E. 感染

【X 型题】

21. 串钱状凝集的原因是 （　　）

A. 冷凝集素　　B. 红细胞悬液过浓　　C. 亚型干扰　　D. 血浆蛋白紊乱　　E. 用玻片法时水分部分蒸发

22. 成分输血的优点有 （　　）

A. 减少输血反应　　B. 减少病人心脏负担　　C. 提高治疗效果　　D. 节约血源　　E. 减低输血传染病的发生

23. 下列哪些情况血小板输注剂量需增加至 1.5 U/10kg （　　）

A. 感染　　B. 脾大　　C. 肝大　　D. 全身水肿　　E. DIC 高凝阶段

24. ABO 血型物质可以 （　　）

A. 辅助鉴定血型　　B. 中和"天然"抗体　　C. 预测胎儿 ABO 血型　　D. 存在于每人唾液中　　E. 血浆混合中，互相中和了相应抗体

25. 输全血适用于 （　　）

A. 大手术　　B. 大创伤　　C. 大出血　　D. 粒细胞严重减少　　E. 换血

二、填空题

1. 根据 Fisher-Race 命名法 Rh 血型有＿＿＿＿＿种基因型，＿＿＿＿＿种表型。

2. 红细胞血型至少有＿＿＿＿＿个血型系统，＿＿＿＿＿种血型抗原。

3. 血型是＿＿＿＿＿。

4. ABO 血型有＿＿＿＿＿种基因型，＿＿＿＿＿种表型。

5. ABO 血型抗原在第＿＿＿＿＿周胚胎期的红细胞上即可检测出来，＿＿＿＿＿岁才发育完全。

6. 有肠道疾病人，如为 O 型或 A 型血，可因肠道细菌影响而呈＿＿＿＿＿B 型，暂时"变"为＿＿＿型或＿＿＿＿＿型。

7. 人类淋巴细胞膜上富含 HLA 抗原，根据受控遗传座位不同，可分为＿＿＿＿＿、＿＿＿＿＿、＿＿＿＿＿＿＿＿、＿＿＿＿＿、和＿＿＿＿＿等系列。

8. 酶法或抗球蛋白法鉴定 Rh 血型应在＿＿＿＿＿℃下进行。

9. 用 ACD 保养液保存全血于 4 ℃±2 ℃，21 日红细胞在体内存活率为＿＿＿＿＿%。

10. ACD 保养液的 A、C、D 的中文含义分别是＿＿＿＿＿、＿＿＿＿＿、＿＿＿＿＿。

11. 检查新生儿脐血红细胞是否被不完全抗体致敏，可用＿＿＿＿＿抗球蛋白试验。

12. 检查产妇血清中有无不完全抗体可用＿＿＿＿＿抗球蛋白试验。

13. ABO 血型反定型是用已知 ABO 血型红细胞作为试剂，利用其＿＿＿＿＿鉴定血清中的＿＿＿＿＿。

14. 已接受过输血者如果再次需要输血，要注意其血中有无＿＿＿＿＿抗体。

15. 孕妇血中凡是有＿＿＿＿＿性质的血型抗体，理论上都可引起新生儿溶血病。

三、判断题

1. O 型红细胞无 ABH 血型抗原。 （　　）

2. 中国人绝大多数为 Rh（D）阴性血型。 （　　）

3. 鉴定 ABO 血型，不做反定型则不能发出报告。 （　　）

4. 决定 ABO 血型特异性的是 ABH 血型抗原的多肽部分。 （ ）

5. ABO 血型 IgM 抗体在胎儿期并未形成。 （ ）

6. 有的血液病病人的 ABO 血型抗原可以减弱。 （ ）

7. 用酶法检查 Rh 血型，与不完全抗 D 抗体无反应，即为 D 型。 （ ）

8. 产妇血液中存在 IgG 抗体即可引起新生儿溶血病。 （ ）

9. ACD 保养液中的葡萄糖只是作为红细胞代谢必需的营养成分。 （ ）

10. 检查 Rh 血型不用直接抗球蛋白试验。 （ ）

11. 给弱 D 型人输血必须用 D 型血而且是 ABO 同型者。 （ ）

12. 对新生儿溶血病患儿需要换血者必须用洗涤红细胞。 （ ）

13. 自身免疫性溶血性贫血病人，如需要输血，应用洗涤红细胞或少白细胞红细胞。 （ ）

14. 如白细胞为 1×10^9/L，即为输白细胞的指征。 （ ）

15. 只有致热源才能产生输血性发热反应。 （ ）

参考答案

一、选择题

1. B 2. D 3. C 4. D 5. E 6. A 7. A 8. A 9. D 10. E 11. B 12. C 13. B
14. C 15. E 16. B 17. E 18. D 19. D 20. C 21. BDE 22. ABCDE 23. AB
24. ABCE 25. ABCE

二、填空题

1. 36 18

2. 29 200 多

3. 人体血液的一种遗传性状（或血液成分的遗传多态性标记）

4. 6 4

5. 5～6 2～4

6. 类（或获得性） B AB

7. A B C DR DQ DP

8. 37

9. 70

10. 枸橼酸 枸橼酸钠 葡萄糖

11. 直接

12. 间接

13. 血型抗原 血型抗体

14. 不完全（或免疫性）

15. IgG

三、判断题

1. － 2. － 3. ＋ 4. － 5. ＋ 6. ＋ 7. － 8. － 9. － 10. ＋ 11. ＋ 12. －
13. ＋ 14. － 15. －

§16

放射治疗学

放射治疗学又称肿瘤放射治疗学，是肿瘤治疗的三大手段之一。大约70%的癌症病人在治疗癌症的过程中需要用放射治疗。近十年来，肿瘤放射治疗迅速发展，并有良好的发展前景。

§16.1　放射治疗学概述

【放射治疗原理】

放射治疗肿瘤的原理是利用放射线如放射性同位素产生的α、β、γ射线和各类X射线治疗恶性肿瘤。

放射治疗包括放射外照射治疗和放射内照射治疗，肿瘤的放射治疗一般采用外照射治疗。外照射治疗又分为远距离照射治疗和近距离照射治疗。

【放射治疗设备】

1. 治疗用深部治疗X线机、远距离^{60}钴治疗机：目前在上世纪下半叶曾发挥过治疗肿瘤的重要作用，目前已逐渐被新的治疗设备淘汰。

2. 医用加速器：医用加速器是生物医学上的一种用来对肿瘤进行放射治疗的粒子加速器装置。带电粒子加速器是用人工方法借助不同形态的电场，将各种不同种类的带电粒子加速到更高能量的电磁装置，常称"粒子加速器"，简称"加速器"。要使带电粒子获得能量，就必须有加速电场。依据加速粒子种类的不同，加速电场形态的不同，粒子加速过程所遵循的轨道不同被分为各种类型加速器。目前国际上，在放射治疗中使用最多的是电子直线加速器。

3. 近距离后装治疗机：后装治疗是放射治疗的一种方法。所谓后装就是先把放射治疗的施源器放置在合适的位置，或把施源针插植到合适的部位，然后拍片确认，经治疗计划系统计算剂量分布，得到满意结果后再启动开关，将放射源自动送到施源器或针内进行放射治疗的方法，所以称后装放疗。后装治疗属于近距离放疗，是相对于远距离放疗（外照射）而言。它具有治疗距离短、源周局部剂量很高、周边剂量迅速跌落的特点，因而可提高肿瘤局部照射剂量，有效保护周边正常组织和重要器官，而且治疗部位的功能保持也比单纯外照射好。因为放射源是后来由机器自动放入的，工作人员隔室操作，避免了工作人员的放射损伤。后装治疗机的主要适应证如下：

（1）腔内放疗，就是利用人体自然的腔道置放治疗管，如鼻咽、食管、气管、直肠、阴道及宫颈等。

（2）组织间照射，可治疗不同部位的肿瘤，如鼻咽旁插植后装治疗，舌、乳腺、胸膜肿瘤、软组织肉瘤等。

（3）术中置管术后照射技术，主要适用于手术难以切净，而周围又有重要脏器限制外照射剂量者，如胰腺、胆管、膀胱癌、直肠癌及头颈部恶性肿瘤等。

4. 重离子治疗仪：重离子放射线治疗仪和质子照射治疗不同是，疗程缩短、根除病灶效果好，并不会杀死病灶周围的正常细胞，能让病人的副作用降到最低，已在日本等少数国家试用，是未来不容忽视的一种治疗肿瘤的方法。因其价格昂贵，目前尚难推广。

5. 快中子治疗机、质子治疗机：均为正在研制中，具有良好前景的一种治疗肿瘤新设备。

6. 放射治疗模拟定位机：模拟定位机是模拟放射治疗机（如医用加速器、^{60}钴治疗机）治疗的几何条件而定出照射部位的放射治疗辅助设备，实际上是一台特殊的 X 线机。当病人被诊断患有肿瘤并决定施行放射治疗时，在放射治疗前要制订周密的放疗计划，然后在定位机上定出要照射的部位，并做好标记后才能到医用加速器或^{60}钴治疗机上去执行放疗。模拟定位机的作用正在于此。

【放射治疗副作用】

在临床放射治疗过程中，放射线对人体正常组织必然会产生一定的影响，从而造成一定的放射反应与损伤。放射线对组织器官的损伤与组织对放射线的敏感性成正比，与其分化程度成反比，即繁殖能力越强的组织越敏感，分化程度越低的越敏感，反之亦然。如淋巴组织、骨髓、睾丸、卵巢、小肠上皮等对放射线最敏感，最容易受损害；其次是皮肤上皮、角膜、口鼻腔、晶体、胃和膀胱上皮等；最不敏感的组织是肌肉、骨和神经组织。在一定的照射剂量下，组织受照射面积越大，损伤越大；面积越小，损伤越小。在一定的照射面积下，照射速度（单次照射剂量）越大，损伤也越大。一般健康状况的好坏以及有无并发的疾病，如恶病质、感染性疾病、心肺血管疾病等都影响对放射反应的程度。年龄也是一个因素，青少年较成年人敏感，但到老年敏感性又增加。

放射引起的正常组织反应一般分为早期原发反应和晚期继发反应。早期放射反应一般是指放射引起的组织细胞本身的损伤，还有可能并发的炎症，如口、鼻腔黏膜急性放射性反应引起局部黏膜红肿、痛、浅溃疡及伪膜形成等；皮肤急性干性或湿性放射性反应等。晚期放射反应是指放射引起的小血管闭塞和结缔组织纤维化而影响组织器官的功能，如腺体分泌功能减退引起口干，肺、皮肤及皮下组织的纤维化收缩等。而较严重的放射损伤，如放射性截瘫、脑坏死、骨坏死和肠坏死等都是应该避免的。

放射治疗对全身和各类局部组织的副作用见下表。

脏器、组织	早期副作用	晚期副作用
全身	疲倦，恶心，呕吐，头晕，血常规低下，贫血，感染，出血	2次发生癌症，生长发育障碍，畸形
皮肤	红斑，丘疹，糜烂，溃疡，脱发	色素沉着，萎缩，瘢痕，溃疡
黏膜	充血，水种，糜烂	纤维化，溃疡，穿孔
脑	水肿，颅内压增高	放射性坏死
脊髓	血常规下降	放射性脊髓炎，末梢神经麻痹，白血病
眼	结膜炎，角膜炎	白内障，角膜溃疡，放射性网膜症
肺	放射性肺炎	放射性肺纤维化
上消化道	食管炎，胃炎，消化不良	唾液分泌障碍，溃疡，穿孔，纤维性狭窄
下消化道	肠炎，腹泻，出血	肠梗阻，溃疡，穿孔
泌尿系统	尿，膀胱炎，肾炎	膀胱萎缩，肾硬化
生殖系统	精子生成障碍，月经异常，卵子异常	不孕（无精子，无卵子）
骨	骨髓功能障碍，骨细胞减少	骨坏死，骨肉瘤，白血病

§16.2　放射治疗学基本知识问答

1. 放射治疗使用的放射源主要有哪三类？

（1）放出 α、β、γ 射线的放射性同位素。

（2）产生不同能量 X 射线的 X 射线治疗机和各类加速器。

（3）产生电子束、质子束、负 π 介子束以及其他重粒子束的各类加速器。

2. 试述放疗照射量和吸收剂量的概念。

（1）照射量 X（exposure）：是指 X（γ）辐射在质量为 dm 的空气中释放的全部次级电子（正负电子）完全被空气阻隔时，在空气中形成的同一种符号的离子总电荷的绝对值（不包含因吸收次级电子发射的韧致辐射而产生的电离）dQ 与 dm 的比值。即 $X = \mathrm{d}Q/\mathrm{d}m$。照射量的单位为 $C \cdot kg^{-1}$，未定义专用名。曾用单位为伦琴（R），$1R = 2.58 \times 10^{-4} C \cdot kg^{-1}$。照射量是用以衡量 X（γ）辐射致空气电离程度的一个物理量，不能用于其他类型辐射（如中子或电子束等）和其他物质。

（2）吸收剂量 D（absorbed dose）：为电离辐射给予质量为 dm 的介质的平均授予能 dε，即 $D = \mathrm{d}\varepsilon/\mathrm{d}m$。吸收剂量的单位为 $J \cdot kg^{-1}$，专用名为戈瑞（Gray，符号表示为 Gy），$1\,Gy = 1\,J \cdot kg^{-1}$。曾用单位为拉德（rad），$1\,Gy = 100\,rad = 100\,cGy$。吸收剂量是度量单

位质量受照物质吸收辐射能量多少的一个物理量，它在辐射效应的研究中是极为重要的。吸收剂量适用于任何类型和任何能量的电离辐射，以及适用于受到照射的任何物质。

3. 试述放射性活度和半衰期的概念。

（1）放射性活度 A（activity）：是指一定量的放射性核素在一个很短的时间间隔内发生的核衰变数（dN）除以该时间间隔（dt）之商，即 $A = dN/dt = A_0 \exp(-\lambda t)$。活度的国际单位是贝可勒尔（Bq），衍生单位有 MBq、GBq。在此之前，放射性活度单位是居里（Ci）。这些单位之间的关系可表示为：$1 \text{ Ci} = 3.7 \times 10^{10} \text{ Bq} = 3.7 \times 10^4 \text{ MBq} = 3.7 \times 10 \text{ GBq}$。

（2）半衰期（HVL）：放射性核素其原子核数目衰变到原来数目一半所需的时间称为放射性核素的半衰期（$T_{1/2}$）。半衰期与衰变常数 λ 的关系为：$T_{1/2} = \ln 2/\lambda = 0.693/\lambda$。

4. 试述组织体模比和组织最大剂量比的定义及其影响因素。

组织体模比（tissue phantom ratio，TPR）：为模体中射线中心轴某一深度的吸收剂量 D_d 与空间同一位置校准深度处的吸收剂量 D_c 的比值，即 $\text{TPR} = D_d/D_c$。当校准深度处的吸收剂量 D_c 用最大剂量深度的吸收剂量 D_{dm} 替代时，作为组织体模比的特例，定义该参数为组织最大剂量比（tissue maximum ratio，TMR），即 $\text{TMR} = D_d/D_{dm}$。影响 TPR 和 TMR 值的因素有射线能量、射野尺寸和深度。TPR 和 TMR 都不受源皮距的影响。

5. 试述放射治疗临床剂量学四原则。

（1）肿瘤剂量要求准确。

（2）靶区剂量分布要求均匀，剂量变化梯度不能超过±5％。

（3）治疗计划设计应尽量提高靶区剂量，降低照射区正常组织受照范围。

（4）保护肿瘤周围重要器官免受照射，至少不能使它们超过其最大耐受量。

6. 何谓放疗外照射？

根据放射源的远近分为：外放射和内放射。外照射又称远距离放疗，放射线从人体外一定距离的机器（如^{60}钴机器为 75 cm、直线加速器为 100 cm）发出照射肿瘤。这种射线能量高，穿透力强，肿瘤能得到相对均匀的放疗剂量。外放射是目前放疗应用较多的一种方法。

7. 试述医用加速器用于常规放疗时的适应证。

医用加速器适应证广泛，可用于头颈、胸腔、腹腔、盆腔、四肢等部位的原发或继发肿瘤，以及手术后残留的术后或手术前的术前治疗等。

（1）单纯根治的肿瘤：鼻咽癌、早期喉癌、早期口腔癌、副鼻窦癌、早期恶性淋巴瘤、髓母细胞瘤、基底细胞癌、肺癌、精原细胞瘤、食管癌等。

（2）与化疗合并治疗肿瘤：小细胞肺癌、中晚期恶性淋巴瘤等。

（3）与手术综合治疗：上颌窦、耳鼻喉癌、胶质神经细胞瘤、肺癌、胸腺瘤、胃肠道癌、软组织肉瘤等。有计划性的术前放疗、术中放疗、术后放疗。

（4）姑息性放疗：骨转移灶的止痛放疗、脑转移放疗、晚期肿瘤的姑息减症治疗。

8. 何谓医用电子直线加速器？

医用电子直线加速器是一种为放射治疗提供符合临床治疗要求的 X 射线或电子束辐射

的医用治疗装置。加速器有多种类型，电子直线加速器是目前最具应用前景的加速器。其含义如下：

（1）医用：表示设备的用途是用于人体肿瘤治疗的，应符合医疗设备的特殊要求。

（2）电子：表示被加速的电子是粒子，而非质子或其他重离子。

（3）直线：表示电子束在加速过程中的运动轨迹是一条直线。

（4）加速器：表示是一种应用高能物理理论进行束流加速的装置。

9. 试述加速器产生的高能电子束的特点。

（1）高能电子束表面剂量高，一般都在75%～80%或以上。

（2）高能电子束有特定的射程，在一定深度后剂量迅速下降，可以较好地保护病变后的正常组织和器官。

（3）选择不同能量的高能电子束可以治疗不同深度的肿瘤。

（4）高能电子束随着深度的增加，百分深度剂量很快达到最大剂量，然后形成高剂量"坪区"，"坪区"内剂量随深度变化不大，单野照射就可以使得靶区剂量分布均匀。高能电子束的这些剂量学特点，决定了临床用它来治疗表浅的或偏心的肿瘤和遭侵袭的淋巴结时，具有高能 X(γ)射线所不能及的突出优点。

10. 何谓立体定向放射治疗？

立体定向放射治疗（stereotactic radiotherapy）是指利用专门设备通过立体定向定位、摆位技术实现多个小照射野聚焦式的放射治疗。它是立体定向放射手术（stereotactic radio surgery，SRS）和立体定向放射治疗（stereotactic radiotherapy，SRT）的统称。SRS采用单次大剂量照射，SRT采用分次大剂量照射，SRS是SRT的一个特例。使用^{60}Co γ射线进行立体定向放射治疗的设备俗称 γ-刀，使用医用电子加速器的高能 X 射线进行立体定向放射治疗的设备俗称 X-刀。

11. 何谓近距离放射治疗？它有哪几种照射方式？

近距离治疗（brachytherapy）是与远距离治疗（外照射）相对而言的，是指将封装好的放射源，通过施源器或输源导管直接置入病人的肿瘤部位所进行的照射。其基本特征是放射源贴近肿瘤组织，肿瘤组织可以得到有效的杀伤剂量，而邻近的正常组织，由于辐射剂量随距离增加而迅速跌落，受量较低。近距离照射很少单独使用，一般作为外照射的辅助治疗手段。从照射方式上讲，可分为腔内、管内、术中、组织间植入照射和体表敷贴。

12. 近距离照射高剂量率、中剂量率和低剂量率的划分依据是什么？

参考点剂量率在0.4～2 Gy/h的称为低剂量率照射，参考点剂量率在2～12 Gy/h的称为中剂量率照射，参考点剂量率大于12 Gy/h的称为高剂量率照射。

13. 简述现代近距离治疗的特点。

现代近距离治疗具有四大特点：①后装技术。②放射源微型化和程控步进电机驱动。③高剂量率治疗。④计算机设计治疗计划。

14. 何谓"三维适形放射治疗"和"调强适形放射治疗"？

三维适形放射治疗（3DCRT）是一种可以提高治疗增益比的放射治疗技术，是指高剂量区分布的形状在三维方向上与病变（靶区）形状一致的放射治疗。为达到剂量的三维适形，必须满足下述必要条件：①在照射野方向上，照射野的形状必须与（病变）靶区形状一致。②要使靶区内及表面的剂量处处相等，必须要求每一个射野内各点的输出剂量率能按所要求的方式进行调整。满足上述第一个条件的三维适形放射治疗称为经典适形放射治疗（CCRT）；同时满足上述两个条件的三维适形放射治疗称为调强适形放射治疗（IMRT）。对于调强适形放射治疗来说，调强（强度调整）是手段，适形（剂量适形）是目的。

15. 简述外照射中应用的几个靶区的概念。

（1）肿瘤区（gross target volume，GTV）：指临床检查和各种影像学技术能够发现的肿瘤，包括原发灶和转移淋巴结（远地转移灶）。

（2）临床靶区（clinical target volume，CTV）：指按一定的时间剂量模式给予一定剂量的临床灶（肿瘤区）、亚临床灶以及肿瘤可能侵犯的范围。

（3）内靶区（internal target volume，ITV）：在病人坐标系中，由于呼吸或器官运动或照射中CTV体积和形状的变化所引起的CTV外界运动的范围，称为内边界（internal margin，IM）。内边界的范围，定义为内靶区。

（4）计划靶区（planning target volume，PTV）：ICRU 62号报告中将由病人坐标系通过治疗摆位转换到治疗机坐标系中，以及治疗机照射野位置的变化等因素引起的ITV的变化范围称为摆位边界（setup margin，SM）。SM的范围称为计划靶区。

16. 试述各种细胞对放射线的敏感度。

每种细胞经一定量的放射线照射后都要受到或轻或重的损伤，重的损害细胞就死亡，所以各种细胞对放射线就有不同的敏感度，按实验和临床结论来分类，各类细胞对放射线的敏感度排序如下：

（1）淋巴组织。

（2）血液白细胞（尤其是粒细胞）。

（3）上皮细胞：①某些分泌腺的基底上皮细胞，尤其如腮腺上皮细胞。②睾丸的基底上皮细胞（精原细胞）与卵巢的滤泡细胞。③皮肤与黏膜的基底上皮细胞。④肺与肝的上皮细胞。⑤肾小管上皮细胞。⑥腺上皮细胞。

（4）内皮细胞。

（5）结缔组织细胞。

（6）肌细胞、骨细胞、脂肪细胞和神经细胞。

17. 影响放射治疗的临床因素有哪些？

（1）全身情况：营养不良或贫血会降低敏感度，恶病质更无法耐受全部疗程。

（2）年龄：年轻人肿瘤敏感性高，但转移机会多；老年人肿瘤敏感性低，耐受性差。

（3）肿瘤分化程度：成熟细胞的分化程度高，其放疗敏感性低；反之，分化程度低，放疗就较敏感。

（4）肿瘤部位和瘤床组织：宫颈癌和食管癌同是鳞状细胞癌，因宫颈的周围组织耐受量高，给予大量放疗较少损害，治疗效果好；食管周围组织耐受力低，易造成食管穿孔，治疗效果就差。

（5）肿瘤的大小和分型：肿瘤过大势必影响效果。肿瘤大体分为糜烂型、菜花型、结节型、溃疡型，其疗效也按上述顺序逐次下降。

（6）肿瘤的临床期别及有无合并症：肿瘤早期较晚期敏感，有合并症特别是合并感染时使放射敏感性下降。

18. 何谓肿瘤的综合治疗？

肿瘤的综合治疗是根据病人的机体情况、肿瘤的病理类型、侵犯范围（病期）和发展趋势，有计划地、合理地应用现有的治疗手段，以期较大幅度地提高肿瘤治愈率、延长生存期、提高病人生活质量。它包括放疗与手术综合治疗、放疗与化疗综合治疗及手术前放疗、化疗等。

19. 试述肿瘤组织的放射敏感性。

根据肿瘤组织来源和肿瘤分化程度可将肿瘤组织的放射敏感性分为三类。

（1）高度敏感的肿瘤：恶性淋巴瘤、精原细胞瘤、白血病、肾母细胞瘤、神经母细胞瘤、无性细胞瘤等。放射量 $35 \sim 40$ Gy/$4 \sim 6$ 周则能杀灭肿瘤。

（2）中等度敏感的肿瘤：大多数上皮性肿瘤属这一类，例如鳞状上皮癌、未分化癌、低分化腺癌等。放射量需 $50 \sim 70$ Gy/$5 \sim 7$ 周才能杀灭肿瘤。

（3）放射抗拒的肿瘤：细胞高度分化的肿瘤，如软组织肉瘤、骨肉瘤、大多数神经源性肿瘤等。这类肿瘤宜手术治疗，但可配合术后放疗，亦可进行近距离腔内和插植放疗，使肿瘤局部达到高剂量，而邻近的正常组织由于辐射剂量随距离增加而急剧下降，不会造成严重损伤，从而使正常器官得到保护。

20. 何谓根治性放疗？

通过放疗达到杀灭肿瘤的目的，病人健康基本恢复。包括对放射线敏感或中等敏感的肿瘤，例如鼻咽癌、早期喉癌、扁桃体癌、宫颈癌、软腭癌、鼻腔癌、皮肤癌、中上段食管癌、鼻腔及鼻窦癌、淋巴瘤、髓母细胞瘤、室管膜瘤、肺癌、骨 Ewing 肉瘤、精原细胞瘤等。

21. 何谓姑息性放疗？

晚期肿瘤或放疗抗拒的肿瘤，通过放疗可改善临床症状，达到止痛、止血、缓解肿瘤压迫，减轻痛苦，抑制肿瘤生长的目的。一般只给予肿瘤根治量的 $1/3 \sim 1/2$ 的剂量。

22. 术前放疗有何意义？

由于放射线对癌细胞的抑制作用，手术前放疗可以使肿瘤缩小，减少癌性粘连和肿瘤的转移，提高切除率。目前常用于上颌窦癌、舌癌、中段食管癌、喉癌、直肠癌、炎性乳癌等。

23. 术后放疗有何意义？

通过放疗杀灭术后手术野或区域淋巴结引流内的亚临床病灶，减少手术后的复发，提高手术疗效。常用于以下情况：

（1）手术后病理证实为恶性淋巴瘤及各种胚胎性癌。对放疗敏感的肿瘤都应做术后放疗，包括原发灶和区域淋巴结放疗。

（2）对放疗敏感的肿瘤由于不能完全切除，宜做术后放疗，使残余的肿瘤再由放疗得到根治。

（3）肿瘤虽已切除，但此类肿瘤易自淋巴管扩散转移者，术后应对有关淋巴引流区放疗。

24. 放疗后常见的皮肤和黏膜放射反应表现如何？

恶性肿瘤放疗时对正常组织会引起一定损害，称为放射反应。

（1）皮肤反应：红斑、色素沉着、干性脱皮、湿性脱皮及坏死。常规治疗时不应该出现皮肤坏死，只有在 6 周之内皮肤接受超出 75 Gy 时，皮肤局部才可能出现坏死。放疗几个月或几年后皮肤可出现远期反应，表现为毛细血管扩张、皮肤萎缩、皮下组织增生和纤维化等。

（2）黏膜反应：最初表现为黏膜充血水肿，局部疼痛，继而出现黏膜上皮脱落糜烂，出现纤维性渗出物，形成白膜。

25. 试述皮肤和黏膜放射反应的处理方法。

干性脱皮和瘙痒时可给予 1% 冰片滑石粉。出现湿性脱皮时应立即停止放疗，局部涂抹 2% 硼酸软膏、四环素可的松软膏，也可清洁换药后干燥暴露，经上述处理一般 10~14 日可痊愈。

鼻咽、鼻腔、口腔和喉部的黏膜反应可致局部干燥和疼痛，宜保持口腔清洁，用复方氯己定含漱液或朵贝液或 4% 碳酸氢钠溶液漱口，生理盐水鼻咽冲洗，复方薄荷油或淡鱼肝油滴鼻，口服维生素 B_2 片及中药导赤散。

26. 试述头部常见的几种放疗反应及其处理方法。

（1）下颌骨损伤：下颌骨坏死是口腔肿瘤放疗的严重并发症，60~70 Gy 照射后发生率高达 20% 左右，其与照射野的大小、牙齿和颊部卫生状况以及有无合并感染等因素密切相关。预防方法为放疗前常规口腔处理，拔除龋齿和残根，除去金属冠，并经常保持口腔清洁。放疗前拔牙者，需在拔牙后 10~14 日才能放疗。放疗后 3 年内不宜拔牙。为预防放射性龋齿和放射性下颌骨骨髓炎，放疗时可应用塑料口腔筒，免遭不必要的照射。

（2）唾液腺损伤：黏液细胞容易受到损害而发生纤维化。20 Gy/2 周后腮腺功能受抑制；剂量超过 40 Gy 后，腮腺唾液的产生停止；大于 60 Gy 将难以恢复。治疗期间宜保持口腔清洁，中药可用增液汤等。

（3）晶体损伤：放射剂量 5~12 Gy 时可产生白内障，如治疗需要，不能避开晶体时，晶体的受量应尽量不超过 12 Gy。

（4）脑和脊髓损伤：全脑照射＞60 Gy、10 cm 脊髓照射＞45 Gy，可出现脑软化和放射性脊髓炎。脊髓炎早期反应为屈颈时从颈部或腰部沿背向下肢或四肢放射的触电感，严重者可发生颈或胸段脊髓横断性损害。放射性脑损伤，潜伏期 1~7 年，表现为精神症状、记忆力减退、定向障碍、呆滞、答非所问等。治疗可给予激素、血管扩张药及各种神经营养药物等。

27. 试述放射性肺炎的临床特征及处理方法。

放射性肺炎一般有两种表现形式：早期表现为急性放射性肺炎，通常发生在放疗后1~3个月。后期的放射性肺损伤表现为肺组织纤维化，多发生于照射后6个月左右，表现为刺激性咳嗽、咳少量白色黏液痰、胸闷、气短等非特异性呼吸道症状。严重病例可出现高热、胸痛、呼吸困难、不能平卧、剧烈咳嗽、咯血痰，甚至发展为呼吸功能衰竭而致死的情况等。胸部X线照片见放射野内出现小点状和网状阴影，在肺的放射高剂量区有致密阴影，伴纤细的条索状阴影向周围放射。肺纤维化明显时肺呈局部收缩状态，即以放射野为中心收缩，使纵隔、肺门移位，横膈上抬。放射性肺炎的发生和照射体积、照射总量密切相关。当肺照射面积100 cm^{2}照射量30~35 Gy以及全肺照射15~25 Gy时就可能发生放射性肺炎。在放疗时应避免与大剂量博来霉素、平阳霉素合并应用。治疗可采用其他大剂量抗生素和肾上腺皮质激素。

28. 试述放射性心脏损伤的临床特征及处理方法。

当心脏放射量超过45 Gy时，有5%的病人可因放射诱发心包炎、全心内膜炎或冠心病。急性心包炎可在照射后6~48个月出现，心包积液通常在照射后6~12个月出现。有症状时可用肾上腺皮质激素和护心治疗。照射心脏部位时，不宜与大剂量多柔比星（阿霉素）同时应用。

29. 试述放射性直肠炎的临床表现和处理方法。

直肠照射面积100 cm^2、剂量超过60 Gy/6周易发生放射性直肠炎（多见于宫颈癌和直肠癌放疗后），表现为直肠刺激症状，如大便次数增多，里急后重；便血、直肠溃疡和狭窄，严重时可发生直肠阴道瘘。长期便血可引起贫血。治疗方法宜抗感染，低渣饮食，应用皮质激素，严重者需手术治疗。

30. 试述放射性膀胱炎的临床表现和处理方法。

全膀胱照射剂量超过60 Gy/6周可能出现放射性膀胱炎（多见于宫颈癌和膀胱癌放疗后），表现为尿频、尿急、排尿困难、血尿等，严重时可发生膀胱阴道瘘，且常合并泌尿道感染。治疗宜用抗感染、止血及对症治疗。重度损害者，必要时考虑手术治疗。

§16.3 放射治疗学自测试题（附参考答案）

一、选择题

【A 型题】

1. 下列哪项不是近距离后装治疗宫颈癌病人的护理措施　　　　　（　　）

A. 治疗前用1：1 000苯扎溴铵（新洁尔灭）溶液冲洗阴道　　B. 有疼痛者不宜立即处理　　C. 清洁会阴部　　D. 宫颈癌出血者，用无菌纱布填塞　　E. 治疗后留观1~2小时，观察不良反应

2. 预防放射性肺炎的重要措施是　　　　　　　　　　　　　（　　）

A. 大剂量博来霉素　　B. 少用抗生素　　C. 大剂量联合化学治疗　　D. 避免癌细胞扩散，禁用激素　　E. 大面积照射时，放射剂量应控制在30 Gy以下

3. 下列哪项不是放射性皮肤损伤的临床表现 （ ）

A. 红斑　　B. 干性脱屑、水疱、瘙痒　　C. 湿性脱皮溃疡　　D. 剥脱性皮炎、坏死

E. 皮疹

4. 下列处理放射治疗所致的喉源性呼吸困难的方法中，错误的是 （ ）

A. 吸氧　　B. 安静休息　　C. Ⅱ度呼吸困难者先化学治疗后气管切开　　D. 放射量以小剂量开始，逐渐增大　　E. Ⅲ度呼吸困难者紧急气管切开

5. 对放射治疗出现皮肤反应病人的护理方法，下列哪项是错误的 （ ）

A. 用肥皂清洗，保持皮肤清洁　　B. 不用刺激性的药物　　C. 防止皮肤摩擦　　D. 不要强行撕扯皮肤的脱屑　　E. Ⅲ级皮炎停止放射治疗

6. 下列哪项不是放射性直肠炎的临床表现 （ ）

A. 大便次数增多　　B. 里急后重　　C. 排便困难　　D. 慢性贫血　　E. 水样腹泻

7. 下列哪项不是放射治疗的并发症 （ ）

A. 皮肤炎　　B. 膀胱炎　　C. 直肠炎　　D. 血小板增加　　E. 肺炎

8. 下列哪项不是处理放射性直肠炎的措施 （ ）

A. 大剂量使用抗生素　　B. 高蛋白、高维生素、少渣饮食　　C. 局部使用地塞米松　　D. 口服碳酸氢钠　　E. 口服复方樟脑酊

9. 放射治疗价值不大的肿瘤为 （ ）

A. 恶性淋巴瘤　　B. 神经母细胞瘤　　C. 鼻咽癌　　D. 宫颈癌　　E. 脂肪肉瘤

10. 护理近距离后装直肠癌病人时，下述措施不妥的是 （ ）

A. 治疗前2日嘱病人进半流质　　B. 放施源器前应两次清洁灌肠　　C. 施源器放入病变部位后须固定好　　D. 嘱病人收缩腹部以防施源器下移　　E. 治疗结束后嘱病人休息20～30分钟

11. 处理放射治疗引起高热的病人，下述措施不妥的是 （ ）

A. 卧床休息　　B. 流质或半流质饮食　　C. 39℃以上暂停放射治疗　　D. 多饮水　　E. 使用退热药

12. 具有能量高、深度大、皮肤反应低等优点的是 （ ）

A. 直线加速器　　B. 模拟定位器　　C. X线治疗机　　D. ^{60}Co治疗机　　E. 放射治疗计划分流

【X型题】

13. 放射性肺炎的防治措施包括 （ ）

A. 限制放射量　　B. 限制放射面积　　C. 避免用大剂量博来霉素　　D. 应用大剂量抗生素

E. 应用大剂量皮质激素

14. 放射性膀胱炎的处理措施为 （ ）

A. 多饮水　　B. 使用抗生素　　C. 口服碳酸氢钠（苏打）　　D. 口服复方樟脑酊　　E. 使用局部地塞米松乳剂

15. 恶性肿瘤全身转移的治疗包括 （ ）

A. 化疗　　B. 手术治疗　　C. 免疫治疗　　D. 放疗　　E. 中医药治疗

二、填空题

1. 放射治疗按治疗方式分为_____和_____。

2. 放射治疗的放射源有3类，即_____、_____和_____。

3. 根据肿瘤组织来源和分化程度可将肿瘤按其对放射线的敏感程度分为_____、_____和_____。

4. 急性放射性肺炎通常发生在放疗后_____个月。

5. 放射治疗前拔牙者，需拔牙_____日后才能进行放射治疗；放射治疗后_____不宜拔牙。

三、判断题

1. 放射治疗病人喉源性呼吸困难Ⅲ度以上者宜做紧急气管切开。 （　）

2. 放射治疗中出现Ⅱ级皮炎时，应停止放射治疗。 （　）

3. 近距离后装治疗食管癌病人治疗当日及治疗后禁食 24 小时。 （　）

4. 放射治疗前拔牙者，需拔牙后 1 周才能放射治疗。 （　）

5. 手术前放疗可以使肿瘤缩小，减少癌性粘连和肿瘤转移，以提高手术成功率。 （　）

6. 放射性膀胱炎很少合并泌尿道感染。 （　）

7. 放射治疗可导致青光眼。 （　）

8. 直线加速器能产生高能电子束、高能 X 线和 γ 射线。 （　）

9. 放射性脑损伤潜伏期为 1～7 年。 （　）

10. 放疗后出现湿疹脱皮时，可在局部用药（如 2% 硼酸软膏）情况下，继续放疗。 （　）

四、名词解释

1. 放射治疗

2. 远距离治疗

3. 近距离治疗

4. 半衰期

5. 姑息性放疗

五、问答题

1. 试述近距离后装治疗直肠癌的护理措施。

2. 试述各种细胞对放射线的敏感度。

3. 影响放射治疗的临床因素有哪些？

4. 何谓肿瘤的综合治疗？

5. 术中放疗的意义如何？

参考答案

一、选择题

1. B 2. E 3. E 4. C 5. A 6. E 7. D 8. D 9. E 10. D 11. C 12. A

13. ABCDE 14. ABC 15. ACE

二、填空题

1. 近距离治疗　远距离治疗

2. 同位素　X线　加速器

3. 高度敏感　中度敏感　放射抗拒

4. 1～3

5. 10～14　　1年内

三、判断题

1. ＋　2. －　3. －　4. －　5. ＋　6. －　7. －　8. －　9. ＋　10. －

四、名词解释

1. 放射治疗：简称放疗，是指使用放射线来治疗癌症病人，通过放射治疗使癌细胞被消灭，而正常的组织和细胞能得到康复。

2. 远距离治疗：又称外照射，是指放射源位于体外一定距离，集中照射人体的某一部位。

3. 近距离治疗：又称组织间隙放射治疗和腔内放射治疗，是将放射源直接放入病变组织或人体的天然管道内，如舌、鼻咽、食管、子宫颈等部位进行照射。

4. 半衰期：放射性核素其原子核数目衰变到原来数目一半所需的时间称为放射性核素的半衰期（$t_{1/2}$）。

5. 姑息性放疗：晚期肿瘤或放疗抗拒的肿瘤，通过放疗改善临床症状，达到止痛、止血、缓解肿瘤压迫，减轻痛苦，抑制肿瘤生长的目的。姑息性放疗一般只给予肿瘤根治剂量的 $1/3\sim1/2$。

五、问答题

1. 近距离后装治疗直肠癌的护理措施是：①治疗前 2 日嘱病人进半流质和少渣饮食。②放施源器前进行两次清洁洗肠，肌内注射阿托品 0.5 mg，交代治疗时注意事项，嘱治疗时放松腹肌，以防施源器下移。③扩张肛门后，将圆筒形施源器送进直肠病变部位，再用固定器进行固定。④治疗结束后轻轻取出施源器进行消毒处理，嘱病人卧床休息 20～30 分钟。

2. 各类细胞对放射线的敏感度排序如下：

(1) 淋巴组织。

(2) 血液白细胞（尤其是粒细胞）。

(3) 上皮细胞：①某些分泌腺的基底上皮细胞，尤其如腮腺上皮细胞。②睾丸的基底上皮细胞（精原细胞）与卵巢的滤泡细胞。③皮肤与黏膜的基底上皮细胞。④肺与肝的上皮细胞。⑤肾小管上皮细胞。⑥腺上皮细胞。

(4) 内皮细胞。

(5) 结缔组织细胞。

(6) 肌细胞、骨细胞、脂肪细胞和神经细胞。

3. 影响放射治疗的临床因素有以下几种：

(1) 全身情况：营养不良或贫血会降低敏感度，恶病质更无法耐受全部疗程。

(2) 年龄：年轻人肿瘤敏感性高，但转移机会多；老年人肿瘤敏感性低，耐受性差。

(3) 肿瘤分化程度：成熟细胞的分化程度高，其放疗敏感性低；反之，分化程度低，放疗就较敏感。

(4) 肿瘤部位和瘤床组织：宫颈癌和食管癌同是鳞状细胞癌，因子宫颈癌的周围组织耐受量高，给予大量放疗较少损害，治疗效果好；食管周围组织耐受力低，易造成食管穿孔，治疗效果就差。

(5) 肿瘤的大小和分型：肿瘤过大势必影响效果。肿瘤大体分为糜烂型、菜花型、结节型、溃疡型，其疗效也按上述顺序逐次下降。

(6) 肿瘤的临床期别及有无合并症：肿瘤早期较晚期敏感，有合并症特别是合并感染时使放射敏感性下降。

4. 肿瘤的综合治疗是根据病人的机体情况、肿瘤的病理类型、侵犯范围（病期）和发展趋势，有计划地、合理地应用现有的治疗手段，以期较大幅度地提高肿瘤治愈率、延长生存期、提高病人生活质量。它包括放射治疗与手术综合治疗、放疗与化疗综合治疗及手术前放疗、化疗等。

5. 术中放疗的意义：应用直线加速器对头、颈、胸、腹等处肿瘤进行术中照射，包括对手术区的邻近组织和区域淋巴结的照射，可提高局部照射剂量，减少正常组织的放射损伤，从而减少复发，提高疗效。

§17

高压氧医学
基本知识

§17.1　高压氧医学基本知识问答

1. 简述高压氧的发展史。

高压氧疗法已有 100 年的历史，20 世纪 90 年代以后获得快速发展，应用领域不断扩大，已成为临床不可缺少的治疗手段之一。自 1963 年起，至今已召开了十六届国际高气压医学会议，第十一届和第十六届会议在我国举行。我国第一个高压氧治疗舱建于 1964 年，至今全国已有多种类型的高压氧舱近 10000 台座，从业医务人员达数万人。中华高压氧医学会于 1992 年成立。

2. 何谓高压氧与高压氧疗法？

机体处于高气压环境中所呼吸的与环境压相等的纯氧或高浓度氧，称为高压氧。利用吸入高压氧治疗疾病的方法称为高压氧疗法。

3. 何谓标准大气压？

标准大气压值的规定，是随着科学技术的发展，经过几次变化的。最初规定在摄氏温度 0 ℃、纬度 45°、晴天时海平面上的大气压强为标准大气压，其值大约相当于 76 cmHg 高。后来发现，在这个条件下的大气压强值并不稳定，它受风力、温度等条件的影响而变化。于是就规定 76 cmHg 高为标准大气压值。但是后来又发现 76 cmHg 高的压强值也是不稳定的，汞的密度大小受温度的影响而发生变化。

为了确保标准大气压是一个定值，1954 年第十届国际计量大会决议声明，规定标准大气压值为：1 标准大气压＝101 325 N/m²

一个标准大气压＝76 cmHg＝101 293 Pa＝0.101 MPa。

在高压氧治疗中，一般将标准大气压（常压）定为 0.10 MPa。此压力略相当于 10 m 水深处的压力。

4. 何谓常压、附加压、绝对压、地方大气压？

（1）常压（标准大气压强）：地球纬度 450 的海平面上，温度 0 ℃时，测出每平方厘米面积所承受的压强为 760 毫米汞柱（mmHg），称为 1 个标准大气压强，也就是常压。

（2）附加压（表压）：常压以外增加的压强为附加压。其大小可通过压力表显示出来，又称表压。常压时表压显示为"0"。测血压时血压计所显示的压力就是附加压。

（3）绝对压（ATA）：单位面积上所承受的压强谓之绝对压，临床应用高压氧治疗时，常用绝对压作为治疗压力。绝对压＝常压＋附加压（表压）。

（4）地方大气压：不同地区大气压强并不一致，因为不同纬度、温度、不同海拔高度下的大气压是不同的，例如拉萨地区大气压强仅为标准大气压的 65% 左右。地球上每个不同的大气压强称为地方大气压。确切说，高压氧治疗应以地方大气压为基准。

5. 试述高压氧的治疗方法。

高压氧治疗包括治疗前准备、加压、稳压吸氧和减压等程序。

高压氧治疗的压力单位是绝对压（大气压＋附加压），可以用 ATA 表示（2ATA 即为 2 个大气压），也可用 MPa 表示（2 ATA＝0.2 MPa）。

6. 试述高压氧治疗原理。

（1）增加血氧含量，提高血氧分压：人体血液中的血红蛋白（Hb）含量是相对固定的，且常压下吸空气时氧合血红蛋白（HbO_2）的饱合度已达 97% 左右，此时并无多大增加运氧能力的空间。高压氧下，随着治疗压力的不断增高，溶解在血浆中的氧量也会成正比例增加。因此，高压氧治疗主要是增加血浆中的物理溶解氧。在 0.3 MPa 氧下溶解氧量比常压吸空气时增加 21 倍，可以实现无血生存。也就是说，此时去除全部血液中的血红蛋白，机体也可依靠溶解在血浆中的氧气保证生存需要。

（2）提高血氧弥散能力：高压氧下氧分子数量增加，血氧分压升高，氧从毛细血管向组织的弥散能力增强，弥散距离增加，有利于改善组织缺氧。

（3）机体储氧量增加：常温常压下，每千克组织储氧 13 mL，耗氧量为 3～4 mL /(kg·min)，因此循环阻断安全时限为 3～4 分钟。在 0.3 MPa 氧下，储氧量可增至 53 mL/kg，循环阻断时间可增至 12～17 分钟。

（4）抑制厌氧菌生长：这是治疗气性坏疽等厌氧菌感染的基础。

（5）抗微生物作用：高压氧可以抑制某些革兰阳性菌和革兰阴性菌，可增强白细胞的吞噬能力，并可增强某些抗菌剂（如磺胺药、抗结核药等）的药效。

（6）高压氧对气泡的作用：高压氧可使血液和组织中的气泡压缩和溶解在体液中，再经呼吸排出，因此高压氧对减压病、气栓症疗效显著。

（7）增强放疗和化疗对肿瘤的疗效。

7. 高压氧舱有哪几种类型？各有何特点？

高压氧舱是高压氧疗法的专用设备，它大多是用钢材制成的。由于应用范围不同，加压舱有各种不同形式，但基本是相同的。主要有以下两种类型。

（1）氧气加压舱：包括成人用的单人舱以及专供婴儿用的婴幼儿氧舱。这类氧舱的体积小，只能容纳一个病人，舱内直接充满高压氧气，病人在舱内吸纯氧。因此也可称为纯氧舱。纯氧舱的特点是：造价低，运输方便，用于一般治疗，不利于危重病人的抢救。

（2）空气加压舱：舱的体积大，整个舱体为 2～3 个舱室连在一起，分别称为手术舱、治疗舱和过渡舱。用压缩空气加压，病人在舱内戴面罩吸氧。可在舱内进行手术、治疗、抢救等医疗工作。这种大型舱有利于一批病人同时进行治疗，允许医护人员进入舱内护理病人，有利于抢救及治疗垂危病人，但造价比较贵。近年来，部分单人舱也改用空气加压，以求降低舱内氧浓度，提高治疗安全性。

8. 高压氧治疗的急症适应证有哪些?

高压氧治疗的急症适应证有:急性一氧化碳中毒及其中毒性脑病、急性气栓症、急性减压病、有害气体(硫化氢、液化石油气、汽油等)中毒、厌氧菌感染(气体坏疽、破伤风等)、休克、视网膜动脉栓塞、心肺复苏后急性脑功能障碍(电击伤、溺水、缢伤、窒息、麻醉意外等)、脑水肿、肺水肿、挤压伤及挤压综合征、急性末梢循环障碍、急性脊髓损伤、断肢(指、趾)再植术后等。

9. 列表简示高压氧治疗的非急症适应证。

非急症适应证

内科疾病	外科疾病	其他
冠心病(心绞痛、心肌梗死等)	脑外伤(脑震荡、脑挫伤、颅内血肿清除术后)	突发性耳聋
快速性心律失常(心房颤动、期前收缩、心动过速)	周围神经损伤	视网膜静脉血栓形成
心肌炎	颅内良性肿瘤术后	中心性浆液性脉络膜视网膜病变
支气管哮喘及喘息性支气管炎	脑血管疾病术后	视网膜震荡
缺血性脑血管性疾病(脑动脉硬化症、脑血栓、脑梗死等)	骨髓炎	视神经损伤
血管神经性头痛	骨折及愈合不良	病毒性脑炎
面神经炎(贝尔面瘫)	无菌性骨坏死	放射性损伤(骨、软组织损伤、膀胱炎等)
高原病	慢性皮肤溃疡(动脉供血障碍、静脉淤血、压疮、糖尿病及慢性骨髓炎等所致)	玫瑰糠疹
持续性植物状态	麻痹性肠梗阻	带状疱疹
多发性硬化	周围血管疾病(脉管炎、雷诺病、深静脉血栓形成等)	牙周病(炎)
癫痫(非原发性)	冻伤	
眩晕综合征(梅尼埃综合征)	烧伤	
糖尿病及其并发症	整形术后	
消化性溃疡	植皮术后	
溃疡性结肠炎	运动性损伤	
药物及化学物中毒		

10. 试述高压氧治疗的禁忌证。

(1)绝对禁忌证:①未经处理的气胸、纵隔气肿。②活动性内出血及出血性疾病。③有氧中毒史。④结核性空洞形成并咯血。

(2)相对禁忌证:①重症上呼吸道感染。②重度肺气肿、肺大泡、支气管扩张症。

③重度鼻窦炎。④高碳酸血症。⑤Ⅱ度以上心脏传导阻滞。⑥脑血管瘤、畸形。⑦未经处理的恶性肿瘤。⑧视网膜脱离。⑨病态窦房结综合征。⑩心动过缓（<50/min）。⑪化脓性中耳炎（鼓膜未穿孔者）。⑫咽鼓管阻塞。⑬血压过高者。

11. 高压氧治疗病人在入舱前要做哪些准备？

（1）在每次进舱主动向高压氧舱医务人员反映病情变化，进行必要的观察、检查或治疗。

（2）了解高压氧舱内注意事项，严禁将火柴、打火机和汽油等易燃物品以及电动、闪光玩具、爆竹等带入舱内，有以上物品者，入舱前必须交给工作人员保管。另外，机械手表、钢笔、助听器等也不宜带入舱内，以免加压后损坏。

（3）单人纯氧舱严禁穿易产生静电火花的服装（氯纶、腈纶、尼龙、膨体等化学纤维织物）入舱。

（4）服从医务人员指导，掌握适应高压环境的配合动作，如咽鼓管咽口开张动作及如何有效吸氧等。

（5）除非紧急情况，一般不宜在饱餐后、酒后及疲劳状态下立即入舱。入舱前排空大、小便。

12. 试述不同压力下吸氧的安全时限。

常压下连续吸氧不得超过12~24小时。0.2 MPa氧压下，连续吸纯氧不得超过150分钟。0.25 MPa下，不得超过120分钟。0.3 MPa下，不得超过40分钟。

13. 试述高压氧治疗的主要并发症。

（1）减压病。系治疗中减压方法不当所致，高压氧治疗中发生率很低。

（2）气压伤。系治疗中加压或减压操作不当，致使体内腔窦器官产生不均匀受压所致，包括中耳气压伤、鼻旁窦气压伤、肺气压伤等。

（3）氧中毒。

14. 何谓氧中毒？

高压氧环境下，长时间吸入高浓度的氧或纯氧，可以造成人体组织和功能的损害，称为氧中毒。

15. 试述氧中毒的分型和临床表现。

氧中毒可累及机体任何细胞，根据临床主要损害可分为三型。

（1）肺型氧中毒：在常压下长时间吸入高于40%~60%浓度的氧，即有发生肺氧中毒的可能。在0.2 MPa下连续吸纯氧3~6小时，即可出现肺氧中毒的早期改变，病人开始表现为胸骨后不适，吸气时疼痛、咳嗽等，继而出现肺活量减少、脉率减慢、血压下降等症状，最后可致呼吸困难甚至窒息。检查肺部可有散在啰音和实变体征。X线检查，肺纹理明显增加或出现片状阴影。病理检查显示增生性肺炎改变。

（2）神经型中毒：典型症状是伴有意识丧失的全身性抽搐，酷似癫痫大发作，脑电变化亦与癫痫大发作相同。抽搐发生前常有短时间的前驱症状，如苍白、出汗、心悸、胸闷、烦躁，以及面、手等处小肌肉颤动。少数病人可有视觉障碍、幻听、情绪异常等反应。抽搐症状一般于停止吸氧5～10分钟内消失。神经型氧中毒多于0.25MPa以上吸氧时发生，但在较低压力下亦偶有发生。

（3）高压氧对眼的毒副作用：高压氧一般可引起视网膜血管收缩，在过高的压力下长时间吸氧，可能引起视敏度下降、屈光和视野等改变，亦有报告发生白内障和视网膜电流图消失或视网膜脱离者。

16. 高压氧治疗时对病人体内的导管应如何护理？

病人带导管入舱时，在舱内要注意保持管道通畅，妥善固定管子，使之既不移位，又不掉入体内或脱出。搞清各种管道的通向及作用，切勿弄错。注意观察引流物的性质、颜色及量，防止逆流。在减压开始时，开放所有引流管，如吸引管、胃管、脑室引流管、胸腹腔引流管、导流管、导尿管等，并及时吸出分泌物，保持引流通畅，以免因减压时空气膨胀而造成对软组织的压迫损伤或坏死。对有气管插管（带气囊）病人，加压时应适当加注空气，保证起密闭作用，减压时应开放气囊，以免空气膨胀造成气囊破裂或压迫气管造成损伤。最好在人舱前注入0.9％氯化钠注射液使气囊鼓胀，由于水的不可压缩性，加减压时无压缩或膨胀之虑。

17. 高压氧下静脉输液有何特点？

高压氧治疗时，加压阶段和稳压阶段静脉输液过程与舱外输液过程相同，但随着减压的进行，静脉输液瓶内及莫菲滴管内的气体膨胀，瓶内压力增高，使液体滴速加快，气体有进入静脉造成气栓的危险，故减压开始时输液瓶内应插入足够长的针头（通常采用长的血浆分离针头）至液平面以上，以保证排气，并夹住原通气管，防止液体从通气管内喷射而出。同时尽量将莫菲滴管内的液平面调到较高的水平，控制滴速，警惕皮管爆破或发生气栓危险。尤其是锁骨下腔静脉穿刺补液者更应严密注意。舱内静脉输液最好采用开放式输液。

18. 试述氧舱火灾应急处理原则。

当舱内发生火灾意外事故时，操作人员应沉着果断地做出如下处理：

（1）迅速关闭供氧、供气阀门，切断总电源开关。

（2）迅速打开排气阀、操作安全阀手柄及舱外紧急排气阀应急排气，力争2分钟内快速减至常压。

（3）设法迅速打开舱门，救出舱内人员。

（4）打开灭火器，将余火熄灭。

（5）通知医院相关科室进行抢救。如发生减压病应设法加压救治。

（6）立即如实报告上级。

（7）保护现场。

（8）查清起火事故原因。

（9）及时总结并向有关单位报告。

19. 试述气性坏疽的高压氧治疗方案。

治疗压力为0.25～0.30MPa。采用"三天7次疗法"，即第1天治疗3次，第2和第3

天各 2 次，以后改为常规治疗方案。

20. 简述一氧化碳中毒的主要机制。

一氧化碳中毒是以全身缺氧为特征的疾病。在人体内氧气靠血液运输，其主要运输开工是氧与血红蛋白结合，形成氧合血红蛋白（HbO_2）。由于一氧化碳（CO）与血红蛋白的亲和力大于氧与血红蛋白的亲和力，故当人体大量吸入 CO 时会形成大量碳氧血红蛋白（HbCO），导致使大部分 Hb 失去了运氧能力，造成机体缺氧，形成 CO 中毒。

§17.2 高压氧医学基本技能训练

一、多人高压氧舱操作规程

【加压前的准备】

1. 检查压缩空气储量，检查管道阀门是否关闭良好，待使用时再打开。

2. 检查氧气系统是否良好，有无泄漏；检查储量及其压力是否正常，管道阀门是否关闭良好。打开供氧阀，检查舱内吸氧管道和面罩等供氧装置是否正常。

3. 检查舱门、递物筒、观察窗玻璃和舱内所有装置。关闭舱门的平衡阀，关闭递物筒内、外门及平衡阀。

4. 检查控制台各监测仪表及指针的位置，检查各开关、按钮是否良好以及位置是否正确。

5. 打开电源开关，打开舱内照明，打开对讲机及通信装置，打开测氧仪及记录装置，检查其工作是否正常，检查各信号指示是否正常。

6. 打开电视监视装置，检查控制器、摄像机和监视器的工作是否正常。

7. 按照操作程序启动空调装置，判明其工作是否正常。

8. 病人进舱后，介绍舱内附属装置的使用方法和舱内的注意事项。

9. 关闭舱门，确保密闭状态。

【加压】

1. 用对讲机装置通知舱内人员做好加压准备，打开气源，打开加压气阀，缓慢加压。

2. 在 0.03 MPa 以下阶段升压速率宜缓慢，以适应舱内人员咽鼓管的调压。

3. 不断督促舱内人员做咽鼓管调压动作，经常询问有无不适感觉。如有耳痛等不适时，应减慢升压速度，甚至暂停加压，待感觉好转后方可继续加压。

4. 注意舱内温度变化，打开通风机，必要时打开舱室制冷系统。

【稳压吸氧】

1. 当加压到预定治疗方案的舱压时，关闭进气阀，通知舱内病人戴上面罩开始吸氧，并同时打开排氧调节阀，按吸氧人数及舱压控制排氧流量。

2. 保持舱压稳定，如有升高或降低时，应及时排气或补气。

3. 舱内空气中氧气浓度必须严格控制在 25％以下，超过规定值时应及时通风换气。

4. 根据治疗方案，严格掌握吸氧时间及中间休息时间。当吸氧时间结束后，应及时关闭氧气阀门，并通知病人取下吸氧面罩。

5. 时刻监听、监视舱内情况，如有特殊情况，及时报告、处理。

【减压】

1. 应先通知舱内病人做好有关准备，然后开始减压。减压中停留站及停留时间应严格按照规定的减压方案执行。

2. 注意舱内温度的变化。如舱温低于 18 ℃时，应打开加热装置。

3. 随时注意舱内病人的感觉，如有不良反应时，应立即停止减压，必要时应报告医师。

4. 认真填写操舱记录。

【出舱后的清理】

1. 检查舱内各种装置是否完好，清理舱内各种物品，打扫舱内卫生并进行消毒处理。

2. 关闭压缩空气和氧气气源，排除系统内剩余压力，关闭进气阀和排气阀。

3. 关闭照明、监测、监控系统电源，关闭控制台总电源开关。

4. 打开递物筒门和氧舱门，使橡胶密封圈处于松弛状态。

二、单人高压氧舱操作规程

【加压前准备】

1. 检查氧舱总体完整性，检查各种装置是否完好，不得带故障运行。

2. 备好氧气源，如果使用氧气瓶供氧，应备足氧气储量。打开总阀，检查氧气减压器和供氧系统有无漏氧。将氧输出压力调定在 0.5 MPa。

3. 如果使用吸氧面罩，应教会病人正确掌握吸氧方法。

4. 如果采用空气加压，应检查空气压缩系统是否正常，备好加压需要的储气量。

5. 接通电源，打开电源开关，打开外照明。

6. 打开对讲装置，始终保持畅通状况。

7. 如果室温过高，应接通制冷装置并检查制冷效果。

8. 嘱进舱人员换棉质衣物。并按进舱须知做好准备，系好舱内人体静电接地装置。

9. 协助病人进舱，关闭舱门。

【加压】

1. 通知病人做好准备，开始加压。

2. 打开微量输入阀进行加压，初始应缓慢，严格按治疗方法掌握加压时间。

3. 如采用氧气加压，当舱压升到 0.01～0.02 MPa 时，应进行舱内换气（洗舱），其方法是：打开排气阀，保持输入和排出气流量相等，稳压 3～5 分钟，测得舱内氧浓度应不低于 75％。

4. 关闭输出阀继续加压，随时注意病人反应，如有耳痛，应减慢加压或暂停加压，待疼痛消失后再继续加压。

5. 根据舱内温度，控制空调装置。

6. 当舱压升至预定的治疗值时，关闭进气阀。

【稳压】

1. 用氧气加压，应掌握好通风换气，一般每隔 20 分钟换气 1 次，每次 3～5 分钟。也可采用稳压小流量连续洗舱换气，就是在稳压后，稍稍打开排氧流量计阀门，以小流量氧流（20 L/min）始终保持舱压不变状态下换气，持续至减压为止。

2. 如采用空气加压，应及时通知病人戴好面罩吸氧。严格掌握吸氧和间歇时间。

3. 随时注意舱内病人有无不适反应。

【减压】

1. 高压下吸氧时间结束后，通知病人做好减压准备，打开微量排气阀开始减压。减压速度一般不超过 0.01 MPa/min。

2. 经常询问病人有无不适感觉。

3. 当舱压回零，舱内气压确已解除，方可松开闭锁装置，打开舱门。解除舱内人体静电接地装置。

4. 填好治疗记录。

【出舱后的清理】

1. 关闭控制台各种开关按钮，关闭总电源。

2. 整理舱内各种物品。

3. 舱内如积有冷凝水，应排空擦净。

4. 排除设备故障或缺陷。

5. 进行舱体消毒。

三、婴儿高压氧舱操作规程

【准备工作】

1. 清洁消毒：婴儿氧舱有机玻璃筒体用清洁全棉湿毛巾擦洗干净，不能用粗糙干硬的材料擦拭。筒体内部的消毒应采用对人体无毒，对塑料制品无腐蚀的消毒液如"84"消毒液等。不能用乙醇或紫外线直接对有机玻璃筒体消毒。

2. 氧源准备：检查氧气瓶或系统供氧的供氧压力，确信氧源充足。

3. 连接供氧软管：氧气瓶上安装好带减压器和湿化器的浮标式氧气吸入器，将随舱配件直径 6 mm 的尼龙增强软管一分为二（比例视实际情况定），然后将吸入器输氧接头拆下，换上婴儿氧舱配套提供的专用接头，插上直径 6 mm 尼龙增强软管，用外套螺帽拧紧，软管的另一端用同样的方法，接在婴儿氧舱的供氧接头上。

4. 连接排氧软管：将直径 6 mm 的尼龙增强软管插在婴儿氧舱排氧接头上，用外套螺帽拧紧，软管的另一端引至室外无明火区。

【加压】

1. 婴儿进舱：托盘内垫好被垫，婴儿预先喂好奶，避免在舱内吐奶；换好尿布，手、脚包裹妥当，头部略高，右侧卧位。舱内被褥、枕头和衣物都应是全棉制品，不得使用可能产生静电的化纤、丝绸、毛皮等材料。将托盘拉出 1/2 左右，将婴儿置于托盘内，将托盘连同婴儿推入舱内就位。

2. 常压洗舱：常压下向舱内输入氧气，用以置换舱内剩余空气。换气方法为：虚掩舱门，保持门缝隙约 1 mm，打开控制板上的供氧阀和供氧流量计，渐渐开启氧气瓶开关阀和氧气吸入器针阀，向舱内供氧。供氧流量可调节在 10～15 L/min。换气 5～10 分钟，舱内氧浓度可上升到 50% 左右（以测氧仪读数为准）。如果加大供氧流量或增加换气时间，则氧舱关门时的初始氧浓度会增高。

3. 关门加压：关紧舱门，关闭排气阀，调节供氧流量计，当流量计浮子指示位置于 6～7 L/min 时（YLC0.5/0.8 型为 6 L/min，YLC0.5/1 A 型为 7 L/min），升压速率约为 0.005 MPa/min，升压速率不要大于 0.01 MPa/min，最高工作压力不得大于 0.2 MPa。

注意：手柄螺纹处应经常加抹随舱配置的硅脂，以保持该处的润滑性。

【稳压换气】

当舱压达到要求的治疗压力后，关闭氧气吸入器针阀、供氧阀，进入稳压治疗。在稳压过程中可实行稳压换气，以稀释呼出废气和提高舱内氧浓度。稳压换气的方法是：同时打开进、排氧阀，流量计读数分别在 7 L/min 左右，根据压力表示值，适当调节进氧流量计的调节阀，达到压力动态平衡。稳压换气时间宜设在稳压过程的前期，可使治疗过程获得较高的氧浓度。

【减压】

稳压治疗结束，打开排氧阀，调节排氧流量计，使舱内减压，速率控制在 0.005 MPa/min 左右。减压末期因舱内外压差降低，故可适当开大排氧流量计，使浮子读数不致太低。当两个压力表显示的舱压都为零值，排氧流量计浮球归零时，打开舱门，将托盘拉出，婴儿出舱，治疗结束。

【出舱后的清理】

关闭氧气瓶头阀。打开供氧阀，排除供氧管余气。关闭供氧阀、供氧流量计、排氧阀、排氧流量计，保持舱门处于开启状态。有机玻璃筒体用棉布遮盖。进行舱体消毒。

§17.3 高压氧医学自测试题（附参考答案）

一、选择题

【A 型题】

1. 高压氧治疗 CO 中毒的主要机制是 （　）

A. 血液中物理溶解氧量增加　　B. 血液中结合氧量增加　　C. 血液中血红蛋白增加　　D. 氧和血红蛋白的亲和力增加　　E. 机体的摄氧能力增强

2. 高压氧的绝对禁忌证之一是 （　）

A. 急性鼻窦炎病人　　B. 有颅骨缺损者　　C. 妇女月经期与妊娠期　　D. 未经处理的气胸

E. 活动性肺结核

3. 标准大气压是指下列哪种条件下物体在单位面积上所承受的压力 （　　）

A. 在海平面上温度为 4 ℃时　　B. 在赤道海平面上，温度为 0 ℃时　　C. 在赤道海平面上，温度为 4 ℃时　　D. 在纬度为 45°的海平面上，温度为 0 ℃时　　E. 在纬度为 45°的海平面上，温度为 4 ℃时

4. 高压氧治疗的含义是 （　　）

A. 在常压下呼吸纯氧　　B. 在超过常压的环境下吸 30％以下浓度的氧气　　C. 在超过一个大气压的密闭的环境下呼吸纯氧或高浓度的氧气　　D. 在超过一个绝对压的环境下吸氧与 CO_2 的混合气体 E. 在高压环境下吸空气

5. 每次治疗完毕，舱内的紫外线空气消毒时间是 （　　）

A. 10 分钟　　B. 20 分钟　　C. 30 分钟　　D. 1 小时　　E. 1.5 小时

6. 高压氧治疗时临床上常用的压力单位是 （　　）

A. 大气压　　B. 表压　　C. 绝对压　　D. 附加压　　E. 氧压

7. 温度不变时，气体的体积（V）与压强（P）的关系是 （　　）

A. $V_1/V_2 = P_2/P_1$　　B. $V_1/V_2 = P_1/P_2$　　C. $V_1 = K \cdot V_2 P_1/P_{1,2}$　　D. $V_1 = K \cdot V_2 P_2/P_1$ E. $V_1 \cdot V_2 = P_1 \cdot P_2$

8. 常压下连续吸纯氧的安全时限为 （　　）

A. 4～6 小时　　B. 8～12 小时　　C. 12～24 小时　　D. 24～48 小时　　E. 48 小时以上

9. 外界气压降低时，机体中氮的脱饱和最慢的组织是 （　　）

A. 血液　　B. 淋巴　　C. 脂肪　　D. 肌肉　　E. 脑灰质

【X 型题】

10. 高压氧治疗气性坏疽的作用是 （　　）

A. 抑制梭状芽孢杆菌的生长　　B. 抑制 α-外毒素的产生　　C. 阻止组织坏死，促进伤口愈合 D. 增强抗毒血清的作用　　E. 增强抗生素的效力

11. 惊厥型氧中毒发生的原因可能是 （　　）

A. 压力在 0.25 MPa 上　　B. 脑内酪氨酸生成减少　　C. 脑内 H_2O_2 浓度升高　　D. 常压下持续吸氧超过 8 小时　　E. 乙酰胆碱酯酶活性降低

12. 医用氧气的质量标准应达到 （　　）

A. 无杂质，无有害气体　　B. 氧浓度不少于 99.5％　　C. 水汽不高于 5 mL/瓶　　D. 温度不高于 22 ℃　　E. 二氧化碳浓度不高于 0.05％

13. 高压氧对循环系统的影响包括 （　　）

A. 心率减慢　　B. 心排血量减少　　C. 血流减慢　　D. 心脏负荷加重　　E. 血循环时间缩短

14. 高压氧治疗气性坏疽 （　　）

A. 一经确诊，简单清创，立即行高压氧治疗　　B. 对疑似气性坏疽病人也应做预防治疗　　C. 应同时使用广谱抗生素及注射抗毒血清　　D. 待截肢后再行高压氧治疗　　E. 体温超过 40 ℃不宜行高压氧治疗

15. 人在高气压环境下并不会被"压扁"，这是因为 （　　）

A. 人体是有弹性的　　B. 水的不可压缩性　　C. 人体有强大骨架的支持　　D. 人体各部位均匀受压　　E. 高压氧治疗的压力人体尚可耐受

16. 在高压氧下哪些微生物生长会受抑制 （　　）

A. 厌氧菌　　B. 某些兼性厌氧菌　　C. 某些需氧菌　　D. 各种细菌　　E. 病毒

17. 高压氧对血液系统的影响主要包括 （   ）

　　A. 红细胞减少　　B. 红细胞沉降率加快　　C. 白细胞增加　　D. 凝血时间延长　　E. 血液黏度下降

18. 氧瓶使用后，瓶内应保留 1 kg/cm² 的剩余压力，目的在于 （   ）

　　A. 表明瓶未作过其他用途　　B. 外界杂质不易进入瓶内　　C. 再充气时，瓶无需清洗　　D. 保护减压器不易损坏　　E. 备取样验证气体性质

19. 影响减压病发生的因素包括 （   ）

　　A. 机体所受压力的大小　　B. 高压下暴露时间　　C. 减压速度　　D. 环境温度　　E. 病人体质

20. 惊厥型氧中毒可能发生在 （   ）

　　A. 0.15 MPa 高压氧治疗吸氧过程中　　B. 常压下持续吸氧 8 小时以上时　　C. 0.25 MPa 以上高压氧治疗过程中　　D. 在 0.3 MPa 高压氧治疗吸氧停止后　　E. 0.23 MPa 以上的高压氧治疗过程中

二、填空题

1. "常压"是指在纬度_____°海平面上，温度为_____时，单位面积上所受到的大气压力。

2. 一个标准大气压为_____mmHg，约为_____kPa，相当于每平方厘米面积上承受_____千克力。

3. 常压下连续吸纯氧的安全时限为_____小时。0.2 MPa 下连续吸纯氧为_____分钟，0.25 MPa 下连续吸氧的安全时限为_____分钟，0.3 MPa 下连续吸氧的时限为_____分钟。

4. 氧中毒的类型分为：_____、_____、_____。

5. 按国家标准，空气加压的高压氧舱内，氧浓度不能超过_____。

6. 燃烧的三要素是：_____、_____、_____。高压氧舱内灭火装置禁用_____或_____灭火气。

7. 高压氧治疗时由于方法不当，加压时可能使病人患_____，稳压时可能使病人患_____，减压时可能使病人患_____。

8. 高压氧治疗气性坏疽普遍采用_____疗法，即第 1 日治疗_____次，第 2 日治疗_____次，第 3 日治疗_____次。治疗压力应取_____MPa。

9. "氧分压"是指氧气在_____中的压强，"氧张力"是指溶解在_____中的氧分压。

10. 高压氧下血氧含量的增加主要是_____氧量的增加。

三、判断题

1. 高压氧下心率增快，心排血量增加。　　　　　　　　　　　　　　（   ）

2. 高压氧治疗时，采用间歇吸氧是为了防止减压病。　　　　　　　　（   ）

3. 高压氧舱内禁用二氧化碳灭火器。　　　　　　　　　　　　　　　（   ）

4. 减压时，舱内病人身上的引流管都要关闭。　　　　　　　　　　　（   ）

5. 随着血氧张力的不断提高，血中的氧和血红蛋白量也不断增加。　　（   ）

6. 国家标准规定，加压用的压缩空气中二氧化碳浓度应低于 0.05%。　（   ）

7. 妊娠者发生中度以上一氧化碳中毒时，原则上应做高压氧治疗。　　（   ）

8. 附加压等于表压。　　　　　　　　　　　　　　　　　　　　　　（   ）

9. 氧张力是指氧气在空气中的压强。　　　　　　　　　　　　　　　（   ）

10. 高压氧治疗气性坏疽时，治疗压力应取 0.25～0.3 MPa。　　　　　（   ）

参考答案

一、选择题

1. A 2. D 3. D 4. C 5. C 6. C 7. A 8. C 9. C 10. ABC 11. ABCE 12. ABCE 13. ABC 14. ABC 15. BD 16. ABC 17. ABCD 18. ABC 19. ABCD 20. CDE

二、填空题

1. 45 0 ℃

2. 760 100 1

3. 12～24 150 120 40

4. 肺型 脑型 眼型

5. 23％

6. 火种 易燃物 氧气 二氧化碳 四氯化碳

7. 气压伤 氧中毒 减压病

8. 3日7次 3 2 2 0.25～0.3

9. 空气 液体

10. 血浆物理溶解

三、判断题

1. － 2. － 3. ＋ 4. － 5. － 6. ＋ 7. ＋ 8. ＋ 9. － 10. ＋

§18

临床营养学基本知识

§18.1 概　述

　　营养是指生物从外界摄入食物，在体内经过消化、吸收、代谢以满足其自身生理功能和从事各种活动需要的必要生物学过程。临床营养学是研究病人营养的一门科学，所涉及的内容包括机体代谢及其应激后的变化、营养状况评价、营养治疗方式的选择、治疗膳食的适用对象与配膳原则、营养制剂的种类及其特点、肠内与肠外营养支持的适应证、营养输入通路的建立及其监护、营养治疗的实施原则及其并发症的防治等。

　　近年来，随着医学模式的改变，临床营养学的内涵发生了新的变化，涉及营养因素在发病过程中的机制、营养与机体抵抗力的关系、营养在预防、治疗、康复与保健中作用等诸多方面。在微观上，生物高技术推动营养研究向细胞水平、分子水平发展，营养因素在发病机制中的地位更加明确，从而为防治这些疾病所采取的营养措施打下了理论基础；在宏观上，结合流行病学的研究，使营养学在慢性非传染性疾病防治中的作用，提高到了一个新的水平。临床营养已成为临床综合治疗的一个重要组成部分。

【能量与营养物质代谢】

　　人体在正常生命活动过程中需要不断摄取各种营养物质，通过转化和利用以维持机体的新陈代谢。营养物质进入人体后，参与体内一系列代谢过程，通过合成代谢使人体结构得以生长、发育、修复及繁殖。通过分解代谢，这些营养物质作为能源提供机体生命活动必不可少的能量，同时产生废物排出体外。能量与营养代谢是临床营养实践的理论基础。

　　1. 能量代谢：人体所需要的能量主要来自食物中的大量营养素，包括糖类、蛋白质和脂类，它们是植物吸收太阳能并转变为化学能储存下来的物质。人体能量消耗由静息代谢的能量消耗、体力活动能量消耗、食物热效应和适应性生热作用4方面构成。能量摄入和能量消耗保持平衡是制订能量需要量、供给量的理论依据。

　　2. 营养物质代谢：

　　(1) 糖类：又称碳水化合物，按照其聚合度分为糖、寡糖、多糖3类。人只能吸收单糖，双糖以上的糖首先要在小肠消化成单糖才能吸收。人体内血糖来源于肠道吸收、肝糖原分解或肝内糖异生作用。血糖的去路则为周围组织及肝脏的摄取利用，在氧供应充足时进行有氧氧化，在缺氧情况下进行糖酵解。机体对糖代谢的精确调节主要依靠激素起作用，胰岛素和胰高糖素是糖代谢的主要调节激素，儿茶酚胺、糖皮质激素及生长激素则在应激时发挥作用。

　　(2) 蛋白质：蛋白质是生命存在的形式，没有蛋白质就没有生命。蛋白质的消化是从胃开始的，在胃蛋白酶的作用下，被分解为多肽及少量氨基酸。进一步消化在小肠进行，在胰蛋白酶、糜蛋白酶、弹性蛋白酶和羧肽酶等联合作用下，蛋白质彻底被分解成可以吸收的小分子肽和游离氨基酸。氨基酸和小分子肽在小肠被吸收，肠黏膜细胞上具有转运氨基酸的载体蛋白，能与氨基酸及 Na^+ 形成三联体，将氨基酸转入细胞。氨基酸代谢是蛋白质代谢的中心内容，氨基酸不但可合成蛋白质及新的含氮化合物，还可分解供能。

（3）脂类：膳食中的脂类主要是脂肪，此外还有少量磷脂和胆固醇等。小肠上段是脂类消化的主要场所，在胆汁酸盐、胰脂酶、磷脂酶 A_2、胆固醇脂等的作用下，脂肪及类脂消化形成单酰甘油、脂肪酸、胆固醇、溶血磷脂等。上述各种消化产物在胆盐微粒的作用下被小肠黏膜细胞吸收并再合成脂肪入血循环。机体摄入糖、脂肪等食物均可合成脂肪并在脂肪组织中储存，脂肪是人体能量的储存形式，在禁食、饥饿等需要时动员被其他组织氧化利用。

（4）维生素：是维持机体正常生理功能及细胞内特异代谢反应所必需的一类微量有机化合物。可分为脂溶性及水溶性两大类。前者有维生素 A、维生素 D、维生素 E、维生素 K，后者有 B 族维生素与维生素 C。不同维生素有不同的体内代谢过程与生理功能。

（5）矿物质：人体组织几乎含有自然界存在的各种元素，除碳、氢、氧、氮构成机体有机物质和水分外，其余各种元素无论存在形式如何、含量多少统称为矿物质。矿物质可分为常量元素和微量元素两大类。常量元素包括钙、磷、镁、钾、钠、氯、硫 7 种，必需微量元素有铁、锌、硒、碘、铜、钼、铬、钴 8 种。不同矿物质有不同的体内代谢过程与生理功能。

（6）膳食纤维：是一种不能被人体消化的糖类，分为非水溶性和水溶性纤维两大类。纤维素、半纤维素和木质素是 3 种常见的非水溶性纤维，存在于植物细胞壁中；而果胶和树胶等属于水溶性纤维，则存在于自然界的非纤维性物质中。膳食纤维对促进良好的消化和排泄固体废物有着举足轻重的作用。适量地补充纤维素，可使肠道中的食物增大变软，促进肠道蠕动，从而加快了排便速度，防止便秘和降低肠癌的风险。另外，纤维素还可调节血糖，有助预防糖尿病；又可以减少消化过程对脂肪的吸收，从而降低血液中胆固醇、三酰甘油的水平，防治高血压、心脑血管疾病的作用。食物中的纤维素主要来源于水果、蔬菜和粗粮等。

【营养状况评价】

营养状况是指营养素满足生理需要的程度。营养状况评价是对从膳食、生化、人体测量及临床研究中获得的信息进行分析评价。获取营养评价资料的方式有营养调查、营养监测和营养筛查。

1. 人体测量：反映营养状况指标有体重、体质指数、三头肌皮褶厚度、上臂围及上臂肌围等。

2. 生化及实验室检查：反映蛋白质营养状况的评定指标有血清清蛋白、前清蛋白、转铁蛋白、维生素 A 结合蛋白、血红蛋白、肌酐身高指数、氮平衡、血浆氨基酸谱等。反映免疫功能的评定指标有总淋巴细胞计数、迟发性超敏皮肤试验等；以及血脂、血糖、维生素 A、维生素 B_1、维生素 B_2、维生素 C、维生素 D、血钙、血锌及血铁等指标。

3. 临床检查：常用既往病史及身体检查发现与营养不良有关的体征和症状，如口角炎、舌炎与维生素 PP、维生素 B_2 缺乏、鸡胸、"O" 形腿、"X" 形腿与维生素 D 缺乏等进行营养状况评价。

4. 营养评价的综合指标：预后营养指数、营养评定指数及主观全面评定（或称全面临床评定）等。

【营养治疗】

营养治疗是通过膳食营养措施对疾病进行治疗的方法，突出营养素、食物、膳食 3 个层次。营养治疗方式分膳食营养（包括药膳食疗）、肠内营养、肠外营养 3 大类。

1. 膳食营养：病人膳食包括医院常规膳食、试验膳食和治疗膳食。另外，药膳是食物与药物相结合烹制的一种特殊膳食，也属治疗膳食范畴。医院常规膳食一般包括普通膳食、软食、半流质膳食和流质膳食 4 种形式，具有不同的适用范围及配膳原则。试验膳食主要有胆囊造影检查膳食、葡萄糖耐量试验膳食、钾钠代谢膳食等。治疗膳食也称调整成分膳食，是根据病人不同生理病理情况，调整膳食的成分和质地，从而起到治疗疾病和促进健康作用的膳食。临床常用治疗膳食有高蛋白质膳食、低蛋白质膳食、高能量膳食、低能量膳食、低脂膳食、限钠膳食、低嘌呤膳食及高纤维膳食等。

2. 肠内营养：肠内营养系采用口服或管饲等方式经胃肠道提供代谢需要的能量及营养素的营养治疗方式。肠内营养制剂按组成可分为要素制剂、非要素制剂、组件制剂和特殊治疗用制剂 4 类。目前肠内营养的应用原则是"如果肠道功能基本正常，就使用肠内营养"。肠内营养的投给途径有口服、鼻胃管、鼻十二指肠管、鼻腔肠管、胃造口、空肠造口等多种。肠内营养的输注方式有一次性投给，间隙性重力滴注和连续性经泵输注 3 种方式。肠内营养并发症可分为机械性并发症、胃肠并发症、代谢性并发症 3 类，以误吸、腹胀、腹泻比较常见。肠内营养监测包括胃肠耐受性的监测、营养与代谢监测。

3. 肠外营养：当病人胃肠功能不良，不能或不允许经肠营养的情况下，肠外营养是唯一的营养支持途径。肠外营养制剂包括葡萄糖溶液、脂肪制剂、氨基酸制剂、电解质制剂、维生素制剂、微量元素制剂等几大类。肠外营养液配制需按一定的规程和严格遵循无菌操作的要求，其配制和输注可采用串联输注法、并连输注法、单瓶混合营养液、全合一营养液等几种方法。肠外营养的输入途径分为中心静脉和周围静脉两种方式。肠外营养治疗的主要适应证有肠功能障碍、高代谢状态危重病人、严重营养不良、重症胰腺炎、大剂量化疗放疗或接受骨髓移植病人、大手术创伤的围术期营养治疗、重要脏器功能不全病人等。肠外营养治疗的并发症有机械性并发症、感染性并发症、代谢性并发症三大类。

§18.2 临床营养学基本知识问答

1. 营养、食物、营养素、膳食的概念是什么？

（1）营养：是指生物从外界摄入食物，在体内经过消化、吸收、代谢以满足其自身生理功能和从事各种活动需要的必要生物学过程。

（2）营养素：是指食物中能被人体所吸收、利用、代谢并在人体内有特殊功能的有效成分，具有三大基本功能即提供能量、构建机体和修复组织、调节代谢以维持正常生理功能。

（3）食物：是生物为了生存和生活所必须摄入体内的营养物质。食物可视为营养素的载体。

（4）膳食：即人们日常食用的饮食，它是由多种食物组成的。膳食可视为含有多种营养素的多种食物的混合体。

2. 简述人体需要的营养素分类及来源。

营养素：是指人类通过摄入食物获得其生理和生活必需的各种营养成分，按传统的分类方法分六大类，即蛋白质、脂类、糖类、矿物质、维生素和水。随着营养科学的发展，其他膳食成分如膳食纤维和植物化学物等也有逐渐成为一大类的趋势。

（1）蛋白质：来源于动物性食物和植物性食物。前者的主要食物来源有肉、鱼、禽、蛋、奶等，后者主要来源有米、面、玉米、豆及豆制品等。

（2）脂类：来源于动物性脂肪和植物性脂肪。前者主要来源于各种动物的油脂、肥肉及奶油等，后者主要来源有豆油、花生油、芝麻油、茶油、椰子油等。

（3）糖类：来源于粮谷类、薯类、豆类等食物。

（4）维生素：分脂溶性维生素和水溶性维生素两大类。前者来源于动物性食物和食用油，后者主要来源于蔬菜、水果和粮谷类食物。

（5）无机盐：分常量元素和微量元素，来源于各类食物。

（6）膳食纤维和植物化学物：主要来源于蔬菜、水果及粗粮等。

3. 从5个层次简述人体构成。

人体是以物质为基础的一个有机体，根据人们对人体认识的程度，可以从5个层次上来认识人体，即原子水平、分子水平、细胞水平、组织水平以及整体水平。

（1）原子水平：人体内含有元素60多种，主要为氧、氢、碳、氮、钙及磷等。

（2）分子水平：人体是由蛋白质、脂类、糖类、水及矿物质等构成的。

（3）细胞水平：人体是由细胞、细胞外液及细胞外固体组成的。

（4）组织水平：人体是由组织、器官及系统构成的。这样体重就等于脂肪组织、骨骼肌、骨、血及其他如内脏器官等的总和。

（5）整体水平：人体是一个完整的整体，在一定的时间内人体各水平相对稳定，所以可以通过身高、体重、皮褶厚度、体质指数等人体测量学指标确定各个水平上身体构成及状况。

4. 试述"膳食营养素参考摄入量"的定义和概念。

在"膳食营养素推荐供给量"基础上发展起来的"膳食营养素参考摄入量"是一组每日平均膳食营养素摄入量的参考值。与"膳食营养素推荐供给量"相比，"膳食营养素参考摄入量"更具有实际意义，它同时从预防营养素缺乏和预防慢性疾病两方面来考虑人类的营养需求，提出了膳食对于良好健康状态作用的新观念。"膳食营养素参考摄入量"包括以下4项内容：

（1）平均需要量：是某一特定性别、年龄及生理状况群体中50％个体对某营养素需要量的平均值。

（2）推荐摄入量：相当于传统的膳食营养素推荐供给量，可以满足某一特定群体中绝大多数（97%～98%）个体的需要，长期摄入推荐摄入量营养水平，可以维持组织中有适当储备。

（3）适宜摄入量：是通过观察或实验获得的健康人群某种营养素的摄入量，其准确性不如推荐摄入量。

（4）可耐受最高摄入量：是平均每日可以摄入某营养素的最高限量，该量对一般人群中几乎所有个体都是安全的。当从食物、饮水及补充剂中某营养素摄入总量超过可耐受最高摄入量值越多，损害人体健康的危险性就越大。

5. 人体能量消耗主要有哪几个方面？

人体能量消耗有以下 4 方面：

（1）静息代谢的能量消耗：是维持身体正常功能和稳态的能量消耗，占总能量消耗的60%～75%，与一部分自主神经活动有关。静息代谢系指在温度适宜及安静休息状态下的能量代谢，比基础代谢消耗的能量稍大。

（2）体力活动能量消耗：是肌肉活动所需的能量消耗，占总能量消耗的30%，是人体总能量消耗的第二大部分。

（3）食物热效应：即食物特殊动力作用，是食物在消化、吸收、运转、代谢和储存过程所需的能量，约占总能量消耗的10%。食物热效应在餐后 1 小时达最高，4 小时后消失。任何来源的能量摄入均会引起这一反应，而以蛋白质最高。

（4）适应性生热作用：主要是对环境应激适应引起的安静代谢率的改变，不超过每日总能消耗的±10%～15%，但对于能量平衡和长期的体重变化有重要作用。这一变化的机制部分与自主神经系统、儿茶酚胺、甲状腺素和胰岛素有关。

6. 何谓完全蛋白和不完全蛋白、必需氨基酸和非必需氨基酸？

（1）完全蛋白：蛋白质的氨基酸组成中含有全部人体必需氨基酸，这种蛋白质称为完全蛋白。

（2）不完全蛋白：蛋白质组成中缺乏一种或几种人体必需氨基酸称为不完全蛋白。

（3）必需氨基酸：凡人体不能合成或合成速度不能满足机体需要，必须从食物中摄取的氨基酸称为必需氨基酸。人体所需要的必需氨基酸有 8 种，即亮氨酸、异亮氨酸、赖氨酸、蛋氨酸、苯丙氨酸、苏氨酸、色氨酸、缬氨酸。对于婴幼儿来说，组氨酸也是必需氨基酸。

（4）非必需氨基酸：在人体内可以合成或可由其他氨基酸转变而来的氨基酸称为非必需氨基酸。

7. 何谓限制氨基酸？何谓蛋白质互补作用？

在某一蛋白质中有一种或几种必需氨基酸缺乏或数量不足，致使必需氨基酸之间的比例不合，影响人体对蛋白质的利用，限制了此种蛋白质的营养价值，其缺乏或数量不足的氨基酸称为限制氨基酸。根据某种食物中氨基酸缺乏的程度不同而分为第一、第二……限制氨基酸。如谷类食物蛋白质中赖氨酸含量最少，其次为苯丙氨酸，则赖氨酸是谷类食物蛋白质中的第一限制氨基酸，苯丙氨酸为第二限制氨基酸。豆类食物蛋白质中蛋氨酸含量最少，蛋氨酸即为豆类食物蛋白质的第一限制氨基酸。将上述两种食物或多种食物混合食用，由于氨基酸的种类和数量互相补充，提高了蛋白质的生物价值，这种现象称为蛋白质的互补作用。

8. 何谓膳食纤维？包括哪些物质？

膳食纤维是不能被人体消化道分泌的消化酶所消化的，且不被人体吸收利用的多糖和木质素。膳食纤维包括一大类具有相似生理功能的物质，按溶解性可将其分为可溶性膳食纤维和不溶性膳食纤维。可溶性膳食纤维主要是植物细胞壁内的储存物质和分泌物、部分半纤维素、部分微生物多糖和合成类多糖，如果胶、魔芋多糖、瓜儿胶、阿拉伯胶等。不溶性膳食纤维包括纤维素、不溶性半纤维素和木质素，还包括抗性淀粉、一些不可消化的寡糖、美拉德反应的产物、虾、蟹等甲壳类动物表皮中所含的甲壳素、植物细胞壁的蜡质与角质和不被消化的细胞壁蛋白。

9. 简述膳食纤维的理化特性。

（1）持水性：膳食纤维的化学结构中含有很多亲水基团，因此具有很强的吸水膨胀能力。

（2）结合和交换阳离子：膳食纤维化学结构中包含一些羧基、醛酸基及羟基类侧链基团可与钙、锌、镁等阳离子结合。

（3）发酵特性：膳食纤维能被肠内微生物不同程度地发酵分解。

（4）吸附螯合有机化合物：膳食纤维表面带有很多活性基团可以吸附螯合胆汁酸、胆固醇、变异原等有机分子。

10. 简述膳食纤维的生理作用。

（1）增加饱腹感，降低对其他营养素的吸收：膳食纤维进入消化道内，在胃中吸水膨胀产生饱腹感，延缓胃中内容物进入小肠速度并降低营养素的吸收。

（2）降低血胆固醇，预防胆结石：膳食纤维能阻碍中性脂肪和胆固醇的吸收，还可减少胆汁酸的再吸收。

（3）预防糖尿病：膳食纤维能延缓葡萄糖吸收，还可增加组织细胞对胰岛素的敏感性，预防糖尿病。

（4）改变肠道菌群：膳食纤维能被肠内细菌分解与发酵，改变肠内菌群的构成与代谢。

（5）促进排便：膳食纤维吸水及微生物发酵都能促进粪便排泄。

11. 何谓必需脂肪酸？有何主要生理功能？

必需脂肪酸是指人体不可缺少而自身又不能合成，必须由食物供给的多不饱和脂肪酸，如亚油酸、亚麻酸等。必需脂肪酸的主要生理功能如下。

（1）组织细胞的组成成分，对线粒体和细胞膜的结构特别重要。它们也是脑和神经组织内脂肪的重要组成成分。

（2）对胆固醇代谢的影响：胆固醇与必需脂肪酸结合后，才能在体内转运与进行正常代谢。若缺乏则胆固醇不能正常运转与代谢，并可能在血管内沉积。

（3）动物的精子形成也与必需脂肪酸有关。

（4）必需脂肪酸的另一重要作用是作为前列腺素在体内合成的前体。

（5）对于 X 线引起的一些皮肤损伤，必需脂肪酸有保护作用。

12. 食物脂类营养价值应从哪几个方面评价？

食物脂类营养价值主要从以下 4 个方面进行评价。

（1）消化率：食物脂肪的消化率与其熔点密切相关，熔点低于体脂的脂肪（如植物油）消化率可高达 98％，熔点高于体脂的脂肪消化率约 90％。

（2）必需脂肪酸含量：必需脂肪酸含量越高的脂肪，其营养价值就越高。

（3）脂溶性维生素含量：脂溶性维生素存在于多数食物的脂肪中，以鲨鱼肝油中的含量为最多，奶油次之，猪油内不含维生素 A 和维生素 D，所以营养价值较低。

（4）脂类稳定性：稳定性的大小与不饱和脂肪酸的多少和维生素 E 的含量有关。不饱和脂肪酸是不稳定的，容易氧化、酸败。维生素 E 有抗氧化作用，可防止脂类酸败。

13. 维生素如何分类？有何共同特点？

根据维生素的溶解性可将维生素分成脂溶性维生素和水溶性维生素两大类。

（1）脂溶性维生素：包括维生素 A、维生素 D、维生素 E、维生素 K。其共同特点为：①化学组成仅含有碳、氢、氧。②不溶于水而溶于脂肪及有机溶剂。③在食物中它们常与脂类共存，在酸败的脂肪中容易破坏。④在体内消化、吸收、运输、排泄过程均与脂类密切相关。⑤摄入后大部分储存在脂肪组织中。⑥大剂量摄入容易引起中毒。⑦如摄入过少，可缓慢出现缺乏症状。

（2）水溶性维生素：包括 B 族维生素和维生素 C。其共同特点为：①自然界中几种维生素常共同存在，其化学组成除含有碳、氢、氧外，还含氮、硫、钴等元素。②易溶于水而不溶于脂肪及有机溶剂中，对酸稳定，易被碱破坏。③与脂溶性维生素比较，水溶性维生素及其代谢产物较易自尿中排出，体内没有非功能性的单纯储存形式。④当机体饱和后，多摄入的维生素必然从尿中排出。⑤若组织中的维生素枯竭，则给予的维生素将大量被组织利用，故从尿中排出减少，因此可利用负荷试验对水溶性维生素的营养水平进行鉴定。⑥绝大多数水溶性维生素以辅酶或辅基的形式参与酶的功能。⑦水溶性维生素一般无毒性，但极大量摄入时也可出现毒性。⑧如摄入过少，可较快地出现缺乏症状。

14. 简述锌的生理功能。

锌是人体必需的营养素，分布于人体所有组织、器官、体液及分泌物中，在微量元素中居第 2 位。锌具有多种生理功能，主要有：①体内很多酶的组成成分或激活剂。②DNA 聚合酶的组成成分。③促进食欲，这可能是锌参与涎蛋白的构成。④促进性器官正常发育。⑤有利皮肤、毛发、骨骼和牙齿的正常成长。⑥参与维生素 A 还原酶和维生素结合蛋白的合成。⑦参与免疫功能。

15. 植物化学物的概念是什么？分成哪几类？

在人类常用的谷类、豆类、蔬菜、水果、坚果等植物性食物中，除了含有蛋白质、脂类、糖类、维生素和矿物质以外，还含有一些生物活性成分，泛称为植物化学物。植物化学物也存在于一些药食同源的植物中，由于它们对防治癌症和心血管疾病等慢性疾病起到一定作用，故近年来逐渐成为营养科学研究的热点之一。主要的植物化学物如下。

（1）酚化合物：食物中的酚化合物有类黄酮、多酚、酚酸、单宁等。类黄酮是天然抗氧化剂，有抗诱变、抗癌作用，并能抑制血小板凝集。茶多酚有抗癌、降胆固醇、降血压等作用。

（2）有机硫化合物：植物性食物中常含的有机硫化合物有异硫氰酸盐、葱属含硫化合物和二硫醇硫酮等，具有抑癌、防癌等作用。

（3）萜类化合物：重要的萜类化合物有苎烯、柠檬苦素类化合物和皂角苷。实验研究表明，植物中的萜类化合物具有强抗氧化活性，能延长癌潜伏期，降低血胆固醇浓度。

（4）植物多糖：根据来源，植物多糖可分为真菌多糖、人参多糖、枸杞多糖、甘薯多糖、银杏多糖、灵芝多糖、黄芪多糖、香菇多糖等，具有抗肿瘤、提升免疫能力等作用。

（5）核酸：核酸可分为脱氧核糖核酸和核糖核酸两类，存在于所有动植物细胞中，与遗传、衰老、肿瘤发生和一些退行性疾病有重要关系。

16. 简述豆类的营养价值。

豆类分为两大类：一类为大豆，蛋白质含量较高（30%～40%），脂肪含量较低（15%～20%），糖类含量中等（25%～30%）。另一类是大豆以外的豆类，蛋白质含量中等（约25%），脂肪含量较低（约1%），糖类含量较高（50%～60%）。豆类蛋白质的氨基酸组成较合理，以大豆为最好，其氨基酸组成与牛奶、鸡蛋相似，有丰富的氨基酸，是植物蛋白质中优质蛋白，易为人体消化吸收，其钙、磷、铁和维生素 B_1 的含量也很丰富。大豆中含有不饱和脂肪酸如油酸、亚油酸、亚麻酸等，约占脂肪酸总含量的85%，是心血管疾病病人的理想食品。我国大豆资源丰富，将豆类和粮食混合食用，可以提高膳食中蛋白质的质和量，改善膳食结构，解决膳食中蛋白质不足的问题。

17. 我国人民膳食结构特点及膳食指南建议是什么？

我国人民现阶段是以植物性食物为主，动物性食物为辅，即粮豆菜为主要食物，肉蛋奶为辅助食物的东亚型膳食模式。这种膳食结构防止了西方国家高热能、高蛋白质、高脂肪、低谷物、低纤维素的膳食结构的弊病，但存在着动物性食品不足，蛋白质质量不高，某些微量元素和维生素不足的缺点。

《中国居民膳食指南（2016）》针对 2 岁以上的所有健康人群提出的饮食指南建议为：①食物多样，谷类为主。②吃动平衡，健康体重。③多吃蔬果、奶类、大豆。④适量吃鱼、禽、蛋、瘦肉。⑤少盐少油，控糖、限酒。

18. 何谓膳食模式？试述其分类及特点。

膳食是由多种食物组成的，构成居民膳食中主要食物的种类、数量及其比例即称为膳食模式，也称为膳食组成或食物结构。可分为以下 3 种类型。

（1）"三高一低"类型：以高能量、高脂肪、高蛋白、低膳食纤维为特点。动物性食物为主，谷物消费少，容易发生营养过剩，是发达国家和地区的膳食模式。

（2）"两低一高"类型：是发展中国家和地区的膳食模式，以植物性食物为主，蛋白质和脂肪摄入不足，动物性食物缺乏，能量基本能满足需要，易导致营养不良、体质低下。

（3）合理膳食类型：相对而言，以日本为代表的膳食模式更接近合理膳食类型，它结合了东西方膳食的特点，能量、蛋白质、脂肪摄入量基本符合营养要求，动、植物性食物消费量比较均衡，鱼贝类摄入量较大。

19. 试述合理膳食的概念及其要求。

合理膳食也称平衡膳食或健康膳食，它是指能达到合理营养要求，促进人体健康、预防疾病的膳食。所谓合理营养是一个综合性的概念，它既要通过膳食调配提供满足人体生理需要的能量和各种营养素，又要考虑合理的膳食制度和烹调方法，以利于各种营养物质的消化、吸收与利用，同时还应避免膳食构成的比例失调、某些营养素过多以及在烹调过程中营养素的损失或有害物质的形成。合理膳食的要求为：①提供种类齐全、比例合适的营养素。合理膳食应由多种具有不同特点的食物搭配而成，包括谷薯类、动物性食物、乳豆类、蔬菜水果类、油脂类五大类。②提供数量充足的能量和营养素：膳食应以满足不同个体膳食营养素参考摄入量标准为宜。③食物新鲜卫生。④正确的烹调加工。⑤良好的进餐制度和环境。

20. 简述老年人的膳食要求。

（1）饮食多样化，吃多种多样的食物才能利用食物营养素互补的作用，达要全面营养的目的。

（2）主食中包括一定量的粗杂粮，如全麦面、玉米、小米、荞麦、燕麦等。

（3）每天饮用牛奶或食用奶制品，牛奶及其制品是钙的最好食物来源。

（4）吃大豆或其制品，其所含的大豆异黄酮和大豆皂苷可防治心脑血管疾病和骨质疏松症。

（5）适量食用动物性食品，如禽肉和鱼类等。

（6）多吃蔬菜、水果，其所含的膳食纤维可预防老年便秘。

（7）饮食清淡、少盐，选择用油少且易于消化的烹调方法，如蒸、煮、炖、焯等。

21. 试述婴儿辅食添加时间、种类及方法。

随着婴儿的生长发育，单纯的母乳喂养已不能满足婴儿对能量和各种营养素的需求，必须及时添加适当的辅食。

（1）婴儿辅食添加时间：应从 4～6 个月龄开始，至 8～10 个月时完全断乳。因为早于 4 个月添加辅食增加胃肠道感染及食物过敏危险，迟于 6 个月添加辅食增加婴儿营养不良危险。

（2）婴儿辅食添加种类：①淀粉类辅食，4 个月后婴儿唾液腺及肠内淀粉酶活力增强，可添加大米粉。②蛋白质类辅食，蛋类是首选的补充蛋白质的辅食，5～6 个月起添加鱼泥或禽肝泥。③维生素、矿物质类辅食，主要是新鲜蔬菜和水果，4～5 个月龄婴儿即可由菜汁、果汁逐渐向菜泥、果泥过渡。④脂肪类辅食，主要是含有必需脂肪酸的各种植物油、深海鱼油等，可在粥、面或菜泥中拌入熟的植物油。

（3）婴儿辅食添加方法：从食物的品种上，婴儿首先添加的辅食是谷类及其制品，然后是蛋黄、细嫩的蔬菜、水果、鱼类，再后是肉类、全蛋、豆类等。从食物的感官性状上，辅食的添加应从稀到稠，从细到粗，从软到硬。从食物的数量上，应从少到多，如蛋黄可先试喂 1/4 个，逐渐增至 1/2 个及 1 个。一般应在对一种新食物试食习惯后再试另一种食物。

22. 简述妊娠期营养的重要性与膳食要求。

妊娠妇女体内发生了一系列生理变化，无论其营养状况如何，均要适应代谢与生理变化的需要。妊娠期每日热能和各种营养素的需要量均较非妊娠期增加。妊娠期营养的好坏与妊娠的并发症、夹杂症以及婴儿出生时状况有密切关系，对于优生、优育具有重要意义。对妊娠妇女具体的膳食要求：

（1）能量：从怀孕第 4 个月起（妊娠中、后期）每日能量需要量比非妊娠期增加836 kJ。

（2）蛋白质：妊娠中期应比非孕时每日增加蛋白质 15 g，妊娠后期增加 20 g，其中优质蛋白应占 1/2 以上，应多选富含优质蛋白的食物如鸡、鱼、虾、瘦肉、肝、奶类、蛋类、豆制品等。

（3）脂肪：一般认为孕妇脂肪摄入以脂肪热比 25% 为宜。

（4）糖类：孕妇为避免饥饿预防酮症每日至少要摄入 150 g 糖类，糖类热比应占 62%。

（5）维生素：多吃各种蔬菜水果，适当增加一点粗粮，补充维生素 A、B 族维生素、维生素 C、维生素 D、维生素 E。

（6）无机盐和微量元素：供给充足的无机盐和微量元素，选食海带、紫菜、贝壳、虾等。

（7）限制油炸食品和食糖以及甜食的摄入量。

23. 何谓药膳？

中医药膳是具有保健、防病、治病等作用的特殊膳食。在传统中医学理论指导下，将不同药物与食物进行合理的组方配伍，采用传统和现代科学技术加工制作，具有独特色、香、味、形、效的膳食品，既能果腹及满足人们对美味食品的追求，同时又能发挥保持人体健康、调理生理功能、增强机体素质、预防疾病发生、辅助疾病治疗及促进机体康复等作用。药膳主要由两大类原料组成，即药物与食物。药膳中常用的药物和食物有人参、黄芪、当归、阿胶、枸杞子、山药、大枣、鸡、鸭、猪肉、羊肉等，常可制成药膳菜肴、药膳主食、药膳饮料、药膳罐头、汤羹、糕点、糖果、蜜饯等。

24. 简述药膳食疗的中医学原理。

（1）以阴阳五行为指导：人体必须保持"阴平阳秘"才能维持正常生理。用于治疗的食物要辨认阴阳属性，才能作针对性的调节。

（2）以气血津液为基础：中医理论认为人体的基本生命活动物质是气、血、津液，它们流行、润泽、营养于全身，并转化成各种生理功能。利用药食补充气、血、津液之不足，在药膳食疗中十分重要。

（3）脏腑功能是关键：气、血、津液等基本生命物质的功能活动，主要反映在五脏六腑的生理功能，因此药膳食疗的作用最终体现在脏腑功能的调整。

（4）辨证论食是准则：辨证，即根据病人的症状、体征，综合地做出疾病诊断；论食，即根据诊断给予相应的药食治疗。

25. 中医饮食疗法的特点。

中医饮食疗法是在中医理论指导下，应用食物来防病治病，促进机体康复的一种疗法。其基本特点如下。

（1）整体观念：

1）天人相应整体观：中医认为人处于天地之间，生活于自然环境之中，作为自然界的一部分，人和自然具有相通相应的关系。人体饮食应因时、因地进行调整。

2）人体自身整体观：中医认为人体的各个部分都是有机地联系在一起的，这种相互联系的关系是以五脏为中心，通过经络的作用而实现的。

（2）平衡阴阳：身体失健患有疾病无一不是阴阳失调所致，如阴阳之偏盛或偏衰，因此饮食治疗应以调整阴阳平衡为基本指导思想。

（3）食药同源：食物也具有类似药物的四气五味、升降浮沉、归经、功效等属性。中医对食物的认识是宏观的、整体的，不以成分论其价值的高低，而是以性味之偏对应身体之不平衡的状态，或以功效之用调身体之偏。食药同源是中医营养学有别于现代营养学最具特色的一点。

（4）脾胃为本：脾胃为饮食营养之本，气血生化之源，饮食营养应首先重视调理脾胃。

26. 试述食物的"味"。

中医在长期以食疗病的实践中发现，不同滋味的食物作用往往不同，而滋味相同的食物却常有共同之处。这里所说的食物"味"，既是指食物的具体味道，也可能是一种抽象的概念。食物主要有五种味：辛、苦、甘、酸、咸。辛味的食物有发散、行气的作用，如干姜、葱白、陈皮等。苦味的食物有清热、泻火、除湿、泻下的作用，如苦瓜、杏仁等。甘味的食物有补益、和中、缓急等作用，如大枣、饴糖、南瓜、荔枝、龙眼等。酸味的食物有收敛、固涩等作用，如乌梅、石榴等。咸味的食物能软坚散结、泻下通便的作用，如海藻、海带等。食物除五味外，还有淡味，淡味有渗湿、利尿作用，如玉米须、冬瓜、黄瓜等。

27. 试述食物的"性"。

食物的"性"是指食物具有寒、凉、温、热4种性质，中医称为"四性"或"四气"。"四气"是古人根据食物作用于人体所产生的反应归纳总结出来的，凡适用于热性体质或病症的食物，就属于凉性或寒性食物；凡适用于寒性体质或病症的食物，则属于温性或热性食物。依"四气"可将食物分为3类，即温热、寒凉以及介于两者之间的平性食物。凡属温热食物多有温经、散寒、助阳、活血、通络等作用，如韭菜、茴香、葱白、香菜、狗肉、牛肉、羊肉、鸡肉、干姜、辣椒等。凡属寒凉性食物多有滋阴、清热、泻火、凉血、解毒等作用，如鸭肉、鳖肉、鹅肉、马齿苋、苦瓜、莲藕、海带、紫菜、西瓜、茄子、丝瓜、绿豆、茶叶等。凡属平性食物大都具有补益滋养等作用，如牛奶、大豆、莲子、粳米、小米、圆白菜等。

28. 保健类药膳分为哪几类？

保健类药膳供给无病但体质偏弱者服用，或健康人为强身、益寿而食用，可分为以下类型。

（1）减肥类：如参芪鸡丝蒸冬瓜、盐渍三皮、减肥酒酿。

（2）美容类：如笋烧海参、青蒿甲鱼汤、佛手笋尖、香椿拌豆腐。

（3）增智类：如健脑粥、增智果脯、山药乌鱼卷、菖蒲鹿角菜。

（4）增力类：如鹤草红枣蜜膏、人参鸽蛋、山药黄精豆腐羹。

（5）明目类：如蒙花羊肝、决明子菊花饮、青葙烧野鸡。

（6）聪耳类：如葛粉黄肉熘腰花、清肝聪耳李实脯、腐竹炒苋菜、刀豆煮盖菜根。

（7）固齿类：如石斛绿茶饮、马齿苋骨髓粥、滋肾固齿八宝鸭。

（8）美发类：如美发果冻、三豆乌发米糕、养血健发果脯、首乌胡萝卜。

（9）增肥类：如茯苓夹饼、参芪毛豆角、百合粟子鸡。

（10）益寿类：如仙人粥、魔芋豆腐羹、益寿胶冻。

29. 治疗类药膳分为哪几类？

针对病人的具体情况，采用相应药膳进行治疗，常年食用，既有疗效，又减少服药之苦。治疗药膳可分为以下类型。

（1）发汗解表类：如姜糖饮、葱豉黄酒汤、薄荷糖、桑菊薄竹饮、香薷饮、绿豆粥等。

（2）祛痰止咳平喘类：如止咳梨膏糖、柿霜糖、鸡蛋炸萝卜、银耳羹、瓜蒌饼、糖橘饼等。

（3）消导化积类：如消食茶膏糖、山楂肉干、果仁排骨、芸豆卷、五香槟榔、益脾饼等。

（4）清热解毒类：如银花露、西瓜番茄汁、五汁饮、七鲜汤等。

（5）祛寒类：如附子羊肉汤、当归生姜羊肉汤、荔枝粥等。

（6）祛湿类：如豆蔻馒头、茯苓包子、苡仁红枣粥、蚕豆糕、香椿鱼等。

（7）泻下类：如蜂蜜香油汤、土豆蜜膏、杏炖雪梨等。

（8）补益类：如归参炖母鸡、冬虫夏草鸭、桂圆参蜜膏、猪肝红枣羹、归地烧羊肉等。

（9）理气止痛类：如陈皮鸡、丁香鸭、佛手酒、香砂糖等。

（10）理血化瘀类：如田七蒸鸡、参枣汤、当归鸡、红枣黑木耳汤、牛肉胶冻等。

（11）熄风镇惊类：如菊花肉片、天麻鱼头、菊花绿茶饮等。

（12）安神镇静类：如枣仁粥、玉竹心子粥、葱枣汤等。

30. 试述医院基本膳食的种类与适应范围。

医院基本膳食又称医院常规膳食，是医院一切治疗膳食的基本形式。包括：

（1）普通膳食：又称普食，同正常健康人平时用的膳食相同，是一种热量充足，营养素全面，比例恰当的平衡膳食。主要适用于无发热、咀嚼和消化功能正常的病人。

（2）软食：特点是质地软、少渣、易咀嚼，是由半流质膳食向普食过渡的中间膳食。适用于轻度发热、咀嚼困难、消化功能减退的病人以及老年人、婴幼儿。

（3）半流质膳食：是介于软食与流质膳食之间，外观呈半流质状态，细软、更易于咀嚼和消化的膳食。适用于发热较高者，消化道疾病（如腹泻、消化不良）病人，口腔疾病病人，耳鼻喉术后病人以及身体虚弱者。

（4）流质膳食：是极易消化、含渣很少、呈流体状态或在口腔内能融化为液体的膳食，一般分5种形式，即流质、浓流质、清流质、冷流质和不胀气流质。流质膳食适用于极度衰弱、无力咀嚼者，高热、急性传染病病人，病情危重者，术后病人以及肠道手术术前准备等。

31. 低盐、无盐、低钠膳食有何不同？

低盐、无盐、低钠膳食统称为限钠膳食，根据限钠的程度不同分为：

（1）低盐膳食：限钠量在 2 000 mg/d 以下，全日烹调用食盐量成人不超过 2～3 g（酱油 10～15 mL），6 岁以上儿童每日不超过 1 g，1～6 岁每日不超过 0.5 g，1 岁以下每日不超过 0.25 g，禁用一切咸食如酱菜、香肠、各种荤素罐头。

（2）无盐膳食：全日供给钠 1 000 mg 左右，除低盐所禁食物外，烹调时不加盐或酱油。

（3）低钠膳食：全日钠供给量控制在 500 mg 以内，除无盐饮食要求外，还应限制食用碱制馒头、发酵粉制作的糕点、饼干以及含钠高 100 mg％的蔬菜如空心菜、芹菜等。

32. 试述低嘌呤饮食的特点、适用对象与膳食原则。

（1）低嘌呤饮食的特点：限制全天膳食中嘌呤的摄入量在 150～250 mg/d，减少外源性嘌呤的来源，降低血清尿酸的水平。调整膳食中成酸食物和成碱食物的配比，增加水分的摄入量，促进尿酸排出体外，防治急性痛风的发作。

（2）低嘌呤饮食的适用对象：急性痛风、慢性痛风、高尿酸血症、尿酸性结石。

（3）低嘌呤饮食的膳食原则：①限制嘌呤，禁用含嘌呤高食物如动物内脏、沙丁鱼、浓肉汤等。②限制能量，使体重控制在理想体重下限，一般每日供热为 6.28～7.53 MJ。③适量的蛋白质和脂肪，蛋白质的供给按理想体重为 0.8～1 g/(kg·d)，脂肪的供给量可占总能量 20％～25％。④足量维生素和矿物质，宜供给富含维生素 B 族和维生素 C 的食物。⑤供给大量水分，液体量维持在 2 000 mL/d 以上。⑥多吃素食为主的碱性食物，避免饮酒及酒精饮料。

33. 试述麦淀粉膳食的特点、适用对象与膳食原则。

（1）麦淀粉膳食的特点：以麦淀粉为主食，部分或者全部替代谷类食物，减少植物蛋白质，目的是减少体内含氮废物的积累，减轻肝肾负荷，根据肝肾功能限定摄入的优质蛋白质量，改善病人的营养状况，使之接近或达到正氮平衡，纠正电解质紊乱，维持病人的营养需要，增加机体抵抗力。

（2）麦淀粉膳食的适用对象：急性肾衰竭、慢性肾衰竭、肝性脑病。

（3）麦淀粉膳食的膳食原则：①能量按 126～147 kJ/(kg·d) 充足供给。②蛋白质根据肝肾功能受损程度确定其质与量。③盐：伴有水肿和高血压时应限制盐的摄入，视病情可选用少盐或无盐饮食。④钾、钙、镁、磷：高者限制摄入，低者适当补充。⑤足量的维生素。

34. 简述住院病人的营养评价。

营养评价就是通过膳食调查、人体测量和临床生化检验等方法来确定营养素的摄入和消耗是否达到平衡以及各种营养素的储备和盈虚情况，从而判断病人的营养状况，以便纠正不合理的营养，增强机体抵抗力，促进病人康复。营养评价方法包括：

（1）膳食调查：通过对病人饮食习惯、每日各种食物摄入量的计算，结合受试者当时疾病、生活环境和生理活动的特殊需要，评定膳食构成的主要优缺点，找出存在的问题，为制订合理的营养治疗方案和平衡膳食提供依据。

（2）人体测量：包括身高、体重、上臂围、上臂肌肉、皮皱厚度等测量，用以了解人体脂肪和骨骼肌的储备情况。

（3）临床生化检验及其他检查。常用的检查有：肌酐-身高指数（CHI）；尿3-甲基组氨酸值、血清清蛋白、血清运铁蛋白、前清蛋白、维生素 A 结合蛋白、氮平衡试验、维生素负荷试验及有关酶的活性测定、微量元素测定、淋巴细胞计数、迟发性超敏皮试等。以上几项检查主要了解蛋白质的储备、免疫功能、维生素和无机盐的情况。除此以外还有综合评价指标如营养评价指数（NAI）、预后营养指数（PNI）和主观全面评定（SGA）。

35. 何谓临床营养的主观全面评定？

主观全面评定（SGA）［亦称全面临床评定（GCA）］，是 Detsky 等（1987）提出的临床营养评价方法。其特点是以详细的病史与临床检查为基础，省略人体测量和实验室及生化检查。其理论基础是，如果身体组成改变，会导致进食与消化吸收的改变，以及肌肉的消耗和身体功能及活动能力的改变，此方法不论医师、营养师还是护士，经过培训后都能掌握和应用，并很适于在我国广大基层医院推广。

主观全面评定的主要指标包括体重改变、饮食状况、胃肠道症状、活动能力、应激反应、肌肉消耗情况、三头肌皮褶厚度及有无水肿 8 项，各分 A、B、C3 级，其中至少有 5 项指标属于 C 或 B 级者，可被定为中度或重度营养不良。

36. 何谓预后营养指数（PNI）？

预后营养指数（PNI）是评价外科病人术前营养状况及预测术后并发症发生危险性的综合指标。

评定标准：PNI<30%，表示发生术后并发症及死亡的可能性均很小。30%≤PNI<40%，表示存在轻度手术危险性。40%≤PNI<50%，表示存在中度手术危险性。PNI≥50%，表示发生术后发并症及死亡率的可能性均大。

37. 试述冠心病的膳食营养治疗原则。

（1）禁烟、禁酒。

（2）能量：能量摄入要达到维持理想体重或适宜体重，防止肥胖。

（3）脂肪：减少脂肪的摄入，脂肪占总能量的 25% 以下。限制饱和脂肪酸（S），适当增加多不饱和脂肪酸（P），使每日 P/S 比值达到 1～1.5。减少胆固醇的摄入，每日胆固醇的摄入量限制在 300 mg 以下。多吃鱼，因鱼油在防治冠心病中有重要的价值。

（4）糖类：占总能量的 50%～60%。主食除米面外，多吃各种杂粮，其营养丰富并含有较多的膳食纤维。也可以用土豆、山药、藕、芋艿、慈姑等根茎类食物，代替部分主食，这样可以避免主食过分单调。限制蔗糖和果糖的摄入。

（5）蛋白质：摄入适量蛋白质，每日 1.0 g/kg 左右，约占总能量的 15% 以上。每日可饮脱脂牛奶 250 mL 左右，并可以吃一个鸡蛋白。每周可吃 2～3 个鸡蛋。鱼类肉质嫩，易于消化吸收，含有丰富的多不饱和脂肪酸，可每周吃 2～3 次，每次 200 g 左右，烹饪方法以清炖和清蒸为主。黄豆及其制品含植物固醇较多，有利于胆酸的排出，可减少胆固醇的合成。

（6）供给充足的维生素和矿物质，多食用富含维生素 C 的新鲜蔬菜与水果，及富含蛋氨酸、钾、镁、铜、碘的海藻类。膳食纤维每日摄入 20～25 g 为宜。

38. 试述心肌梗死的膳食营养要求。

（1）急性期：应完全卧床休息，开始给予流食，如米汤、藕粉、去油肉汤、菜汁等，少量多餐，每日总能量约 3 347 kJ，尽量避免胀气或带刺激性的食物如豆浆、牛奶、浓茶和咖啡等。病情好转时可选用半流食，如粥、面条、馄饨、面片汤、肉末、碎菜等，仍应少量多餐，每日能量约 5 020 kJ，注意保持大便通畅，逐渐过渡到软食。注意水和电解质的平衡，食物中水的含量应与饮水及输液量一并考虑，以适应心脏的负荷能力。如伴有高血压和心力衰竭，应限制钠盐。镁对缺血性心肌病有良好的保护作用，含镁丰富的食物包括有色蔬菜、小米、面粉、肉、海产品等。避免低钾血症的出现，增加含钾丰富的食物。

（2）恢复期：应防止复发，其膳食原则同冠心病。

39. 试述心力衰竭的膳食营养治疗原则。

（1）适当限制蛋白质和能量的摄入，以减轻心脏负担。心力衰竭症状明显时，每日供给蛋白质 25～30 g，能量 2.5 MJ，逐渐加蛋白质至 40～50 g，能量 4.2～6.3 MJ。病情稳定后，蛋白质的每日摄入宜 0.8 g/kg；能量以维持体重或稍低于理想体重为宜。脂肪在胃内停留时间长，影响消化，建议每日不超过 60 g。其余的能量由糖类供给，少食用甜食。

（2）减轻钠、水潴留。限制钠盐，根据充血性心力衰竭的轻、中、重的程度，分别给予每日限钠 1 500 mg、1 000 mg 或 500 mg 的膳食。液体每日限制摄入量为 1 000～1 500 mL。

（3）维持电解质的平衡，应注意钾、钙、镁等的平衡调整。

（4）维生素应充足，包括 B 族维生素和维生素 C 等。

（5）为减少胃肠胀气诱发心力衰竭，应少食多餐。

40. 试述高血压的膳食营养治疗原则。

高血压膳食是在限制能量平衡膳食的基础上，减少食盐，增加含无机盐与维生素的蔬菜、水果、干鲜豆类、奶和鱼类。

（1）避免肥胖，应控制总能量并加强锻炼。

（2）限制膳食中的钠盐，对大多数高血压病人，建议食盐控制在 2～5 g/d。

（3）相对地增加钾的摄入量。

（4）膳食中应有足量的钙和镁。

（5）蛋白质的质与量应满足需要，每日 1.0 g/kg 左右，多选择鱼类、大豆及其制品作为蛋白质来源，对防治高血压及脑卒中有利。

（6）限制饮酒。

（7）其他如茶叶有利尿与降压作用。

41. 试述呼吸功能不全病人营养治疗原则。

（1）采用高蛋白质、高脂肪、低糖类的膳食或胃肠外营养液。

（2）蛋白质、脂肪、糖类的热量比分别为 20%、20%～30%、50%～60%。

（3）每日蛋白质摄入量为 1.5～2.0 g/(kg·d)，热氮比为（150～180）：1。

（4）每日适量补充各种维生素及微量元素，依据临床情况调整电解质用量，特别注意补充影响呼吸肌功能的钾、镁、磷等元素。

42. 试述便秘的营养治疗。

便秘的治疗首先要建立良好的饮食习惯和排便习惯，规律进食，摄入充足的膳食纤维，养成定时排便的习惯，多喝水，多运动。饮食治疗要根据便秘的不同类型来决定。

（1）迟缓性便秘：

1）高纤维饮食：多供给含粗纤维的食物以刺激肠道、促进胃肠运动、增加排便能力，如多食用蔬菜、水果、粗粮、生拌的瓜果、豆类等。每日 10～15 g 膳食纤维，包括可溶性（如果胶）和不可溶性纤维。

2）多饮水及饮料：保持肠内足够的水分，有利于粪便排出。

3）多食用富含 B 族维生素的食物：可促进消化液分泌，维持和促进肠蠕动，有利于排便，如粗粮、酵母、豆类及其制品等。硫胺素能增加肠的蠕动，粗粮、豆类中富含硫胺素。

4）多食易产气的食物：如豆类、洋葱、萝卜、黄瓜、蒜苗等，以促进肠的蠕动；蜂蜜、生甘蓝、生萝卜在肠内发酵产生气体，也可增加肠蠕动。

5）适当增加高脂肪和润肠食物的摄入量，禁用烟酒及辛辣食物等。花生油、芝麻油、豆油、菜籽油均可润肠，有利于缓解便秘。

（2）痉挛性便秘：①无粗纤维的低渣饮食，由低渣半流质改为低渣软食，禁食蔬菜及水果。②适当增加脂肪摄入量，脂肪润肠，脂肪酸增加肠蠕动，但不宜过多，每天应少于 100 g。③多饮水和饮料，保持肠内粪便中水分充足，以利于排便。④禁食刺激性食物如酒、浓茶、咖啡、咖喱等。

（3）梗阻性便秘：由器质性病变引起者应去除病因，不完全梗阻者可考虑给清流质。

43. 试述消化性溃疡的饮食治疗原则。

（1）少量多餐，定时定量，每日 5～7 餐，每餐量不宜多，减少对胃肠道的负担。

（2）避免机械性和化学性刺激食物，如香料、胡椒、辣椒、咖啡、可可等。戒烟酒，忌选粗纤维蔬菜和加工粗糙的食品，如粗粮、芹菜、韭菜、雪菜、竹笋等。

（3）低脂，不需严格限制脂肪，因为脂肪可以抑制胃酸分泌，适量脂肪对胃黏膜没有刺激。

（4）应供应适量的蛋白质以维持机体需要。蛋白质对胃酸起缓冲作用，可中和胃酸，蛋白质在胃内的消化产物又可促进胃酸分泌。

（5）多食糖类。糖类每日可供给 $300\sim350$ g。选择易消化食物如厚粥、面条、馄饨等。蔗糖不宜太多，以避免使胃酸分泌增加，引起胀气。

（6）供给丰富维生素。选富含 B 族维生素、维生素 A 和维生素 C 的食物，适当食用富含 B 族维生素的粗粮。

（7）烹调方法以蒸、煮、炖、烩为主，不宜采用爆炒、干炸、滑溜、烟熏等方法。进食时保持心情舒畅，要细嚼慢咽，以利于消化。

44. 试述胃癌的饮食防治。

（1）不食盐腌食品或不新鲜的食品，以减少亚硝胺的前体物质硝酸盐、亚硝酸盐和仲胺的摄入，注意饮水卫生。

（2）增加维生素 C、维生素 E 和硒的摄入。多摄入十字花科蔬菜，如洋白菜、花椰菜、菜花等，对预防肿瘤，尤其是消化道肿瘤的发生有一定作用。此外猕猴桃在胃内有阻断亚硝胺形成的作用，可以起到防治胃癌的作用。

（3）保护胃黏膜，避免高盐、过硬、过烫饮食。

（4）保持能量平衡，蛋白质、脂肪和糖类的比例要合适，蛋白质摄入保证量足质优。

（5）饮食定时定量，宜少量多餐，避免暴饮暴食。胃癌已进入晚期而不能手术者，饮食以令病人感到舒适可口为原则。

（6）手术前要从营养上做好术前的准备，宜选用管喂饮食，补充足够的能量和各种营养素，也可用高蛋白流质饮食。对吞咽困难、进食不足者，应辅以静脉营养或肠内营养治疗。术后 $2\sim4$ 日内采用完全静脉营养或经空肠造瘘管饲，以后逐渐恢复经口进食，由半量清流质饮食逐步过渡，到全量流质饮食，再过渡到普通饮食。

45. 试述脂肪肝的营养治疗。

（1）控制能量摄入，防止肥胖而诱发脂肪肝。

（2）适当提高蛋白质摄入量，有利于肝细胞的修复与再生。某些氨基酸如蛋氨酸、胱氨酸、色氨酸、苏氨酸和赖氨酸等有抗脂肪肝作用，应适当增加摄入。

（3）减少糖和甜食摄入，防止过多糖类转变为脂肪。

（4）控制脂肪和胆固醇，脂肪总量每日不宜超过 40 g，适当控制含高胆固醇食物的摄入量。

（5）补充维生素和矿物质。注意补充富含叶酸、胆碱、肌醇、烟酸、维生素 E、维生素 C、维生素 B_{12}、钾、锌、镁等食物和制剂。

（6）饮食多样化，主食应粗细搭配，多食用蔬菜、水果和藻类，以保证摄入足量的膳食纤维。

46. 试述肝炎的饮食营养治疗。

（1）能量供给适当，以能够维持正常体重为宜，成人 $105\sim126$ kJ/(kg·d)。摄入能量过少可导致蛋白质过度消耗；过高的热量会导致脂肪肝，对肝功能的改善和恢复带来不利影响。

（2）供应质优、量足、产氨少的蛋白质。为促进肝组织的恢复，膳食中蛋白质供给应稍高，以 1.2～1.5 g/（kg·d）为宜，过高的蛋白质摄入会增加肝脏负担。

（3）脂肪不宜过分限制，全日脂肪供给量一般不超过 60 g，或占全日总能量的 25% 左右。

（4）糖类供应要充足，全日总量为 300～400 g。

（5）供给充足的维生素及矿物质，必要时补充微量营养素制剂。

（6）避免食用高脂肪、刺激性食物及酒类。

（7）少食多餐，每日进餐 4～5 次。

47. 试述肝衰竭的营养治疗目的及治疗原则。

（1）治疗目的：增进病人食欲，改善消化功能，纠正病因，控制病情发展，促进肝细胞修复再生及肝功能恢复。该类病人应控制总能量和蛋白质的摄入，减少体内代谢氨的产生，避免肝性脑病的发生或进一步恶化。

（2）治疗原则：提供适量的能量和氮，以利于蛋白质的合成。液体补充量以病人能够耐受，不会引起电解质紊乱或酸碱失衡为宜。严格控制蛋白质的质和量，减少外源性氨来源。供给低蛋白、高糖类、充足维生素和适当能量的饮食。

48. 试述肝性脑病病人膳食蛋白质的调节。

肝性脑病病人膳食蛋白质调节应注意以下事项。

（1）低蛋白饮食：血氨中度增高、无神经系统症状的病人，在第 1 日和第 2 日时可用低蛋白饮食。

（2）无动物蛋白饮食：如血氨明显增高并有精神神经症状时，在 48～72 小时或更长时间内，给予完全无动物蛋白饮食。

（3）逐渐增加蛋白质供给：血氨不高，但有精神神经症状者，在 24 小时内给予无动物蛋白饮食，继续观察血氨。监测血氨不高，表明肝性脑病与血氨无关，可根据病人耐受情况，以 0.25～0.5 g/（kg·d）的速度增加用量直至预定目标。如出现肝性脑病加重应予停止。

（4）严格限制蛋白质饮食：肝性脑病伴有肝肾综合征者要严格限制蛋白质，可适当补充支链氨基酸溶液。

49. 试述肾病综合征的饮食原则。

肾病综合征的疾病代谢特点为低蛋白血症、水钠潴留及高脂血症，因此其饮食原则如下。

（1）高蛋白饮食：因尿中丢失大量蛋白引起低蛋白血症，血浆胶体渗透压降低，浮肿顽固难消。如肾功能良好可给予高蛋白饮食，以纠正和防止血浆蛋白降低、贫血及营养不良性水肿。发生氮潴留时应限制蛋白摄入，可在低蛋白饮食基础上适当放宽，全日供给 50 g 左右。

（2）供给足够能量：能量供给按 146 kJ/(kg·d)。

（3）限制钠盐：食盐不超过 2 g/d 或酱油 10 mL。禁食含钠食品和含钠高的蔬菜。

（4）脂肪适量：脂肪应占总能量≤30%，限制胆固醇和脂肪酸摄入量，增加多不饱和脂肪酸和单不饱和脂肪酸摄入量。

（5）足量维生素和矿物质：应选择富含铁及 B 族维生素和维生素 A、维生素 C 的食物。

50. 试述慢性肾小球肾炎的饮食原则。

（1）限制蛋白质：一般按 0.8～1.0 g/(kg·d) 供给，其中优质蛋白质占 60%。有氮质血症时，按病情限制蛋白质。

（2）限制钠摄入：水肿和高血压病人应限制食盐，每日 2～3 g 为宜。水肿严重时，控制食盐 2 g/d 以下或给予无盐饮食。

（3）保证能量供给：可按 146～167 kJ/(kg·d) 供能，总能量为 9 196～10 868 kJ/d。

（4）足量维生素：注意补充含铁及 B 族维生素、维生素 A、维生素 C 和叶酸等丰富的食物。

（5）根据病情变化调整饮食：尿液偏酸时多选用成碱性食物如蔬菜、水果和奶类。大量蛋白尿时适当放宽蛋白质供给并以优质蛋白为主。

51. 简述肾衰竭的氨基酸疗法及临床应用疗效。

氨基酸疗法是根据肾衰竭病人体内氨基酸代谢的特点，通过食物保证能量供给充足，尽量减少非必需氨基酸的摄入，口服或静脉滴注肾用必需氨基酸。其主要临床应用疗效有：①氨基酸疗法补充了必需氨基酸，即缓解氨基酸代谢紊乱，又改善营养状况。②改善钙、磷代谢紊乱，减轻继发的甲状旁腺功能亢进症状。③缓解残余肾小球内高滤过状态。必需氨基酸疗法首先保证了低蛋白，减轻了肾小球负担。④应用必需氨基酸制剂，可稍放宽植物蛋白的摄入量，及提高病人的食欲，增加病人食物选择的范围，病人可长期耐受低蛋白饮食治疗。

52. 糖尿病营养治疗的目的是什么？

在保证机体正常生长发育和正常生活的前提下，纠正已发生的代谢紊乱，减轻胰岛 B 细胞的负荷。

（1）纠正代谢紊乱：通过摄入有针对性的合理饮食，控制血糖、血脂及补充蛋白质等。

（2）减轻胰岛负荷：合理饮食可以使胰岛细胞得到休息，恢复其部分功能。

（3）改善整体健康水平：通过针对性调整饮食，可促进青少年生长发育，满足孕妇营养。

（4）有利于减肥：低热量膳食可减肥及增强胰岛素敏感性。

（5）降低餐后高血糖：合理进食富含膳食纤维的食物可降低餐后高血糖。

（6）有利于防治并发症：由于血糖控制、血脂降低等，有利于防治糖尿病的并发症。

53. 试述糖尿病肾病的营养治疗原则。

（1）热量：热量供给必须充足，根据病人的身高、体重、年龄、活动量等情况，确定热能需要量。可以选择一些含热量高而蛋白质含量低的主食类食物如土豆、藕粉、粉丝、芋头、白薯、山药、南瓜、菱角粉等，但避免摄入单糖和双糖等精制糖。

（2）蛋白质：根据肾功能受损的程度确定蛋白质的摄入量，一般主张每日膳食中的蛋白质按照 0.6～0.8 g/kg 标准体重给予，优质蛋白约占 60%。当糖尿病肾病发展到终末期肾病时，蛋白质限制更严格，可用麦淀粉饮食，并加用氨基酸疗法或 α-酮酸疗法。

（3）脂肪：终末期肾病常合并脂代谢障碍，仍要坚持低脂肪的摄入。

（4）限钠：限盐限钠可有效地防止并发症的进展。

（5）水：病人需了解食物含水量，量出为入。

（6）钾：若出现高血钾应适当限制含钾高的食物如油菜、菠菜、番茄、海带、香蕉等，每日钾应低于 1 500～2 000 mg。

（7）钙、磷：理想的治疗膳食应提高钙含量，尽量降低磷含量。

54. 试述高脂血症营养膳食治疗原则。

高脂血症是指血中脂类物质的浓度超出正常范围，其饮食治疗原则如下。

（1）减少总热量以能维持标准体重为宜，少吃多餐，避免过饱。

（2）减少膳食中脂肪的总量，特别应减少饱和脂肪酸的摄入量。脂肪占总热量 20%～30%，多不饱和脂肪酸、单不饱和脂肪酸、饱和脂肪酸各占 1/3。

（3）高胆固醇血症者，应采用低胆固醇、低饱和脂肪酸，并适量补充含多不饱和脂肪酸丰富的饮食。每日胆固醇的摄入量不多于 200～300 mg。

（4）高三酰甘油血症者应控制糖类，尤其是简单糖类，如不吃或少吃精制糖。应严格控制体重。

（5）适量的蛋白质，每日每千克体重 1 g，动物性蛋白质不宜过多，应选用豆类及豆制品代替部分动物蛋白质。

（6）采用多种糖类，限制单糖和双糖的摄入，增加一定量的粗粮、杂粮、蔬菜和水果等含膳食纤维多的食品。

（7）供应充足的烟酸和维生素 C、维生素 E。

（8）多吃富含锌、铬的食物和其他特殊营养成分食物，如香菇、木耳、洋葱、大蒜、海生植物。

（9）多吃鱼，特别是海鱼。深海鱼油含 ω-3 系列脂肪酸，有降血脂作用。

55. 试述肥胖的判定标准。

（1）现在体重与标准体重比，可对肥胖程度进行粗略估计。判断标准：体重超过标准体重 10% 为超重，超过 20% 即认为是肥胖，超过 20%～30% 为轻度肥胖，超过 30%～50% 为中度肥胖，超过 50% 为重度肥胖，超过 100% 为病态肥胖。

（2）体质指数（BMI）是目前应用较普遍的指标。中国成人判断超重和肥胖的界限值为：BMI18.5～23.9 为正常，BMI≥24 为超重，BMI≥28 为肥胖。

（3）腰围：WHO 建议男性>94 cm、女性>80 cm 作为肥胖的标准。

（4）腰臀比：男性>0.9、女性>0.8 可视为中心性肥胖。

（5）脂肪含量：按体内脂肪的百分量计算，男性>25%、女性>30% 则可诊断为肥胖病。

56. 试述肥胖的营养治疗原则。

肥胖是指由于能量摄入超过能量消耗导致体内脂肪储存过多而引起的体重增加，超过标准体重20%以上。膳食营养治疗即是通过减少能量摄入以减少体内脂肪储备，减轻体重，控制肥胖的一种有效方法。肥胖的营养治疗原则如下。

(1) 控制能量摄入，使之低于消耗：根据肥胖程度，每日能量摄入比平时减少2 090～4 180 kJ，减少能量应循序渐进，不能过快、过猛，以免影响健康。

(2) 保证营养平衡：在限制能量的范围内，合理安排蛋白质、脂肪、糖类的摄入量，保证无机盐和维生素的供给充足。①蛋白质供热比占20%或按1.2 g/(kg·d) 供给，其中优质蛋白质应占50%，以减少体组织分解和饥饿感。②限制脂肪摄入量，供热比应为20%～25%，其中饱和脂肪应低于7%，控制烹调用油在10～20 g/d。③糖类的摄入量可适当减少，一般占总能量的55%～60%。④新鲜水果和蔬菜应作为无机盐、维生素的主要来源，同时含有较多的膳食纤维和水，有充饥功能。

(3) 注意烹调方法：食物以汆、煮、炖、拌、卤等方法制备，以减少烹调用油及脂肪摄入量。为了减少水在体内的潴留，同时应限制食盐和酱油、味精的摄入。

(4) 养成良好的生活习惯：一日三餐，定时定量。少吃零食、甜食和饮料，避免睡前吃夜宵。吃饭细嚼慢咽。

(5) 配合积极的体育锻炼，必要时选择适合的药物治疗，能够达到理想的效果。

57. 肥胖的膳食疗法分哪几类？

膳食疗法是肥胖治疗的最基本方法之一，无论采取其他哪种治疗方法，都必须辅以膳食治疗，膳食疗法一般可分为3种类型：

(1) 减食疗法：每日摄入的能量为5 016～7 524 kJ，其中脂肪占总能量20%～25%，蛋白质占20%、糖类占55%～60%。可配合纠正不良的膳食习惯来减肥，不良的膳食习惯包括不吃早餐，晚餐进食过多，爱吃零食，进餐速度过快等。本疗法适用于轻度肥胖者。

(2) 低能量疗法：每天摄入的能量为3 344～5 016 kJ或每日每千克理想体重能量摄入41.8～84 kJ，其中脂肪≤20%，蛋白质20%。为使营养比较合理，应注意食物选择和搭配，多摄入新鲜蔬菜水果以增加饱腹感。本疗法主要适用于中度肥胖者。

(3) 极低能量疗法：每日能量摄入836～3 344 kJ或每日每千克理想体重能量摄入≤41.8 kJ，极低能量疗法主要适用于重度和病态肥胖病人，通常需住院在医师的密切观察下进行。极低能量疗法疗程一般为12～15周，体重减轻量为20 kg左右。

此外，还有一种饥饿疗法即每日能量摄入小于836 kJ，现临床上已基本不用。

58. 简述肠外营养制剂的种类和内容。

(1) 糖类制剂：主要为葡萄糖制剂（5%，10%，50%）。在糖类中，葡萄糖最符合人体生理要求，能被所有器官利用。

(2) 脂肪制剂：包括脂肪乳剂（20%，30%），低磷脂脂肪乳注射液，中链/长链脂肪乳注射液等。

（3）蛋白质、氨基酸制剂：包括 11 氨基酸注射液-833，复方结晶氨基酸注射液，14 氨基酸注射液-823，17 种复合结晶氨基酸注射液，凡命，乐凡命，复合氨基酸注射液（18），5％氨基酸注射液，复方氨基酸注射液（3％，5％，10％），"肾必氨"注射液，支链氨基酸3 H 注射液等。

（4）电解质与微量元素制剂：包括安达美（多种微量元素注射液）、格列福斯（甘油磷酸钠）等。

（5）维生素制剂：包括水乐维他（注射用水溶性维生素）、维他利匹特（脂溶性维生素注射液）等。

59. 简述肠外营养治疗的适应证。

肠外营养治疗总体来说适用于不能经口进食者、不宜经口进食者、口服不能满足营养要求者 3 种情况。具体适应证如下：

（1）肠外营养治疗的强适应证：①肠功能障碍，如短肠综合征、小肠疾病、放射性肠炎、严重腹泻及顽固性呕吐、胃肠道梗阻。②重症胰腺炎。③高代谢状态危重病人。④严重营养不良。⑤大剂量化疗、放疗或接受骨髓移植病人。

（2）肠外营养治疗的中适应证：①肠外瘘。②炎性肠道疾病。③大手术创伤的围术期营养治疗。④严重营养不良的肿瘤病人。⑤重要脏器功能不全病人。

（3）肠外营养治疗的弱适应证：①营养状况良好的轻度应激者。②术后或应激后短期胃肠功能恢复者。③已确定或被认为不可治愈的疾病状态。

60. 简述肠外营养治疗的并发症。

（1）机械性并发症：①气胸。②血胸、液胸。③动脉损伤。④神经损伤。⑤胸导管损伤。⑥空气栓塞。⑦导管栓塞。⑧静脉血栓形成。

（2）感染性并发症：主要指导管性败血症和内源性败血症两种。

（3）代谢性并发症：①糖代谢紊乱，如高血糖、高渗透压、非酮性昏迷，低血糖。②氨基酸代谢紊乱。③脂肪代谢紊乱。④水、电解质代谢紊乱。⑤微量元素缺乏，如锌缺乏、铜缺乏、铬缺乏。⑥维生素缺乏。⑦酸碱平衡紊乱。

61. 简述商品匀浆膳和自制匀浆膳的优缺点。

（1）商品匀浆膳：优点在于它是无菌的、即用的均质液体，成分明确，可通过细孔径喂养管，应用较为方便。其缺点在于营养成分不易调整，价格较高。

（2）自制匀浆膳：

1）优点：①三大营养素及液体量明确。②可根据实际情况调整营养素成分。③价格较低。④制备方便、灵活。

2）缺点：①维生素和矿物质的含量不甚明确或差异较大。②固体成分易于沉降及黏度较高，不易通过细孔径喂养管。

62. 简述肠内营养治疗的禁忌证。

肠内营养治疗不宜或应慎用于下列情况：

（1）完全性机械性肠梗阻、胃肠道出血、严重腹腔感染。

（2）严重应激状态早期、休克状态、持续麻痹性肠梗阻。

（3）短肠综合征早期宜采用肠外营养治疗4～6周，以后再逐渐过渡至肠内营养。

（4）高流量空肠瘘缺乏足够的小肠吸收面积，肠内慢速滴注会增加漏出量。严重吸收不良者不能贸然进行管饲，以免加重病情。

（5）持续严重呕吐、顽固性腹泻病人，严重小肠、结肠炎者。

（6）胃肠道功能障碍或某些要求肠道休息的情况。

（7）急性胰腺炎的急性期不宜过早进行肠内营养者。

（8）3个月内婴儿、糖尿病及糖代谢异常者、氨基酸代谢异常者，不宜应用要素膳。

63. 试述胃大部切除后的饮食治疗。

（1）第一阶段：饮食特点是采用不需咀嚼的低糖高脂肪高蛋白质液体食物，为顺利进入第二阶段做好准备。每日6餐，每餐由30～40 mL开始，逐步增加至每餐150～200 mL。食物可采用鸡汤、鱼汤、排骨汤、蛋花汤或米汤混合等。

（2）第二阶段：饮食特点是采用半流食物，每日6餐，主食可选用米粥、面包、面条、面片、花卷、馒头、饼干等，副食可选用煮蛋、瘦肉、鱼虾类、豆腐、少渣的蔬菜（如去皮的瓜茄类等）、果泥、菜泥等。

（3）第三阶段：饮食特点是采用软饭，每日6餐。应注意进食时避免饮用汤和饮料。

64. 试述胃肠道术后膳食的要求。

（1）当胃肠道手术肠蠕动恢复以后，开始进半量清流质膳食。术后4～5日，给清流质全量。第5～6日改为少渣半流质，并注意补充铁、钾、钠、氯等。第7日开始进少渣软饭逐渐到普食，应逐渐增加食物的量，避免引起胃肠负担过重。

（2）饮食必须无渣，无刺激性，易于通过。少量多餐，每2小时一次，每日6～7次。

（3）不宜食牛奶、豆浆等产气性食物。

（4）如为结肠和肛门手术，应采用低渣半流质或软食，胃次全切除术后应限制蔗糖、葡萄糖用量，以免引起倾倒综合征。

（5）一旦发生肠吻合口瘘应给予肠外营养。

65. 简述肠瘘的营养治疗。

早期积极控制感染，腹腔引流。肠外途径补充丢失的液量和电解质，纠正水、电解质、酸碱紊乱。营养支持方式中首选肠外营养（PN），PN可大量减少胃肠液分泌（50%～70%），同时胃肠反应也减少。热量供给以葡萄糖和脂肪为主，为105～126 kJ/(kg·d)。氮源可从普通氨基酸中获得，一般1 g/(kg·d)即可满足病人需要。个别病人因周围静脉耐受性差，可改用短期中心静脉进行营养支持。对小肠瘘，可加用生长抑素或生长抑素类似物。肠瘘口小、流量少的病人，可采用管饲或口服要素型或短肽型肠内营养制剂。若为低位瘘，情况已稳定并可耐受自然食物者，可少量给予流质，并逐步过渡到少渣清淡半流质。

66. 试述烧伤病人肠外营养治疗的指征。

（1）30%以上大面积烧伤分解代谢旺盛，肠内营养无法满足其需要者。

（2）烧伤后有消化系统并发症，包括应激性溃疡、消化道出血、胃潴留、肠麻痹及肠功能衰竭。

（3）并发严重感染或多器官功能障碍综合征（MODS）的病人，长期处于严重烧伤应激状态下，组织自身消耗又非外源性营养素所能纠正的严重代谢紊乱者。

（4）重症吸入性损伤，气管切开长期留置气管套管及应用人工呼吸机的病人。

（5）烧伤合并意识障碍的病人，常为合并中毒或颅脑损伤的病人。

（6）口腔和消化道化学烧伤的病人。

（7）颈前部、颏部深度烧伤，病人不能咀嚼或吞咽者。

（8）其他原因不能进食或拒绝进食的烧伤病人。

§18.3　临床营养学基本技能训练

一、糖尿病膳食配制

【准备工作】

1. 确诊为糖尿病者食用此膳食。

2. 糖尿病病人应终身实行饮食控制，因此必须向病人强调膳食治疗的目的和意义，充分取得病人的合作。

3. 了解病人年龄、性别、劳动强度和饮食习惯。常规检查身高、体重，化验血糖、尿糖、血脂、肝功能和肾功能等，对病人营养及疾病状况进行评估。

4. 物品准备：天平秤、餐具、食品（米、面、肉、蛋、奶、蔬菜）等。参考《食物成分表》（2007 年）。

【膳食制订】

1. 计算法：

（1）根据病人的身高、体重、年龄、活动量等情况，确定热能需要量，见下表。

成人糖尿病的热能供给量表

体型	卧床休息	轻体力劳动	中等体力劳动	重体力劳动
肥胖	63	84～105	126	146
正常	84～105	126	146	167
消瘦	105～126	146	167	188～209

注：热能单位为 kJ/(kg·d)。

（2）按糖类、脂肪、蛋白质占总热量的比例分别为 55%～65%、20%～30% 和 10%～15% 的原则，计算糖类、脂肪、蛋白质的需要量。

（3）主副食品种和数量的确定：主食的选用应根据糖类的需要量查食物成分表确定；蛋白质类副食的选用应根据蛋白质的需要量（减去主食中蛋白质含量）查食物成分表确定；

食用油脂的确定应为脂肪的需要量减去主副食中脂肪含量；蔬菜的品种和数量可根据不同季节市场的蔬菜供应情况，以及考虑与动物性食物和豆制品配菜的需要确定。

（4）食谱的评价与调整：根据以上步骤设计出营养食谱后，还应对食谱进行评价，以确定其是否科学合理。

2. 食物交换份法：

（1）根据病人的身高、体重、年龄、活动量等情况，确定热能需要量（标准如成人糖尿病的热能供给量表）。

（2）计算食品交换份份数：总热能÷90。

（3）参考不同热能糖尿病饮食食物分配表，确立五大类食物的交换份数及每日所需质量。

不同热能糖尿病饮食食物分配表

热量 kJ	交换单位(份)	谷薯类		蔬果类		肉蛋类		豆乳类			油脂类	
		质量	单位	质量	单位	质量	单位	豆浆	牛奶	单位	质量	单位
5016	14	150	6	500	1	150	3	200	250	2	20	2
5852	16	200	8	500	1	150	3	200	250	2	20	2
6688	18	250	10	500	1	150	3	200	250	2	20	2
7524	20	300	12	500	1	150	3	200	250	2	20	2
8360	22	350	14	500	1	150	3	200	250	2	20	2
9196	24	400	16	500	1	150	3	200	250	2	20	2

注：五大类食物的质量单位为克（g）。

（4）参考自己的习惯和嗜好，根据糖尿病食品交换份表，选择并交换各大类食物。

食物交换份法是一个比较粗略的方法，实际应用中，可将计算法与食物交换份法结合使用，首先用计算法确定食物的需要量，然后用食物交换份法确定食物种类及数量。通过食物的同类互换，可以以1日食谱为模本，设计出1周、1月食谱。下附糖尿病食品交换份表。

食品交换四大类（八小类）内容和营养价值

组别	类别	每份质量(g)	热量(kJ)	蛋白质(g)	脂肪(g)	糖类(g)	主要营养素
谷薯组	谷薯类	25	376.2	2.0	—	20.0	糖类 膳食纤维
菜果组	蔬菜类	500	376.2	5.0	—	17.0	无机盐、维生素、膳食纤维
	水果类	200	376.2	1.0	—	21.0	
肉蛋组	大豆类	25	376.2	9.0	4.0		蛋白质、脂肪
	奶类	160	376.2	5.0	5.0	6.0	
	肉蛋类	50	376.2	9.0	6.0	—	
油脂组	硬果类	15	376.2	4.0	7.0	2.0	脂肪
	油脂类	10	376.2	—	10.0		

等值谷薯类交换表

食品	质量(g)	食品	质量(g)
大米、小米、糯米、薏苡仁	25	绿豆、红豆、芸豆、干豌豆	25
高粱米、玉米渣	25	干粉条、干莲子	25
面粉、米粉、玉米面	25	油条、油饼、苏打饼干	25
混合面	25	烧饼、烙饼、馒头	35
燕麦面、莜麦面	25	咸面包、窝头	35
荞麦面、苦荞面	25	生面条、魔芋生面条	35
各种挂面、龙须面	25	马铃薯	100
通心粉	25	湿粉皮	150
		鲜玉米（带棒心）	200

注：每交换份谷薯类供蛋白质 2 g，糖类 20 g，热量 376.2 kJ。

等值蔬菜类交换表

食品	质量(g)	食品	质量(g)
大白菜、圆白菜、菠菜、油菜	500	白萝卜、青椒、茭白、冬笋	400
韭菜、茴香、茼蒿	500	倭瓜、南瓜、菜花	350
芹菜、茎蓝、莴笋、油菜薹	500	鲜豇豆、扁豆、洋葱、蒜苗	250
西葫芦、西红柿、冬瓜、苦瓜	500	胡萝卜	200
黄瓜、茄子、丝瓜	500	山药、荸荠、藕、凉薯	150
芥蓝菜、瓢儿菜	500	慈姑、百合、芋头	100
蕹菜、苋菜、龙须菜	500	毛豆、鲜豌豆	70
绿豆芽、鲜魔芋、水浸海带	500		

注：每交换份蔬菜类供蛋白质 5 g，糖类 17 g，热量 376.2 kJ。

等值肉蛋类食品交换表

食品	质量(g)	食品	质量(g)
熟火腿、香肠	20	鸡蛋粉	15
肥瘦猪肉	25	鸡蛋（带壳）	60
熟叉烧肉（无糖）、午餐肉	35	鸭蛋、松花蛋（带壳）	60
熟酱牛肉、熟酱鸭、大肉肠	35	鹌鹑蛋（6个带壳）	60
瘦猪、牛、羊肉	50	鸡蛋清	150
带骨排骨	50	带鱼	80
鸭肉，鸡肉	50	草鱼、鲤鱼、甲鱼、比目鱼	80
鹅肉	50	大黄鱼、鳝鱼、黑鲢、鲫鱼	80
兔肉	100	对虾、青虾、鲜贝	80
蟹肉、水浸鱿鱼	100	水浸海参	350

注：每交换份肉蛋类供蛋白质 9 g，脂肪 6 g，热量 376.2 kJ。

<h3 style="text-align:center">等值大豆食品交换表</h3>

食品	质量(g)	食品	质量(g)
腐竹	20	北豆腐	100
大豆（黄豆）	25	南豆腐（嫩豆腐）	150
大豆粉	25	豆浆（黄豆质量1份加水质量8份磨浆）	400
豆腐丝、豆腐干	50		

注：每交换份大豆类供蛋白质9g，脂肪4g，糖类4g，热量376.2 kJ。

<h3 style="text-align:center">等值奶类食品交换表</h3>

食品	质量(g)	食品	质量(g)
奶粉	20	牛奶	160
脱脂奶粉	25	羊奶	160
奶酪	25	无糖酸奶	130

注：每交换份奶类供蛋白质5g，脂肪5g，糖类6g，热量376.2 kJ。

<h3 style="text-align:center">等值水果类食品交换表</h3>

食品	质量(g)	食品	质量(g)
柿、香蕉、鲜荔枝（带皮）	150	李子、杏（带皮）	200
梨、桃、苹果（带皮）	200	葡萄（带皮）	200
橘子、橙子、柚子（带皮）	200	草莓	300
猕猴桃（带皮）	200	西瓜	500

注：每交换份水果类供蛋白质1g，糖类21g，热量376.2 kJ。

<h3 style="text-align:center">等值油脂类食品交换表</h3>

食品	质量(g)	食品	质量(g)
花生油、香油（1汤匙）	10	猪油	10
玉米油、菜籽油（1汤匙）	10	牛油	10
豆油	10	羊油	10
红花油（1汤匙）	10	黄油	10
核桃、杏仁	15	葵花子（带壳）	25
花生米	15	西瓜子（带壳）	40

注：每交换份油脂类供脂肪10g，热量376.2 kJ。

【问答】

1. 儿童糖尿病的饮食营养治疗特点是什么？

（1）不同年龄所需要的每日总热能应不同：全日总热能(kcal)＝1000＋年龄×(70～100)，决定70～100系数的因素有年龄、胖瘦、活动量与饮食习惯等。

671

（2）蛋白质应供给充足，以利于他们的生长发育：儿童 2～3 g/（kg·d），青春期青少年 1.2～1.5 g/（kg·d）。

（3）糖类供给占总热量的 50%～55%，以多糖类淀粉为主，适当限制单糖和双糖等精制糖的摄入，可摄入部分粗粮。

（4）脂肪不能过量，占总热量不超过 35%。应有充足的维生素及矿物质。

（5）每日应进食 5～6 餐，3 餐正餐、2～3 餐加餐，防止低血糖的发生。

2. 妊娠糖尿病的营养治疗原则是什么？

（1）合理控制总热能：在妊娠前 4 个月与非妊娠时相似，妊中期、晚期热能按理想体重的 126～146 kJ/kg 计算，要求整个妊娠过程中总体重以增长 10～12 kg 为宜。

（2）糖类：供能应占总热量的 55%～65%，过低不利于胎儿生长，应避免精制糖的摄入。

（3）蛋白质：每日摄入约 100 g 蛋白质，1/3 以上为优质蛋白质。

（4）脂肪：应尽可能适量摄入，占总热量的 30% 以下。

（5）膳食纤维：有助于降低过高的餐后血糖，可适量增加其在膳食中的比例。

（6）少食多餐，每日 5～6 餐，定时定量进食能够有效控制血糖。适当加餐既能有效治疗高血糖，又能预防低血糖症的发生。

（7）如果饮食控制后血糖仍高于理想水平，则应尽早采用胰岛素治疗。

3. 何谓血糖指数？有何意义？

血糖指数是 1984 年 Jenkins 首先提出的一个衡量糖类对血糖反应的有效指标，是指食用含糖 50 g 的食物和相当量的标准食物（葡萄糖或白面包）后，体内血糖水平应答的比值（用百分数表示）。其计算方法为：血糖指数＝食物餐后 2 小时内血浆葡萄糖曲线下总面积/等量葡萄糖餐后 2 小时内血浆葡萄糖曲线下总面积×100%。

血糖指数代表了一种食物的生理学参数，能够较确切地反映食物摄入人体后的生理状态，是衡量食物引起人体餐后血糖反应的一项有效指标，血糖指数越小的食物升高血糖的程度越小，故可利用血糖指数的概念指导糖尿病病人的膳食。血糖指数受到糖类的数量、单糖或淀粉的性质、烹调方法、单独或混合食用等多种因素的影响。

4. 糖尿病膳食如何选择食物？

（1）谷类食物：是糖类的主要来源，其他淀粉类食物如土豆、山药、芋头、粉条、凉粉等含有的糖类较多，选用时应注意所含热量。提倡多选用低血糖指数的食物，如玉米面、荞麦、燕麦等粗杂粮可代替部分米面。富含植物纤维的藻类和豆类食品食后吸收慢，血糖升高缓慢。粗粮、酵母中含铬较多。

（2）鸡、鸭、鱼、虾、猪、牛、羊肉、牛奶、豆及豆制品等是含蛋白质丰富食物，应按规定定量选用，少选肥肉和内脏等富含饱和脂肪、胆固醇的食物。

（3）蔬菜富含无机盐、维生素、膳食纤维，除了胡萝卜、蒜苗、豌豆、毛豆等含热量较高的蔬菜应考虑热量外，常见的叶类、茎类、瓜类蔬菜可以任意食用。

（4）水果含有一定量的单糖、双糖，按照每 150～200 g 带皮橘子、梨、苹果等可以换成 25 g 主食适当选用，并尽量选用低血糖指数的水果。但如果食后血糖升高，则最好将血糖控制好以后再适量选用。

（5）烹调用动植物油以及花生、核桃等坚果类均是富含脂肪的食物，应严格限量食用。酒类最好不饮用。

二、高生物价低蛋白膳食配制

【准备工作】

1. 此膳食适合肾功能不全的病人，因此必须确立诊断。

2. 向病人宣传膳食治疗的重要性，充分取得病人合作。

3. 了解病人肾衰竭的严重程度及氮质排泄能力。

4. 物品准备：①必要的量具和餐具：秤、碗、碟等。②常用食品：麦淀粉、鸡蛋、牛奶、肉、蔬菜等。

【膳食制订】

1. 能量与三大营养素的需要量确定：

（1）能量：按 126～147 kJ/(kg·d) 充足供给，其目的是充足的能量可节约蛋白质，保证蛋白质的充分利用，同时还可以减少体蛋白的分解。

（2）蛋白质：根据肾功能受损的程度确定蛋白质的摄入量（见肾功能与蛋白质供给关系表）。当蛋白质供给量为 0.3～0.5 g/(kg·d) 时应加用氨基酸疗法或 α-酮酸疗法。

肾功能与蛋白质供给关系表

肾功能分期	内生肌酐清除率（mL/min）	血肌酐（μmol/L）	蛋白质供给量［g/(kg·d)］
肾功能不全代偿期	＞50%	＜178	0.7～0.8
肾功能不全失代偿期	25%～50%	178～445	0.6～0.7
肾衰竭期	10%～25%	445～707	0.5
肾衰竭终末期	＜10%	＞707	0.3～0.4

（3）糖类供给约占总热量的 60%，脂肪供给约占总热量的 30%。

2. 食物的选择：

（1）主食类：要限制植物蛋白质摄入量，可采用部分麦淀粉、玉米淀粉或其他淀粉作为主食代替大米、面粉及杂豆类。

（2）蛋白质类副食：在蛋白质限量范围内选用优质蛋白质食物，如鸡蛋、牛奶等。可适当选用瘦肉、鱼、禽等作为膳食中主要蛋白质供给来源。若要限磷限钾可选用低磷低钾奶粉。

（3）淀粉类副食：任意选用的食品包括土豆、白薯、藕、荸荠、山药、芋头、南瓜、粉条、藕粉、团粉、菱角粉、荸荠粉等。

（4）蔬菜水果：除病人因病情需要须限制含钾量高的食物如油菜、菠菜、番茄、海带、香蕉、桃子等外，其余病人可以随意选用水果、蔬菜类食品。

3. 食谱编制：以食物成分表为依据，用计算法编制食谱，或用食品交换份法（见糖尿病食品交换份表）进行食谱编制。

【问答】

1. 高生物价低蛋白膳食的治疗目的是什么？

（1）减轻体内氮质等代谢产物的潴留，减轻肾小球高滤过率及肾小球硬化，减轻肾小球基底膜和系膜损害。

（2）减少体内蛋白质分解，纠正体内各种氨基酸比例失调现象，设法达到氮平衡，防止发生营养不良。

（3）纠正水、电解质紊乱及酸碱失衡。

（4）维持病人合理营养需要，增强抵抗力，减少并延缓并发症的发生和发展。

2. 使用低蛋白膳食时应注意什么？

（1）限制植物蛋白的摄入：可采用去植物蛋白的麦淀粉部分代替主食。按要求定量供给动物性蛋白质食品。

（2）提供足够的热量：热量来源主要是淀粉和脂肪，若病人进食少时，可在饮食烹制中增加食糖及植物油类，以达到高热量摄入。

（3）保证各种微量营养素供给：在血浆电解质稳定的情况下不限蔬菜水果品种，每日蔬菜用量不少于 500 g，水果用量 200～500 g。

（4）随时调整无机盐供应量：尤其是钾、钠、钙、磷。如有水肿或高血压，应限制或禁用食盐及含钠食物。尿毒症时常有低血钙、高血磷，牛奶含磷高，不宜食用，同时应注意补充钙。

3. 女性，52 岁，身高 165 cm，体重 56 kg，会计。诊断为糖尿病肾病（肾功能失代偿期），空腹及三餐后 2 小时血糖各为 7.1 mmol/L、9.0 mmol/L、8.7 mmol/L、9.6 mmol/L，血肌酐 320 μmol/L，尿素氮 10 mmol/L，拟设计饮食食谱。

制订该病人食谱可按以下步骤进行。

第 1 步：计算病人的每日热量与蛋白质需要量。

（1）计算标准体重：165－105＝60 kg，实际体重 56 kg，低于标准体重的 6.7%，属理想体重，属轻体力劳动。

（2）计算每日所需总热量：查成人糖尿病的热能供给量表，病人应摄入热能标准为每日每千克理想体重 126 kJ，则全天所需总热量：60×126＝7 560 kJ。

（3）计算每日蛋白质的摄入量：查肾功能与蛋白质供给关系表，病人应摄入蛋白质标准为每日每千克理想体重 0.6～0.7 g，则全天所需蛋白质：60×(0.6～0.7)＝36～42 g，其中优质蛋白质比例达 60%，即 21.6～25.2 g。

第 2 步：用食物交换份法确定食物种类及数量（7 560÷376＝20 份）。

（1）谷薯类 12 份：谷类食物 150 g（6 份），麦淀粉或玉米淀粉 150 g（6 份）。

（2）肉蛋豆奶类 3 份：瘦肉 50 g（1 份），鸡蛋 60 g（1 份），牛奶 160 g（1 份），可提供约 23 g 优质蛋白。

（3）菜果类 1.5 份：蔬菜 500～750 g（1.5 份）。

（4）油脂类 3.5 份：烹调油 35 g（3.5 份）。

第 3 步：一日饮食食谱制订，将以上食物安排至各餐次中，制订平衡膳食 7 560 kJ 能量食谱。

早餐：牛奶 160 g，玉米面窝头 75 g，泡菜少许。

加餐：黄瓜 100 g，苏打饼干 25 g。

午餐：米饭 100 g，肉片烧菜花（肉片 50 g、菜花 200 g、烹调油 10 g），蒜拌海带丝（水发海带 100 g，烹调油 5 g）。

晚餐：麦淀粉煎饼（麦淀粉 75 g、鸡蛋 30 g、烹调油 10 g），西红柿豆腐鸡蛋汤（西红柿 150 g，豆腐 50 g，鸡蛋 30 g，烹调油 10 g）。

加餐：黄瓜 150 g，苏打饼干 25 g。

三、肠内营养配制

【准备工作】

1. 临床医师根据病人病情开出肠内营养治疗处方，疑难病人可请营养科医师会诊，共同拟定肠内营养治疗方案。

2. 操作者先将配制肠内营养制剂的台面用清水擦洗一遍，再用酒精擦拭一遍，然后擦干。

3. 配制前操作者应用肥皂水清洗双手，用纱布擦干双手。配制时要戴口罩和帽子。

4. 器材准备：玻璃量筒、漏斗、搅拌器、剪刀、电动搅拌机、过滤筛、无菌纱布、餐具等。器具应使用不锈钢的（如容器、剪刀等），以便于清洗和灭菌消毒。150 ℃左右干燥箱。

5. 肠内营养制剂准备：现在医院使用的主要为要素型和非要素型两大类肠内营养制剂，应仔细核对营养制剂品名，用乙醇擦拭营养制剂外包装，并检查出厂日期和有效日期。

6. 食物准备：牛奶或奶粉、豆浆或豆粉、鸡肉、瘦肉、鱼类、鸡蛋、馒头、蔬菜等。

【肠内营养配制】

1. 要素制剂的配制：

（1）根据肠内营养治疗处方，称量出一日所需的肠内营养制剂总量。

（2）先用少量温开水（50 ℃左右）调成糊状，再用 60 ℃～70 ℃温水稀释至一定容积，并充分搅拌成均匀溶液（最大浓度 25％，热量密度一般为 4.18 kJ/mL），放置 10 分钟后即可使用。

（3）操作者将病人的姓名、床号、配制日期分别写在不干胶标签上，贴在容器外面。

（4）每日配制 1 日用量，在 0 ℃～4 ℃冰箱冷藏，24 小时后废弃。

（5）配制完毕后，将配制台用温水清洗干净，仔细清洗器具，然后在烤箱内灭菌。

（6）使用中应本着"循序渐进"的原则。多数病人开始时应稀释 1 倍，以避免引起不耐受，浓度由 10％逐步提高至 25％，灌注速率与总容量亦应逐步提高。

2. 匀浆膳的配制：根据配方选择特定食物按一定数量称量备用。牛奶、豆浆与蔗糖等煮沸消毒，并与全部食物混合，装入电动搅拌机（或电动胶体磨）内磨碎搅成匀浆。每日配制 1 日用量，在 0 ℃～4 ℃冰箱冷藏，24 小时后废弃。使用中亦应本着"循序渐进"的原则。

【问答】

1. 试述要素型肠内营养制剂的基本组成。

（1）氮源：L-氨基酸、蛋白质完全水解物或蛋白质部分水解物。按蛋白质可把要素型肠内营养制剂分为标准含氮量（热量比率 8％）和高含氮量（热量比率 17％）两型。

（2）脂肪：红花油、葵花子油、玉米油、大豆油或花生油。按脂肪可把要素型肠内营养制剂分为低脂肪型（热量比率 0.9％～2％）、高脂肪型（热量比率 9％～31％）和中链三酰甘油型 3 型。

（3）糖类：葡萄糖、双糖、葡萄糖低聚糖或糊精。

（4）维生素和矿物质：国产要素制剂除个别产品外，不含生物素和胆碱。

2. 试述要素型肠内营养制剂的特点。

（1）营养全面：每提供 8.4～12.6 MJ 热量时，要素型肠内营养制剂中各类营养素可满足推荐的膳食供给量标准。

（2）无需消化即可直接或接近直接吸收。

（3）成分明确。

（4）不含残渣或残渣极少（一般配方中不含膳食纤维）。

（5）不含乳糖：适用于乳糖不耐受者。

（6）适口性差：氨基酸和短肽造成要素型肠内营养制剂的气味及口感不佳。

3. 试述匀浆膳食的特点。

（1）根据平衡膳食的原则，采用多种食物混合配制。米、面、肉类、禽类、蛋类、奶类、豆类、海产品、各种蔬菜、水果、糖、油、盐等食物，均可选用。

（2）食物种类及数量可根据不同病情进行调节。因其营养成分齐全，易被人体消化吸收。

（3）含有一定的食物纤维，可以防止便秘。

（4）匀浆膳食系一种易消化吸收的自然饮食，无副作用，口味较好，经济实惠，易为病人接受，可以长期使用。

4. 使用匀浆膳食时应注意什么？

（1）选用的食物必须新鲜、卫生。配制前所有用具应先行消毒，操作时应保持卫生。制好的匀浆使用前应检查是否变质。

（2）食物搭配时，应避免因食物性能不同而影响营养素的吸收，如西红柿水不能加入匀浆中，以免牛奶凝块。

（3）匀浆使用时，温度要适宜，过凉过热都会引起病人不适。天冷时宜加温，一般用手触之不烫即可。管饲的匀浆，应注意加温和保温。

（4）匀浆膳用量：胃肠功能正常、食量大的病人，用量可多些，每次可灌 300～400 mL，每 2 小时 1 次，每日 7 次，一日总量 2 000～3 000 mL。空肠造瘘病人，开始用量宜小，可由每日总量 500 mL 开始，每 2 小时 1 次，待适应后逐渐增加至常规 2 000～3 000 mL。

四、肠外营养配制

【准备工作】

1. 临床医师根据病人病情开出肠外营养治疗处方，疑难病人可请营养科医师会诊，共同拟定肠外营养治疗方案。

2. 层流无菌室和洁净台要定时消毒杀菌，为配制无菌肠外营养液提供无菌的环境。

3. 配液者配制前戴一次性口罩、帽子，按要求刷手、穿无菌衣、遵守无菌操作规程。

4. 肠外营养制剂准备：葡萄糖、复方氨基酸、脂肪乳剂、水乐维他、维他利匹特、安达美、磷酸盐制剂等。

5. 配液前应了解病人病情及配方要求，检查核对所有液体、药品、输液袋等，严格执行查对制度。

【肠外营养配制】

1. 配液者按照配方表的要求，将已摆好的液体如葡萄糖和各种药物再次核对后放在配液者面前。用碘酒消毒瓶盖，用一次性注射器抽取药液。

2. 将安达美和电解质分别加入氨基酸内。

3. 将磷酸盐制剂加入葡萄糖液内。

4. 在用维他利匹特稀释水乐维他后再注入脂肪乳剂内。

5. 将配制好的氨基酸及配制好的葡萄糖液同时混入输液袋内。

6. 将配制好的脂肪乳剂再混入输液袋内。

7. 配液者将病人的姓名、床号、配制日期分别写在不干胶标签上，贴在输液袋外面。

【问答】

1. 配制肠外营养液时应注意哪些事项？

（1）钙剂和磷酸盐制剂应分别加入不同的溶液内稀释，以免发生沉淀反应。

（2）混合液内不要加入其他药物（所有的抗生素都不能加在营养液中输注），除非已有资料报道或验证过。

（3）配制液体总量应等于或大于 1.5 L。混合液中葡萄糖的最终浓度为 0～23%，有利于混合液的稳定。

（4）混合液最好是现配现用。

（5）混合液应放置在 4 ℃冰箱保存，如果是进口输液袋可保存 7 天。

（6）阳离子可中和脂肪颗粒上磷脂的负电荷使脂肪颗粒相互靠近，发生聚集和融合，最终导致水油分层。一般控制一价阳离子浓度小于 150 mmol/L，钙离子浓度小于 1.7 mmol/L。

（7）配好的混合营养液输液袋上应注明床号、姓名及配制时间。

2. 简述肠外营养的输入途径。

肠外营养治疗是经胃肠外途径输给病人每日所需的各种营养物质，以预防或纠正营养不良的一种临床治疗方法。通过静脉途径能充分、及时地输给机体营养物质，输入的量和速度均易调控，输入方法也较简便，因此，肠外营养又称为静脉营养。肠外营养的输入途径主要有经中心静脉输注和经外周静脉输注两类。

（1）经中心静脉输注法：经中心静脉留置导管可输注高浓度、高渗营养液以供病人足量的能量与营养素，主要适用于因病使机体对营养素需求量明显增加的病人和需长期肠外营养治疗的病人。

（2）经外周静脉输注法：一般适用于预期只需短期（不超过2周）肠外营养治疗的病人、接受部分肠外营养治疗的病人及肠外营养治疗应用葡萄糖和脂肪乳剂双能源的病人。

3. 简述肠外营养治疗的监测内容。

肠外营养的监测内容一般可分为常规监测和特殊监测两大类。

（1）常规监测：①每日的出入水量。②体温、脉率及呼吸的变化。③尿糖和血糖。④血清电解质浓度。⑤血液常规检查。⑥肝、肾功能。⑦血脂浓度。⑧血脂廓清试验。⑨体重，人体测量，氮平衡，血清蛋白质浓度，血气分析。

（2）特殊监测：①血清渗透压（血液有无高渗监测）。②24小时尿钠、尿钾定量。③胆囊B超检查（肝胆系统有无淤胆监测）。④肌酐/身高指数。⑤血清氨基酸谱分析。⑥血清微量元素和维生素浓度。⑦尿3-甲基组氨酸含量。⑧迟发型皮肤超敏试验。⑨微生物污染的监测。

✏️ §18.4 临床营养学自测试题（附参考答案）

一、选择题

【A型题】

1. 一般食物的含氮量转换为蛋白质含量的系数为 （ ）

A. 5.85　　B. 6.50　　C. 6.25　　D. 6.45　　E. 6.15

2. 成人摄入混合膳食时，因食物特殊动力作用所消耗的能量约相当于总能量消耗的

A. 5%　　B. 10%　　C. 15%　　D. 20%　　E. 30%

3. 下列物质中属于多糖的是 （ ）

A. 淀粉　　B. 蔗糖　　C. 麦芽糖　　D. 葡萄糖　　E. 果糖

4. 组成低聚糖的单糖分子数为 （ ）

A. 1～2个　　B. 3～9个　　C. 11～15个　　D. 16～20个　　E. 20～30个

5. 有利于非血红素铁吸收的是 （ ）

A. 维生素C　　B. 钙　　C. 草酸　　D. 膳食纤维　　E. 维生素E

6. 人体必需微量元素包括 （ ）

A. 钙、铁、镁　　B. 钾、镁、钠　　C. 铁、铬、磷　　D. 硒、锌、碘　　E. 硫、铬、钼

7. 味觉减退或有异食癖可能是由于缺乏　　　　　　　　　　　　　　　（　　）

A. 锌　　B. 铬　　C. 硒　　D. 钙　　E. 碘

8. 下列哪种维生素具有抗氧化功能　　　　　　　　　　　　　　　　（　　）

A. 维生素 B₁　　B. 维生素 B₂　　C. 维生素 C　　D. 维生素 D　　E. 维生素 K

9. 豆类食物中哪种氨基酸含量比较低　　　　　　　　　　　　　　　（　　）

A. 色氨酸　　B. 蛋氨酸　　C. 组氨酸　　D. 赖氨酸　　E. 苯丙氨酸

10. 克汀病是因为饮食中缺乏　　　　　　　　　　　　　　　　　　　（　　）

A. 锌　　B. 硒　　C. 铁　　D. 碘　　E. 铬

11. 下列哪个氨基酸在婴儿期是必需氨基酸　　　　　　　　　　　　　（　　）

A. 精氨酸　　B. 牛磺酸　　C. 组氨酸　　D. 酪氨酸　　E. 苯丙氨酸

12. 影响谷胱甘肽还原酶活力的营养素是　　　　　　　　　　　　　　（　　）

A. 硒　　B. 锌　　C. 维生素 B₁　　D. 维生素 B₂　　E. 铁

13. 下列哪个维生素是辅酶Ⅰ与辅酶Ⅱ的组成成分　　　　　　　　　　（　　）

A. 烟酸　　B. 维生素 B₂　　C. 维生素 B₁　　D. 维生素 C　　E. 维生素 K

14. 脑细胞可利用的能量形式是　　　　　　　　　　　　　　　　　　（　　）

A. 葡萄糖　　B. 乳糖　　C. 果糖　　D. 蔗糖　　E. 麦芽糖

15. 药膳组成　　　　　　　　　　　　　　　　　　　　　　　　　　（　　）

A. 中药与食物　　B. 西药与食物　　C. 中药、食物与调料　　D. 食物与调料　　E. 中药与西药

16. 下述哪些符合少渣膳食要点　　　　　　　　　　　　　　　　　　（　　）

A. 蔬菜、水果不限制　　B. 少用调味品　　C. 选用含纤维少的食物　　D. 少用动物油
E. 注意烹调方法

17. 含膳食纤维最多的食物是　　　　　　　　　　　　　　　　　　　（　　）

A. 木耳　　B. 魔芋　　C. 海带　　D. 豆渣　　E. 洋葱

【X 型题】

18. 以下属于抗氧化的微量营养素是　　　　　　　　　　　　　　　　（　　）

A. 硒　　B. 维生素 D　　C. 维生素 B₁　　D. 维生素 C　　E. 维生素 E

19. 低嘌呤饮食禁用的食物是　　　　　　　　　　　　　　　　　　　（　　）

A. 沙丁鱼　　B. 鸡蛋　　C. 蔬菜　　D. 肉汁　　E. 动物内脏

20. 膳食纤维的生理功能有　　　　　　　　　　　　　　　　　　　　（　　）

A. 增加饱腹感，降低对其他营养素的吸收　　B. 预防糖尿病　　C. 降低血胆固醇，预防胆结石
D. 改变肠道菌群　　E. 促进排便

21. 产热营养素有　　　　　　　　　　　　　　　　　　　　　　　　（　　）

A. 糖类　　B. 蛋白质　　C. 维生素　　D. 矿物质　　E. 脂肪

22. 蛋白质按必需氨基酸的含量可分为　　　　　　　　　　　　　　　（　　）

A. 完全蛋白质　　B. 半完全蛋白质　　C. 不完全蛋白质　　D. 球蛋白质　　E. 胶质蛋白质

23. 脂肪酸分类包括　　　　　　　　　　　　　　　　　　　　　　　（　　）

A. 饱和脂肪酸　　B. 单不饱和脂肪酸　　C. 多不饱和脂肪酸　　D. 亚麻油酸　　E. 花生四
烯酸

24. 下列哪些符合糖尿病饮食治疗的要求　　　　　　　　　　　　　　（　　）

A. 少量多餐　　B. 终身控制饮食　　C. 膳食要平衡　　D. 合理控制总热量　　E. 维持理想

体重

25. 下列哪些符合溃疡病饮食治疗要求 　　　　　　　　　　　　　　　　　（　　）

A. 营养全面食物多样化　　B. 低脂肪膳食　　C. 烹调方法选用：煮、爆炒、油炸　　D. 少食多餐　　E. 避免刺激性食物

26. 肝豆状核变性膳食宜 　　　　　　　　　　　　　　　　　　　　　　　（　　）

A. 选细粮作为主食　　B. 避免摄取过高热量　　C. 低铜膳食　　D. 奶类含铜量高避免食用　　E. 低铁膳食

27. 平衡膳食的优点包括 　　　　　　　　　　　　　　　　　　　　　　　（　　）

A. 供给充足热能　　B. 食物品种多样　　C. 生长发育所需　　D. 所含营养素全面　　E. 预防肿瘤

28. 结核病膳食应选择 　　　　　　　　　　　　　　　　　　　　　　　　（　　）

A. 高热能　　B. 高蛋白质　　C. 低盐　　D. 低渣　　E. 丰富维生素

29. 颅脑损伤昏迷病人的膳食应 　　　　　　　　　　　　　　　　　　　　（　　）

A. 鼻胃管饲　　B. 胃造瘘口管饲　　C. 供给高热能高蛋白质流质　　D. 半流质管饲　　E. 含有丰富维生素的饮食

30. 配制匀浆膳食时应注意 　　　　　　　　　　　　　　　　　　　　　　（　　）

A. 选用食物新鲜卫生　　B. 选用优质高蛋白食物　　C. 食物搭配合　　D. 管饲匀浆液浓度恰当　　E. 匀浆液使用时温度适宜

二、填空题

1. 人体需要的营养素按传统的分类方法分六大类，即＿＿＿＿、＿＿＿＿、＿＿＿＿、＿＿＿＿、＿＿＿＿和＿＿＿＿。随着营养科学的发展，其他膳食成分如＿＿＿＿和＿＿＿＿等也有逐渐成为一大类的趋势。

2. 口角炎、舌炎与＿＿＿＿、＿＿＿＿缺乏有关，鸡胸、"O"形腿、"X"形腿与＿＿＿＿缺乏有关。

3. 必需脂肪酸是指人体不可缺少而自身又不能合成，必须由食物供给的多不饱和脂肪酸，如＿＿＿＿、＿＿＿＿等。

4. 根据维生素的溶解性可将维生素分成＿＿＿＿和＿＿＿＿两大类。

5. 我国人民膳食现阶段是以＿＿＿＿为主，＿＿＿＿为辅，即以粮豆菜为主，以肉蛋奶为辅助食物的东亚型膳食模式。

6. 谷类食物蛋白质中＿＿＿＿含量最少，其次为＿＿＿＿，则称其为第一、第二限制氨基酸。

7. 孕中期应比非孕时每日增加蛋白质＿＿＿＿g，孕后期增加＿＿＿＿g，其中优质蛋白应占＿＿＿＿以上。

8. 中医食物"味"，既是指食物的具体味道，也可能是一种抽象的概念，主要有5种"味"：＿＿＿＿、＿＿＿＿、＿＿＿＿、＿＿＿＿、＿＿＿＿。

9. 食物的"性"是指食物具有＿＿＿＿、＿＿＿＿、＿＿＿＿、＿＿＿＿4种性质，中医称为"四性"或"四气"。

10. 肠外营养制剂包括＿＿＿＿、＿＿＿＿、＿＿＿＿、＿＿＿＿、＿＿＿＿等几大类。

11. 肠内营养制剂按组成可分为＿＿＿＿、＿＿＿＿、＿＿＿＿和＿＿＿＿四类。

12. 计算标准体重的简单方法是＿＿＿＿。

13. 无盐膳食是在食物选择和烹调加工过程中避免＿＿＿＿，全日膳食总含钠量在＿＿＿＿mg以下。

14. 低胆固醇膳食是在低脂膳食的前提下，控制每日膳食中的胆固醇含量在＿＿＿＿mg以下。

15. 尿毒症病人饮食治疗的重点是＿＿＿＿和＿＿＿＿。

三、判断题

1. β-胡萝卜素可被小肠黏膜或肝脏中的加氧酶作用转变成为维生素 A，所以又称作维生素 A 原。

（　　）

2. 引起医源性营养不良的原因是没有及时给予静脉输液。（　　）

3. 婴儿辅食添加的时间应从 4～6 个月龄开始。（　　）

4. 脂肪在体内主要分布在皮下、腹腔、肌肉间隙和脏器周围，其储量容易受进食情况好坏影响，因此称为定脂。（　　）

5. ω-3 脂肪酸指第 1 个不饱和键在第 3 和第 4 个碳原子之间。（　　）

6. 糖尿病病人食用糖尿病饮食感到饥饿时，可食用蔬菜、水果。（　　）

7. 透析疗法的病人应严格控制蛋白质的摄入。（　　）

8. 微量营养素是指需要量较小的营养素，一般指无机盐、维生素。（　　）

9. 可溶性纤维指既可溶于水，又可以吸水膨胀，并能被大肠中微生物酵解的一类纤维。（　　）

10. 骨头汤是人类最好的补钙食品。（　　）

参考答案

一、选择题

1. C　2. B　3. A　4. B　5. A　6. D　7. A　8. C　9. B　10. D　11. C　12. A　13. A　14. A　15. C　16. C　17. B　18. ADE　19. ADE　20. ABCDE　21. ABE　22. ABC　23. ABC　24. BCDE　25. ADE　26. ABC　27. ABCD　28. ABE　29. ACE　30. ACDE

二、填空题

1. 蛋白质　脂类　糖类　矿物质　维生素　水　膳食纤维　植物化学物
2. 维生素 PP　维生素 B_2　维生素 D
3. 亚油酸　亚麻酸
4. 脂溶性维生素　水溶性维生素
5. 植物性食物　动物性食物
6. 赖氨酸　苯丙氨酸
7. 15　20　1/2
8. 辛　苦　甘　酸　咸
9. 寒　凉　温　热
10. 葡萄糖溶液　脂肪制剂　氨基酸制剂　电解质制剂　维生素制剂　微量元素制剂
11. 要素制剂　非要素制剂　组件制剂　特殊治疗用制剂
12. 标准体重(kg)＝身高(cm)－105(常数)
13. 含盐、酱油和其他钠盐调味品　1 000
14. 300
15. 优质低蛋白膳食　低盐

三、判断题

1. ＋　2. －　3. ＋　4. －　5. ＋　6. －　7. －　8. ＋　9. ＋　10. －

§19

康复医学基本知识

康复（rehabilitation）是达到下述目标的一个过程，即旨在通过综合、协调地应用各种措施，消除或减轻病、伤、残者身心、社会功能障碍，达到和保持生理、感官、智力精神和社会功能上的最佳水平，从而使其借助某种手段，改变生活，增强自立能力，使病、伤、残者能重返社会，提高生存质量；使病、伤、残者在有些病理变化无法消除的情况下，达到个体最佳的生存状态。世界卫生组织提出了康复机构的康复、上门康复服务和社基（区）康复3种康复服务方式。康复医学（rehabilitation medicine）是具有基础理论、评定方法及治疗技术的独特学科，是医学的一个重要分支，是促进病、伤、残者康复的学科。研究有关功能障碍的预防、评定和处理（治疗、训练）等问题，与保健、预防和临床共同构成全面医学。其对象主要是由于损伤以及急、慢性疾病带来的功能障碍者和先天发育障碍者。康复医学与临床医学的区别主要体现在主导方向的不同，临床医学以疾病为主导，而康复医学以功能障碍为主导。常用的康复治疗方法有：物理治疗、作业治疗、言语治疗、心理辅导与治疗、文体治疗、中国传统治疗、康复工程、康复护理、社区服务等。

§19.1 康复医学基本知识问答

1. 简述残疾的定义。

残疾是指外伤、疾病、发育缺陷或精神因素造成明显的身心功能障碍，以致不同程度地丧失正常生活、工作和学习能力的一种状态。广义的残疾包括病损、残障在内，成为人体身心功能障碍的总称。

2. 简述徒手肌力检查的注意事项。

（1）检查前应向病人说明检查的目的、步骤、方法和感受，消除病人的紧张，取得最大合作。

（2）采取正确的测试姿势，注意防止替代动做出现错误的肌力评定结果。

（3）选择适合的测试时机，疲劳时、运动后或饱餐后不宜进行。

（4）测试时应左右比较，尤其是4级和5级肌力难以鉴别时，更应做健侧的对比观察。

（5）施加阻力时，要注意阻力的方向应尽可能与肌肉或肌群牵拉力的方向相反，阻力的施加点应在肌肉附着处的远端部位上。

（6）肌力达4级以上时，所做抗阻需连续施加，并保持与运动相反的方向。

（7）肢体运动时，被检查的肌肉附着点近端肢体应得到可靠的固定。

（8）中枢神经系统疾病和损伤所致的痉挛性瘫痪不宜用徒手肌力检查。

3. 试述关节活动范围的含义。

关节活动范围（range of motion，ROM）是指关节运动时所通过的运动弧，常以度数表示，亦称为关节活动度。ROM 可分为主动和被动关节活动范围。主动关节活动范围是指作用于关节的肌肉随意收缩使关节运动时所通过的运动弧，被动关节活动范围是指由外力使关节运动时所通过的运动弧。

4. 试述构音障碍的含义与常见的病因。

构音障碍是指由于发音器官神经肌肉的器质性病变而引起发音器官的肌肉无力、肌张力异常以及运动不协调等，产生发声、发音、共鸣、韵律等言语运动控制障碍。病人常能清楚听见，能正确的选择词汇、理解词义，但不能很好地控制音量、音调。构音障碍常见于能引起延髓、舌咽神经、迷走神经、舌下神经损害以及肌肉无力的疾病，如脑梗死、脑出血、急性脊髓炎、颅内肿瘤等。

5. 简述肌电图检查的临床意义。

（1）确定神经系统有无损伤及损伤部位，区分神经源性异常与肌源性异常。

（2）作为临床康复评定的指标。

（3）通过多导记录到的表面肌电图可用于了解步行训练中肌肉的启动和持续时间，判断动作是否协调和兴奋性是否足够。此外，尚可通过肌电图进行疲劳测试。

6. 正常人肌肉不同程度用力收缩时，肌电图上有什么表现？

正常人肌肉不同程度用力收缩时，肌电图上表现各不相同：

（1）单纯相：肌肉轻度用力收缩时，只有一个或几个运动单位参加收缩，肌电图上出现孤立的单个运动单位电位，称为单纯相。

（2）混合相：肌肉中等度用力收缩时，参加收缩的运动单位数量及频率增加，有些区域电位密集不能分离出单个电位，有些区域仍可见单个运动单位电位，称为混合相。

（3）干扰相：当肌肉作最大用力收缩时，参加收缩的运动单位数量多、频率高，运动单位电位重叠复杂，无法分出单个电位，称为干扰相。

7. 针电极插入及肌肉放松时，可能出现哪些异常肌电图表现？

①插入电活动延长。②肌强直电位与肌强直样电位。③纤颤电位。④正相电位。⑤束颤电位。⑥群放电位。

8. 试述肌电图纤颤电位的临床意义。

纤颤电位主要出现在周围神经及脊髓前角细胞病变时，肌肉失去神经支配，出现肌肉纤维颤动。纤颤电位的存在提示肌肉的去神经支配，习惯上一直将纤颤电位称为去神经电位，是神经源性受损的主要指标。但是，纤颤电位并不是神经源性受损所特有的表现，肌原性疾病如多发性肌炎、进行性肌营养不良症、周期性瘫痪也可出现。

（2）周围神经疾病肌电图特征：①运动单位电位时限正常或稍有增加。②运动单位电位电压正常或增高，但不如脊髓前角细胞疾病显著。③电位同步仅出现在部分病例。④多相电位增加显著，以短棘波多相电位居多。⑤重收缩时运动单位数量减少，有一部分电压增高。⑥运动单位范围扩大，不如脊髓前角细胞疾病显著。⑦纤颤电位、正相电位显著，多出现在病后1年半内，数量较多，常有插入电位延长。⑧束颤电位较少。

9. 简述肌原性疾病的肌电图表现。

肌原性疾病的肌电图可出现以下异常改变：①运动单位电位的改变，如运动单位电位平均时限缩短，运动单位电位电压下降。②多相电位增加。③出现病理干扰相。④出现自发电位。⑤运动单位范围缩小。

10. 何谓运动疗法？何谓关节松动术？

（1）运动疗法：又称治疗性运动或医疗体育，是根据疾病的特点和病人的功能状况，借助治疗器械及治疗者的手法操作以及病人自身的参与，通过主动和（或）被动运动的方式来改善人体局部或整体的功能，提高身体、心理素质，满足日常生活需求的一种治疗方法。运动疗法分为主动运动（随意运动、助力运动、抗阻运动）和被动运动。主动运动还可分为等长运动、等张运动、等速运动、放松运动、力量性运动、耐力性运动、徒手运动和器械运动等。

（2）关节松动术：是指治疗者在关节活动允许范围内完成的一种针对性很强的手法操作技术，常选择关节生理运动和附属运动作为治疗手段。它与我国传统推拿术或按摩术在理论体系、手法操作以及临床应用方面有较大区别。关节松动术的手法分为4级，Ⅰ、Ⅱ级用于治疗因疼痛引起的关节活动受限，Ⅲ级用于治疗关节疼痛并伴有僵硬，Ⅳ级用于治疗关节因周围组织粘连、挛缩而引起的关节活动受限。

11. 何谓超声波疗法？

应用每秒振动频率在20 kHz以上，正常人耳听不到的机械振动波作用于人体治疗疾病的方法，称为超声波疗法。临床治疗常用的超声频率为800 kHz～1 MHz。固定法时连续超声波强度$0.1～0.5$ W/cm^2，治疗3～5分钟。移动法时连续超声波强度$0.6～1.5$ W/cm^2，治疗5～10分钟。脉冲式超声波强度可达$1.0～2.0$ W/cm^2，治疗3～5分钟。

12. 简述超声波疗法的临床应用和相对禁忌证。

（1）临床应用：超声波临床上用于松解结缔组织，可治疗瘢痕、血肿硬化、注射后硬结和关节挛缩。用于镇痛，可治疗下腰痛、肌痛、挫扭伤和坐骨神经痛等。

（2）禁忌证：活动性肺结核、多发性动脉硬化、心力衰竭、血栓性静脉炎、出血倾向、脊髓空洞症。肝脏、甲状腺、生殖器官、孕妇腹部、恶性肿瘤不宜直接投射。小儿骨骺处、严重心脏病、急性炎症禁用。

13. 何谓光疗法？

应用日光或人工光源中的紫外线、红外线和可见光照射人体防治疾病的方法，称为光疗法。

14. 试述紫外线的临床治疗作用。

紫外线的治疗作用包括：①杀菌。②促进伤口愈合。③消炎、镇痛。④促进体内维生素D_3形成。⑤增强机体免疫力和脱敏作用。

15. 简述紫外线生物剂量的分级。

临床上常将紫外线生物剂量分为0～Ⅳ级，各级的标准如下。

（1）0级（亚红斑量）：剂量小于 1 MED，照射后无红斑反应，反复照射无色素沉着，无脱屑。

（2）Ⅰ级（弱红斑量）：强度等于 1～3 MED，照射后 6～8 小时皮肤出现恰可见的红斑，有轻灼感，24 小时后消退，无脱屑，照射面积可达 800 cm^2。

（3）Ⅱ级（中红斑量）：强度等于 4～6 MED。照射后 4～6 小时局部出现清晰的红斑，轻痛，按之可褪色，2～3 天后消退，有色素沉着，1～2 周后略有脱屑，照射面积 600～800 cm^2。

（4）Ⅲ级（强红斑量）：强度等于 8～10 MED，照射后 2 小时出现较强的暗红色红斑，疼痛，有皮肤水肿，红斑区高出皮面，4～5 日左右消退，退后皮肤有斑片状脱屑，色素沉着明显，照射面积 250～400 cm^2。

（5）Ⅳ级（超强红斑量）：强度 10 MED 以上，照射后 2 小时在Ⅲ级的基础上皮肤水肿更剧，出现水疱，剧烈灼痛，5～7 日后消退，色素沉着明显，照射面积不宜超过 30 cm^2。

16. 试述激光的生物学效应及治疗作用。

激光的生物学效应有热效应、机械效应、光化效应及电磁效应。激光的治疗作用有消炎、止痛、促进组织再生、降低血压及切割等作用。

17. 何谓直流电和直流电疗法？直流电是经过什么途径进入人体的？

在闭合导体中，电子或电离子朝着一个恒定方向不随时间变化移动而形成的电流称为直流电。利用电压 50～100 V 的直流电作用于人体达到治疗疾病的方法，称为直流电疗法。直流电进入人体的途径主要是汗腺孔。

18. 何谓上行直流电和下行直流电？

上行直流电即负极置于躯体头端（如颈后），正极置于远端（如腰骶）的通电方法。下行直流电即正极置于头端，负极置远端的通电方法。

19. 简述乳腺区反射治疗盆腔疾患的作用机制。

在胚胎发育早期，苗勒管（以后形成子宫、阴道和输卵管）是在颈胸部，以后下移并形成盆腔器官。其脊髓中枢虽在腰骶段，但胸髓与腰骶髓有神经联系。因此，刺激乳腺可以通过节段反射影响女性盆腔器官的功能，治疗盆腔疾患。

20. 何谓直流电离子导入疗法？

利用电荷"同性相斥、异性相吸"的原理，使荷负电的离子或分离子从阴极导入，使荷正电的离子或分离子从阳极导入，将各种药物离子或分离子经皮肤或黏膜导入体内，以达到治疗疾病的目的。这种疗法称为直流电离子导入疗法。

21. 试述离子导入体内后的分布。

导入体内离子的分布如下。

（1）部分离子失去原来的电荷，还原为原子或分子，立即与组织成分起化学反应。

（2）部分离子进入组织间隙，经淋巴管、血管被带到全身。

（3）部分离子较长时间地停留在皮肤表层形成离子堆，以后逐渐释放，被血液、淋巴液带到全身。

22. 试述医学上低、中、高频电流的划分及其生理依据。

（1）低频：频率在 1 000 Hz 以下，每次通电都能使运动神经发生一次兴奋反应者为低频。

（2）中频：频率在 1 000～100 000 Hz 范围，每次刺激已不能引起一次兴奋，必须综合多个刺激的连续作用才能引起一次兴奋者为中频。

（3）高频：当电流频率高达 100 kHz 以上时，无论综合多少个刺激也不能引起一次兴奋。这种不能引起运动神经兴奋而能引起显著热效应的频率范围为高频。

23. 试述低频脉冲电疗的治疗作用。

（1）提高神经、肌肉的紧张度。

（2）促进局部血液循环。

（3）镇痛、镇静、解痉。

24. 何谓经皮电神经刺激疗法？简述其临床适应证。

经皮电刺激疗法（TENS）也称为周围神经粗纤维电刺激疗法，是通过皮肤将特定的低频脉冲电流输入人体刺激神经达到镇痛的疗法。采用电流频率 2～160 Hz，波宽 2～500 μs 的单相或双相不对称方波脉冲电流。临床用于各种急慢性疼痛，如神经痛、头痛、关节痛、肌痛、术后伤口疼、癌痛的治疗，也可用于治疗骨折延迟愈合。禁用于戴有心脏起搏器者，以及颈动脉窦部位及孕妇腹部。

25. 何谓功能性电刺激？简述其临床适应证。

功能性电刺激（FES）是用电流刺激丧失功能的器官或肢体，并利用其产生的即时效应来代替或纠正器官或肢体的功能的康复治疗方法。如人工心脏起搏器的应用，刺激膈神经调整呼吸功能，刺激膀胱相关肌肉改善排尿功能，刺激肢体来补偿或纠正肢体功能等均属于此。临床应用于脑卒中、脊髓损伤、脑瘫、马尾或脊髓损伤后的排尿功能障碍者。已带有心脏起搏器者禁用其他部位的神经功能性电刺激。该疗法对意识不清、下运动神经元受损、神经激应性不正常者无作用。

26. 简述间动电流的治疗作用和临床应用。

（1）治疗作用：

1）止痛作用：短期止痛用密波，较长时间的止痛用疏密波、间升波。

2）促进血液循环：用密波作用于相应的交感神经节，以疏密波作用于局部。

3）促进渗出物的吸收：用疏密波。

4）锻炼废用性萎缩的肌肉：用断续波和起伏波。

5）缓解骨骼肌紧张：用疏密波、疏波。

（2）临床应用：神经炎、神经根炎、肌炎、关节炎、肩周炎、扭伤、挫伤、劳损、肱骨外上髁炎、腱鞘炎、滑囊炎、颞颌关节功能紊乱、斜颈、落枕、关节脱位、创伤性关节积液、水肿、周围血循环不良、闭塞性脉管炎、雷诺病、肢端发绀症、废用性肌萎缩。

27. 何谓电兴奋疗法？试述其主要适应证。

电兴奋疗法是综合应用感应电和直流电作用于局部或穴位上以达治疗疾病的一种方法。

主要适应证有神经衰弱、胆道蛔虫、股外侧皮神经炎、急性腰扭伤后腰肌痉挛等。

28. 试述高频电疗法的临床应用范围和主要禁忌证。

（1）临床应用范围：急慢性炎症、断肢再植后保持小静脉的通畅、急性扭挫伤、急性肾衰竭、神经痛、神经炎等。

（2）主要禁忌证：活动性肺结核、高热、出血或出血倾向、心力衰竭、装有心脏起搏器者、恶性肿瘤等。大剂量的短波或微波疗法对恶性肿瘤不属禁忌，但禁用 I～Ⅲ级剂量。

29. 何谓磁场疗法？

磁场疗法（简称磁疗）是应用磁场作用于人体的一定部位或经络穴位，以达到预防和治疗疾病的方法。

30. 简述磁场疗法的适应证和禁忌证。

（1）适应证：①内科疾病：高血压、冠心病、心律不齐、风湿性关节炎、急性及慢性胃肠炎、脑血管意外。②外科疾病：扭挫伤、肌纤维组织炎、乳腺炎、乳腺小叶增生、痔疮、术后痛、静脉炎、软骨炎、颈椎病、遗尿症、前列腺炎、胆道结石、泌尿系结石等。③五官科疾病：耳郭假性囊肿、外耳道疖、中耳积液、鼻炎、颞颌关节功能紊乱、腮腺导管结石、异齿纠正、睑腺炎、角膜炎、泪道阻塞、视网膜震荡、眼挫伤、中央性视网膜炎。④儿科疾病：婴儿腹泻、遗尿、肺炎、支气管炎、支气管哮喘。⑤精神神经科疾病：各种神经性疼痛、神经衰弱、脑震荡后遗症。⑥皮肤科疾病：表皮血管瘤、慢性皮肤溃疡、带状疱疹、神经性皮炎、荨麻疹、冻疮、寻常疣。⑦妇科疾病：痛经、月经不调、盆腔炎。

（2）禁忌证：磁疗目前尚未发现绝对禁忌证，但在治疗中仍应注意，如有严重心、肺、肝功能不全，体质极度衰弱者应慎用。妊娠初、中期下腹部禁用。睾丸部慎用。头颈部慎用强磁场，装有心脏起搏器者禁用。

31. 试述磁疗剂量分级和副作用。

（1）磁场强度分级：微磁场：$(3\sim5)\times10^{-5}$ T，即地磁场。弱磁场：0.0001～0.01 T。低磁场：0.01～0.05 T。中磁场：0.06～0.6 T。高磁场：0.20～0.30 T。强磁场：0.30 T以上。

目前在临床应用中尚无统一标准，可根据病情轻、重、缓、急及病人的体质及对磁场反应程度等灵活掌握。一般是急性痛症者剂量较大，轻、慢性病用量宜低，对磁敏感者慎用或减量。

（2）磁场疗法的副作用：主要表现有心慌、心悸、头晕、无力、嗜睡，或者兴奋、恶心、局部起水疱、疼痛等。发生上述副作用时，应及时调整剂量或改换磁疗方法。

32. 试述磁场的类型及其相应的器械。

（1）恒定磁场：即磁场大小和方向不随时间变化而变化。如磁片、磁表带、磁衣、磁裤、磁帽、磁腰带、磁垫、磁护膝、磁护腕，磁护踝等属恒定磁场，也称静磁场。

（2）交变磁场：即磁场的大小和方向随时间而变化。如异名极旋磁机、电磁疗机、交变磁场型磁床和磁椅等属交变磁场，亦称动磁场。

（3）脉动磁场：即磁场强度随时间的变化而发生规律性的变化，但方向不变。如同名极旋磁机和磁按摩器，亦属动磁场。

（4）脉冲磁场：此种磁场强度不仅随时间而变化，而且是突然发生，突然消失，在重复出现之前常有个间隙时间，间隙时间的长短与脉冲频率有关，频率低、脉冲宽度小，则每个间隙时间长。它是用间歇振荡器产生间歇脉冲电流，将这种电流通入电磁铁的线圈，即可产生各种形态的脉冲磁场。如脉冲电磁疗机即属此类。

33. 何谓石蜡疗法？

利用石蜡热容量大、导热性小的物理特性，将加热熔解的石蜡作为温热的介质，将热能传导至机体，达到治疗作用的方法谓之石蜡疗法。

34. 有哪些清洁石蜡的方法？

清洁方法有：①用几层纱布或细孔筛等滤过熔化的石蜡。②使石蜡熔解后加入热水搅拌，相对密度较大的水及杂质秽物冷却后沉积于石蜡底部，上层即为清洁的石蜡。取出清洁的蜡液，将水倒掉，切除底部混有的杂质秽物。③向石蜡中加白陶土或白土 $2\% \sim 3\%$，加热到 90 ℃，搅拌 30 分钟，蜡内秽物杂质即被吸附并沉积于底部，凝固后切去即可。④可向熔解的石蜡中加滑石粉 $2\% \sim 3\%$，静置后将澄清的蜡液倒出或待凝固后将下层秽物杂质切除。⑤还可将用过的石蜡熔解倒入深长的玻璃管中，冷却后，污秽物即沉积于管底部，然后再连同玻璃管放在温水中，稍行加温使管壁部分的石蜡熔解离开管壁，然后，将管取出倾斜即可倒出，最后将下部含有污秽杂质的石蜡部分切除，即可达到清洁石蜡的目的。

35. 试述理疗中的禁忌证。

理疗中的声、光、电、磁、热等物理因素，多数都可以引起局部或全身产生热量，促使血液循环旺盛和代谢增强，导致周围血管扩张，甚至血压下降、心跳呼吸加快等反应。同时许多物理因素对于核酸、酶、生物膜以及能量代谢，都有显著的影响或某种作用。基于上述原因，理疗时提出了相对禁忌证和绝对禁忌证。

（1）绝对禁忌证：下列情况为高频电疗、超声波、热疗的绝对禁忌证。①活动性出血性疾病或有出血倾向者。②高热病人。③妇女月经期下腹部理疗者。④体内有金属存留者。⑤带有人工心脏起搏器者。⑥机体极度衰弱者。⑦皮肤感觉丧失者等均为绝对禁忌。

（2）相对禁忌证：①肿瘤、结核在没有使用足够量的抗癌、抗结核药物和其他治疗前进行理疗，则可能引起结核、癌肿的扩散；如果积极地在足够量的药物和其他有效处理下进行理疗，不但没有害，相反可提高治疗效果。②利用发热治疗能提高肿瘤对放疗、化疗的敏感性和增加局部药物浓度，但发热治疗也可引起肿瘤细胞原生质体结构的破坏，溶膜体膜不稳定，NDA、RNA 和蛋白质的合成受到抑制等影响。

36. 何谓水疗？简述其治疗作用和治疗方法。

利用淡水一定温度、水静压、浮力和水中所含有的化学物质，以不同的方式作用于人体进行防治疾病的方法称为水疗法。

（1）水疗的作用：治疗作用有温度刺激（分为热刺激和寒冷刺激 2 种）、机械刺激（分为动力机械刺激、流体静压作用、浮力作用 3 种）和化学刺激。常用于治疗肢体瘫痪、关节功能障碍、骨折后遗症、软组织损伤和劳损、神经性疾病等。

（2）水疗的方法：治疗方法有全身浸浴、半身浸浴、局部浸浴、哈伯特槽浴、旋涡浴、药物浸浴、气泡浴、淋浴、水流喷射浴、步行浴、湿包裹、蒸汽浴、擦浴、冲浴以及水中运动等。

37. 试述水疗的禁忌证和注意事项。

（1）水疗的禁忌证：皮肤感染、传染性疾病、频发严重的癫痫、心功能不全、血压过高或过低的病人，恶性肿瘤、发热、孕妇、大小便失禁者。

（2）水疗注意事项：入浴前排空大、小便，饥饿或饱餐后 1 小时内不宜治疗，水源清洁，室内光线充足，注意防滑，室温在 22 ℃～23 ℃。

38. 简述寒冷疗法的作用机制。

寒冷疗法是利用低温作用于人体表面而发挥治疗作用的，其主要作用机制如下：

（1）先使血管收缩继之扩张，可以止血，减少渗出。

（2）降低毛细血管的通透性，抑制水肿。

（3）降低新陈代谢，抑制炎症。

（4）始用疼痛加重，继之减轻疼痛。寒冷麻醉、止痛主要是降低神经的兴奋性和传导速度。

（5）降低肌肉活动性，抑制肌痉挛。

39. 简述按摩的治疗作用。

（1）改善循环，促进淤血、充血、组织液吸收，加速浮肿消退。

（2）对神经系统有镇静或刺激作用。

（3）改善肌紧张和肌营养。

（4）促进全身新陈代谢，通过对皮肤的刺激作用，还可使组胺样物质释放，促使毛细血管扩张。

40. 简述作业疗法的治疗作用。

（1）改善躯体感觉和运动功能：如增加关节活动度，增强肌肉的力量、耐力，改善身体协调性和平衡能力等。

（2）改善认识能力和感知能力：如改善定向力、注意力、记忆力、顺序、定义、概念、归类、解决问题、安全保护等功能。

（3）提高生活自理能力：通过生活自理能力的训练和辅助工具的使用，提高病人的自行活动能力、自我照顾能力、适应环境能力和工具使用能力等。

（4）改善社会、心理功能：改善进入社会和处理情感的能力，调动病人的情绪和积极性，增强战胜疾病的自信心。

41. 简述矫形器的定义和基本功能。

矫形器是装配于人体四肢、躯干等部位的一类体外器具的总称，其作用是为了预防或矫正四肢、躯干的畸形，治疗骨关节及神经肌肉疾病并补偿其功能。其中用于躯干和下肢的也曾称为支具，用于上肢的也曾称为夹板。

矫形器的基本功能包括支持与稳定、固定与矫正、保护与免负荷、代偿与助动等。

42. 何谓强制性使用运动疗法？试述其具体实施方法及病例选择标准。

（1）定义：以中枢神经系统可塑性理论为基础，对偏瘫病人利用物理手段制动健侧上肢，强制患侧上肢完成功能活动，促进功能恢复的方法，称为强制性使用运动疗法。该疗法适用于脑卒中亚急性期及 1 年以上上肢功能障碍的病人，也用于其他脑性瘫痪的病人。

（2）实施方法：给予病人健侧穿戴一个固定其前臂和手的支具以限制活动，穿戴时间每天清醒状态下不少于 90％，睡觉和其他特殊情况下（洗澡、穿衣、洗手等）可以解除。一般每天需穿戴 5～6 小时。

（3）病例选择标准：①患侧腕关节伸展＞20°。②拇指和四指中有两指的掌指关节和指间关节伸展＞10°，且在 1 分钟内动作可重复 3 次。③偏瘫侧肩关节被动活动屈曲和外展＞90°，外旋＞45°，肘关节从充分屈曲位可以完成伸展动作 30°以上，前臂旋后和旋前＞45°。④无明显平衡障碍。⑤无严重的认知障碍。⑥无严重的痉挛和疼痛。⑦无严重高血压、心脏病、糖尿病等。

43. 镜像运动联合反应是指什么样的运动？如何利用这种运动提高偏瘫病人的上肢功能？

镜像运动是指在一侧肢体随意收缩过程中，对侧肢体同名肌群也出现不自主的收缩活动。利用这种运动的训练叫双侧训练。通过双侧肢体的协调匹配效应，促进偏瘫病人患肢功能的恢复。一般采取同时使用双上肢完成自由度较小的对称性动作，如同时做伸腕、屈肘等动作，可对照矫正镜进行，通过视觉反馈对皮质产生促通作用。

44. 试述低频电刺激治疗脑部疾病的主要机制及方法。

一般主电极放于双侧乳突区，辅电极置于颞侧（太阳穴）。研究证明低频电刺激小脑区可明显增加局部脑血流量，主要机制是脑内存在一条由小脑区到大脑皮质的固有通路，通过脑干网状结构和纹状体到达大脑的血管舒张中枢。小脑区受到刺激后，脑血管扩张，可使局部脑血流量增加，还可能是改变血液流变学使脑血循环改善。刺激颞区，直接刺激颞浅动脉、静脉，可以调整颅内外血管的舒缩功能，改变脑循环，促进脑细胞的恢复。目前用于治疗的疾病有小儿脑瘫、脑卒中后遗症、椎动脉型颈椎病等。

45. 试述脑卒中急性期和恢复期的治疗目标。

（1）急性期治疗：预防压疮、呼吸道和泌尿系统感染、深静脉炎及关节挛缩和变形等并发症。尽快地从床上的被动运动过渡到主动运动，为主动运动训练创造条件。尽早开始床上的生活自理，为恢复期功能训练做准备。

（2）恢复期目标：改善步态，恢复步行能力。增强肢体协调性和精细运动，提高和恢复日常生活活动能力。适时应用辅助器具补偿患肢的功能。重视心理、社会及家庭环境改造，使病人重返社会。

46. 小儿脑瘫的康复评定包括哪些方面？

（1）小儿发育水平测定：主要评定脑瘫患儿的发育水平较正常同龄儿落后的程度。

（2）躯体功能评定：包括肌力、肌张力、关节活动度、原始反射或姿势性反射、平衡反射、协调能力、站立和步行能力（步态）评定。

（3）心理、智力及行为评定；包括言语功能评定，感、知觉功能评定，日常生活能力以及功能独立能力的评定。

47. 简述脊髓损伤神经平面的评定标准。

神经平面是指身体双侧有正常运动和感觉功能的最低脊髓阶段。确定损伤平面时应注意主要以运动损伤平面为依据，但在 $T_2 \sim L_1$ 节段，主要以感觉损伤平面为依据。平面的确定是通过检查关键肌的徒手肌力和关键点的痛觉和轻触觉来确定的（关键点是由美国脊髓损伤学会和国际脊髓学会根据神经支配的特点选出的）。确定损伤平面时，该平面关键肌的肌力必须≥3 级，该平面以上关键肌的肌力必须正常。如 SCI 病人其肱三头肌肌力≥3 级，而伸腕肌肌力为 5 级，则损伤平面定为 C7。注意在评定时需同时检查身体两侧的运动损伤平面和感觉损伤平面，并分别记录（右——运动，左——运动；右——感觉，左——感觉）。

48. 试述周围神经损伤康复治疗的目的。

早期是防治各种并发症（炎症、水肿、再次损伤—烫伤、割伤等）。晚期主在促进受损神经再生，促进运动功能和感觉功能恢复，防止肢体发生挛缩畸形，改善病人日常生活和工作能力，提高生活质量。

49. 简述骨折的康复评定内容。

包括骨折的愈合情况（对位对线、骨痂形成情况、有无假关节、有无畸形愈合等），关节活动度的测量，肌力，肢体的长度和周径，感觉功能，ADL 能力（上肢骨折病人主要是生活自理能力情况，如穿衣、进餐、漱洗、清洁卫生等；下肢骨折病人主要是评定步行、负重等功能）。

50. 试述冠心病康复治疗的分期及各期康复治疗的原理。

冠心病的康复治疗分为 3 期。

（1）Ⅰ期：指急性心肌梗死或急性冠脉综合征住院期康复，一般为 3～7 天。康复治疗原理为通过适当活动，减少或消除绝对卧床休息所带来的不利影响。

（2）Ⅱ期：指病人从出院开始，至病情稳定性完全建立，一般为 5～6 周。康复治疗原理为保持适当体力活动，逐步适应家庭活动，等待病情完全稳定，准备参加Ⅲ期康复锻炼。

（3）Ⅲ期：是指病情处于较长期稳定状态，或Ⅱ期过程结束的冠心病病人，包括陈旧性心肌梗死、稳定性心绞痛和隐性冠心病，康复程序为 2～3 个月。康复治疗原理为外周效应（肌肉适应性的改善、运动肌氧利用能力和代谢能力的改善、交感神经兴奋性的降低、肌肉收缩机械效率的提高、定量运动时能量消耗的相对减少、最大运动能力的相应提高）、中心效应（心脏侧支循环建立、冠状动脉储备提高、心肌内在收缩性相应提高）和危险因素控制（改善高血脂、高血糖或糖耐量异常、高血压、高凝血状态等）。

§19.2 康复医学基本技能训练

一、超声疗法

【操作】

1. 治疗前检查机器：导线通电应良好，排水管应通畅（水冷式）。各电键、电钮应处于原始位（零位）。仪表、指针均应处于零位。

2. 根据病人治疗需要，选取适宜的体位。

3. 应充分暴露病人的治疗部位，体表涂接触剂。

4. 按机器使用说明依次接通电源，调节输出，选择剂量，进行治疗，并计时。

5. 治疗时应认真操作，正确掌握剂量，仔细观察变化。

6. 治疗完毕，依治疗相反的次序关闭各种调节器与开关。

7. 将声头与病人皮肤拭擦干净。

8. 询问治疗时的反应，并记录。

【注意事项】

1. 声头不可在空气中工作，防止过热损坏晶体，所以一定在声头接触皮肤或浸入水中后再调节输出。

2. 接触剂要涂布均匀、足量，声头要紧贴皮肤。

3. 应注意治疗部位有无治疗目的以外的病变与局部异常（如感觉低下或丧失）。

4. 经常注意病人的反应，如有灼痛或剧痛应减量或停止治疗。

5. 女病人需注意生理情况及其与超声治疗部位的关系（如月经期、妊娠等不宜治疗）。

6. 操作人员不要直接手持声头晶体处。

【问答】

1. 超声治疗时声头与皮肤之间为什么要用接触剂？

若声头与治疗部位的皮肤之间不加声阻相似的物质填充，探头周围空气形成的阻隔介质会造成超声波的大量反射，将使 99.9％的能量丧失，因此超声治疗时需在声头与皮肤间加用接触剂填充，而接触剂的声阻应与人体组织相近，以减少声能反射和能量丧失。

2. 超声水下治疗时为什么要用煮沸过的冷却开水？

因为水在煮沸过程中能驱除水中的气体，使用煮沸后冷却的开水治疗时能避免气体反射引起的能量丧失。

3. 超声治疗时声头为什么要垂直于治疗部位？

进行超声治疗时，人体治疗部位吸收超声能愈多，其作用也愈强。为了使更多的超声能进入治疗部位，则超声波传播方向应集中并垂直于治疗部位表面，如果偏斜角度（入射角）大于 27°，则大量超声能被反射，治疗部位接受能量小。若在 7°～27°之偏差尚可允许。集中于 7°以内时超声能大量进入治疗部位被该处组织吸收，则治疗效果好。

695

二、紫外线疗法

【操作】

1. 如照射的部位涂有药物时，宜先清除干净。照射伤口、溃疡等有坏死组织及脓性分泌物的部位，宜先清洁创面。照射头部，宜先剃除治疗部位的头发。

2. 采取适当体位，暴露照射部位，并将周围用布巾遮盖，难遮盖的部位可涂一薄层凡士林，加以保护。

3. 为安全和方便起见，病人宜戴防护眼镜。

4. 灯管置于照射部的垂直位置，准确测量灯管与被照射部位的距离，一般多采取50 cm，照射敏感性很低的部位或需用大剂量时可采取30 cm。

5. 看清处方上的生物剂量，打开灯罩进行照射。必须准确掌握照射时间、部位，切勿超过。

6. 照射完毕，先将灯罩关闭，或关闭电源，将灯头移到另一适当位置后再打开布巾，嘱病人离开。

【注意事项】

1. 紫外线辐射可使空气产生臭氧，故治疗室应通风良好。

2. 冷天注意室内保暖。

3. 每天起燃灯管前用95%乙醇拭洗灯管的外表，切勿用手触及灯管。

4. 灯管起燃后一般需待8～10分钟电压稳定，照射强度足够时，始可进行治疗。中途遇到灯管熄灭，需待灯管完全冷却，才能再次起燃，并同样需要起燃8～10分钟后才能进行治疗。

5. 对每一病人在每一疗程的治疗中，需用同一灯管照射。

6. 对初次接受紫外线治疗的病人，事先应说明照射后可能出现的反应。

7. 操作者戴防护眼镜。

【问答】

1. 为什么紫外线治疗时灯管须置于照射的垂直位置并准确测量两者之间的距离？

紫外线照射强度随光线投射角的变化和距离的改变而增减，因此照射时灯管应与被照射部位垂直，并应准确测量两者之间的距离。

2. 为什么紫外线灯管要等起燃8～10分钟后才可进行治疗？

电源电压的波动对紫外线灯照射的强度影响很大，电压波动10%可引起电流变化22%，紫外线强度变化35%。因此，灯管起燃后需过8～10分钟，待电压稳定后才可进行治疗。另外灯管刚起燃时，在短时间内强度可有明显的变化，所以应待发光稳定后再照射人体。

三、直流电疗法

【操作】

1. 根据治疗部位和各种治疗方法的特点，选择合适的衬垫及电极板。

2. 将衬垫用温水浸湿，拧出过多的水分，放在治疗部位并与表皮紧密接触，然后在衬垫上放金属电极板或导电橡胶电极，在金属板上或导电橡胶板上再放一块稍大一些的塑料布，并予以稳妥固定。

3. 电极板通过导线与机器相应极性的输出端相连，安置妥当后即可通电开始治疗。

【注意事项】

1. 操作前先检查治疗部位皮肤是否清洁完整，感觉是否正常，如有破损而又必须在该处进行治疗时，则应在破损处盖以小块胶布或塑料薄膜。

2. 根据治疗需要决定极性。仔细检查极板与机器极性是否符合。

3. 开始治疗时应缓慢调升电流，结束治疗时要缓慢调低电流。

4. 治疗前向病人解释清楚，消除顾虑，嘱病人不要移动体位，不睡觉，不看书报，注意力集中。

5. 治疗中随时巡视病人的反应及观察机器的工作状况。

6. 应嘱病人注意保护治疗部位皮肤，避免电极与导线夹直接接触皮肤而发生灼伤和影响继续治疗。

7. 治疗后将衬垫清洁煮沸消毒，电极板刷洗干净，以清除电解产物，防止寄生离子影响治疗效果。

8. 若有烧伤，应及时处理，并查出发生的原因。常见原因如下：①治疗部位皮肤有破损或皮肤知觉障碍。②衬垫太薄，电极上电解产物透到皮肤。③衬垫面积太小，电极板滑出而直接接触皮肤。④衬垫干湿不均匀，部分太干或太湿。⑤绷带固定不好，衬垫与皮肤接触不良。⑥因病人移动体位，电极滑出接触皮肤，或夹子直接与皮肤接触。⑦病人在治疗过程中有局限性灼痛感，但未及时告诉工作人员，或未引起工作人员注意，仍继续治疗。

【问答】

1. 为什么直流电会灼伤皮肤？

在治疗过程中，当阳极下的酸性电解产物或阴极下的碱性电解产物的浓度达到一定程度时，阳极或阴极下的组织分别由于酸或碱的作用而发生灼伤。

2. 直流电治疗时如何避免皮肤灼伤的发生？

严格按操作步骤进行。在治疗过程中要注意巡查，如病人诉出现灼痛感时需及时停止治疗。如继续治疗至疼痛感消失时，皮肤会出现灼伤情况，轻者不留瘢痕，重者可留下微凹的瘢痕。

四、超短波疗法

【操作】

1. 遵医嘱确定治疗部位和剂量，并根据医嘱和病变部位选用治疗机和电极板的大小。

2. 尽可能让病人采取较舒适的位置进行治疗，治疗中嘱病人不要移动体位。

3. 病人准备好后，即开机器，先将开关拨到"预热"处，预热指示灯即亮。每日首次治疗时需要 10～15 分钟的预热，每次治疗前需预热 2～3 分钟。

4. 将开关从"预热"拨到"治疗"处，红色指示灯即亮，电流表上的指示上升，然后调节谐振调节钮，使电流表指针偏转到治疗需要的剂量，并用氖灯管靠近电极检查输出是否最大。如剂量不足，将加压总开关旋加一档，再调谐振钮。

5. 治疗结束后，先将谐振开关调至"0"位，并随之将总开关调到"关"处，然后将电极取下。

【注意事项】

1. 治疗时，治疗区域及其邻近不应有金属物品，否则易引起灼伤。当体内有金属异物而又必须治疗时只能用很小的剂量。

2. 治疗时一般无需脱去衣服，但必须注意局部如果汗湿、尿湿以及伤口纱布浸湿时，应换干净衣服后方可进行治疗。操作者手湿时也不能操作治疗机。

3. 治疗前应询问及检查病人的局部知觉，如果温度觉迟钝或丧失者，治疗应慎重，剂量宜偏小。

4. 治疗眼睛时，剂量不宜大于 15 W，时间不宜长于 10 分钟。头部治疗一般不超过 200 W。

5. 阻塞性动脉疾病禁用大剂量，最好在对称侧肢体或相应自主神经节上进行治疗。

6. 仪器启动以前，电缆各接头应接妥，并应接上辐射器，否则不能接通输出。

7. 植入心脏起搏器者不能进行超短波治疗。

【问答】

1. 超短波治疗剂量是如何确定的？

剂量的大小需依据病情确定。一般的规律是病情越急，剂量宜越小；病情越慢，剂量可较大些。所谓剂量的大和小，需参照病人的主观感觉和仪器的输出功率而定。临床上常将剂量分成Ⅳ级。Ⅰ级（无热量）：病人无热感觉。调节时先调整仪器输出使病人恰有热感，然后稍调小输出，到病人热感恰消失时为止。适用急性炎症早期。Ⅱ级（微热量）：病人恰有热感，适用于亚急性炎症。Ⅲ级（温热量）：病人感到有舒适的温热感，适用于慢性炎症。Ⅳ级（热量）：病人有明显的热感，但能耐受，适用恶性肿瘤的高热疗法。

2. 为什么超短波治疗区域及其邻近不应有金属物品？

由于金属的电阻小，导电性好，易吸引电磁场，影响电场的正常分布，使电磁场密集于有金属物品处，易造成灼伤。

3. 超短波治疗仪器的输出导线为什么不能交叉和打圈？

因为输出导线如交叉，电流从交叉处短路，不但输出到病人身上的高频能量剧减，而且交叉处导线易烧毁。导线如打圈，即构成线圈，在线圈内产生反向感生电流而抵消电缆内层的输出电流而影响治疗。

五、骨盆牵引

【操作】

1. 牵引治疗前必须检查牵引设备是否完好。

2. 对首次牵引治疗的病人要介绍治疗中的注意事项及反应。

3. 嘱病人平卧牵引床上，松开裤带，内衣不能套在裤内，口袋中的硬物要取出来。取屈髋90°或俯卧位。

4. 牵引套内需垫软质物（海绵、棉垫），牵引套上端固定于腋部或上腹部，牵引套下端固定于骨盆上。

5. 牵引重量一般需要 30 kg 或体重的 50％才能将椎体拉开。一般情况下牵引力最重量以 40～50 kg 为宜，时间为 20～30 分钟。

6. 牵引结束时，逐渐减轻重量，动作应轻缓并加以按摩，病人应卧床休息 20～30 分钟后再离开治疗室。

【注意事项】

1. 在治疗过程中，应根据病人的反应及时调整体位、时间和牵引的重量。一般开始时是小重量、短时间，以后逐渐增加重量、延长时间。

2. 治疗过程中，如病人出现头晕、心慌、出冷汗或症状加重等情况时，应及时终止牵引，并进行对症处理。

【问答】

1. 骨盆牵引的重量是多少？

牵引重量可根据病人体重决定，一般为 40 kg 左右，逐步增加。始量 30 kg，可以增加至体重的 30％。

2. 骨盆牵引结束时为什么松牵引套时要求动作轻缓，在腹部加一沙袋，并在局部加以按摩？

这是为了防止突然松牵引套引起的反射性痉挛，导致疼痛。

六、磁　疗

【操作】

1. 仪器准备。

2. 根据医嘱选择合适的磁疗方法（静磁场疗法、动磁场疗法、热磁场疗法）。

3. 病人需取下治疗部位或邻近部位的金属物品。

4. 静磁场疗法：直接将磁片或磁珠贴敷于体表病变部位或穴位上。根据病变范围和部位，选择单片贴敷、双片对置、双片并置、多片贴敷的方法。磁片包括有钕铁硼磁片、铁氧体磁片、磁珠和曼格、曼吉磁贴膏药等，除后两者外，贴敷时磁片应用薄棉包裹。一般可持续贴敷 3～5 日。

5. 动磁场疗法：暴露治疗部位，打开电源，将磁头放在治疗部位上并固定。应用旋磁法、交变电磁法、脉动磁法等时，根据病变范围和部位采用单磁头、双磁头，对置法或并置法。每次治疗 20～30 分钟。治疗完毕后，将磁头从治疗部位放下，关闭电源。每日治疗 1 次，15～20 日为一疗程。

6. 热磁疗法：接通电源，将治疗垫放于患处，调节输出至适宜程度（温度、振动、强度）。每日治疗 1 次或隔日 1 次，15～20 次为一疗程，每次治疗 20～30 分钟。治疗完毕后，关闭输出，从病人身上取下治疗垫，关闭电源。

【注意事项】

1. 磁头不得撞击或掉落地上，以免损坏。不要用火烧烤或用水煮沸磁块和磁头。

2. 交变电磁法、热磁疗法治疗时，注意防止过热灼伤皮肤，尤其对皮肤有感觉障碍者，更应小心。

3. 装有心脏起搏器者、有出血倾向者以及孕妇下腹部和男性睾丸部禁用磁疗。心前区慎用动磁法。

【问答】

根据磁场的强度不同，磁疗的治疗剂量可分为几级？各级的适用范围是什么？

可分为 3 级。小剂量：磁场强度为 0.1 T 以下，适用于头、颈、胸部及年老、年幼、体弱者。中剂量：磁场强度为 0.1～0.3 T，适用于四肢、背、腰、腹部。大剂量：大于 0.3 T，适用于肌肉丰满部位及良性肿瘤病人。

七、蜡　疗

【操作】

1. 准备熔点为 50 ℃～55 ℃的白色医用石蜡。

2. 仪器准备：电热熔蜡槽、耐高温的塑料布、铝盆、排笔、搪瓷筒、搪瓷盆、刮蜡的小铲刀、保温棉垫等。

3. 治疗前需将石蜡块加热使之完全熔化，温度应达 80 ℃以上。

4. 清洁治疗部位，毛发过长需先剃去。伤口皮肤尚薄嫩者，可在伤口上盖一层纱布。

5. 病人取舒适体位，暴露治疗部位，下垫棉垫与塑料布。

6. 蜡饼法：将加热后完全熔化的蜡液倒入铝盆中（蜡液厚 2～3 cm），冷却至初步凝结成块时，直接贴敷于患部皮肤，石蜡上面依次覆盖耐高温的塑料布和保温棉垫，治疗时间 20～30 分钟。治疗完毕后打开棉垫及塑料布，将冷却的蜡块取出，去除黏附于蜡块表面的异物，将蜡块放回槽内。

7. 浸蜡法：石蜡完全熔化后冷却至 55 ℃左右，将石蜡倒入搪瓷盆（或筒）中。病人将手足浸入蜡液中后迅速提出，反复浸提数次至蜡液在手足表面凝结成手套样或袜套样膜（此时体表蜡层厚 0.5～1.0 cm），再持续浸于蜡液中。治疗时间 20～30 分钟。治疗完毕后将蜡膜层从体表剥脱，清除黏附其上的杂物后将蜡放入蜡槽内。

8. 刷蜡法：用排笔样毛刷蘸少量的 55 ℃～60 ℃的蜡液，迅速刷于患部，待蜡冷却并凝结成蜡膜后再继续刷蜡，直至蜡膜厚度达 0.5 cm，再用蜡饼覆盖。固定与保温方法与蜡饼法相同，治疗时间为 20～30 分钟。治疗完毕，打开棉垫、塑料布，将冷却的蜡块及蜡膜取下，去除黏附于其表面的异物，将蜡放回蜡槽内。

【注意事项】

1. 蜡疗过程中，病人不能随意地活动治疗部位，以免蜡块破裂，蜡液流出烫伤皮肤。

2. 皮肤感觉障碍时，应适当将蜡块温度降低，以免烫伤。

3. 治疗过程中，病人如感觉过烫时，应及时终止治疗，检查原因并予以处理。

4. 如病人出现治疗处皮肤瘙痒、皮疹等过敏现象时，需终止治疗，并给予对症处理。

5. 治疗完毕后应关闭电热熔蜡槽的电源，以免石蜡燃烧，发生火灾。

【问答】

1. 石蜡如何进行清洁？

石蜡使用后必须立即去除蜡块表面所黏附的汗液、毛发、皮屑等杂物，石蜡使用一段时间后应定时加入10％～20％新石蜡并定时用沉淀法清除混入蜡液的杂质。

2. 石蜡如何进行加热？

石蜡加热必须采用隔水间接加热法，以套锅隔水加热或以专用的电热熔蜡槽进行加热，以避免直接加热导致石蜡变质或引起石蜡燃烧。

八、关节松动术

【操作】

1. 治疗中病人应处于舒适、放松、无疼痛的体位，通常为卧位或坐位，尽量暴露所治疗的关节并使其放松，以达到关节最大范围的被动松动。

2. 治疗时操作者应靠近所治疗的关节，一手固定关节的一端，一手松动另一端。

3. 手法操作前，对拟治疗的关节先进行评估，分清具体的关节，找出存在的问题（疼痛、僵硬）及其程度。根据问题的主次，选择有针对性的手法。当疼痛和僵硬同时存在时，一般先用小级别手法（Ⅰ、Ⅱ级）缓解疼痛后，再用大级别手法（Ⅲ、Ⅳ级）改善活动。治疗中要不断询问病人的感觉，根据病人的反馈调节手法及强度。

4. 手法操作的运动方向可以平行于治疗平面，也可以垂直于治疗平面。治疗平面是指垂直于关节面中点旋转轴线的平面。一般操作中关节分离垂直于治疗平面，关节滑动和长轴牵引平行于治疗平面。

5. 手法操作的程度：以达到关节活动受限处为度。例如：治疗疼痛时，手法应达到痛点，但不超过痛点；治疗僵硬时，手法应超过僵硬点。操作中，手法要平稳，有节奏。不同的松动速度产生的效应不同，小范围、快速度可抑制疼痛；大范围、慢速度可缓解紧张或挛缩。

6. 手法操作的强度：活动范围大的关节如肩关节、髋关节、胸腰椎，手法的强度可以大一些，移动的幅度要大于活动范围小的关节如手腕部关节和颈椎。不同关节，手法和操作强度不一。

7. 治疗时间：每一种手法可以重复3或4次，每次治疗的总时间为5～20分钟。根据对治疗的反应，可以每日或隔日治疗一次。

8. 治疗反应：一般治疗后病人感到舒适，症状有不同程度的缓解，如有轻微的疼痛也多为正常的治疗反应，通常在4～6小时后应消失。如第2日仍未消失或较前加重，提示手法强度过大，应调整强度、缩短治疗时间或暂停治疗1天。如果经3～5次的正规治疗，症状仍无缓解或反而加重，应重新评估，调整治疗方案。

【注意事项】

1. 操作者须熟练掌握解剖学、关节运动学、生理学、神经系统和运动系统疾病病理学等医学基础知识，了解病人所患疾病或损伤的临床表现及功能障碍程度，掌握好适应证。

2. 注意个人卫生，勤修指甲，以防止意外损伤。每次治疗前后应及时洗手，防止交叉感染。

3. 在治疗过程中，应保持与病人的交流，了解病人对治疗的反应，并给予必要的心理支持，使病人配合治疗。

4. 手法应轻柔，逐渐增强到一定强度，切忌暴力操作。

5. 治疗过程中病人如出现不适应，应及时调整，若仍不见好转应终止治疗，并及时处理。

6. 对高血压、心脏病、严重感染、恶性疾患、未愈合的关节内骨折、出血倾向病人及年老体衰者应谨慎操作。

【问答】

1. 关节松动技术的治疗作用主要表现在哪 3 个方面？

缓解疼痛、改善关节活动范围和增加本体感觉。

2. 关节松动技术手法分为几级？各级的适用范围是什么？

关节松动技术的操作手法分为 4 级。Ⅰ、Ⅱ级用于治疗因疼痛引起的关节活动受限，Ⅲ级用于治疗关节疼痛并伴有僵硬，Ⅳ级用于治疗关节因周围组织粘连、挛缩而引起的关节活动受限。

§19.3 康复医学自测试题 （附参考答案）

一、选择题

【A 型题】

1. 关于康复的叙述不正确的是 （ ）

A. 康复是一种观念、指导思想　　B. 康复工作在疾病后期进行　　C. 康复需要环境和社会作为一个整体来参与　　D. 康复要求残疾者本人，其家庭及所在社区均参与康复服务计划的制订和实施　　E. 康复是训练残疾、残障者提高功能

2. 康复医学是一门 （ ）

A. 研究残疾人和病人的行为科学　　B. 研究残疾人和病人的社会心理学　　C. 是一门语言矫治学　　D. 是一门以促进残疾人及病人恢复身体、精神和社会生活功能为目标的学科　　E. 是一门有关促进残疾人恢复的特殊教育学

3. 康复的对象是 （ ）

A. 截瘫、偏瘫病人　　B. 智力低下、语言障碍的病人　　C. 各种功能障碍的人　　D. 心肺功能障碍的病人　　E. 小儿麻痹症、精神病病人

4. 下列哪项不是超短波疗法的绝对禁忌证 （ ）

　A. 妇女月经期下腹部　　B. 使用足够剂量抗肿瘤药的癌症病人　　C. 带有人工心脏起搏器
D. 机体极度衰弱者　　E. 高热病人

5. 康复评估的特点是 （ ）

　A. 重点放在与生活自理、学习、劳动有关的综合功能评估　　B. 重点放在运动能力的评估
C. 主要是医学心理学的检查　　D. 职业能力的评估　　E. 针对病因的评估

6. 康复评定的目的是 （ ）

　A. 客观地找到病因　　B. 为客观地判定疗效　　C. 为残损功能障碍定性　　D. 评定功能障碍程
度　　E. 了解功能障碍的性质、部位、范围、程度、趋势、预后和结局及评定疗效和治疗计划的依据

7. 康复评定内容为 （ ）

　A. 评分量表、问卷调查功能表　　B. 运动系统、神经系统功能评定　　C. 精神心理功能评定
D. 听觉、言语功能评定　　E. 器官水平或系统水平、个体水平和社会水平功能评定

8. 以下有关几种常见病理步态的叙述哪一种正确 （ ）

　A. 减痛步常于足下垂　　B. 回旋步常见于偏瘫足内翻的病人　　C. 剪刀步常见于小儿麻痹后遗
症　　D. 斜肩步常见于股四头肌瘫痪　　E. 前冲步常见于小脑性共济失调

9. 矫形器的使用目的 （ ）

　A. 主要是预防或矫正畸形，减轻疼痛，补偿功能活动，支承体重　　B. 防止骨折和扭伤　　C. 主
要是为了加强肌力训练、发展肌肉　　D. 主要用于各种手术后的保护　　E. 主要用于纠正足下垂

10. 选择离子导入药物的原则，以下何者错误 （ ）

　A. 必须选择用量较小即能生效的药物　　B. 药物离子或胶体微粒的直径必须明显小于汗腺排泄孔
的口径　　C. 药物成分可含少量寄生离子　　D. 药物在局部应用时也有疗效　　E. 贵重药物一般不宜
大量作直流电导入

11. 关于离子导入治疗，以下何者错误 （ ）

　A. 透热较深但不损伤皮肤　　B. 导入药物剂量小，又无精确的计算方法，不能代替口服或注射药
　C. 导入药物在局部能保持较高的浓度　　D. 导入机体的是起主要药理作用的纯药物离子　　E. 用
直流电导入机体的药物，在体内保留的时间较长

12. 关于神经肌肉电刺激疗法，以下何者错误 （ ）

　A. 失神经支配后数月做电刺激疗效已不肯定，故没有必要做　　B. 电刺激使肌肉产生被动的节律
性收缩，改善肌肉的血液循环　　C. 电刺激使肌块增重和肌力增强　　D. 电刺激可以防止肌肉结缔组
织的变厚、变短和硬化　　E. 电刺激可延迟病变肌肉的萎缩

13. 以下概念，何者错误 （ ）

　A. 皮肤接受一定剂量的紫外线后，被照射区皮肤立即出现红斑，称为红斑反应　　B. 紫外线照射
剂量越大，红斑潜伏期越短　　C. 长波紫外线的潜伏期较长　　D. 紫外线剂量小时红斑持续时间短
　E. 紫外线波长 297 nm 引起的红斑反应最明显

14. 有关影响红斑强度的因素，以下说法何者错误 （ ）

　A. 病人全身营养状况不佳时皮肤红斑反应减弱　　B. 同一人身体各部位的皮肤对紫外线的敏感性
不同　　C. 皮肤色素含量不同红斑阈值相同　　D. 15 日以前的新生儿几乎不产生红斑反应　　E. 小儿
红斑反应消失得较快

15. 有关石蜡疗法，以下何者不当 （ ）

　A. 熔解石蜡须采用隔水加热的方法　　B. 目前蜡疗尚无绝对禁忌证　　C. 用过的石蜡可重复使

用，但须清除其中汗、泥和脱落的皮肤污秽物　　D. 石蜡中的油质和其冷却凝固时对皮肤的压缩能使皮肤保持弹性和柔软　　E. 蜡疗能明显影响机体的代谢过程，使局部和深部组织温度升高

16. 关于磁疗，以下何者不当　　　　　　　　　　　　　　　　　　（　　）

A. 磁疗除装有心脏起搏器者外尚无绝对禁忌证　　B. 年老体弱病人及幼儿病人的磁疗宜从小剂量开始　　C. 根据磁片的表面磁场强度与人体对磁场强度的总接受量，均可将磁疗分为三级　　D. 按人体对磁场强度的总接受量分，磁场强度在 2 000 GS（0.2 A/m）以上称为强磁场　　E. 磁疗疗程的长短根据病情与治疗方法决定

17. 哪项不是上肢运动功能检查项目　　　　　　　　　　　　　　　　（　　）

A. 拇、示、中指抓握、侧捏　　B. 拇指与其他各指的对捏　　C. 前臂的旋前旋后功能　　D. 运用上肢放置物体　　E. 两点分辨位置

18. 以下哪一项不是被动运动的注意事项　　　　　　　　　　　　　　（　　）

A. 由远至近，有利于血液循环和淋巴回流　　B. 病人应处于放松舒适的位置　　C. 运动中要有剧痛，才能达到治疗效果　　D. 运动要缓慢柔和，用力要有节律　　E. 有皮肤感染和新鲜伤口新瘢痕的部位不能做按摩

19. 神经纤维生长速度平均为　　　　　　　　　　　　　　　　　　（　　）

A. 1～2 mm/d　　B. 2.5 mm/d　　C. 3 mm/d　　D. 3～4 mm/d　　E. 4～5 mm/d

20. 哪一项不是寒冷疗法的作用机制　　　　　　　　　　　　　　　　（　　）

A. 血管收缩，继之血管扩张　　B. 降低毛细血管的通透性　　C. 降低新陈代谢，抑制炎症
D. 开始疼痛减轻，继之加重疼痛（如寒冷麻醉、止痛）　　E. 降低肌肉活动性，抑制肌肉痉挛

【X 型题】

21. 为了使医疗体育更为科学化、定量化和个体化，运动处方必须规定有　　（　　）

A. 运动的种类　　B. 运动的强度　　C. 运动的次数　　D. 运动的时间　　E. 运动的方法

22. 运动疗法的注意事项中，以下何者正确　　　　　　　　　　　　　（　　）

A. 掌握好适应证　　B. 运动到稍感疲劳时，应终止运动　　C. 循序渐进、持之以恒　　D. 对暂无条件进行运动试验确定运动强度者，以 1 次运动后心率不超过 120～130 次/min 为宜　　E. 衣着要合身，避免穿过紧过小的衣服，以免影响循环和活动

23. 磁场的主要治疗作用是　　　　　　　　　　　　　　　　　　　（　　）

A. 消炎作用　　B. 消肿作用　　C. 镇痛、镇静作用　　D. 止咳、平喘作用　　E. 磁处理后的水有排石作用

24. 肌力测定的意义　　　　　　　　　　　　　　　　　　　　　　（　　）

A. 了解损伤和疾病导致肌力减退的范围　　B. 制订治疗方案依据　　C. 评定治疗效果　　D. 了解损伤和疾病导致肌力减退的程度　　E. 判定预后

25. 物理因子中常用的反射疗法是　　　　　　　　　　　　　　　　（　　）

A. 鼻黏膜区　　B. 披肩区　　C. 腰骶区　　D. 心前区　　E. 头顶区

26. 肌力测定应做到　　　　　　　　　　　　　　　　　　　　　　（　　）

A. 正确的测试姿势　　B. 防止协同肌的替代作用　　C. 左右对比检查　　D. 在运动后进行
E. 反复两次检查

27. 肌力检查的禁忌证有　　　　　　　　　　　　　　　　　　　　（　　）

A. 严重疼痛　　B. 严重关节积液、红肿　　C. 关节极不稳定　　D. 软组织损伤刚愈合
E. 骨折愈合后

28. 影响关节活动度测定的因素有 （　　）

A. 不良体位　　B. 测量工具放置不当和选择的参考点不准　　C. 病人缺乏理解与合作　　D. 疼痛　　E. 男女老少不受影响

29. 关节活动度检查的注意事项有 （　　）

A. 防止邻近关节的替代动作　　B. 需测关节的主动活动范围和被动活动范围　　C. 与健侧对比　　D. 允许有 3°~5° 的误差　　E. 按摩、运动后立即进行

30. 引起疼痛的原因包括 （　　）

A. 痛觉神经末梢受到各种刺激（力学、电、冷热、化学、细菌）　　B. 骨骼肌痉挛，软组织牵拉　　C. 脊髓休克　　D. 组织缺血，浆膜组织炎症水肿　　E. 血管炎症，膨胀收缩或被牵拉

二、填空题

1. 康复系针对病伤残者的_____，以提高_____水平为主线，以_____为对象。

2. 功能重组分_____与_____。

3. 剪刀步态常见于_____病人，_____肌痉挛。

4. 低中频脉冲电流和紫外线的抗痉挛作用，主要通过_____作用，达到_____的效果。

5. 电诊断是应用定量的电流刺激，通过观察神经和肌肉的_____，从而诊断疾病的方法。

6. 应用振动频率在_____以上，正常人耳听不到的机械振动波作用于人体治疗疾病的方法称为超声波疗法。

7. 激光和一般光线比较有如下特征：_____、_____、_____、_____。

8. 直流电进入人体的途径主要是通过_____。

9. 药物离子导入体内的原理是根据电学的_____、_____的原理。

10. 利用频率为_____Hz 的正弦电流作用于人体进行治疗的方法，称为中频电流疗法。

11. 凡具有吸引铁、镍、钴等物质属性的物质，称为_____，反之则称为_____。

12. 被动运动应在没有_____的范围内进行。

13. 被动运动应缓慢而柔和，要有节律性，避免_____动作。

14. 在两个磁体之间会产生磁感应线，磁感应线作用的空间范围，称为_____。

15. 磁场切割导线时，可以产生电流，这种现象称为_____。

三、判断题

1. 被动运动时，运动要达到有疼痛感才能起到治疗效果。 （　　）

2. 短波、超短波电磁场作用深度可达骨骼；而直流电、低中频电流作用主要在皮肤层，次为肌层。 （　　）

3. 小剂量紫外线和小剂量的激光主要通过加速上皮细胞合成代谢来促进伤口愈合。 （　　）

4. 紫外线的脱敏作用主要通过皮肤内 7-脱氢胆固醇向维生素 D 转化，血钙增高及组胺释出，组胺酶增加；而高频电流主要通过肾上腺皮质、皮质激素释出，使过敏性渗出性降低。 （　　）

5. 小剂量紫外线促进人体组织细胞生长繁殖，中剂量紫外线则杀伤细胞或致癌。 （　　）

6. 目前认为激光对生物机体的作用主要有热效应、电磁效应、光化效应、机械应力效应。 （　　）

7. 上行直流电是将正极置于躯体头端（如颈后），负极置于远端（腰骶部）的通电方法。 （　　）

8. 间动电流是将 50 Hz 正弦交流电流经半波或全波整流后的正弦脉冲以不同方式叠加在直流电上组成的中频电流。 （　　）

9. 电兴奋的适应证主要有神经衰弱、胆道蛔虫病、股外侧皮神经炎、急性腰扭伤后腰肌痉挛等。 （　　）

10. 磁场强度的大小与距离平方成正比。　　　　　　　　　　　　　　（　　）

11. 被动运动是全靠外力帮助来完成的运动。　　　　　　　　　　　（　　）

12. 助力运动是以助力为主，主动运动为辅的运动。　　　　　　　　（　　）

13. 应用光线中的紫外线、红外线和可见光照射人体防治疾病的方法称为光疗。　　　（　　）

14. 皮肤-内脏反射区，即为海特（Head）带。　　　　　　　　　　（　　）

15. 直流电疗时，阳极为镇静，阴极为兴奋，如增加电流量时则作用相反。　　（　　）

参考答案

一、选择题

1. B　2. D　3. C　4. B　5. A　6. E　7. E　8. B　9. A　10. C　11. A　12. A　13. A
14. C　15. B　16. D　17. E　18. C　19. A　20. D　21. ABCDE　22. ACDE　23. ABCDE
24. ABCDE　25. ABC　26. ABCE　27. ABCD　28. ABCD　29. ABCD　30. ABDE

二、填空题

1. 功能障碍　局部与整体功能　整体的人

2. 系统内功能重组　系统间功能重组

3. 脑瘫　股内收

4. 反射性交互抑制　神经兴奋性降低

5. 兴奋性（功能状态）

6. 2万次/s

7. 发散角小（或方向性好）　光谱纯（或单色性好）　能量密度高（或亮度大或强度大）　相干性好

8. 汗腺孔

9. 同性相斥　异性相吸

10. 10 000～100 000

11. 磁体　非磁体

12. 疼痛

13. 冲击性

14. 磁场

15. 电磁感应现象

三、判断题

1. －　2. ＋　3. －　4. ＋　5. －　6. ＋　7. －　8. －　9. ＋　10. －　11. ＋　12. －
13. ＋　14. ＋　15. ＋

附　　　录

附录1　医务人员医德规范及实施办法

第一条　加强卫生系统社会主义精神文明建设，提高医务人员的职业道德素质，改善和提高医疗服务质量，全心全意为人民服务，特制定医德规范及实施办法（以下简称"规范"）。

第二条　医德，即医务人员的职业道德，是医务人员应具备的思想品质，是医务人员与病人、社会以及医务人员之间关系的总和。医德规范是指导医务人员进行医疗活动的思想和行为的准则。

第三条　医德规范如下：

（一）救死扶伤，实行社会主义的人道主义。时刻为病人着想，千方百计为病人解除病痛。

（二）尊重病人的人格与权利，对待病人，不分民族、性别、职业、地位、财产状况，都应一视同仁。

（三）文明礼貌服务。举止端庄，语言文明，态度和蔼，同情、关心和体贴病人。

（四）廉洁奉公。自觉遵纪守法，不以医谋私。

（五）为病人保守医密，实行保护性医疗，不泄露病人隐私与秘密。

（六）互学互尊，切结协作。正确处理同行同事间的关系。

（七）严谨求实，奋发进取，钻研医术，精益求精。不断更新知识，提高技术水平。

第四条　使本规范切实得到贯彻落实，必须坚持进行医德教育，加强医德匡风没设，认真进行医德考核与评价。

第五条　各医疗单位都必须把医德教育和医德医风建设作为目标管理的重要内容，作为衡量和评价一个单位工作好坏的重要标准。

第六条　医德教育应以正面教育为主，理论联系实际，注重实效，长期坚持不懈。要实行医院新成员的上岗前教育，使之形成制度。未经上岗前培训不得上岗。

第七条　各医疗单位都应建立医德考核与评价制度，制定医德考核标准及考核办法，定期或者随时进行考核，并建立医德考核档案。

第八条　医德考核与评价方法可分为自我评价、社会评价、科室考核和上级考核。特别要注重社会评价，经常听取病人和社会各界的意见，接受人民群众的监督。

第九条　对医务人员医德考核结果，要作为应聘、提薪、晋升以及评选先进工作者的首要条件。

第十条　实行奖优罚劣。对严格遵守医德规范、医德高尚的个人，应予表彰和奖励。对于不认真遵守医德规范者，应进行批评教育。对于严重违反医德规范，经教育不改者，应分别情况给予处分。

第十一条　本规范适用于全国各级各类医院、诊所的医务人员，包括医师、护士、医技科室人员，管理人员和工勤人员也要参照本规范的精神执行。

第十二条　各省、自治区、直辖市卫生厅局和合医疗单位可遵照本规范精神和要求，制定医德规范实施细则及具体办法。

第十三条　本规范自公布之日起实行。

附录2 医疗事故处理条例

第一章 总 则

第一条 为了正确处理医疗事故，保护患者和医疗机构及其医务人员的合法权益，维护医疗秩序，保障医疗安全，促进医学科学的发展，制定本条例。

第二条 本条例所称医疗事故，是指医疗机构及其医务人员在医疗活动中，违反医疗卫生管理法律、行政法规、部门规章和诊疗护理规范、常规，过失造成患者人身损害的事故。

第三条 处理医疗事故，应当遵循公开、公平、公正、及时、便民的原则，坚持实事求是的科学态度，做到事实清楚、定性准确、责任明确、处理恰当。

第四条 根据对患者人身造成的损害程度，医疗事故分为四级：

一级医疗事故：造成患者死亡、重度残疾的；

二级医疗事故：造成患者中度残疾、器官组织损伤导致严重功能障碍的；

三级医疗事故：造成患者轻度残疾、器官组织损伤导致一般功能障碍的；

四级医疗事故：造成患者明显人身损害的其他后果的。

具体分级标准由国务院卫生行政部门制定。

第二章 医疗事故的预防与处置

第五条 医疗机构及其医务人员在医疗活动中，必须严格遵守医疗卫生管理法律、行政法规、部门规章和诊疗护理规范、常规，恪守医疗服务职业道德。

第六条 医疗机构应当对其医务人员进行医疗卫生管理法律、行政法规、部门规章和诊疗护理规范、常规的培训和医疗服务职业道德教育。

第七条 医疗机构应当设置医疗服务质量监控部门或者配备专（兼）职人员，具体负责监督本医疗机构的医务人员的医疗服务工作，检查医务人员执业情况，接受患者对医疗服务的投诉，向其提供咨询服务。

第八条 医疗机构应当按照国务院卫生行政部门规定的要求，书写并妥善保管病历资料。

因抢救急危患者，未能及时书写病历的，有关医务人员应当在抢救结束后6小时内据实补记，并加以注明。

第九条 严禁涂改、伪造、隐匿、销毁或者抢夺病历资料。

第十条 患者有权复印或者复制其门诊病历、住院志、体温单、医嘱单、化验单（检验报告）、医学影像检查资料、特殊检查同意书、手术同意书、手术及麻醉记录单、病理资料、护理记录以及国务院卫生行政部门规定的其他病历资料。

患者依照前款规定要求复印或者复制病历资料的，医疗机构应当提供复印或者复制服务并在复印或者复制的病历资料上加盖证明印记。复印或者复制病历资料时，应当有患者在场。

医疗机构应患者的要求，为其复印或者复制病历资料，可以按照规定收取工本费。具体收费标准由省、自治区、直辖市人民政府价格主管部门会同同级卫生行政部门规定。

第十一条　在医疗活动中，医疗机构及其医务人员应当将患者的病情、医疗措施、医疗风险等如实告知患者，及时解答其咨询；但是，应当避免对患者产生不利后果。

第十二条　医疗机构应当制定防范、处理医疗事故的预案，预防医疗事故的发生，减轻医疗事故的损害。

第十三条　医务人员在医疗活动中发生或者发现医疗事故、可能引起医疗事故的医疗过失行为或者发生医疗事故争议的，应当立即向所在科室负责人报告，科室负责人应当及时向本医疗机构负责医疗服务质量监控的部门或者专（兼）职人员报告；负责医疗服务质量监控的部门或者专（兼）职人员接到报告后，应当立即进行调查、核实，将有关情况如实向本医疗机构的负责人报告，并向患者通报、解释。

第十四条　发生医疗事故的，医疗机构应当按照规定向所在地卫生行政部门报告。

发生下列重大医疗过失行为的，医疗机构应当在12小时内向所在地卫生行政部门报告：

（一）导致患者死亡或者可能为二级以上的医疗事故；

（二）导致3人以上人身损害后果；

（三）国务院卫生行政部门和省、自治区、直辖市人民政府卫生行政部门规定的其他情形。

第十五条　发生或者发现医疗过失行为，医疗机构及其医务人员应当立即采取有效措施，避免或者减轻对患者身体健康的损害，防止损害扩大。

第十六条　发生医疗事故争议时，死亡病例讨论记录、疑难病例讨论记录、上级医师查房记录、会诊意见、病程记录应当在医患双方在场的情况下封存和启封。封存的病历资料可以是复印件，由医疗机构保管。

第十七条　疑似输液、输血、注射、药物等引起不良后果的，医患双方应当共同对现场实物进行封存和启封，封存的现场实物由医疗机构保管；需要检验的，应当由双方共同指定的、依法具有检验资格的检验机构进行检验；双方无法共同指定时，由卫生行政部门指定。

疑似输血引起不良后果，需要对血液进行封存保留的，医疗机构应当通知提供该血液的采供血机构派员到场。

第十八条　患者死亡，医患双方当事人不能确定死因或者对死因有异议的，应当在患者死亡后48小时内进行尸检；具备尸体冻存条件的，可以延长至7日。尸检应当经死者近亲属同意并签字。

尸检应当由按照国家有关规定取得相应资格的机构和病理解剖专业技术人员进行。承担尸检任务的机构和病理解剖专业技术人员有进行尸检的义务。

医疗事故争议双方当事人可以请法医病理学人员参加尸检，也可以委派代表观察尸检过程。拒绝或者拖延尸检，超过规定时间，影响对死因判定的，由拒绝或者拖延的一方承担责任。

第十九条　患者在医疗机构内死亡的，尸体应当立即移放太平间。死者尸体存放时间一般不得超过 2 周。逾期不处理的尸体，经医疗机构所在地卫生行政部门批准，并报经同级公安部门备案后，由医疗机构按照规定进行处理。

第三章　医疗事故的技术鉴定

第二十条　卫生行政部门接到医疗机构关于重大医疗过失行为的报告或者医疗事故争议当事人要求处理医疗事故争议的申请后，对需要进行医疗事故技术鉴定的，应当交由负责医疗事故技术鉴定工作的医学会组织鉴定；医患双方协商解决医疗事故争议，需要进行医疗事故技术鉴定的，由双方当事人共同委托负责医疗事故技术鉴定工作的医学会组织鉴定。

第二十一条　设区的市级地方医学会和省、自治区、直辖市直接管辖的县（市）地方医学会负责组织首次医疗事故技术鉴定工作。省、自治区、直辖市地方医学会负责组织再次鉴定工作。

必要时，中华医学会可以组织疑难、复杂并在全国有重大影响的医疗事故争议的技术鉴定工作。

第二十二条　当事人对首次医疗事故技术鉴定结论不服的，可以自收到首次鉴定结论之日起 15 日内向医疗机构所在地卫生行政部门提出再次鉴定的申请。

第二十三条　负责组织医疗事故技术鉴定工作的医学会应当建立专家库。

专家库由具备下列条件的医疗卫生专业技术人员组成：

（一）有良好的业务素质和执业品德；

（二）受聘于医疗卫生机构或者医学教学、科研机构并担任相应专业高级技术职务 3 年以上。

符合前款第（一）项规定条件并具备高级技术任职资格的法医可以受聘进入专家库。

负责组织医疗事故技术鉴定工作的医学会依照本条例规定聘请医疗卫生专业技术人员和法医进入专家库，可以不受行政区域的限制。

第二十四条　医疗事故技术鉴定，由负责组织医疗事故技术鉴定工作的医学会组织专家鉴定组进行。

参加医疗事故技术鉴定的相关专业的专家，由医患双方在医学会主持下从专家库中随机抽取。在特殊情况下，医学会根据医疗事故技术鉴定工作的需要，可以组织医患双方在其他医学会建立的专家库中随机抽取相关专业的专家参加鉴定或者函件咨询。

符合本条例第二十三条规定条件的医疗卫生专业技术人员和法医有义务受聘进入专家库，并承担医疗事故技术鉴定工作。

第二十五条　专家鉴定组进行医疗事故技术鉴定，实行合议制。专家鉴定组人数为单数，涉及的主要学科的专家一般不得少于鉴定组成员的二分之一；涉及死因、伤残等级鉴定的，并应当从专家库中随机抽取法医参加专家鉴定组。

第二十六条　专家鉴定组成员有下列情形之一的，应当回避，当事人也可以以口头或者书面的方式申请其回避：

（一）是医疗事故争议当事人或者当事人的近亲属的；

（二）与医疗事故争议有利害关系的；

（三）与医疗事故争议当事人有其他关系，可能影响公正鉴定的。

第二十七条　专家鉴定组依照医疗卫生管理法律、行政法规、部门规章和诊疗护理规范、常规，运用医学科学原理和专业知识，独立进行医疗事故技术鉴定，对医疗事故进行鉴别和判定，为处理医疗事故争议提供医学依据。

任何单位或者个人不得干扰医疗事故技术鉴定工作，不得威胁、利诱、辱骂、殴打专家鉴定组成员。

专家鉴定组成员不得接受双方当事人的财物或者其他利益。

第二十八条　负责组织医疗事故技术鉴定工作的医学会应当自受理医疗事故技术鉴定之日起5日内通知医疗事故争议双方当事人提交进行医疗事故技术鉴定所需的材料。

当事人应当自收到医学会的通知之日起10日内提交有关医疗事故技术鉴定的材料、书面陈述及答辩。医疗机构提交的有关医疗事故技术鉴定的材料应当包括下列内容：

（一）住院患者的病程记录、死亡病例讨论记录、疑难病例讨论记录、会诊意见、上级医师查房记录等病历资料原件；

（二）住院患者的住院志、体温单、医嘱单、化验单（检验报告）、医学影像检查资料、特殊检查同意书、手术同意书、手术及麻醉记录单、病理资料、护理记录等病历资料原件；

（三）抢救急危患者，在规定时间内补记的病历资料原件；

（四）封存保留的输液、注射用物品和血液、药物等实物，或者依法具有检验资格的检验机构对这些物品、实物做出的检验报告；

（五）与医疗事故技术鉴定有关的其他材料。

在医疗机构建有病历档案的门诊、急诊患者，其病历资料由医疗机构提供；没有在医疗机构建立病历档案的，由患者提供。

医患双方应当依照本条例的规定提交相关材料。医疗机构无正当理由未依照本条例的规定如实提供相关材料，导致医疗事故技术鉴定不能进行的，应当承担责任。

第二十九条　负责组织医疗事故技术鉴定工作的医学会应当自接到当事人提交的有关医疗事故技术鉴定的材料、书面陈述及答辩之日起45日内组织鉴定并出具医疗事故技术鉴定书。

负责组织医疗事故技术鉴定工作的医学会可以向双方当事人调查取证。

第三十条　专家鉴定组应当认真审查双方当事人提交的材料，听取双方当事人的陈述及答辩并进行核实。

双方当事人应当按照本条例的规定如实提交进行医疗事故技术鉴定所需要的材料，并积极配合调查。当事人任何一方不予配合，影响医疗事故技术鉴定的，由不予配合的一方承担责任。

第三十一条　专家鉴定组应当在事实清楚、证据确凿的基础上，综合分析患者的病情和个体差异，做出鉴定结论，并制作医疗事故技术鉴定书。鉴定结论以专家鉴定组成员的过半数通过。鉴定过程应当如实记载。

医疗事故技术鉴定书应当包括下列主要内容：

（一）双方当事人的基本情况及要求；

（二）当事人提交的材料和负责组织医疗事故技术鉴定工作的医学会的调查材料；

（三）对鉴定过程的说明；

（四）医疗行为是否违反医疗卫生管理法律、行政法规、部门规章和诊疗护理规范、常规；

（五）医疗过失行为与人身损害后果之间是否存在因果关系；

（六）医疗过失行为在医疗事故损害后果中的责任程度；

（七）医疗事故等级；

（八）对医疗事故患者的医疗护理医学建议。

第三十二条　医疗事故技术鉴定办法由国务院卫生行政部门制定。

第三十三条　有下列情形之一的，不属于医疗事故：

（一）在紧急情况下为抢救垂危患者生命而采取紧急医学措施造成不良后果的；

（二）在医疗活动中由于患者病情异常或者患者体质特殊而发生医疗意外的；

（三）在现有医学科学技术条件下，发生无法预料或者不能防范的不良后果的；

（四）无过错输血感染造成不良后果的；

（五）因患方原因延误诊疗导致不良后果的；

（六）因不可抗力造成不良后果的。

第三十四条　医疗事故技术鉴定，可以收取鉴定费用。经鉴定，属于医疗事故的，鉴定费用由医疗机构支付；不属于医疗事故的，鉴定费用由提出医疗事故处理申请的一方支付。鉴定费用标准由省、自治区、直辖市人民政府价格主管部门会同同级财政部门、卫生行政部门规定。

第四章　医疗事故的行政处理与监督

第三十五条　卫生行政部门应当依照本条例和有关法律、行政法规、部门规章的规定，对发生医疗事故的医疗机构和医务人员做出行政处理。

第三十六条　卫生行政部门接到医疗机构关于重大医疗过失行为的报告后，除责令医疗机构及时采取必要的医疗救治措施，防止损害后果扩大外，应当组织调查，判定是否属于医疗事故；对不能判定是否属于医疗事故的，应当依照本条例的有关规定交由负责医疗事故技术鉴定工作的医学会组织鉴定。

第三十七条　发生医疗事故争议，当事人申请卫生行政部门处理的，应当提出书面申请。申请书应当载明申请人的基本情况、有关事实、具体请求及理由等。

当事人自知道或者应当知道其身体健康受到损害之日起 1 年内，可以向卫生行政部门提出医疗事故争议处理申请。

第三十八条　发生医疗事故争议，当事人申请卫生行政部门处理的，由医疗机构所在地的县级人民政府卫生行政部门受理。医疗机构所在地是直辖市的，由医疗机构所在地的区、县人民政府卫生行政部门受理。

有下列情形之一的，县级人民政府卫生行政部门应当自接到医疗机构的报告或者当事人提出医疗事故争议处理申请之日起 7 日内移送上一级人民政府卫生行政部门处理：

（一）患者死亡；

（二）可能为二级以上的医疗事故；

（三）国务院卫生行政部门和省、自治区、直辖市人民政府卫生行政部门规定的其他情形。

第三十九条　卫生行政部门应当自收到医疗事故争议处理申请之日起 10 日内进行审查，做出是否受理的决定。对符合本条例规定，予以受理，需要进行医疗事故技术鉴定的，应当自做出受理决定之日起 5 日内将有关材料交由负责医疗事故技术鉴定工作的医学会组织鉴定并书面通知申请人；对不符合本条例规定，不予受理的，应当书面通知申请人并说明理由。

当事人对首次医疗事故技术鉴定结论有异议，申请再次鉴定的，卫生行政部门应当自收到申请之日起 7 日内交由省、自治区、直辖市地方医学会组织再次鉴定。

第四十条　当事人既向卫生行政部门提出医疗事故争议处理申请，又向人民法院提起诉讼的，卫生行政部门不予受理；卫生行政部门已经受理的，应当终止处理。

第四十一条　卫生行政部门收到负责组织医疗事故技术鉴定工作的医学会出具的医疗事故技术鉴定书后，应当对参加鉴定的人员资格和专业类别、鉴定程序进行审核；必要时，可以组织调查，听取医疗事故争议双方当事人的意见。

第四十二条　卫生行政部门经审核，对符合本条例规定做出的医疗事故技术鉴定结论，应当作为对发生医疗事故的医疗机构和医务人员做出行政处理以及进行医疗事故赔偿调解的依据；经审核，发现医疗事故技术鉴定不符合本条例规定的，应当要求重新鉴定。

第四十三条　医疗事故争议由双方当事人自行协商解决的，医疗机构应当自协商解决之日起 7 日内向所在地卫生行政部门做出书面报告，并附具协议书。

第四十四条　医疗事故争议经人民法院调解或者判决解决的，医疗机构应当自收到生效的人民法院的调解书或者判决书之日起 7 日内向所在地卫生行政部门做出书面报告，并附具调解书或者判决书。

第四十五条　县级以上地方人民政府卫生行政部门应当按照规定逐级将当地发生的医疗事故以及依法对发生医疗事故的医疗机构和医务人员做出行政处理的情况，上报国务院卫生行政部门。

第五章　医疗事故的赔偿

第四十六条　发生医疗事故的赔偿等民事责任争议，医患双方可以协商解决；不愿意协商或者协商不成的，当事人可以向卫生行政部门提出调解申请，也可以直接向人民法院提起民事诉讼。

第四十七条　双方当事人协商解决医疗事故的赔偿等民事责任争议的，应当制作协议书。协议书应当载明双方当事人的基本情况和医疗事故的原因、双方当事人共同认定的医疗事故等级以及协商确定的赔偿数额等,并由双方当事人在协议书上签名。

第四十八条　已确定为医疗事故的,卫生行政部门应医疗事故争议双方当事人请求,可以进行医疗事故赔偿调解。调解时,应当遵循当事人双方自愿原则,并应当依据本条例的规定计算赔偿数额。

经调解,双方当事人就赔偿数额达成协议的,制作调解书,双方当事人应当履行;调解不成或者经调解达成协议后一方反悔的,卫生行政部门不再调解。

第四十九条　医疗事故赔偿,应当考虑下列因素,确定具体赔偿数额:

(一) 医疗事故等级;

(二) 医疗过失行为在医疗事故损害后果中的责任程度;

(三) 医疗事故损害后果与患者原有疾病状况之间的关系。

不属于医疗事故的,医疗机构不承担赔偿责任。

第五十条　医疗事故赔偿,按照下列项目和标准计算:

(一) 医疗费:按照医疗事故对患者造成的人身损害进行治疗所发生的医疗费用计算,凭据支付,但不包括原发病医疗费用。结案后确实需要继续治疗的,按照基本医疗费用支付。

(二) 误工费:患者有固定收入的,按照本人因误工减少的固定收入计算,对收入高于医疗事故发生地上一年度职工年平均工资 3 倍以上的,按照 3 倍计算;无固定收入的,按照医疗事故发生地上一年度职工年平均工资计算。

(三) 住院伙食补助费:按照医疗事故发生地国家机关一般工作人员的出差伙食补助标准计算。

(四) 陪护费:患者住院期间需要专人陪护的,按照医疗事故发生地上一年度职工年平均工资计算。

(五) 残疾生活补助费:根据伤残等级,按照医疗事故发生地居民年平均生活费计算,自定残之月起最长赔偿 30 年;但是,60 周岁以上的,不超过 15 年;70 周岁以上的,不超过 5 年。

(六) 残疾用具费:因残疾需要配置补偿功能器具的,凭医疗机构证明,按照普及型器具的费用计算。

(七) 丧葬费:按照医疗事故发生地规定的丧葬费补助标准计算。

(八) 被扶养人生活费:以死者生前或者残疾者丧失劳动能力前实际扶养且没有劳动能力的人为限,按照其户籍所在地或者居所地居民最低生活保障标准计算。对不满 16 周岁的,扶养到 16 周岁。对年满 16 周岁但无劳动能力的,扶养 20 年;但是,60 周岁以上的,不超过 15 年;70 周岁以上的,不超过 5 年。

(九) 交通费:按照患者实际必需的交通费用计算,凭据支付。

(十) 住宿费:按照医疗事故发生地国家机关一般工作人员的出差住宿补助标准计算,凭据支付。

（十一）精神损害抚慰金：按照医疗事故发生地居民年平均生活费计算。造成患者死亡的，赔偿年限最长不超过6年；造成患者残疾的，赔偿年限最长不超过3年。

第五十一条　参加医疗事故处理的患者近亲属所需交通费、误工费、住宿费，参照本条例第五十条的有关规定计算，计算费用的人数不超过2人。

医疗事故造成患者死亡的，参加丧葬活动的患者的配偶和直系亲属所需交通费、误工费、住宿费，参照本条例第五十条的有关规定计算，计算费用的人数不超过2人。

第五十二条　医疗事故赔偿费用，实行一次性结算，由承担医疗事故责任的医疗机构支付。

第六章　罚　则

第五十三条　卫生行政部门的工作人员在处理医疗事故过程中违反本条例的规定，利用职务上的便利收受他人财物或者其他利益，滥用职权，玩忽职守，或者发现违法行为不予查处，造成严重后果的，依照刑法关于受贿罪、滥用职权罪、玩忽职守罪或者其他有关罪的规定，依法追究刑事责任；尚不够刑事处罚的，依法给予降级或者撤职的行政处分。

第五十四条　卫生行政部门违反本条例的规定，有下列情形之一的，由上级卫生行政部门给予警告并责令限期改正；情节严重的，对负有责任的主管人员和其他直接责任人员依法给予行政处分：

（一）接到医疗机构关于重大医疗过失行为的报告后，未及时组织调查的；

（二）接到医疗事故争议处理申请后，未在规定时间内审查或者移送上一级人民政府卫生行政部门处理的；

（三）未将应当进行医疗事故技术鉴定的重大医疗过失行为或者医疗事故争议移交医学会组织鉴定的；

（四）未按照规定逐级将当地发生的医疗事故以及依法对发生医疗事故的医疗机构和医务人员的行政处理情况上报的；

（五）未依照本条例规定审核医疗事故技术鉴定书的。

第五十五条　医疗机构发生医疗事故的，由卫生行政部门根据医疗事故等级和情节，给予警告；情节严重的，责令限期停业整顿直至由原发证部门吊销执业许可证，对负有责任的医务人员依照刑法关于医疗事故罪的规定，依法追究刑事责任；尚不够刑事处罚的，依法给予行政处分或者纪律处分。

对发生医疗事故的有关医务人员，除依照前款处罚外，卫生行政部门并可以责令暂停6个月以上1年以下执业活动；情节严重的，吊销其执业证书。

第五十六条　医疗机构违反本条例的规定，有下列情形之一的，由卫生行政部门责令改正；情节严重的，对负有责任的主管人员和其他直接责任人员依法给予行政处分或者纪律处分：

（一）未如实告知患者病情、医疗措施和医疗风险的；

（二）没有正当理由，拒绝为患者提供复印或者复制病历资料服务的；

（三）未按照国务院卫生行政部门规定的要求书写和妥善保管病历资料的；

（四）未在规定时间内补记抢救工作病历内容的；

（五）未按照本条例的规定封存、保管和启封病历资料和实物的；

（六）未设置医疗服务质量监控部门或者配备专（兼）职人员的；

（七）未制定有关医疗事故防范和处理预案的；

（八）未在规定时间内向卫生行政部门报告重大医疗过失行为的；

（九）未按照本条例的规定向卫生行政部门报告医疗事故的；

（十）未按照规定进行尸检和保存、处理尸体的。

第五十七条　参加医疗事故技术鉴定工作的人员违反本条例的规定，接受申请鉴定双方或者一方当事人的财物或者其他利益，出具虚假医疗事故技术鉴定书，造成严重后果的，依照刑法关于受贿罪的规定，依法追究刑事责任；尚不够刑事处罚的，由原发证部门吊销其执业证书或者资格证书。

第五十八条　医疗机构或者其他有关机构违反本条例的规定，有下列情形之一的，由卫生行政部门责令改正，给予警告；对负有责任的主管人员和其他直接责任人员依法给予行政处分或者纪律处分；情节严重的，由原发证部门吊销其执业证书或者资格证书：

（一）承担尸检任务的机构没有正当理由，拒绝进行尸检的；

（二）涂改、伪造、隐匿、销毁病历资料的。

第五十九条　以医疗事故为由，寻衅滋事、抢夺病历资料，扰乱医疗机构正常医疗秩序和医疗事故技术鉴定工作，依照刑法关于扰乱社会秩序罪的规定，依法追究刑事责任；尚不够刑事处罚的，依法给予治安管理处罚。

第七章　附　则

第六十条　本条例所称医疗机构，是指依照《医疗机构管理条例》的规定取得"医疗机构执业许可证"的机构。

县级以上城市从事计划生育技术服务的机构依照《计划生育技术服务管理条例》的规定开展与计划生育有关的临床医疗服务，发生的计划生育技术服务事故，依照本条例的有关规定处理；但是，其中不属于医疗机构的县级以上城市从事计划生育技术服务的机构发生的计划生育技术服务事故，由计划生育行政部门行使依照本条例有关规定由卫生行政部门承担的受理、交由负责医疗事故技术鉴定工作的医学会组织鉴定和赔偿调解的职能；对发生计划生育技术服务事故的该机构及其有关责任人员，依法进行处理。

第六十一条　非法行医，造成患者人身损害，不属于医疗事故，触犯刑律的，依法追究刑事责任；有关赔偿，由受害人直接向人民法院提起诉讼。

第六十二条　军队医疗机构的医疗事故处理办法，由中国人民解放军卫生主管部门会同国务院卫生行政部门依据本条例制定。

第六十三条　本条例自 2002 年 9 月 1 日起施行。1987 年 6 月 29 日国务院发布的《医疗事故处理办法》同时废止。本条例施行前已经处理结案的医疗事故争议，不再重新处理。

附录 3 临床实验诊断检验正常参考值

一、血液检验

(一) 血液一般检验

血红蛋白 (Hb)　　　　男性 120～160 g/L
　　　　　　　　　　　女性 110～150 g/L
　　　　　　　　　　　新生儿 170～200 g/L

红细胞 (RBC)　　　　 男性 $(4.0～5.5)×10^{12}$/L
　　　　　　　　　　　女性 $(3.5～5.0)×10^{12}$/L
　　　　　　　　　　　新生儿 $(6.0～7.0)×10^{12}$/L

白细胞 (WBC)　　　　 成人 $(4.0～10.0)×10^{9}$/L
　　　　　　　　　　　新生儿 $(15.0～20.0)×10^{9}$/L
　　　　　　　　　　　6 个月至 2 岁 $(11.0～12.0)×10^{9}$/L

白细胞分类计数
　百分率　　　　　　　中性杆状核粒细胞 0.01～0.05(1%～5%)
　　　　　　　　　　　中性分叶核粒细胞 0.01～0.05(1%～5%)
　　　　　　　　　　　嗜酸性粒细胞 0.005～0.05(0.5%～5%)
　　　　　　　　　　　嗜碱性粒细胞 0～0.01(0%～1%)
　　　　　　　　　　　淋巴细胞 0.20～0.40(20%～40%)
　　　　　　　　　　　单核细胞 0.03～0.08(3%～8%)

(二) 红细胞的其他检验

红细胞沉降率 (ESR) Westergren 法　男性　0～15 mm/1h 末
　　　　　　　　　　　　　　　　　女性　0～20 mm/1h 末

平均红细胞容积 (MCV)　　　　　手工法　82～92 fL
　　　　　　　　　　　　　　　血细胞分析仪法　80～100 fL

平均红细胞血红蛋白 (MCH)　　　手工法　27～31 pg
　　　　　　　　　　　　　　　血细胞分析仪法　27～34 pg

红细胞半衰期 ($T_{1/2}$)　25～32 日

(三) 血栓与止血的检验

出血时间 (BT) Duke 法 1～3 min，超过 4 min 为异常
　　　　　　　 Lvy 法 2～6 min，超过 7 min 为异常

血小板计数　　　　 $(100～300)×10^{9}$/L

凝血时间 (CT)　　　普通试管法　6～12 min
　　　　　　　　　硅管法　　　15～32 min

(四) 血液生化检验

血清总蛋白 (TP)　　　60～80 g/L

血清清蛋白（A）　　　　40～55 g/L

血清球蛋白（G）　　　　20～30 g/L

清蛋白/球蛋白比值（A/G）　　（1.5～2.5）∶1

血糖（空腹）　全血（Folin～吴法）　　　4.4～6.7 mmol/L（80～120 mg/dL）

　　　　　　　血清或血浆（邻甲苯胺法）　3.9～6.4 mmol/L（70～110 mg/dL）

口服葡萄糖耐量试验（OGTT）

　　空腹血糖　＜6.72 mmol/L

　　服糖后 0.5～1 小时　升至高峰　7.84～8.96 mmol/L

　　服糖后 2 小时　　　　血糖恢复至空腹水平

　　尿糖均为阴性

血清总脂　　　　成人　4～7 g/L

　　　　　　　　儿童　3～6 g/L

血清总胆固醇　　成人　2.86～5.98 mmol/L

　　　　　　　　儿童　3.12～5.2 mmol/L

血清甘油三酯（TG）　　0.56～1.7 mmol/L

高密度脂蛋白（HDL）　　0.30～0.40(30％～40％)

低密度脂蛋白（LDL）　　0.50～0.60(50％～60％)

极低密度脂蛋白（VLDL）　　0.13～0.25(13％～25％)

血清钾　3.5～5.3 mmol/L

血清钠　137～147 mmol/L

血清氯（以氯化钠计）　　99～110 mmol/L

血清钙　总钙（比色法）2.25～2.58 mmol/L

　　　　离子钙（离子选择电极法）1.10～1.34 mmol/L

血清锌　7.65～22.95 μmol/L

血清甲胎蛋白（AFP）　定性　阴性

血清总胆红素（STB）　成人　3.4～17.1 μmol/L

尿素氮　成人　3.2～7.1 mmol/L

　　　　儿童　1.8～6.5 mmol/L

肌酐　全血　88.4～176 μmol/L

　　　　血清或血浆　男性　53～106 μmol/L

　　　　　　　　　　女性　44～97 μmol/L

尿酸　磷钨酸盐法　男性　268～488 μmol/L

　　　　　　　　　女性　178～387 μmol/L

　　　　尿酸酶法　男性　208～428 μmol/L

　　　　　　　　　女性　155～357 μmol/L

　　　　　　　　　儿童　119～327 μmol/L

二、血清学与免疫学检测

乙型肝炎病毒表面抗原（HBsAg）　ELISA 法，RIA 法　阴性

反向间接血凝法　阴性（滴度<1∶8）

乙型肝炎病毒表面抗体（HBsAb）　ELISA 法，RIA 法　阴性

乙型肝炎病毒 e 抗原（HBeAg）　ELISA 法，RIA 法　阴性

乙型肝炎病毒 e 抗体（HBeAb）　ELISA 法，RIA 法　阴性

乙型肝炎病毒核心抗原（HBcAg）　ELISA 法，RIA 法　阴性

乙型肝炎病毒核心抗体（抗 HBc）　ELISA 法，RIA 法　阴性

甲种胎儿球蛋白（AFP，αFP）　对流免疫电泳法　阴性

RIA 或 ELISA 法　<20 μg/L

癌胚抗原（CEA）　ELISA 法和 RIA 法　15 μg/L

癌抗原 125（CA125）　男性及 50 岁以上女性<2.5 万 U/L（RIA 法或 ELISA 法）

20～40 岁女性<4.0 万 U/L（RIA 法）

三、骨髓检验

有核细胞计数　(40～180)×10^9/L

增生程度　增生活跃（即成熟红细胞与有核细胞之比约为 20∶1）

粒/红（G/E）　(2.76±0.87)∶1

粒系细胞总数　占 0.50～0.60(50%～60%)

红系细胞总数　占 0.15～0.25(15%～25%)

四、排泄物、分泌液及体液检验

（一）尿液检查

尿量　1 000～2 000 mL/24 h

外观　透明，淡黄色

酸碱反应　弱酸性，pH 约 6.5

相对密度（比重）　1.015～1.025

蛋白质　定性　阴性

定量　20～130 mL/24 h（平均 40 mL/24 h）

Tamm-Horsfall 蛋白（THP）　29.8～43.9 mg/24 h

葡萄糖　定性　阴性

定量　0.56～5.0 mmol/24 h(100～900 mg/24 h)

酮体　定性　阴性

定量（以丙酮计）　0.34～0.85 mmol/24 h(20～50 mg/24 h)

尿胆原　定性　阴性或弱阳性（尿稀释 20 倍为阴性）

定量　0.84～4.2 μmol/24 h

尿胆素定性试验　阴性

胆红素　定性　阴性

定量 ≤2 mg/L

乳糜尿试验 阴性

尿沉渣检查 白细胞 <5 个/HP

红细胞 <3 个/HP

扁平或大圆上皮细胞少许/HP

透明管型偶见/HP

12 小时尿沉渣计数 红细胞 <50 万

白细胞 <100 万

透明管型 <5 000 个

中段尿细菌培养计数 <10^6菌落/L（10^3菌落/mL）

（二）粪便检验

量 100～300 g/24h

颜色 黄褐色

胆红素 阴性

隐血试验 阴性

（三）脑脊液检验

性状 无色，清晰透明

压力（侧卧） 0.69～1.76 kPa（70～180 mmH$_2$O）

蛋白 定性试验（Pandy 试验） 阴性

定量 儿童（腰椎穿刺）0.20～0.40 g/L

成人（腰椎穿刺）0.20～0.45 g/L

小脑延髓池穿刺 0.10～0.25 g/L

脑室穿刺 0.05～0.15 g/L

清蛋白 0.1～0.3 g/L

葡萄糖 成人 2.5～4.5 mmol/L

儿童 2.8～4.5 mmol/L

氯化物（以氯化钠计） 120～130 mmol/L

细胞数 成人 （0～8）×10^6/L

儿童 （0～15）×10^6/L

五、内分泌激素检测

血甲状腺素（T$_4$）放免法 65～155 nmol/L

血三碘甲状腺原氨酸（T$_3$）放免法 1.6～3.0 nmol/L

甲状腺摄^{131}I 率 3 h 0.057～0.245(5.7%～24.5%)

24 h 0.151～0.471(15.1%～47.1%)

基础代谢率（BMR） −0.10～＋0.10(−10%～＋10%)

六、血液气体分析检测

动脉血氧分压（PaO$_2$） 12.6～13.3 kPa(95～100 mmHg)

动脉血二氧化碳分压（PaCO₂） 4.7～6.0 kPa(35～45 mmHg)

混合静脉血氧分压（PvO₂） 4.7～6.0 kPa(35～45 mmHg)

动脉血氧饱和度（SaO₂） 0.95～0.98(95％～98％)

静脉血氧饱和度 0.64～0.88(64％～88％)

动脉血氧含量（CaO₂） 8.55～9.45 mmol/L(19～21 mL/dL)

静脉血含氧量 4.5～7.2 mmol/L(10～16 mL/dL)

血液酸碱度（pH 值） 7.35～7.45（平均 7.40）

动脉血浆二氧化碳含量（TCO₂） 25.2 mmol/L(25.2 vol/％)

二氧化碳结合力（CO₂CP） 22～31 mmol/L(50～70 vol/％)

全血缓冲碱（BB） 45～55 mmol/L(平均 50 mmol/L)

碱剩余（BE） 成人 ±2.3 mmol/L

儿童 −4～＋2 mmol/L

附录 4 抗生素的使用原则

一、选用抗生素的基本原则

1. 病毒性疾病或估计为病毒性疾病者不宜使用抗生素。因此，除肯定为细菌引起或有细菌继发感染外，一般不采用抗生素。

2. 对病情严重的细菌感染者，有条件时应尽早分离出其病原菌并测定药敏，再根据药敏结果选择和调整抗生素。

3. 发热原因不明者不宜使用抗生素，尽可能做出病原学诊断，根据疾病情况考虑在细菌培养和药敏试验完成后再使用抗生素。

4. 除眼科、耳鼻喉科、皮肤科等专科需要外，应避免在皮肤、黏膜等局部应用抗生素，因其易引起过敏反应和产生耐药菌株，有碍于这些抗生素日后的全身应用。

5. 严格控制应用抗生素作为预防措施。预防性应用抗生素目的若在于防止某一两种特殊细菌侵入人体或血液循环中而发生感染，可获得相当效果；若其目的在于防止多种细菌的侵入而发生感染，常劳而无功。避免无针对性地以广谱抗生素作为预防感染的手段。

6. 选用抗生素应严格掌握适应证。常用抗生素的主要适应证如下：

（1）青霉素 G：链球菌、肺炎球菌、敏感金黄色葡萄球菌、肠球菌所致的感染性心内膜炎、气性坏疽，炭疽杆菌、厌氧球菌感染以及梅毒、淋病等。

耐青霉素的半合成青霉素：耐青霉素 G 金黄色葡萄球菌所致的各种感染。

广谱半合成青霉素：流感嗜血杆菌、奇异变形杆菌、沙门氏菌属、肠球菌及敏感革兰阴性杆菌所致的各种感染。

（2）头孢菌素类：对青霉素 G 耐药或敏感金黄色葡萄球菌、溶血性链球菌、肺炎球菌以及敏感革兰阴性杆菌所致各种感染。

第一代头孢菌素：对革兰阳性菌具有高度敏感性，对革兰阴性细菌的抗菌活性则较差。

第二代头孢菌素：除对革兰阳性细菌具有较强活性外，对革兰阴性细菌的抗菌活性有所扩大，对第一代头孢菌素耐药的细菌一般也可有效。

第三代头孢菌素：比第二代头孢菌素抗菌作用更广、更强，特别对革兰阴性细菌的作用更为广泛，对铜绿假单胞菌感染更为有效。

（3）氨基糖苷类：革兰阴性杆菌所致的各种感染。

（4）四环素类：立克次体病、布氏杆菌病、支原体肺炎、霍乱、回归热、衣原体感染。

（5）氯霉素类：伤寒、副伤寒、立克次体病、流感嗜血杆菌和各种厌氧菌所致感染。

（6）大环内酯类：革兰阳性球菌所致各种感染、L 型细菌败血症、军团菌病。

（7）多黏菌素类：除变形杆菌外的各种革兰阴性杆菌特别是铜绿假单胞菌所致的各种感染。

（8）林可霉素和氯林可霉素：革兰阳性球菌所引起的各种感染，对金黄色葡萄球菌所致的急性或慢性骨髓炎尤有应用指征。

7. 抗生素联合应用：较单独用一种抗生素有更明显的指征，一般以二联为宜。联合原则如下：

(1) 病因未明的严重感染。

(2) 单一抗生素不能控制的严重混合感染或难治性感染。

(3) 较长期使用抗生素，细菌有产生耐药的可能性。

(4) 联合使用抗生素时，个别毒性较强的用量可以减少，从而可减少毒性反应。

(5) 结核病等慢性感染性疾病需长期用药，为延缓细菌耐药性产生。

(6) 联合用药时应考虑可能产生的配伍禁忌及相互作用。

8. 一般感染时，抗生素使用至体温正常、症状消退后 72～96 小时停用。细菌性心内膜炎的疗程为 6～8 周，且宜用杀菌剂。治疗败血症宜用至症状消退后 2～3 周，若为金黄色葡萄球菌引起者，时间宜更长。溶血性链球菌咽喉炎的疗程不少于 10 日。伤寒病用抗生素一般为 2 周。

9. 急性感染者采用抗生素治疗 48～72 小时，若疗效不显著，应多方面分析原因，若确系抗生素选择不当者，则应改用其他敏感药物。

10. 合理选择给药方案：

(1) 凡 β-内酰胺类抗生素（除长效制剂外）静脉滴注时，要采用间歇给药方案，将每次剂量溶于 100～250 mL 输液内快速滴注或采用静脉推注，按每 8 小时或每 6 小时 1 次的方法给药。每日 1 次连续滴注的给药方法不合理。

(2) 庆大霉素 1～1.5 mg/（kg·次）或 80 mg/次，每 8 小时肌内注射或静脉滴注 1 次，也可每日 2 次静脉滴注，间隔 8 小时。一般不宜采用静脉推注给药法。近几年来，临床用每日 1 次的给药方法，疗效好，毒副作用小。

(3) 大环内酯类（如红霉素、白霉素），及多系类抗生素（如两性霉素 B）因间歇滴注毒性大，可采用连续给药方案。

11. 需做皮肤试验的抗生素：为预防抗生素的过敏反应，除询问有无过敏史外，使用青霉素类及头孢菌素类抗生素必须做皮内试验，阳性者不得使用。链霉素除非有特殊指征，一般可不做皮内试验。

二、预防性应用抗生素

预防性应用抗生素应慎重考虑和注意下列问题：病人是否必须使用，应用后有无发生耐药菌感染的可能；应用抗生素，针对哪几种致病菌，其敏感性如何；预防用药疗程越短越好（风湿热等例外）；以选用抗菌剂抗生素为宜，但其副作用必须很少，轻微。

1. 预防用药的适应证：

(1) 风湿热病人可定期采用青霉素 G 或是苄星青霉素 G 杀灭咽喉部的溶血性链球菌。每月肌内注射 120 万 U。持续使用在 10 年内或 40 岁后无复发者可以停药。

(2) 风湿热或先天性心脏病病人，手术前后应用青霉素 G，以防止感染性心内膜炎的发生。

(3) 预防脑膜炎球菌感染：磺胺嘧啶或磺胺二甲基异噁唑，每日 1～2 g，分 2 次口服，连续 2～3 日。

（4）外科领域中抗生素主要用以预防感染，也用于外伤、烧伤、休克和昏迷病人，以及留置导尿管者、气管切开者、应用激素者等。药动学证明术前半小时至 1 小时静脉用抗生素 1 次，可有效地控制术后感染。外科手术前预防性应用抗生素主要有以下情况：①防止感染性心内膜炎，可术前半小时至 1 小时，术后 1～2 日静脉滴注（或肌内注射）有效抗生素。②预防气性坏疽，对肢体开放性伤口及其尘土污染的伤口可在术前予静脉滴注（或肌内注射），术后每 6～8 小时 1 次，连续 5 日使用青霉素 G 钠或氯林可霉素、氯霉素、头孢噻吩等抗生素。③急性胆囊炎、急性阻塞性化脓性胆管炎、胆道手术于术前 30 分钟应用头孢噻吩或头孢唑啉或庆大霉素静脉滴注，术后仍继续用药。④胃、肠道手术、消化性胃、十二指肠溃疡及其穿孔、胃癌、肠梗阻、外伤性肠道损伤、结肠癌、直肠癌、阑尾炎等择期手术者，术前 30 分钟肌内注射庆大霉素 8 万 U 和静脉推注 2 g 氨苄西林，并于术前一日静脉滴注甲硝唑，术后继续用药直至感染被控制。⑤神经外科清洁手术、胸外科手术、下肢手术，一般手术前 30 分钟应用头孢唑啉和庆大霉素 1 次；若手术超过 4 小时，术中追加 1 次。⑥口腔、咽部手术，用头孢唑啉和抗厌氧菌药物可降低术后感染率。⑦感染性病灶做切除时，应使用抗生素以防感染扩散（根据致病菌药敏结果选择抗生素）。⑧烧伤病人的败血症预防：可按创面特别是焦痂下的主要细菌选择抗生素。疗程一般是 1～2 周。⑨经阴道及腹腔子宫切除，术前 30 分钟静脉用氨苄西林 G 2 g，甲硝唑 0.5 g，可降低术后感染。

（5）新生儿感染的预防：新生儿乙型链球菌感染的病死率较高，可考虑对在围生期有早产、羊膜破裂已久、产妇发热等情况的带菌婴儿给予青霉素 G 预防。

（6）念珠菌感染的预防：当虚弱病人长期应用广谱抗生素时，可能引起二重感染，可适当选用抗真菌感染的抗生素。

图书在版编目（CIP）数据

医学临床"三基"训练. 医技分册 / 吴钟琪总主编. -- 5版.
-- 长沙：湖南科学技术出版社，2017.2（2022.6重印）
ISBN 978-7-5357-9024-8
医院分级管理参考用书
医学院校师生参考用书
Ⅰ. ①医… Ⅱ. ①吴… Ⅲ. ①临床医学－自学参考资料 Ⅳ. ①R4

中国版本图书馆 CIP 数据核字(2016)第 203723 号

医院分级管理参考用书
医学院校师生参考用书
YIXUE LINCHUANG "SANJI" XUNLIAN（YIJI FENCE）

医学临床"三基"训练（医技分册）第五版

总 主 编：吴钟琪
主　　审：原卫生部医政司
出 版 人：潘晓山
策划编辑：汪　华　石　洪　邹海心
文字编辑：唐艳辉
出版发行：湖南科学技术出版社
社　　址：长沙市芙蓉中路一段 416 号泊富国际金融中心
网　　址：http://www.hnstp.com
湖南科学技术出版社天猫旗舰店网址：
　　　　　http://hnkjcbs.tmall.com
邮购联系：本社直销科　0731-84375808
印　　刷：长沙鸿发印务实业有限公司
　　　　　（印装质量问题请直接与本厂联系）
厂　　址：长沙市长沙县黄花镇黄花印刷工业园
邮　　编：410137
版　　次：2017 年 8 月第 1 版
印　　次：2022 年 6 月第 9 次印刷
开　　本：740mm×1000mm　1/16
印　　张：46.75
字　　数：1000 千字
书　　号：ISBN 978-7-5357-9024-8
定　　价：58.00 元